Inhalt

J. Siegmüller, H. Bartels, L. Höppe (Hrsg.)

Leitfaden Sprache · Sprechen · Stimme · Schlucken

Julia Siegmüller, Henrik Bartels, Lara Höppe (Hrsg.)

Leitfaden
Sprache · Sprechen · Stimme · Schlucken

6. Auflage

Mit Beiträgen von: Bettina Achhammer, München; Ingrid Aichert, München; Henrik Bartels, Rostock; Judith Beier, Rostock; Ulla Beushausen, Hildesheim; Ulrich Birkmann, Hennef; Gerhard Blanken, Erfurt; Marita Böhning, Berlin; Solveig Chilla, Flensburg; Ernst G. de Langen, Passau; Peter Dicks, Würselen; Christa Einspieler, Graz; Johannes Fellinger, Linz; Andreas Ferbert, Kassel; Annette Fox-Boyer, Lübeck; Ulrike Frank, Potsdam; Astrid Fröhling, Potsdam; Barbara Giel, Moers; Christian W. Glück, Leipzig; Holger Grötzbach, Schaufling; Dorothea Haas, Heidelberg; Sabine Hammer, Bad Vilbel; Mareen Hartwig, Werder; Judith Heide, Potsdam; Markus Jungehülsing, Potsdam; Irmhild Kaiser, Rostock; Christina Kauschke, Marburg; Christina Knels, Hamburg, München; Meja Kölliker Funk, Zürich; Lea Kunz, Frankfurt; Sigrun Lang, Göttingen; Norina Lauer, Regensburg; Antje Lorenz, Berlin; Anja Lowit, Glasgow; Ursula Manter, Solingen; Ulrike Marian, Potsdam; Peter Marschik, Göttingen, Graz, Stockholm; Michaela Nagel, Kassel; Meike Otten, Osterholz-Scharmbeck; Julia Richter, Isernhagen; Klaus Sarimski, München; Carola Schnitzler, Berlin; Theresa Schölderle, München; Anne Schulte-Mäter, München; Jeannine Schwytay, Potsdam; Susan Selch, Hamburg; Ralf Siedenberg, Stäfa; Julia Siegmüller, Rostock; Kristin Snippe, Berlin; Anja Staiger, München; Anna Teufel-Dietrich, Idstein; Georg Thum, München; Susanne van Minnen, Gießen; Annemarie Vogel, Potsdam; Wenke Walther, Hannover; Wolfram Ziegler, München

ELSEVIER

Bernhard-Wicki-Straße 5, 80636 München, Deutschland
Wir freuen uns über Ihr Feedback und Ihre Anregungen an kundendienst@elsevier.com

ISBN 978-3-437-47785-0
eISBN 978-3-437-06094-6

Wichtiger Hinweis für den Benutzer
Die medizinischen Wissenschaften unterliegen einem sehr schnellen Wissenszuwachs. Der stetige Wandel von Methoden, Wirkstoffen und Erkenntnissen ist allen an diesem Werk Beteiligten bewusst. Sowohl der Verlag als auch die Autorinnen und Autoren und alle, die an der Entstehung dieses Werkes beteiligt waren, haben große Sorgfalt darauf verwandt, dass die Angaben zu Methoden, Anweisungen, Produkten, Anwendungen oder Konzepten dem aktuellen Wissensstand zum Zeitpunkt der Fertigstellung des Werkes entsprechen.
Der Verlag kann jedoch keine Gewähr für Angaben zu Dosierung und Applikationsformen übernehmen. Es sollte stets eine unabhängige und sorgfältige Überprüfung von Diagnosen und Arzneimitteldosierungen sowie möglicher Kontraindikationen erfolgen. Jede Dosierung oder Applikation liegt in der Verantwortung der Anwenderin oder des Anwenders. Die Elsevier GmbH, die Autorinnen und Autoren und alle, die an der Entstehung des Werkes mitgewirkt haben, können keinerlei Haftung in Bezug auf jegliche Verletzung und/oder Schäden an Personen oder Eigentum, im Rahmen von Produkthaftung, Fahrlässigkeit oder anderweitig übernehmen.

Für die Vollständigkeit und Auswahl der aufgeführten Medikamente übernimmt der Verlag keine Gewähr.
Geschützte Warennamen (Warenzeichen) werden in der Regel besonders kenntlich gemacht (®). Aus dem Fehlen eines solchen Hinweises kann jedoch nicht automatisch geschlossen werden, dass es sich um einen freien Warennamen handelt.

Bibliografische Information der Deutschen Nationalbibliothek
Die Deutsche Nationalbibliothek verzeichnet diese Publikation in der Deutschen Nationalbibliografie; detaillierte bibliografische Daten sind im Internet über https://www.dnb.de/ abrufbar.

22 23 24 25 26 5 4 3 2 1

In ihren Veröffentlichungen verfolgt die Elsevier GmbH das Ziel, genderneutrale Formulierungen für Personengruppen zu verwenden. Um jedoch den Textfluss nicht zu stören sowie die gestalterische Freiheit nicht einzuschränken, wurden bisweilen Kompromisse eingegangen. Selbstverständlich sind **immer alle Geschlechter** gemeint.

Planung: Anne Wiehage, Fröndenberg; Uta Lux, München
Projektmanagement und Herstellung: Karin Kühnel, München
Redaktion: Anne Wiehage, Fröndenberg
Bildrechteklärung: Stefan Schneidhuber, München
Satz: Thomson Digital, Noida/Indien
Druck und Bindung: Drukarnia Dimograf Sp. z o. o., Bielsko-Biała/Polen
Umschlaggestaltung: Spiesz Design, Neu-Ulm
Titelfotografie: ©iStock.com/ evgenyatamanenko

Aktuelle Informationen finden Sie im Internet unter **www.elsevier.de.**

Vorwort zur 6. Auflage

Die dynamische Entwicklung im Bereich der logopädischen Versorgung hält weiter an. Es besteht eine starke Nachfrage nach Fachkräften, zeitgleich steigen die Ansprüche der Patienten an ihre gesundheitliche Versorgung und der interdisziplinäre Austausch unter den einzelnen medizinisch-therapeutischen Professionen nimmt stetig zu. In diesem Kontext bestätigt sich die Aktualität und Wichtigkeit eines Werkes, wie der Leitfaden eines ist. Kurz und prägnant vermag er es wie kein vergleichbares Werk, aktuelle Themen aufzugreifen und für den Leser sinnvoll zu präsentieren. Die Erstellung des Buches in 1. Auflage umfasste insgesamt etwa zwei Jahre und stellt mit jeder Erweiterung und Überarbeitung eine Herausforderung dar. Mit der hier vorliegenden 6. Auflage präsentieren wir wieder eine überarbeitete, und an die aktuellen Entwicklungen im Gesundheitssystem angepasste Version des erfolgreichen Leitfadens „Sprache · Sprechen · Stimme · Schlucken".

Der Leitfaden wird seit 2006 von einem interdisziplinären Autorenteam getragen, welches sich über die letzten 15 Jahre stetig erweitert und verändert hat. Die Interdisziplinarität ist notwendig, da sich auf dem Gebiet der „logopädischen Störungsbilder" unterschiedliche Fachdisziplinen versammeln und die Spezialisierung der jeweiligen Wissenschaftler auf ein einzelnes Störungsbild die Regel ist. In der Konzeption des Buches war es unser Bestreben, genau diese Autoren zusammenzuführen. Die neue Auflage des Buches setzt diesen Anspruch fort. So ist weiterhin eine ungewöhnlich lange Autorenliste mit interdisziplinärem Hintergrund beteiligt: Neuropsychologen, Sprachheilpädagogen, Mediziner, Linguisten und Logopäden. Durch den hohen Grad an Interdisziplinarität, der unser Fachgebiet kennzeichnet, ist es notwendig, sich der verschiedenen Herangehensweisen bewusst zu sein. Stets wurde Wert darauf gelegt, die zentralen theoretischen Grundannahmen und Rahmenmodelle der jeweiligen Fachdisziplinen in die Kapitel einfließen zu lassen. Unser Dank gilt allen Autoren, die uns und dem Leitfaden über diese lange Zeit treu geblieben sind und zuverlässig zu jeder Aktualisierung ihre Kapitel erweitern, überarbeiten und dem aktuellen Wissenstand anpassen. Ebenso freuen wir uns sehr über alle neuen Autoren, die alte Kapitel geerbt oder mit neuen Kapiteln zu uns gestoßen sind. Vielen Dank für Ihre Arbeit und herzlich willkommen im Team! An dieser Stelle möchten wir auch Frau Lara Höppe als neue Mitherausgeberin herzlich willkommen heißen. Sie begleitet den Leitfaden schon seit der letzten Auflage und wir freuen uns, dass wir sie nun für das Herausgeberteam gewinnen konnten. Ebenso geht unser Dank an die vielen anonymen externen Korrekturleser, welche die fachliche Qualität der Kapitel sicherstellen. Auf der Verlagsseite geht unser besonderer Dank an die Lektorinnen. Federführend für die aktuelle Auflage war wie immer Frau Wiehage, der wir besonders für ihr großes Engagement und ihren unermüdlichen Einsatz für dieses wichtige Werk danken.

Wir hoffen, dass der Leitfaden „Sprache · Sprechen · Stimme · Schlucken" für alle Kollegen in der Praxis und in den verschiedenen praxisnahen Bereichen auch in Zukunft ein hilfreicher, kompetenter und aktueller Ratgeber sein wird.

Rostock, im Oktober 2021
Julia Siegmüller, Henrik Bartels, Lara Höppe

Benutzerhinweise

Dieses Buch reiht sich von seiner Konzeption her in die Reihe der Leitfäden ein. Hieraus resultiert, dass klinisches und theoretisches Wissen dieses komplexen Gebietes in stark komprimierter Form dargestellt werden und der Aufbau der einzelnen Kapitel praxisrelevant erfolgt ist. Das vorliegende Buch ist somit kein „Lehrbuch" im herkömmlichen Sinne und kann die grundlegende Einarbeitung der Leser in theoretische, diagnostische und therapeutische Ansätze der einzelnen Störungsbilder nicht ersetzen.

Der Leitfaden soll einen Einblick geben, in welchen thematischen Zusammenhängen sich das jeweilige Störungsbild bewegt und was für Diagnostik- und Therapiemöglichkeiten bestehen. Zu diesem Zweck finden die Leser am Ende jedes großen Kapitels ein Literaturverzeichnis. Eine wissenschaftliche Form der Bibliographie wird in der Leitfaden-Reihe nicht verwendet. Zum Teil sind Grundlagentexte angegeben, die den Einstieg in eine weitere Einarbeitung erlauben.

Mit dieser Konzeption soll der Leitfaden zu einem Rüstzeug für den Alltag der therapeutischen Intervention werden und insbesondere Berufseinsteigern oder Studierenden bei der schnellen Informationssuche behilflich sein. Dafür stellen zahlreiche Spezialisten aus den verschiedenen Fachgebieten ihr Wissen und ihre praktischen Erfahrungen zur Verfügung und gewährleisten einen aktuellen Überblick über die jeweilige Fragestellung.

Unser Fachgebiet ist vielfach von synonymhaft verwendeten Bezeichnungen für die verschiedenen Störungsbilder geprägt. Wir haben uns in den Kapitelnamen für eine jeweils aktuelle Bezeichnung der Störungsbilder entschieden, alternative oder ältere Namen werden als Synonyme geführt und finden sich im Index. Von dort leiten sie den Leser zu den entsprechenden Fachkapiteln.

Daneben wurden Fachwörter soweit es ging vermieden. Die gebräuchlichen Fachbegriffe werden jedoch in den entsprechenden Kapiteln benutzt und an zentraler Stelle (im Rahmen des Definitionsverzeichnisses) erklärt.

Die Kernkapitel des Leitfadens sind – soweit dies bei der Vielfältigkeit der Kapitel möglich ist – folgendermaßen gegliedert:

- Der erste Teil behandelt jeweils die theoretischen, organischen und/oder medizinischen Grundlagen.
- Der zweite Teil gibt einen Überblick über das notwendige diagnostische Vorgehen.
- Der dritte Abschnitt der Kapitel beinhaltet einen Überblick über die therapeutischen Ansätze, die als Interventionsmaßnahmen in dem jeweiligen Störungsbild zur Verfügung stehen.

Der Pfeil verweist auf den Abschnitt in einem anderen Kapitel, in dem das jeweilige Thema einführend behandelt wird oder auf Tabellen und Abbildungen. Abkürzungen werden in einer zentralen Abkürzungsliste erklärt. Ein Alphabet der phonetischen Umschrift findet sich ebenfalls am Beginn des Buches.

Einige Störungsbilder lassen sich über Links im Internet besonders gut näher recherchieren, daher werden neben Literaturangaben auch Internetadressen aufgeführt. Außerdem finden sich im Anhang auch Links zu Selbsthilfegruppen und Informationsforen.

Statistische Fakten

Beispiele

Wichtige Informationen, Besonderheiten und Tipps

Vorsicht

Fehler gefunden?

An unsere Inhalte haben wir sehr hohe Ansprüche. Trotz aller Sorgfalt kann es jedoch passieren, dass sich ein Fehler einschleicht oder fachlich-inhaltliche Aktualisierungen notwendig geworden sind.
Sobald ein relevanter Fehler entdeckt wird, stellen wir eine Korrektur zur Verfügung. Mit diesem QR-Code gelingt der schnelle Zugriff.

(https://else4.de/978-3-437-47785-0)

Wir sind dankbar für jeden Hinweis, der uns hilft, dieses Werk zu verbessern. Bitte richten Sie Ihre Anregungen, Lob und Kritik an folgende E-Mailadresse: kundendienst@elsevier.com

Abkürzungen

Abb.	Abbildung
Adv.	Adverb
ALS.	Amyothrophe Lateralsklerose
Bd.	Band
CS.	Code-Switching
CV.	Konsonant-Vokal
dB.	Dezibel
DD.	Differenzialdiagnostik
DGS.	Deutsche Gebärdensprache
DSM III R.	Diagnostisches und statistisches Manual psychischer Störungen
dt.	deutsch
ggf.	gegebenenfalls
GPK.	Graphem-Phonem-Konvertierung
Hz.	Hertz
i. d. R.	in der Regel
ICD	International Classification of Diseases
ICF	International Classification of Functioning, Disability and Health
ICIDH	International Classification of Impairments, Disabilities, Handicaps
inkl.	inklusive
IPA	International Phonetic Alphabet
IQ	Intelligenzquotient
J.	Jahr
Km.	Kontaktmonat
Lj.	Lebensjahr
LKG Spalte	Lippen-Kiefer-Gaumen-Spalte
Lm.	Lebensmonat
LRS	Lese-Rechtschreib-Schwäche
Lw.	Lebenswoche
max.	maximal
min.	Minute
mind.	mindestens
ml.	Milliliter
MLU	Mean Length of Utterance
Mon.	Monat
MRT	Magnetresonanztomografie
ms.	Millisekunde
N.	Nomen
Obj.	Objekt
o. g.	oben genannt
OÖS	oberer Ösophagussphinkter
PGK	Phonem-Graphem-Konvertierung
PR.	Prozentrang
s.	Sekunde
Subj.	Subjekt
SES	Sprachentwicklungsstörung
SEV	Sprachentwicklungsverzögerung
SHT	Schädelhirntrauma
sog.	sogenannt
SOV	Satzstruktur mit Verbendstellung
SSES	spezifische Sprachentwicklungsstörung
SSW	Schwangerschaftswoche
SVO	Subjekt-Verb-Objekt
Tab.	Tabelle
tägl.	täglich
u. a.	unter anderem
UG	Universalgrammatik
USES	umschriebene Sprachentwicklungsstörung
V.	Verb
v. a.	vor allem
V2	Verbzweitstellung
VE	Verbendstellung
vgl.	vergleiche
vs.	versus
W./min.	Wörter pro Minute
WHO.	World Health Organization/Weltgesundheitsorganisation
Wo.	Woche
z. T.	zum Teil

IPA-Verzeichnis

Vokale	
iː	Biene
ɪ	Tisch
e	Paket
ɛ	Messer
y	grün
ʏ	Nüsse
øː	Löwe
œ	Hölle
ə	Sonne
ɐ	Roller
a	Ball
aː	Bahn
aɪ	Leiter
a͡u	Baum
uː	Kuh
ʊ	Mutter
oː	Dose
ɔ	trocknen
Konsonanten	
p	Paket, Dieb
b	Ball
t	Teil, Bad
d	Dach
tʃ	Deutsche
ts	Ziege
pf	Apfel
k	Kuchen
g	Gabel
f	Feder
v	Welt
s	Messer
z	See
ʃ	Geschäft
ç	ich
x	Buch
h	Hand
m	Maus

n	Nudel
ŋ	Ring
l	Leiter
ʁ/R/r	Reich
j	Jacke

Abbildungsnachweis

Der Verweis auf die jeweilige Abbildungsquelle befindet sich bei allen Abbildungen im Werk am Ende des Legendentextes in eckigen Klammern.

E1054 Ellis, A.W.: Reading, Writing and Dyslexia: A Cognitive Analysis. Psychology Press, 2. Aufl. 2014.

E1055 Patterson, K.: Acquired Disorders of Spelling: In: Denes, G./ Semenzam, C./ Bisiacchi, P.: Perspectives on Cognitive Neuropsychology. Taylor and Francis Limited, 1. Aufl. 1988.

E1056 Lauer, N.: Zentral- auditive Verarbeitungsstörungen im Kindesalter. Georg Thieme Verlag, 3. Aufl. 2006.

E1057 Hammer, S.S./ Teufel-Dietrich, A.: Stimmtherapie mit Erwachsenen-Praxiswissen Logopädie. Springer, 6. Aufl. 2017.

E1058 Nawka, T./ Wirth, G.: Stimmstörungen: für Ärzte, Logopäden, Sprachheilpädagogen und Sprechwissenschaftler. Deutscher Ärzte Verlag, 5. Aufl. 2008.

E1059 Rentsch, H.P./ Bucher, P.O.: ICF in der Rehabilitation. Schulz-Kirchner Verlag, 2. Aufl. 2006.

F696-006 Muhle, P./ et al.: Schluckstörungen im Alter. In: Nervenarzt Volume 86, Pages 440-451. Springer, April 2015.

F880-002 Gvion, A./ Friedmann, N.: Dyscravia: Voicing substitution dysgraphia. In: Neuropsychologia.
Volume 48, Issue 7, Pages 1935-1947. Elsevier, June 2010.

F1068-001 Schlaegel, W.: Das Trachealkanülenmanagement in der neurologischen Frührehabilitation. In: Neurologie und Rehabililtation. Volume 15, Issue 5, Pages 901- 907. Hippocamus Verlag, Oktober 2009.

H139-002 Prechtl H.F.R.: General movement assessment as a method of developmental neurology: new paradigms and their consequences. In: Developmental Medicine & Child Neurology. Volume 43, Issue 12, Pages 836–842. John Wiley & Sons, December 2001.

L157 Susanne Adler, Lübeck

L261 Satzbüro Mitterweger & Partner

M1082 Prof. Dr. Christian Wolfgang Glück, Leipzig

M1083 Georg Thum, München

M859 Manuela Motzko, Köln

M860 Judith Beier, EUFH Rostock

M861 Prof. Dr. Markus Jungehülsing, Potsdam

M1097 Annemarie Vogel, Potsdam

O705 Heike Blum, Universitätsklinikum, Münster.

R370 Kauschke, C., & Siegmüller, J.: Patholinguistische Diagnostik bei Sprachentwicklungsstörungen (PDSS), 2. Auflage, Elsevier Urban & Fischer, München 2010.

S700 Sobotta-Archiv

W906 Deutsches Institut für Medizinische Dokumentation und Information (DIMDI), Köln

Inhaltsverzeichnis

1 Anatomie und Physiologie

1

1.1 Anatomische Grundlagen der Sprache und des Sprechens

Michaela Nagel

1.1.1 Erste anatomische Zuordnungen

Erste eigentliche Arbeiten zur Sprachlokalisation finden sich bei:

- Paracelsus (1493–1541): beschrieb u. a. eine „Kammer der Sprache" ohne nähere Lokalisation. Bekannt war der Zusammenhang von Sprachstörungen und Lähmungen bei Hirnerkrankungen
- Giovanni Battista Morgagni (1682–1771): diagnostizierte im Rahmen von Autopsien bei Patienten mit rechtsseitiger Lähmung und Aphasie linkshirnige Läsionen (Huber et al. 2000)
- Pierre P. Broca (1824–1880): ordnete einer expressiven Sprachstörung eine Läsion am Fuß der 3. Stirnwindung zu (Broca 1861)
- Carl Wernicke (1948–1905): ordnete einer Sprachverständnisstörung eine Läsion im linken Temporallappen zu. Einteilung und Lokalisierung von motorischer Aphasie, Leitungsaphasie und totaler Aphasie (Wernicke 1874)

In diesen historischen Arbeiten wurden lokalisierte Zentren für die Sprache angenommen, die relativ unabhängig funktionierten und nur durch unidirektionale Bahnen verbunden waren. Die Existenz bestimmter Gehirnzentren war jedoch früher nicht allgemein akzeptiert. Insbesondere durch die Arbeiten von Broca begann sich das Denken in diese Richtung zu wandeln.
Nach heutigen Erkenntnissen sind die funktionstragenden Areale variabel und die Verbindungen sehr komplex. Daher führen vergleichbare Läsionen zu unterschiedlichen Ausfällen und umgekehrt.

1.1.2 Techniken zur Lokalisation sprachrelevanter Hirnareale

- **historisch** (bis Mitte des 20. Jh.): Korrelation von klinisch beobachteten Sprachdefiziten mit hirnanatomischen Läsionen in der Autopsie
- **aktuell:** Lokalisation sprachrelevanter Areale am lebenden Patienten mittels bildgebender morphologischer und funktioneller sowie intraoperativ-neuropsychologischer Verfahren

Computertomografie (CT)

Grundprinzip

- Abschwächung eines Röntgenstrahls beim Durchgang durch den Körper
- verschiedene Körperstrukturen schwächen den Röntgenstrahl unterschiedlich
- Messung der abgeschwächten Röntgenstrahlung von hochempfindlichen Detektoren
- Übermittlung der Absorptionswerte an einen Rechner
- Erzeugung verschiedener Projektionen derselben Schicht durch Drehung des Systems Röhre-Detektor
- Errechnung von Schichten variabler Dicke der interessierenden Körperregion und Bildverarbeitung

Indikationen

- v. a. Notfalldiagnostik (Hirnblutungen, Hirninfarkte, Schädel-Hirn-Traumata)
- Tumore
- degenerative Erkrankungen

Magnetresonanztomografie (MRT)

Grundprinzip

- magnetische Kernspinresonanz: Atomkerne mit ungerader Nukleonenzahl haben ein sie umgebendes Magnetfeld und einen Drehimpuls (*Spin*)
- Messung der aus dem Körper austretenden Energie in Form elektromagnetischer Wellen, hervorgerufen durch ein von außen angelegtes Magnetfeld und durch kurze Hochfrequenzimpulse
- Zeitkonstanten bestimmen gemessene Signalintensität
- Zeitkonstanten sind abhängig von magnetischer Kopplung der Wasserstoffatome mit der Umgebung (*Spin-Gitter-Relaxationszeit T1*) und magnetischer Wechselwirkung der H2-Atome untereinander (*Spin-Spin-Relaxationszeit T2*)

Vorteil (im Vergleich zur CT)

- keine Röntgenbelastung
- bessere Darstellung der Gewebestrukturen in verschiedenen Wichtungen

Indikationen

- Tumore, v. a. auch des Hirnstammbereichs
- entzündliche ZNS-Erkrankungen (z. B. Multiple Sklerose)
- Hirninfarkte
- degenerative Erkrankungen
- spinale Erkrankungen

Funktionelles MRT (fMRI): BOLD-Technik *(Blood Oxygenation Level Dependent)*

Grundprinzip

- Hirnareale haben höheren Sauerstoffbedarf, wobei die Mehrdurchblutung den Bedarf übersteigt
- sauerstoffreiches und sauerstoffarmes Blut haben unterschiedliche magnetische Eigenschaften
- Nachweis aktivierter Areale durch wiederholten Wechsel zwischen Ausführung eines Paradigmas (Aufgabe) und Kontrollparadigmas (Ruhe oder Aufgabe mit anderem Aktivierungsmuster)
- Farbkodierung und Überlagerung mit entsprechenden morphologischen Bildern

Möglichkeiten

- direkte Darstellung von Partialfunktionen der Sprache
- Erfassung der Hierarchie im Netzwerk der Sprachfunktion
- Dokumentation von Erholung bzw. Kompensation gestörter Areale

Indikationen

- keine klinische Routineuntersuchung
- gezielte individuelle Lokalisation von Hirnarealen
- Dokumentation von Erholung bzw. Kompensation gestörter Areale, z. B. zur präoperativen Planung und Diagnostik eloquenter Hirnareale
- wissenschaftliche Fragestellungen: Plastizität des Gehirns

Intraoperativ-neuropsychologische Methoden *(Brain Mapping)*

Entwicklung der Methode von Penfield, Boldrey und Roberts.

Grundprinzip

- Darstellung regionaler hirnelektrischer Aktivität mit verschiedenen Techniken, z. B. EEG, evozierten Potenzialen und elektrischer Stimulation kleiner Areale der operativ freigelegten Hirnoberfläche

- elektrische Reizung kleiner Areale der freigelegten Hirnoberfläche (*Brain Mapping*) führt in funktionell einmaligen Arealen zu passageren Sprachstörungen bis hin zum Spracharrest

Möglichkeiten

Lokalisation und Schonung funktionell einmaliger Areale (z. B. Sprache) bei neurochirurgischen Patienten, z. B. mit Epilepsie oder Hirntumoren (Penfield und Roberts 1959).

Indikationen

Keine Standardmethode in der klinischen Praxis.

Nuklearmedizinische Methoden: Positronenemissionstomografie (PET)

Grundprinzip

- funktionelles bildgebendes Verfahren
- Messung der Aktivitätsverteilung von Positronenstrahlung emittierender Radiopharmaka

Möglichkeiten

- Beurteilung von zerebralem Blutfluss, Sauerstoffverbrauch und Glukosestoffwechsel
- dreidimensionale Darstellung sprachrelevanter Areale als Regionen mit gesteigertem Stoffwechsel

Indikationen

Diagnostik spezifischer Störungen der Neurotransmission (z. B. Parkinson-Syndrom).

1.1.3 Anatomie der Sprachfunktionen

- **klassisches Modell:** Zuordnung spezifischer Sprachleistungen zu spezifischen Hirnarealen („Sprachzentren") durch vergleichend klinisch-anatomische Untersuchungen
- **aktuelle Modellvorstellungen:** synchronisierte Aktivität in einem ausgedehnten neuronalen Netzwerk im Kortex und den subkortikalen Kerngebieten durch funktionelle Untersuchungsverfahren

Synonyme

- rezeptives Areal = Heschl-Gyrus
- perzeptives Areal = auditorischer Assoziationskortex
- semantisches Interpretationsareal = Gyrus angularis
- syntaktisches Interpretationsareal = Broca-Areal – Brodmann Area 44/45

Lokalisation der Funktion Sprachproduktion (▶ Abb. 1.1)

- hinterer Teil Gyrus frontalis inferior (Broca-Areal, Area 44/45)
- tiefe weiße Substanz zwischen Broca-Areal und motorischem Kortex
- vordere Insel
- frontoparietales Operculum
- im Broca-Areal wird der motorische Plan entworfen und zum primären motorischen Kortex (Area 4) geleitet

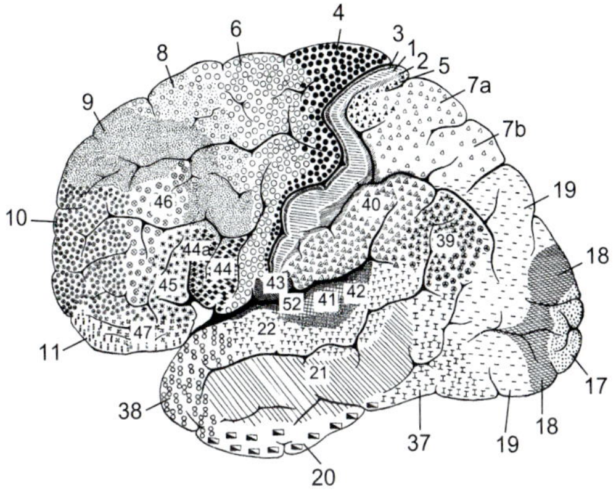

Abb. 1.1 Die Zahlen bezeichnen Brodmann-Areale [S007–21]

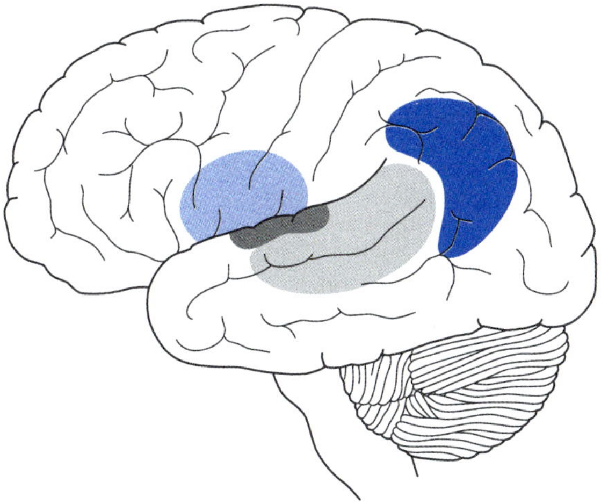

Abb. 1.2 Relevante Areale des Sprachverständnisses. dunkelgrau = rezeptives Areal, hellgrau = perzeptives Areal, dunkelgrün = semantisches Assoziationsareal, hellgrün = syntaktisches Assoziationsareal [L157]

Lokalisation der Funktion Sprachverständnis (▶ Abb. 1.2)

- hintere perisylvische Region (posterosuperior temporaler, operculärer, supramarginaler, angulärer und posterior insulärer Gyrus eingeschlossen)
- akustische Information erreicht zunächst den primären akustischen Kortex (Heschl-Gyrus)
- Leitung zum auditorischen Assoziationskortex und Dekodierung

- Wernicke-Areal (Brodmann Area 22) im hinteren Drittel des Gyrus temporalis superior
- Weiterverarbeitung im semantischen Interpretationsareal

Lokalisation der Funktionen Lesen und Schreiben

- Eingehen der visuellen Stimuli im primären visuellen Kortex (Brodmann Area 17, ▶ Abb. 1.1)
- Transfer zum visuellen und semantischen Assoziationskortex
- bei lautem Lesen direkter Transfer vom visuellen Assoziationskortex zu Broca-Areal über den Fasciculus arcuatus
- beim Schreiben Transfer zum motorischen Assoziationskortex und danach zum Broca-Areal und primär motorischem Kortex

Lokalisation von affektiven Elementen der Sprache

- rechter unterer Frontallappen (Pars opercularis): emotionaler Sprachgehalt, Gesichtsausdruck und Gesten
- hintere Hirnregionen der rechten Hemisphäre: Verstehen der affektiven Komponenten

Limbische und subkortikale Strukturen

- Striatum: beteiligt an Sprachproduktion und Prosodie
- Thalamus: Sprachverständnis und Reagibilität des Kortex
- subkortikale weiße Substanz: enthält Leitungsbahnen
- andere Hirnregionen als die perisylvischen können Sprache sekundär beeinflussen:
  - Aufmerksamkeitsdefizite bei tiefen zerebralen Läsionen
  - akinetischer Mutismus bei frontalen Läsionen

Verbindungen der sprachrelevanten Areale

Die Komplexität der menschlichen Kommunikation erfordert eine Interaktion zwischen den einzelnen Arealen über zahlreiche neuronale Verbindungswege, die erst z. T. erforscht sind:

- Fasciculus arcuatus: Temporallappen und motorischer Assoziationskortex (inkl. Broca-Areal)
- zu kortikalen sensorischen Assoziationsarealen im oberen Temporal- und unteren Parietallappen
- zu medialen Anteilen des Temporallappens und des Dienzephalons (Gedächtnisbildung)
- zu korrespondierenden Arealen der Gegenseite über das Corpus callosum

(Goetz 2003)

Hemisphärendominanz und Sprache

- ca. 90 % der Bevölkerung sind Rechtshänder
- ca. 99 % der Rechtshänder haben eine linkshemisphärische Sprachdominanz (Mayeux 1991)
- gemeinsame Entwicklung von Sprachlokalisation, Bevorzugung von Hand, Fuß und Auge einer Körperseite (wohl genetisch determiniert, Vererbungsmodus?)
- Herausbildung der Dominanz linkskortikaler Sprachzentren mitbedingt durch kollaterale Hemmung
- Gegensatz zwischen ausgeprägter funktioneller Asymmetrie und geringen morphologischen Unterschieden (auffälligste Differenz im Bereich des Planum temporale, das bei Rechtshändern links größer ist als rechts)

- Ausmaß der Hemisphärendominanz interindividuell unterschiedlich, Ausmaß des klinischen Defizits variiert entsprechend (bei ausgeprägter Dominanz stärker und umgekehrt, Adams et al. 1999)

1.1.4 Anatomie des Sprechens

Sprechen ist eine komplexe Funktion aus Motorik, Stimmbildung und Atmung:
- der Sprechakt erfordert eine exakte Koordination der respiratorischen Muskulatur von Larynx, Pharynx, Gaumen, Zunge und Lippen
- die Phonation ist eine Funktion des Larynx, v. a. der Stimmbänder
- die Artikulation erfolgt durch die Kontraktion des Pharynx, des Gaumens, der Zunge und der Lippen

Innervation der Sprechbewegungen

Initiierung eines motorischen Plans im Broca-Areal, Transfer zum Motorkortex:
- Motorkortex bds. steuert über kortikobulbäre Bahnen die Hirnnervenkerne an. Am Sprechen beteiligte Hirnnerven: N. facialis (VII. Hirnnerv), N. vagus (X. Hirnnerv), N. hypoglossus (XII. Hirnnerv), N. phrenicus
- Sprechbewegungen unterliegen dem Einfluss von Basalganglien und Kleinhirn

Störungen der Sprechmotorik (Dysarthrie und Anarthrie)

Dysarthrie/Anarthrie: Funktionsstörung bzw. -verlust der Sprechexekutive (Artikulationsmotorik, Prosodie, Sprechanstrengung, Lautstärke, Sprechgeschwindigkeit, ▶ Kap. 10.1).

Störungen der Phonation (Dysphonie und Aphonie)

Dysphonie/Aphonie: Stimmstörung bzw. -verlust infolge einer Störung der Phonation; Symptome: heisere, belegte, klanglose Stimme (▶ Kap. 13).
- als Begleitsymptom bei einigen der in ▶ Tab. 1.1 genannten Artikulationsstörungen (z. B. bei Extrapyramidal- und neuromuskulären Erkrankungen)
- bei Erkrankungen von Atemmuskulatur (z. B. bei Myasthenie) und Lunge

Tab. 1.1 Läsionen bei Störungen der Sprechmotorik

Läsionsort	Ursache (z. B.)	Auswirkung auf das Sprechen
• motorische Hirnnervenkerne im Hirnstamm • periphere Nerven • neuromuskuläre Endplatte (bulbär)	• Multiple Sklerose • progressive Bulbärparalyse • ALS • Syringobulbie • Myasthenie • Guillan-Barré-Syndrom	Lähmung der zur Artikulation notwendigen Muskeln: • näselnde, verwaschene, tonlose Sprache und Zungenatrophie • Gaumensegelparese mit Dysphagie
Kortex oder kortikubulbärer Trakt (pseudobulbär)	beidseitige Hirninfarkte	• kloßige, verwaschene, langsame Sprache und Dysphagie • Hemiparese • Hemianopsie
Basalganglien	bei Parkinson-Syndrom	hypokinetische Dysarthrie (schnelle, undeutliche, monotone, hypophone Sprache)
	Chorea	hyperkinetische Dysarthrie (laute, raue, falsch betonte und mit der Atmung schlecht koordinierte Sprache)

Tab. 1.1 Läsionen bei Störungen der Sprechmotorik *(Forts.)*		
Läsionsort	**Ursache (z. B.)**	**Auswirkung auf das Sprechen**
Kleinhirn	• Multiple Sklerose • degenerative Kleinhirnerkrankungen	ataktische Dysarthrie (langsame, undeutliche, monotone Sprache mit unnatürlicher Silbentrennung)

- bei Stimmbandlähmung durch Läsion des N. laryngeus recurrens (Ast des N. vagus), z. B. nach Schilddrüsen-OP

1.2 Periphere Sprechwerkzeuge

Markus Jungehülsing

1.2.1 Definitionen

Die Phonologie (Lautlehre) hat eigene Termini technici generiert, genauso wie die Linguistik (Sprachwissenschaft) und die Patholinguistik, die Phoniatrie (medizinische Disziplin, die sich mit den Störungen der Stimme, des Sprechens, der Sprache und des Schluckens beschäftigt), die Otorhinolaryngologie (Hals-, Nasen-, Ohrenheilkunde) und die Logopädie. In den Fachdisziplinen werden teilweise sogar die eingedeutschten lateinischen Adjektive unterschiedlich dekliniert! (Med. glottisch = Phon. glottal, Med. laryngeal = Phon. laryngal). ▶ Tab. 1.2 vereinfacht die interdisziplinäre Verständigung.
Der Begriff „periphere Sprechwerkzeuge" stammt aus der Phonologie und bezeichnet alle Organe und Organsysteme, die am „Sprechen" beteiligt sind:

Tab. 1.2 Anatomische Terminologie			
Deutsch	**Latein**	**Medizin**	**Adjektiv**
Lippe	labium	Lippe	labial
Zähne	dentes	Inzisiven oder Schneidezähne	dental
Zahndamm	juga alveolaria	Alveolarkamm	alveolär
Zunge	lingua	Zunge	lingual
harter Gaumen	palatum durum	knöcherner Gaumen	palatal
weicher Gaumen	palatum mollum	Velum palatinum	
Zäpfchen	uvula palatina	Uvula	uvulär
Rachen	pharynx	Pharynx	pharyngeal
Kehlkopf	larynx	Larynx	laryngeal
Stimmlippen	plica vocalis	Glottis	glottisch
Stimmritze	glottis	Glottis	glottisch
Luftröhre	trachea	Trachea	tracheal
Bifurkation	bifurcatio tracheae	Trachealbifurkation	carinal
Lunge	pulmo	Lunge	pulmonal
Brustkorb	thorax	Thorax	thoraco-, thorakal

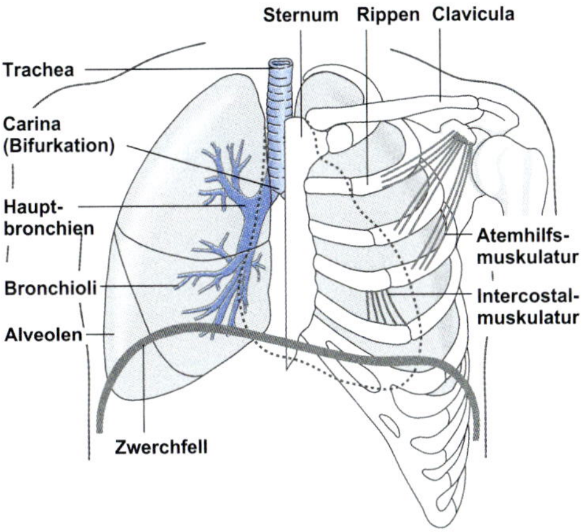

Abb. 1.3 Periphere Sprechwerkzeuge: Atmung [L157]

- Brustkorb mit Lunge, Bronchien und Luftröhre (▶ Abb. 1.3): Erzeugung des Luftstroms durch die knöchernen, knorpeligen und muskulären Anteile
- Kehlkopf mit Stimmlippen (▶ Abb. 1.4): erzeugt primären Glottiston, eine hörbare akustische Energie, dient zur Phonation (Erzeugung eines Tones)
- oberer Anteil des Kehlkopfes mit Supraglottis und Epiglottis, unterer, mittlerer und oberer Schlund, Nasenhaupthöhlen (die Nasennebenhöhlen spielen als Resonanzräume eine Rolle) und Mundhöhle (▶ Abb. 1.5): Resonanzraum (Phonetik) oder Vokaltrakt (Linguistik, Phoniatrie)
- Artikulatoren (in Phonetik und Linguistik): Muskel- und Knochengruppen, welche die Resonanzräume begrenzen, tragen zur Klangmodulation bei
  - aktive Artikulatoren: Unterlippe, Zunge (Spitze, Rücken, Wurzel), Stimmritze (Glottis)
  - passive Artikulatoren: Oberlippe, Zähne, harter und weicher Gaumen, Zäpfchen, Schlund (Pharynx) und Kehlkopf (Larynx)

Das Zusammenspiel der Komponenten zur Phonation gibt der Algorithmus in ▶ Abb. 1.6 wieder. Im Folgenden werden die peripheren Sprechwerkzeuge näher charakterisiert.

1.2.2 Atemorgane, Atemdruck, Anblasdruck

Physiologie

- Atemsteuerung durch Atemzentrum der Formatio reticularis, Beteiligung von Afferenzen aus Hirnrinde, Hypothalamus, Kälterezeptoren der Haut, Dehnungsrezeptoren der Lunge und Chemorezeptoren
- Thoraxvolumen wird bei Respiration durch Zusammenwirken von Rippen- und Zwerchfellatmung abwechselnd vergrößert und verkleinert. Wirkungsvollster Inspirationsmuskel ist das Zwerchfell (Diaphragma). Während der Inspiration erweitert sich der Thorax nach kranial und kaudal, lateral und ventral-dorsal

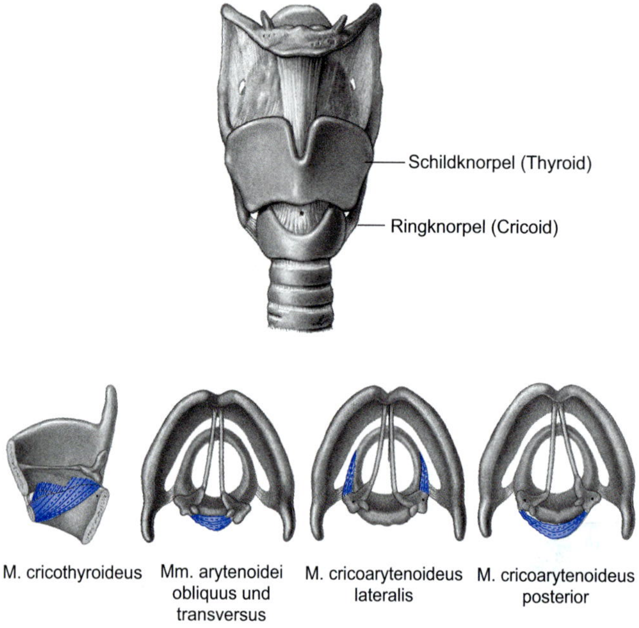

Abb. 1.4 Periphere Sprechwerkzeuge: Kehlkopf [S007–21]

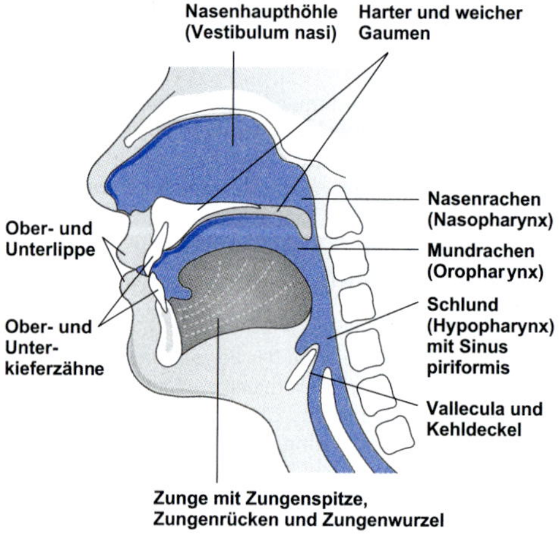

Abb. 1.5 Periphere Sprechwerkzeuge: Vokaltrakt [L157]

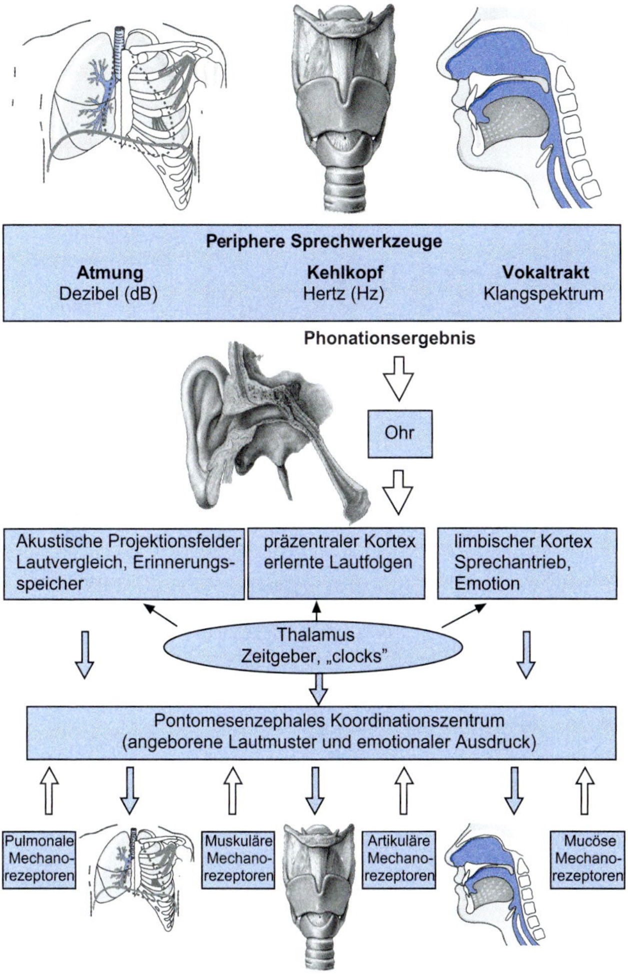

Abb. 1.6 Algorithmus der Phonation [L157, S007–21]

- Phonation und Sprechvorgang durch atemmechanische Vorgänge und subglottischen Anblasedruck möglich (▶ Abb. 1.7). Kehlkopf ist Atemhilfsorgan. Bei Respiration wechselnd starke Abduktionen der Stimmlippen. Offene Glottis während Inspiration durch Kontraktion des M. cricoarytaenoideus posterior
- Steuerung von Frequenz, Rhythmus und Amplitude der Atembewegungen durch Atemzentrum und propriozeptive Lungenreflexe. Atemfrequenz ab-

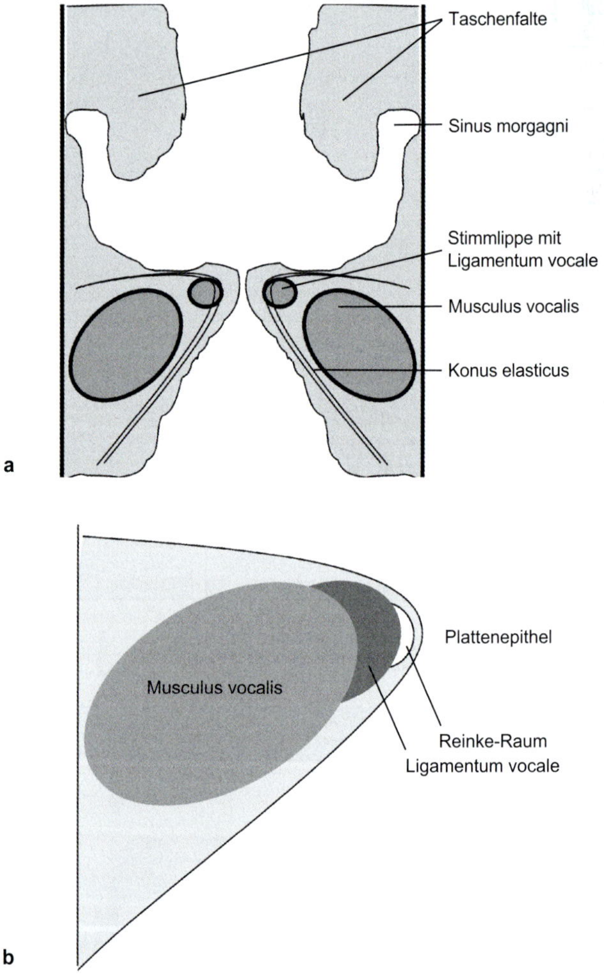

Abb. 1.7 Stimmlippe, Reinke-Raum (a, b) [M861]

hängig von Alter (▶ Tab. 1.3), Geschlecht, Psyche, Körpergewicht, Training und Belastung

- Atemtiefe (Atemzugvolumen) abhängig von Aktivitäten und Alter. Ruhenormwert für Erwachsene 500 ml. Abweichungen bei flacher, frequenter oder tiefer, verlangsamter Atmung
- Exspiration bei Ruheatmung passiver Vorgang
- Sprechatmung/Phonationsatmung ist die Verlängerung der Ausatmungsphase gegenüber der Einatmungsphase

Tab. 1.3 Atemfrequenz in Ruhe, abhängig vom Alter

Altersgruppe	Mittlere Normwerte (Atemzüge/min.)
Neugeborene	40–60
1–3 J.	19–26
7–9 J.	18–22
10–12 J.	16–22
> 13. Lj.	16–20

- Atemstütze ist das aktive Führen der Ausatmung
- totale Lungenkapazität, Vitalkapazität und Residualvolumen sind stark von Körperbau und Lebensalter abhängig

Erst eine reproduzierbare Abnahme der Vitalkapazität auf ¾ des Sollwerts lässt auf eine respiratorische Funktionsstörung schließen.

Brust- und Bauchatmung

Thorakalatmung

Auch: Brustatmung, Hochatmung
- Atmungsarbeit hauptsächlich durch Interkostalmuskulatur
- als alleinige Atemform unphysiologisch
- kann zu Stimmstörungen führen

Bauchatmung

Auch: Abdominalatmung, Zwerchfellatmung
- starke Kontraktion der Zwerchfellmuskulatur bewirkt Abflachen und Tiefertreten des Diaphragmas
- physiologische Atemform
- fördert in Ruhe etwa ⅔ des Atemvolumens

Gemischte kostoabdominale Atmung

Auch: Zwerchfellflankenatmung
- physiologische Atemform

Atemtypen nach Wendler et al. (1996)
- Klavikularatmung: Schulter- oder Schlüsselbeinatmung
- Kostalatmung: Brust- oder Rippenatmung
- Abdominalatmung: Bauch- oder Zwerchfellatmung
- Rückenatmung
- Hochatmung: Kombination von Brust- und Schulteratmung
- Tiefatmung: Kombination von Brust- und Bauch-/Flankenatmung

1.2.3 Kehlkopf (Larynx), Phonation

Die Stimmlippenschwingungen erfordern einen differenzierten und koordinierten Ablauf zahlreicher Einzelbewegungen des Kehlkopfs. Man unterscheidet Mukosa (Epithel mit Lamina propria) und M. vocalis.

Anatomie (▶ Abb. 1.7)

- Stimmlippe: von Plattenepithel bedeckt, bildet mit superfizialer Schicht der Lamina propria die Schleimhaut
- Reinke-Raum: oberflächliche Schicht der Lamina propria – das subepitheliale lockere Bindegewebe
- Propriabindegewebe: schließt an Plattenepithel der Stimmlippe an, kann in drei Schichten gegliedert werden (Hirano et al. 1986):
  - obere Schicht: lockeres gefäß- und nervenreiches Bindegewebe
  - mittlere Schicht: viel elastisches Material
  - tiefe Schicht: vorwiegend kollagene Fibrillen und elastische Fasern
- Stimmband (Lig. vocale) und Conus elasticus werden aus der intermediären und der tiefen Schicht der Lamina propria gebildet. Das Lig. vocale bildet den oberen freien Rand des Conus elasticus

! Von der Stimmlippe sollte das Lig. vocale als eigentliches „Stimmband" abgegrenzt werden. Der Begriff „Stimmband" sollte dann vermieden werden, wenn die gesamte Stimmlippe oder ihre Schleimhautanteile gemeint sind.

Funktionell zweischichtiger Aufbau der Stimmlippe (▶ Tab. 1.4)

- Mukosa (Epithel und sublottisches Gewebe) bildet eine lockere, gut bewegliche Schicht, stroboskopisch als Randkantenverschiebung erkennbar
- Lig. vocale und M. vocalis bilden starres System

Beide Systeme stellen den funktionell wirksamen zweischichtigen Aufbau der Stimmlippe dar (*auch:* Body-Cover-Model, Fujimura 1980). Mukosa, Lig. vocale und M. vocalis beteiligen sich abhängig vom Spannungszustand der Stimmlippen unterschiedlich am Schwingungsablauf.

Anteriore und posteriore Glottis

- anteriore Glottis: intermembranöser Anteil der Glottis
- posteriore Glottis: interkartilaginärer Anteil der Glottis
- Grenze: Spitze des Processus vocalis des Aryknorpels

Tab. 1.4 Anatomie, funktionelle Morphologie und biochemische Eigenschaften der Stimmlippe (Kahane 1988; Hirano et al. 1989)

Anatomie		Histologische Struktur	Funktionelle Morphologie	Biomechanische Steifheit	Eigenschaften
Schleimhaut	Epithel	Plattenepithel	Hülle	wenig	sehr stark beweglich
	Lamina propria	oberflächliche Schicht (Reinke-Raum), Mukopolysaccharide	Hülle	wenig	stark beweglich
	Lamina propria	intermediäre Schicht, elastische Fasern	Übergang	mäßig	mäßig beweglich
	Lamina propria	tiefe Schicht, Kollagenfasern Lig. vocale	Übergang	mäßig	mäßig beweglich
M. vocalis		Fasern des M. thyroarytaenoideus	Körper	groß	geringste Beweglichkeit

- Längenverhältnis des intermembranösen zum interkartilaginären Anteil beim Erwachsenen 3 : 2 (nicht 2 : 1), Verhältnis der Fläche des intermembranösen Anteils zu der des interkartilaginären 2 : 3
- vorderer Ansatz der Stimmlippen ist als vordere Kommissur gegen die zwischen den Arytenoidknorpeln gelegene Interarytenoidregion abzugrenzen (es gibt keine „hintere Kommissur"; Eckel)

Subglottischer Druck

- 20 cm H_2O: Sprechstimme von bis zu 60 dB Schalldruckpegel möglich
- 3 cm H_2O: leise Phonation
- 2–50 cm H_2O: Singen (Proctor 1980)

Die Lautstärke ist also eine Funktion des subglottischen Drucks, während der Tonus der Larynxmuskulatur für die Tonhöhe verantwortlich ist. Der primäre Kehlkopfton wird nur durch den Kehlkopf erzeugt – ohne das später besprochene Ansatzrohr.

Phonation

Durch Interaktion zwischen subglottischen und transglottischen Kräften. Zum Teil durch myoelastisch-aerodynamische Theorie erklärt: eine wesentliche Rolle spielen motorische Innervation, Propriozeption, Rückstellkräfte, Elastizität und Viskosität des Gewebes sowie das Bernoulli-Phänomen. Afferente Verbindungen sind ebenso wie efferente für Phonation, Respiration und Schluckfunktion bedeutungsvoll.
Das zentrale Nervensystem nutzt bei den Leistungen der Propriozeption alle verfügbaren neuralen Informationen aus. An den vielfältigen bewussten und unbewussten Aufgaben der Kehlkopfmotorik sind beteiligt:

- sensorische Rezeptoren in Larynxgewebe: Chemorezeptoren, Mechanorezeptoren (Merkel-Tastscheiben, Meissner-Tastkörper, Vater-Paccini-Lamellenkörper für Vibration etc.)
- propriozeptive Rezeptoren in Kehlkopfmukosa, Muskeln (Muskelspindeln), Gelenken und Sehnen von Larynx, Lippen, Zunge und Gaumensegel

Kontrolle der aktuellen Kehlkopflage im gesamten Stimm- und Sprechsystem durch Tiefensensibilität und kinästhetische Sensibilität des Larynx.

1.2.4 Klangmodulation, Resonanzräume und Artikulatoren

Vokaltrakt

Auch: phoniatrisches Ansatzrohr, oberer Aerodigestivtrakt

- alle lufthaltigen Räume oberhalb der Glottis außer den Nasennebenhöhlen: Mundhöhle, Nasenhaupthöhle, Schlund mit Naso-, Oro- und Hypopharynx sowie supraglottische Bezirke
- vorderer Abschluss: Lippen und Frontzähne
- Funktionen: Atmung, phonatorische Glottisfunktion, Bildung der Vokale und Konsonanten (Stimmklang)
- Für die Vokaltraktakustik ist die Einheit von Glottisfunktion und Vokaltrakt von grundlegender Bedeutung. Der primäre Kehlkopfton (Schwingungen der Stimmlippen) wird in den supraglottischen Bezirken, im gesamten Pharynx sowie im Bereich der Mundhöhle und Nasenhaupthöhle zu Vokalen und stimmhaften Konsonanten moduliert. Alle genannten Hohlräume wirken als Resonanzräume.

Artikulatoren

In der Linguistik Differenzierung in aktive und passive Artikulatoren:

- **aktive Artikulatoren** der peripheren Sprechwerkzeuge werden beim Sprechen zur Modulation aktiv bewegt: Unterlippe, Zungenspitze, Zungenrücken, Zungenwurzel
- **passive Artikulatoren:** Oberlippe, Zähne, Zahndämme des Kiefers, harter und weicher Gaumen, Zäpfchen und Schlund

Bewegungen der Pharynxwände beim Sprechen
Velopharyngealer Abschluss ist Voraussetzung für physiologischen Stimmklang, findet während der Phonation – außer bei der m-, n- und η-Bildung – statt. Analyse mittels transnasaler flexibler Endoskopie möglich.
Funktionelle Unterschiede der Oropharynx- und Nasopharynxmuskeln beim velopharyngealen Abschluss:

- Nasopharynx beteiligt sich mit Gaumensegel (Velum): M. levator veli palatini ist an Einengung des Nasopharynx und Hebung des Gaumensegels beteiligt
- Oropharynx beteiligt sich an Vokalbildung: M. constrictor engt Oropharynx ein. Transnasale flexible Endoskopie zeigt bei hoher „Hi"-Phonation Kontraktion der lateralen Pharynxwände

1.3 Die Entwicklung des Nervensystems: Überlegungen, Implikationen und Konsequenzen

Peter B. Marschik und Christa Einspieler

In den 1960er-Jahren wurde von Heinz Prechtl – als ehemaliger Mitarbeiter von Konrad Lorenz – eine interdisziplinäre Denkrichtung und Disziplin begründet, die er Entwicklungsneurologie nannte: Diese befasst sich mit den normalen und abnormalen morphologischen und funktionellen Aspekten des sich entwickelnden menschlichen Nervensystems.
Die diesbezügliche Forschung hat einige Paradigmen über die funktionelle Entwicklung des menschlichen Nervensystems neu definiert:

- Das Phänomen der Altersspezifität ist essenziell für die Überlegungen zu entstehenden Systemen
- Das pathologische Nervensystem des Erwachsenen ist nicht das Modell zur Beschreibung von neuronalen Phänomenen bei Kindern
- Gleichartige Läsionen des Nervensystems können in unterschiedlichem Alter zu unterschiedlichen klinischen Erscheinungen führen
- Bestimmte neurologische Dysfunktionen sind charakteristisch für gewisse Entwicklungsphasen. Sie können in einem bestimmten Alter präsent sein, anschließend verschwinden und nach einer latenten Periode in Form anderer Dysfunktionen wieder manifest werden (vgl. Entwicklungsmöglichkeiten von Late Talkers, ▶ Kap. 3.2.1)

1.3.1 Die ontogenetische Adaptation

- Komplexe Verhaltensmuster sind transiente Phänomene und somit altersspezifische Adaptationen des sich entwickelnden Organismus auf spezielle interne und externe Anforderungen
- Das Nervensystem kann als stets integriertes Wirkungsgefüge gesehen werden, das im Rahmen der Entwicklung eine Sequenz irreversibler Änderungen durchläuft, und somit eine Entwicklung von einfacher zu sehr komplexer Organisation vollzieht

- Die unterschiedlichen Entwicklungsstufen weisen vom Erwachsenen abweichende biochemische, physiologische und morphologische Strukturen auf, die sich auch in funktionellen Repräsentationen widerspiegeln
- Das „unreife“ Nervensystem als solches existiert nicht. Es handelt sich vielmehr um ein altersspezifisches Struktur-Funktionssystem, das sich ständig ändert und den internen und externen Gegebenheiten anpasst
- Für die Erforschung der Entwicklung bedeutet dies, dass jede Entwicklungsphase für sich selbst zu betrachten ist und ein direkter Vergleich zu späteren Entwicklungsschritten in diesem Kontext gesehen werden muss

Die altersspezifischen Verhaltensformen sind nicht suboptimale, pathologische, unkomplette oder gar unreife Repräsentationen von „erwachsenen“ Funktionen, sondern vielmehr funktionelle und adaptive Muster. Im ethologischen Verständnis sind diese aus ihrer phylo- und onotgenetischen Entstehung zu betrachten. Diese Sichtweise besagt, dass die Idee, ontogenetische Events hätten lediglich eine antizipatorische Funktion von reifen Strukturen, zu eng gefasst ist. Ontogenetische Adaptationen sind relevant und geeignet für eine bestimmte Entwicklungsstufe und/oder antizipatorisch (präadaptiv). Adaptive Strukturen oder Funktionen einer Entwicklungsstufe müssen nicht notwendigerweise verloren gehen oder ausgetauscht werden, sondern werden vielmehr reorganisiert und in folgende Entwicklungsschritte mitintegriert. Dies erklärt, dass es Kontinuitäten und Diskontinuitäten in der Entwicklung gibt und dass die Ontogenese beides gleichzeitig ist, regressiv und progressiv. Unter Entwicklung verstehen wir ein dynamisches System von sich vielfach gegenseitig bedingenden Prozessen. Dies bezieht sich einerseits auf einen bestimmten Zeitpunkt in der Entwicklung (transversale Achse) und andererseits bestimmen spezifische frühe Strukturen und Fähigkeiten die daraus folgenden (longitudinale Achse).

Altersspezifische Eigenschaften und altersspezifische Vulnerabilität des Nervensystems bedürfen der Anwendung altersadaptierter und altersadäquater diagnostischer Verfahren und therapeutischer Interventionen (▶ Abb. 1.8).

1.3.2 Die Variabilität der Normalität und die normative Stabilität

Die Identifikation von Kindern mit subtilen Defiziten z. B. der Sprachentwicklung gestaltet sich aufgrund der enormen Variabilität der Normalität als schwierig. Gerade diese Kinder aber bedürfen einer präzisen klinischen Abklärung und einer möglichst frühen therapeutischen Intervention (erhöhte psychosoziale Begleit- und Sekundärproblematik):

- Die normative Stabilität verliert gerade in Bereichen der Suboptimalität an Stärke
- Im Laufe der Entwicklung können sich gewisse Defizite scheinbar bessern, während andere Funktionen weiterhin suboptimal bleiben. Ein frühes Defizit in einem neuronalen Bereich kann somit subtile Effekte auf andere (Funktions-)Bereiche des sich entwickelnden Gehirns haben und dies auch, wenn auf den ersten Blick eine scheinbar unauffällige Entwicklung vorliegt

Sprache ist kein geschlossenes System, sondern in die Entwicklungsdynamik vieler Ebenen eingebettet, die ihrerseits regelgeleitet sind und in typischen Entwicklungssequenzen ablaufen.

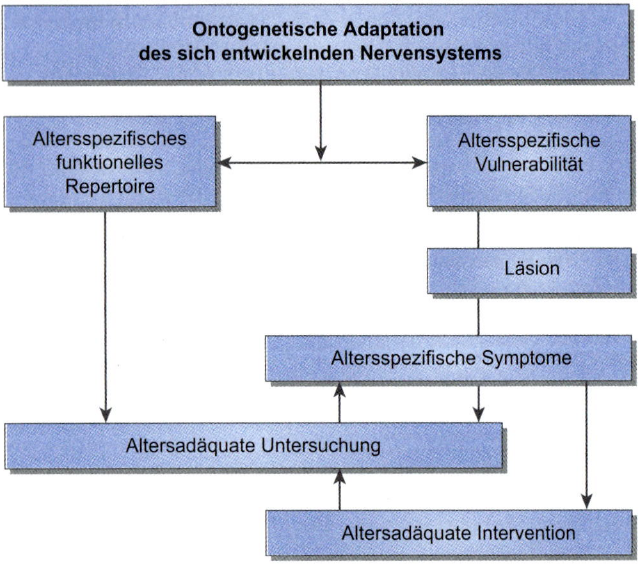

Abb. 1.8 Altersspezifische ontogenetische Adaptationen und ihre Konsequenz. Die linke Seite symbolisiert die normale Entwicklung, die rechte Seite die abnormale oder pathologische [L157]

1.3.3 Das Sowohl-als-auch-Prinzip

Die Extrempolaritäten und die Entweder-oder-Sichtweise in der Sprachentwicklungsforschung haben mittlerweile einem Sowohl-als-auch-Paradigma Platz gemacht. Es besteht weitgehend Einigkeit darüber, dass die vorgegebenen Fähigkeiten des Kindes sowie das Sprachangebot der Umwelt zum Spracherwerb beitragen. Damit vollzieht sich der Spracherwerb als aktiver, dynamischer und auch kreativer Prozess. Die systematischen Zwischenstufen führen oft zu sprachlichen Äußerungen, die – gemessen an der Erwachsenensprache – zwar nicht korrekt sind, aber produktive Wege des Kindes bei der Aneignung seiner Muttersprache darstellen.

- Ein interessanter Aspekt ist die unterschiedliche Beanspruchung des Spracherwerbssystems einerseits für den primären Erwerb der Muttersprache, sowie für bilingualen oder frühen Zweitspracherwerb (z. B. bei Kindern mit Migrationshintergrund), und andererseits, wenn wir uns als Erwachsene entschließen, eine neue Sprache zu erlernen (biologische Adaptation, Altersspezifität)
- Gewisse Grundvoraussetzungen sind zweifelsohne angeboren, der Spezifizierungsgrad und das Ausmaß dieser Strukturen jedoch sind nach wie vor nicht restlos verstanden
- Ein wesentliches Phänomen der Entwicklung ist, dass eine minimale neuronale Struktur bereits funktionell ist, und diese erste Funktion zur Ausdifferenzierung der Struktur notwendig ist, was seinerseits eine Funktions-

adaptierung oder -erweiterung ermöglicht. Dieses Modell trägt einerseits das Konzept des sich gegenseitig bedingenden Struktur-Funktionsgefüges in sich und andererseits erklärt es, wie sich dieses System als bereits funktionsfähig erweist, während es entsteht

- Essenziell ist somit eine Sichtweise, welche die Funktion als integralen Bestandteil der normalen Entwicklung und als Notwendigkeit für deren Kontinuität und einen normalen Verlauf derselben darstellt

Dies bedeutet vereinfacht gesagt: Ein System errichtet sich, während es funktioniert, und ist niemals unreif, sondern ein dynamischer Prozess von transienten altersadäquaten Eigenschaften und Fähigkeiten. Bestimmte – linguistische, physiologische und kognitive – Domänen interagieren miteinander (A) zu einem bestimmten Zeitpunkt und (B) darüber hinaus, was (A) aktuellen und (B) antizipatorischen/präadaptiven Funktionen entspricht. Der klinischen Linguistik, Neuro- und Psycholinguistik kommt dadurch bereits in frühen Entwicklungsstufen eine entscheidende Funktion zur Erkennung von Indikatoren eines potenziell atypischen Erwerbsverlaufs zu. Denn sprachlich kommunikative Fähigkeiten sind zuverlässige Abbildungen von frühen Hirn-(dys-)funktionen und bilden damit ein frühes Fenster in das sich entwickelnde Gehirn.

Literatur

Adams RD, Victor M, Ropper AH. Principles of Neurology. Sixth ed. Dt. Ausgabe: Hartung HP, Poewe W, Reichmann H (Hrsg.). New York: The McGraw-Hill Companies Inc., 1999.

Fujimura O. Modern methods of investigation in speech production. Phonetica 1980; 37(1–2):38–54.

Goetz CHG. Textbook of Clinical Neurology. 2. A. Philadelphia: Saunders, 2003.

Hirano M, Kurita S, Kiyokawa K, Sato K. Posterior glottis. Morphological study in excised human larynges. Ann Otol Rhinol Laryngol. 1986 Nov–Dec; 95(6 Pt 1):576–81.

Hirano M, Kurita S, Sakaguchi S. Ageing of the vibratory tissue of human vocal folds. Acta Otolaryngol. 1989 May–Jun; 107(5–6):428–33.

Kahane JC. Histologic structure and properties of the human vocal folds. Ear Nose Throat J. 1988 May;67(5): 322:324–5, 329–30.

Mayeux R. Disorders of language: The aphasias. In: Kandel ER, Schwartz JH (eds.). Principles of Neural Science. 3rd ed. New York: Elsevier, 1991.

Penfield W, Roberts L. Speech and Brain Mechanism. Princeton: Princeton University Press, 1959.

Prechtl HFR. General movement assessment as a method of developmental neurology: new paradigms and their consequences. The 1999 Ronnie MacKeith Lecture. Dev. Med. Child. Neurol. 2001; 43: 836–842.

Proctor DF. Breathing, speech and Song. New York: Springer, 1980.

2 Ungestörter Spracherwerb – ein Überblick

2.1 Theoretische Aspekte des Spracherwerbs

Susanne van Minnen

Während der Wortschatz in Bezug auf konkrete lexikalische Einträge, aber auch die konkrete Aussprache sowie kommunikativ-pragmatische Handlungsweisen von regionalen, kulturellen und sozialen Faktoren beeinflusst wird, erwerben Kinder weitestgehend unabhängig von kulturellen und sozialen Unterschieden die wichtigsten morphologisch-syntaktischen Strukturen und Prinzipien (Grammatik) ihrer Erstsprache in den ersten 4–5 Lj. Der natürliche Erwerbsprozess kann jedoch Einschränkungen unterliegen, wenn die an Kinder gerichtete Sprache in Umfang und/oder Qualität extrem gering ist. Einen weiteren Extremfall stellt eine Deprivation über die kritische Phase hinaus dar.

Kritische Phase
Zeitabschnitt, in dem ein Mensch ohne spezielle Intervention besonders schnell und gut seine Muttersprache erwerben kann. Die Pubertät beendet die kritische Phase (Lenneberg und Lenneberg 1975). Als Belege für die Hypothese der kritischen Phase werden das Zweit-/Fremdsprachenlernen Jugendlicher und Erwachsener und Beobachtungen bei in Deprivation aufgewachsenen Kindern (z. B. Kaspar Hauser, Victor, die Geschwister Kamala und Amala) diskutiert.

Kaspar-Hauser-Syndrom (*Auch:* wilde Kinder, Wolfskinder, Feral Children)

- Namensgeber ist **Kaspar Hauser,** der am 26.5.1828 im Alter von etwa 16 J. in Nürnberg hilflos und nahezu sprachlos gefunden wurde (Wortschatz ca. 50 Wörter). Nach eigenen Angaben wurde er ab einem Alter von 2–4 J. bei Wasser und Brot in einen Keller gesperrt. Unter der Obhut wohlmeinender Mitmenschen lernte er schnell grammatisch korrekt zu sprechen und zu schreiben sowie soziale und kulturelle Verhaltensweisen. Am 14.12.1833 erlag er den Verletzungen einer Stichwunde.
- Das Mädchen **Genie** (Curtiss 1977) wurde 1970 im Alter von etwa 14 J. in Los Angeles ebenfalls hilf- und sprachlos gefunden. Sie wuchs ab einem Alter von 18 Mon. isoliert in einem kleinen, dunklen Raum auf, wobei menschliche Kontakte auf ein Minimum reduziert waren. Genie erwarb später zwar einen reichhaltigen Wortschatz, jedoch blieben grammatische Fähigkeiten (Syntax und Morphologie) trotz intensivster Bemühungen stark fehlerhaft.

2.1.1 Erstspracherwerb und Spracherwerbsmodelle

Das sprachlernende Kind muss unterschiedliche sprachliche Einheiten (Laute, Morpheme, Wörter) erwerben und ihre Relation zueinander identifizieren (Phrase, Satz, Text). Hierbei durchlaufen Kinder in Abhängigkeit von der jeweiligen Sprache eine bestimmte Erwerbsreihenfolge. Die dadurch aufgeworfene Frage lautet, welche Bedingungen es Kindern ermöglichen, in der kurzen Zeitspanne bis zum Schuleintritt zu einem kompetenten Sprecher heranzuwachsen.
Auch wenn jeweils große Unterschiede zwischen einzelnen Modellen zum Spracherwerb bestehen, lassen sie sich prinzipiell in zwei Gruppen einteilen.

Theorien des Allgemeinen Lernens

Das Kind kann durch allgemeine Lernmechanismen und soziale Interaktion die Strukturen des sprachlichen Inputs identifizieren. Verfechter dieser Theorien betonen soziale Interaktion, kognitive Auseinandersetzung und kulturellen Kontext. Zudem wird die Wirksamkeit allgemeiner Lernmechanismen betont. Der an das Kind gerichtete Input erlangt ein sehr großes Gewicht.

- **Vorteil:** beschreiben nicht nur den Grammatikerwerb, sondern auch den kulturspezifischen Kommunikationserwerb
- **Nachteil:** basieren auf vielen versteckten Annahmen und lassen unklar, wie das Kind unabhängig vom spezifischen Input aus dem Anfangsstadium zur abstrakten mentalen Grammatik eines Erwachsenen gelangt (Hirsh-Pasek und Golinkoff 1996)

Grundprinzip

Kinder können in der Interaktion Kategorien wie Agens (*Die Mutter füttert das Kind*) oder Patiens (*Die Mutter füttert das Kind*) als Einheiten identifizieren bzw. lernen, selbst solche Kategorien zu verwenden.

Modelle

- behavioristische Theorien von B. F. Skinner (1957)
- kognitiver Ansatz von J. Piaget (1982)
- *Competition Model* von Bates und MacWhinney (1987): Kinder identifizieren die Interaktion semantischer Kategorien wie Agens (*Die Mutter* füttert das Kind) oder Patiens (Die Mutter füttert *das Kind*) als Einheiten und lernen, selbst solche Kategorien zu verwenden
- *Usage-based Theory* von Tomasello (2000): Schon nach einmaligem Gebrauch bzw. Hören einer sprachlichen Äußerung sind die Grundlagen für sprachliches Wissen über diese spezielle Äußerung und ihren Kontext vorhanden. Ab einer bestimmten Häufigkeit (*Critical Mass*) eines Wortes oder einer Satzkonstruktion können die Kinder v. a. über Analogiebildung kreativ eigene Wortkombinationen produzieren

Sprachmodultheorien

Das Kind baut ein angeborenes Sprachwissen über sprachspezifische Mechanismen für seine zu erlernende Erstsprache weiter aus.

Universalgrammatik

Endgültige Etablierung durch Chomsky im Rahmen des **Prinzipien- und Parameter-Modells** aus der massiven Kritik am Behaviorismus heraus (Chomsky 1986):

- allgemeine, für alle Sprachen geltende Prinzipien (z. B. Ersatz von Wörtern durch andere Wörter)
- einzelsprachspezifische Wahlmöglichkeiten (Parameter) innerhalb der vorgegebenen Prinzipien: Mittels des *Pro-drop-Parameters* kann geregelt werden, ob die mentale Grammatik einen Satz ohne Subjekt zulässt: Im Deutschen ist kein subjektloser Hauptsatz zugelassen, im Italienischen ist dies nicht notwendig der Fall. Das sprachlernende Kind muss mithilfe des Inputs die für seine Erstsprache geltenden Parameterwerte identifizieren und festlegen (▶ Kap. 2.7.2)

2

Gründe für die Annahme einer Universalgrammatik (UG)
Umfang und Ausstattung der Universalgrammatik sind weiterhin Gegenstand der Forschung, die Gründe für die prinzipielle Annahme einer Form der Universalgrammatik sind einsichtig und überzeugend:
- Ein Mensch kann in der kritischen Phase i. d. R. ohne besondere Mühe zum kompetenten Sprecher seiner Sprache heranwachsen. Dieser Kompetenzgrad ist für viele nach der kritischen Phase selbst mit intensivem Unterricht nur schwer erreichbar
- Kinder erwerben selbst bei starker sozialer Varianz und schwankender Fürsorge eine Grammatikkompetenz gleichen Niveaus. Schwankungen von Vokabular, Stil und generellen Umgangsformen sind vorhanden, aber für den Grammatikerwerb uninteressant
- alle Kinder erwerben trotz unterschiedlichen Inputs und Interaktionen die gleiche Grammatik ihrer Sprache
- alle Kinder erwerben, mit tolerierbaren Varianzen, die grammatischen Strukturen ihrer Erstsprache in der gleichen Reihenfolge – ungeachtet der Qualität, Quantität und Diversität des sprachspezifischen Inputs
- Kinder erlernen jede Sprache der Welt mit gleicher Mühelosigkeit. Dabei erwerben sie notwendigerweise nicht allein die Erstsprache ihrer Eltern. Sofern die Familie im Ausland lebt, erwerben sie die Sprache der sie umgebenden Sprachgemeinschaft
- jedes Kind kann prinzipiell mehrsprachig aufwachsen
- alle Kinder produzieren in unterschiedlichem Ausmaß die gleiche Art von Fehlern. Es werden nur bestimmte grammatische Fehler beobachtet, aber nicht alle logisch möglichen
- Kinder erhalten Korrekturen des Sachverhaltes und weniger der Grammatik ihrer Äußerungen. Dennoch erwerben sie allein mittels positiver Evidenz die Grammatik ihrer Sprache

(Crain und Lillo-Martin 1999)

Hybride Theorien
Die Diskussion von *nature* oder *nurture* hat zu der Erkenntnis geführt, dass jede Spracherwerbstheorie biologische, kognitive und soziale Fähigkeiten berücksichtigen muss, um das Erkennen, Verarbeiten und Bilden von sprachlichen Strukturen und Mustern erklären zu können. Hybridmodelle verbinden die Annahmen der zuvor genannten Erwerbstheorien zu einem interaktiven Bedingungsgefüge.

Emergenzmodelle
In Emergenzmodellen werden Aspekte nativistischer (Schwerpunkt UG) und interaktionistischer (Schwerpunkt Input) Theorien verknüpft. Unter den vielfältigen Modellen gilt als das bekannteste Modell das *Emergent Coalition Model* von Hollich et al. (2000b). In den drei Grundprämissen:
1. wird der dem Kind innewohnende Entwicklungsaspekt berücksichtigt (*internal downward causation*)
2. wird dem Einfluss unterschiedlicher Umweltfaktoren Rechnung getragen (*external downward causation*)
3. werden Entwicklungsphasen als flexibler und zugleich stabiler Entwicklungsstand beschrieben

(Hollich et al. 2000a; Kauschke 2012; Rohlfing 2019; Sachse 2015; Siegmüller 2013, 2016)

Im Entwicklungsverlauf lenken sog. *Cues* die Aufmerksamkeit des Kindes zunächst auf die phonetische und phonologische Ebene, anschließend auf die semantisch-pragmatischen Aspekte von Sprache und schließlich liegt der Schwerpunkt im Bereich der Grammatik. Die Gewichtung der *Cues* bzw. die veränderte Fokussierung auf Inputaspekte wird ausgelöst durch zunehmende Sprachkompetenz des Kindes einerseits und durch kommunikative Misserfolge andererseits.

2.1.2 Ausblick: Schriftsprache und Mehrsprachigkeit

Die Sprachkompetenzen mehrsprachig aufwachsender Kinder (z. B. deutsch-italienisch, Standarddeutsch-Dialekt oder Gebärdensprache-Schriftsprache) unterliegt unterschiedlichen Einflussfaktoren interner und externer Form. Spracherwerb und Erwerbsverlauf sind u. a. abhängig von den „im Tandem“ erworbenen Sprachen, vom *age of onset,* Quantität und Qualität des jeweiligen Sprachinputs (▶ Kap. 2.9). Die Schriftsprache als Teil der Bildungssprache Deutsch stellt eine zusätzliche Herausforderung dar. Als Einflussfaktoren für den Schriftspracherwerb sind Literacyerfahrungen in der jeweiligen Sprache und v. a. einzelsprachspezifische Charakteristika wie z. B. das Alphabet (z. B. lateinische, kyrillische, arabische Buchstaben oder chinesische Schriftzeichen) oder die Schreibrichtung (z. B. von links nach rechts, von rechts nach links oder von oben nach unten) zu nennen.
Auch wenn (in westlichen Bildungssystemen) Literacyerfahrungen weit vor Schuleintritt gemacht werden, erfolgt der geleitete Erwerb der Schriftsprache in der Bildungssprache Deutsch mit Schuleintritt im Alter von 6–7 J. Zu diesem Zeitpunkt ist bei einem unauffälligen Erwerbsverlauf die Grammatikentwicklung zum Großteil abgeschlossen.
Die ersten Malversuche, die buchstabenähnlichen Kritzeleien und die Buchstaben des eigenen Namens sind die Vorläufer der schulischen Unterweisung des Schriftspracherwerbs (▶ Kap. 6). Demnach erfolgt auch Schriftspracherwerb in bestimmten Phasen und ist mit charakteristischen Fehlern verbunden (für einen Überblick der unterschiedlichen Erwerbsmodelle vgl. Thomé 1999, 2004), die auf dem Weg zum kompetenten Schreiber gemacht werden. Ein gelingender Schriftspracherwerb ist von einem gelingenden Spracherwerb abhängig, damit:

- über phonologische Bewusstheit Korrespondenzen zwischen Graphemen und Phonemen korrekt hergestellt werden können
- in Texten und Aufgaben grammatische Relationen korrekt hergestellt werden können
- Texte vom Inhalt her sinnhaft verarbeitet bzw. produziert werden können

Schründer-Lenzen (2006) konnte in ihrer Studie *BeLesen* Mehrsprachigkeit bzw. einen familiären Migrationshintergrund als Risikofaktor bzgl. schriftsprachlicher Kompetenzen nachweisen und methodisch-didaktische Konsequenzen entwickeln. Der Schriftspracherwerb ist sowohl für einsprachig deutsch aufwachsende Kinder als auch für mehrsprachige Kinder von besonderer Bedeutung, da er im Rahmen der Bildungssprache einen entscheidenden Einfluss auf Bildungs- und damit auf gesellschaftliche Teilhabe hat.

2.2 Ungestörter Erstspracherwerb und Spracherwerbsmodelle

Sigrun Lang

2.2.1 Perzeption

2

Prozesse des Wahrnehmens und des Verstehens von Sprache. Der Schwerpunkt dieses Kapitels liegt auf der Wahrnehmung linguistisch relevanter, struktureller Eigenschaften von Sprache.

! **Maßgebliche Entwicklungsschritte**

- **vor der Geburt (letztes Trimester):** Beginn der Hörentwicklung, Wahrnehmung prosodischer Merkmale, Reaktionen auf Töne/Laute
- **nach der Geburt (unmittelbar):** Differenzierung von Sprachen unterschiedlicher Rhythmusklassen, Unterscheidung verschiedenster, auch nicht-muttersprachlicher Lautkontraste
- **ab ca. 4–5 Lm.:** Reaktion auf eigenen Namen, Bevorzugung von kindgerichteter gegenüber erwachsenengerichteter Sprache
- **ab ca. 6 Lm.:** Abbau der Fähigkeit zur Unterscheidung der Laute des gesamten Lautspektrums, Ausrichtung auf die prosodischen Muster und Laute der Mutter-/Umgebungssprache
- **ab ca. 7,5 Lm.:** Segmentierung von Wörtern mit stark betonter Silbe am Wortanfang
- **ab ca. 9 Lm.:** Sensitivität für phonotaktische Regelmäßigkeiten der Mutter-/Umgebungssprache
- **ab ca. 10,5 Lm.:** Segmentierung von Wörtern mit schwach betonter Silbe am Wortanfang
- **ab ca. 10–12 Lm.:** deutlich bessere Differenzierung von umgebungssprachlichen als fremdsprachlichen Lautkontrasten

Perzeption pränatal und im ersten Lebenshalbjahr

Aufgrund pränataler Höreindrücke im letzten Schwangerschaftsdrittel zeigen Säuglinge bereits kurz nach der Geburt Präferenzen für die mütterliche Stimme gegenüber anderen Stimmen. Außerdem sind Präferenzen für die Umgebungssprache beobachtbar.

Globale prosodische, d. h. sprachmelodische, metrisch-rhythmische Merkmale der Umgebungssprache werden über die Gebärmutterwand in den Mutterleib übertragen. Kinder scheinen diese Charakteristika bereits in den ersten Lebenstagen wiederzuerkennen. Sie sind in der Lage zwischen Sprachen verschiedener Rhythmusklassen zu unterscheiden, jedoch nicht zwischen Sprachen der gleichen Rhythmusklasse. So unterscheiden z. B. französische Neugeborene Englisch von Japanisch, Spanisch und Italienisch, nicht aber von Niederländisch (vgl. Überblick in Höhle et al. 2020). Im Alter von 4 Lm. beginnen Kinder zwischen Sprachen der gleichen rhythmischen Klasse wie die ihrer Umgebungssprache zu unterscheiden. Auf Ebene der Lautdiskrimination zeigen Neugeborene zunächst keine Präferenzen für die Umgebungssprache. Sie können die Laute beinahe sämtlicher Sprachen der Welt unterscheiden. Es scheint so, als könnten Säuglinge jede natürliche Sprache der Welt lernen. Eine sprachspezifische Ausrichtung ist erst ab dem zweiten Halbjahr des 1. Lj. zu erwarten (z. B. Kuhl 2004; Werker und Hensch 2015).

Sprachspezifische Perzeption im zweiten Lebenshalbjahr

Im 1. Lj. entdecken Kinder zunehmend die speziellen prosodischen Merkmale sowie Lauteigenschaften ihrer Muttersprache. Die bereits pränatal wahrgenommenen rhythmisch-prosodischen Merkmale der Umgebungssprache dienen als Grundlage, um Sprachsignale zu segmentieren und Wort- und Phrasengrenzen zu erkennen. Zum Erkennen von Wortgrenzen (#), d. h. zur Bestimmung von Anfang und Ende eines Wortes (z. B. #der#kleine#hund#), spielen u. a. das Wissen um Betonungsmuster und die mögliche Anordnung von Sprachlauten in der Umgebungssprache eine entscheidende Rolle.

Mit ca. 6 Lm. bevorzugen Kinder mit Deutsch als Muttersprache das im Deutschen typische, trochäische Muster mit Betonung der ersten Silbe (Höhle et al. 2009). Mit 7,5 Lm. können sie Wörter mit trochäischem Muster aus dem Sprachstrom segmentieren und wiedererkennen. Dafür scheinen sie vor jeder stark betonten Silbe eine Wortgrenze anzunehmen. Um auch Wörter aus dem Sprachstrom zu segmentieren, die mit einer unbetonten Silbe beginnen (z. B. Ba'nane), greifen Kinder auf phonotaktische Hinweise zurück. Mit ca. 9 Lm. haben sie Wissen über das muttersprachliche Lautinventar sowie die Auftretenshäufigkeit von Lauten erworben und darüber, welche Lautkombinationen in einem Wort ihrer Umgebungssprache zulässig sind (Gerken 2004). Sie nutzen segmental-distributionelles Wissens und bauen erste phonetische Repräsentationen auf (Kuhl et al. 2008). Eine unzulässige Lautabfolge, wie [tk], führt zur Annahme einer Wortgrenze („gehtkarl" wird in „geht#karl" aufgespalten). Mit ca. 10,5 Lm. ist es Kindern aufgrund dieser und weiterer Informationsquellen (z. B. semantisches und syntaktisches Wissen) möglich, Wörter mit einer schwach betonten Silbe am Wortanfang aus dem Sprachstrom herauszufiltern.

Die kurz nach der Geburt vorhandene Fähigkeit, eine Vielfalt von Lautkontrasten wahrzunehmen, nimmt zwischen dem 6. und 12. Lm. zugunsten einer Ausrichtung auf die Umgebungssprache ab (*perceptual narrowing*, Kuhl 2004). Grund dafür, dass die Fähigkeit zur Diskrimination der in der Muttersprache kontrastiven Laute ansteigt und für die vielen nicht-kontrastiven Laute abnimmt, ist die zunehmende Erfahrung mit den akustischen Mustern der Umgebungssprache (vgl. Überblick von Werker 2018). Für diesen Prozess muss einerseits erst eine gewisse Reifung erreicht sein, andererseits wird er durch sehr engagiertes und angepasstes Sprachangebot unterstützt (Werker und Hensch 2015).

Es wird angenommen, dass die Analyse der Vorkommenshäufigkeit der in der Umgebungssprache wahrgenommenen Laute den Aufbau entsprechender phonetischer Repräsentationen bedingt (Kuhl et al. 2008).

Solche Frequenzinformationen und sog. distributionelle Informationen – d. h. Informationen über die Verteilung von Elementen im Sprachstrom sowie Informationen darüber, wie häufig bestimmte Elemente zusammen mit anderen Elementen auftreten – sind von großer Bedeutung. D. h. aufbauend auf die zunächst rhythmisch-metrische Segmentierungsstrategie beginnen Kinder ab dem zweiten Halbjahr des 1. Lj., mit weiterer Spezifizierung im Alter von 9–12 Lm., besonders aufmerksam für Lautkontraste der Muttersprache zu werden. Die Nutzung prosodischer, distributioneller und statistischer Informationen führt zum Aufbau phonetischen, lexikalischen und semantischen Wissens und ist auch für das Setzen von Satz- und Phrasengrenzen von Bedeutung.

Zusammenfassung Sprachperzeption
- sehr früher Aufbau einer Sensitivität für zahlreiche strukturelle Regelmäßigkeiten der Umgebungssprache
- Entwicklung von allgemeinen, für verschiedene Sprachen gültigen Mustern, hin zu sprachspezifischen Repräsentationen mit umgebungssprachlichen Eigenschaften
- ab dem 10. Lm. erste Hinweise darauf, dass Kinder einzelne Worte verstehen

2.2.2 Produktion

Das Sprechen, die Produktion von Lautäußerungen und ersten Wörtern. Schwerpunkt dieses Kapitels ist die Betrachtung der Entwicklungsphase, in der Lautäußerungen noch ohne lexikalischen Gehalt produziert werden.

Maßgebliche Entwicklungsschritte
- **ab Geburt:** Schreien, vegetative Laute
- **ab ca. 2 Lm.:** Gurren
- **ab ca. 4 Lm.:** marginales Lallen
- **ab ca. 6 Lm.:** kanonisches Lallen
- **ab ca. 12 Lm.:** Protowörter und Wörter

Lange ging man davon aus, dass die Lautproduktionen von Kindern im 1. Lj. als nicht-sprachlich bzw. vor-sprachlich und unabhängig von der eigentlichen Sprachentwicklung anzusehen seien.
Grund dafür waren u. a. frühe Studien mit der Beobachtung, dass sich das Lallverhalten von Kindern mit unterschiedlichen muttersprachlichen Hintergründen nicht voneinander zu unterscheiden schien. Mit der Verbesserung der technischen Möglichkeiten zur Analyse der frühkindlichen Sprachproduktionen allerdings wurde gezeigt, dass ein kontinuierlicher Übergang vom Lallen zum Sprechen stattfindet. Das Lallverhalten differenziert sich zum Ende des 1. Lj. aus und nähert sich sowohl prosodisch als auch bezogen auf die produzierten Laute zunehmend der Muttersprache an.
In der prälexikalischen Phase der Sprachentwicklung, also der Phase vor Äußerung von Lautproduktionen mit lexikalischem Gehalt, gewinnen Kinder Schritt für Schritt die sprech-produktiven Fähigkeiten, die gegen Ende des 1. Lj. zur Äußerung erster Wörter notwendig sind (Oller 2000). Sie erwerben dabei immer neue Formen von Vokalisationen, während bereits erworbene Vokalisationsformen sich einerseits stabilisieren und andererseits zugunsten der neuen Formen mit geringerer Frequenz produziert werden. Ein verbreitetes Klassifikationsschema zur Beschreibung der Komplexitätszunahme kindlicher Lautäußerungen ist das nach Stoel-Gammon (1989, vgl. Morgan und Wren 2018). Das verbreitetste Maß zur Untersuchung kanonischen Lallens ist die sog. *Canonical Babbling Ratio* (CBR), welche die Anzahl kanonischer Äußerungen/Silben pro Äußerungen/Silben gesamt berechnet (Lang et al. 2020; Lee et al. 2018).
Heute ist bekannt, dass die Entwicklung der sprech-produktiven Fähigkeiten u. a. mit der Entwicklung von Perzeption, Kognition und Motorik zusammenhängt, sowie von Veränderungen der anatomischen Verhältnisse und interaktiv-kommunikativen

Rahmenbedingungen abhängig ist. Aktuelle Modelle postulieren eine multidimensionale Betrachtungsweise mit verschiedenen interagierenden Entwicklungsfaktoren (Davis und Bedore 2013; Vihman 2014).

Schreien

Die erste lautliche Äußerung von Kindern ist das **Schreien.** Reflexive Äußerungen (Schreien, Unbehaglichkeitsäußerungen und vegetative Äußerungen, z. B. Schluckauf) und sog. quasiresonante Laute (stimmhafte Laute ohne aktive Positionierung der Artikulationsorgane) bilden das Repertoire in den ersten 2 Lm.

Gurren

Ca. ab dem 2. Lm.: beginnende Kontrolle über den Vokaltrakt, Produktion von vokalähnlichen Lauten (vollresonanten Lauten) isoliert oder in Aneinanderreihung, aufgrund der anatomischen Bedingungen im Vokaltrakt oft in Kombination mit velarer Engebildung, besonders in Wohlfühlsituationen Produktion solcher **Gurrlaute,** z. B.: [əʁə], [gʁ].

Marginales Lallen

Ca. ab dem 4. Lm.: Explorieren der Möglichkeiten des Vokaltrakts mit sprachunabhängigem Ausprobieren aller möglichen Laute. Nutzung verschiedener Artikulationsarten und -orte zur Lautproduktion, Spielen mit Tonhöhe- und Lautstärkeänderungen. Lautäußerungen wirken teilweise wie Konsonant-Vokal-Abfolgen, sind jedoch im Vergleich zu späteren Silbenproduktionen instabil und von geringer artikulatorischer Präzision. Die Übergänge zwischen einzelnen Lauten sind im Vergleich zur Erwachsenensprache verlangsamt.

Kanonisches Lallen

- ca. ab dem 6.–10. Lm.: beginnende Produktion von Silben, Doppelsilben und Silbenketten mit – ähnlich der Erwachsenensprache – schnellen Übergängen zwischen Konsonanten und Vokalen, Rhythmizität kanonischer Silbenketten als vergleichbar mit anderen rhythmisch-motorischen Verhaltensweisen beschrieben, Auftreten des kanonischen Lallens ist häufig plötzlich und markiert einen Meilenstein in der Entwicklung
- Zuwachs der Auftretenshäufigkeit kanonischer Silben (Lang et al. 2020; Lee et al. 2018), jedoch nicht unbedingt kontinuierlich, sondern variabel
- Unterscheidung von Äußerungen mit gleichbleibenden und variierenden Konsonanten und Vokalen, reduplizierendes [bababa] und variierendes Lallen [dabababɛdI]
- Zunahme der phonetischen Komplexität von zunächst sprachunabhängiger Silbenproduktion, geprägt durch Öffnen und Schließen des Kiefers (Silben meist bestehend aus labialen und alveolaren Plosiven und Nasalen kombiniert mit offenen Vokalen), zu variableren Silbenproduktionen (Nutzung des gesamten Artikulationsraumes, Produktion von Frikativen und Affrikaten und variantenreiche Lautkombinationen inkl. Produktion von Konsonantenclustern, Morgan und Wren 2018)
- im letzten Drittel des ersten Lj.: Zunahme von gezielt/kommunikativ produziertem Lallen mit wiederkehrender Produktion bestimmter (umgebungssprachlich geprägter) Lautstrukturen (McCune und Vihman 2001). Entwicklungsgeschwindigkeiten in dieser Phase sehr variabel, Vorhersageparameter für Übergang zur Produktion erster Wörter möglicherweise die Frequenz, mit der bestimmte Konsonanten (sog. *Vocal Motor Schemes*) produziert werden (McGillion et al. 2017)

- Fähigkeit zur Produktion kanonischer Silben(-ketten) im phonetischen Repertoire der Umgebungssprache ist eine notwendige Voraussetzung für die Produktion und den kommunikativen Einsatz erster Wörter (Morgan und Wren 2018), das Erwerbsalter kanonischen Lallens lässt jedoch keine Vorhersage auf das Erwerbsalter erster Wörter zu (Lang et al. 2020)

Protowörter/Wörter
Beginn der kommunikativen Verwendung von Lautäußerungen. Produktion von Äußerungen mit ähnlich bleibenden Lautformen, die auf einen bestimmten Inhalt Bezug nehmen. Phonetische Formen der Protowörter und Wörter entsprechen dabei den gegen Ende des 1. Lj. mit hoher Frequenz produzierten Formen der Lautäußerungen ohne lexikalischen Gehalt (Stoel-Gammon 2011).

! **Zusammenfassung Sprachproduktion**
- Kontinuität zwischen prälexikalischer und lexikalischer Phase der Sprachentwicklung
- sukzessiver Aufbau sprech-produktiver Fähigkeiten vom Schreien bis hin zu kanonischem Lallen
- Entwicklung von zunächst rhythmisch-motorisch-basierten Lallsequenzen zu muttersprachlich beeinflussten und zunehmend gezielt produzierten Laut- und Silbensequenzen, welche die Basis für die Äußerung erster Wörter darstellen

2.3 Prosodieerwerb ab dem 1. Lj.

Meike Otten, Wenke Walther

Prosodie stellt die melodisch-rhythmischen Eigenschaften gesprochener Sprache dar und entsteht durch die Variation von Tonhöhe, Lautstärke, Lautdauer und durch Pausensetzung. Diese Merkmale stellen die physikalisch messbaren (**phonetischen**) Parameter der Prosodie dar. Die (bedeutungsunterscheidende) Anwendung innerhalb der Interaktion wird als **phonologische** Prosodie beschrieben (Grassegger 2016) und erfüllt verschiedene Funktionen.

! **Funktionen phonologischer Prosodie**
- lexikalisch korrekte Wortbetonung (▶ Kap. 2.3.3)
- Kennzeichnung syntaktischer Grenzen
- Kennzeichnung des Satzmodus
- Kennzeichnung des Satzfokus
- Dialogsteuerung (Anzeigen von Redeerhalt bzw. Redeabschluss)
- Vermittlung von Intentionen und Emotionen
- Herstellen des Sprechrhythmus

Unterschieden wird auch in Wort- (▶ Kap. 2.3.3, ▶ Kap. 3.3.3) und Äußerungsprosodie (Falk 2008). Die Äußerungsprosodie bezieht sich auf Einheiten, die über das Lexem als Einzelwort hinausgehen, z. B. Ellipsen, Phrasen oder Sätze (Wells und Peppé 2001).

Die Prosodie erleichtert die lexikalische und syntaktische Sprachverarbeitung, unterstützt die Gesprächssteuerung und offenbart Intentionen und Emotionen des Sprechers. Ausführliche Erläuterungen zu Grundlagen der Prosodie finden sich z. B. bei Grassegger (2016).
Bevor das Kind verbale Äußerungen produziert, hat es bereits ein Regelwissen der Muttersprache erworben. Es wird angenommen, dass die Prosodie dabei eine Schlüsselrolle bildet (Spreer 2012; Grimm 2003; Penner et al. 2006a). Viele Einzelstudien untersuchen mit unterschiedlichem Fokus einzelne Funktionen oder Phänomene der Prosodie innerhalb des Spracherwerbs. Dabei zeigen sich die Entwicklungsverläufe immer wieder als sehr individuell. Nachfolgend werden die Ergebnisse unter rezeptiver und produktiver Entwicklung zusammengefasst.

2.3.1 Rezeptiv

- **nach der Geburt:** Unterscheidung der Muttersprache von anderen Sprachen anhand der Prosodie; Wahrnehmung von Betonungsmustern, Silbenanzahl und Wortgrenzen; deutliche auditive Aufmerksamkeit für prosodische Reize (Schröder und Höhle 2011; Jungheim et al. 2014)
- **6.–7. Lm.:** Untergliederung des Sprachfluss in erste Wörter durch Erkennen betonter Silben; bis zum Ende des 1. Lj. wird vorwiegend diese Fähigkeit genutzt, um lexikalische Einheiten aus dem Sprachstrom herauszufiltern (Falk 2008; Schröder und Höhle 2011); auch Wahrnehmung von Satzgrenzen (ebd.) und sogar Phrasengrenzen (Holzgrefe-Lang et al. 2018), diese Fähigkeit spielt eine wichtige Rolle für die Ableitung grammatischer und syntaktischer Regeln (ebd.)
- **10. Lm.:** Erkennen grundlegender Emotionen wie glücklich, traurig oder ärgerlich
- **bis ca. 12. Lj.:** Ausdifferenzierung des rezeptiven prosodischen Systems

2.3.2 Produktiv

Entwicklung der Wortprosodie (▶ Kap. 2.3.3)

Entwicklung der Äußerungsprosodie

- im 1. Lj. Nachahmen von Tonhöhen und Rhythmus im Eltern-Kind-Dialog (Falk 2008)
- mit 12 Mon. beginnende Markierung von Fragen und Aussagen mittels Intonation, Frageintonation differenziert sich bis in 3. Lj. hinein aus (ebd); erste Wörter werden mit fallender Intonation produziert
- ab 19 Mon. Zweiwortäußerungen mit gleichförmiger Betonung (*level stress*) und Pause zwischen den Wörtern, noch kein zielsprachlicher Intonationsbogen (ebd.)
- mit 2 J. echte Zweiwortäußerungen, d. h. Verbinden der Worte ohne Pause und Betonung eines der beiden Wörter als Bedeutungsträger
- mit 2;4–3;5 J. systematischer und grammatikalischer Gebrauch von Pausen (ebd.)
- ab 2,6 J. Markierung von Satz- und Phrasengrenzen mit abfallendem Tonhöhenverlauf und z. T. stark übertriebener, präpausaler Längung sowie Produktion des Satzfokus; beides führt zu einem schnelleren und flüssigeren Sprechfluss (ebd.)
- mit 3–4 J. Nutzen des Sprachrhythmus für Sprachverarbeitung und zur Verbesserung auditiver Gedächtnisleistungen, z. B. beim Merken von Telefonnummern (Weinert 2000)

Wahrnehmung und Produktion der Intonation sind auch im Vorschul- und Schulalter noch nicht so ausgereift wie bei Erwachsenen. Bis zur Pubertät Ausdifferenzierung des Gebrauchs von Prosodie, z. B. Erwerb von Ironie und Sarkasmus (Falk 2008) oder deutlicher wahrnehmbare Markierung von Satzmodus und -akzent (Patel und Brayton 2009).

2

2.3.3 Erwerb der Wortprosodie

Jeannine Schwytay

Auch: Wortbetonung, Wortakzent, Prominenz, engl.: *acquisition of stress*
Hervorhebung sprachlicher Einheiten im Verhältnis zu anderen Einheiten zur Gliederung von Sprache durch Tonhöhenänderungen, Lautstärkeänderungen, Sprechtempo und Pausen.
Die Wortprosodieentwicklung beinhaltet den Erwerb:

- der Silbenstruktur
- des Aufbaus ein- und mehrsilbiger Wörter
- der zielsprachlichen Betonung mehrsilbiger Wörter

Die Betonung im Deutschen liegt gewöhnlich auf der vorletzten betonbaren Silbe. Einzige nicht betonbare Silbe ist die Schwa-Silbe. Der Erwerbsverlauf vollzieht sich systematisch mit einigen, z. T. sehr kurzen, Zwischenphasen. Die Beurteilung der Betonung kann nach Höreindruck bzw. durch spezielle Computerprogramme, z. B. PRAAT, erfolgen.

!

Maßgebliche Entwicklungsschritte

- **1. Schritt:** überwiegend einsilbige Einheiten des Typs Konsonant-Vokal (KV), noch keine relevante Betonung, meist nur Realisierung der betonten Silbe eines Zielwortes
- **2. Schritt:** Übergang zu zweisilbigen anfangsbetonten Wörtern – meist Typ KVKV – Erwerb des trochäischen Musters, keine Betonungsfehler, Zielwörter mit jambischem Betonungsmuster sind zunächst auf betonte (End-)Silbe reduziert oder trochäisches Muster wird übergeneralisiert
- **3. Schritt:** Gleichbetonung von Silben (*level stress*) bei Komposita, Entdeckung der Existenz von Wörtern mit gleicher Silbenanzahl, aber unterschiedlichen Betonungsmustern
- **4. Schritt:** Erwerb der Komposita-Betonungsregel, Übergeneralisierung der Komposita-Betonungsregel auf nicht zusammengesetzte mehrsilbige Wörter
- **5. Schritt:** Erwerbsabschluss der prosodischen Struktur im Wesentlichen mit 3. Lj.

(Fikkert, Penner und Wymann 1998)
Penner, Fischer und Krügel (2006b) postulieren innerhalb des 2. Schritts (Erwerb des trochäischen Musters) Erwerb des sog. dreimoraischen Prinzips. Dies ist gekennzeichnet durch Einsilber mit superschwerer dreimoraischer Silbe (z. B. nein) sowie anfangsbetonte Zweisilber mit Schwa in der zweiten (unbetonten) Silbe (z. B. Nase). Löst mit Erreichen der 50-Wort-Phase im Lexikonerwerb (▶ Kap. 2.4) eine Phase mit überwiegend zweimoraischen Einsilbern (z. B. Ball) sowie anfangsbetonten Zweisilbern ab, die in der zweiten (unbetonten) Silbe einen Vollvokal enthalten (z. B. Auto).

2.4 Lexikonerwerb ab dem 2. Lj.

Julia Siegmüller

2.4.1 Wortschatzerwerb

Auch: Bedeutungserwerb
- Wortfelder = semantische Felder, Kategorien
- Wortschatzspurt = Wortschatzexplosion, *Vocabulary Spurt*

! **Maßgebliche Entwicklungsschritte des Lexikonerwerbs**
- Vorläuferformen Ende 1. Lj.
- ca. 12. Lm.: erstes Wort
- 12.–18. Lm.: Erwerb des frühkindlichen Lexikons (≈ 50-Wort-Phase)
- 18.–21. Lm.: Beginn des Wortschatzspurts, deutliche Erwerbsbeschleunigung (Kauschke 2012)
- Ende des 4. Lj.: abflachende Zuwachsrate
- Abschluss des Lexikonerwerbs mit 12 J., obwohl lebenslang Wörter hinzugelernt werden (Klann-Delius 1999)

Quantitative Wortschatzentwicklung

Auch: Wortschatzspurt, Wortschatzexplosion, Vokabelspurt, Vokabularspurt
In den produktivsten Phasen des Wortschatzerwerbs wird die Erwerbsrate mit bis zu ca. 10 Wörtern pro Tag (Aitchison 1994) angegeben. Wachstumsprofile sind jedoch heterogen, meist werden 10 neu erworbene Wörter in 2–3 Wochen als Beleg für begonnenen Wortschatzspurt gefordert (Ganger und Brent 2004). Nicht alle Kinder durchlaufen eine Phase, die als Spurt erkennbar ist (Kauschke 2012; Szagun 2013). Das Wortverständnis übersteigt zu jedem Zeitpunkt der Sprachentwicklung die Zahl der produzierten Wörter (das Verhältnis zwischen aktivem und passivem Wortschatz ist sehr variabel, sodass diese Zahlen nur Anhaltspunkte sein können). Für ein normal entwickeltes Kind gilt i. d. R.:
- bei einem Sprachverständnis von 50–60 Wörtern produziert es i. d. R. 1–10 Wörter (Klann-Delius 1999; Karmiloff und Karmiloff-Smith 2001)
- bei einem Sprachverständnis von ca. 100–200 Wörtern produziert es bis zu 50 Wörter
- Wortschatzspurtphase mit vielen neu erworbenen Nomen weist häufig mehr Beschleunigung auf als Phasen mit Verben und Funktionswörtern (Szagun 2013)
- mit 6 J. passiver Wortschatz von 9.000–14.000 Wörtern, aktiver Wortschatz von 3.000–5.000 Wörtern (Rothweiler und Meibauer 1999)

Qualitative Wortschatzentwicklung

Zusammensetzung des produktiven Wortschatzes verhält sich zwischen dem 1. und 3. Geburtstag des Kindes uneinheitlich. Früh dominierende Wortarten (z. B. Lautmalereien) nehmen ab, komplexere (Funktionswortarten mit hohem grammatischem Gehalt) nehmen an Gewicht zu.

Phasen der Wortartenentwicklung
Christina Kauschke
- **Phase 1** (1;0–1;6 Lj.): im frühen Lexikon ungestörter Kinder dominieren personal-soziale Wörter (wie „ja" und „nein", „hallo"), relationale Wörter („da", „auf", „auch", „weg"), einige Lautmalereien sowie erste Nomen, meist Personenbezeichnungen
- **Phase 2** (1;7–2;5 Lj.): Rückgang der frühen Kategorien, Nomenanteil wächst deutlich, Erwerb von Verben beginnt
- **Phase 3** (2;6–3;0 Lj.): weitere Ausdifferenzierung des Lexikons, außer einem weiteren Verbzuwachs steigen v. a. die Funktionswörter an

2.4.2 Erwerb von Wortbedeutungen

Auch: Semantikerwerb
Wortbedeutungen werden für dieses Kapitel als Konzepte verstanden (Kauschke 2012), d. h. die gesamte mentale Repräsentation der Erfahrungen mit Objekten, Handlungen und Ereignissen. Sprachliche Bedeutung umfasst die Konzeptanteile, die sprachlich kodiert werden.

Maßgebliche Entwicklungsschritte im Bedeutungserwerb
- **ca. 8. Lm.:** Erwerb der Objektpermanenz als notwendiger Meilenstein in der Symbolentwicklung; eröffnet die Möglichkeit von situationsunabhängigen Repräsentationen im mentalen Lexikon
- **12.–18. Lm.:** Aufbau konkret-thematischer Struktur der Semantik (Murphy 2002)
- **ca. 18. Lm.:** erster Aufbau von Wortfeldern; Entdeckung erster semantischer Merkmale, Kategorisierung von Realobjekten nach Gattungsbegriffszugehörigkeit
- **2.–4. Lj.:** Ausweitung der Wortfelder durch Differenzierung der semantischen Merkmale; Auftreten von Über- und Untergeneralisierungen um den 30. Lm., können sehr vereinzelt bis ins 5. Lj. auftreten
- **4.–5. Lj.:** Konsolidierung und Reorganisation der lexikalischen Einträge innerhalb der Wortfelder

Mechanismen des Erwerbs von Wortschatz und Wortbedeutungen

Wortlernen wird durch das gleichzeitige Wahrnehmen von nicht bekannter Wortform und nicht bekanntem Referenten ausgelöst. Während des Wortschatzspurts lernt das Kind besonders schnell (bis zu 10 Wörter am Tag). Es reicht oft eine einmalige Präsentation (*Fast Mapping*). Dabei wird eine Beziehung zwischen Wortform und Objekt hergestellt. Die Repräsentation des Wortes wird im phonologischen Speicher aufgebaut, die Repräsentationen der Objekte in der Semantik und dort innerhalb eines Wortfeldes (Fox-Boyer et al. 2014).
Vermutlich steuern bestimmte Mechanismen den Erwerb von Wortformen und Bedeutung, treiben v. a. die Entwicklung des Wortverständnisses voran. Lexikalische Lernmechanismen sind v. a. für den Erwerb von Nomen beschrieben (*Constraint-Modell*, Markman 1994):
- erste präsentierte Wortform wird bei der Wahrnehmung eines unbekannten Objekts auf das Gesamtobjekt bezogen

- alle neuen Wortbedeutungen müssen bei ihrer Speicherung in Wortfelder integriert werden
- Kind empfindet Beziehung zwischen Wortform und Bedeutung als bindend, keiner der beiden Anteile kann einfach ausgetauscht werden

Emergenzmodelle gehen von multiplen Cues aus, die das Kind aus dem Input filtert, um zum Wortlernen zu kommen (Hollich et al. 2000b), andere Modelle stellen kommunikativ-pragmatische Hinweise in den Vordergrund (Clark 1995; vgl. Fox-Boyer et al. 2014 für einen Überblick).

Typische kindliche Fehlinterpretationen von Bedeutungen im frühen Spracherwerb (bis ca. 4. Lj.)

- **Untergeneralisierung** (auch Unterdehnung): Kind bezieht nur eine Untergruppe der Referenten in die jeweilige Gattung ein, z. B. ist Hund nur auf Hunde einer bestimmten Farbe bezogen
- **Übergeneralisierung** (auch Überdehnung): Kind setzt semantische Merkmale zu weit ein, z. B. werden alle Dinge mit Beinen in das Wortfeld Tiere integriert

2.5 Phonetische und phonologische Entwicklung ab dem 2. Lj.

Annette Fox-Boyer, Jeannine Schwytay

Auch: Ausspracheerwerb, Lauterwerb, Phonemerwerb, Phonerwerb (▶ Tab. 2.1)

! **Maßgebliche Entwicklungsschritte**

- **bis ca. 18 Lm.:** Phase der ersten 50 Wörter (eher phonetische Orientierung, bedeutungsunterscheidende Funktion der einzelnen Phoneme noch nicht erworben; Vihman 2014)
- **ab ca. 18 Lm.:** Erwerb phonologisches Regelsystem, variables Auftreten von vereinfachten Wortformen (bis 2;6), phonologischen Prozessen sowie Erweiterung und Festigung des Phoneminventars, einhergehend mit Wortschatzspurt (▶ Kap. 2.4), und Auftreten erster Zweiwortäußerungen (▶ Kap. 2.7)
- **bis ca. 2;0 Lj.:** vollständiger Erwerb des Vokalinventars
- **bis ca. 2;5 Lj.:** Überwindung inkonsequenter Wortproduktionen (Schäfer und Fox 2006)
- **bis ca. 3;5 Lj.:** Erwerb der Phoneme bis auf /ts/, /ç/ und /ʃ/ (Fox und Dodd 1999)
- **bis ca. 4;5–4;11 Lj.:** Abschluss des phonemischen Lauterwerbs, Überwindung aller phonologischen Prozesse

Tab. 2.1 Achtung! Phon- und Phonemerwerb

Phonerwerb	Phonemerwerb
Entwicklung der Laubildungskompetenz (Sprechmotorik sowie Erwerb der artikulatorischen Lautmuster)	Erwerb der Laute als bedeutungsunterscheidende Spracheinheiten (funktionale Lautverwendung)

Tab. 2.2 Übersicht über den konsonantischen Phonerwerb [G1100]

Alter	Erworbene Phone
bis 1;11 J.	[m], [b], [d], [t], [n]
bis 2;5 J.	[p], [f], [v], [l]
bis 2;11 J.	[x], [g], [k], [h], [ʁ], [pf]
bis 3;5 J.	[j], [ŋ]
bis 4;5 J.	[ç]
bis 4;11 J.	[ʃ]

Phonerwerb

Die meisten Phone werden bereits mit zunehmender Stabilität während der verschiedenen Lallphasen produziert (▶ Kap. 2.2) sowie in der Phase der ersten 50 Wörter. Mit Erwerb des phonologischen Regelsystems Ausdifferenzierung der artikulatorischen Fähigkeiten und sukzessive sprechmotorische Beherrschung des gesamten Lautinventars. Stimulationsfähigkeit aller Phone des Deutschen bereits im Alter von 2;5–2;11 J. messbar (Kubaschk, Fox-Boyer und Klann 2015). Fox und Dodd (1999, vgl. Fox-Boyer 2016a) beschrieben den Phonerwerb, überprüft anhand von spontansprachlichen und Benenn-Äußerungen bei Regelkindern: notiert wurden die Phone, die von 90 % der untersuchten Kinder einer Altersgruppe (20 Kinder pro Gruppe) mind. einmal (Alter 1;6–1;11) bzw. zweimal (ab Alter 2;0) korrekt produziert wurden (▶ Tab. 2.2).
Zum Erwerb der Phone [s], [z] und [ts] wird diskutiert, ob die inter- oder addentale Bildung dieser Laute als Fehlbildungen oder Normvariation zu werten ist. Nach Fox und Dodd (1999) zeigten noch 35 % der 6-jährigen und 25 % der 8- bis 10-jährigen untersuchten Kinder eine entsprechende Fehlbildung dieser s-Laute.

Phonemerwerb

Vollzieht sich nach Entdeckung der bedeutungsunterscheidenden Funktion der Phoneme. Im Folgenden werden die jüngsten in der Literatur zur Verfügung stehenden Angaben zum konsonantischen Phonemerwerb im Deutschen zusammengefasst. 90 % der untersuchten Kinder (ungestört entwickelt) einer Altersgruppe produzierten den in ▶ Tab. 2.3 beschriebenen Laut phonemisch mind. in zwei von drei Fällen korrekt.

Tab. 2.3 Übersicht über den konsonantischen Phonemerwerb (Fox und Dodd 1999; Fox 2016)
Achtung: Unter Berücksichtigung der Einordnung der addentalen und interdentalen Variationen /θ/ und /Ð/ als Allophone von /s/ und /z/!

Alter	Erworbene Phoneme
bis 1;11 J.	/m/, /p/, /d/
bis 2;5 J.	/n/, /b/
bis 2;11 J.	/v/, /f/, /l/, /t/, /ŋ/, /x/, /h/, /k/, /s/, /z/
bis 3;5 J.	/j/, /ʁ/, /g/, /pf/
bis 3;11 J.	/ts/
bis 4;5 J.	/ç/
bis 4;11 J.	/ʃ/

Tab. 2.4 Erwerb der Konsonantenverbindungen im Deutschen, 75 % bzw. 90 % korrekte Realisation pro Altersgruppe (Fox-Boyer und Neumann 2016)

Alter	N	75 %	90 %
2;6–2;11	90	kl	
3;0–3;5	98	bl gl fʁ kv	
3;6–3;11	58	bʁ dʁ tʁ gʁ kʁ kn fl ʃv	bl fl gl kl fʁ kv
4;0–4;5	55	kn ʃl ʃm ʃn ʃʁ ʃp ʃt ʃpʁ ʃtʁ	bʁ dʁ tʁ gʁ kʁ ʃl ʃm ʃn ʃv ʃʁ ʃp ʃt
4;6–4;11	71		kn ʃpʁ ʃtʁ

2

Erwerb der Konsonantenverbindungen

Der Erwerb der Konsonantenverbindungen wurde von Fox-Boyer und Neumann (2016) anhand von 427 monolingualen Regel-Kindern im Alter von 2;0–5;11 Jahren deutschlandweit ermittelt (▶ Tab. 2.4).

Physiologische phonologische Prozesse im Deutschen

Regelgeleitete, systematische Veränderungen, Vereinfachungen der Erwachsenensprache (betrifft Konsonanten und Silbenstrukturen). Werden im Laufe der Entwicklung schrittweise überwunden, sodass sich das Regelsystem immer mehr dem des erwachsenen Sprechers annähert.

Strukturelle Prozesse: Veränderung der Wortstruktur durch Silben- oder Lautauslassungen bzw. -hinzufügungen oder auch Vertauschungen

Systemische Prozesse:

- Substitutionsprozesse: Ersetzungsprozesse
- Assimilationsprozesse: Angleichung von Lauten innerhalb eines Wortes

Darstellung der physiologischen phonologischen Prozesse im Deutschen in Fox-Boyer 2014; Fox-Boyer und Schäfer 2015; Zusammenfassung Fox-Boyer 2016a, ▶ Tab. 2.5.

Tab. 2.5 Wesentliche phonologische Prozesse [R454] Prozesskriterium: 5-maliges Auftreten pro Kind und Auftretenshäufigkeit > 10 % pro Altersgruppe

Phonologische Prozesse	Beispiel
bis ca. 2;5 Lj.	
Auslassung finaler Konsonanten, außer /l/	[maɪ] für mein
Plosivierung (vereinzelt auftretend)	[bu:k] für Buch
Vorverlagerung velarer Nasal /ŋ/	[ʁɪn] für Ring
Deaffrizierung von /ts/ und /pf/	/kasə/ für Katze, [afəl] für Apfel
Glittale Ersetzung (Glottalisierung) von /ʁ/	[hɪŋ] für Ring
bis ca. 2;11 Lj.	
Rückverlagerung von /ʃ/ zu /ç/	[çɪf] für Schiff
Auslassung/Tilgung unbetonter Silben	[di:l] für Krokodil
Assimilation	[babl] für Gabel
bis ca. 3;5 Lj.	
Vorverlagerung velarer Plosive	[tam] für Kamm

Tab. 2.5 Wesentliche phonologische Prozesse (Fox-Boyer 2014; Fox-Boyer und Schäfer 2015; Fox-Boyer 2016a) Prozesskriterium: 5-maliges Auftreten pro Kind und Auftretenshäufigkeit > 10 % pro Altersgruppe *(Forts.)*

Phonologische Prozesse	Beispiel
Auslassung des finalen Konsonanten /l/ nach Schwa	/nu:də/ für Nudel
bis ca. 3;11 Lj.	
Vorverlagerung /ç/ zu [s]	[lɪst] für Licht
Reduktion von wortinitialen Konsonantenverbindungen (Clustern, Mehrfachkonsonanz)	[bi:f] für Brief, [lats] für Platz, [tʁumpf] für Strumpf, [pɪtsə] für Spritze, [tɪft] für Stift
bis ca. 4;11 Lj.	
Auslassung/Veränderung von /g/ in unbetonter Silbe /gə/ und /gɪ/	[maxt], [əmaxt], [dəmaxt] für gemacht
Vorverlagerung /ʃ/ zu [s]	[sɑ:l] für Schal

Achtung: Auftreten und Überwindung individuell sehr variabel, Status der Stimmhaftigkeit wird diskutiert: wahrscheinlich eher phonetische Variation (regional bzw. dialektal bedingt) als phonologischer Prozess.

2.6 Morphologieerwerb ab dem 2. Lj.

Susanne van Minnen

Im 2. Lj. beginnt das Kind mit dem Wortschatzaufbau (▶ Kap. 2.2 und ▶ Kap. 2.4), was vom Erwerb bestimmter grammatischer Formen schon bestehender Wörter begleitet wird. Im Folgenden wird der Morphologieerwerb am Beispiel der Substantive und Verben dargestellt.
Der Grammatikerwerb ist an die Äußerungslänge gekoppelt (Einwortäußerungen = EWÄ, Zweiwortäußerungen = ZWÄ, Drei- und Mehrwortäußerungen = DMWÄ). In der Phase der ZWÄ finden sich bereits ein paar Pluralformen von Substantiven, das Genitiv -*s* (*Mamas Hut*) sowie neben Infinitiven der Verben auch Verbformen der 3. Person Singular (-*t*-Suffix, z. B. *lacht*).

Definitionen

- **Morphologie:** Wortlehre umfasst die Flexion (z. B. die Verbkonjugation, Numerus- und Kasusmarkierung am Substantiv, Adjektiv und Artikel), Derivation (schön + -heit = Schönheit) und Komposition (Tisch + Decke = Tischdecke)
- **Morphem:** kleinste Einheit, die eine Bedeutung trägt oder eine grammatische Funktion erfüllt (z. B. *Katze* = 1 Morphem; *Katzen* = 2 Morpheme, Stamm *Katze* + Pluralmarkierung -*n*). Freie Morpheme können freistehend vorkommen (z. B. *schön*), gebundene Morpheme nicht (z. B. *ver-*, *ge-*, *-heit*, *-chen*). Gebundene Morpheme (Affix, pl. Affixe) können vor einem Stamm stehen (Präfix, z. B. das ‚ver' in *verschüttest*) oder ihm folgen (Suffix, z. B. das ‚st' in *trinkst*). Die Partizipmarkierung *ge-/-en* (z. B. *gelaufen*) bzw. *ge-/-t* (*geklatscht*) wird als Zirkumfix bezeichnet

- **Allomorph:** Ausprägung eines Morphems in verschiedenen Formen, z. B. besteht das Pluralmorphem aus verschiedenen Allomorphen (z. B. *-e* in *Tische*, *-er* in *Bretter*, *-en* in *Piraten*, *-s*. in *Schals*, -ø [Null] in *Kissen*)
- **Paradigma:** Liste aller flektierten Formen eines Wortes oder einer Kategorie (z. B. die Kategorie der Verben)

2.6.1 Morphologieerwerb beim Substantiv

Das Substantiv wird für Numerus (Singular und Plural) und für Kasus (Nominativ, Genitiv, Akkusativ, Dativ) markiert. Da Numerus eine sehr transparente Bedeutung hat, ist für Kinder die Notwendigkeit dieser Markierung relativ schnell verfügbar. Eigene Pluralschöpfungen, wie *mehr noch e Loch* für „noch mehr Löcher" (Stern und Stern 1928, S. 50) werden durch flektierte Formen ersetzt.

Deutsches Pluralsystem (▶ Tab. 2.6)

Trotz der Formenvielfalt lassen sich folgende Tendenzen festhalten:

- **generell:** Substantivplurale enden in einer Schwa-Silbe (z. B. *-e, -en, -el, -er*), es sei denn, es handelt sich um *-s* Plurale (Mugdan 1977; Wiese 2000)
- **Tendenz für Feminina:** Plural mit dem *-(e)n* Affix, *Katze – Katze-n; Tür – Tür-en*
- **Tendenz für Maskulina/Neutra:** Plural mit dem *-e* Affix, *Hund – Hund-e*. Endet bereits der Singular in einer Schwa-Silbe, z. B. *Igel*, wird ein Nullmorphem verwendet, d. h. das Substantiv bleibt unverändert: $Igel_{plural}$. (Mugdan 1977; Wiese 2000)

Der Erwerb dieser Formenvielfalt ist durch ein charakteristisches Fehlermuster gekennzeichnet. Selbst bei Benutzung anfänglich korrekter Formen (z. B. *Piraten, Hühner*) können Formen wie *Pirate* oder *Huhne* auftreten, weil das Kind die Tendenzen zur Pluralbildung erkannt hat und nun produktiv einsetzt. Ist weder die korrekte Pluralform noch eine Tendenz greifbar, verwendet das Kind den *-s* Plural (Bartke 1998; Niedeggen-Bartke 2001). So kommt es zu *Huhns* oder *Tigers* in der Kindersprache, aber auch zu *Lexikons, Praktikums* oder *Visas* in der Erwachsenensprache.

Deutsches Kasus- und Genussystem

Deutsches Kasussystem

Neben dem Artikel werden auch Substantiv und Adjektiv entsprechend für Kasus markiert. Der Kasuserwerb unterliegt mit seiner Formenvielfalt (▶ Tab. 2.7a, b) ebenfalls einem charakteristischen Fehlerprofil.

Tab. 2.6 Formeninventar im deutschen Pluralsystem

	Grammatisches Genus		
Affixe	**Maskulin**	**Neutrum**	**Feminin**
-ø (+UL)	Daumen – Daumen	Kloster – Klöster	Mutter – Mütter
-e (+UL)	Hund – Hunde	Regal – Regale	Kuh – Kühe
-er (+UL)	Mann – Männer	Kind – Kinder	–
-(e)n	Bär – Bären	Auge – Augen	Schaufel – Schaufeln
-s.	Pudding – Puddings	Hotel – Hotels	Oma – Omas

UL = Umlaut. Die runden Klammern und das Pluszeichen bedeuten, dass möglicherweise – aber nicht zwingend – außer dem entsprechenden Pluralaffix noch ein Umlaut hinzutritt.

2

Tab. 2.7a Kasussystem des Deutschen: bestimmter Artikel

	Numerus			
	Singular			Plural
	Maskulin	Neutrum	Feminin	
Nominativ	der	das	die	die
Genitiv	des	des	der	der
Dativ	dem	dem	der	den
Akkusativ	den	das	die	die

Tab. 2.7b Kasussystem des Deutschen: unbestimmter Artikel

	Numerus			
	Singular			Plural
	Maskulin	Neutrum	Feminin	--
Nominativ	Ein	Ein	Eine	
Genitiv	eines	Eines	Einer	
Dativ	einem	Einem	Einer	
Akkusativ	einen	ein	eine	

- **Phase Zweiwortäußerungen:** korrekte Verwendung von Nominativ und oft auch Genitivus Possessivus
- **Phase Drei- und Mehrwortäußerungen:** Erweiterung der Kasusformen durch den Akkusativ, auch anstelle des Dativs. Dennoch werden oft kasusneutrale Konstruktionen beobachtet, z. B. „*… und das schenk ich bei die Jujana Jana*“ (= den Indianern; Eisenbeiss 1994)
- als letzte aller Kasusmarkierungen wird der Dativ erworben und erst sehr spät sicher beherrscht (Clahsen 1986, 1988; Szagun 2013; Eisenbeiss 1994)

Deutsches Genussystem

Das Genussystem im Deutschen ist dreigliedrig (Feminina, Maskulina, Neutra). Genus ist eine grammatische Eigenschaft des Substantivs, wird aber nicht an diesem selbst grammatisch markiert. Das Genusmerkmal wird vom Substantiv den weiteren Elementen innerhalb der Nominalphrase zugewiesen und an diesen markiert. Genusmarkierungen erfüllen in Verbindung mit Numerus und Kasus sowohl für das Sprachverständnis als auch für die (mentale) Sprachstrukturierung zahlreiche Funktionen (Lenzen, Riehemann und Ulrich 2021; Ruberg 2015). Es werden z. B. Doppeldeutigkeiten aufgelöst wie bei *der Laster* und *das Laster*, oder es können Nominalphrasen innerhalb längerer Äußerungen anhand des Artikels als solche segmentiert und identifiziert werden wie in *Es leuchten die Sterne.*

Die Ableitung eines bestimmten Genus vom Nomen ist nur bedingt möglich. Es sind v. a. die Derivationsaffixe wie *-keit* wie in *Heiterkeit* (immer Femininum) oder *-chen* wie in *Steinchen* (immer Neutrum), die eine überzufällige Vorhersage des korrekten Genus erlauben.

Der Erwerb der Genusmarkierungen im Rahmen des Artikelsystems vermischt sich mit dem Erwerb der Markierungen für Kasus- und Numerus. Die **maßgeblichen Entwicklungsschritte** können in Anlehnung an Ruberg (2015) wie folgt zusammengefasst werden:

- zu Beginn, d. h. in der Einwortphase, keine Verwendung von Genusmerkmalen bzw. -markierungen
- ab ca. 2 J. Verwendung von Artikelformen wie *de* und *e*, die evtl. auf dichotomisierte Verwendung von bestimmten und unbestimmten Artikeln hinweisen
- es folgt eine Phase des zweigliedrigen Artikelsystems, entweder dichotomisieren die Kinder präferiert Feminina und Maskulina oder sie präferieren die Dichotomisierung von Feminina und Neutra
- dreigliedrige Genussystem des Deutschen wird verwendet
- Merkmale werden an Elementen einer Nominalphrase korrekt markiert

2.6.2 Morphologieerwerb beim Verb

Das Verb wird für Person, Numerus, Tempus und Modus markiert.

Person und Numerus

- **Phase Zweiwortäußerungen:** Kinder verfügen über den Infinitiv (*lach-en*) und die 3. Pers. Sing. (*lach-t*)
- **Phase Drei- und Mehrwortäußerungen:** Erwerb weiterer Formen, zunächst noch mit Flexionsfehlern; zu flektierendes Verb häufig am Satzende
- zuletzt **Erwerb der 2. Pers. Sing.** (*lach-st*), ab diesem Zeitpunkt auch korrekte Satzstellung

Verbflexion und Satzstellung

Der Zusammenhang von Verbflexion (Subjekt-Verb-Kongruenz) und Satzstellung wird kontrovers diskutiert (▶ Kap. 2.7.3):

- *Lexical Learning Hypothesis* (Clahsen et al. 1996): erst durch das vollständig erworbene Verbflexionsparadigma können Kinder ein Verb als finit analysieren und in die entsprechende Satzposition setzen
- *Rhythmic Activation Principle* (Penner et al. 2000; Penner und Kölliker Funk 1998): prosodische Prinzipien machen das Kind auf syntaktische Muster aufmerksam

Tempusmarkierungen

Einteilung der Tempusmarkierungen am Verb:

- **regulär:** Suffix *-te* bzw. *ge-/-t: lachen – lachte – gelacht*
- **irregulär:** Stammvokaländerung + Suffix *ge-/-en: scheinen – schien – geschienen*
- **gemischt:** Stammvokaländerung + Suffix *-te* bzw. *ge-/-t: rennen – rannte – gerannt*

Das charakteristische Fehlermuster bei der Tempusmarkierung ist, dass Kinder anfänglich das reguläre Muster häufig auf irreguläre Verben übertragen (*gehte, geeßt, geschlaft*; Weyerts und Clahsen 1994).
Zusammenfassend ist festzuhalten, dass der Morphologieerwerb eine große Aufgabe für das Kind darstellt und Fehler unvermeidbar sind. Doch haben die Fehler ein typisches Muster und lassen auf einen produktiven Regelerwerb seitens des Kindes schließen.

2.7 Syntaxerwerb ab dem 2. Lj.

Julia Siegmüller

Auch: Grammatikerwerb
Definition: Erwerb Strukturregeln von Sätzen (Fox-Boyer et al. 2014)

! **Maßgebliche Entwicklungsschritte**
Produktiver Erwerb. Für frühe maßgebliche rezeptive Entwicklungsbereiche ▸ Kap. 2.2.
- **Einwortphase:** Phase der ersten Wörter, ein Wort steht syntaktisch und semantisch für einen ganzen Satz
- **Zweiwortphase:** ab 18. Lm. Aufspaltung des Einwortsatzes, die produzierten Strukturen zeigen nach kurzer Zeit bereits mehrheitlich die korrekte Wortreihenfolge der Zielsprache, d. h. im Deutschen steht das Verb am Satzende (*Bild malen/Nane essen*). Frühe Zweiwortäußerungen meist noch ohne Verb (*Papa aua, Lisa auf*). Inhalte von Zweiwortäußerungen sind über die verschiedenen Sprachen und Kulturen hinweg recht ähnlich, die Kinder bezeichnen Objekte ihrer Umgebung, kommentieren Handlungen ihrer Bezugspersonen oder fordern Aktivitäten ein
- **Mehrwortphase:** MLU der Äußerungen steigt, Verben sind nicht sicher in den Äußerungen vorhanden (Phase wird teilweise übersprungen)
- **Verbendstellung:** Argumentstruktur des Verbs wird vollständig realisiert, das Verb steht konstant ohne Flexion an der letzten Position im Satz (*Hanna das ausmalen./Lisa Auto waschen.*)
- **Verbzweitstellung (V2):** Entwicklungsalter 2;6–3;0 Lj. (Penner und Kölliker Funk 1998). Das Verb rückt an die zweite Konstituentenposition im Hauptsatz. Abschluss des syntaktischen Hauptsatzerwerbs, das Kind hat die wichtigsten grammatischen Regeln seiner Muttersprache erworben
- gleichzeitig mit Verbzweitstellung wird die **Artikeleinsetzungsregel** erworben

2.7.1 Kontinuität des Spracherwerbsprozesses

Die Anpassung der kindlichen Grammatik an die Zielsprache erfolgt kontinuierlich. Erwerbstempo ist hoch, Erwerbsschritte erfolgen parallel (nicht seriell), aufeinander auf noch unfertigen Grundlagen aufbauend und mit unterschiedlichen Endpunkten (Fox-Boyer et al. 2014). Man unterscheidet zwei Hypothesen über Kontinuität, die der Diskontinuitätshypothese gegenüberstehen. Gemeinsame Basisannahme: Das Kind ist mit angeborenen universalgrammatischen Prinzipen ausgestattet.

Starke Kontinuitätshypothese

- Bereits vor den ersten eigenen Äußerungen wurden die zentralen Regeln der Muttersprache soweit erworben, dass Fehlleistungen nicht dagegen verstoßen. Beispiel im Deutschen: keine Fehler mit abweichenden Verbstellungen (z. B. tritt keine Verbdrittstellung auf)
- Parameteransatz: grammatische Regelmäßigkeiten der Zielsprache sind Wahrnehmungsgrundlage für das Entschlüsseln grammatischer Regeln. Diese werden sehr früh erworben, sind robust und werden auch von Kindern mit Sprachentwicklungsstörungen nicht falsch gemacht. Beispiel Objekt-Verb-Stellung: Objekt wird im Deutschen nicht nach dem infiniten Verb platziert

- komplexere Regelmäßigkeiten durch Kombination von Inputinformationen aus unterschiedlichen sprachlichen Ebenen (komplexe Bootstrapping-Mechanismen) werden später erworben und sind gegen Störungen weniger robust (▶ Kap. 3.6.2 und ▶ Kap. 3.6.4)

Schwache Kontinuitätshypothese
Fehler der Kinder tragen eine Struktur, die in anderen Sprachen eine korrekte grammatische Form darstellt (z. B. lassen deutsche Kinder Subjekte aus, was im Spanischen möglich ist). Das heißt, das Kind geht zwischenzeitlich von einer Grammatik aus, die nicht mit seiner Muttersprache, wohl aber mit einer anderen Sprache übereinstimmt.

Diskontinuitätshypothese
- Kind kann erst nach einer Reifungsphase auf universalgrammatische Prinzipien zurückgreifen
- Zeitpunkt wird durch einen angeborenen Reifungsplan bestimmt (Mehrwortebene)

2.7.2 Der Erwerbsprozess

Imitation
Lernproblem der Kinder beim Grammatikerwerb ist die Unendlichkeit der generierbaren Sätze in einer Sprache. Die Lernstrategie des Kindes kann nicht allein auf Imitation des Inputs ausgerichtet sein, da hier nicht alle theoretisch möglichen Strukturen präsentiert werden.

> **!** **Belege gegen Imitation durch Imitation**
> Wenn Imitation die Basis für den Grammatikerwerb wäre, sollte das Kind beim Nachsprechen nicht von der Grammatik des vorgesprochenen Satzes abweichen. Bei Nachsprechexperimenten mit 2-jährigen Kindern zeigte sich, dass die Kinder nachsprechen, was sie semantisch von dem vorgegebenen Satz verstanden haben. Sie produzierten dies in der Grammatik, die ihren momentanen Entwicklungsstand widerspiegelt, sodass sich vorgegebener und nachgesprochener Satz deutlich voneinander unterschieden.

Aktives Lernen
Von Beginn der Sprachproduktion an produziert das Kind selbstständig generierte Sätze, welche die momentanen grammatischen Fähigkeiten widerspiegeln und durch Feedback und immer wiederkehrende Selbstkorrektur langsam an die Grammatik der Erwachsenensprache angeglichen werden. Insofern stellt sich dieser Prozess als ein Ausprobieren und Erproben dar.

Parameter und positive Evidenz
Natürliche Sprachen basieren auf einem mehr oder weniger gleichartigen Plan. Sie variieren in Parametern, welche die unterschiedlichen Anwendungen einer zugrundeliegenden Regel ausdrücken. Durch die gemeinsame universale Anlage der Sprache(n) interagieren die Parameter eng. Damit in Zusammenhang steht die Annahme, dass Parameter in einer bestimmten Reihenfolge erworben werden. Diese Reihenfolge ist universell angelegt, d. h. alle Kinder auf der Welt durchlaufen die gleiche Parameterreihenfolge. Die Parameter werden dann für ihre Sprache spezifisch eingestellt.

Prominentes Beispiel eines Parameters ist das Subjekt. Alle Sprachen benutzen das Subjekt als Satzteil, in manchen Sprachen darf es in der Sprachproduktion jedoch ausgelassen werden (das Subjekt wird dann allein durch morphologische Markierungen ausgedrückt). Ob die jeweilige Muttersprache das Auslassen des Subjekts zulässt oder nicht, ist eine Lernaufgabe der Kinder. Das Setzen des Parameters in die jeweilige Richtung (ja oder nein) erfolgt durch Informationen aus dem Input. Ein Parameter wird durch wenige für ihn charakteristische Strukturen im Input bestimmt. Das Kind entscheidet über die Parametereinstellung durch die Erscheinungsweise dieser Strukturen (positive Evidenz). Grammatikerwerb findet nicht durch Korrekturen an kindlichen Sprachproduktionen statt, ebenso wenig durch metasprachliche Informationen darüber, welche Strukturen in der Zielsprache ungrammatisch sind (Korrekturen = negative Evidenz).
Damit sind Parameter ein zentraler Teil für die Erklärung, wie das Kind so schnell und ohne direkte Lernsituation die Komplexität der muttersprachlichen Grammatik verstehen kann.

Prinzip der minimalen Struktur
Wie im gesamten Spracherwerb geht auch im Syntaxerwerb das Verstehen dem Produzieren voraus. Dabei erscheint die Zeitspanne zwischen dem ersten Verstehen und dem ersten Produzieren im Vergleich zu anderen sprachlichen Ebenen besonders lang.

- solange das Kind nicht die produktiven Anwendungsbedingungen einer neuen sprachlichen Regel herausgefunden hat, wählt es vorzugsweise eine Äußerungsstruktur, die auf seinem momentanen grammatischen Entwicklungsniveau den geringsten Aufwand an morphosyntaktischen Prozessen erfordert (Weissenborn 2000)
- Vermeidung bestimmter grammatischer Elemente, die sprachlich und kognitiv noch zu aufwändig sind (z. B. Wortstellungsveränderungen, Artikeleinsetzung, Kongruenzmarkierung), v. a. in früher Sprachproduktion
- *Beispiel:* erste Zweiwortäußerungen
  - entwicklungschronologisch um den 18. Lm. kombinieren Kinder die ersten Wörter
  - rezeptiv zeitgleich immer besser in der Lage, Verben in der Zweitposition zu verarbeiten (Weissenborn et al. 1998)
- *Beispiel:* infinitivische Verbendstellung
  - entwicklungschronologisches Auftreten vor der V2 (generelle Vermeidung von Wortstellungsveränderung)
  - erscheint auch noch parallel zu ersten Verbzweitstellungssätzen (Übergangsphase), wenn kognitive Kapazität für die Lösung der neuen Sprachproduktionsanforderung nicht ausreicht

2.7.3 Diskussion um den Erwerb der Verbzweitstellung

Komplexe Lernaufgabe, da die deutsche Sprache zwei Verbpositionen aufweist, die beide im Input des Kindes vorkommen:

- im Hauptsatz steht das Verb in der V2
- im Nebensatz steht das Verb in der VE

Finitheitsstatus des Verbs steht in engem Zusammenhang mit seiner Position:

- in der V2-Position ist das Verb finit (trägt Tempusmerkmale und kongruiert mit dem Subjekt)
- in der finalen Position (VE) bleibt das Verb infinit (im Hauptsatz)

Der Erwerb der V2 ist der zentrale grammatische Entwicklungsmeilenstein des 3. Lj. Er bezeichnet die Bewegung des Verbs aus der satzfinalen Position an die Stelle

der zweiten Konstituente des Hauptsatzes. Hieran scheitern die meisten Kinder mit Dysgrammatismus (▶ Kap. 3.6).
Erwerb der V2 Voraussetzung für die relativ freie Wortstellung des Deutschen. Objektplatzierung in der ersten Position im Satz wird als Beleg für erfolgreichen Erwerb der V2 betrachtet (Hamann et al. 1998). Flexibilität der verwendeten Satzstrukturen während Erwerbsprozess hängt mit Größe des Verblexikons und parallelem morphologischen Erwerb des Akkusativs zusammen (Fox-Boyer et al. 2014).

Hypothesen zum Erwerb der V2 im Deutschen

Hypothese nach Clahsen

- **Grundproblem:** Notwendigkeit zur Herstellung von Kongruenz zwischen Subjekt und Verb (▶ Kap. 2.6)
- **Erklärung einer Störung im V2-Erwerb:** Verb verbleibt in der finalen Position, da es in der Hauptsatzposition (V2) nicht die notwendige Kongruenz zum Subjekt aufbauen könnte. Das Kind weist eine Störung in der Morphologie auf

Hypothese nach Penner

- **Grundproblem:** Bewältigung eines komplexen Bootstrapping-Mechanismus mit Informationen aus mehreren sprachlichen Ebenen, um die grundlegende Struktur des Hauptsatzes aufzubauen
- **Erklärung einer Störung im Erwerb der V2:** Kind scheitert an der Komplexität des Bootstrappings. Verb verbleibt in der finalen Position, da es durch die mangelnde Grundstruktur des Satzes keine Landeposition in der vorderen Satzposition hat

2.7.4 Textebene

Entwicklungsfenster der Textverarbeitung: 5.–7. Lj. Grammatik der Textebene regelt die Beziehungen von Aussagen im Text untereinander. Unterteilung in zwei Ebenen:

- **Entwicklung der Makrostruktur** (äußere Ereignisstruktur): Beginn, Einführung der Aktanten, Ziel, Handlung, Konsequenz aus der Handlung, Auflösung, Schluss
  - ab 4 J.: ungewichtete Handlungsbeschreibungen als „und-dann-Kette"
  - 5 J.: Einführungen von Aktanten, Beginn, Schluss, noch unvollständige Ziel-Handlungs-Konsequenz-Trias (Siegmüller et al. 2010)
  - 6 J.: weitgehend vollständige Makrostrukturen
- **Entwicklung der Mikrostruktur** (innere Ereignisstruktur): Bezug von sprachlichen Aussagen untereinander. Koordinierende, temporale und kausale Beziehungen von Sätzen. Pronominale und anaphorische Bezüge
  - 4 J.: temporaler und koordinierender Bezug durch Adverbien
  - 5 J.: Nutzung von temporalen Konjunktionen
  - 6–7 J.: kausale Bezüge als Adverbien und Konjunktionen

2.8 Schnittstellen zwischen sprachlichen Ebenen

Meja Kölliker Funk

Linguistisches Modell und Sprachebenen der Logopädie

Sprachmodell der vier Sprachebenen, wird seit 20 Jahren benutzt, um Spracherwerbsstörungen zu kategorisieren. Theoretische Überlegungen hierzu führen zum Modell der Schnittstellen. Bisherige Beschreibung der sprachlichen Fähigkeiten in folgenden Ebenen:

- phonetisch-phonologisch
- semantisch-lexikalisch
- morphologisch-syntaktisch

Neue Schnittstellen aufgrund formalsprachlicher und sprachstruktureller Zusammenhänge:

- phonologisch-lexikalisch
- lexikalisch-morphologisch
- semantisch-syntaktisch
- kommunikativ-syntaktisch
- lexikalisch-pragmatisch

Basieren auf einem neuen Verständnis des Spracherwerbs (▶ Tab. 2.8 und ▶ Tab. 2.9):

- **bisherige Vorstellung:** Sprachentwicklung geht vom Laut zum Wort zum Satz zum Gespräch oder Text. Suggeriert sowohl additive Vorstellung (einzelne Laute werden zu Wörtern, Wörter dann zu Sätzen, und Sätze zu einem Text oder Gespräch zusammengesetzt) wie auch Entwicklungsvorgang (Kind lernt erst Laute, dann Wörter, dann Sätze und zuletzt Texte oder Gespräche)
- **neue Vorstellung:** sprachliche Kompetenz zeigt sich von der Silbe ausgehend, um Silbenstruktur, prosodische Wortform, Lexikon und Satzorganisation zu entdecken und in gegenseitigen Schnittstellen zu verbinden

Tab. 2.8 Spracherwerb im Vergleich

Bisher	Neu
vom Laut	von der Silbe
zum Wort	zur Silbenstruktur
zum Satz	zum Lexikon
zum Gespräch oder zum Text	zum Satz

Tab. 2.9 Veränderte Annahmen von Sprachentwicklung

Bisherige Fähigkeiten der Sprachentwicklung	Neue Fähigkeiten der Sprachentwicklung
• phonetisch Laute bilden • diese phonologisch für die Unterscheidung der Wörter einsetzen	• Sprachfluss aufgrund prosodischer Merkmale, Betonung und Rhythmus unterteilen • dabei allgemein gültige Muster dieses Einzelsprachsystems entdecken
• Wortbedeutung semantisch bestimmen • Wörter lexikalisch im Wortschatz in Wortklassen ordnen	• Silbenstruktur festlegen
• in Satzform syntaktisch richtig anordnen • morphologisch bezogen auf die Übereinstimmung anpassen	• prosodisches Wortmuster dieser Einzelsprache (Grundbetonungsmuster für Inhaltswörter und grammatische Wörter) wird entdeckt
• Satzformen werden gemäß kommunikativen Gesprächsregeln ausgewählt, im Gespräch pragmatisch angewendet bzw. geäußert oder verstanden • Satzformen werden gemäß textlinguistischen Regeln im Text mittels Prowörtern aufeinander bezogen	• allgemeine Muster der Sätze werden daraus erkannt • Grammatik der Einzelsprache wird festgelegt

Forschungsergebnisse

Ergebnisse der Hirn- und Lernforschung: Neuronennetze sind Lernvorgänge, die:
- sich neu organisieren
- häufig benutzte schneller machen
- selten gebrauchte abbauen

Sprachlernen heißt:
- Sprachsystem als Ganzes verändert sich
- sprachliche Muster werden gleichzeitig entdeckt, verändert oder differenziert

Sprachproduktion und Sprachverarbeitung sind Aktivierungen der neuronalen Netze. Leiten in Millisekunden relevante Information weiter, unterdrücken nicht relevante. Gleichzeitig synthetisches Zusammensetzen von Sätzen und Wörtern und analytisches Erkennen der Laute und Abhängigkeiten von Satzteilen. Dabei sind die sprachspezifischen synthetischen Fähigkeiten enorm:
- Wörter werden zum frühestmöglichen Zeitpunkt erkannt
- Sätze werden nach dem Hören des Verbs vervollständigt

Diese sprachlichen Hochrechnungs- und Vergleichsprozesse erfordern Sprachproduktions- und Sprachverarbeitungssystem, in dem gleichzeitig top down- und bottom up-Prozesse stattfinden (von Suchodoletz et al. 2001; Steinbach et al. 2007). Führt in Bezug auf Sprachkomponentenmodell von Grimm zu Organisationsmodell der Sprache (Grimm und Weinert 2002). Linguistische Kompetenz beschreibt die Organisation sprachlicher Merkmale (▶ Abb. 2.1). Verweist auf Ergebnis des Spracherwerbs, die Ausprägung der einzelsprachlichen Organisation oder Musterbildung.

Schnittstellen

Für das Verstehen von Sprachentwicklungsstörungen und das Ableiten wirksamer therapeutischer Konzepte ist es notwendig, einzelne Verarbeitungsstellen zu fokussieren (▶ Abb. 2.2). Fokus richtet sich auf Verarbeitungsstellen, die zwischen den klassischen linguistischen Ebenen liegen: sog. Schnittstellen (Steinbach et al. 2007; Siegmüller und Kauschke 2006; Kauschke und Siegmüller 2017).
Nach diesem Sprachkomponentenmodell wird die Fähigkeit der Sprachentwicklung wie folgt beschrieben:

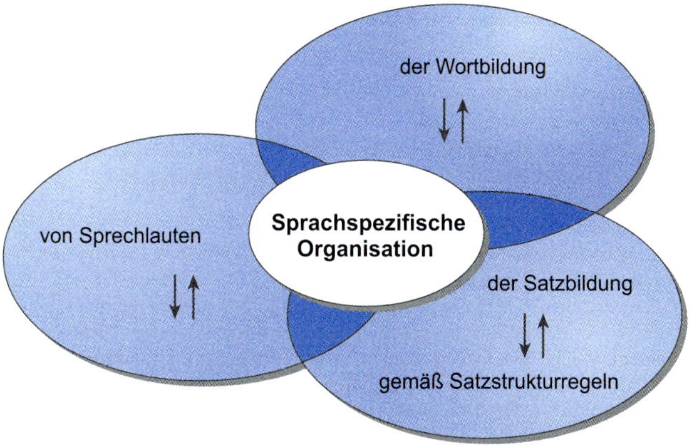

Abb. 2.1 Sprachspezifische Organisation der linguistischen Kompetenz [L157]

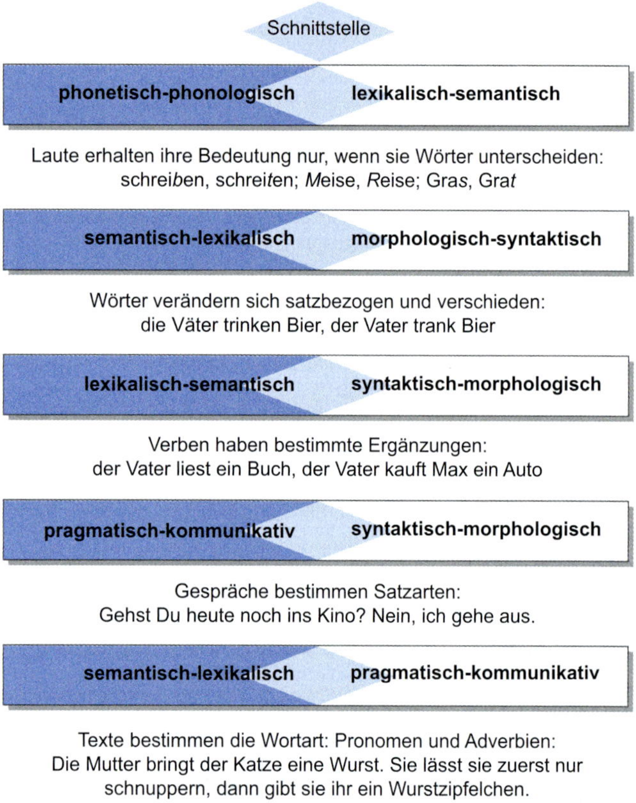

Abb. 2.2 Fünf Schnittstellen [L157]

- mögliche Reihenfolgen von betonten und unbetonten Silben werden als prosodische Muster zu Einheiten, unterteilen Sprachfluss in Wortmuster
- Bildung von grammatischen Wörtern nur einsilbig aus einer leichten unbetonten Silbe. Prosodie zeigt, dass sie grammatische Funktion und Bedeutung hat. Sprachfluss wird aufgrund der Betonung von Silben in Inhalts- und Funktionswörter unterteilt
- Silbenstruktur besteht aus Muster von Lauten, die am Anfang, in der Mitte oder am Ende der Silbe vorkommen können, und der Gesamt-Tonalität aller Laute der Silbe, die das Silbengewicht ausmachen. Unterscheidung in betonte und unbetonte Silben und Festlegung der für diese Muttersprache möglichen Silben aufgrund der vorgefundenen Silbenstruktur
- Prosodie des Wortes bestimmt, ob grammatische Markierungen dem Satzmuster regelmäßig entsprechen oder ob eine unregelmäßige morphologische Veränderung nötig ist. Wörter mit superschweren Silben, also max. Silbenge-

wicht, werden wortspezifisch verändert (z. B. „schlaf" von schlafen = superschwere Silbe. führt zu „schlief"/„geschlafen"; „re" von reden = leichte Silbe, führt zur regelmäßigen Form „redete"/„geredet")

2.8.1 Erwerb der Phonotaktik

Susan Selch

Phonotaktik (griech. *taksis* = Ordnung von Elementen) beschränkt die Distribution spezifischer Laute und Lautverbindungen in einer Sprache (Bußmann 1990).

Phonotaktische Beschränkungen *(phonotactic constraints)*
Phonotaktische Beschränkungen grenzen die Phonemabfolge in einer Silbe ein. Unterscheidung zwischen phonotaktisch zulässigen (legalen) und unzulässigen (illegalen) Strukturen.
Beispiele für phonotaktisch unzulässige Strukturen im Deutschen:

- **Einzelphoneme:** /ŋ/ am Silbenanfang; /h/ im Silbenauslaut; stimmhafte Obstruenten im Silbenauslaut → Regel der Auslautverhärtung (z. B. /di:p/–/di:bə/)
- **Konsonantencluster:** /tl/ und /tn/ am Silbenanfang, da in dieser Position keine zwei Konsonanten mit dem gleichen Artikulationsort auftreten dürfen

(z. B. Féry 2004; Ternes 1987)

! **Beachtung phonotaktischer Beschränkungen im Spracherwerb**

- Sprachgesunde Kinder beachten die phonotaktischen Beschränkungen der Zielsprache. Laute werden derart substituiert, dass phonotaktisch legale Strukturen resultieren, z. B. /kl/ wird durch /pl/ ersetzt und nicht durch /tl/ (Leonard 1995)
- Wenn phonotaktisch illegale Strukturen im ungestörten Spracherwerb auftreten, dann aufgrund misslungener Artikulationsbewegungen auf einen bestimmten Artikulationsort hin bzw. aufgrund einer unausgereiften neuromotorischen Kontrolle. Mit zunehmender motorischer Reifung Abnahme phonotaktisch illegaler Sprachproduktionen (Piske 2001)

Phonotaktische Frequenzen *(phonotactic probability)*
Für phonotaktisch legale Strukturen kann die phonotaktische Frequenz definiert werden. Die phonotaktische Frequenz gibt an, mit welcher Wahrscheinlichkeit ein einzelnes Phonem oder eine Sequenz von Phonemen innerhalb von Silben einer Sprache erscheinen (Bailey und Hahn 2001; Vitevitch 2003). Unterscheidung zwischen hohen und niedrigen phonotaktischen Frequenzen einzelner Phoneme, Biphoneme und größerer Einheiten wie Silbenansätze oder Silbenreime (Aichert et al. 2005).
Beispiele für phonotaktisch hochfrequente Strukturen im Deutschen:

- Einzelphoneme: /n/, /ə/, /r/, /t/, /d/
- Biphoneme:/ən/, /tə/, /di/, /st/
- Silbenansätze: /d/, /t/, /n/, /z/
- Silbenreime: /ə/, /i/, /as/, /ʊŋ/

(Aichert et al. 2005)

! **Einfluss phonotaktischer Frequenzen im Spracherwerb**
- Hörpräferenz für Wörter und Silben mit hohen phonotaktischen Frequenzen im 1. Lj. (Archer und Curtin 2008; Jusczyk et al. 1994)
- schnellerer und nachhaltiger Erwerb von Wörtern mit hohen phonotaktischen Phonem- und Biphonemfrequenzen im Vorschul- und Schulalter (Storkel 2004; Storkel und Rogers 2000)

Morphonotaktik

Phonotaktische Strukturen können Morpheme enthalten. Es resultieren morphonotaktische Strukturen.

Beispiele für hochfrequente morphonotaktische Strukturen im Deutschen:
- hohe Frequenz von /ən/ (insg. in 138.902 Wörtern pro Million, am Silbenende in 133.528 Wörtern pro Million) beruht auf Vielzahl infiniter Verbformen, die im Deutschen regulär auf /ən/-Morphem auslauten (Aichert et al. 2005)
- hohe Frequenz dreikonsonantischer Verbindungen im Silbenauslaut bedingt durch häufiges Auftreten der Verbflexionsmorpheme /t/ oder /st/, z. B. /lft/ in *hilft*, /lst/ in *sollst*, /xst/ in *machst* (Freiberger 2007)
- hohe Frequenz von $VCt]_\sigma$ und $VVCt]_\sigma$ basiert auf hoher Frequenz des Verbflexionsmorphems /t/; insgesamt höhere Frequenz von $VCt]_\sigma$ gegenüber $VVCt]_\sigma$ durch zusätzlich viele rein phonotaktische $VCt]_\sigma$-Verbindungen (Baayen et al. 1995; ▶ Tab. 2.10)

! **Morphonotaktik im Spracherwerb**

Bei sprachgesunden Kindern keine Auswirkung phonotaktischer Frequenzen auf die Anwendung einer morphologischen Regel → stabile Verbflexionsregel:
- deutsche sprachgesunde Kinder flektieren 3. Person Singular unabhängig davon korrekt, welche phonotaktischen Frequenzen resultieren: gleiche Flexionsleistung bei hochfrequenten $VCt]_\sigma$ und niedrigfrequenten $VVCt]_\sigma$ (▶ Tab. 2.10; Ott 2010)
- englische sprachgesunde Kinder produzieren das /ed/-Morphem (Präteritummarkierung) an Verbstämmen unabhängig davon korrekt, welche phonotaktischen Frequenzen hervorgehen: z. B. gleiche Flexionsleistungen bei hochfrequentem /ɔst/ (z. B. in *crossed – cost, frost, lost*) und niedrigfrequentem /ʊʃt/ (z. B. in *pushed*, Marshall und van der Lely 2006; van der Lely und Ullman 2001)

Tab. 2.10 Beispiele für $VCt]_\sigma$- und $VVCt]_\sigma$-Verbindungen

	$VCt]_\sigma$ – hochfrequent	$VVCt]_\sigma$ – niedrigfrequent
/t/-flektierte Verbformen (morphonotaktisch)	fällt, macht, schwimmt, brennt, kommt, guckt, kämmt, spricht, wischt, bricht	fehlt, schläft, fegt, spielt, ruft, wohnt, malt, fliegt, liegt, fönt
Monomorpheme (rein phonotaktisch)	Feld, Wald, Hemd, Zelt, Hund, Hand, Sekt, bald, alt, echt, und, acht	Mond

2.9 Mehrsprachiger Erwerb

Solveig Chilla

Auch: zweisprachiger Erwerb, Bilingualität, Multilingualität
Mehrsprachige sind in Abgrenzung zu Einsprachigen Einzelpersonen oder Gruppen von Menschen, die in mehr als einer Sprache/Modalität/Dialekt über kommunikative Kompetenzen und unterschiedliche mündliche und/oder schriftliche Fähigkeiten verfügen, um mit Sprechern einer oder mehrerer Sprachen in einer Gesellschaft zu interagieren (Chilla 2020). Mehrsprachige sind eine heterogene Gruppe und unterscheiden sich in ihrem Sprachenerwerb, im Sprachengebrauch und in den Sprachenerfahrungen. Die sozialen und gesellschaftlichen Bedingungen führen wiederum zu variablen Kontexten des Kontakts einer Person mit ihren Sprachen im Alltag. In Deutschland sprechen von den ca. 30 % Kindern mit Migrationshintergrund ca. ⅔ neben Deutsch noch mind. eine weitere Sprache (Autorengruppe Bildungsberichterstattung 2018). „Mehrsprachige Entwicklung“ ist daher auch in Deutschland allgegenwärtig.
Mehrsprachigkeit bedeutet nicht, dass alle sprachlichen Fähigkeiten in allen Sprachen gleich gut ausgebildet sein müssen.
Wichtige Einflussfaktoren für erfolgreichen Erwerb: Migrationsstatus, Alter zu Beginn des Erwerbs, Quantität des Sprachangebots (Inputs) in allen Sprachen, Qualität des Inputs, Erwerbsdauer und Erwerbsverlauf.

2.9.1 Simultaner Spracherwerb

Auch: doppelter Erstspracherwerb, da sich der Erwerbsverlauf in weiten Teilen nicht vom monolingualen Erwerb der jeweiligen Sprachen unterscheidet

Merkmale

- im Deutschen Mehrheiten-/Minderheitenkontext für Sprachen eher selten, am ehesten in Dialektregionen (u. a. Sorbisch, Plattdeutsch), in bilingualen Regionen (Saarland) oder im Kontext bilingual-bimodalen Erwerbs (hörende Kinder gehörloser Eltern, KODAs)
- von Beginn des Spracherwerbs an (bzw. < 2. Lj.) regelmäßiger und genügend guter Input in beiden Sprachen, Spracherwerb erfolgt ungesteuert
- im Idealfall erstsprachlicher Input in beiden Sprachen
- im Idealfall balancierter bzw. ausgeglichener Verlauf der Sprachentwicklung
- beide Sprachsysteme werden früh getrennt
- im günstigen Fall Sprachkompetenz in beiden erlernten Sprachen, die der monolingualen Sprecher gleicht
- Unterschiede zum Erstspracherwerb:
  - Erwerb bewegt sich für beide Sprachen weitgehend im Rahmen der für den monolingualen Erwerb beobachteten typischen Variation, ist aber mit dem Erstspracherwerb nicht vollständig identisch
  - verspäteter Sprechbeginn/spätere Produktion der ersten Wörter möglich
  - *bilingual Bootstrapping* (Gawlitzek-Maiwald und Tracy 1996): das Kind schließt mithilfe der weiter entwickelten Sprache temporäre lexikalische und/oder grammatische Lücken. Die Struktur der weiter entwickelten Sprache kann als Einstieg in die entsprechende Struktur der zweiten Sprache genutzt werden

2

Sprachdominanz und Sprachpräferenz

Mehrere Faktoren beeinflussen den Erwerbsverlauf und führen dazu, dass zeitweilig oder andauernd eine der beiden Sprachen bevorzugt verwendet wird (Sprachpräferenz). Sprachpräferenz ist zunächst unabhängig von der Kompetenz in den beiden Sprachen. Mögliche Gründe:

- soziale Stigmatisierung der nicht-präferierten Sprache
- Verwendung der Sprachen A und B ist gebunden an bestimmte Kontexte und Situationen (z. B. Mehrheitsgesellschaft, Schule)
- Sprachdominanz:
  - ein Sprachsystem ist weiter entwickelt als das andere. Es wird ein Einfluss des weiter entwickelten Systems auf das weniger entwickelte System erwartet
  - bezieht sich auf den Erwerbskontext. Die Sprache, in der der Input größer ist, wird als die dominante Sprache definiert. *Beispiel:* Für ein Kind mit Japanisch als L1, das in Deutschland ca. 8h/Tag die deutschsprachige Kita besucht, ist Deutsch die dominante Sprache

Sprachverlust bei Zweisprachigkeit

Sprachverlust (*Language Attrition*) verursacht durch:

- physische Bedingungen (z. B. Aphasie)
- nicht-physische Bedingungen (bewusste Sprachaufgabe oder erzwungener Sprachverlust, z. B. Unterdrückung von Minderheitensprachen)

2.9.2 Sukzessive und lebensweltliche Mehrsprachigkeit im Kindesalter

Der Erwerb einer weiteren Sprache setzt ein, nachdem wesentliche Grundzüge einer ersten Sprache erworben sind, meist nach Abschluss des 2. Lj.

Spracherwerbsverlauf und erreichbarer Endzustand variieren je nach Beginn und Dauer des Zweitspracherwerbs sowie nach Intensität des Kontaktes mit den weiteren Sprachen.

- Sprachstand eines zweitsprachlernenden Kindes zu einem bestimmten Zeitpunkt darf nicht mit dem Sprachniveau eines monolingualen Kindes im gleichen Lebensalter gleichgesetzt werden
- Mehrsprachiger Erwerb in der Migration bzw. von Erstsprachen bedeutet nicht, dass die Erstsprache wie die L1 bei Monolingualen ausgebildet ist (z. B. Immigrant Turkish). Daher sind Erhebungsverfahren, die für den monolingualen Kontext standardisiert/normiert sind, für den Migrationskontext ohne erneute Standardisierung/Normierung nicht angezeigt (▶ Kap. 3.9)
- Erstsprachliche Kompetenz wird häufig erreicht, wenn die zweite Sprache früh, d. h. vor dem 3. Lj. erworben wird und der Input eindeutig und ausreichend ist, bei Erwerbsbeginn nach dem Alter von 4 Lj., und im Jugend- oder Erwachsenenalter stark vom individuellen Zugang zu Bildungs- und Erwerbsbedingungen und Literacy in den zu erwerbenden Sprachen abhängig

! **Das Erwerbskontinuum**

- simultaner Bilingualismus, doppelter Erstspracherwerb
- sukzessiver mehrsprachiger Erwerb im Kindesalter und kindlicher Zweitspracherwerb:
  - früher sukzessiver Spracherwerb
  - kindlicher Zweitspracherwerb
- Zweitspracherwerb bei Jugendlichen und Erwachsenen

Sukzessiver mehrsprachiger Erwerb im Kindesalter und kindlicher Zweitspracherwerb

Kindlicher Zweitspracherwerb findet im Alter von 2–10 J. statt. Dabei unterscheidet man zwei Formen. Im ersten Fall ist prinzipiell ein vollständiger Erwerb beider Sprachen möglich, im zweiten Fall ist das Bild weniger eindeutig. Es gibt z. T. deutliche Unterschiede in den Erwerbsverläufen.

Früher sukzessiver Spracherwerb

- Erwerbsbeginn weiterer Sprachen im Alter von 2–4 J.
- Erwerb von SVK und Satzstruktur bei genügend gutem und intensivem Input innerhalb von 18 Monaten Kontakt mit L2 Deutsch (Rothweiler 2006; Thoma und Tracy 2006; Chilla 2008)
- Unterschiede zum Erstspracherwerb:
  - durch weiter fortgeschrittene kognitive Entwicklung und bereits vorhandenes Wissen über Sprache
  - in anderen grammatischen Bereichen (z. B. Genus)
- Transfer grammatischer Formen und Wortfolgen der Erstsprache in die Zweitsprache selten, *Borrowing* (Nutzung von Wörtern der einen Sprache in Äußerungen der anderen) häufiger

Kindlicher Zweitspracherwerb

- Erwerbsbeginn weiterer Sprachen nach dem Alter von ca. 4;6 J.
- im Bereich des Erwerbs der deutschen Satzstruktur und der SVK Gemeinsamkeiten zum Zweitspracherwerb Erwachsener (z. B. Infinitive in V2, V3-Sätze; Haberzettl 2005; Chilla 2008)
- Erwerb der deutschen Satzstruktur/SVK dauert länger als im frühen sukzessiven Spracherwerb (> 18 Km.; Kontaktmonate mit der Zweitsprache)
- **Achtung:** Auf der Ebene der Satzstruktur in bestimmten Erwerbsphasen Parallelen zu DLD im Deutschen (Chilla 2008) möglich!
- Unterschiede zum Erstspracherwerb:
  - durch weiter fortgeschrittene kognitive Entwicklung und bereits vorhandenes Wissen über Sprache
  - in anderen grammatischen Bereichen (z. B. Genus, Kasus; Wegener 1993)
- Transfer grammatischer Formen und Wortfolgen der Erst- in die Zweitsprache, *Borrowing* (Nutzung von Wörtern der einen Sprache in Äußerungen der anderen) häufiger, Nutzung von Dummy-Verb-Konstruktionen (*das ist ein frosch hüpfen*) besonders zu Beginn des Erwerbs, Nutzung unanalysierter Satzteile (*Chunks*)
- *Light verbs* und *Chunks* können als sinnvoller Einstieg in die deutsche Satzstruktur gelten

Diagnostik sprachlicher Fähigkeiten in der Zweitsprache Deutsch

Testverfahren müssen Standards genügen und im mehrsprachigen Kontext normiert sein. Diagnostik der Sprachfähigkeiten (Screening) in der L1 durch LiSe-DaZ (Schulz und Tracy 2011). Überblick der diagnostischen Verfahren z. B. https://www.biss-sprachbildung.de/angebote-fuer-die-praxis/tool-dokumentation/empfohlene-diagnostische-tools/. Internationaler Standard der Diagnostik in der Migration in Armon-Lotem et al. (2015).

Kritische Phase

Unter der kritischen oder sensiblen Phase oder Periode im Spracherwerb versteht man einen Zeitraum, in dem die Plastizität des Gehirns für den Spracherwerb optimale Voraussetzungen gewährleisten soll. Das Lernen einer Sprache sollte innerhalb einer bestimmten Lebensspanne beginnen, um eine regelgerechte Sprachentwicklung vollziehen zu können. Selten erwerben Zweitsprachlerner erstsprachliche Kompetenzen, wenn sie nach einem bestimmten Lebensalter mit dem Erwerb derselben begonnen haben. Es gibt aber keine kritische Phase für den Zweitspracherwerb als Ganzes. Die exakte Bedeutung und zeitliche Bestimmung der kritischen Phase bzw. des Endpunkts der kritischen Phase wird noch erforscht (Conboy 2013).

Kindlicher Zweitspracherwerb
- Beginn des Erwerbs weiterer Sprachen mit 4–10 J.
- eigene Erwerbslogik, keine reine Mischung aus kindlichem Erstsprach- und Zweitspracherwerb Erwachsener
- Transfer findet statt (▶ Kap. 2.9.3)

Zweitspracherwerb bei Erwachsenen
- Beginn des Erwerbs weiterer Sprachen ab einem Alter von 10 J.
- nur selten wird Erstsprachkompetenz in der Zweitsprache erreicht

2.9.3 Besonderheiten im sukzessiven mehrsprachigen Erwerb

Im kindlichen Zweitspracherwerb werden Abweichungen vom monolingualen Erstspracherwerb beobachtet. Diese Abweichungen sind schwer zu identifizieren und zu bewerten. Im kindlichen und erwachsenen Zweitspracherwerb kann es zu Stagnation im Erwerb kommen, wodurch fossilisierte Formen und simplifizierte Varietäten entstehen.

Transfer
Nutzung von Strukturen und Formen (Aussprache, Grammatik, Lexikon, Semantik, Pragmatik) einer Sprache in der anderen Sprache.
- im Zweitspracherwerb: mehrsprachig aufwachsende Kinder transferieren über einen bestimmten Zeitraum Strukturen der Erstsprache in die Zweitsprache, orientieren sich aber nach einer gewissen Entwicklungszeit an der jeweiligen Zielsprache
- Dauer und Ausprägung von Transfer sind individuell verschieden

Code-Switching-Phänomene (CS)
Situationsangemessene Nutzung beider Sprachen, Wechseln zwischen den Sprachen (*intersententionales CS*) und Nutzung von Wörtern der Sprache A in Sprache B (*intrasentationales CS*). Wichtige Elemente der mehrsprachigen Entwicklung, zeigen soziokulturelle Identität, Fähigkeit zur sprachlichen Anpassung und somit kommunikative Fähigkeiten an die monolingualen Sprecher fehlen.

Borrowing
Einbettung von lexikalischen Einheiten einer Sprache in die Satzstruktur der anderen (*borrowing*). Kann ein Hinweis auf Kompensation eines begrenzten Wortschatzes sein, ist oft – speziell in späteren Erwerbsphasen – soziolinguistisch motiviert (Orientierung am Gesprächspartner/an der Umgebung/sprachlich-kulturelle Identität).

Phonologische Entwicklung
Verschiedene Studien zur phonologischen Entwicklung im Kontakt mehrerer Sprachen. Erwachsene Lerner einer zweiten Sprache haben Schwierigkeiten, das Phoneminventar zu beherrschen. Im Vergleich mit monolingualen Kindern zeigt sich

- **simultan-bilingualer Erwerb:**
  - Beschleunigungen und Verzögerungen des Erwerbs, Variationsbreite wie bei monolingualen Kindern
  - Interaktionen zweier Sprachen im Bereich der Prosodie und der suprasegmentalen Strukturen (Allophone)
  - selten Transfer sprachspezifischer Laute
  - Interaktionen in Bereichen häufiger, in denen sich die beiden Sprachen ähneln
- **sukzessiv-bilingualer Erwerb:**
  - Alter zu Beginn des L2-Erwerbs beeinflusst Quantität und Richtung der Interaktion der beiden phonetischen Systeme
  - im bilingualen Erwerb Türkisch-Deutsch werden dieselben phonologischen Prozesse beobachtet wie im Deutschen. Sie prägen sich individuell aus und können evtl. länger andauern als im Vergleich zu monolingualen deutschen bzw. türkischen Kindern
  - Übertragungen auf phonologischer Ebene können besonders zu Beginn des Deutscherwerbs (innerhalb der ersten 12 Km.) festgestellt werden, z. B. für Kinder mit Türkisch als Erstsprache: Übernahme der Intonation und des Satzakzentes aus dem Türkischen; Schwierigkeiten der Realisierung des Vokals <e> mit seinen unterschiedlichen Qualitäten; [ts] → [s]; nasales ng als [ng]; Einfügen von Vokalen in dt. Konsonantencluster; Silbenreduktion von wortfinalen dt. Konsonantenclustern (Chilla et al. 2013)

Lexikalische Entwicklung

Wortschatzmengen sind besonders von den Erwerbsbedingungen und vom sozioökonomischen Status abhängig. Der Wortschatz muss in beiden Sprachen erhoben werden. Vergleich mit monolingualen Normen idealerweise nur auf dem konzeptuellen Wortschatz. Je mehr Input in der Einzelsprache, desto größer der Wortschatz und schneller das Erwerbstempo (Hoff et al. 2012). **Sukzessiv-bilinguale Kinder:**

- Lexika bauen sich kultur- und erwerbsumgebungsspezifisch auf
- Wortabruf: der durch die Bilingualität bedingte seltenere Abruf bestimmter Wörter aus der jeweiligen (nicht-dominanten) Einzelsprache kann erschwert sein

Grammatische Entwicklung

Erwerbsdauer, Inputqualität und grammatische Komplexität sind für den Grammatikerwerb bedeutsam. Viele Gemeinsamkeiten in den Erwerbswegen monolingualer, simultan bilingualer und früh sukzessiv bilingualer Kinder in den wesentlichen kerngrammatischen Bereichen des Deutschen (Subjekt-Verb-Kongruenz, Satzstrukturerwerb und V2 im deutschen Hauptsatz).

Sukzessiv-bilinguale Kinder:

- im Bereich des Erwerbs der deutschen Satzstruktur und der SVK Gemeinsamkeiten zum Erstspracherwerb (zahlreiche Spracherwerbsforscher gehen davon aus, dass die gleichen Erwerbsmechanismen und -abläufe wirksam sind wie im Erstspracherwerb, z. B. Meisel 2004)
- Erwerb von Nominal- und Präpositionalphrase und Plural ist besonders stark vom Umfang des Lexikons abhängig und verläuft äußerst heterogen

Sprachentwicklungssituation

Einflussfaktoren der Sprachentwicklungssituation mehrsprachig aufwachsender Kinder:

- Bedingungen der Migration, gesellschaftliche Wertschätzung der zu erwerbenden Sprachen: individuelle Defizitzuschreibung vermeiden, bei der

Bewertung sprachlicher Fähigkeiten auf die sozialen, lebensweltlichen und individuellen Bedingungen achten. Bedingungen der Migration, wie Erwerb der Sprachen im Minderheitenkontext und soziale Schichtzugehörigkeit, können als externe Voraussetzungen die Sprachentwicklung so beeinflussen, dass die Sprachentwicklung beeinträchtigt wird
- fördernde oder hindernde Inputkonstellationen: Eltern sollten auf keinen Fall ermutigt werden, mit ihren Kindern Deutsch zu sprechen, wenn sie selbst nicht über gute Fähigkeiten im Deutschen verfügen. Grundsätzlich ist neben der professionellen Förderung in der Zweitsprache der vollständige – auch schriftsprachliche – Erwerb der Erstsprache zu unterstützen
- Zeitpunkt des Erstkontakts mit der zweiten Sprache, Inputqualität und Inputquantität spielen eine Rolle für den Erfolg der Zweitsprachentwicklung
- mangelnde Spracherfahrungen können zu einer verlangsamten und im Extremfall unvollständigen Entwicklung in beiden Sprachen führen
- für die sprachliche Entwicklung im Schulalter ist es von Vorteil, wenn die Erst- und die Zweitsprache jeweils als Laut- und als Schriftsprache erworben werden

(Kracht 2000)

- Die sprachliche Entwicklung eines mehrsprachig aufwachsenden Kindes kann nicht mit monolingualen Normen gemessen werden (Ausnahme: simultaner Erwerb).
- Ist das Kind in seiner sprachlichen Handlungsfähigkeit eingeschränkt, bedarf es sprachtherapeutischer bzw. pädagogischer Unterstützung. Wichtig ist, dass in diesen Fällen nicht die Mehrsprachigkeit an sich die Ursache einer Sprachentwicklungsstörung ist.

2.10 Erwerb pragmatischer Fähigkeiten

Bettina Achhammer

Pragmatik stellt nach Tomasello (2012) eine wesentliche Grundlage für den Spracherwerb auf allen sprachlichen Ebenen dar. Der Austauschprozess zwischen Kind und Umwelt beginnt nach Bruner (1987) als vorsprachliche Kommunikation. Voraussetzung für effizientes kommunikatives und sprachliches Lernen ist sichere Bindung von Bezugsperson und Kind. Sichere Bindung beruht auf dem gemeinsamen Aufmerksamkeitsfokus und der kontingenten Rückmeldung der Bezugsperson. Sie entsteht in einer wechselseitigen dialogischen Passung, der Interaktion der phylogenetischen Voraussetzungen des Säuglings mit einer responsiven Umwelt (Klann-Delius 1999).

Die Entwicklung pragmatischer Kompetenz ist eine Wechselbeziehung zwischen sprachlichen (Wortschatz, Grammatik, Aussprache) und außersprachlichen Bereichen (Kognition, Emotionalität, Sozialität, Theory of Mind, Motorik). Kommunikative Entwicklungsprozesse sind nicht linear, vielmehr multikausal und komplex. Sie bestehen aus der sich gegenseitig beeinflussenden sprachlichen, kognitiven, sozialen und persönlichen Entwicklung.

Kommunikative Entwicklung vollzieht sich in den Bereichen
- Kommunikationsverhalten und Gesprächsführung,
- Textverarbeitung und Textproduktion,
- Situations- und Kontextverhalten

und umfasst jeweils sowohl intrapersonelle Fähigkeiten (Erkennen/Verstehen) als auch interpersonelle Fähigkeiten (Produzieren/Anwenden; Achhammer et al. 2016).

Erwerb pragmatischer Fähigkeiten nach Achhammer (2014a; ▶ Tab. 2.11)

Maßgebliche Entwicklungsschritte pragmatischer Fähigkeiten

- **ab ca. 3 J.:** grundlegende Diskursfähigkeit
- **ab ca. 4 J.:** Einhaltung der Gesprächskonventionen, z. B. Sprecherwechsel, Entwicklung der Erzählfähigkeit
- **ab ca. 5 J.:** Anpassung an die Bedürfnisse des Gesprächspartners (Präsupposition), Erzählungen mit Planbruch
- **ab ca. 6 J.:** Verstehen nicht-wörtlicher Äußerungen, Reparaturen an Bedürfnissen des Hörers ausgerichtet
- **ab ca. 8 J.:** Verstehen von Metaphern und ironischen Äußerungen

Tab. 2.11 Erwerb pragmatischer Fähigkeiten

Alter	Pragmatisch-kommunikative Fähigkeiten
ab 7. Mon.	Turn-Taking: abwechselndes Spiel zwischen Kind und Bezugsperson; vokalische Äußerungen im Wechsel
ab 8. Mon.	intentionale Gesten
ab 9. Mon.	• referenzieller Blickkontakt • Handlungen/Objekte einfordern
ab 10. Mon.	• Befolgen von Aufforderungen • Antworten auf Fragen • Einleiten einer Interaktion
ab 13. Mon.	Hinlenken von Aufmerksamkeit auf eigene Person, Ereignisse, Objekte oder andere Personen
ab 14. Mon.	verlangt nach Objekten, Verhaltensweisen, Informationen
ab 15. Mon.	• Grüßen durch: Hand hinhalten und Lautieren, Winken, auf jemanden zugehen, ihn umarmen • Geben, Zeigen; handlungsbegleitendes Sprechen
ab 16. Mon.	sprachlicher Ausdruck von Intentionen
ab 17. Mon.	Angabe von Information durch: Abgeben von Objekten, Zeigen und Hinweisen auf Objekte, Personen; an die Hand nehmen
ab 18. Mon.	Antwort auf Fragen mit ja/nein durch: Kopfnicken, Lautieren; Gegenstand austauschen; Absichten und Gefühle ausdrücken
ab 21. Mon.	• um Hilfe bitten, Ereignisse beschreiben, Fragen stellen • bei fremdinitiierter Reparatur: Wiederholung der eigenen Äußerung
ab 2 J.	• Auffordern zur Wiederholung von Äußerungen oder Handlungen gestisch, durch Blickkontakt oder sprachlich „mehr", „haben" • Reparatur (fremdinitiiert): unspezifisches Nachfragen • Reparatur (eigeninitiiert): Modifizierung der eigenen Äußerung • Ausdruck von Besitz: durch „auf sich selbst zeigen" oder sprachlich durch „mein" oder „ich"; Informationen geben • Ortsangabe (Person, Objekt): z. B. durch Zeigen auf einen Stuhl zum Hinsetzen oder sprachlich durch „hier" und „da" • Handlungsanweisungen/Kommentare: sprachlich

Tab. 2.11 Erwerb pragmatischer Fähigkeiten *(Forts.)*

Alter	Pragmatisch-kommunikative Fähigkeiten
ab 3 J.	• Gespräche führen • Markierung neuer Information am Satzanfang
ab 4 J.	• Missverständnisse sprachlich klären: „warum", „wieso" • Einhalten von Gesprächskonventionen, z. B. Sprecherwechsel • Dialogeröffnung • Entwicklung Erzählfähigkeit im engeren Sinne • Markierung neuer Information durch indefinite Artikel • erste Anpassung der Äußerung an die Bedürfnisse des Kommunikationspartners
ab 5 J.	• Höflichkeitsfloskeln • Anredeformeln • Äußerung von verbalen Bitten • Überredungstechniken • kompetente Fähigkeit zum Turn-Taking • Etablierung eines Planbruchs in Erzählungen • kompetente kommunikative Anpassung an die Bedürfnisse des Kommunikationspartners
ab. 6/7 J.	• Vereinbarungen treffen • Turn-Taking auch am Telefon • Verstehen nicht-wörtlicher Äußerungen • gezielte Reparaturen an Bedürfnissen des Hörers ausgerichtet • zunehmender Einsatz vielfältiger Kohäsionsmittel
ab 8 J.	• Unterscheidung wörtlicher und nicht-wörtlicher Bedeutung von Ironie • Verstehen von Metaphern • Erwerb kausaler, temporaler und adversaler Konjunktionen

Literatur

Achhammer B. Pragmatisch-kommunikative Fähigkeiten fördern. Grundlagen und Anleitungen für die Sprachtherapie in der Gruppe. 1. Aufl. München [u. a.]: Reinhardt, 2014a.

Achhammer B, Büttner J, Sallat S, Spreer M. Pragmatische Störungen im Kindes- und Erwachsenenalter. 1. Aufl. Stuttgart: Thieme, 2016.

Aichert I, Marquardt C, Ziegler W. Frequenzen sublexikalischer Einheiten des Deutschen: CELEX-basierte Datenbanken. Neurolinguistik 2005; 19:55–81.

Aitchison J. Words in the mind. Oxford: Blackwell Publishers, 1994.

Armon-Lotem S, deJong J, Meir N (eds.). Assessing Multilingual Children. Bristol: Multilingual Matters, 2015.

Autorengruppe Bildungsberichterstattung. Bildung in Deutschland 2018. Ein indikatorengestützter Bericht mit einer Analyse zu Wirkungen und Erträgen von Bildung. https://www.bildungsbericht.de/de/bildungsberichte-seit-2006/bildungsbericht-2018/pdf-bildungsbericht-2018/bildungsbericht-2018.pdf (letzter Zugriff: 14.09.2021).

Bartke S. Experimentelle Studien zur Flexion und Wortbildung. Tübingen: Niemeyer, 1998.

Bates E, MacWhinney B. Language universals, individual variation, and the competition model. In: MacWhinney B (ed.). Mechanisms of Language acquisition. Hillsdale, NJ: Lawrence Erlbaum Association, 1987.

Bruner J. Wie das Kind sprechen lernt. Bern: Huber, 1987.

Bußmann H. Lexikon der Sprachwissenschaft. Stuttgart: Kröner, 1990.

Chilla S. Erstsprache, Zweitsprache, Spezifische Sprachentwicklungsstörung? Eine Untersuchung des Erwerbs der deutschen Hauptsatzstruktur durch sukzessiv-bilinguale Kinder mit türkischer Erstsprache. Dr. Kovac, Hamburg: Dr. Kovac, 2008.

Chilla S. Mehrsprachige Entwicklung. In Sachse S, Bockmann A-K, Buschmann A: Sprachentwicklung. Entwicklung – Diagnostik – Förderung im Kleinkind- und Vorschulalter. Heidelberg: Springer. 2020: 109–130.

Chilla S, Rothweiler M, Babur E. Kindliche Mehrsprachigkeit. Grundlagen – Störungen – Diagnostik. München: Ernst Reinhardt, 2013 (2. A.).
Chomsky N. Knowledge of Language. New York: Praeger, 1986.
Clahsen H. Die Profilanalyse. Berlin: Marhold, 1986.
Clahsen H. Normale und gestörte Kindersprache. Amsterdam: Benjamins, 1988.
Clahsen H, Eisenbeiss S, Penke M. Underspecification and lexical learning in early child grammars. In: Clahsen H, Hawkins R (eds.). Generative Approaches to First and Second Language Acquisition. Amsterdam: Benjamins, 1996. p. 129–159.
Clark E. The lexicon in acquisition. Cambridge: Cambridge University Press, 1995.
Conboy B. Neuroscience research: How experience with one or more languages affects the developing Brain. In: state advisory council on early learning and care (Hrsg) California's Best Practices for Young Dual Language Learners. Research Overview Papers. California Department of Education, Sacramento, 2013.
Crain S, Lillo-Martin D. An Introduction to Linguistic Theory and Language Acquisition. Malden, MA & Oxford, Blackwell, 1999.
Curtiss S. Genie: A psycholinguistic study of a modernday „wild child". New York: Academic Press, 1977.
Davis B L, Bedore L M. An emergence approach to speech acquisition: Doing and knowing. New York: Psychology Press, 2013.
Eisenbeiss S. Kasus und Wortstellungsvariation im deutschen Mittelfeld. Theoretische Überlegungen und Untersuchungen zum Erstspracherwerb. In: Haftka B (Hrsg.). Was determiniert Wortstellungsvariation? Opladen: Westdeutscher Verlag, 1994. S. 277–298.
Falk S. Phonische Basisqualifikation. In: Ehlich K, Bredel U & Reich H H (Hrsg), Referenzrahmen zur altersspezifischen Sprachaneignung. Berlin: BMBF, 2008.
Fikkert P, Penner Z, Wymann K. Das Comeback der Prosodie. L.O.G.O.S. Interdisziplinär 1998; 6:84–97.
Fox A, Dodd B. Der Erwerb des phonologischen Systems in der deutschen Sprache. Sprache – Stimme – Gehör 1999; 23:183–191.
Fox-Boyer AV. Aussprachestörungen im Deutschen. In: Fox-Boyer A. (Hrsg.). Handbuch Spracherwerb und Sprachentwicklungsstörungen. Kindergartenphase. München: Elsevier 2014, S. 41–54.
Fox-Boyer A. Kindliche Aussprachestörungen. Erwerb – Differentialdiagnostik – Therapie. 7. Aufl. Idstein: Schulz-Kirchner, 2016a.
Fox-Boyer, A. TROG-D, Test zur Überprüfung des Grammatikverständnisses. Idstein: Schulz-Kirchner, 7. Aufl. 2016b.
Fox-Boyer A, Glück CW, Elsing C, Siegmüller J. Erwerb von Phonologie, Lexikon und Grammatik bei Kindern im Alter von 3;0–4;11 Jahren. In: Fox-Boyer AV (Hrsg.). Handbuch Spracherwerb und Sprachentwicklungsstörungen. Kindergartenalter. München: Elsevier, 2014, S. 3–24.
Fox-Boyer A, Neumann C. Der Erwerb der Konsonantenverbindungen im Deutschen und deren klinischen Implikationen. Vortrag auf dem dbl-Jahreskongress 26.–28.5.2016 Bielefeld.
Fox-Boyer A, Schäfer B. Die phonetisch-phonologische Entwicklung von Kleinkindern. In Sachse S: Handbuch Spracherwerb und Sprachentwicklungsstörungen. Kleinkindphase. München: Elsevier, 2015, S. 39–62.
Freiberger EM. Morphonotaktik im Erstspracherwerb der Deutschen. Wiener Linguistische Gazette 2007; 74:1–23.
Ganger J, Brent MR. Reexamining the vocabulary spurt. Developmental Psychology 2004, 40, 621–632.
Gawlitzek-Maiwald I, Tracy R. Bilingual Bootstrapping. Linguistics 1996; 34:901–926.
Gerken, L. Nine-month-olds extract structural principles required for natural language. Cognition2004, 93, B89-B96.
Grassegger H. Phonetik Phonologie. 5. überarb. Auflage. Idstein: Schulz-Kirchner-Verlag, 2016.
Grimm, H. Störungen der Sprachentwicklung. 2., überarb. Aufl. Göttingen: Hogrefe, 2003.
Grimm H, Weinert S. Sprachentwicklung. In: Oerter R, Montada E. (Hrsg.): Entwicklungspsychologie. Weinheim: Psychologie Verlags Union, 2002. S. 517–550.
Haberzettl S. Der Erwerb der Verbstellungsregeln in der Zweitsprache Deutsch durch Kinder mit russischer und türkischer Muttersprache. Tübingen: Niemeyer, 2005.
Hamann C, Penner Z, Lindner K. German inpaired grammar: the clause structure revisited. Language Acquisition 1998, 7, 193–245.

Hirsh-Pasek K, Golinkoff RM. The Origins of Grammar. Evidence from Early Language Comprehension. Cambridge, MA: MIT Press, 1996.
Hoff E, Core C, Place S, Rumiche R, Senor M. Parra M (2012). Dual language exposure and early bilingual development. J. Child Lang 29(1), 1–27.
Höhle B, Bijeljac-Babic R, Herold B, Weissenborn J & Nazzi T. Language specific prosodic preferences during the first half year of life: evidence from German and French infants. Infant Behavior & Development, 2009; 32(3), 262–274. doi:10.1016/j.infbeh.2009.03.004 (letzter Zugriff: 05.07.2021).
Höhle B, Bijeljac-Babic R, Nazzi T. Variability and stability in early language acquisition: Comparing monolingual and bilingual infants' speech perception and word recognition. Bilingualism: Language and Cognition, 2020; 23(1), 56–71. doi:10.1017/S1366728919000348 (letzter Zugriff: 05.07.2021).
Hollich GJ, Hirsh-Pasek K, Golinkoff R, in collaboration with Brand R, Brown E, Chung HL, Hennon E, Rogroi C. Breaking the language barrier: an emergentist coalition model of the origins of word learning. Monographs of the Society for Research in Child Development 2000a; 65.
Hollich G, Hirsh-Pasek K, Tucker M L & Golinkoff R M. The Change is Afoot: Emergentist Thinking in Language Acquisition. In: Anderson, P B (Ed.). Downward Causation. Aarhus: Aarhus University Press, 2000b.
Holzgrefe-Lang J, Wellmann C, Höhle B, Wartenburger I: Infants' Processing of Prosodic Cues: Electrophysiological Evidence for Boundary Perception beyond Pause Detection. Language and Speech 2018, 61(1) 153–169.
Jungheim M, Miller S, Kühn D, Ptok M (2014). Prosodie, Inputsprache und Spracherwerb. HNO 62:249–253.
Karmiloff K, Karmiloff-Smith A. Pathways to language. Cambridge: Harvard University Press, 2001.
Kauschke C. Kindlicher Spracherwerb im Deutschen: Verläufe, Forschungsmethoden, Erklärungsansätze. Berlin et al.: de Gruyter, 2012.
Kauschke C, Siegmüller J. Der patholinguistische Ansatz in der Therapie von Sprachentwicklungsstörungen im Überblick. Logos 2017, 25/4. 464–475.
Klann-Delius G. Spracherwerb. Stuttgart/Weimar: Metzler Verlag, 1999.
Kracht A. Migration und kindliche Zweisprachigkeit. Interdisziplinarität und Professionalität sprachpädagogischer und sprachbehindertenpädagogischer Praxis. Münster: Waxmann, 2000.
Kubaschk L, Fox-Boyer A, Klann J. Die Stimulierbarkeit isolierter Phone im Deutschen bei 2;5–4,0 jährigen Kindern. Sprache Stimme Gehör 2015, 39, S1: S5–6.
Kuhl PK. Early language acquisition: cracking the speech code. Nature Reviews: Neuroscience, 2004; 5(11), 831–843. doi:10.1038/nrn1533.
Kuhl P K, Conboy B T, Coffey-Corina S, Padden D, Rivera-Gaxiola M & Nelson T (2008). Phonetic learning as a pathway to language: new data and native language magnet theory expanded (NLM-e). Phil. Trans. R. Soc. B 363, 979–1000. doi:10.1098/rstb.2007.2154 (letzter Zugriff 17.06.2021).
Lang S, Willmes K, Marschik PB, Zhang D, & Fox-Boyer A. Prelexical phonetic and early lexical development in German-acquiring infants: canonical babbling and first spoken words. Clinical Linguistics & Phonetics, 2020; 1–16. doi:10.1080/02699206.2020.1731606 (letzter Zugriff: 05.07.2021).
Lee C C, Jhang Y, Relyea G, Chen L M & Oller D K (2018). Babbling development as seen in canonical babbling ratios: a naturalistic evaluation of all-day recordings. Infant Behavior and Development, 50, 140–153. doi:10.1016/j.infbeh.2017.12.002 (letzter Zugriff: 05.07.2021).
Lenneberg EH, Lenneberg E (Hrsg.). Foundations of Language Development. A Multidisciplinary Approach. Vol. 1. New York et al.: Academic Press, 1975.
Lenzen M, Riehemann St, Ulrich T. Bedarfsanalyse zur Genusförderung von Schülern – eine Fragebogenerhebung mit Lehrkräften im Förderschwerpunkt Sprache. Forschung Sprache 2021/1:3–20.
Leonard LB. Phonological impairment. In: Fletcher P, MacWhinney B (eds). The Handbook of Child Language. Oxford: Blackwell, 1995. p. 573–602.
Markmann E. Constraints on word meaning in early language acquisition. In: Gleitman LR, Landau B (eds.). The acquisition of the lexicon. Cambridge: MIT Press (Lingua 92), 1994. pp. 199–227.
McCune L, Vihman M M (2001). Early phonetic and lexical development: a productivity approach. Journal of Speech, Language, and Hearing Research, 44(3), 670–684. doi:10.1044/1092-4388(2001/054) (letzter Zugriff: 05.07.2021).

McGillion M, Herbert J S, Pine J, Vihman M M, dePaolis R, Keren-Portnoy T, et al. (2017). What paves the way to conventional language? The predictive value of babble, pointing, and socioeconomic status. Child Development, 88(1), 156–166. doi:10.1111/cdev.12671 (letzter Zugriff: 05.07.2021).
Meisel J. The bilingual child. In: Bhatia TK, Ritchie WC (eds.). The handbook of bilingualism. Malden, Oxford: Blackwell, 2004. p. 91–113.
Morgan L, Wren Y E (2018). A systematic review of the literature on early vocalizations and babbling patterns in young children. Communication Disorders Quarterly, 40(1), 3–14. doi:10.1177/1525740118760215 (letzter Zugriff: 05.07.2021).
Mugdan J. Flexionsmorphologie und Psycholinguistik. Tübingen: Narr, 1977.
Murphy G L. The big book of concepts. Cambridge, MA: Bradford Book, MIT, 2002.
Niedeggen-Bartke S. The Default-Rule, Sub-regularities, and Irregulars in the Morphology of German Williams Syndrome. Paper presented at the Boston University Conference on Child Language Acquisition, November 2001.
Oller D K. The emergence of the speech capacity. Mahwah, NJ: Lawrence Erlbaum Associates, 2000.
Ruberg T. Diagnostische Aspekte des Genuserwerbs ein- und mehrsprachiger Kinder. Forschung Sprache 2015/2: 22–40.
Patel R, Brayton J. Identifying Prosodic Contrasts in Utterances Produced by 4, 7, and 11 Year Old Children. In: Journal of Speech Language and Hearing Research, 2009; 52(3), 790–802.
Penner Z. Phonologische Entwicklung: Eine Übersicht. In: Grimm H (Hrsg.). Sprachentwicklung. Enzyklopädie der Psychologie. Göttingen: Hogrefe, 2000. S. 105–139.
Penner Z, Fischer A, Krügel C. Von der Silbe zum Wort. Troisdorf: Bildungsverlag EINS, 2006a.
Penner Z, Fischer A, Krügel C. Von der Silbe zum Wort: Rhythmus und Wortbildung in der Sprachförderung. Troisdorf: Bildungsverlag EINS, 2006b.
Penner Z, Kölliker-Funk M. Therapie und Diagnose von Grammatikerwerbsstörungen. Luzern: Schriftenreihe des Heilpädagogischen Seminars Zürich, 1998.
Piaget J. Sprechen und Denken des Kindes. Düsseldorf: Pädagogischer Verlag Schwann, 1982.
Piske T. Artikulatorische Muster im frühen Laut- und Lexikonerwerb. Tübingen: Gunter Narr Verlag, 2001.
Rohlfing KJ. Frühe Sprachentwicklung. Tübingen: Narr Francke Attempo, 2019.
Rothweiler M. The Acquisition of V2 and Subordinate Clauses in Early Successive Aquisition of German. In: Lleó C (eds.). Interfaces in Multilingualism. Acquisition, Representation, and Processing. Benjamins, Amsterdam: Benjamins, 2006. p. 91–113.
Rothweiler M, Meibauer J. Das Lexikon im Spracherwerb – ein Überblick. In: Meibauer J, Rothweiler M (Hrsg.). Das Lexikon im Spracherwerb. München: Francke (UTB), 1999. S. 9–31.
Sachse S (Hrsg.). Handbuch Spracherwerb und Sprachentwicklungsstörungen. Kleinkindphase. München: Elsevier, 2015.
Schäfer B, Fox AV. Der Erwerb der Wortproduktionskonsequenz bei Zweijährigen: ein Mittel zur Früherkennung von Aussprachestörungen? Sprache, Stimme, Gehör 2006; 30:186–192.
Schröder C, Höhle B. Prosodische Wahrnehmung im frühen Spracherwerb. Sprache, Stimme, Gehör 2011, 35, 130–136.
Schründer-Lenzen A. (Hrsg.). Risikofaktoren kindlicher Entwicklung. Migration. Leistungsangst und Schulübergang. Wiesbaden: Verlag für Sozialwissenschaften, 2006.
Schulz P, Tracy R. LiSe-DaZ. Linguistische Sprachstandserhebung – Deutsch als Zweitsprache. Göttingen: Hogrefe, 2011.
Siegmüller, J. Emergenzorientierte Grammatiktherapie auf der Grundlage der PLAN: Erste Ergebnisse des DYSTEL-Projektes. In: Fritzsche, T., Meyer, C.B., Adelt, A., Roß, J., (Hrsg.), Spektrum Patholinguistik 2013; 6:5–45.
Siegmüller J, Kauschke C. Patholinguistische Therapie bei Sprachentwicklungsstörungen. München: Elsevier, 2006.
Siegmüller J, Kauschke C (Hrsg.). Materialien zur Therapie nach dem Patholinguistischen Ansatz – Lexikon und Semantik. München: Elsevier, 2016.
Siegmüller J, Kauschke C, van Minnen S, Bittner D. Test zum Satzverstehen von Kindern (TSVK). München: Elsevier, 2010.
Skinner BF. Verbal Behavior. Englewood Cliffs, NJ: Prentice-Hall, 1957.
Spreer, M. (2012). Prosodie und Sprachentwicklungsstörungen. Sprachverarbeitungsleistungen von Kindern mit SSES am Beispiel des Merkmals „Pause". Köln: ProLog-Verlag.

Stern C, Stern W. Die Kindersprache. Darmstadt: Wissenschaftliche Buchgesellschaft, 1928/1965.
Stoel-Gammon C. Prespeech and early speech development of two late talkers. First Language, 1989, 9, 207–224.
Stoel-Gammon C. Relationships between lexical and phonological development in young children. Journal of Child Language, 2011; 38(1), 1–34. doi:10.1017/S0305000910000425 (letzter Zugriff: 05.07.2021).
Szagun G. Sprachentwicklung beim Kind. 5. aktualisierte Auflage. Weinheim: Beltz, 2013.
Ternes E. Einführung in die Phonologie. Darmstadt: Wissenschaftliche Buchgesellschaft, 1987.
Thoma D, Tracy R. Deutsch als frühe Zweitsprache. Zweite Erstsprache? In: Ahrenholz B (Hrsg.). Kinder mit Migrationshintergrund. Spracherwerb und Fördermöglichkeiten. Fillibach, Freiburg i. B.: Fillibach, 2006. S. 58–79.
Thomé G. Orthographieerwerb: qualitative Fehleranalysen zum Aufbau der orthographischen Kompetenz. Frankfurt am Main: Lang, 1999.
Thomé G. Lese-Rechtschreib-Schwierigkeiten (LRS) und Legasthenie. Weinheim: Beltz, 2004.
Tomasello M. Do young children have adult syntactic competence? Cognition 2000; 74:209–253.
Tomasello M. The usage-based theory of language acquisition. In: Bavin, E. L. (eds.) The Cambridge handbook of child language. Cambridge University Press, New York, 2012, 69–87.
Vihman M M. Phonological development: the first two years (2nd ed.). Malden, MA: Wiley-Blackwell, 2014.
von Suchodoletz W (Hrsg.). Sprachentwicklungsstörung und Gehirn. Stuttgart: Kohlhammer, 2001a.
von Suchodoletz W. Hirnorganische Repräsentation von Sprache und Sprachentwicklungsstörungen. In: von Suchodoletz W (Hrsg.). Sprachentwicklungsstörung und Gehirn. Stuttgart: Kohlhammer, 2001b. S. 27–69.
Wegener H. Der, die, das? Genuszuweisung und Genusmarkierung im natürlichen DaZ-Erwerb durch Kinder aus Polen, Rußland und der Türkei. In: Küper C (Hrsg.). Deutsch als Fremdsprache. Berlin: Arbeitspapiere zur Linguistik 1993; 29:81–114.
Weinert S. Sprach- und Gedächtnisprobleme dysphasisch-sprachgestörter Kinde: sind rhythmisch-prosodische Defizite eine Ursache? In: Müller, K. & Aschersleben, G. (Hrsg.). Rhythmus. Ein interdisziplinäres Handbuch. S. 255–283. Bern: Huber, 2000.
Weissenborn J, Höhle B, Kiefer D, Cavar D. Children's sensitivity to word-order violations in German: evidence for very early parameter-setting. Somerville, MA: Cascadilla Press, 1998.
Weissenborn J. Der Erwerb von Morphologie und Syntax. In: Grimm H (Hrsg.). Sprachentwicklung. Enzyklopädie der Psychologie. Göttingen: Hogrefe, 2000. S. 139–167.
Wells B, Peppé S. Intonation within a psycholinguistic framework. In: Stackhouse, J. & Wells, B. (Hrsg.), Children's Speech and Literacy Difficulties 2. Identification and Intervention (366–395). London: Whurr Publishers, 2001.
Werker J F. Perceptual beginnings to language acquisition. Applied Psycholinguistics, 2018, 39(4), 703–728. doi:10.14288/1.0387228 (letzter Zugriff 17.06.2021).
Werker J F, Hensch T K. Critical periods in speech perception: new directions. Annual Review of Psychology, 2015, 66, 173–196. doi:10.1146/annurev-psych-010814-015104 (letzter Zugriff 17.06.2021).
Weyerts H, Clahsen H. Netzwerke und symbolische Regeln im Spracherwerb. Linguistische Berichte 1994; 154:420–460.
Wiese R. Phonology of German. Oxford: Oxford University Press, 2000.

2

3 Sprachentwicklungsstörungen (SES)

3.1 Einleitung

Julia Siegmüller, Irmhild Kaiser

Ausgehend von der Diskussion im englischsprachigen Raum hinsichtlich der Terminologie zu Sprachentwicklungsstörungen (Bishop et al. 2016; Bishop et al. 2017) sowie den Diskussionen in Deutschland über die Termini umschriebene Sprachentwicklungsstörung (USES) sowie spezifische Sprachentwicklungsstörung (SSES; Reilly et al. 2014), wird auch im deutschsprachigen Raum über eine neue Definition und Terminologie von SES diskutiert. Hierbei soll es zu einer Prüfung der Einheitlichkeit sowie einer Aktualisierung mit ggf. einer Anpassung dieser kommen. Ziel ist es, eine einheitliche Nomenklatur aller involvierten Disziplinen zu erreichen. Im englischsprachigen Raum wurde im Zuge der Diskussion der Begriff „*Specific Language Impairment (SLI)*", im Deutschen „Spezifische Sprachentwicklungsstörung", durch „*Developmental Language Disorder (DLD)*" ersetzt sowie der Begriff „*Language Disorder associated with X*" für eine Sprachentwicklungsstörung im Rahmen einer Komorbidität.

3

Momentan werden in Deutschland zwei Empfehlungen ausgesprochen:

- Zum einen die Verkürzung von SSES/USES zu SES, um den Fokus dahingehend zu schärfen, dass es sich nicht um „*eine selektive, auf Sprache beschränkte Problematik handeln muss*" (Kauschke und Vogt 2019). Weiterführend wäre dann der Vorschlag zu „SES assoziiert mit X" für Kinder mit einer auftretenden Komorbidität.
- Zum anderen empfehlen Scharff Rethfeldt und Ebbels (2019) den Oberbegriff der „Sprachstörung", der dann bei einer vorhandenen zusätzlichen Komorbidität zu dem Terminus „Sprachstörung bei Komorbidität X" führt. Bei keiner vorliegenden Komorbidität erfolgt der Terminus „Sprachentwicklungsstörung".

Die weitere Konsensfindung in Deutschland wird mittels einer Delphi-Studie umgesetzt und befindet sich zum Zeitpunkt des Drucks in der zweiten Erhebungsphase. Für einen aktuellen Stand der Konsensfindung s. www.giskid.eu.

Aus diesem Grund werden in den vorliegenden Kapiteln die bekannte Terminologie und Definition von SES verwendet, bis die Terminologiedebatte abgeschlossen ist. Sprachentwicklungsstörungen (SES) treten als Untergruppe kindlicher Sprachstörungen auf (▶ Abb. 3.1). Es ist kein Störungsbeginn erkennbar, d. h. SES beeinflussen die kindliche Entwicklung von Beginn an. Eine Untergruppe der SES-Kinder zeigen geringe, unspezifische, hirnorganische Veränderungen, die sich auf verschiedenen Funktions- und Strukturebenen ausprägen (von Suchodoletz 2001; ▶ Abb. 3.1).

Diagnose Sprachentwicklungsstörung erfolgt ab einem Alter von 3 J.

Umschriebene Sprachentwicklungsstörung (USES)

Auch: Spezifische Sprachentwicklungsstörung (SSES)

Diagnose bei primär sprachlicher Störungsursache und -ausprägung (keine erkennbare Ursachenerkrankung), damit keine Definition eines Leitsymptoms, welches die USES direkt identifizierbar machen würde (Siegmüller 2014a). Diagnose erfolgt i. d. R. als Ausschlussdiagnose, wobei folgende Faktoren als primäre Störungsursachen ausgeschlossen werden müssen:

- sensorische Schädigungen
- schwerwiegende neurologische Schädigungen
- emotionale Schädigungen
- kognitive Schädigungen, z. B. geistige Behinderungen (nicht-sprachliche Testintelligenz im Normalbereich, d. h. mind. IQ 85; Grimm 2012)

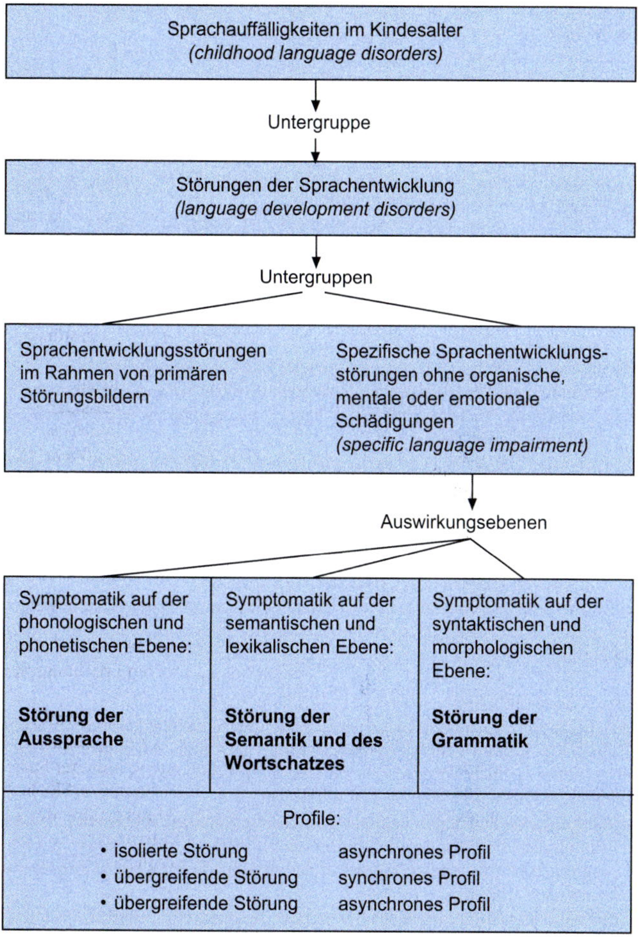

Abb. 3.1 Klassifikation von Sprachentwicklungsstörungen [R370]

Die Ausschlussdiagnose wird vermehrt als sehr lose kritisiert: es kann weder sichergestellt werden, dass Kinder mit einer anderen Störung als einer USES erfasst werden, noch kann die USES so als homogene Gruppe definiert werden (Marinis 2011; Kauschke 2012).
Darüber hinaus wird infrage gestellt, ob Kinder mit USES wirklich keine Defizite in nicht-linguistischen Bereichen haben dürfen. Probleme beim Symbolspiel oder in Wahrnehmungsbereichen sind häufig (Bishop und Snowling 2004).

Entwicklungsprofile der Umschriebenen Sprachentwicklungsstörung

Chronologie

- verspäteter Spracherwerbsbeginn, verlangsamter Spracherwerb, v. a. zu Beginn verlangsamter Lexikonerwerb, im frühen Stadium als Late Talker bezeichnet (▶ Kap. 3.2.1; Kauschke 2012)
- im Kindergartenalter typischerweise Verlagerung zu formalen (phonologischen bzw. grammatischen, v. a. syntaktischen) Anteilen (Paul 2000)
- im Vorschulalter häufiges Auftreten von Wortfindungsstörungen, oft mit Übergang in Lese-Rechtschreib-Probleme
- Aufholeffekte ohne Therapie werden nach 3;0 J. kaum noch beobachtet (Paul 2000)

Profile

- Sprachproduktion stärker betroffen als Sprachrezeption (▶ Kap. 3.2.1; Grimm 2012)
- Profile sind unterschiedlich und entwickeln sich im Vorschulalter
- ebenenübergreifende Störungen häufiger als isolierte (Kauschke 2012)
- Profile weisen synchrone oder asynchrone Ausprägung auf den unterschiedlichen sprachlichen Ebenen auf
- Symptome sind als ein Verharren auf Zwischenstrukturen bzw. auf früheren Entwicklungsstufen beschreibbar (Kauschke 2012)

USES äußert sich als Verzögerung (verlangsamte Entwicklung) oder Stagnation (Entwicklungsstillstand; Leonard 1998). Kinder mit verlangsamter Entwicklung fallen auf Dauer immer weiter hinter ihre Altersgruppe zurück. Häufig v. a. bei Kindern mit lexikalischen Profilen oder Gedächtnisstörungen.
Kinder mit Stagnationen stehen über längere Zeiträume in der Entwicklung still (Siegmüller 2013). Häufig bei syntaktischen oder phonologischen Störungsausprägungen.

Ältere Kinder mit USES

Ältere USES-Kinder können in der Vorschulzeit verschiedene Schwerpunktprofile ausbilden, die sich im Laufe der Grundschulzeit als stabile Störungstypen herausstellen. Jede sprachliche Ebene kann isoliert oder in Kombination mit jeder anderen sprachlichen Ebene betroffen sein (▶ Abb. 3.1).

- übergreifende Störungen häufiger als isolierte: Kombinationen von Phonologie-Phonetik, Lexikon-Semantik und Syntax-Morphologie. Auch pragmatische Störungen können mit den verschiedenen Ausprägungsebenen kombiniert auftreten
- neue Störungskomponente im Bereich der Textverarbeitung (Bishop und Donlan 2005; Botting 2002; Siegmüller et al. 2011)
- zunehmende Festigung des Ausprägungsprofils (Conti-Ramsden und Botting 1999)
- Spätprofil der SES auch noch bei Jugendlichen und Erwachsenen mit SES-Diagnose in der Kindheit nachweisbar; SES beeinflusst weiterhin nachhaltig Wortabruf-, Lese- und Textverarbeitungsleistungen sowie syntaktische Fähigkeiten (Wetherell et al. 2007; Ringmann, Bartels und Siegmüller 2011)

Diagnostik der Umschriebenen Sprachentwicklungsstörung

Die Arbeitsgemeinschaft der wissenschaftlichen medizinischen Fachgesellschaften hat 2011 eine interdisziplinäre S2k-Leitlinie (zum momentanen Zeitpunkt nicht mehr aktuell) herausgegeben. Diese nimmt Bezug zur Profilerfassung in der Diagnostik:

- Erfassung von Symptomen
- Ermittlung von Störungsschwerpunkten und Profil der Störung
- Trennung von therapiepflichtigen Störungen und förderungsbedürftigen Auffälligkeiten
- Verwendung von reliablen Testverfahren

3.2 Frühe Sprachauffälligkeiten

Christina Kauschke

3.2.1 Late Talker/Sprachentwicklungsverzögerung

Als **Late Talker** (LT) werden Kinder mit verspätetem Sprechbeginn bezeichnet. Mit 24 Mon. ist der produktive Wortschatz eingeschränkt (unterhalb der 10. Perzentile) und es werden noch keine Wortkombinationen produziert. Der Wortschatzumfang mit 24 Mon. wird meist über Elternfragebögen ermittelt. Häufig wird ein Wortschatzumfang von ca. 50 Wörtern als kritische Grenze angegeben, dieser Wert ist jedoch abhängig vom verwendeten Befragungsverfahren.
Als LT werden Kinder unter 3 Jahren bezeichnet, bei denen keine Auffälligkeiten in anderen Entwicklungsbereichen (z. B. nonverbale kognitive Beeinträchtigungen, Hörprobleme oder andere erkennbare Primärbeeinträchtigungen) vorliegen, die die Sprachauffälligkeit verursachen.
In der AWMF-Leitlinie (de Langen-Müller et al. 2012) zur Diagnostik von Sprachwicklungsstörungen wird für Kinder mit einer LT-Symptomatik auch der Begriff der „**Sprachentwicklungsverzögerung**“ (SEV) verwendet. Die Bezeichnungen LT und SEV werden nur bis zum Alter von 36 Mon. gebraucht!
Sprachentwicklungsverzögerungen können daneben auch ein frühes Anzeichen für umfassendere Beeinträchtigungen sein (▶ Kap. 7), diese sind jedoch nicht Gegenstand dieses Kapitels.
Der Anteil von Late Talkers an der Gesamtpopulation 2-jähriger Kinder beträgt ca. 15 %.

Symptomatik und Verlauf

Eigenschaften von Late Talkers bis zu 2 J. (Desmarais et al. 2008; Hachul 2015)

Im 1. Lj.:

- ggf. auffällige Schreimuster; vermindertes, verspätetes oder ausbleibendes kanonisches Babbeln (Wermke 2008)
- ggf. Einschränkungen in der frühen Sprachperzeption (Junge et al. 2012)

Im 2. Lj.:

- verspätete gestische Kommunikation, v. a. verspätete Produktion von Zeigegesten zu Anfang des 2. Lj. (Lüke 2019)
- ggf. verspätete Produktion der ersten Wörter
- verspätet einsetzender oder ausbleibender Vokabularspurt
- auffällige Wortschatzkomposition ab 18 Mon.: weniger Nomen und Verben, mehr personal-soziale und relationale Wörter (Lüke et al. 2017)
- Meilensteine werden nicht im erwarteten Altersrahmen erreicht
- Rückstand in der produktiven Lexikonentwicklung im Alter von 24 Mon.
- Beeinträchtigungen des Wortverständnisses möglich (nicht zwingend)
- eingeschränkte phonologische und prosodische Fähigkeiten (Konsonanteninventar, Wort- und Silbenstrukturen)
- ausbleibende, verspätete oder geringe Produktion von Wortkombinationen

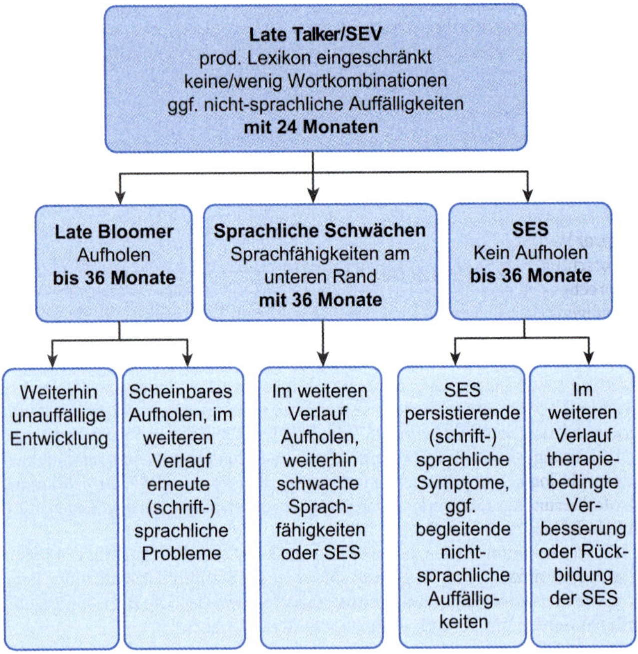

Abb. 3.2 Entwicklung von Late Talkers: Schaubild [L157]

- Verzögerungen im Symbolspiel und in den Kategorisierungsfähigkeiten möglich

Meilensteine des ungestörten Lexikonerwerbs im 2. Lj.
- erste Wörter mit ca. 12–13 Mon.
- ab ca. 18 Mon. Wortschatzspurt
- Beginn der Produktion von Wortkombinationen ab ca. 18 Mon.
- hohe interindividuelle Variation ist zu beachten

Verlauf im 3. Lj.

Im Laufe des 3. Lj. kann die Sprachentwicklung eines LT unterschiedliche Richtungen einschlagen (▶ Abb. 3.2):
- *Late Bloomer* („Spätzünder“): ca. ⅓ der LT holt Defizite bis zum Erreichen des 3. Geburtstages auf, anschließend meist weitgehend unauffällige Sprachentwicklung. Forschungslage zum genauen Prozentsatz der Aufholer ist uneinheitlich
- Die restlichen Kinder (ca. ⅔) zeigen ab dem 3. Geburtstag sprachliche Auffälligkeiten, entweder in Form von schwachen Sprachleistungen oder einer Sprachentwicklungsstörung (SES)

> **!** Nicht alle LT entwickeln eine SES, aber die meisten Kinder mit SES gehen aus der Gruppe der LT hervor. Die frühe lexikalische Verzögerung ist deshalb als Risiko für eine spätere Sprachentwicklungsstörung zu werten (Kühn, Sachse und von Suchodoletz 2016).
> Die Wahrscheinlichkeit für Sprachauffälligkeiten im Vorschulalter ist bei LT gegenüber sprachunauffälligen Kindern um das **20-fache** erhöht (Kühn und von Suchodoletz 2009)!

Weiterer Verlauf

Im Vorschulalter entwickelt sich das Lexikon weiter und erreicht meist einen altersentsprechenden Umfang. Es verbleiben v. a. grammatische Auffälligkeiten. Bei ehemaligen LTs ohne Aufholeffekt bleiben sprachliche Störungen oder Schwächen oft bis ins Jugendalter bestehen.

Im Vorschulalter:

- reduzierte Äußerungslänge
- syntaktische Auffälligkeiten, z. B. reduzierte Äußerungslänge, Einschränkungen der syntaktischen Komplexität, Auslassungen obligatorischer Konstituenten, geringe Flexibilität der Satzstrukturen, Wortstellungsfehler
- morphologische Auffälligkeiten, z. B. fehlende oder falsche morphologische Markierungen, z. B. Fehler in der Subjekt-Verb-Kongruenz

Im Schulalter:

- Einschränkungen in der Verarbeitung komplexerer grammatischer Strukturen
- eingeschränkte Erzählfähigkeiten
- ggf. Einschränkungen in der phonologischen Bewusstheit

Im Jugendalter:

- trotz meist durchschnittlicher Testleistungen oft mildere sprachliche Schwächen
- nonverbale Fähigkeiten und Leistungen im Arbeitsgedächtnis meist vergleichbar mit Probanden ohne LT-Vergangenheit
- Lese- und Rechtschreib-Fähigkeiten können, müssen aber nicht eingeschränkt sein

Rescorla (2015, S. 114) wertet die LT-Symptomatik als Frühsymptom einer anhaltenden expressiven Sprachschwäche und geht von einem „persistierenden Sprachbegabungsdefizit milder Ausprägung" aus.

Prädiktoren

Frühe Lexikonfähigkeiten sind eine notwendige Basis für die Grammatikentwicklung. Sie dienen daher als ein erstes Kriterium für Prognosen über die weitere Sprachentwicklung. Nach Rescorla et al. (2000) ist bei Kindern, die mit 2;6 J. weniger als 100 Wörter produzieren, nicht mit einem Aufholen bis zum 3. Geburtstag zu rechnen. Gegenstand der Forschung ist die Ermittlung weiterer zuverlässiger und möglichst früher Indikatoren zur Differenzierung zwischen Late Bloomers und Kindern mit späterer SES. Untersucht wurde eine Vielzahl möglicher Prädiktoren:

- rezeptive Sprachleistungen (Einschränkungen im Wortverständnis)
- prosodische Auffälligkeiten
- Einschränkungen in der Satzproduktion mit 2½ Jahren (Buschmann und Ziegler 2020)
- Komplexität des Babbelns
- Symbolisierungsfähigkeiten
- sozio-ökonomischer Status, elterlicher Bildungsgrad
- nonverbale kognitive Leistungen

- familiäre Disposition für Sprach-, Lese- oder Lernprobleme
- männliches Geschlecht

Die Münchner Entwicklungsstudie (Sachse 2007; Sachse und von Suchodoletz 2009) ergab, dass beeinträchtigtes Sprachverständnis, geringer Bildungsstand der Mutter, niedrigerer nonverbaler Entwicklungsstand sowie Verhaltensauffälligkeiten im Alter von 2 J. Hinweise auf eingeschränkte sprachliche Leistungen mit 3 J. darstellten. Übereinstimmend wird das Vorliegen von Sprachverständnisproblemen sowie von familiären Vorbelastungen als prognostisch besonders ungünstig eingeschätzt (Sachse 2015b; Zambrana et al. 2014). In einer Metaanalyse (Fisher 2017) erwiesen sich v. a. die rezeptiven Sprachfähigkeiten sowie (in geringerem Maße) der frühe expressive Vokabularumfang und der sozioökonomische Status der Familie als prädiktiv für den weiteren Verlauf der Sprachentwicklung, nicht jedoch das Geschlecht, eine familiäre Disposition oder die Fähigkeit zur Produktion von Wortkombinationen.

Kein einzelner Faktor erlaubt eindeutige Vorhersagen, daher sollte die Gesamtheit von Risiko- und Schutzfaktoren berücksichtigt werden (Ellis Weismer 2000; Sachse 2015b).

Nicht-sprachliche Entwicklungsbereiche

Potenziell können folgende nicht-sprachliche kognitive Entwicklungsbereiche zusätzlich mit betroffen sein: Arbeitsgedächtnis, Aufmerksamkeit, Konzentrationsfähigkeit, Exekutivfunktionen.

Begleitende Auffälligkeiten im Bereich des Verhaltens und der sozio-emotionalen Entwicklung sowie Erziehungsprobleme werden häufig berichtet. Möglich sind:

- externalisierende Verhaltensweisen wie Destruktivität oder Aggressivität
- internalisierende Verhaltensweisen wie Scheu, Schüchternheit oder Rückzugsverhalten

Ehemalige LT zeigen noch mit 5 Jahren häufig derartige Verhaltensprobleme (Hammer et al. 2017).

Wechselwirkungen zwischen Sprachfähigkeiten und sozialen Kompetenzen:

- Sprachprobleme verringern die Möglichkeit zu positiven Kommunikationserfahrungen, dies kann die psychosoziale Entwicklung des Kindes beeinträchtigen und familiäre Belastungen auslösen
- Assoziation (Kookkurrenz) von Sprach- und Verhaltensproblemen ist häufig, aber keine eindeutige Wirkungsrichtung. Sprachdefizite können auch ohne vorliegende Verhaltensprobleme persistieren oder erst später zu zusätzlichen Verhaltensauffälligkeiten führen. Soziale Probleme verändern sich nicht zwangsläufig, wenn sich die Sprachfähigkeiten verbessern. Vorliegen früher Verhaltensauffälligkeiten erlaubt keine klare Prognose über die weitere Sprachentwicklung

Klinisches Vorgehen (▶ Tab. 3.1)

Bei Entscheidungen über geeignete Maßnahmen für LT sollte keine *wait-and-see*-Haltung eingenommen werden. Im Sinne des *watchful waiting* sollte die sprachliche und allgemeine Entwicklung von LT im 3. Lj. vielmehr genau verfolgt werden (Hecking und Schlesiger 2010).

> Entwicklung zwischen 24 und 30 Mon. besonders beachten: gibt es in dieser Phase keine deutlichen Fortschritte, wird die Wahrscheinlichkeit für ein Aufholen geringer.

Tab. 3.1 Altersabhängiges Vorgehen bei Late Talkers

Alter	Klinisches Vorgehen
24 Mon.	Sachse und Buschmann (2020) geben einen Überblick über Verfahren der Frühdiagnostik: • Anamnese • obligatorischer Hörtest • Einschätzung des produktiven Vokabulars (Lexikonumfang) mittels Tagebuchaufzeichnungen der Eltern und/oder Fragebögen/Checklisten wie ELFRA (Grimm und Doil 2019), ELAN (Bockmann und Kiese-Himmel 2012), FRAKIS (Szagun, Stumper und Schramm 2010), SBE-2-KT (von Suchodoletz und Sachse 2010) • Wortschatzumfang in unterer Perzentile bzw. kritischer Wert im Elternfragebogen erreicht? • Transkription der Spontansprache: Auftreten von Wortkombinationen? • Testdiagnostik: Wortproduktion, Wort- und Satzverständnis, z. B. PDSS (Kauschke und Siegmüller 2010), SETK-2 (Grimm 2016) • ggf. entwicklungsneurologische Abklärung • bei Vorliegen negativer Prädiktoren Elterntraining
30 Mon.	• Vokabular $<$ 100 Wörter? Angemessene Wortschatzkomposition? Wortkombinationen? • weitere Sprachdiagnostik: z. B. Satzverständnis/Verständnis von W-Fragen, Wort- und Satzproduktion, Begriffsklassifikation • ggf. weitere Abklärung nicht-sprachlicher Fähigkeiten • Aufholtendenz erkennbar? • bei gravierendem Rückstand Beginn sprachtherapeutischer Frühintervention, sonst weitere Beobachtung
36 Mon.	• vollständige Profildiagnostik auf allen sprachlichen Ebenen, z. B. mit AWST-R (Kiese-Himmel 2005), PDSS (Kauschke und Siegmüller 2010), SETK 3–5 (Grimm 2015), SET 3–5 (Petermann, Fröhlich und Metz 2018), TSVK (Siegmüller et al. 2010), TROG-D (Fox-Boyer 2020) • Analyse der Spontansprache/elizitierten Sprachproduktion • ist weiterhin Rückstand zu beobachten: Fortsetzung bzw. Beginn einer sprachspezifischen Therapie
fortlaufend	• Aufklärung und Beratung der Eltern • Abklärung nicht-sprachlicher Entwicklungsbereiche gemäß AWMF-Leitlinie: bei Verdacht Einholen entsprechender Befunde (entwicklungsneurologische Abklärung, nonverbale kognitive Fähigkeiten, Ausschluss von Hörstörungen, Autismus und anderen Entwicklungsstörungen) • ggf. parallel Einleitung nicht-sprachlicher Interventionsmaßnahmen (vgl. AWMF-Leitlinie)

3.2.2 Frühintervention

Ziele

- frühzeitige Dynamisierung des kindlichen Sprachsystems und Aktivierung sprachspezifischer Entwicklungsprozesse
- Verhinderung des Auftretens späterer, persistierender SES oder Reduzierung des Schweregrads späterer SES
- Vermeidung von Stagnationen und/oder Kompensationsmechanismen
- Vermeidung von negativen psychosozialen Folgen

„Frühförderung heißt nicht mehr, dass wir erst im Vorschulalter erkannte Sprachauffälligkeiten behandeln, sondern bereits wesentlich früher auf der Basis präziser Indikatoren für eine problematische Sprachentwicklung intervenieren" (de Langen-Müller, Iven und Maihack 2003, S. 13).

Kontroverse um den richtigen Zeitpunkt

Befürworter einer Abwartehaltung

- frühe Sprachentwicklungsdefizite verbessern sich im Laufe des Vorschul- und Schulalters oft auch ohne Therapie so weit, dass ein sprachliches Leistungsniveau im unteren Normbereich erreicht werden kann
- Kosten- und Zeitfaktoren von Interventionsmaßnahmen sind zu beachten
- Effektivität von Frühinterventionsmaßnahmen sei noch nicht ausreichend und zufriedenstellend nachgewiesen

Befürworter einer frühen Intervention

- Entwicklungsorientierung: die verzögerte oder stagnierte Sprachentwicklung soll möglichst früh aktiviert und vorangetrieben werden. Ohne Erreichen der grundlegenden Meilensteine (▶ Kap. 3.2.1) können sich sprachliche Fähigkeiten nur unzureichend weiterentwickeln, die Mechanismen des *Bootstrapping* können nicht effektiv ablaufen
- neurobiologische Argumente: Erstspracherwerb hängt von neurobiologischen Reifungsprozessen ab. In den ersten Lj. entsteht eine Vielzahl synaptischer Verbindungen; die Sprachverarbeitung geht nach anfänglicher rechtshemisphärischer Dominanz zunehmend auf die linke Hemisphäre über (Locke 1997; Friederici und Hahne 2000). Das frühe Kindesalter kann somit als sensible Phase für den Spracherwerb angesehen werden. Eine frühe Intervention nutzt diese Phase, indem sprachliches Wissen zugänglich gemacht wird, bevor es zu Kompensationsstrategien kommt. Bei einer frühzeitigen Intervention im Rahmen des günstigen Zeitfensters ist eine bessere Prognose zu erwarten
- frühe Intervention trägt zur Vermeidung sozial-emotionaler Probleme als mögliche Folge eingeschränkter Kommunikationsfähigkeiten bei
- zunehmende Wirksamkeitsnachweise steigern die Akzeptanz früher Intervention. Die systematischen Überblicksarbeiten von Cable und Domsch (2011), Hachul (2013) sowie Roberts und Kaiser (2011) kommen auf der Basis der verfügbaren empirischen Evidenz übereinstimmend zu einer positiven Einschätzung der Qualität vorliegender Wirksamkeitsstudien und der Effektivität von Frühintervention

Interventionsformen

Generelle Unterscheidung (Kauschke und de Langen-Müller 2014, 2020; Siegmüller und Ringmann 2015):

- **elternbasierte Interventionsformen:** Eltern erlernen optimiertes Kommunikationsverhalten; die dadurch verbesserten Sprachlernbedingungen sollen sich positiv auf die Sprachentwicklung des Kindes auswirken
- **kindzentrierte Ansätze:** direkte Arbeit einer Fachkraft mit einem Kind unter Einsatz spezifischer therapeutischer Methoden; kindzentrierte Ansätze unterscheiden sich dahingehend, wie ausgeprägt die sprachsystematischen Anteile der Therapie sind

Für beide Interventionsformen wurden positive Effekte nachgewiesen.

Elternzentrierte Maßnahmen

Ziele sind die Stärkung der Eltern als wichtigste Kommunikationspartner des Kindes und die Anleitung zu sprachförderndem Verhalten. Inhalte von Elterntrainings sind u. a. die Vermittlung von Sprachlehr- und Kommunikationsstrategien, die Optimierung der Buchlesesituation, die Herstellung gemeinsamer Aufmerksamkeit und der Abbau von ungünstigen Verhaltensweisen. Frühe elternbasierte

Intervention ist nach den Ergebnissen der Überblicksstudie von Roberts und Kaiser (2011) ein effektives Mittel zur Verbesserung sprachlicher Fähigkeiten bei Kindern mit frühen Sprachauffälligkeiten: Sprachliche Fähigkeiten von Kindern, deren Eltern an einem Elterntraining teilgenommen haben, sind kurz- und langfristig besser als bei Kindern von Eltern ohne Anleitung. Für den deutschen Sprachraum ist das Heidelberger Elterntraining (Buschmann 2015) gut untersucht. Wirksamkeitsstudien (Buschmann et al. 2008, 2015; Buschmann und Neubauer 2012) belegten positive Effekte v. a. für Kinder mit rein expressiver Verzögerung.

Domänenübergreifende kindzentrierte Ansätze

Betont wird die Einbindung von Sprache in nicht-sprachliche, d. h. kognitive, soziale, motorische, emotionale und perzeptuelle Entwicklungsbereiche. Domänenübergreifende, „ganzheitliche" Ansätze (z. B. Zollinger 2015) setzen an Vorläuferfähigkeiten für Sprache (wie Mitteilungsbedürfnis, Blickkontakt, Spiel- und Symbolverhalten) an. Direkte positive Effekte einer Verbesserung nicht-sprachlicher Fähigkeiten auf Sprachleistungen wurden bislang noch nicht überzeugend nachgewiesen. Der Aufbau sprachstrukturellen Wissens ist z. T. unabhängig von anderen Entwicklungsbereichen und kann auch bei ausreichend entwickelten nicht-sprachlichen Fähigkeiten störanfällig bleiben. Durch ausschließliche Fokussierung nicht-sprachlicher Bereiche besteht Gefahr, dass zu lange mit der Aktivierung sprachlicher Prozesse gewartet wird. Die Behandlung nicht-sprachlicher Entwicklungsbereiche ist ggf. parallel notwendig, muss aber nicht zeitlich vor der gezielten sprachlichen Förderung erfolgen.

Sprachspezifische kindzentrierte Ansätze

Grundannahme: Sprache ist ein eigenständiges System, das trotz Interaktion mit nicht-sprachlichen Entwicklungsbereichen spezifisch gefördert werden sollte. Kinder mit frühen Sprachauffälligkeiten nutzen den sprachlichen Input nur unzureichend, daher zielt die Therapie auf eine Verbesserung der Lernbedingungen durch spezifische therapeutische Methoden, v. a. Inputoptimierung, ab. In der kindzentrierten Intervention wird an konkreten, in der Diagnostik ermittelten sprachlichen Symptomen des Kindes gearbeitet.

Prinzipien kindzentrierter Frühintervention:

- Aktivierung und Aufbau kommunikativer Fähigkeiten und sprachsystematischen Wissens
- ggf. parallele Förderung nicht-sprachlicher Bereiche, diese sind jedoch nicht Gegenstand der Sprachtherapie
- Entwicklungsorientierung: anhand des ungestörten Spracherwerbs Festlegung, welcher Lerngegenstand in der Zone der nächsten Entwicklung liegt und damit sinnvoller Ansatzpunkt der Frühintervention ist
- Angebot eines besonders aufbereiteten Inputs, den das Kind gewinnbringend verarbeiten kann
- Kombination unterschiedlicher Methoden

Die Studie von Schlesiger (2009) belegt positive kurzfristige und langfristige Effekte einer kindzentrierten, entwicklungsproximalen Frühintervention im deutschsprachigen Raum. Late Talker, die eine 2–6 Mon. dauernde Therapie erhielten, schnitten in Sprachtests besser ab als eine Kontrollgruppe. Positive Effekte wurden auch mit einer kindzentrierten, inputorientierten Therapieform erzielt (Siegmüller und Ringmann 2015).

Exemplarischer Aufbau einer kindzentrierten, sprachspezifischen Frühintervention

Bei der sprachspezifischen Frühintervention steht nicht das Einüben von Zielstrukturen, sondern die Anregung zum Durchlaufen typischer Sprachentwicklungssequenzen im Vordergrund. Jede Therapie wird individuell, störungsspezifisch und entwicklungsorientiert konzipiert. Die exemplarische Darstellung orientiert sich an Prinzipien und Methoden des patholinguistischen Ansatzes PLAN (Siegmüller und Kauschke 2006; Kauschke und Siegmüller 2017b).

> **!** **Therapieziele bei Kindern mit frühen Auffälligkeiten der Sprachentwicklung ab 2 J.**
> - wenn nötig, vorbereitender Aufbau grundlegender kommunikativer Fähigkeiten, z. B. Sprechfreude, Blickkontakt, Symbolisierungsfähigkeiten, Symbolspiel
> - Wahrnehmung und Aufbau prosodischer Strukturen der Muttersprache: im Deutschen Erkennen des typischen Wortbetonungsmusters (zweisilbiger Trochäus) als Grundstruktur für Wortformen (▶ Kap. 2.3.3, ▶ Kap. 3.3)
> - Aufbau eines ausreichenden und differenzierten Vokabulars für verschiedene Wortarten (Wortverständnis und -produktion, ▶ Kap. 2.4)
> - Einstieg in die Semantik: Aufbau von sprachlichen Kategorien und von Wörtern als Gattungsbegriffen
> - Einstieg in die Syntax: Aufbau von Wortkombinationen
> - später: Aufbau und Erweiterung syntaktischer Strukturen (Satzverständnis und Satzproduktion)

3

Wortschatzaufbau

Wichtiger Bereich der Frühintervention:
- Grundlage ist Konzeptbildung mit begleitendem Sprachangebot. Bei jungen LT ist Begriffsbildung durch Erfahrungen mit realen Gegenständen und Ereignissen in der Umwelt besonders wichtig. Kopplung des Konzeptaufbaus mit den entsprechenden sprachlichen Formen (Wörtern)
- rezeptive und produktive Wortschatzarbeit: zunächst wird das Verstehen, dann die Produktion von Wörtern erarbeitet

Angebot von Wortarten in der Frühintervention

Der Wortschatzaufbau erfolgt über verschiedene Wortarten. Deren Auswahl orientiert sich am ungestörten Lexikonerwerb (▶ Kap. 2.4). Therapieaufbau sollte die Dynamik der kindlichen Wortartenentwicklung reflektieren:
- bei Kindern mit einem produktiven Vokabular deutlich unter 50 Wörtern Einstieg über typische Wortarten des frühkindlichen Lexikons (▶ Kap. 2.4.1, Kasten exemplarische Wortauswahl in Siegmüller und Kauschke 2016):
  - personal-soziale Wörter (Grüße, Floskeln, Interjektionen) und Lautmalereien: greifen die expressive Funktion der Sprache auf und motivieren zum unmittelbaren Gebrauch, ohne bereits eine symbolische Verwendung zu erfordern
  - relationale Wörter wie „da" oder „weg" erlauben Hinweise auf das Auftauchen und Verschwinden von Objekten, ohne dass Objektbenennung erforderlich ist. Verbpartikeln wie „auf" drücken gewünschte oder erfolgte Handlungen mit Objekten aus (z. B. Dose aufmachen) und gelten als Vorläufer für Verben

- nach Erreichen der 1. Stufe der Lexikonkomposition Angebot von Inhaltswörtern mit stärkerer Symbolfunktion, v. a. Nomen und Verben. Da Nomen im Deutschen vor Verben erworben werden, ist diese Reihenfolge für die Intervention sinnvoll. Nach dem Aufbau eines ersten Nomenrepertoires sollten bald Verben hinzukommen
- Wortarten, die für spätere Phasen der Lexikonentwicklung typisch sind (Funktionswörter wie Präpositionen, Artikel, Fragewörter) sowie semantisch komplexere Adjektive sind für die Frühintervention ungeeignet

Bedeutung von Verben in der Frühintervention

Verfügbarkeit von Verben ist wesentliches Ziel der Frühintervention, da das Verblexikon die Basis für die Grammatikentwicklung ist (▶ Kap. 2.7 und ▶ Kap. 3.6).

Kriterien zur Auswahl von Verben:

- Auswahl der Zielitems nach Familiarität, Erwerbsalter, Frequenz, Alltagsrelevanz, Vertrautheitsgrad, Interessen des Kindes (z. B. Verbauswahl in Siegmüller und Kauschke 2016)
- Orientierung am ungestörten Verberwerb: hochfrequente Allzweckverben (wie „machen", „kommen", „gehen", „haben") zu Beginn, dann spezifische Verben
- Auswahl von Nomen passend zu den semantischen und syntaktischen Erfordernissen der ausgewählten Verben (z. B. zum Verb „schneiden" verschiedene Lebensmittel, die geschnitten werden können)

Semantische Arbeit

Neben der quantitativen Erweiterung des Lexikons für verschiedene Wortarten ist die semantische Arbeit wesentlich. Der rasche Ausbau des Lexikons erfordert eine effektive Organisation der erworbenen Wörter. Daher ist die Anbahnung der sprachlichen Kategorisierung bereits in einem frühen Therapiestadium sinnvoll. Ein deutliches oder gar sprunghaftes Wortschatzwachstum ist nur möglich, wenn das Kind versteht, dass Wörter Gattungsbegriffe sind, d. h., dass sich ein Wort auf unterschiedliche, hinsichtlich bestimmter Merkmale ähnliche Exemplare einer Gattung bezieht.

Das Erkennen semantischer Merkmale ist ein wichtiges Kriterium für die Entscheidung, welche Exemplare unter einen Gattungsbegriff und welche Gattungsbegriffe unter einen Oberbegriff fallen. Mit dem Aufbau eines hierarchischen Systems mit Ober- und Unterbegriffen erfolgt ein wichtiger Schritt zur Verfügbarkeit sprachstruktureller Gliederungsprinzipien (▶ Kap. 3.6; exemplarische Therapiesequenzen und Materialien vgl. Siegmüller und Kauschke 2016).

Einstieg in die Syntax

Lexikonerweiterung und syntaktische Arbeit können parallel erfolgen. Die in den Phasen des Lexikonaufbaus verwendeten Wörter werden in Kombinationen eingebettet, die für frühe Phasen des ungestörten Spracherwerbs typisch sind (beispielhafte Therapiesequenzen in Kauschke und Siegmüller 2017a).

Beim Einstieg in die Syntax sind weder korrekte Verbstellung noch adäquate Verbflexion erforderlich, denn Mehrwortäußerungen mit unflektierten Verben am Ende entsprechen typischen Zwischenstufen im Spracherwerb. Der Therapeut gibt immer ein sprachliches Angebot mit vollständigen und korrekten Sätzen vor, dies wird aber noch nicht vom Kind erwartet.

Wortkombinationen in der Frühintervention

- zu Beginn Kombination relationaler Wörter bzw. Verbpartikeln mit Nomen („da Ball", „Kiste auf"); derartige Kombinationen sind typisch für frühe

Phasen des normalen Spracherwerbs und eignen sich gut für die Anbahnung von Wortkombinationen
- Verbindungen von Verben mit relationalen Wörtern oder Pronomen („auch malen", „der rennt")
- Kombination von Nomen und Verben: Kombinationen von Verben mit Objekten („Käse essen", „Bus haben") sind anfangs oft leichter als Kombinationen von Verben mit Subjekten („Oma lacht")

Der weitere Ausbau syntaktischer Strukturen und ggf. die Korrektur von Wortstellungsproblemen sind Gegenstand späterer Therapiephasen (▶ Kap. 3.5.4).

Methoden in der Frühintervention

Auch bei jungen Kindern sind sprachspezifische Methoden wie Inputspezifizierung, Modellierung und Übungen in der kindzentrierten Intervention einsetzbar. Von Anfang an ist ein transparentes und symptomorientiertes Arbeiten möglich. Die Auswahl und Gewichtung der Methoden richtet sich nach Aufmerksamkeitsspanne, Kooperationsbereitschaft und kognitiver Kapazität des Kindes.
Bei Kindern mit geringer Sprachproduktion liegt der Schwerpunkt auf rezeptionsorientierten Vorgehensweisen ohne explizite expressive Anforderung:
- intensive Inputspezifizierung: optimiertes Sprachangebot, das sprachliche Lernprozesse in Gang setzt und zur Weiterentwicklung des Sprachsystems beiträgt
- Reduktion der syntaktischen Komplexität des Sprachangebots ist nicht sinnvoll, da Kinder mit ausreichenden Informationen über die Strukturen der Zielsprache konfrontiert werden müssen. Dies erfordert ein flexibles und informationshaltiges Sprachangebot, das inhaltlich an das Niveau des Kindes angepasst wird
- für Kinder mit geringer Sprachproduktion sind zusätzlich rezeptive Übungen (z. B. zum Wortverständnis) geeignet
- expressiven Übungen (z. B. Benennen) kommt in der Frühintervention geringeres Gewicht zu
- Modellierungstechniken greifen elizitierte oder spontane Äußerungen des Kindes auf und spiegeln bzw. erweitern diese
- Unterstützung der kindzentrierten Arbeit durch Elternberatung und Arbeit am elterlichen Sprachangebot und -modell ist wesentlich

Empfehlungen zur Frühintervention

Aus der derzeitigen Forschungslage können die folgenden allgemeinen Empfehlungen für Interventionsmaßnahmen bei sprachentwicklungsverzögerten Kindern zwischen 2 und 3 J. abgeleitet werden:
- strukturiertes Elterntraining für Eltern von Late Talkers ab dem Alter von 2 J. hat positive Auswirkungen auf die weitere Sprachentwicklung der Kinder. Sinnvoll v. a. für Eltern von Kindern mit rein expressiver Verzögerung
- kindzentrierte Frühintervention ist bereits im 3. Lj. bei Late Talkers mit zusätzlichen rezeptiven Defiziten und/oder weiteren Risikofaktoren empfehlenswert
- Bereiche der Therapie sind Anregung der Vokabularentwicklung, Auslösung des Wortschatzspurts, Erhöhung der Sprechfreudigkeit, Einstieg in die syntaktische Strukturbildung
- kindzentrierte Frühtherapie setzt v. a. rezeptionsorientierte Methoden ein, produktionsorientierte Methoden können im Therapieverlauf ggf. zusätzlich eingeführt und durch Modellierungstechniken ergänzt werden

> **!** Für weitere Empfehlungen ist das Erscheinen der Leitlinie zur Therapie von Sprachentwicklungsstörungen abzuwarten.

3.3 Störungen der Prosodie

Meike Otten, Wenke Walther

Störungen der Wortprosodie ▶ Kap. 3.3.3

Für eine allgemeine übergeordnete Betrachtung prosodischer Auffälligkeiten kann eine Störung innerhalb des psycholinguistischen Sprachverarbeitungsmodells von Stackhouse und Wells (1997) klassifiziert werden. So ergeben sich gemäß dem Modell folgende Störungen:

- phonetisch-rezeptive Störung durch eingeschränkte auditive Diskriminationsfähigkeit für prosodische Merkmale; z. B. kann ein betroffenes Kind Tonhöhenveränderungen, Lautstärkevariationen, Pausen oder Vokallängen unzureichend unterscheiden
- phonetisch-expressive Störung durch mangelnde motorische Kontrolle der Stimmproduktion; z. B. kann ein betroffenes Kind Lautstärke oder Tonhöhe nicht gezielt variieren
- phonologisch-rezeptive Störung durch unzureichende Interpretation prosodischer Merkmale; betroffene Kinder können z. B. ohne lexikalische Hinweise keine Frageintonation erkennen oder zusammengesetzte Wörter nicht von Aufzählungen unterscheiden
- phonologisch-expressive Störung durch Nicht-Beachtung der Funktionsweise prosodischer Merkmale; z. B. werden wichtige Informationen im Satz nicht entsprechend betont

Für den Bereich der Spezifischen Sprachentwicklungsstörungen gibt Spreer (2012) einen Überblick über die bisherige Studienlage und schließt daraus, dass „nicht alle Kinder mit einer SSES im Bereich der prosodischen Fähigkeiten Auffälligkeiten zeigen und somit, wenn möglich, subgruppenspezifische Auswertungen empfohlen werden" (Spreer 2012, 101). In der Tat zeigen sich in vielen Studien schlechtere prosodische Leistungen bei Kindern mit einer SSES im Vergleich zur Altersvergleichsgruppe ohne SSES, jedoch konnten die Kinder mit SSES im Vergleich zu den nach dem Sprachentwicklungsstand parallelisierten Kontrollgruppen oft wiederum gleich gute Fähigkeiten zeigen.

Fisher et al. (2007) belegen in einer Studie bei 5-Jährigen, dass Kinder mit SES signifikant schlechter *low-pass* gefiltertes Sprachmaterial vollständigen akustischen Signalen zuordnen konnten als Kinder ohne SES. Wetzstein (2015) konnte zeigen, dass zwischen rezeptiven Wortschatzleistungen und der prosodischen Fähigkeit Wortgrenzen zu erkennen bei 4- und 5-jährigen Kindern ein höchst signifikanter Zusammenhang besteht.

Auch Weinert (1992) zeigte, dass Kinder mit SES die Hinweisreize der Prosodie zum Lernen einer Miniatursprache schlechter nutzen konnten als Kinder ohne SES.

Prosodische Störungen treten vorwiegend im Rahmen anderer Störungsbilder auf:

- **bei kindlicher (und erworbener) Sprechapraxie:** gleichförmige Wortbetonung (*level stress*) durch das Unvermögen, unbetonte Silben zu produzieren; falsche Satzbetonungen, skandierendes Sprechen durch intersilbische Pausen und reduzierte Sprechgeschwindigkeit (Shriberg, Aram und Kwiatkowski 1997; Lauer und Birner-Janusch 2007)
- **bei Redeflussstörungen:** bei Poltern erhöhtes Sprechtempo, unrhythmisches Sprechen, fehlerhafte Pausensetzung und Wort- und Satzakzentuierungen (Sick 2004); bei stotternden Menschen z. T. Veränderung von Betonungsmustern, Sprechgeschwindigkeit oder Lautstärke als Coping-Strategie (Sandrieser und Schneider 2008)
- **bei Hörstörung (Versorgung mit Hörgerät oder Cochlea-Implantat):** eingeschränkte Übertragung akustischer Parameter, daher prosodische Auffällig-

keiten bereits auf phonetischer Ebene in Form von Störung der Perzeption für Lautstärke- und Tonhöhenvariationen; Auswirkungen auf das Erkennen und Produzieren von Satzmodi und Satzakzenten sowie auf das Hören im Störschall (Meister 2011)
- **bei Autismusspektrumstörung:** Verarbeitungsprobleme phonetischer und phonologischer Prosodie, z. B. ungewöhnliche Satzbetonung, zu laute und zu hohe Sprechstimme, überhöhte Sprechgeschwindigkeit (Shriberg et al. 2001; Peppé et al. 2007)
- aber auch **bei Stimmstörungen, Laryngektomie und Dysarthrophonie** (vorwiegend expressive Defizite) sowie bei **Aphasie**
- **bei allen Formen der Demenz** können sich Probleme v. a. im Erfassen des emotionalen Ausdrucks (prosodisch und mimisch) entwickeln (für einen Überblick vgl. Misiewicz et al. 2018)

3.3.1 Diagnostik

Diagnostik der Wortprosodie ▶ Kap. 3.3.3.
Diagnostik der Äußerungsprosodie erfolgt in Orientierung an den Quadranten des Modells nach Stackhouse und Wells (1997).
Auf rezeptiv-phonetischer Ebene Tests zur auditiven Verarbeitung prosodischer Merkmale (Rhythmus erkennen, Tonfolgen, Tonhöhen und Tonverläufe):
- Differenzierungsprobe (DP 0, DP I, DP II, Breuer und Weuffen 2006): 4–7 J.
- Tübinger Luria-Christensen Neuropsychologische Untersuchungsreihe für Kinder (TÜKI, Deegener et al. 1997): 5–16 J.
- Prosodie-Analyse (ProsA, Walther und Otten 2015): 4–8 J.

Auf rezeptiv-phonologischer Ebene Verarbeitung der o. g. linguistischen, pragmatischen und selbstexpressiven Funktionen:
- Allgemeiner Deutscher Sprachtest (ADST, Steinert 2011): 3.–10. Klasse (Satzakzent)
- Hörverstehenstest (HVT, Urban 1986): 4.–7. Klasse (Emotionen)
- Prosodie-Analyse (ProsA, Walther und Otten 2015): 4–8 J. (Wortgrenzen, Satzmodus, Satzfokus, Emotionen)

Auf expressiv-phonologischer Ebene Anwendung prosodischer Merkmale bzgl. ihrer Funktion:
- Allgemeiner Deutscher Sprachtest (ADST, Steinert 2011): 3.–10. Klasse (Satzakzent, Wortakzent)

Auf expressiv-phonetischer Ebene Produktion prosodischer Merkmale:
- Patholinguistische Diagnostik bei Sprachentwicklungsstörungen (PDSS, Kauschke und Siegmüller 2010): 2–6 J. (lexikalischer Wortakzent)
- Tübinger Luria-Christensen Neuropsychologische Untersuchungsreihe für Kinder (TÜKI, Deegener et al. 1997): 5–16 J. (Tonhöhen, Melodien, Rhythmen)
- Analyse anhand bildgebender Verfahren, z. B. PRAAT

3.3.2 Therapie

Therapie der Wortprosodie ▶ Kap. 3.3.3.
Es muss unterschieden werden, ob eine direkte Beeinflussung prosodischer Fähigkeiten angestrebt wird, oder die Arbeit im prosodischen Bereich als Mittel zum Zweck (Spreer 2012) andere sprachstrukturelle Bereiche beeinflussen soll.
Prinzipien bei direkter Therapie der Prosodie:
- ist rezeptive Prosodieverarbeitung betroffen, gehen rezeptive Übungen expressiven voraus

- Unterscheidung in Arbeit an:
  - phonetischen Merkmalen (Tonhöhenverläufe, Lautstärkevariation, Pausensetzung, Vokallänge)
  - phonologischer Funktion (Satzmodus, Satzfokus, Satzgrenzen, Dialogsteuerung, Emotionen)
- falls erforderlich, erfolgen phonetische vor phonologischen Übungen

Direkte Therapieansätze:
- systematische Übungsbausteine auf rezeptiver und expressiver phonetischer und phonologischer Ebene, u. a. Otten und Walther (2009, 2012)
- Imitations- und Anwendungsaufgaben zu einzelnen Aspekten der Prosodie, wie Emotion, Wortbetonung, Satzfokus, Lautstärke und Sprechflüssigkeit (Hargrove 2013)
- unterstützende PC-Programme und Applikationen, u. a. „SmileyOne“ (Satzfokus, Satzmodus) oder „AudioLog“, (auditive Diskrimination von Tonhöhe und Laustärke)
- tiefe Hirnstimulation zeigt u. a. einen positiven Effekt auf die Prosodie von Parkinsonpatienten (Abeyesekera et al. 2019)

Externe Evidenz beschränkt sich – wenn überhaupt – auf Einzelfallstudien.

3.3.3 Störungen des Wortprosodieerwerbs

Jeannine Schwytay

Beeinträchtigungen im Erwerbsverlauf der expressiven Wortprosodieentwicklung (lexikalischer Wortakzent, ▶ Kap. 2.3.3) als grundlegendem Bestandteil der Sprachentwicklung und Teil der phonetisch-phonologischen Entwicklung. Wortbetonungsfehler in einer frühen Phase des Spracherwerbs könnten wichtiger Hinweis auf Risiko für Sprachentwicklungsstörungen sein.

Zuordnung

Direkte Beobachtung der Entwicklungsschritte aufgrund der Geschwindigkeit der Prosodieentwicklung im ungestörten Erwerb nicht immer möglich, hingegen z. T. bei Verlangsamung im gestörten Spracherwerb (Fikkert, Penner und Wymann 1998).

Stagnation im Wortprosodieerwerb

Ein Beispiel für eine Stagnation im ersten Entwicklungsschritt des Wortprosodieerwerbs (überwiegend einsilbige Einheiten des Typs Konsonant-Vokal [KV], noch keine relevante Betonung, meist nur Realisierung der betonten Silbe eines Zielwortes) mit dem Problem des Übergangs zum nächsten Entwicklungsschritt (Übergang zu zweisilbigen anfangsbetonten Wörtern – meist Typ KVKV, Erwerb des trochäischen Musters, keine Betonungsfehler, Zielwörter mit jambischem Betonungsmuster sind zunächst auf betonte [End-]Silbe reduziert oder trochäisches Muster wird übergeneralisiert) ist in Fikkert, Penner und Wymann (1998) beschrieben. Ein weiteres Beispiel präsentieren Kauschke, Hein und Jahn (2019).

Abweichung vom normalen Spracherwerb

Andere Forschungsergebnisse postulieren prosodische Auffälligkeiten als abweichend vom ungestörten Spracherwerb. Penner (2002) schließt dies aus Verletzungen der zeitlichen Struktur von Silben sowie Abweichungen bei der Realisierung des Schwa-Lautes.

Penner (2004) berichtet darüber hinaus von einer Untersuchung, in der SES-Risikokinder mit 24 Mon. signifikant mehr rhythmisch einfache, anfangsbetonte Zweisilber mit Vollvokal, z. B. *Baby* oder *Oma*, verwendeten als Nicht-Risikokinder. Er sieht dies als Hinweis darauf, dass der nächste Entwicklungsschritt, der Erwerb des dreimoraischen Prinzips (Penner, Fischer und Krügel 2006), mit der Realisierung rhythmisch schwierigerer anfangsbetonter Zweisilber mit wortfinaler Schwa-Silbe, z. B. im Wort *Hase*, noch nicht entdeckt wurde.

Verlauf

Wortprosodische Störungen bei SES treten hauptsächlich im Rahmen des kindlichen Dysgrammatismus auf (▶ Kap. 3.6). Folgeerscheinungen können außerdem Störungen des Wortschatzerwerbs (▶ Kap. 3.4) und Störungen des Wortabrufs (▶ Kap. 3.4.4) sein.

Diagnostik

Analyse einzeln elizitierter (z. B. Patholinguistische Diagnostik bei Sprachentwicklungsstörungen [PDSS, Kauschke und Siegmüller 2010]) bzw. aus der Spontansprache entnommener Wörter in Bezug auf die maßgeblichen Entwicklungsschritte des Prosodieerwerbs (▶ Kap. 2.4). Durch die Zuordnung der analysierten Wörter zu den Entwicklungsschritten wird festgestellt, in welcher Phase Stagnationen bzw. Abweichungen aufgetreten sind.
Eine frühe diagnostische Erfassung bereits während der kanonischen Lallphase (▶ Kap. 2.2) wird diskutiert, da eine Überschreitung der Silbendauer von 500 ms in dieser Entwicklungsphase ein Hinweis auf prosodische Störungen sein kann (Penner 1999). Gleiches gilt für eine verlangsamte Weiterleitung des Hörsignals über die Hörnervenbahnen in BERA-Untersuchungen im Alter von 6 Mon. (Penner 2004).

Hinweise auf wortprosodische Störungen nach Penner (2002)

- verändertes Silbendauerverhältnis innerhalb eines Wortes
- abweichende Realisierung der Schwa-Silbe bzgl. Dauer oder Intensität, z. B. /h ɑ:zə/ wird realisiert als /h ɑ :ze:/

Differenzialdiagnostik

Weitere Formen prosodischer Störungen (▶ Kap. 3.3), Verbale Entwicklungsdyspraxie (▶ Kap. 5.4)

Therapie

Grundsätzliches Prinzip

Eine Therapie konzentriert sich auf benötigte Auslöser (*Trigger*), die den Übergang auf den der Stagnationsphase folgenden Entwicklungsschritt hervorrufen:
- Therapiematerial muss auf individuelles Stagnationsmuster zugeschnitten sein und das prosodische Muster enthalten, das der Stagnationsphase des Kindes folgt
- Präsentation des Musters: frequent, prägnant, kontrastierend, aber dennoch variabel und natürlich, d. h. in sinnvollen kommunikativen Zusammenhängen dem Entwicklungsniveau und Interesse des Kindes angepasst
- kontrastierende Darbietung ist ausschlaggebend
- Verdeutlichung häufig anhand prosodischer Wortbildungsregeln

Konkrete Vorschläge für den Therapieaufbau zur Erarbeitung der grundlegenden Wortstrukturen und -betonungsmuster des Deutschen mit Vorschlägen für Wortmaterial sowie Inputspezifizierungen und Übungen bei Kauschke, Hein und Jahn (2019).

Therapie mit Übernamen (Fikkert, Penner und Wymann 1998)
Therapie zur Etablierung des Trochäus (zweisilbiges Wort mit Anfangsbetonung) mittels Bildung sog. Übernamen (Spitznamen), die strikt nach dem trochäischen Muster gebildet werden:

- Paar-Zuordnungsspiel mit Bildern von Personen und Haustieren, deren Eigennamen dem Kind vertraut sind. Die Eigennamen werden im Spiel auf einen Trochäus reduziert (*Andreas* wird zu *Andi, Alexandra* wird zu *Alex*) und kontrastierend zu den Eigennamen angeboten
- im beschriebenen Einzelfall (Alter 3;8) deutliche Erhöhung von Trochäen in der Sprachproduktion sowie Weiterentwicklung in Richtung der nachfolgenden Erwerbsphase

Beispiel: Therapie mit Pluralbildung (Penner 2002)
Neben den Übernamen ist im Deutschen die Pluralbildung von Wörtern – die i. d. R. zu Wörtern, die auf dreimoraischen trochäischen Fuß enden, verändert werden, z. B. der Ball – die Bälle – ein wichtiges Muster zum Erkennen wortprosodischer Regeln.

3

Präventive Frühintervention

Penner (2002) bezeichnet SES-Risikokinder mit familienanamnestisch auftretender SES als grundsätzlich frühinterventionswürdig bzgl. der Prosodie und postuliert Inputtherapie vor dem 12.–18. Mon., also vor Auftreten typischer SES-Auffälligkeiten, in seinem Frühinterventionsprogramm „Kon-Lab“ (Penner 2002, 2004).

3.4 Lexikalische Störungen

Julia Siegmüller, Irmhild Kaiser

3.4.1 Allgemeine Ansätze in der Lexikontherapie bei Sprachentwicklungsstörungen

Auch: Wortschatztherapie, Semantiktherapie
Dieses Kapitel gibt einen Überblick über allgemeine Ansätze zur Behandlung von semantisch-lexikalischen Störungen, die den einzelnen Störungsausprägungen nicht zugeordnet werden können.
Definition allgemeine semantisch-lexikalische Störung: „*erhebliche, nicht altersgemäße häufige und anhaltende Schwierigkeiten eigene Äußerungen lexikalisch zu besetzen bzw. Äußerungen anderer lexikalisch-semantisch zu interpretieren*“ (Glück und Elsing 2014, S. 73).

Arbeit in semantischen Feldern

Klassische Therapie im Bereich des lexikalisch-semantischen Aufbaus mit dem Ziel der Wortschatzerweiterung und Umstrukturierung der semantischen Vernetzungen.

Grundannahme

Wortlernen und -abruf findet innerhalb von semantischen Kategorien effizienter und vernetzter statt. Das Füllen der Kategorien verbessert die lexikalisch-semantische Verarbeitung.

- je mehr Informationen zu einem Wort gespeichert sind, desto besser und flexibler ist die Verwendung → reichhaltiges Wortwissen aufbauen (Kannengieser 2019)

- Wortauswahl exemplarisch, Wortschatzerweiterung als Folge einer erfolgreichen Therapie nicht als primäre Zielstellung (Siegmüller und Kauschke 2006; Kauschke und Siegmüller 2017b; Kannengieser 2019)

Prinzip

Therapie meist dialogisch aufgebaut, in Spiele und Handlungssequenzen eingebettet, wodurch die vordergründige Interaktionsebene der normalen Handlungsstruktur des Kindes entspricht:

- Therapiegegenstand (Wortauswahl) wird gegenstands-, handlungs-, themen- und wirklichkeitsbezogen ausgewählt. Sprache wird sinnvoll in Therapiehandlung eingebettet (Kannengieser 2019)
- Methoden spielerisch: Rollenspiel, Handlungsspiel, teilweise Regelspiele, wenn Sprache dort sinnvoll verwendet werden kann
- Erweiterung/Aufbau der semantischen Felder: im Spiel werden neue Begriffe angeboten und in der gespielten Interaktion verdeutlicht, sodass allmählich eine Kategorie aufgebaut bzw. weiter gefüllt wird
- i. d. R. werden im Rahmen einer Therapie mehrere Felder nacheinander bearbeitet
- außerdem innerhalb des Spiels Differenzierung von zwei mehr oder weniger relatierten Kategorien möglich

3

> **!** **Aufbau eines Grundwortschatzes?**
> Die grundlegende Frage, ob eine Sprachtherapie dem betroffenen Kind einen ausreichenden, notwendigen Wortschatz beibringen kann, stellt sich bei jeder Wortschatztherapie und muss verneint werden:
> - auch eine darauf abzielende Sprachtherapie wird nicht verhindern können, dass der Abstand zwischen dem betroffenen Kind und anderen Kindern des gleichen Alters eher größer als kleiner wird
> - Wortschatztherapie als eine Art der „Hilfe zur Selbsthilfe“: Ziel muss sein, dem Kind Strategien zu vermitteln, wie es selbst auch außerhalb der Therapie Wortschatz aufnehmen und semantische Einträge in seinem Kategoriensystem aufbauen kann (Füssenich 1994)

Wortschatz- oder Semantiktherapie?

Semantische Störungsanteile sind im Vergleich zu Wortschatzdefiziten weniger prominent → keine Wahrnehmung als Leit- bzw. Kernsymptomatik (Siegmüller 2014a). Arbeit in der Semantik enthält viele basale Informationen für die generelle Wortverarbeitung. Wortformen werden i. d. R. auch in der Semantiktherapie geäußert (Kita 1997; Siegmüller und Fröhling 2003). Daher Trennung von Lexikon- und Semantiktherapie manchmal schwierig, durch Fokussetzung in der Therapie (Vernetzung von Einträgen → semantisch; Aufbau neuer Wörter → lexikalisch) realisierbar. Therapeutisch motivierte Entwicklung der Kategorisierungsfähigkeiten zeigte sich bei Kindern mit Late Talker-Vergangenheit und persistierenden USES als ein Faktor, der die Lexikonentwicklung nachhaltig verbessern konnte (Siegmüller und Fröhling 2003; ▶ Kap. 3.2.1).

Semantische Störungen beeinflussen viele Verarbeitungswege der mündlichen und schriftlichen Sprache jedoch nachteilig und nachhaltig: z. B. Wortfindung (▶ Kap. 3.4.4), Wortspeicherung (▶ Kap. 3.4.2), sinnentnehmendes Lesen (▶ Kap. 6.3).

Aspekte einzelner Wortarten

Ein Großteil der Literatur zu semantischer Struktur und Aufbauweise des mentalen Lexikons orientiert sich an der Wortart Nomen. Die Strukturen eines semantischen (Nomen-)Feldes können nicht unbesehen auf andere Wortarten übertragen werden; die Ausbildung der Netzwerke ist unterschiedlich. Dies muss in der Therapie Berücksichtigung finden (Kauschke 2000). Weiter muss beachtet werden, in welcher Beziehung die verschiedenen Wortarten zur Grammatikentwicklung des Kindes stehen.

!

- **Verben:** Schnittstelle zur Syntax, Verb bildet das Zentrum des Hauptsatzes (▸ Kap. 3.6). In seinen verschiedenen Erscheinungsformen nimmt das Verb unterschiedliche morphologische Aspekte in sich auf (kongruierende Verbflexion, Partizipien, Partikel). Eine Produktion erscheint dem Kind lediglich auf Satzebene sinnvoll
- **Präpositionen:** benötigen zur Produktion eine adverbiale Bestimmung (auf dem Markt, im Wald, neben dem Stuhl), die in einer Präpositionalphrase geäußert wird. Diese verlangt die Abfolge Präposition – Artikel – Nomen. Eine Produktion erscheint dem Kind lediglich auf Satzebene sinnvoll
- **Artikel:** syntaktische Anteile überwiegen, Therapie findet in der Grammatiktherapie statt (▸ Kap. 3.6.4)
- **Fragepronomen:** benötigen die Informationsfragestruktur, besitzen jedoch eine komplexe Semantik (Fragepronomen steht als Variable für einen dem Sprecher unbekannten und daher zu erfragendem Satzteil), die u. U. im Wortschatzbereich eigenständig angegangen werden muss

3.4.2 Störungen des Wortverständnisses

Auch: Wortschatzdefizit, allgemeine Sprachentwicklungsverzögerung, rezeptive Sprachentwicklungsstörung, semantisch-lexikalische Störung
Das lexikalische Inventar des Kindes ist für sein Alter zu klein. Treten auf als:

- Defizit im Aufbau von neuen Wortrepräsentationen (Störungsschwerpunkt Wortaufnahme)
- Defizit bei der Verarbeitung bestehender Wortrepräsentationen (Störungsschwerpunkt Wortspeicherung)
- Defizit bei der Ausdifferenzierung von bestehenden Wortrepräsentationen (Störungsschwerpunkt Wortspeicherung)

(Kannengieser 2019)

Erscheinungsbild

- bei jungen Kindern leitsymptomatischer Charakter: frühste Ausprägungen von Sprachentwicklungsstörungen. In einigen Ansätzen zu Late Talkern (▸ Kap. 3.2.1 und ▸ Kap. 3.8) werden Störungen des Wortverständnisses vor dem Alter 3;0 bereits als Kriterium zur Unterscheidung zwischen einem Late Talker-Risikokind und einem Kind, das eine Sprachentwicklungsstörung ausgebildet hat, benutzt (Rescorla,Dahlgaard und Roberts 1997; Kauschke 2000)
- immer begleitend ist die Störung der Wortproduktion. Dies ergibt sich aus dem allgemeinen Entwicklungsprinzip, wonach das Rezeptive dem Produktiven in der Sprachentwicklung vorausgeht (Bates, Bretherton und Snyder 1988; Bishop 1997)

Störungsschwerpunkte

- Wortaufnahme: das betroffene Kind lernt weniger Wörter als das sprachgesunde Kind
- Wortspeicherung: das betroffene Kind lernt zwar genauso viele Wörter wie das sprachgesunde Kind, behält diese jedoch schlechter und kann später nicht mehr/nur schlecht darauf zugreifen
- Kombination beider Schwerpunkte möglich

Beide Störungsschwerpunkte führen zum Verstehen von zu wenig Wörtern, bei quantitativer Diagnostik keine Unterscheidung möglich (▶ Kap. Qualitative Lerndiagnostik). Eine Untersuchung des Wortverständnisses sollte zu jeder kindlichen Sprachdiagnostik gehören.

Störungsschwerpunkt Wortaufnahme

Sprachsystematische Ursache

Der Prozess der Wortaufnahme, der in der Phase des besonders schnellen Wortschatzaufbaus *Fast Mapping* genannt wird (▶ Kap. 2.4), setzt nicht oder nur vermindert ein. Das Kind verbleibt in seiner Wortlernstrategie bei allgemeineren assoziativen Lernprozessen, die es in den frühesten Phasen des Wortschatzerwerbs angewendet hat.

Symptomatik

- Folgen sind wenig Wortschatzzuwachs, Missmatch von Wortformen und Bedeutungen, Unsicherheiten in der Abgrenzung von Begriffen
- zum Lernen eines Begriffes werden mehr Präsentationen/Input des zu erwerbenden Wortes und des entsprechenden Referenten benötigt; kaum Aufnahme neuer Wörter aus Alltagsinput

Grundlegende Diagnostik

- Elternfragebögen für die Früherkennung von 2-jährigen Kindern mit erhöhtem Risiko (z. B. ELFRA 2, Grimm und Doil 2019; FRAKIS, Szagun, Stumper und Schramm 2009)
- Kurzformen Elternfragebögen (SBE-2-KT, auch als SBE-3-KT von Suchodoletz und Sachse 2008). Übersetzungen in verschiedene Sprachen auf der gleichen Internetplattform vorhanden
- Untersuchung des Wortverständnisses für verschiedene Wortarten, z. B.:
  - Patholinguistische Diagnostik bei Sprachentwicklungsstörungen (PDSS, Kauschke und Siegmüller 2010)
  - Marburger Sprachverständnistest für Kinder (MSVK, Elben und Lohaus 2000)
  - Sprachstandserhebungstest Kinder zwischen 5 und 10 Jahren (SET 3–5, Petermann et al. 2018)

Qualitative Lerndiagnostik

Untersuchung des Fast-Mappings

- Auswahl von zwei dem Kind bekannten Objekten sowie zwei Objekten, für die ein Kind keinen Namen hat, z. B. Werkzeuge, Küchengeräte
- Benennung der nicht bekannten Objekte mit phonologisch einfachen Wörtern, z. B. *Laht*
- Einführung aller vier Objekte nacheinander mit Benennung (echte bzw. künstliche Namen) sowie Beschreibung der Bedeutung, Funktion notieren, wie oft die einzelnen Objekte vom Untersucher benannt wurden (mind. 1- bis ca. 4-mal)

- eines der dem Kind nicht bekannten Objekte vom Kind fordern: „Gib mir das Laht!"
- Reaktion vermerken, kein korrigierendes bzw. bestätigendes Feedback geben
- Wiederholung mit weiteren Sets aus zwei bekannten und zwei unbekannten Begriffen

Bei einer Störungsausprägung in der Wortaufnahme sollte das Kind keins oder höchstens eins der zu lernenden Objekte aus den jeweiligen Sets auswählen können.

Therapie

Ziel ist das Entdecken der relevanten sprachlichen Lernprozesse zum schnellen Wortschatzaufbau und nicht das Wachstum des quantitativen Wortwissens. Aktuell zwei Therapieansätze:

Kon-Lab-Ansatz nach Penner (2004)

(auch Penner, www.spielundlern.de/index.php/cPath/640_2162)

- **Prinzip:** Entwicklung von Wortschatz, Prosodie (▶ Kap. 2.3) und Grammatik (▶ Kap. 2.6); Hilfe bei der Ableitung zielsprachlicher Regeln für Phonologie (Prosodie) und Grammatik; Aktivierung lexikalischer Erwerbsmechanismen in Zusatzmodul, Wortschatztherapie nicht als Kernbereich
- **Interventionsbereiche:** Aufbau von Kategorien, Prinzip der Objektganzheit, taxonomisches Prinzip, Prinzip der Formpräferenz, Prinzip der *Mutual Exclusivity* (beidseitig exklusive Beziehung zwischen Wortform und Referent), weiterer Aufbau des Lexikons

Patholinguistischer Ansatz von Siegmüller und Kauschke (2006; Kauschke und Siegmüller 2017b, ▶ Tab. 3.2)

- Therapie des Wortverständnisses Kernarbeit der frühen Therapiephasen, da lexikalische Ausprägung bzw. Symptomatik entwicklungschronologisch sehr früh liegt und somit in der entwicklungsproximalen Therapie entsprechend früh behandelt werden sollte
- Baukastensystem zur Ausrichtung auf individuelle Störungsschwerpunkte des jeweiligen Kindes; für jedes Kind werden Therapieanteile und -methoden zusammengesetzt
- *Odd-Name-Odd-Referent* (Crais 1992): einem „seltsamen" (unbekannten) Namen wird ein „seltsames" (unbekanntes) Objekt zugeordnet. Das Kind nimmt nun grundsätzlich an, dass unbekannte Wortformen eine ihm ebenfalls unbekannte Referenz besitzen, die es zu finden gilt – oder umgekehrt
- kontrollierte Auslösung des Fast-Mapping-Prozesses in der Therapie

Wortspeicherung

Sprachsystematische Ursache

Zu schwache Speicherkapazitäten für die phonologische Form eines Wortes bei Vorschul- und Schulkindern:

- neu gelernte Wortform wird nicht so sicher eingebettet, dass sie bei einer späteren Präsentation von Wortform und Referent wiedererkannt, verarbeitet

Tab. 3.2 Relevante Therapiebereiche und -methoden des Patholinguistischen Therapieansatzes

Therapiebereiche	Therapiemethoden
Erwerb und Festigung von Wörtern und Wortbedeutungen	Modellierung
	einfache Übungen

und ausdifferenziert werden kann. Speichermerkmale von Wörtern sind zu wenige vorhanden bzw. es besteht keine Routine zum Aufbau des Vernetzungsprozesses
- betroffene Kinder „vergessen“ neu gelernte Wörter eher als sprachgesunde
- Folgen: Wortschatz bleibt rezeptiv und produktiv klein, i. d. R. Frequenzeffekt, d. h. mittel- und niedrigfrequente Wörter kaum im Wortschatz vertreten, schwierig zu erwerben

(Rothweiler 2001)

Symptomatik

- rezeptive Symptomatik: schlechte Leistung in Wortverständnisaufgaben, bei Wort-Bild-Zuordnungen Zeigen von frequenteren, nah verwandten Begriffen
- produktive Symptomatik: in Benenntests häufig allgemeine Umschreibungen von Objekten, Ersetzungen durch allgemeinere höher-frequente Begriffe
- pro Wort als konstantes Phänomen sichtbar (Wort ist produzierbar oder nicht), im Gegensatz zum fluktuierenden Abruf als Leitsymptom einer Wortfindungsstörung (▶ Kap. 3.4.4)

3

Grundlegende Diagnostik

Feststellung der Störung des Wortverständnisses:

- Untersuchung des Wortverständnisses für verschiedene Wortarten, z. B.
  - Patholinguistische Diagnostik bei Sprachentwicklungsstörungen (PDSS, Kauschke und Siegmüller 2010)
  - Marburger Sprachverständnistest für Kinder (MSVK, Elben und Lohaus 2000)
  - Sprachstandserhebungstest für Kinder zwischen 5 und 10 Jahren (SET 5–10, Petermann, Fröhlich und Metz 2018)
- Parallel auch Untersuchung der Wortproduktion
  - Patholinguistische Diagnostik bei Sprachentwicklungsstörungen (PDSS, Kauschke und Siegmüller 2010)
  - Aktiver Wortschatztest, revised (AWST-R, Kiese-Himmel 2005)
  - Wortschatz- und Wortfindungstest für 6- bis 10-jährige Kinder (Glück 2011)

Qualitative Lerndiagnostik

Fast-Mapping-Untersuchung: Erweiterung zur Speicheruntersuchung, angelehnt an das experimentelle Vorgehen von Rothweiler (2001)

Erweiterte Untersuchung des Fast-Mappings

- Durchführung wie bei Informelle Fast-Mapping-Untersuchung unter „Störungsschwerpunkt Wortaufnahme“
- Erweiterung: am Ende der gleichen Diagnostiksitzung die erfolgreich erkannten Vierersets dem Kind noch einmal vorlegen (nicht erneut einführen!)
- vom Kind noch einmal jeweils das gleiche unbekannte Objekt zeigen lassen wie zu Beginn der Sitzung
- ggf. Wiederholung dieses Vorgehens zu Beginn der nächsten Therapiesitzung

Therapie

Der Patholinguistische Ansatz sieht für diesen Störungsschwerpunkt den Therapiebereich „Erwerb und Festigung von Wörtern und Wortbedeutungen“ vor. Den schwachen Speichermöglichkeiten wird mit erhöhter Frequenz, Wiederholung der ausgewählten Wörter und systematischer Vermittlung von Wortwissen entgegengewirkt.

Prinzip
- Reduktion des Angebots neuer Wörter mit langsamer Steigerung der Anzahl im Therapieverlauf, jede Sitzung Einführung neuer Wörter mit absteigender Frequenz
- konsequente Wiederholung der eingeführten Wörter, Vermittlung von Informationen des Wortwissens zur besseren Vernetzung der ausgewählten Wörter im Laufe der folgenden Sitzungen als rezeptive Verarbeitungsphase (festgelegte Dauer)
- häufige Überprüfung, ob das Kind die Wortformen erkennt, Möglichkeiten zum spontanen Gebrauch anbieten
- systematische Überführung der bereits trainierten Wörter in Produktionsübungen
- Kombination mit Gedächtnistraining

3.4.3 Störungen der Wortproduktion

Auch: Wortschatzstörung, allgemeine SEV, Wortschatzdefizit, Wortschatzarmut, semantisch-lexikalische Störung, Speicherstörung, Abrufstörung
Störungen der Wortproduktion können begleitend zu Störungen des Wortverständnisses (▶ Kap. 3.4.2) oder bei ungestörtem Wortverständnis auftreten. Konstante Störungsausprägungen in der Wortproduktion sind zu unterscheiden von Wortfindungsstörungen, bei denen der Abruf bekannter Wörter nur fluktuierend möglich ist (▶ Kap. 3.4.4). Bei konstanten Störungen der Wortproduktion ist der produktive Wortschatz zu klein, d. h. das Kind beherrscht die betroffenen Wörter gar nicht.

Modalitätenunterschiede
Es wird i. d. R. erwartet, dass sich eine Störung des Wortschatzes immer auf die Produktion auswirkt. Auch bei parallelen Störungen im Wortverständnis ist die Wortproduktion betroffen und zeigt meist stärkere Einschränkungen. Die Störung in der Wortproduktion ist eine der häufigsten und auch eine der frühesten Ausprägungen der Sprachentwicklungsstörung.

Wortartenunterschiede
Im Störungsprofil des Kindes können die Wortarten unterschiedlich betroffen sein. Dabei müssen der subjektive Eindruck und die objektive Messung voneinander unterschieden werden. Die deutsche Sprache umfasst wesentlich mehr Nomen als Verben, sodass ein Defizit im Nomenwortschatz rasch auffällt und oft massiver wirkt als es ist. Häufige Kombination von Verbdefiziten mit Auffälligkeiten der Grammatik, sodass vorhandene Wortschatzprobleme evtl. in den Hintergrund geraten. Fehlen der ersten Verben wird schon bei Late Talkers teilweise als Risikokriterium für eine USES betrachtet.

Diagnostik
I. d. R. durch Benenntests:
- Patholinguistische Diagnostik bei Sprachentwicklungsstörungen (PDSS, Kauschke und Siegmüller 2010)
- Aktiver Wortschatztest, revised (AWST-R, Kiese-Himmel 2005)
- Wortschatz- und Wortfindungstest für 6- bis 10-jährige Kinder (Glück 2011)
- Sprachentwicklungstest für 2-Jährige (SETK-2, Grimm 2016)

Therapie

Wortschatzsammler/Wortschatzfinder (Motsch und Ulrich 2012)
Aktuelles Konzept mit empirischer Evidenz (erbracht an Vorschulkindern, Motsch und Ulrich 2012). Programm zum „Kick-Start" des Wortschatzlernens als Strategietherapie (Ulrich und Schneggenburger 2012). Vermittelt neben Übungswörtern Elemente des Selbstmanagements (*self-cueing*). Kinder sollen aktiv lexikalische Lücken finden und schließen, dazu werden verschiedene metasprachliche Strategien vermittelt (z. B. lexikalisch/semantisch: Fragen nach Name, Funktion und Aussehen des fehlenden Wortes, prosodisch/phonologisch: An- und Auslaut, Betonungsmuster, Silbenanzahl).
In der Therapie wird durch eine Handpuppe ein positiver Fokus auf das unbekannte Wort gelegt. Das Kind soll Wörter erfragen und lernen, anschließend kategorisieren.

Patholinguistischer Ansatz (Siegmüller und Kauschke 2006; Kauschke und Siegmüller 2017b)
Modellorientierte und theoriegeleitete Therapie, die Wortproduktion und Wortverständnis sowohl in Zielstellung als auch in Methodik in den gleichen theoretischen Rahmen setzt. Die therapeutische Intervention im gesamten Wortschatzbereich konzentriert sich auf die Stärkung der rezeptiven Modalität. Die Zielwörter der produktiven Therapie folgen der Reihenfolge des Wortverständnisaufbaus.
Wortschatztherapie bedeutet immer Aufbau und Ausdifferenzierung phonologischer Form und semantischer Repräsentation. Produktionsübungen zeigen, ob das Kind über genügend gefestigte Repräsentationen verfügt, um diese in der Produktion zu benutzen. Gelingt dies jedoch nicht, kann das therapeutische Einwirken nur über Weiterführung der Ausdifferenzierung von phonologischer und semantischer Repräsentation in der rezeptiven Arbeit fortgesetzt werden.

Theoriegeleitete Therapie bei Sprachentwicklungsstörungen: Speichertherapie (Siegmüller 2014a)
Geeignet für Kinder ab 4 J. bei großem Wortschatzdefizit (messbar durch Frequenzeffekt in Benenn- und Verstehensleistungen). Speicherung von Wörtern eines semantischen Felds mit strikter Orientierung an der Frequenz des Wortes in der deutschen Sprache. Zielwörter stehen als Vertreter für ihr Frequenzniveau (verwendet werden Nomen, Verben, Adjektive). Durch die kontinuierliche Absenkung des Frequenzniveaus sowie die systematische Übung der Zielwörter in rezeptiver und anschließend produktiver Modalität werden lexikalisches Lernen und Speichern aktiviert. Transfereffekte auf andere Felder erfolgen im Verlauf der Therapie.

> Zur Wortproduktion gehört neben einer genügenden Ausdifferenzierung der Repräsentationen auch der Wille zur Kommunikation (▶ Kap. 3.7). Ist dieser nicht gegeben, ist der produktive Wortschatz therapeutisch schwer aufzubauen.

3.4.4 Kindliche Wortfindungsstörungen

Auch: Benennstörungen, Abrufstörungen, Speicherstörungen, Zugriffsstörungen; Abkürzung WFS
Unregelmäßige Störungen beim Versprachlichen der Äußerungsintention, d. h. die eigentlich vorhandene lexikalische Form im sprachlichen Output wird nicht gefunden oder nicht anhaltend bzw. altersentsprechend realisiert (Glück 1998).

Erklärungsansätze

Kindliche Wortfindungsstörungen treten parallel zu Sprachentwicklungsstörungen auf. Es ist noch nicht abschließend geklärt, ob sie ein Ausdruck bzw. Beiprodukt der Sprachentwicklungsstörung sind oder ob es sich um eine Störung der Sprachverarbeitung handelt, die in einer Altersphase auftritt, in welcher der Spracherwerb noch nicht abgeschlossen ist. Klassisch kennzeichnen zwei Hypothesen die Diskussion:

Speicherhypothese

Wortfindungsstörung ist Teil der Sprachentwicklungsstörung. Ursache ist eine Kapazitätsbeschränkung im phonologischen Kurzzeitgedächtnis, die das ausdifferenzierte Abspeichern von Repräsentationen erschwert:

- Wortfindungsstörungen treten nicht isoliert auf, sondern als Beiprodukt der USES
- Symptomatik: überwiegend semantische Paraphasien
- mentale Repräsentationen bleiben grob, pro semantischer Kategorie sind vergleichsweise wenige Vertreter vorhanden, pro gespeichertem Konzept sind nur wenige semantische Merkmale repräsentiert
- Speicher- und Abrufprozesse interagieren (Leonard 1998)
- Therapiegegenstand ist eine semantische Störung

Abrufhypothese

Wortfindungsstörung ist eine entwicklungschronologisch früh auftretende Sprachverarbeitungsstörung:

- isoliertes Problem der Sprachverarbeitung
- semantische und phonologische Paraphasien
- Speicherung der mentalen semantischen und phonologischen Repräsentationen intakt; Qualität der Speicherprozesse hat keinen Einfluss auf den Abruf beim Benennen

Einfluss lexikalischer Faktoren

Der Einfluss lexikalischer Faktoren auf den Wortschatzerwerb ist im Entwicklungsverlauf unterschiedlich gewichtet:

- Erwerbsalter nimmt von Beginn des Wortschatzerwerbs an Einfluss ab und verliert diesen im Schulalter (German und Newman 2004)
- Frequenz gewinnt in der Schulzeit an Bedeutung (Siegmüller 2005)
- Ausdifferenzierung phonologischer Nachbarschaft entwickelt sich bis ins späte Grundschulalter und ist geprägt vom Verarbeitungswechsel von holistischen zu segmentalen Wortformen (Metsala 1997)

Neueinordnung der Wortfindungsstörung

In jüngerer Zeit Abkehr von Kausalmodellen (Speicher- und Abrufhypothese), Hinwendung zur Einordnung des Störungsbilds in den Verlauf der Sprachentwicklungsstörung (Beier und Siegmüller 2013). Wortfindungsstörung wird definiert als das Resultat einer unzureichenden frühen Sprachentwicklung, insofern als dass diese unzureichende Basis im Vor- und Grundschulalter zu einer ineffektiven und vulnerablen Sprachverarbeitung führt.

Die Störung steht in Beziehung zu:

- ausbleibender Entwicklung der phonologischen Bewusstheit, teilweise mit behandelten bzw. nicht-behandelten Aussprachestörungen in der Vergangenheit
- sich später entwickelnder Lese-Rechtschreib-Problematik

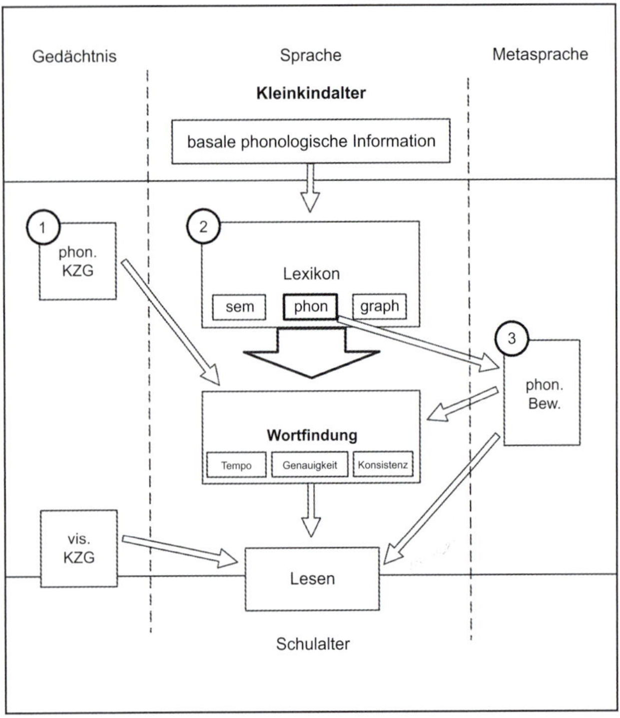

Abb. 3.3 Einfluss- und Faktorenmodell der kindlichen Wortfindungsstörung [M860]

- Störungen der Erzählfähigkeit

Wortfindungsstörung nimmt damit eine Brückenfunktion ein zwischen den Störungsausprägungen der Vorschul- und denen der Grundschulzeit.

Einflussfaktoren (▶ Abb. 3.3) auf den Wortabruf variieren von Kind zu Kind. Zur profilorientierten Vorgehensweise wird eine Symptomentrias postuliert, deren Gewichtung pro Kind eingeschätzt werden muss:

1. Defizit im phonologischen Kurzzeitgedächtnis
2. Defizit in der phonologischen Bewusstheit
3. Defizit im Abruftempo bekannter Wörter

(Beier und Siegmüller 2013)

Diagnostik sollte Tests für alle drei Bereiche umfassen. Therapie orientiert sich am Patholinguistischen Ansatz (Siegmüller und Kauschke 2006; Kauschke und Siegmüller 2017b) und systematisiert das dort vorgestellte Vorgehen hinsichtlich der Symptomentrias weiter.

Besonderheit im Kindesalter: Frequenzeffekt in der Semantik

Beim Benennen muss die semantische Repräsentation die Aktivierung im phonologischen Outputlexikon auslösen (zu den Begrifflichkeiten der Module Modell in ▶ Kap. 8.1.4). Temple (1997) beschreibt einen Fall, bei dem es im semantischen System zu einem Frequenzeffekt kommt und sieht darin einen Zusammenhang zwischen semantischen Zugriffsmöglichkeiten, Kategorienaufbau (beeinflusst durch Frequenzbedingungen des Inputs) und Abgrenzung:

- hoch-frequente Repräsentationen sind so klar repräsentiert, dass eine Verbindung zum Zielwort hergestellt werden kann
- niedrig-frequente Wörter sind nicht semantisch repräsentiert und können keine Verbindung zum phonologischen Outputlexikon aufbauen
- mittlere Frequenzen lösen Wortfindungsstörungen aus. Deren Repräsentation ist bereits oberflächlich vorhanden, aber nicht präzise genug, um eine eindeutige Verbindung zum Zielwort herzustellen

Erscheinungsbild Wortfindungsstörung

Fluktuierende Symptomatik, d. h. der Zugriff auf den bestehenden produktiven Wortschatz, gelingt teilweise und teilweise nicht. Das Störungsbild ist anhaltend, sodass die Zugriffsprobleme zu häufig auftreten, um als Versprecher gelten zu können. Keine Beschreibung von Spontanremissionen. Ab Grundschulalter häufig gemeinsam mit Lese-Rechtschreib-Störungen.

3

Symptome (Auszug)

- Umschreibungen, Kind gibt durch Gesten oder Mimik zu verstehen, dass es um die Semantik des Wortes weiß
- Herantasten an das Zielwort in Reihen mit oder ohne Zugriff auf das gewünschte Wort am Schluss der Reihe, z. B. Zebra, Esel, Pferd, Pony für *Pony*
- neologistische Wortformen mit und ohne Bezug zur Semantik des Wortes
- vollständige Blockaden (grobmotorische Löser von Blockaden, die das Kind selbstständig einsetzt)
- semantische Paraphasien (Fallbeispiel bei McGregor und Appel 2002)
- phonologische Paraphasien (Fallbeispiel bei Constable et al. 1997)
- stereotype Phrasen, häufige Wiederholungen mit Pausenfüllern
- auf Satzebene pronominale Ersetzungen ohne Referenz
- Sprechunlust, Nuscheln
- Satzabbrüche

Diagnostik

Für die Diagnostik einer Zugriffsstörung (▶ Tab. 3.3) im Vorschulalter steht im deutschen Sprachraum kein normiertes bzw. standardisiertes Verfahren zur Verfügung. Ab 6 J. kann der Wortschatz- und Wortfindungstest eingesetzt werden (Glück 2011). Zur qualitativen Erfassung des Profils (Symptomtrias) können folgende Verfahren benutzt werden:

- Nachsprechtests
- Benenntests
- Tests zur phonologischen Bewusstheit

Tab. 3.3 Abgrenzung der Wortfindungsstörungen von anderen Störungsausprägungen auf der lexikalisch-semantischen Ebene

Störungsbild	Störungsausprägung
lexikalische Störungen	Speicherstörung oder Inventarbeschränkung
	Störung der Wortfindung
semantische Störungen	Störung der semantischen Organisation

Tab. 3.4 Untersuchung der diagnostischen Parameter

Parameter	Beschreibung Verhalten	Diagnostische Verfahren
Benenn-tempo	Abruf ist langsamer als bei ungestörten gleichaltrigen Kindern	automatisiertes Schnellbenennen
Benennkonsistenz	Kind benennt das Wort bei mehreren Gelegenheiten nicht immer gleich	Benenntest (mind. 2-mal), automatisiertes Schnellbenennen
Benenn-genauigkeit	Kind benennt das Wort nicht zielgenau, z. B. Tier für Hund	Benenntest (einmalig), automatisiertes Schnellbenennen

Zur Einschätzung der diagnostischen Parameter („Wie drückt sich die Wortfindungsstörung aus?") Verwendung von diagnostischen Verfahren in Kombination (▶ Tab. 3.4).

- automatisiertes Schnellbenennen:
  - informelle Varianten, z. B. TASB (Glück 1998)
  - normierter Subtest im Test zur Erfassung der phonologischen Bewusstheit und der Benennungsgeschwindigkeit (TEPHOBE, Mayer 2013)
- 1- bis 2-malige Durchführung Benenntest1

Differenzialdiagnostik

- differenzierender Parameter zu lexikalisch-semantischen Entwicklungsstörungen (▶ Kap. 3.4.2, ▶ Kap. 3.4.3): Benennkonsistenz
- differenzierende Parameter innerhalb der Wortfindungsstörung: Benenngenauigkeit, Benenntempo
- differenzierender Parameter zur Entwicklungsdyspraxie (▶ Kap. 5.4): Wortfindungsstörung nur bei lexikalischen Stimuli, nicht bei Lauten und Unsinnsilben
- differenzierender Parameter zu Stottern (▶ Kap. 15.1): Wortfindungsstörung auch bei rhythmischem Material, z. B. Lieder, Reime

Therapie

Bedient sich v. a. Anteilen aus dem Bereich der phonologischen Bewusstheit, je nach Ansatz/Störungsausprägung werden auch semantische Anteile therapiert.

Semantisch-lexikalische Therapie nach Glück (2003)

In Deutschland wohl der bekannteste Ansatz. Umfasst metaphonologische und semantische Interventionsanteile. Wird unterschieden in:

- **Elaborationstherapie** (Aufnahme und Speicherung von Wörtern). Ziel: Optimierung der Speicherorganisation
- **Abruftherapie** (Erarbeitung von Selbsthilfemöglichkeiten, Verbesserung der Vernetzung und Speicherfähigkeiten führen zu besserem Abruf). Ziel: Verbesserung des Abrufs
- **Strategietherapie** (bewusster Umgang mit eigenem Defizit, Reflexion eigener Wortgedächtnisleistungen). Ziel: Förderung des Metawissens/Selbstmanagement ab Schulalter

Interventionsfeld

- Verbesserung der Speicherqualität durch reicheres, besser organisiertes Wortwissen auf semantischer und/oder phonologischer Ebene: Ausdifferenzierung und Verknüpfung der Einträge
- Verbesserung des Abrufs: durch Abrufhinweise (auf der Basis des gespeicherten Wortwissens) und häufige Nutzung von Abrufprozessen

- Metawissen zur Speicherung und zum Abruf sowie eigenaktive strategische Nutzung dieses Wissens

Interventionsanteile
Ausarbeitung der lexikalischen Repräsentationen – semantische und phonologische Arbeit – zur Elaboration der Speicherfähigkeiten des Kindes.
- semantische Elaborationstherapie: Erweiterung/Ausdifferenzierung des semantisch-konzeptuellen Wissens hinsichtlich Wortbedeutungen sowie semantischer Verknüpfungen
- phonologische Elaborationstherapie: Ausdifferenzierung der phonologischen Form durch metaphonologische Arbeit und durch Herstellung von phonologischen Verknüpfungen; Verbesserung von Abrufgeschwindigkeit, -genauigkeit und -stabilität durch Erarbeitung des automatisierten und des kontrollierten Abrufs (Abrufhilfe)

Patholinguistischer Ansatz von Siegmüller und Kauschke (2006; Kauschke und Siegmüller 2017b)
Fokussiert auf Ausdifferenzierung vorhandener phonologischer Formen. Eine semantische Therapie, wenn notwendig, findet nach dem Patholinguistischen Ansatz in einer eigenen vorgeschalteten Therapiephase statt.

Interventionsfeld
- Aufbau der eigenaktiven Mitarbeit des Kindes durch metasprachlich geprägte Arbeit, v. a. in der Vorbereitung zur Überwindung der Wortfindungsstörung und zur Bewältigung einer akuten Zugriffsstörung:
  - Entwicklung der phonologischen Bewusstheit zur Ausdifferenzierung der phonologischen Wortformen
  - Konzentration des Kindes auf die phonologische Form
  - Training des phonologischen Kurzzeitgedächtnisses zur Unterstützung des Abruferfolgs
- Differenzierung von prosodisch-phonologischen und semantischen Aspekten mit Fokussierung der prosodisch-phonologischen Aspekte
- Verbesserung der Abrufmöglichkeiten durch verstärkte Vernetzung in den phonologischen Nachbarschaften

Gliederung der Patholinguistischen WFS-Therapie
Die Therapie gliedert sich in eine rezeptive und eine expressive Therapiephase, pro Phase drei Übungsbereiche. Begonnen wird mit den Übungsbereichen der rezeptiven Phase. Vom dritten rezeptiven Übungsbereich aus erfolgt dann sukzessiv der Übergang in die expressive Phase. Einbeziehung und Gewichtung der Übungsbereiche hängen von Profil des Kindes ab.
- Übungsbereiche der rezeptiven Phase:
  - Identifikation von Wörtern (Konzentration auf die Wortform)
  - Wort-/Nichtwort-Entscheidung
  - phonologische und prosodische Charakteristika von Wortformen wahrnehmen
- Übungsbereiche der expressiven Phase:
  - Analyse und Synthese
  - Merkfähigkeit für Wörter
  - Wortabruf von Einzelwörtern

3.5 Semantische Störungen bei Kindern

Julia Siegmüller, Irmhild Kaiser

Auch: Störung der Bedeutungsentwicklung, Störung der Wortbedeutung
Spezifische Störungsausprägungen in der Semantik sind Störungen im Aufbau der semantischen Struktur (Aufbau semantischer Felder). Semantische Störungen machen keine Aussage über quantitative Wortschatzprobleme, sondern über die qualitative Vernetzung innerhalb des taxonomischen Systems.
Störungen der Bedeutungsentwicklung bei Kindern werden i. d. R. kaum als eigenständige Störungsausprägungen einer Sprachentwicklungsstörung identifiziert, sind aber zentrale Grundlage für viele Weiterentwicklungen im mündlichen und schriftlichen Verarbeitungssystem (z. B. sinnentnehmendes Lesen).

3.5.1 Erscheinungsbild

Auftreten von Auffälligkeiten ab dem Beginn der taxonomischen Strukturierung des semantischen Netzwerkes, etwa zum gleichen Zeitpunkt wie der Wortschatzspurt (ungestörter Entwicklungsbeginn bei ca. 18. Lm., ▶ Kap. 2.4), parallel kann Ausdruck im spontanen Spiel der Kinder im Rahmen eines Defizits bei Sortieraufgaben erfolgen.
Generell sind Störungsausprägungen im Bereich der Semantik symptomatisch weniger auffällig als quantitative Wortschatzdefizite. Trotzdem liegen semantische Strukturierungsschwierigkeiten vielen Wortschatzbeeinträchtigungen zugrunde. Eine umfassende lexikalisch-semantische Diagnostik sollte daher immer eine spezifische Untersuchung der semantischen Organisation beinhalten.
Ausprägungen einer semantischen Störung (Siegmüller 2003a):

1. Mangelnde Kategorisierung

- das Kind baut keine/nur sehr grobe taxonomisch strukturierte semantische Kategorien auf
- das Kind benutzt kaum oder keine semantischen Merkmale zur Strukturierung der Semantik und verbleibt auf einer Stufe der allgemeinen Assoziation, um Verbindungen zwischen Konzepten herzustellen
- semantisches Netzwerk bleibt an konkreten Ereignissen orientiert, es findet keine Abstraktion vom realen Erlebnis zum mentalen Konzept statt
- konkrete Erlebnissituation kann nicht durch die Verwendung semantischer Merkmale in eine taxonomische Struktur eingebettet werden
- symptomatisch ist die unsichere Zuordnung der Konzepte zu Kategorien
- spontansprachlich durch „seltsame" Kommentare (z. B. „der Fotoapparat gehört zur Schulter, da hängt er dran")
- Einbeziehung thematisch verwandter Ablenker in die entsprechende Zielkategorie (z. B. Zusammenlegen von Hund und Knochen)

2. Mangelnde Abgrenzung semantischer Felder

- semantische Felder grundsätzlich vorhanden, semantische Merkmale werden über- oder unterdehnt („Hund" für alle Vierbeiner oder „Hund" nur für kleine Hunde)
- Über- bzw. Untergeneralisierungen als spontansprachliche Symptome
- semantische Organisation zu unflexibel, Kind neigt zu 1 : 1-Beziehungen zwischen Repräsentation und Merkmal („eine Paprika ist grün, die kann man nicht gekocht essen")
- kein Verständnis von semantischen, wortartenspezifischen Relationen

3.5.2 Diagnostik

Semantische Störungen können durch Benennaufgaben nur unzureichend untersucht werden, da diese mit einem produktiven Anspruch verknüpft sind (Abrufprobleme, Defizite in Wortproduktion). Fehler können neben semantischen Ursachen auf Defizite im phonologischen Wissen oder auf Schwierigkeiten bei der Wortfindung zurückführbar sein. Für die spezifische Diagnostik semantischer Störungen steht im Kinderbereich die Methode der Begriffsklassifikation zur Verfügung.

Begriffsklassifikation

- Grundgedanke: Kind soll Kategorisierungen vornehmen, d. h. eine Reihe von Objekten einer bestimmten semantischen Kategorie zuordnen. Für das Kind besteht keine sprachlich-produktive Anforderung
- Testverfahren mit semantischer Überprüfung in Form einer Begriffsklassifikation:
  - Heidelberger Sprachentwicklungstest für Kinder (HSET, Grimm und Schöler 1991)
  - Marburger Sprachverständnistest für Kinder (MSVK, Elben und Lohaus 2000)
  - Patholinguistische Diagnostik bei Sprachentwicklungsstörungen (PDSS, Kauschke und Siegmüller 2010)

3.5.3 Therapie

Therapeutische Konzepte kombinieren traditionell die semantische Therapie mit dem Wortschatzaufbau. Durch die „Arbeit in semantischen Feldern" (▶ Kap. 3.4.1) liegt der Wortschatztherapie die semantisch orientierte Auswahl des ausgewählten Therapiematerials zugrunde.
Als eigenständig zu fördernder Störungsanteil wird die Semantik begriffen, wenn diese Ausprägung der USES als Störung der Organisation und damit als unabhängig vom Aufbau der Wortschatzmasse definiert wird. Hierfür wird vom Patholinguistischen Therapieansatz ein therapeutisches Vorgehen vorgeschlagen (Siegmüller und Kauschke 2006; Kauschke und Siegmüller 2017b).

Patholinguistischer Ansatz von Siegmüller und Kauschke (2006; Kauschke und Siegmüller 2017b)

Therapie der Semantik hat Schlüsselrolle bei lexikalisch-semantischen Störungen. Aufbau der taxonomischen Grundstruktur entwickelt sich im ungestörten Erwerb parallel zum Wortschatzspurt, daher ist taxonomischer Aufbau bei mangelnder Kategorisierung möglichst früh zu behandeln.
Defizite in der Abgrenzung der semantischen Felder werden im späteren Kindergartenalter behandelt.
Eine weitere Einsatzform einer der beiden semantischen Therapien ist als vorgeschaltete Therapiephase eine Therapie der Wortfindung zur Sicherstellung von Aufbau und Flexibilität der semantischen Organisation. Anschließend Therapiephase des Wortabrufs durch Arbeit an der phonologischen Bewusstheit (▶ Kap. 3.4.4).

Merkmalstherapie

Für den grundlegenden Strukturaufbau wird die Merkmalstherapie durchgeführt. Das Kind soll anhand eines exemplarisch aufgebauten Feldes lernen, wie sich semantische Vernetzung vollzieht. Dafür liegt der Schwerpunkt auf der Erarbeitung, Differenzierung und Beachtung verschiedener semantischer Merkmale, nach denen das Kind im Therapieverlauf Vertreter des Feldes klassifizieren können soll. Semantische Merkmale werden nach und nach eingeführt, sodass das Kind diese entdecken und in sein System einordnen kann. Daneben werden die semantischen Merkmale voneinander abgegrenzt, um die Unterschiede einzelner semantischer Felder deutlich machen zu können.

Therapie der semantischen Relationen

Zur Abgrenzung der semantischen Felder werden semantische Relationen mit dem Kind erarbeitet. Diese etablieren sich normalerweise ab dem 3. Lj. vermehrt, wenn das Kind neben dem Basic-Level Begriffe für Über- und Unterordnungen erwirbt (Kauschke 2012).

In der Therapie wird mit verschiedenen semantischen Relationen gearbeitet. Eine umfassende Auflistung findet sich bei Kannengieser (2019, S. 209). Im Folgenden werden häufige Relationen aufgeführt, die auch im Material des PLAN verwendet werden:

- Antonymie: zwei Begriffe bilden einen inhaltlichen Gegensatz/schließen sich gegenseitig aus
- Synonymie: vollständige Gleichheit der Bedeutung
- Meronymie: Teil-Ganzes-Relation
- Lokation: ein Begriff und sein typischer Ort
- Hyperonymie: Oberbegriff
- Hyponymie: Unterbegriff
- Homonymie: Gleichheit der phonologischen Form („Teekesselchen")

(Siegmüller und Kauschke 2016)

Mit dem Kind werden nacheinander die verschiedenen semantischen Relationen erarbeitet und in Festigungsphasen trainiert. Ziel ist es, von Stimulus zu Stimulus die Relation wechseln zu können.

3.5.4 Zusammenfassung Semantik-Lexikon (▶ Tab. 3.5)

Tab. 3.5 Störungsbilder auf der semantischen und lexikalischen Ebene

Schwerpunkt	Inventar und Bedeutung	Vernetzung und Strukturierung	Wortform: Speicherung und Zugriff
Problem	• eingeschränkter Erwerb von Wörtern und Wortbedeutungen • reduzierter Wortschatz • inadäquate Komposition des Lexikons	unzureichende Organisation und Vernetzung erworbener Wörter	instabile phonologische Repräsentation oder Abrufproblem
Modalität	rezeptive und/oder expressive Einschränkungen möglich	rezeptive und/oder expressive Einschränkungen	nur expressive Einschränkung
sonstige Befunde	nicht alle alterserwartbaren Wortarten verfügbar	Begriffsklassifikation eingeschränkt	ggf. lexikalisches Entscheiden (Wort – Nichtwort) eingeschränkt
Konstanz	eher konstante Benenndefizite	geringerer Einfluss von Priming	fluktuierende und inkonsistente Benennleistung

Tab. 3.5 Störungsbilder auf der semantischen und lexikalischen Ebene *(Forts.)*

Schwerpunkt	Inventar und Bedeutung	Vernetzung und Strukturierung	Wortform: Speicherung und Zugriff
Benennlatenz		kann Abrufgeschwindigkeit beeinflussen	verminderte Abrufgeschwindigkeit
Fehlertypen	• semantische Benennfehler • unspezifische Strategien • wenig Informationen über Bedeutung • Nachfrage: „ich weiß nicht"	• semantische Paraphasien • taxonomische Fehler • Umschreibungen • Gesten	• phonologische Paraphasien • Annäherungen • Wortsuche • Starter • Suchbewegungen • metasprachlicher Kommentar zum Abrufproblem („wie heißt das noch mal")
Reaktion auf Hilfen	semantische Hilfen wirken positiv	semantische Hilfen wirken positiv	Anlauthilfe und Informationen über Wortstruktur wirken sich förderlich aus

3

3.6 Störungen der Grammatik

Julia Siegmüller; Irmhild Kaiser

Auch: Dysgrammatismus, kindlicher Agrammatismus (veraltet), Entwicklungsdysphasie, spezifische Sprachentwicklungsstörung

Bei einer Störung der Grammatik ist im Rahmen einer USES die grammatische Ebene leitsymptomatisch betroffen. Dies beinhaltet sowohl syntaktische als auch morphologische Anteile. Am meisten erforschtes Gebiet der USES. Entgegengesetzte Grundannahmen:

- isolierte grammatische Sprachentwicklungsstörung
- Ausprägung der Sprachentwicklungsstörung typischerweise ab dem 3. Geburtstag und parallel zu phonologischen Störungen (▸ Kap. 5.3)

(Leonard 1998)

In neuerer Zeit wird die grammatische Störung auf der Textebene (Störung der Textgrammatik) mit einbezogen. Gilt als Haupterscheinungsbild eines Kindes mit grammatischer Störung im Grundschulalter (Conti-Ramsden 2009; Siegmüller et al. 2010).

3.6.1 Ursachen

Weitgehend unklar:

- **biologisch:** multikausaler Störungskomplex mit wahrscheinlich biologischer Ursache, wahrscheinlich angeborene Komponente. Familienhäufungen sind beschrieben, jedoch nicht für alle dysgrammatischen Kinder. Nativistisch orientierte Ansätze verweisen ebenfalls häufig auf genetische Ursache mit Defizit beim Aufbau von Repräsentationen oder Erkennen von Abhängigkeiten zwischen syntaktischen Strukturen (Guasti 2002)
- **Stagnation (Plateaubildung) in der Phase der frühen Sprachwahrnehmung** (▸ Kap. 2.2): grammatische Störungen als späte Ausprägung eines sehr frühen, nicht optimalen Entwicklungsverlaufes im 1. Lj. (Penner 2000, 2004)
- **auditives Verarbeitungsdefizit:** Informationsverarbeitungsdefizit durch zu langsame und zu wenig segmental orientierte Verarbeitung auditiven Mate-

rials, Auftreten simultan zum Spracherwerb, nicht Teil des sprachlichen Lernprozesses. Symptom ist phonologisches, teilweise auch auditives Gedächtnisdefizit, welches sich als eigene Störung niederschlagen kann (▶ Kap. 7.2). Gedächtnisdefizite (gemessen an Nachsprechleistungen) sind bei Kindern mit Sprachentwicklungsstörungen ab 5 J. zu beobachten (Grimm 1999)
- **Qualität des mütterlichen Inputs:** v. a. in den 1970er-Jahren als Ursache für Dysgrammatismus angenommen, inzwischen weitgehend widerlegt, da keine überzeugenden Belege dafür, dass Mütter von dysgrammatischen Kindern schlechtere Sprachmodelle anbieten als Mütter ungestörter Kinder. Der mütterliche Input allein ist nicht kausal für einen Dysgrammatismus
- **Defizit im Verarbeiten von entwicklungsauslösenden Inputinformationen:** Annahme einer über die Grammatik übergreifenden Sprachentwicklungsstörung (Bishop 2000)

(Übersicht zu Ursachen insgesamt bei Dannenbauer 2003)

3.6.2 Erscheinungsbild und Verlauf

Typischerweise als Störung der formalen Sprachaspekte, parallel mit phonologischen Störungen (▶ Kap. 5.3). Beide Störungsausprägungen ab 3. Geburtstag häufig leitsymptomatisch. Syntaktische Störungen häufig verbunden mit Defiziten im Verblexikon (▶ Kap. 3.4.1).
- grammatische Störungen zeigen sich früh und begleiten die Erscheinungsform der USES durch das gesamte Kindergarten- und Vorschulalter (▶ Kap. 3.2.1):
  - verlängerte Einwortphase: erste Wortkombinationen häufig mehr als ein Jahr verspätet (Dannenbauer 2003)
  - verlängerte Phase der Wortkombinationen mit und ohne Verben, teilweise ohne Verbargumente. Es entsteht der Eindruck einer reduzierten Äußerungslänge
  - typischerweise lange Stagnation auf der Ebene der Verbendstellung (fehlende Verbzweitstellung im Hauptsatz)
  - keine Nebensatzproduktion
  - betroffene Kinder fallen immer weiter zurück: je älter sie werden, desto stärker tritt die Störung in den Vordergrund (Grimm 1999)

Modalitätenunterschiede

Kindliche Störungen der Grammatik zeigen sich i. d. R. stärker in der Sprachproduktion als im Verstehen von Sprache:
- Sprachverständnis ist nicht unbetroffen, Grad der Betroffenheit der Sprachperzeption kann sich im Laufe der Entwicklung ändern (Dannenbauer 2003) und so ein uneinheitliches Bild ergeben
- Defizite in der Sprachproduktion sind konstant vorhanden
- rezeptive Anteile der grammatischen Störung können bis ins Jugendalter persistieren

Leitsymptome im Vorschulalter

- Verbendstellung (flektiert oder unflektiert), Ausbleiben der Verbzweitstellung. Flektierte Verbendstellung ist als stärkeres Symptom zu werten (Penner und Kölliker Funk 1998)
- starre und verkürzt wirkende Satzstruktur mit festem Muster in der Abfolge Subjekt – Prädikat – Objekt mit sehr häufiger Verwendung von Modalverbstrukturen oder Kopula (Siegmüller 2012)

- in beiden Fällen: Kind produziert keine Fragen (außer evtl. sehr frequente Fragestrukturen mit *wo*, die nicht als grammatische Produktion gewertet werden), keine Nebensätze (Penner und Kölliker Funk 1998), keine Strukturen mit einer anderen Wortreihenfolge als S-P-O
- morphologische Auffälligkeiten bei Kasus, Aspekt, Tempus und Plural und/oder in der Herstellung der Subjekt-Verb-Kongruenz (SVK) bleiben persistent

Weiterer Verlauf

Mit zunehmendem Alter treten morphologische Fehler in den Vordergrund, die ohne Therapie nicht bewältigt werden können (Thelen 2014). Die morphologischen Probleme treten typischerweise mit einer zunehmenden Gedächtnisproblematik gemeinsam auf, die das Erlernen von nicht regelgeleiteten Flexionsendungen (▶ Kap. 2.6) erschwert.
Dannenbauer (2003) beschreibt dysgrammatische Störungen auch bei Kindern im Grundschulalter teilweise als leitsymptomatisch.
Die Grammatikstörung setzt sich i. d. R. im weiteren Schulverlauf auf der textgrammatischen Ebene fort; wird häufig unter den Lese-Rechtschreib-Störungen subsumiert (▶ Kap. 6). Grimm (1999) geht davon aus, dass die Textstörungen der Kinder sich in der Unfähigkeit äußern, hierarchische Repräsentationen aufzubauen.

Leitsymptome im Grundschulalter

- Veränderung des Profils: Defizite auf der Textebene treten in den Vordergrund
- mangelnder Einsatz von Kohärenz- und Kohäsionsmitteln wie Verbindung von Sätzen zu Texten
- fehlende bzw. falsche oder referenzlose Pronominalisierungen
- im Schulalter Entwicklung von festen „Störungstypen“, die persistent scheinen

! **Kompensierter Dysgrammatismus**
Auch: erstarrtes Satzmuster, postdysgrammatisches Stadium
- syntaktisch scheinen die Kinder häufig aufzuholen: keine Verbendstellung mehr, sondern zielsprachliche Strukturen mit der typischen Abfolge S-V-O
- zu große Präferenz für SVO, keine Nebensätze oder Fragen → Erwerb der V2 bleibt eigentlich aus, statt der V2 wurde eine Satzstruktur „auswendig“ gelernt, die zielsprachlich angenähert ist (Penner und Kölliker Funk 1998; Siegmüller 2003b)
- morphologische Störungen in der Markierung des Kasus

3.6.3 Diagnostik

Diagnostische Verfahren

- **rezeptive Verfahren:** Marburger Sprachverständnistest für Kinder (MSVK, ab 5 Jahre, Elben und Lohaus 2000), Patholinguistische Diagnostik bei Sprachentwicklungsstörungen (PDSS, Kauschke und Siegmüller 2010), Sprachentwicklungstest für drei- bis fünfjährige Kinder (SETK 3–5, Grimm 2015), Heidelberger Sprachentwicklungstest (HSET, Grimm und Schöler 1991)
- **produktive Verfahren:** Patholinguistische Diagnostik bei Sprachentwicklungsstörungen (PDSS, Kauschke und Siegmüller 2010), Heidelberger Sprach-

entwicklungstest (HSET, Grimm und Schöler 1991), Psycholinguistischer Entwicklungstest (PET, Angermaier 1977), Sprachstandserhebungstest 5–10 (SET 5–10, Petermann et al. 2018)
- **entwicklungschronologisch frühe Verfahren:** Sprachentwicklungstest für zweijährige Kinder (SETK-2, Grimm 2016), Patholinguistische Diagnostik bei Sprachentwicklungsstörungen (PDSS, Kauschke und Siegmüller 2010)
- **Spontansprachanalysen für die Überprüfung der Produktion:** Evozierte Sprachdiagnose grammatischer Fähigkeiten (ESGRAF, Motsch und Rieth 2016), Profilanalyse, PC-gestützte Grammatikanalyse in der PDSS (PDSS, Kauschke und Siegmüller 2010)
- **Morphologie:** Patholinguistische Diagnostik bei Sprachentwicklungsstörungen (PDSS, Kauschke und Siegmüller 2010), Heidelberger Sprachentwicklungstest (HSET, Grimm und Schöler 1991), Sprachentwicklungstest für drei- bis fünfjährige Kinder (SETK 3–5, Grimm 2015), Sprachscreening für das Vorschulalter (SSV, Grimm 2003), Psycholinguistischer Entwicklungstest (PET, Angermaier 1977)

3

Verwendete Methoden

- Spontansprachanalysen: qualitative Verfahren, die Auskunft über den Sprachentwicklungsstand geben. Sind aufwändig, geben aber immer noch den detailliertesten Überblick über die Sprachproduktion: ESGRAF (ESGRAF-R: Motsch und Rietz 2016), PC-gestützte Analyse in der PDSS (Kauschke und Siegmüller 2010)
- standardisierte oder normierte rezeptive Verfahren für verschiedene Altersgruppen:
  - Satz-Bild-Zuordnung: Sprachentwicklungstest für zweijährige Kinder (SETK-2, Grimm 2016), Test of Reception of Grammar – Deutsch (TROG-D, Fox 2020)
  - Ausagieren: Patholinguistische Diagnostik bei Sprachentwicklungsstörungen (PDSS, Kauschke und Siegmüller 2010), Heidelberger Sprachentwicklungstest (HSET, Grimm und Schöler 1991), Sprachentwicklungstest für drei- bis fünfjährige Kinder (SETK 3–5, Grimm 2015)
  - Frage-Antwort-Situation: Patholinguistische Diagnostik bei Sprachentwicklungsstörungen (PDSS, Kauschke und Siegmüller 2010)
- standardisierte oder normierte produktive Testverfahren sind seltener:
  - Bildbeschreibungen: Patholinguistische Diagnostik bei Sprachentwicklungsstörungen (PDSS, Kauschke und Siegmüller 2010)
  - Bildergeschichten: PDSS (Kauschke und Siegmüller 2010), SET 5–10 (Petermann et al. 2018)
  - Vorgabe von Wörtern, die das Kind zu Sätzen zusammensetzen soll: Heidelberger Sprachentwicklungstest (HSET, Grimm und Schöler 1991)
  - Vorgabe von Lückensätzen, die vervollständigt werden sollen: Psycholinguistischer Entwicklungstest (PET, Angermaier 1977)
  - Elizitierungsverfahren (ESGRAF 4–8, Motsch und Rietz 2016)
- morphologische Subtests: testen meist Pluralbildung, außerdem:
  - Heidelberger Sprachentwicklungstest (HSET, Grimm und Schöler 1991): Komparativ- und Superlativbildung (von Adjektiven)
  - Patholinguistische Diagnostik bei Sprachentwicklungsstörungen (PDSS): Akkusativ und Dativ (PDSS, Kauschke und Siegmüller 2010)
  - Psycholinguistischer Entwicklungstest (PET, Angermaier 1977): auch Partizipien, Komparativbildungen von Adjektiven

3.6.4 Therapieansätze (▶ Tab. 3.6)

Tab. 3.6 Aufstellung von Therapieansätzen zu bestimmten Störungsschwerpunkten, wenn diese als explizite Therapieziele im jeweiligen Ansatz benannt werden

Störungsbereich	Therapieansatz
erste Wortkombinationen	Patholinguistischer Therapieansatz
Erwerb der Verbzweitstellung	Strikt entwicklungsproximaler Ansatz
	Psycholinguistische Therapie nach Hansen
	Patholinguistischer Therapieansatz
	Entwicklungsproximaler Ansatz
	Konstruktivistischer Ansatz
	Kontextoptimierung
Artikeleinsetzungsregel	Strikt entwicklungsproximaler Ansatz
	Patholinguistischer Therapieansatz
	Entwicklungsproximaler Ansatz (als allgemeinerer Abbau von Auslassungen bei der Artikelverwendung)
Aufbau der verschiedenen morphologischen Systeme	Psycholinguistische Therapie nach Hansen
	Konstruktivistischer Ansatz
	Handlungsorientierter Therapieansatz
	Patholinguistischer Therapieansatz
	Entwicklungsproximaler Ansatz
	Kontextoptimierung
Textgrammatik	Handlungsorientierter Therapieansatz
	Patholinguistischer Therapieansatz

Veraltete Herangehensweise

Satzmustertraining (Pattern Drill)

Als spezifisch grammatische Therapieform vorherrschend bis in die 1970er-Jahre, Anwendung geht auf Therapieverständnis zu Beginn des 20. Jh. zurück. Gilt als reine Handlungstradition ohne theoretischen Modellbezug (Baumgartner 2008; Siegmüller 2014a, b).

Diese Therapieform wird von allen Vertretern aktueller Therapieansätze als veraltet bewertet und ist nicht zur Überwindung einer grammatischen Störung im Kindesalter geeignet. Trotzdem werden Satzmusterübungen immer noch durchgeführt und in Materialien umgesetzt.

Prinzip

Fehlende grammatische Kompetenzen werden durch langfristiges Üben von typischen Sätzen erworben und gefestigt. Vergleichsdimension ist die Erwachsenensprache unabhängig vom Alter des Kindes.

Vorgehen

- durch Einüben Aufbau des einfachen Satzes mit der Struktur SPO, z. B. verschiedene Subjekte am Satzanfang werden mit gleichem Verb und Objekt kombiniert

- Nachsprech- und Satzkonstruktionsübungen mit fester Verteilung der Subjekt- und Objektposition

Probleme

Grundlegendes Problem der Satzmusterübungen ist der meist ausbleibende Transfer der erarbeiteten Sätze in die Spontansprache (Hansen 1996). Das alleinige Üben von Sätzen führt zu stereotypen Satzrahmen, die das Kind bestenfalls insgesamt (wie eine Floskel) abrufen kann. I. d. R. können die aufgebauten Satzstrukturen nur bei andauernder Übung sicher abgerufen werden und zerfallen, sobald die Übungskomponente wegfällt (Dannenbauer 2003).
Grundproblem dieser Vorgehensweise ist, dass Entwicklungszeit, -dynamik und -prozess des Spracherwerbs ignoriert wird. Eine entwicklungsproximale Reihung von Symptomen und Zielstellungen erfolgt nicht. Darüber hinaus bestehen folgende Probleme:

- Vernachlässigung der rezeptiven sprachlichen Dimension, Satzmusterübung ist eine rein produktiv orientierte Therapieform
- Vernachlässigung der sozial-kommunikativen Seite von Sprache (Anwendung der Sätze in „Zwangskommunikation")
- Verzicht auf grammatisches Regellernen zugunsten vom Memorieren ganzer Sätze in verzögerter Imitation

Ganzheitliche Ansätze

Kommunikationstherapeutische Ansätze: Kommunikationstherapie

Im Verlauf der letzten Jahre wurden mehrere Ansätze vorgeschlagen, die sich ihren Grundannahmen folgend auf allgemeine kommunikationsgeleitete Therapie zur Überwindung der grammatischen Störung konzentrieren.

Grundannahme

Grammatik ist ein Teil der Umsetzung von Kommunikation, grammatische Störungen entstehen durch Störungen der sozialen Interaktion und Kommunikation.

Vorgehen

- Kommunikation mit dem Kind soll erfreulich und positiv sein
- Therapeutenverhalten bezieht sich auf die Förderung positiv-kommunikativen Verhaltens beim Kind
- spezifische grammatische Störungen werden nicht therapiert
- oft wird keine ausreichende Diagnostik durchgeführt oder gefordert

Konstruktivistischer Ansatz: Therapie von Dezentrierung und Perspektivenwechsel (Kruse 2002)

Grundannahmen

Grammatik ist die formale Umsetzung von Distanz zu Raum und Zeit in der Kommunikationssituation. Der Erwerb der Grammatik basiert auf den außersprachlichen Erwerbsmustern **Dezentrierung** (Entwicklung der Eigenständigkeit) und **Fokussierung** (Entwicklung der Aufmerksamkeitslenkung auf äußere Reize).

Dezentrierung

Fähigkeit, von der eigenen Umgebung und dem aktuellen Geschehen zu abstrahieren.

- Abstraktion geschieht durch temporale (*habe gemalt*) und modale (*kann malen*) Sprachstrukturen
- kognitive, den Spracherwerbsschritten vorausgehende Erkenntnisschritte:
  - Erkennen von Handlungsresultaten

- referenzieller Blickkontakt
- Konzept von Planung und des Imaginären (Planung einer Spielidee)
- alle drei Erkenntnisprozesse werden zwischen 1. und 2. Lj. durchlaufen und gehen dem Grammatikerwerb voraus, den Kruse als zentrales Thema des 3. Lj. ansieht

Fokussierung

- Entwicklung der Aufmerksamkeitslenkung auf Basis der Reizselektion
- frühe Reizverarbeitung lässt keine gleichzeitige (bimodale) Verarbeitung zu, d. h. es wird nur ein Teil der Inputreize von der Wahrnehmungsverarbeitung weitergeleitet
- Ausbau der Aufmerksamkeitslenkung als längere Aufmerksamkeit pro Reiz
- Methode der Reizverarbeitung: Figur-Hintergrund-Kontrast. Stärkere Kontraste werden als Einzelreize früher verarbeitet/erkannt als weniger starke Kontraste

Fokussierung im Grammatikerwerb

- **Entwicklungsebene 1:** Kind fokussiert sich auf semantische und lexikalische Anteile des Wortes (symbolische Anteile des Sprachzeichens, ikonische Anteile des Sprachzeichens, z. B. Lautmalereien)
- **Entwicklungsebene 2:** erst nach ausreichendem Bedeutungserwerb kann die Aufmerksamkeit auf andere Elemente des Begriffs gelenkt werden
- **Entwicklungsebene 3:** handlungsbegleitende Sprache: Satzebene, einfache grammatische Grundformen der Sprache werden erworben
- **Entwicklungsebene 4:** Aufmerksamkeitslenkung auf formale Aspekte, Morphologie. Markiertere Anteile werden interessant für das Kind (Deiktika, bezeichnen zeitliche und räumliche Distanz, z. B. *ging* vs. *werde gehen* und identifizieren Gegenstände in der Grammatik eindeutig)

Vorgehen

Therapie grundsätzlich als dialogisches Setting und vornehmlich in Spielsituationen, in denen die Zielstruktur als begleitende Sprachhandlung von Kind und Therapeut einfließt. Zielstellung ist Festigung der momentanen Entwicklungsphase und Anbieten der Strukturen aus der nächsten Entwicklungsphase. Therapieableitende Basis ist die Untersuchung der Deiktika. Feststellen der Zone der momentanen Entwicklung: der am wenigsten entwickelte Bereich wird durch Zuordnung der kindlichen Spontansprache zu den Entwicklungsphasen nach Clahsen (1986) abgeleitet.

- **Zielformulierung 1:** Zusammenstellen der notwendigen Fähigkeiten dieser Entwicklungsphase
- **Zielformulierung 2:** Zusammenstellen der Entwicklungsschritte in der nächstfolgenden Phase

Fortschritte werden erwartet in den Bereichen

- Perspektivenwechsel (im Spiel vor Sprache): Aspekt, Tempus, Modus (Dezentrierung), Verbflexion (Perspektivenwechsel im Personenparadigma)
- Fokussierung: Wortartenverwendung
- beide Aspekte: Satzbau, Fragestrukturen

HOT – Handlungsorientierter Therapieansatz (Weigl und Reddemann-Tschaikner 2002)

Grundannahmen

Sprachentwicklungsstörungen zentrieren sich selten auf einen Teilbereich der Sprache, beziehen häufig auch nicht-sprachliche Aspekte mit ein. Daher wird davon ausgegangen, dass der Spracherwerb ein integrativer Prozess von Kognition (Handlungsvorstellung, -planung und Problemlösung), Wahrnehmung, Motorik (v. a. Handtätigkeiten), Emotionen, Motivation und Kreativität ist. Die Einbeziehung dieser Bereiche in die Sprachtherapie ist notwendig, um den Spracherwerb „inszeniert“ fördern zu können.

Unterscheidung von Zielkomplexen

- **Zielkomplex verbaler Bereich:** Sprachverständnis, Dialog, Aussprache, Wortschatz, Wortfindung, Grammatik, Textgrammatik, Selbstvertrauen
- **Zielkomplex Bereich der Handlungskompetenz:** Serialität von Handlungen, Antizipationsfähigkeit, Problemlöseverhalten
- **Zielkomplex nonverbaler Bereich:** Aufmerksamkeit, intrinsische Motivation, Eigenaktivität, Kreativität, Freude, Selbstvertrauen

Vorgehen (▶ Tab. 3.7)

Im HOT wird Sprache insgesamt behandelt. Gewichtung in der Förderung entsteht allein durch die Auswahl der Handlung. Durch die verschiedenen Teile der Gesamthandlung wechselt der Therapiefokus während der Durchführung.

- **Skripte:** schematisierte Handlungsabläufe, Drehbücher
  - Bekanntheitsgrad, da bekannte alltägliche Handlungsinhalte (Teil der Umgebungskultur)
  - festgelegte Funktion und Reihenfolge von Teilhandlungen
  - Generalisierung: durch Übung in der Therapie kann Handlungssequenz im Alltag erfolgreicher durchgeführt werden
- **Handlung:** Strukturierung nach Gegenstandsbezug, Zielgerichtetheit, Ergebnisorientierung. Den verschiedenen Strukturebenen werden verschiedene sprachliche Störungsbilder und Funktionen zugeordnet

Spezifisch an den Grammatikerwerb ausgerichtete Ansätze

Ökolinguopädischer Ansatz (Homburg 1991)

Erster sprachtherapeutischer Ansatz, der als grundsätzliche Diagnostik bei grammatischen Störungen im Kindesalter eine sprachwissenschaftliche Detailanalyse fordert und standardmäßig durchführt.

Tab. 3.7 Phasen des Handlungsorientierten Therapieansatzes

Strukturebene		Prinzip	Erläuterung
1	Planungsebene	Vorstellen der Zutaten/Materialen und Geräte	Arbeit an Realgegenständen, Benennungen durch Therapeut und das Kind, Frage-Antwort-Situationen
2	Sprachebene	Übertragen der Begriffe auf die Bildebene	Kategorisierung des Materials in verschiedene Felder
3	Bild- und Planungsebene	Handlungsplanung	Festlegen der einzelnen Schritte, gemeinsame Planung
4	Handlungsebene	Durchführung der Handlung	möglichst selbstständige Umsetzung der Handlungsplanung bis zur Erstellung des Ergebnisses
5	Bild- und Planungsebene	Versprachlichung der Handlung auf Bildebene	Kind soll Serialität der Handlung selbstständig memorieren und anhand von Bildmaterial verinnerlichen

Grundannahme

Für den Therapieerfolg ist es maßgeblich, die Therapie an sprachformalen Anteilen in Form von Modellen des kindlichen Grammatikerwerbs und allgemeineren pädagogischen, lerntheoretischen und kommunikationswissenschaftlichen Konzepten auszurichten. Es soll ein sprachtherapeutischer Gesamtprozess entstehen, bei dem mit Berücksichtigung aller beteiligten Dimensionen eine möglichst günstige Lernsituation aufgebaut wird.

Vorgehen

Der Ansatz wird selten in seiner ursprünglichen Form ausgeführt, kann jedoch als Grundsatzmodell für viele jüngere Ansätze Pate stehen. So entwirft Homburg die Leitlinien:

- Entwicklungsnähe
- Strukturzentrierung
- Wissensaufbau
- Kommunikationszentrierung

Psycholinguistisch begründete Therapie anhand von Inputspezifizierungen (Hansen 1996)

Ältester generativ ausgerichteter Therapieansatz für Störungen der Grammatik. Hansen übernimmt als allgemeines Interventionsvorgehen den Entwicklungsproximalen Ansatz von Dannenbauer und eine grundlegende dialogische Handlungsstruktur, legt der Auswahl der Therapieziele jedoch ein spezifisches psycholinguistisches Modell zugrunde (Clahsen et al. 1988; ▶ Kap. 2.6 und ▶ Kap. 2.7). Anders als Dannenbauer legt er mehr Wert auf vorstrukturierte Inputstrukturen, Modellierung im Feedback ist sekundär.

Grundannahmen

- Sprache ist ein zumindest z. T. angeborener Mechanismus, der von psycholinguistischen Erwerbsmodellen beschrieben wird
- linguistische Detailanalysen ermöglichen vor dem Hintergrund der psycholinguistischen Erwerbsmodelle eine präzise symptomorientierte Lernzielbestimmung
- Therapieziel ist die Beseitigung der spezifischen dysgrammatischen Symptomatik
- Unterstützung von Lernstrategien, die im ungestörten Grammatikerwerb wirken. Diese helfen dem dysgrammatischen Kind, notwendige Prinzipien zur Identifizierung und Kategorisierung grammatisch relevanter Informationen aus dem Input zu entschlüsseln

Vorgehen

„*In einer vorstrukturierten und bewusst gestalteten Situation kann das dem Kind dargebotene sprachliche Angebot so aufbereitet werden, dass aufgrund seiner Prägnanz ein Auslösen oder Forcieren der angezielten Verarbeitungs- und Lernprozesse wahrscheinlich wird.*“ (Hansen 1996, 103)

- Therapieziele orientieren sich an der spontansprachlichen Symptomatik der Kinder, wobei durch die linguistische Detailanalyse die gesamte Breite der Grammatik als möglicher Therapieinhalt in Betracht gezogen wird
- beispielhaft aufgeführte Therapieinhalte fokussieren die morphologischen Bereiche der Grammatikentwicklung

Strikt entwicklungsproximaler Ansatz (Penner und Kölliker Funk 1998)

Grundannahmen

Dysgrammatismus ist eine Stagnation, das Lerntempo des Kindes kommt durch die Unfähigkeit, die fragliche grammatische Regel abzuleiten, zum Erliegen. Das Kind kann nach dem Eintritt der Stagnation diese nicht mehr selbstständig überwinden. Generell zeigen dysgrammatische Kinder Defizite bei der Ableitung grammatischer Regeln, wenn diese auf mehrere sprachliche Schnittstellen Bezug nehmen (*mehrmodulares Bootstrapping*). Dadurch zeigen sich Symptome eher bei komplexeren Regelableitungen, während einfachere Regeln erworben werden können (*bi-modulares Bootstrapping*).

Prinzip

Das zugrunde liegende Prinzipien-Parameter-Modell (▶ Kap. 2.7) stellt eine Entwicklungsreihenfolge beim Aufbau der kindlichen Grammatik auf. Dabei haben niedrigere Ebenen entwicklungsauslösenden Charakter für komplexere. Therapie findet daher genau nach Einhaltung dieser Entwicklungsreihenfolge statt.
Basis jeder Therapie ist die exakte Feststellung des Stagnationspunktes durch eine detaillierte psycholinguistische Diagnostik. Im Gegensatz zu älteren Ansätzen wird die Verständnisseite in die Diagnostik mit einbezogen: Autoren schlagen als erste Elizitierungsverfahren vor (Kinder müssen zur Lösung der sprachlichen Aufgabe spezifische Strukturen verstehen bzw. produzieren oder zeigen offenkundige Fehlleistungen).

Vorgehen

Der strikt entwicklungsproximale Ansatz benutzt als einzige Methode die Inputspezifizierung, die als **Inputsequenz** eingesetzt wird. Inputsequenzen sind vor Beginn der Therapie konstruierte Texte oder Dialoge (z. B. Bilderbuchuntertexte), in denen die spezifischen *Trigger* extrem frequent vorhanden sind, die zur Bewältigung des nächsten Entwicklungsschrittes benötigt werden.

- durch Erhöhung der relevanten Strukturen in dem an das Kind gerichtete Input Ausgleich der defizitären grammatischen Kapazitäten. Dem Kind wird so die Möglichkeit zur Überwindung der Stagnation gegeben
- Fokus liegt auf der Bereitstellung der relevanten Zielstruktur, diese muss nicht in dialogisches Wechselspiel eingebettet sein, um die eigenaktiven Kapazitäten des Kindes zu stimulieren
- relevante Sprachstrukturen (*Trigger*) sind durch empirische und theoretische Grundlagenforschung festgelegt und entsprechen nicht in jedem Fall dem spontansprachlichen Symptom

Entwicklungsproximaler Ansatz (Dannenbauer 2002, 2003)

Grundannahme

Sprache ist eine wichtige Dimension in der menschlichen Kommunikation, d. h. sprachtherapeutisches Handeln muss in bedeutsame Kommunikations- und Handlungskontexte eingebettet werden.

„Entwicklungsproximales Prinzip"

Therapieziele werden aufgrund einer linguistischen Detailanalyse dem kindlichen Entwicklungsalter angemessen aufgestellt. Zur Auswahl der Zielstrukturen werden Annahmen über ihre Relevanz für den Grammatikerwerb und über entwicklungsauslösende Faktoren der Spracherwerbstheorie herangezogen. Die verwendete Diagnostik ist meist die Spontansprachanalyse.

- ausschlaggebend ist der momentane Entwicklungsstand des Kindes; Größe der Sprachstörung und Ausmaß der Verzögerung treten in den Hintergrund

- nicht Erwachsenensprache ist die Vergleichsdimension für die Therapie, sondern die ungestörte Kindersprache auf dem jeweiligen Entwicklungsniveau bzw. der nächsthöheren Entwicklungsphase
- das dysgrammatische Kind verfügt prinzipiell über alle und die gleichen grammatischen Entwicklungsparameter wie das ungestörte Kind
- grammatische Störung ist definiert als Verzögerung des Lerntempos, Verlangsamung des Lerntempos kann bis zum Stillstand gehen
- Therapie wird von den bereits erworbenen Kompetenzen abgeleitet, die als Auslöser für die nächste Entwicklungsphase genutzt werden sollen
- auf direktiv ausgerichtetes Vorgehen wird verzichtet, um Kompensationsreaktionen beim Kind durch die Wahrnehmung einer Störung zu verhindern
- mit „minimaler Druckanwendung" wird direkt in der spontanen Sprachverwendung des Kindes in der Spielsituation interveniert

Vorgehen: Steuerung von Input und Feedback

- Konzentration auf das sprachliche Interaktionsgeschehen, wobei der Therapeut eine eher reagierende und nicht stark stimulierende Haltung einnehmen soll
- Formulierung von 12 Handlungsleitlinien, welche die Vorbereitung der Therapie und Interaktion in der Therapie umrahmen:
  - auf Lebenswirklichkeit und Kommunikationsfähigkeit des Kindes einlassen und die Beziehungsbasis mit dem Kind so etablieren, dass es sich als anerkannten Kommunikationspartner empfindet
  - optimale Rolle des Erwachsenen ist die eines Modells, wobei sich der Modellcharakter in sprachlicher Hinsicht, aber auch in Form von zunehmend gemeinsamer Kommunikation und Handlungsausrichtung zeigen soll
  - therapeutische Intervention bezieht auch andere Anteile der sprachlichen und nicht-sprachlichen Entwicklung ein
- Interventionsmethode ist die Modellierung, die durch verschiedene Techniken angewandt wird:
  - Zielstruktur soll frequent und als einzige Konstante in der Modelläußerung erscheinen
  - umrahmende Anteile der Äußerungen sind in ihrer Struktur variabel, der Situation angemessen und relevant
  - Modelläußerung als Input-gebende Maßnahme und Feedbackäußerungen als modellierende Maßnahme sollen gleichermaßen genutzt werden und sich durch den Dialog zwischen Kind und Therapeut auf natürliche Weise abwechseln

Kontextoptimierung (Motsch 2017)

- **Grundannahme:** Sprachentwicklungsfortschritte können erreicht werden, wenn durch die Therapie die planbaren Kontextkomponenten einer sprachlichen Situation so verändert werden, dass Blockaden im grammatischen Lernen beseitigt werden. Dabei richtet sich die Planung der Lernsituation an den Gegebenheiten des Kindes aus (Formate für das Kind finden)
- **Basisannahme:** Kinder sind im frühen Spracherwerb nicht auf die formalen Aspekte der Sprache fokussiert, verarbeiten anhand von Schlüsselwörtern. In der Therapie wird der für das Kind mit USES bisher bedeutungslose formale Aspekt der Sprache in den Fokus gerückt
- **Therapieziele:**
  - Kind wird zur optimalen Fokussierung der kritischen Merkmale von sprachlichen Zielstrukturen führen. Dies erhöht die Verarbeitungswahrscheinlichkeit

- konkrete Therapieziele orientieren sich an der Phaseneinteilung nach Clahsen (1988, ▶ Kap. 2.7)
- **Vorgehen:**
  - Kombination aus Inputgabe (rezeptive Arbeit), kompensatorisch-reflexiver Arbeit und produktionsanstoßender Therapie. Input ist auf die Zielstrukturen hin betont. Gegensatz zu generativ ausgerichteten Ansätzen: Verwendung der kürzesten Zielstruktur; keine grammatisch reichen Strukturen im Input anbieten, um das Kind nicht zu „verwirren". Input ist Vorstufe der produktionsorientierten Therapie in Kombination mit sprachbewusstseinsfördernden Anteilen. Produktive Therapie wird in der Arbeit mit *Pattern* realisiert, d. h. kommunikativ funktionale Sprachpattern werden als Anstoß für die Sprachproduktion verwendet

3

Patholinguistischer Ansatz (Siegmüller und Kauschke 2006; Kauschke und Siegmüller 2017b)

Grundannahmen

- Das dysgrammatische Kind besitzt zu wenig eigenaktive Kompetenzen, um grammatische Regeln ableiten zu können. Dadurch verzögerter Grammatikerwerb mit Verlangsamung oder Stagnation
- Grammatikerwerb ist eine weitgehend eigenständige Entwicklung, wobei es an bestimmten Schnittstellen zu Interaktion mit anderen sprachlichen Ebenen kommt
- Spracherwerb ist ein kontinuierlicher Verlauf auf den verschiedenen sprachlichen Ebenen, Entwicklungstempo kann von Ebene zu Ebene variieren
- grammatische Ebene als regelbasierter Erwerb wird früh abgeschlossen, gedächtnisbasierte Erwerbsbereiche dauern länger (z. B. Lexikon)

Prinzip

- diagnostische Vergleichsdimension ist das Niveau des ungestörten Spracherwerbs von Kindern im gleichen Alter
- Diagnostik kombiniert spontansprachliche Daten, rezeptive und produktive Elizitierungsverfahren, die in jedem Fall psycholinguistisch basiert sind und die notwendige Detailinformation zur Verfügung stellen
- Ziel: Aktivierung und Umorientierung des eigenen Lernpotenzials des Kindes. Das Kind soll wahrgenommene Sprachreize aus dem Input neu oder anders analysieren
- Zielstrukturen entsprechen, ausgehend vom Entwicklungsstand des dysgrammatischen Kindes, der nächsten Stufe des ungestörten Spracherwerbs
- Flexibilisierung eines vereinfachten bzw. starren Sprachsystems steht neben dem systematischen Nachholen von Entwicklungsschritten im Zentrum. Dies richtet sich v. a. an ältere Kinder, die aufgrund von kommunikativen Misserfolgen Kompensationsstrategien anwenden (Auswendiglernen von sprachlichen Strukturen). Die kompensierten Defizite können spontansprachlich (annähernd) zielsprachlich wirken
- deutliche Abwendung von programmatischer Therapie. Aus der Diagnose folgt nicht automatisch eine bestimmte Therapie, stattdessen Baukastensystem aus Therapiebereichen und -methoden, aus der die individuelle Therapie für das jeweilige Kind zusammengestellt wird

Methoden

Der Patholinguistische Ansatz verfolgt das **Prinzip der Methodenkombination.** Es wird nicht nur eine Therapiemethode in den Vordergrund gestellt, stattdessen steht

eine Auswahl von Therapiemethoden zur Verfügung, die für das jeweilige Kind und passend zum Therapieziel zusammengestellt werden. Der Therapeut entscheidet pro Kind, ob unbewusste oder bewusste Therapiemethoden zur Anwendung kommen:
- **unbewusste Therapiemethoden:** Inputspezifizierungen (als Inputsequenz oder interaktive Inputspezifizierung im Freispiel), Modellierung, Übungen
- **bewusste Therapiemethoden:** metasprachliche Übungen, Kontrastierungen, Metasprache

3.7 Störungen der Pragmatik

Bettina Achhammer

3

3.7.1 Pragmatik

Auch: Kommunikation, Gespräch, Diskurs, Erzählfähigkeit, sozial-kommunikative Fähigkeiten, pragmatisch-kommunikative Fähigkeiten
Definition: Pragmatik ist die Fähigkeit, im jeweiligen Kontext die relevante Information in angepasstem Sprachcode im Gespräch zu übermitteln. Sie bezeichnet die Beziehung zwischen Sprachnutzern, Sprache und Kontext.

Theorien der Pragmatik

In Sprache umgesetzte Information wird im Rahmen der Gesprächsregeln geäußert und im Stil den Gesprächsteilnehmern angepasst. Gelungene Kommunikation erfordert ein Vernetzen von sprachlichem Bezeichnen der relevanten Information und der wichtigen Kontextanteile sowie dem sprachlichen Umsetzen kommunikativer Akte in sozialen Beziehungen.
Achhammer et al. (2016) teilen die einzelnen Aspekte in folgende Bereiche ein: sprachliche Dimension, nonverbale und paraverbale Dimension sowie Basiskompetenzen in Bezug auf Pragmatik (▶ Tab. 3.8).

Tab. 3.8 Theorien der Pragmatik (Einteilung nach Achhammer et al. 2016)

Sprachliche Dimension der Pragmatik	Nonverbale und paraverbale Dimension	Basiskompetenzen in Bezug auf Pragmatik
• direkte und indirekte Sprechakte • Implikaturen • Dialog und Turn-Taking • Reparaturen • Höflichkeit • Ironie, Witz und Humor • Metapher • Kohärenz und Kohäsion (Erzählfähigkeit) • Präsupposition • thematische Struktur • Artikel, Pronomen und Deixis • Ellipsen	• Mimik • Gestik • Blickverhalten und Augenkontakt • Körperhaltung • Körperkontakt • Proxemik • paraverbaler Ausdruck	• Sensorik • Theory of Mind • exekutive Funktionen • Gedächtnis • Inferenz • Emotionen und Einstellung

3.7.2 Pragmatische Störungen

Auch: Pragmatisch-kommunikative Störung (PKS), Sozial-kommunikative Störung, Pragmatische Kommunikationsstörung, Sozial(-pragmatische) Kommunikationsstörung, Störung der Erzählfähigkeit

Definition: „*Pragmatische Störungen bezeichnen eine unangemessene Sprachverwendung, die auf Defiziten beruht, Informationen aus dem Kontext und aus sozialen Normen zur Interpretation und zur Verwendung von Sprache adäquat nutzen zu können*" (Achhammer 2015, S. 5).
Pragmatisch-kommunikative Störungen zeigen sich:

- als Primär- oder Sekundärstörung
- über die Lebensspanne
- mit unterschiedlicher Ätiologie

Unterschiedliche Erscheinungsbilder lassen sich nach dem Rahmenplan von Dohmen (2014) in fünf Profile einteilen:

- verzögerte kommunikative Kompetenz
- sprachstrukturelle Defizite
- sprachlich-pragmatische Defizite
- sozial-kommunikative Defizite
- dauerhaft eingeschränkte pragmatische Kompetenz

Klassifikation: Kein eigener Indikationsschlüssel im Heilmittelkatalog, keine Bezifferung in der ICD-10; Störungsbild in der DSM-V: Sozial-(pragmatische) Kommunikationsstörung (Falkai et al. 2015); für ICD-11 vorgesehen: Sprachentwicklungsstörung mit vorwiegender Beeinträchtigung der pragmatischen Sprache (Ronninger et al. 2016).

Erscheinungsbild

Pragmatisch-kommunikative Störungen zeigen sich gemäß der Klassifikation der ICF sowohl auf der Ebene sprachlicher Aktivität als auch auf Ebene der Partizipation (Achhammer 2014a).

Symptome auf Ebene sprachlicher Aktivität (Norbury 2014; Cummings 2014; Glück 2007)

- Probleme beim Turn-Taking mit langen Pausen oder Überschneidungen der Gesprächsbeiträge
- unangemessener Rededrang mit unnötig viel Information
- Beharren auf besonderen/eigenen Themen, Bedürfnisse des Gesprächspartners werden nicht berücksichtigt
- Sprunghaftigkeit in den Themen ohne Überleitungen oder Einführen des neuen Themas
- unangemessene Präsupposition, das Hintergrundwissen des Gesprächspartners wird falsch eingeschätzt
- Sprachverständnisprobleme (v. a. bei nicht-wörtlicher Bedeutung, z. B. Ironie, Witze und Metaphern) und mangelnde Reparaturmechanismen
- Probleme bei der Inferenzziehung
- Probleme bei Kohärenz und Kohäsion (Erzählfähigkeit)
- Wortschatzdefizite und Wortfindungsprobleme
- mangelnde nonverbale Kommunikation und Emotionsdeutung

Symptome auf Ebene der Partizipation

Folgende Symptomatik auf Ebene der Partizipation ist für Kinder mit Sprachentwicklungsstörungen bekannt:

- Probleme bei sozialer Interaktion, v. a. beim Schließen und Aufrechterhalten von Freundschaften
- mangelnde Akzeptanz der Betroffenen; werden von Bezugspersonen, Kindergärtnerinnen und Lehrern als unreifer eingeschätzt und auch von Peers negativer beurteilt als sprachunauffällige Kinder

- Entwicklung eines niedrigen Selbstwertgefühls, negative Eigenbeurteilung, Rückzug auf Außenseiterposition

(Rice 1993; Grimm 1999; Westby und Blalock 2005)
Die genannten Defizite bei sozialer Interaktion gelten vermutlich in besonderer Weise für Kinder mit pragmatischen Störungen, was in zwei Studien nachgewiesen wurde (Botting und Conti-Ramsden 1999; Ketelaars et al. 2010).

Komorbiditäten

Störungen der Pragmatik stehen häufig in Verbindung mit:

- Sprachentwicklungsstörungen
- Autismus-Spektrum-Störungen
- Verhaltens- und emotionalen Störungen
- kognitiven Beeinträchtigungen
- Redeflussstörungen
- Stimmstörungen

(Achhammer et al. 2016)

3

Ursachen

Perkins (2007) unterteilt pragmatische Störungen in primäre, sekundäre und multiple Störungen. Entsprechend ist von unterschiedlichen Ursachen auszugehen (▶ Tab. 3.9).
Bei Vorliegen von mehreren Ursachen spricht man von komplexen pragmatischen Störungen.

Verlauf

Pragmatische Störungen zeigen über die Lebensspanne eine unterschiedliche Symptomatik und Ätiologie:

- Störungen der Entwicklungsperiode (0–7 Jahre) vor dem Hintergrund von Sprachentwicklungsstörungen, in Verbindung mit Autismus-Spektrum-Störung sowie Auffälligkeiten in den Bereichen Emotionalität, Verhalten und Aufmerksamkeit
- Störungen in der älteren Kindheit/Jugendalter (7–18 Jahre) als manifestierte Störung oder bei Schädigungen nach Abschluss der Sprachentwicklung mit Defiziten bei komplexer pragmatischer Verarbeitung
- Störungen im Erwachsenenalter als manifestierte pragmatische Störungen sowie infolge neurologischer, psychischer und degenerativer Erkrankungen

(Cummings 2014)

Tab. 3.9 Ursachenhypothesen nach Perkins (2007) [G1101]

Primäre pragmatische Störung	Sekundäre pragmatische Störung	Multiple pragmatische Störung
kognitive Dysfunktionen in den Bereichen: • Gedächtnis • Theory of Mind • exekutive Funktionen • Emotion und Verhalten • schlussfolgerndes Denken	Probleme in den sprachlichen Bereichen: • Phonologie • Morphologie • Grammatik/Syntax • Lexikon • Prosodie • Diskursfähigkeit	Defizite in den sensomotorischen Bereichen: • auditive Wahrnehmung • visuelle Wahrnehmung • motorische/artikulatorische Fähigkeiten

- Prävalenz: 22 % der Kinder mit Sprachförderbedarf in Großbritannien weisen eine pragmatische Störung auf (Botting und Conti-Ramsden 1999)
- im deutschsprachigen Raum bisher keine gesicherten Erkenntnisse

3.7.3 Diagnostik pragmatischer Störungen

Die Erfassung pragmatischer Störungen erfolgt anhand von Beobachtung oder Befragung in den Bereichen Kommunikationsverhalten/Gesprächsführung, Textverarbeitung/Textproduktion sowie Situations- und Kontextverhalten. Die hypothesengeleitete Diagnostik umfasst in vier Schritten:

1. Anamnese
2. Analyse der Basiskompetenzen
3. Überprüfung der sprachstrukturellen Fähigkeiten
4. Analyse der pragmatischen Fähigkeiten

Die pragmatischen Fähigkeiten sind dabei stets vor dem Hintergrund des individuellen Entwicklungsverlaufes in weiteren Bereichen zu betrachten (Achhammer et al. 2016). Folgende Methoden stehen zur Erhebung zur Verfügung (▶ Tab. 3.10):

- **Interaktionsanalyse:** direkte Verhaltensbeobachtung, Beurteilung der Situations- und Kontextangemessenheit der Sprachverwendung in Realsituation

Tab. 3.10 Zentrale Verfahren im deutschsprachigen Raum (Achhammer et al. 2016)

Erhebungsmethode	Verfahren
Interaktionsanalyse	• Beobachtungsbogen für pragmatische Fähigkeiten (BFP, Schelten-Cornish et al. 2012) • Entwicklungsprofil (Zollinger 2015) • Analyse der Kommunikation und Interaktion (AKI, Kraus und Wagner 2012)
Befragung	• Children's Communication Checklist (CCC, deutsche Version: Spreen-Rauscher 2003) • Curriculumbasierte Beobachtungskriterien (Sallat und Spreer 2014) • Das Pragmatische Profil (Dohmen 2009)
Testverfahren mit Untertest zur Pragmatik	• Informelles Verfahren zur Überprüfung von Sprachverständnisleistungen (IVÜS, Endres und Baur 2000) • Marburger Sprachverständnistest für Kinder (MSVK, Elben und Lohaus 2000) • Heidelberger Sprachentwicklungstest (HSET, Grimm und Schöler 1991) • Spracherhebungstest für Kinder im Alter zwischen 3 und 5 Jahren (SET 3–5, Petermann et al. 2015)
Erzählfähigkeit	• Patholinguistische Diagnostik von Sprachentwicklungsstörungen (PDSS, Kauschke und Siegmüller 2010) • Spracherhebungstest für Kinder im Alter zwischen 5 und 10 Jahren (SET 5–10, Petermann et al. 2018) • Informelles Screening der Erzählfähigkeiten (Schelten-Cornish 2015) • Fragebogen zur Einschätzung kindlicher Erzählfähigkeit (FEKE, Achhammer 2014a) • Dortmunder Beobachtungsinstrument zur Interaktion und Narrationsentwicklung (DO-BINE, Quasthoff et al. 2011)

- **Befragung:** Datengenerierung nach Angaben/Erinnerung von Bezugspersonen, Beurteilung mehrerer unterschiedlicher Situationen und Kontexte möglich
- **Testverfahren mit Untertest zur Pragmatik:** Elizitationsverfahren, aufgrund der Testsituation inhaltliche und situative Komplexität eingeschränkt, nur isolierte Teilaspekte der Pragmatik
- **Erzählfähigkeit:** Einschätzverfahren in Einzel- oder Gruppensetting oder als Untertest einer Testdiagnostik

Die Verfahren „Das Pragmatische Profil" und „MSVK" sind als einzige Verfahren im Bereich Pragmatik in der interdisziplinären Leitlinie Diagnostik von (umschriebenen) Sprachentwicklungsstörungen aufgeführt (de Langen-Müller et al. 2012).

3.7.4 Therapie pragmatischer Störungen

Die Therapie pragmatischer Störungen beinhaltet nach Achhammer et al. (2016) die drei Therapie- und Förderbereiche:

- Kommunikationsverhalten/Gesprächsführung
- Textverarbeitung/Textverständnis
- Situations- und Kontextverhalten

(▶ Tab. 3.11)

Therapieinhalte

Jeder Bereich umfasst jeweils auf intrapersoneller Ebene das Verstehen und Erkennen sowie auf interpersoneller Ebene das Produzieren und Anwenden der zugeordneten einzelnen Fähigkeiten. Es gilt dabei die Berücksichtigung, Strukturierung und Optimierung von Sprach-, Situations-, Sozial- und Sachkontexten.

Therapieansätze nach dem Rahmenplan

Im deutschsprachigen Raum bislang kaum spezifische Ansätze zur Therapie pragmatischer Auffälligkeiten. Verfahren aus anderen Behandlungsschwerpunkten lassen sich stellenweise adaptieren, zielen jedoch noch auf Ausschnitte des Störungsbildes ab.

Tab. 3.11 Inhalte (Therapie) pragmatischer Störungen (Achhammer et al. 2016)

Kommunikationsverhalten/Gesprächsführung	Textverarbeitung/Textverständnis	Situations- und Kontextverhalten
• Gesprächsführung und feste Paarsequenzen • Turn-Taking und Sprecherwechsel • Diskursverhalten • Zuhörerverhalten • Themenabdrift • Monitoring und Reparaturen • nicht-wörtliche Rede	• Verständnis für Präsuppositionen • Informationsgehalt • Erkennen von Inferenzen • Sinnentnahme aus mündlichen und schriftlichen Texten • Einsatz von Kohärenz und Kohäsion • Förderung mündlicher und schriftlicher Erzählfähigkeit	• Verstehen und Einsatz nonverbaler Mittel • Verständnis für Kontexthinweise • Verbesserung der Flexibilität durch Strategien • Verstehen von Gedanken und Intentionen anderer • angemessene Wortschatzverwendung • Verstehen von sozialen Rollen und Beziehungen • Höflichkeit, Rücksichtnahme, Wertschätzung und Interaktion in Gruppen und Beziehungen

Tab. 3.12 Aufstellung von profilbezogenen Therapieansätzen

Profil nach dem Rahmenplan	Therapieansatz
verzögerte kommunikative Kompetenz	Ansätze aus der Therapie für Late Talker (▶ Kap. 3.2.2)
sprachstrukturelle Defizite	• Entwicklungsproximale Sprachtherapie • Inszenierter Spracherwerb • Handlungsorientierter Therapieansatz • Patholinguistischer Therapieansatz • Kontextoptimierung
sprachlich-pragmatische Defizite	• Monitoring des Sprachverstehens • Förderung der kindlichen Erzählfähigkeit • Dortmunder Förderkonzept zur Interaktions- und Narrationsentwicklung • Therapie-PraFIT
sozial-kommunikative Defizite	• Fit for Life • Training mit sozial-unsicheren Kindern • Sozialtraining in der Schule • Therapie PraFIT • In-vivo-Therapie
dauerhaft eingeschränkte kommunikative Kompetenz	Therapieansätze aus dem Bereich Unterstützte Kommunikation

Einzelne Verfahren lassen sich den Profilen nach dem Rahmenplan von Dohmen (2014) mit entsprechenden Therapiezielen zuordnen (▶ Tab. 3.12):

- **verzögerte kommunikative Kompetenz:** Erweiterung pragmatischer Fähigkeiten
- **sprachstrukturelle Defizite:** Verbesserung sprachstruktureller Defizite und deren Transfer in den Alltag
- **sprachlich-pragmatische Defizite:** Verstehen sozialer Bedeutungen von Sprache, Organisation von Gesprächen, von mündlichen und schriftlichen Erzählungen
- **sozial-kommunikative Defizite:** Kommunikationsorganisation, Interpretation sozialer Kontraste und Konventionen, Anpassung des Kommunikationsstils sowie Erkennen und Klären von Missverständnissen
- **dauerhaft gravierend eingeschränkte kommunikative Kompetenz:** erfolgreiche und sozial akzeptierte Mitteilung der eigenen Intentionen durch effektivere kommunikative Strategien

Therapieansätze zur Behandlung pragmatischer Störungen

Förderung der kindlichen Erzählfähigkeit (Schelten-Cornish 2015)

Pragmatische Schwerpunkte:
Förderung mündlicher und schriftlicher Erzählfähigkeit bei Schulkindern durch: Verstehen von Präsuppositionen und Inferenzen, Sinnentnahme aus mündlichen und schriftlichen Texten, Einsatz von Mitteln zur Kohärenz und Kohäsion, angemessene Wortschatzverwendung
Grundannahme: mündliche vor schriftlicher Erzählfähigkeit, Orientierung an Story-Grammar-Modell
Förderbereiche:

- Kohärenzspiele
- Kohäsions- und Sprachspiele

Dortmunder Förderkonzept zur Interaktions- und Narrationsentwicklung (DO-FINE, Qasthoff et al. 2011)

Pragmatische Schwerpunkte:
Förderung mündlicher und schriftlicher Erzählfähigkeit bei Vor- und Grundschulkindern durch: Anpassung des Informationsgehaltes (Präsupposition), Einsatz von Mitteln zur Kohärenz und Kohäsion, Einsatz von Emotionen, angemessene Wortschatzverwendung
Grundannahme: gemeinsames Ausagieren einer Handlung in Spielsituation geht mündlichem Erzählen voraus, Erzählen als interaktiver Prozess von Erzähler und Zuhörer
Förderbereiche:
- Ko-Konstruktion eines Kontextes
- Entwicklung einer Handlung
- Etablierung eines Planbruchs
- kontextbezogene Versprachlichung einer Handlung
- modellhaftes Erzählen der Fachperson
- Erarbeiten der Erzählstruktur
- Kinder erzählen – kontextunabhängige Erzählinteraktion
- Dokumentation
- metasprachliche Reflexion

3

Therapie Pragmatischer Fähigkeiten mit Improvisationstheater-Techniken (Therapie-PraFIT, Achhammer 2014a)

Pragmatische Schwerpunkte:
- Verstehen und Einsatz von nonverbalen Mitteln, emotionalen Hinweisen, sozialen Kontexthinweisen (sozialer Status, Erwartungen), Situationskontexte, Gedanken und Intentionen anderer (Perspektivenübernahme), sozialen Rollen und Beziehungen
- Verbesserung der Flexibilität, Rücksichtnahme, Wertschätzung und Interaktion in Gruppen, Förderung mündlicher Erzählfähigkeit (Kohärenz und Kohäsion)

Grundannahme: Parallelen zwischen kindlichem Rollenspiel und Erwerb pragmatischer Fähigkeit; Parallelen zwischen Techniken des Improvisationstheaters und zwischenmenschlicher Kommunikation sowie Erzählfähigkeit
Förderbereiche:
- Ebene 1: Impuls nehmen/geben, Zusammenarbeit in der Gruppe, Wahrnehmung
- Ebene 2: Sprachverwendung im Kontext (Status und Emotionen)
- Ebene 3: Storytelling (Erzählfähigkeit mit Kohärenz und Kohäsion)

Durch das Erlernen von Kommunikationsstrategien und der Übungen innerhalb szenischer Improvisation wird der Transfer in die Alltagswirklichkeit erleichtert. Konzipiert ist der Ansatz originär als Gruppenintervention. Eine Übertragung einzelner Übungsformate auf die Einzelsituation ist möglich.

Evidenzbasierung

Für das Konzept Therapie-PraFIT (Achhammer 2014b) liegt eine Evaluationsstudie vor, die positive Entwicklungen der Experimentalgruppe nach 10 Einheiten à 90 Min. in der Lehrerbewertung zeigen. Das Konzept *Social Communication Intervention Programm* (SCIP, Adams et al. 2012) ist inhaltlich in Ansätzen vergleichbar. In einer randomisiert kontrollierten Therapiestudie wurden bei dem Konzept gegenüber üblicher Sprachtherapie positive Effekte in den pragmatischen Leistungen sowohl unmittelbar nach der Intervention als auch im Follow-up gemessen.

3.8 Schnittstellen und Spracherwerbsstörungen

Meja Kölliker Funk

Grimm und Schöler beschreiben Aspekt der Spracherwerbsstörung, der die prosodische Kompetenz betrifft. Laut Schöler spezielle Informationsverarbeitungsdefizite im auditiven Bereich. Grimm schreibt, dass formale Merkmale (Syntax/Morphologie) stärker gestört sind als die Semantik/Pragmatik; morphologische Wortveränderungen basieren auf prosodischen Merkmalen (Grimm 1999; Schöler et. al 1998). Lautstruktur ist für die Wortformenbildung grundlegend (Cholewa et al. 2007). Phonologisch-lexikalische und lexikalisch-morphologische Schnittstelle sind Schnittstellen zwischen der linguistischen und prosodischen Kompetenz. Entwicklung der linguistischen Kompetenz beeinflusst durch schwach ausgebildete oder eingeschränkte prosodische Kompetenz. Kann als Grundproblem der Spracherwerbsstörung gesehen werden, da das Fehlen prosodischer Merkmale einer Sprache die Automatisierung der Organisation von Sprechlauten, Wortbildung und Satzbildung unmöglich macht.

Prosodische Kompetenz

Unterteilung jeder Sprache in Segmente (Wörter, Sätze, Sprechakte, Äußerungseinheiten) aufgrund mündlicher Sprachmerkmale: Betonung, Rhythmus und Silbenstruktur (▶ Tab. 3.13). Silbe ist kleinste Einheit der prosodischen Kompetenz. Betonungsmuster und Silbenstruktur werden genutzt, um mündliche Sprache zu unterteilen. Müssen Zahlen oder Wortreihen behalten werden, werden sie prosodisch unterteilt: 4 8 **1** 6 **4** **2** 0

Verbindung jeder sprachlichen Fähigkeit mit der prosodischen Kompetenz:

- Unterteilung der Silben in Laute
- Aufbau der Wörter aus Silben
- Veränderung der Wörter bezogen auf Art ihrer Silben
- Bildung von Sätzen bezogen auf Unterscheidung der Inhalts- und Funktionswörter und ihre Anpassung an die syntaktischen Regeln

Entwicklung der prosodischen Kompetenz beruht auf grundlegenden sprachauditiven Analysefähigkeiten, z. B. lang und kurz, betont und unbetont.

Schnittstellentherapie: phonologisch-lexikalisch

Therapieansätze, die gezielt phonologisch-lexikalische Schnittstellen nutzen, sind unter dem Begriff **Minimalpaartherapie** bekannt. Dabei wird nicht auf das Auflösen von phonologischen Prozessen abgezielt, sondern auf den Aufbau der prosodischen Kompetenz, d. h. bei Silben Laute unterscheiden zu können. Vorübungen dazu sind:

Tab. 3.13 Aufbau der prosodischen Kompetenz

Sind die Silbenpaare gleich lang?	mooom-mom; mooom-mooom; mom-mooom; mom-mom
Sind die Silbenpaare gleich?	sooosi-sooosi, sooosi-sosi, sosi-sosi, sosi-sooosi
Wann verändert sich die Silbenkette?	momomomdomdomdom
Sind die Silbenpaare gleich?	baad-daad; baad-baad; baad-baad, daad-baad
Sind die Silbenpaare gleich?	kreedo-kreendo; kreedo-kreedo; kreendo-kreendo; kreendo-kreedo
Sind die Wörter gleich?	schreiben-schreiten; schreiben-schreiben; schreiten-schreiten; schreiten-schreiben

- Unterscheiden von langen und kurzen Silben
- Erkennen, wann ein Laut in einer Silbenkette wechselt
- Entscheiden, ob zwei Silben gleich sind oder nicht

Dabei soll mit unterschiedlich langen Silben und Lautwechseln an allen Stellen gearbeitet werden.
Ebenfalls Durchführung mit Zweisilbern und Überprüfung, was dem Kind leichter fällt. Hier soll man mit Vorteil die zweite Silbe nicht mit -e ausklingen lassen, damit dieser Laut nicht als „Schwa"-Laut interpretiert wird. Sind prosodische Kompetenzen gesichert, können bekannte Minimalpaartherapien angewendet werden. Dabei werden gleichbetonte Wörter zu Paaren, die sich am Anfang oder in der Mitte voneinander in einem Laut unterscheiden.

Schnittstellentherapie: lexikalisch-morphologisch

Lexikalisch-morphologische Schnittstelle verbindet die Veränderbarkeit der Wörter mit der von der Satzorganisation geforderten Anpassung, die vorwiegend die Mehrzahl- und Vergangenheitsbildung betrifft (wie den – dem, z. B. den Vater – dem Vater; Akkusativ und Dativ). Therapiebausteine aus der Kontextoptimierung nach Motsch (2017).
Voraussetzung ist wiederum die prosodische Kompetenz (▶ Tab. 3.14). Fokussiert auf die sichere Identifikation der Lautunterschiede am Ende bei betonten Ein- und Zweisilbern und kurzen Einsilbern. Verwendung einer Pluralmarkierung mit Vorteil für den Auslaut. Fokussierung der Vergangenheit: Unterscheidung der Silbengewichte relevant, die eine regelmäßige oder unregelmäßige Partizip- und Imperfektbildung bestimmt.
Starke Konjugation bei Verben mit einer Silbe, die superschweres Silbengewicht hat. Minimaltherapie wird auf Satzebene ausgedehnt; Kontrastierung von Satzaussagen zu passenden Bildern.

Schnittstellentherapie: semantisch-syntaktisch

Basis aller handlungsorientierten Therapieansätze sind Zusammenhänge der einzelnen sprachlichen Inhalte. Ausgehend von Experimenten, die in einem HOT-Setting in der logopädischen Therapie mehrfach bearbeitet werden, laut Märki et al. (2008) Versprachlichung zur Subjekt-Verbkongruenz basierend auf Verben mit ihren Argumenten. **Therapie:** Aufbau des Verblexikons mit seinen Argumenten, da deutsche Sätze vom Verb gesteuert werden (Siegmüller und Kauschke 2006; Kauschke und Siegmüller 2017b).

Tab. 3.14 Aufbau der prosodischen Kompetenz für morphologische Merkmale

Sind die Silbenpaare gleich?	om-om, on-on, on-om, om-on
Sind die Silbenpaare gleich?	braato-braatos; braato-braato; braatos-braatos; braatos-braato
Sind die Wörter gleich?	schrieb – schritt; schrieb – schrieb; schritt – schritt; schritt –schrieb
Sind die Sätze gleich?	Kevin schrieb oft in den Ferien – Kevin schritt oft in den Ferien; Kevin schritt oft in den Ferien – Kevin schritt oft in den Ferien; Kevin schrieb oft in den Ferien – Kevin schrieb oft in den Ferien; Kevin schritt oft in den Ferien – Kevin schrieb oft in den Ferien

Angebot beispielhaft ausgewählter Therapieansätze der Schnittstellentherapie, um Kindern mit Spracherwerbsstörungen eine spezifische Sprachwahrnehmung für relevante Merkmale zu ermöglichen. Zielt auf eindeutige Information über einzelne wichtige sprachliche Phänomene für das Festlegen der eigenen Sprache ab.

3.8.1 Morphonotaktik in Diagnostik und Therapie

Susan Selch

Morphonotaktik im gestörten Spracherwerb

Bei USES-Kindern wirken phonotaktische Frequenzeffekte auf die Umsetzung einer morphologischen Regel → instabile Verbflexionsregel (▶ Kap. 2.8.1):

3

- deutsche USES-Kinder flektieren 3. Pers. Singular häufiger korrekt, wenn hochfrequente Strukturen resultieren: hochfrequente $VCt]_\sigma$ (z. B. /alt/ wie in *knallt – Wald, alt, bald*) häufiger korrekt als niedrigfrequente $VVCt]_\sigma$ (z. B. /a:lt/ wie in *malt)* (Ott 2010)
- englische dysgrammatische Kinder produzieren das /ed/-Morphem an Verbstämmen häufiger korrekt, wenn hochfrequente Strukturen hervorgehen: z. B. hochfrequentes /ɔst/ (z. B. in *crossed – cost, frost, lost*) häufiger korrekt als niedrigfrequentes /ʊʃt/ (z. B. in *pushed;* Marshall und van der Lely 2006; vgl. auch van der Lely und Ullman 2001)

Morphonotaktik in der Diagnostik der Verbflexion

Einschätzung der Verbflexion 3. Pers. Singular (bzw. 2. Pers. Plural) bei deutschen USES-Kindern:

- Hinweis auf einen stabilen Erwerb der morphologischen /t/-Verbflexionsregel bei Produktion /t/-flektierter Verbformen mit phonotaktisch niedrigfrequenten $VVCt]_\sigma$-Verbindungen (z. B. *schläft, malt, fliegt, wohnt*) → morphologische /t/-Verbflexionsregel wird hier weitgehend unabhängig von phonotaktischen Frequenzeinflüssen umgesetzt
- kein Rückschluss auf einen stabilen Erwerb der morphologischen /t/-Verbflexionsregel bei Äußerung /t/-flektierter Verbformen mit phonotaktisch hochfrequenten $VCt]_\sigma$-Strukturen (z. B. *fällt, kommt, schwimmt, guckt*) → ggf. instabile Verbflexionsregel durch Dominanz phonotaktischer Frequenzeffekte

Morphonotaktik in der Therapie der Verbflexion

Therapie der Verbflexion 3. Pers. Singular (und ggf. fehlender Verbzweitstellung) bei deutschen USES-Kindern: Einbezug /t/-flektierter Verbformen mit phonotaktisch niedrigfrequenten $VVCt]_\sigma$-Verbindungen (z. B. *schläft, malt, fliegt, wohnt*):

- morphonotaktische Spezifität von $VVCt]_\sigma$ kann USES-Kindern das morphosyntaktische *Bootstrapping* erleichtern: bestmögliches Ableiten des /t/ als regelbasiertes Flexionsaffix → optimale Aktivierung von Lernmechanismen und eigendynamischen Entwicklungsprozessen (Bishop 2000)
- Reduktion phonotaktischer Frequenzeffekte in Anpassung an den ungestörten Spracherwerb → stabiler Erwerb der morphologischen /t/-Verbflexionsregel

3.9 Mehrsprachigkeit und Developmental Language Disorders (DLD)

Solveig Chilla

Aktuelle Forschungen zu Sprachentwicklungsstörungen bei Mehrsprachigkeit bestätigen, dass Mehrsprachigkeit an sich nicht die Ursache der Spracherwerbsstörung ist. Mehrsprachiges Aufwachsen verstärkt DLD nicht grundsätzlich.

Definition

Genuine Spracherwerbsstörung, die sich in allen Sprachen ausprägen soll. Sprachstörungen, die nur in einer Sprache Mehrsprachiger auftreten, sind i. d. R. in anderen Ursachen begründet (begrenztes Sprachangebot [Input], phonetische Störungen; ▶ Kap. 2.9.3).

Epidemiologie

Etwa 7 % aller Kinder sind von DLD betroffen, auch mehrsprachige Kinder.

Klinik

- heterogenes Störungsbild
- im kindlichen Zweitspracherwerb konfundieren DLD und erwerbstypische Besonderheiten. Dies ist ein diagnostisches Problem, weil grammatische Abweichungen bei spezifischer Sprachentwicklungsstörung und bei typischem Zweitspracherwerb dieselben Strukturbereiche betreffen können (▶ Kap. 2.9.2)
- *mistaken identity* zwischen DLD und typischen L2-Erwerbsstrukturen → Diagnostik von „Leitsymptomen"!
- Grammatik: deutsche Satzstruktur und SVK (z. B. Infinitive in V2, V3-Sätze, Chilla 2008; Rothweiler et al. 2012)
  - Erwerb der deutschen Satzstruktur/SVK dauert deutlich länger als im frühen sukzessiven Spracherwerb (> 18 Km.)
- Phonologie verzögert bzw. auffällig (vgl. mit mehrsprachigen Kindern ohne USES), Bspl. Türkisch
- Lexikonerwerb verzögert bzw. auffällig (*aber:* der sozioökonomische Status/ Bildungsaspiration, der Input in den Sprachen, Zugang zu Literacy wirken ebenfalls stark auf Ausbau und Zugriff auf das Lexikon)

Diagnostik

Die Diagnose einer DLD beim mehrsprachigen Kind wird dadurch erschwert, dass für die Beurteilung der möglichen Erstsprachen weder geschultes Personal zur Verfügung steht, noch meist ausreichend Erkenntnisse über DLD in den jeweiligen Sprachen vorliegen oder zugänglich sind. Standardwerk der Diagnostik: Grohmann und Armon-Lotem (im Druck). Mindestanforderungen für ein diagnostisches Vorgehen für mehrsprachige Kinder in Deutschland:

- interdisziplinäre Abklärung der DLD-Einflussfaktoren (HNO, sozial-emotionale Beeinträchtigung, Mundmotorik, psychologische Abklärung)
- Erhebung der Erwerbsbedingungen in allen Sprachen (idealerweise in einem leitfadengestützten Elterngespräch, PaBiQ, Tuller et al. 2018) durch Gespräche mit Eltern (mit Dolmetscher; Kroffke und Meyer 2007), Erzieherinnen, Lehrkräften:
  - ab welchem Alter (*Age of Onset,* AoO), wie intensiv und wie viele Monate bzw. Jahre (*Length of Exposure* [LoE] to L1, L2… Ln) das Kind mit seinen Sprachen in Kontakt ist, Bedingungen des Spracherwerbs (Flucht, Migration,

  sozio-ökonomische Bedingungen, Bildungsaspiration der Familie, Lebenswelt), Erhebung der Sprachdominanz zum Testzeitpunkt (Tuller et al. 2018)
  - Leitfrage: Welche sprachliche Entwicklung ist unter diesen Bedingungen erwartbar?
- Diagnostik der Sprachentwicklung
- Erfüllung aller DLD-Ausschlusskriterien
- Erhebung der Sprachdominanz zum Testzeitpunkt mit dem PaBiQ (Tuller et al. 2018)
- die meisten Verfahren sind nicht für den Migrationserwerbskontext normiert/standardisiert!
- Aussprache: im bilingualen Kontext typische phonologische Prozesse sind bis Km. 18 nicht überwunden (z. B. Plosivierungen bei Türk.-Dt.-Kindern noch mit 5;6 = Km. 30)
- sofern verfügbar und von einschlägig qualifizierten Sprechern der nicht-deutschen Sprachen durchgeführt:
  - standardisierte Sprachtests für die nicht-deutschen Sprachen (z. B. ELO-L, TEDIL, PALPA-P)
  - **Achtung:** Erwerb von Dialekten im Migrationskontext (z. B. L1 Immigrant Turkish) können zu Fehldiagnosen in der L1 führen (Chilla, im Druck)
- Standardisierte Sprachtests für das Deutsche L2 (PLAKSS II, WWT 6–10, TROG-D). Sofern der LiSe-DaZ verwendet wird, sind bilinguale Kinder nur dann als USES im Deutschen eingestuft, wenn Sie in mind. zwei Untertests schlechter als – 1.25 SD erreichen, wobei der Kasustest ausgeschlossen werden sollte
- LITMUS-SRT und LITMUS-QU-NWRT in Kombination (Abed Ibrahim und Fekete 2019; Hamann et al. 2020)
- DLD sehr wahrscheinlich, wenn unter Berücksichtigung der Sprachdominanz zum Erhebungszeitpunkt in jeder der Sprachen schlechter als – 1.5 SD (in der dominanten Sprache), – 1.75 SD (wenn es in beiden Sprachen balanciert ist) und – 2.25 SD (in der nicht dominanten Sprache) in mind. zwei sprachlichen Bereichen und im LITMUS-SRT und LITMUS-NWRT auffällig

(Chilla und Hamann 2018)

Therapie

- Therapie in der Zweitsprache wie bei monolingualen Kindern mit DLD unter Berücksichtigung kindlicher Mehrsprachigkeit und sprachlicher Handlungsfähigkeit
- möglichst in beiden Sprachen, angepasst auf das sprachspezifische Störungsmuster
- Therapie in der L2 hat positiven Effekt auf identische Störungsbilder in L1, z. B. Aussprache
- auf Basis des durch Diagnostik erstellten Profils Arbeit an den Störungsschwerpunkten der L2 Grammatik (▶ Kap. 3.5.4)

Literatur

Abed Ibrahim L, Fekete I. What Machine Learning Can Tell Us About the Role of Language Dominance in the Diagnostic Accuracy of German LITMUS Non-word and Sentence Repetition Tasks. Frontiers in psychology, 2019, 9, 27–57.

Abeyesekera A, Adams S, Mancinelli C, Knowles C, Gilmore G, Delrobaei M, Jog M. Effects of Deep Brain Stimulation of the Subthalamic Nucleus Settings on Voice Quality, Intensity, and Prosody in Parkinson's Disease: Preliminary Evidence for Speech Optimization. The canadian Journal of neurological Science 2019; 46 (3): 287–294.

Achhammer B. Pragmatisch-kommunikative Fähigkeiten fördern: Grundlagen und Anleitungen für die Sprachtherapie in der Gruppe. 1st ed. München [u. a.]: Reinhardt; 2014a.
Achhammer B. Förderung pragmatisch-kommunikativer Fähigkeiten bei Kindern. Konzeption und Evaluation einer gruppentherapeutischen Intervention mit Methoden des Improvisationstheaters, 2014b. Dissertation. https://edoc.ub.uni-muenchen.de/17207/ (letzter Zugriff: 21.06.2021).
Achhammer B. Pragmatische Leistungen von Regelschulkindern und Kindern des Sonderpädagogischen Förderzentrums. Praxis Sprache 2015; 60(1):5–12.
Achhammer B, Büttner J, Sallat S, Spreer M. Pragmatische Störungen im Kindes- und Erwachsenenalter. 1st ed. Stuttgart: Thieme, 2016.
Adams C, Lockton E, Freed J, Gaile J, Earl G, McBean K, et al. The Social Communication Intervention Project: a randomized controlled trial of the effectiveness of speech and language therapy for school-age children who have pragmatic and social communication problems with or without autism spectrum disorder. International Journal of Language & Communication Disorders 2012; 47(3):233–44. doi.org10.1111/j.1460-6984.2011.00146.x (letzter Zugriff: 21.06.2021).
Angermaier M. PET – Psycholinguistischer Entwicklungstest. Göttingen: Beltz, 1977.
Armon-Lotem S, deJong J, Meir N (eds.). Assessing Multilingual Children. Bristol: Multilingual Matters, 2015.
Bates E, Bretherton I, Snyder L. From first words to grammar. New York: Cambridge University Press, 1988.
Baumgartner S. Kindersprachtherapie – eine integrative Grundlegung. München: Ernst Reinhardt, 2008.
Beier J, Siegmüller J. Kindliche Wortfindungsstörungen. In: Ringmann S, Siegmüller J (Hrsg). Schuleingangsphase – Handbuch Spracherwerb und Sprachentwicklungsstörungen. München: Elsevier, 2013. S. 79–102.
Bishop DVM. Uncommon understanding. Cambridge: Psychology Press, 1997.
Bishop DVM, Snowling MJ, Thompson PA, Greenhalgh T, CATALISE consortium. CATALISE: A multinational and multidisciplinary Delphi consensus study. Identifying language impairment in children, PLoS ONE 2016, 11 (7), 1–26.
Bishop DVM, Snowling MJ, Thompson PA, Greenhalgh T, Catalise-2 consortium. Phase 2 of CATALISE: A multinational and multidisciplinary Delphi consensus study of problems with language development: Terminology. Journal of child Psychology and Psychiatry 2017, 58 (10), 1068–1080.
Bishop DVM, Donlan C. The role of syntax in encoding and recall of pictorial narratives: evidence from specific language impairment. British Journal of Developmental Psychology 2005; 23:25–46.
Bishop DVM, Snowling MJ. Developmental dyslexis and Specific Language Impairment: same or different? Psychological Bulletin 2004, 130, 858–886.
Bockmann A, Kiese-Himmel C. Eltern Antworten – Revision. Göttingen: Hogrefe, 2012.
Botting N. Narrative as a tool for the assessment of linguistic and pragmatic impairments. Child Language Teaching and Therapy 2002; 18:1–21.
Botting N, Conti-Ramsden G. Pragmatic Language Impairment without Autism: The Children in Question. Autism 1999; 3(4):371–96. doi.org10.1177/1362361399003004005 (letzter Zugriff: 21.06.2021).
BreuerH, Weuffen M. Lernschwierigkeiten am Schulanfang. Weinheim: Beltz, 2006.
Buschmann A. Gezielte Anleitung von Bezugspersonen zur sprachförderlichen Alltagsinteraktion. In: Sachse S (Hrsg.) Handbuch Spracherwerb und Sprachentwicklungsstörungen. Kleinkindphase. München: Elsevier, 2015. S. 185–205.
Buschmann A, Jooss B, Rupp A, Feldhusen F, Pietz J, Philippi H. Parent-based language intervenion for two-year-old children with specific expressive language delay: A randomised controlled trial. Archives of disease in childhood, published online 14th August 2008. doi: 10.1136/adc.2008.141572 (letzter Zugriff: 21.06.2021).
Buschmann A, Multhauf B, Hasselhorn M, Pietz J. Long-Term Effects of a Parent-Based Language Intervention on Language Outcomes and Working Memory for Late-Talking Toddlers. Journal of Early Intervention, 2015; 37(3), 175–189.
Buschmann A, Neubauer M. Prädiktoren für den Entwicklungsverlauf spät sprechender Kinder. Sprache Stimme Gehör 2012; 36(03), 135–141.
Buschmann A, Ziegler C. Prognose der sprachlichen Entwicklung von Late Talkers bis zum Alter von 3 Jahren. Sprache Stimme Gehör, 2020; 44(2), 105–106.
Cable AL, Domsch C. Systematic review of the literature on the treatment of children with late language emergence. International Journal of Language & Communication Disorders, 2011; 46(2):138–154.

Chilla S. Erstsprache, Zweitsprache, Spezifische Sprachentwicklungsstörung? Eine Untersuchung des Erwerbs der deutschen Hauptsatzstruktur durch sukzessiv-bilinguale Kinder mit türkischer Erstsprache. Dr. Kovac, Hamburg: Dr. Kovac, 2008.
Chilla S. Assessment of developmental language disorders in bilinguals: Immigrant Turkish as a bilectal challenge in Germany. In E. Saiegh-Haddad, L. Laks, & C. McBride (Eds.), Handbook of literacy in diglossia and dialectal contexts – Psycholinguistic and Educational Perspectives. New York: Springer (in press).
Chilla S, Hamann C. Mehrsprachigkeit und Umschriebene Sprachentwicklungsstörungen (USES): Methoden der Diagnostik in der Zweitsprache Deutsch. In: SSG 2018, 42 (2), 78–81.
Cholewa J, Mantey S. Grammatische Grundlagen der Sprachtherapie. München: Elsevier, 2007.
Clahsen H. Die Profilanalyse. Berlin: Marhold, 1986.
Clahsen H. Normale und gestörte Kindersprache. Amsterdam: Benjamins, 1988.
Constable A, Stackhouse J, Wells B. Developmental word-finding difficulties and phonological processing: the case of the missing handcuffs. Applied Psycholinguistics 1997; 18:507–536.
Conti-Ramsden G. The field of language impairment is growing up. Child Language Teaching and Therapy 2009; 25:166–168.
Conti-Ramsden G, Botting N. Classification of children with specific language impairment: longitudinal considerations. Journal of Speech, Language, and Hearing Research 1999; 42:1195–1204.
Crais ER. Fast mapping: a new look at word learning. In: Chapman RS (ed.). Processes in language acquisition and disorders. St. Louis: Mosby Year Book, 1992. p. 159–185.
Cummings L. Pragmatic Disorders. Dordrecht [u. a.]: Springer Netherlands; 2014.
Dannenbauer F. Grammatik. In: Baumgartner S, Füssenich I. (Hrsg.). Sprachtherapie mit Kindern. 5. A. München: Reinhardt, 2002. S. 105–161.
Dannenbauer F. Spezifische Sprachentwicklungsstörung. In: Grohnfeldt M (Hrsg.). Lehrbuch der Sprachheilpädagogik und Logopädie. Bd. 2, 2. A. Stuttgart: Kohlhammer, 2003. S. 48–74.
Deegener G, Dietel B, Hamster W, et al. (1997). Tübinger Luria-Christensen Neuropsychologische Untersuchungsreihe für Kinder (TÜKI). Weinheim: Beltz.
de Langen-Müller U, Iven C, Maihack V (Hrsg.). Früh genug, zu früh, zu spät? Modelle und Methoden zur Diagnostik und Therapie sprachlicher Entwicklungsstörungen von 0 bis 4 Jahren. Köln: Prolog, 2003.
de Langen-Müller U, Kauschke C, Kiese-Himmel C, Neumann K, Noterdaeme M. (Hrsg.). Sprachentwicklung. Band 7: Diagnostik von (umschriebenen) Sprachentwicklungsstörungen. Eine interdisziplinäre Leitlinie. Frankfurt am Main [u. a.]: Lang, 2012. AWMF-Leitlinie „Diagnostik von Sprachentwicklungsstörungen (SES), unter Berücksichtigung umschriebener Sprachentwicklungsstörungen (USES)"; AWMF-Register-Nr. 049/006. www.awmf.org/leitlinien/detail/ll/049-006.html (letzter Zugriff: 21.06.2021).
Desmarais C, Sylvestre A, Meyer F, Bairati I, Rouleau N. Systematic review of the literature on characteristics of late-talking toddlers. International Journal of Language and Communication Disorders 2008; 43(4):361–389.
Dohmen A. Profile eingeschränkter kommunikativer Kompetenz von Kindern: Theoretische und praktische Orientierung zur Therapiekonzeption. Logos Interdisziplinär 2009:118–28.
Elben CE, Lohaus A. MSVK – Marburger Sprachverständnistest für Kinder. Göttingen: Hogrefe, 2000.
Ellis Weismer S. Language intervention for children with developmental language delay. In: Bishop D, Leonard L (eds.). Speech and language impairments: From theory to practice. Hove: Psychology Press, 2000. p. 157–176.
Endres R, Baur S. Informelles Verfahren zur Überprüfung von Sprachverständnisleitung IVÜS.: Diskussion und Materialien. Die Sprachheilarbeit 2000; 45:64–71.
Falkai P, Wittchen H-U, Döpfner M, editors. Diagnostisches und statistisches Manual psychischer Störungen DSM-5. Göttingen: Hogrefe; 2015.
Fikkert P, Penner Z, Wymann K. Das Comeback der Prosodie. L.O.G.O.S. Interdisziplinär 1998; 6:84–97.
Fisher EL. A Systematic Review and Meta-Analysisof Predictors of Expressive-Language Outcomes Among Late Talkers. Journal of Speech, Language, and Hearing Research 2017, 60(10), 2935–2948.

3

Fisher J, Plante E, Vance R, Gerken L, Glattke T J. Do Children and Adults With Language Impairment Recognize Prosodic Cues? Journal of Speech, Language and Hearing Research 2007, 50, S. 746–758.

Fox-Boyer, A. TROG-D, Test zur Überprüfung des Grammatikverständnisses. Idstein: Schulz-Kirchner, 8. Aufl. 2020.

Friederici A, Hahne A. Neurokognitive Aspekte der Sprachentwicklung. In: Grimm H (Hrsg.). Sprachentwicklung. (Enzyklopädie der Psychologie, Serie III, Band 3). Göttingen: Hogrefe, 2000. S. 273–310.

Füssenich I. Semantik. In: Baumgartner S, Füssenich I (Hrsg.). Sprachtherapie mit Kindern. München: Reinhardt, 1994. S. 80–120.

German DJ, Newman RS. The impact of lexical factors on children's word-finding errors. Journal of Speech, Language, and Hearing Research 2004; 47:624–636.

Glück CW. Kindliche Wortfindungsstörungen. Frankfurt/Main: Peter Lang Verlag, 1998.

Glück CW. Semantisch-lexikalische Störungen bei Kindern und Jugendlichen. Therapieformen und ihre Wirksamkeit. Sprache – Stimme – Gehör 2003; 27:125–134.

Glück CW. Pragmatische Störungen bei Kindern und Jugendlichen. In: Schöler H, Welling A, editors. Sonderpädagogik der Sprache. Göttingen: Hogrefe; 2007. p. 247–253.

Glück CW. WWT – Wortschatz- und Wortfindungstest für 6- bis 10-Jährige. 2. A. München: Elsevier, 2011.

Glück CW, Elsing C. Gestörte Lexikonentwicklung. In: Fox-Boyer AV (Hrsg.), Handbuch Spracherwerb und Sprachentwicklungsstörungen. Kindergartenphase. München: Elsevier, 2014. S. 73–85.

Grimm H. Störungen der Sprachentwicklung: Grundlagen – Ursachen – Diagnose – Intervention – Prävention. Göttingen [u. a.]: Hogrefe, Verl. für Psychologie; 1999.

Grimm H. Sprachscreening für das Vorschulalter. Göttingen: Hogrefe, 2003.

Grimm H . Störungen der Sprachentwicklung. 8. Aufl. Göttingen: Hogrefe, 2012.

Grimm H. SETK 2 – Sprachentwicklungstest für zweijährige Kinder. Göttingen, 2.A.: Hogrefe, 2016.

Grimm H. SETK 3–5. Sprachentwicklungstest für drei- bis fünfjährige Kinder. Göttingen: Hogrefe, 2015.

Grimm H, Doil S, Aktas M, Frevert S. ELFRA 2 – Elternfragebogen für zweijährige Kinder. In: (die.) Elternfragebögen für die Erkennung von Risikokindern. Göttingen: Hogrefe, 2019.

Grimm H, Schöler H. Heidelberger Sprachentwicklungstest: (HSET). 2nd ed. Göttingen: Verl. für Psychologie Hogrefe; 1991.

Grohmann K, Armon-Lotem S (eds.). LITMUS in Action: Comparative Studies across Europe, Trends in Language Acquisition Research. Amsterdam: John Benjamins (in press Guasti, M.T. 2002). Language acquisition – the growth of grammar. Cambridge, MA: MIT Press, Bradford.

Hachul C. Effektivität von Sprachtherapie und Sprachförderung für Late Talker. Vierteljahresschrift für Heilpädagogik und ihre Nachbargebiete 2013, (2), 114–124.

Hachul C. Frühe Auffälligkeiten der Sprachentwicklung. In: Sachse S (Hrsg.). Handbuch Spracherwerb und Sprachentwicklungsstörungen. Kleinkindphase. München: Elsevier, 2015. S. 81.100.

Hamann C, Chilla S, Abed Ibrahim L, Fekéte I. Language assessment tools for Arabic-speaking heritage and refugee children in Germany. Applied Psycholinguistics 40: 2020: 1–40.

Hammer CS, Morgan P, Farkas G, Hillemeier M, Biletti D, Maczuga S. Late Talkers: A Population-Based Study of Risk Factors and School Readiness Consequences. Journal of speech, language, and hearing research: JSLHR, 2017, 60(3), 607–626. https://doi.org/10.1044/2016_JSLHR-L-15-0417.

Hansen D. Spracherwerb und Dysgrammatismus. München: Reinhardt, 1996.

Hargrove PM. Pursuing prosody interventions. Clinical Linguistics & Phonetics 2013, 27 (8): 647–660. doi:10.3109/02699206.2013.777121 (letzter Zugriff: 21.06.2021).

Hecking M, Schlesiger C. Late Bloomer oder Sprachentwicklungsstörung? Diagnostik und Beratung für Familien mit Late Talkern nach dem Dortmunder Konzept. Forum Logopädie 2010, 24. 6–15.

Homburg G. Konzepte und Ansatzpunkte der Dysgrammatismustherapie. In: Grohnfeldt M (Hrsg.). Handbuch der Sprachtherapie, Bd. 4. Störungen der Grammatik. Berlin: Edition Marhold, 1991. S. 113–142.

Junge C, Kooijman V, Hagoort P, Cutler A. Rapid recognition at 10 months as a predictor of language development. Developmental Science 2012, 15, 4, 463–473.

Kannengieser S. Sprachentwicklungsstörungen. Grundlagen, Diagnostik und Therapie. 4.A. München: Elsevier, 2019.

Kauschke C. Der Erwerb des frühkindlichen Lexikons. Tübingen: Gunter Narr Verlag, 2000.

Kauschke C. Kindlicher Spracherwerb im Deutschen: Verläufe, Forschungsmethoden, Erklärungsansätze. Berlin et al.: de Gruyter, 2012.

Kauschke C, de Langen-Müller U. Sprachtherapeutische Intervention bei Kindern mit Sprachentwicklungsstörungen. Kinder- und Jugendmedizin 2014, 5, 306–316.

Kauschke C, de Langen-Müller U. Sprachtherapie mit Kindern. In Sachse St, Bockmann AK, Buschmann A. (Hrsg.) Lehrbuch Sprachentwicklung. Entwicklung – Diagnostik – Förderung im Kleinkind- und Vorschulalter. Berlin: Springer, 2020. 331–357.

Kauschke C, Hein K, Jahn T. Therapiebereich „Wortstruktur und Wortbetonung". In: Kauschke, C. & Siegmüller, J. (Hrsg.) Materialien zur Therapie nach dem Patholinguistischen Ansatz (PLAN) – Phonologie. München: Elsevier, 2019.

Kauschke C, Siegmüller J. Patholinguistische Diagnostik bei Sprachentwicklungsstörungen. 2.A. München: Elsevier, 2010.

Kauschke C, Siegmüller J. (Hrsg.) Materialien zur Therapie nach dem Patholinguistischen Ansatz – Syntax und Morphologie. München: Elsevier, 2017a.

Kauschke C, Siegmüller J. Der patholinguistische Ansatz in der Therapie von Sprachentwicklungsstörungen im Überblick. Logos 2017b, 25/4. 464–475.

Kauschke C, Vogt S. Neue Terminologie von Sprachentwicklungsstörungen – Diskussion im deutschsprachigen Raum hat begonnen. Forum Logopädie 2019, 33 (2), 31.

Ketelaars MP, Cuperus JM, Jansonius K, Verhoeven L. Pragmatic language impairment and associated behavioural problems. International Journal of Language & Communication Disorders 2010; 45(2):204–14. doi.org10.3109/13682820902863090 (letzter Zugriff: 21.06.2021).

Kiese-Himmel C. AWST-R – Aktiver Wortschatztest für 3–5jährige Kinder – Revision. Göttingen: Beltz Test GmbH, 2005.

Kita S. Two-dimensional semantic analysis of Japanese mimetics. Linguistics 1997; 35:379–415.

Kraus H, Wagner J. Pragmatische Störungen bei Kindern mit Störungen des Autistischen Spektrums, 2012. http://epub.ub.uni-muenchen.de/14199/1/BA_Kraus_Wagner.pdf (letzter Zugriff: 21.06.2021).

Kroffke S, Meyer B. Verständigungsprobleme in bilingualen Anamnesegesprächen. In: Kameyama S, Meyer B (Hrsg.). Mehrsprachigkeit am Arbeitsplatz. Beiträge zur Jahrestagung der Gesellschaft für Angewandte Linguistik 2004. Reihe Forum Angewandte Linguistik 47. Peter Lang, Frankfurt/M.: Peter Lang, 2007. S. 149–183.

Kruse S. Kindlicher Grammatikerwerb und Dysgrammatismus. Bern: Haupt, 2002.

Kühn P, Sachse S, von Suchodoletz W. Sprachentwicklung bei Late Talkern. Logos 2016, 24/4, 256–264.

Kühn P, von Suchodoletz W. Ist ein verzögerter Sprachbeginn ein Risiko für Sprachstörungen in Einschulungsalter? Kinderärztliche Praxis 2009, 80, 344–352.

Lauer N, Birner-Janusch B. Sprechapraxie im Kindes- und Erwachsenenalter. Stuttgart: Thieme, 2007.

Leonard LB. Children with specific language impairment. Cambridge: MIT Press, 1998.

Locke JL. A Theory of Neurolinguistic Development. Brain and Language 1997; 58:265–326.

Lüke C. Verspätete gestische Kommunikation als Vorbote von Sprachentwicklungsverzögerungen. Sprache Stimme Gehör 2019, 43(2), 77–85.

Lüke C, Gremplewski K, Ritterfeld U. Analyse der lexikalischen Entwicklungen im zweiten Lebensjahr zur Identifikation von Sprachentwicklungsstörungen. Sprache, Stimme, Gehör 2017, 41(1), 44–51.

Märki M, Schnyder N, Walder K. „Achtung, fertig, Grammatik!" Ein Therapiematerial zum Einsatz von Experimenten bei Grammatikerwerbsstörungen. Zürich: unveröffentlichte Bachelorarbeit HfH Zürich, 2008.

Marinis T. Syntactic processing in developmental and acquired language disorders. In M.J. Ball, M. Perkins, N. Müller & S. Howard (Eds.), The handbook of clinical linguistics (pp. 198–211). Malden: Wiley – Blackwell, 2011.

Mayer A. TEPHOBE – Test zur Erfassung der phonologischen Bewusstheit und der Benennungsgeschwindigkeit. München: Ernst Reinhardt Verlag, 2013.

McGregor K, Appel A. On the relation between mental representation and naming in a child with specific language impairment. Clinical Linguistics & Phonetics 2002; 16:1–20.
Metsala JL. An examination of word frequency and neighbourhood density in the development of spoken wird recognition. Memory & Cognition 1997; 25:47–56.
Meister H. Verarbeitung prosodischer Merkmale mit CochlePhonusa-Implantaten. Sprache, Stimme, Gehör 2001; 35, 137–141.
Misiewicz S, Brickman AM, Tosto G. Prosodic Impairment in Dementia: Review of the Literature. Current Alzheimer Research, 2018; 15: 157–163.
Motsch HJ. Kontextoptimierung. Evidenzbasierte Intervention bei grammatischen Störungen in Therapie und Unterricht. München: Reinhardt, 2017.
Motsch HJ, Rietz C. ESGRAF 4–8 – Grammatiktest für 4- bis 8-jährige Kinder. München: Ernst Reinhardt, 2016.
Motsch H-J, Ullrich T. Effect of the strategy therapy „lexicon pirate" on lexical deficits in preschool age: a randomized controlled study. Child Language Teaching and Therapy 2012; 28:159–175.
Norbury CF. Practitioner Review: Social (pragmatic) communication disorder conceptualization, evidence and clinical implications. J Child Psychol Psychiatr 2014; 55(3):204–16. doi.org/10.1111/jcpp.12154 (letzter Zugriff: 21.06.2021).
Ott S. Der Einfluss subsilbischer Frequenzen auf die Verbflexion im normalen und gestörten Spracherwerb. In: Wahl M, Stahn C, Hanne S, Fritzsche T (Hrsg.). Spektrum Patholinguistik, Bd. 3: Von der Programmierung zur Artikulation – Sprechapraxie bei Kindern und Erwachsenen. Potsdam: Universitätsverlag, 2010. S. 89–102.
Otten M, Walther W. Prosodie – Bedeutung, Funktion, Diagnostik. Forum Logopädie 2009; 1 (23). 18–25.
Otten M, Walther W. Therapie von prosodischen Leistungen bei kindlicher Sprechapraxie. Forum Logopädie 2012;2 (26). 16–21.
Paul R. Predicting outcomes of early expressive language delay: ethical implications. In: Bishop D, Leonard LB (eds.). Speech and language impairments in children. Hove: Psychology Press, 2000. p. 195–210.
Penner Z. Screeningverfahren zur Feststellung von Störungen in der Grammatik. Luzern: SZH, 1999.
Penner Z. Phonologische Entwicklung: Eine Übersicht. In: Grimm H (Hrsg.). Sprachentwicklung. Enzyklopädie der Psychologie. Göttingen: Hogrefe, 2000. S. 105–139.
Penner Z. Plädoyer für eine präventive Frühintervention bei Kindern mit Spracherwerbsstörungen. In: von Suchodoletz W (Hrsg.). Therapie von Sprachentwicklungsstörungen: Anspruch und Realität. Stuttgart: Kohlhammer, 2002. S. 106–142.
Penner Z. Forschung für die Praxis: Neue Wege der Intervention bei Kindern mit SES. Forum Logopädie 2004; (18):6–13.
Penner Z, Fischer A, Krügel C. Von der Silbe zum Wort: Rhythmus und Wortbildung in der Sprachförderung. Troisdorf: Bildungsverlag EINS, 2006.
Penner Z, Kölliker Funk M. Therapie und Diagnose von Grammatikerwerbsstörungen. Luzern: Schriftenreihe des Heilpädagogischen Seminars Zürich, 1998.
Peppé S, McCann J, Gibbon F, O'Hare A, Rutherford M. Receptive and expressive prosodic abilitiy in children with high-functioning autism. Journal of Speech, Language, and Hearing Research 2007; 50, 1015–1028.
Perkins M. Pragmatic impairment. Cambridge University Press; 2007.
Petermann F, Fröhlich LP, Metz D. SET 5–10: Sprachstandserhebungstest für Kinder im Alter zwischen 5 und 10 Jahren. Göttingen, 3.A.: Hogrefe; 2018.
Quasthoff U. (Vor)Schulkinder erzählen im Gespräch: Kompetenzunterschiede systematisch erkennen und fördern; (inklusive DVD); [das Dortmunder Beobachtungsinstrument zur Interaktions- und Narrationsentwicklung (DO-BINE) und der Dortmunder Förderansatz (DO-FINE)]. Baltmannsweiler: Schneider-Verl. Hohengehren; 2011.
Reilly S, Bishop DVM, Tomblin B. Terminological debate over language impairment in children: forward movement and sticking points. International Journal of Language & Communication Disorders 2014, 49 (4), 452–462.
Rescorla L. Entwicklungswege von Late Talkern. In: Sachse S (Hrsg.) Handbuch Spracherwerb und Sprachentwicklungsstörungen. Kleinkindphase. München: Elsevier, 2015. S. 101–111.
Rescorla L, Dahlgaard K, Roberts J. Late Talker at 2: outcome at age 3. Journal of Speech, Language and Hearing Research 1997; 40:556–566.

Rescorla L, Mirak J, Singh L. Vocabulary growth in late talkers: lexical development from 2;0 to 3;0. Journal of Child Language 2000; 27:293–311.
Rice ML. „Don't talk to him: he's weird": A social consequences account of language and social interactions. In: Kaiser AP, Gray DB, editors. Enhancing children's communication: Research foundations for intervention. Baltimore: P.H. Brookes; 1993. p. 139–158.
Ringmann S, Bartels H, Siegmüller J. Developmental language impairment in adolescence and adulthood. Logopedics-Phoniatry-Vocology 2011, Early Online, 1–4.
Roberts MY, Kaiser AP. The Effectiveness of Parent-Implemented Language Interventions: A Meta-Analysis. American Journal of Speech-Language Pathology 2011, 20(3), 180–199.
Ronniger P, Melzer J, Petermann F, Rißling J-K. Klassifikation von Sprachentwicklungsstörungen. Kindheit und Entwicklung 2016; 25(3):135–44. https://doi.org/10.1026/0942-5403/a000197 (letzter Zugriff: 21.06.2021).
Rothweiler M. Wortschatz und Störungen des lexikalischen Erwerbs bei spezifisch sprachentwicklungsgestörten Kindern. Heidelberg: Edition S, 2001.
Rothweiler M, Chilla S, Clahsen H. Subject Verb Agreement in Specific Language Impairment: A study of monolingual and bilingual German-speaking children. *Bilingualism: Language and Cognition* 2021, 15 (1), 39–57.
Sachse S. Neuropsychologische und neurophysiologische Untersuchungen bei Late Talkers im Quer- und Längsschnitt. München: Dr. Hut, 2007.
Sachse S. Vorhersage der weiteren Entwicklung von Late-Talkern mit besonderer Berücksichtigung von deutschsprachigen Studien. In: Sachse S (Hrsg.) Handbuch Spracherwerb und Sprachentwicklungsstörungen. Kleinkindphase. München: Elsevier, 2015b. S. 119–129.
Sachse S, Buschmann A. Frühe sprachliche Auffälligkeiten und Frühdiagnostik. In Sachse, St., Bockmann, A.K. & Buschmann, A. (Hrsg.) *Sprachentwicklung.* Berlin: Springer, 2020, 205–219.
Sachse S, von Suchodoletz W. Prognose und Möglichkeiten der Vorhersage der Sprachentwicklung bei Late Talkers. Kinderärztliche Praxis 2009; 80:318–328.
Sallat S, Spreer M. Förderung kommunikativ-pragmatischer Fähigkeiten in Unterricht und therapeutischer Praxis. Sprachförderung und Sprachtherapie 2014(3):156–66.
Sandrieser P, Schneider P. Stottern im Kindesalter. Thieme: Stuttgart, 2008.
Scharff Rethfeld W, Ebbels S. Terminologie der Sprachentwicklungsstörung (SES) – Auf dem Weg zu einem internationalen Konsens. Forum Logopädie 2019, 33 (4), 24–31.
Schelten-Cornish S. Förderung der kindlichen Erzählfähigkeit: Geschichten erzählen mit Übungen und Spielen. 2nd ed. Idstein: Schulz-Kirchner Verlag; 2015.
Schelten-Cornish S, Hofbauer C, Wirts C. Beobachtungsbogen für pragmatische Fähigkeiten (BFP)., 2012. http://www.sprachtherapie-sc.de/g_pragmatik.htm (letzter Zugriff: 21.06.2021).
Schlesiger C. Sprachtherapeutische Frühintervention für Late Talkers. Idstein: Schulz-Kirchner, 2009.
Schöler H, Fromm W, Kany W (Hrsg.). Spezifische Sprachentwicklungsstörung und Sprachlernen. Heidelberg: Schindele, 1998.
Schulz P. Frühindikatoren und Verfahren zur Früherkennung von Risikokindern. In: Schöler H, Welling A (Hrsg.). Förderschwerpunkt Sprache (Handbuch der Pädagogik und Psychologie bei Behinderungen, Band 3). Göttingen: Hogrefe, 2007. S. 687–700.
Shriberg L D, Aram D M, Kwiatkowski J. Developmental apraxia of speech: II. Toward a diagnostic marker. Journal of Speech, Language and Hearing Research 1997; 40, 286–312.
Shriberg L D, Paul R, McSweeny J L, Klin A, Cohen D J, Volkmar F R. Speech and prosody characteristics of adolescents and adults with high-functioning autism and asperger syndrom. Journal of Speech, Language, and Hearing Research 2001; 44, 1097–1115.
Sick U. Poltern. Thieme: Stuttgart, 2004.
Siegmüller J. Entwicklung, Störungen und Diagnostik semantischer Prozesse – Begriffsklassifikation. Sprache – Stimme – Gehör 2003a; 27:101–109.
Siegmüller J. Sprachtherapeutische Intervention auf der grammatischen Ebene. L.O.G.O.S. Interdisziplinär 2003b; 11:36–42.
Siegmüller J. Einflüsse von Frequenz und Erwerbsalter auf das Benennen bei Kindern mit Wortfindungsstörungen. L.O.G.O.S. Interdisziplinär 2005; 13:15–20.
Siegmüller J. Der kompensierte Dysgrammatismus. In: Ringmann S, Siegmüller J (Eds.), Handbuch der Sprachentwicklung. Vorschulalter. München: Elsevier, 2012. S. 103–132.

3

Siegmüller, J. Emergenzorientierte Grammatiktherapie auf der Grundlage der PLAN: Erste Ergebnisse des DYSTEL-Projektes. In: Fritzsche, T., Meyer, C.B., Adelt, A., Roß, J., (Hrsg.), Spektrum Patholinguistik 2013; 6:5–45.

Siegmüller J. Im Auge des Betrachters – Leitsymptome in der Sprachentwicklungsstörung. In Fox-Boyer AV (Ed.), Handbuch Spracherwerb und Sprachentwicklungsstörungen. Kindergartenphase. München: Elsevier, 2014a. S. 117–136.

Siegmüller J. Warum wirkt Therapie? Zur Entwicklung und Geschichte der Kindersprachtherapie. Forum Logopädie 2014b, 28 (1), 3.

Siegmüller J, Fröhling A. Therapie der semantischen Kategorisierung als Entwicklungsauslöser für den Erwerb des produktiven Wortschatzes bei Kindern mit einer Late-Talker-Vergangenheit. Sprache – Stimme – Gehör 2003; 27:135–141.

Siegmüller J, Kauschke C. Patholinguistische Therapie bei Sprachentwicklungsstörungen. München: Elsevier, 2006.

Siegmüller J, Kauschke C (Hrsg.). Materialien zur Therapie nach dem Patholinguistischen Ansatz – Lexikon und Semantik. München: Elsevier, 2016.

Siegmüller J, Kauschke C, van Minnen S, Bittner D. Test zum Satzverstehen von Kindern (TSVK). München: Elsevier, 2010.

Siegmüller J, Ringmann S. Kindzentrierte Ansätze in der frühen Therapie. In: Sachse S (Hrsg.). Handbuch Spracherwerb und Sprachentwicklungsstörungen. Kleinkindphase. München: Elsevier, 2015. S. 163–185.

Spreen-Rauscher M. Die „Childrens Communication Checklist" (Bishop 1998) – ein orientierendes Verfahren zur Erfassung kommunikativer Fähigkeiten von Kindern.: Teil 1: Hintergrund und Darstellung der Entwicklungsstudie. Die Sprachheilarbeit 2003; 48:91–7.

Spreer M. Prosodie und Sprachentwicklungsstörungen. Sprachverarbeitungsleistungen von Kindern mit SSES am Beispiel des Merkmals „Pause". Köln: ProLog-Verlag, 2012.

Stackhouse J, Wells B. Children's speech and literacy difficulties 1. A psycholinguistic framework. London: Whurr Publishers, 1997.

Steinert J. Allgemeiner Deutscher Sprachtest (ADST). Göttingen: Hogrefe, 2011.

Szagun G, Stumper B, Schramm SA. FRAKIS – Fragebogen zur frühkindlichen Sprachentwicklung. Frankfurt am Main: Pearson, 2009.

Szagun G, Stumper B, Schramm SA. Fragebogen zur frühkindlichen Sprachentwicklung und FRAKIS-K (Kurzform). Pearson, 2010.

Thelen K. Störungen der Grammatik zwischen 3;0 und 5;0 Jahren. In Fox-Boyer AV (Ed.), Handbuch Spracherwerb und Sprachentwicklungsstörungen. Kindergartenphase. München: Elsevier, 2014. S. 55.72.

Tuller L, Hamann C, Chilla S. et al. Identifying language impairment in bilingual children in France and Germany. International Journal of Language and Communication Disorders 2018. https://doi.org/10.1111/1460-6984.12397 (letzter Zugriff: 21.06.2021).

Ulrich T, Schneggenburger K. Lexikalische Strategietherapie für Vorschulkinder mit dem „Wortschatzsammler". Sprachtherapie und Sprachförderung 2012, 2, 63–71.

Urban K K. Hörverstehenstest für 4. bis 7. Klasse: HVT 4–7.Weinheim: Beltz, 1986.

von Suchodoletz W (Hrsg.). Sprachentwicklungsstörung und Gehirn. Stuttgart: Kohlhammer, 2001a.

von Suchodoletz W. Hirnorganische Repräsentation von Sprache und Sprachentwicklungsstörungen. In: von Suchodoletz W (Hrsg.). Sprachentwicklungsstörung und Gehirn. Stuttgart: Kohlhammer, 2001b. S. 27–69.

von Suchodoletz W, Sachse S (2008). SBE-2-KT-Sprachbeurteilung durch Eltern – Kurztest für die U7. München: Freies Download: https://www.ph-heidelberg.de/sachse-steffi/professur-fuer-entwicklungspsychologie/elternfrageboegen-sbe-2-kt-sbe-3-kt/sbe-2-kt.html (letzter Zugriff: 21.06.2021).

Temple CM. Developmental cognitive neuropsychology. Hove: Psychology Press, 1997.

Walther W, Otten M. ProsA: Prosodie-Analyse. Göttingen: Hogrefe, 2015.

Weinert S. Deficites in acquiring language structure: The importance of using prosodic sues. Applied Cognitive Psychology 1992; 6, S. 545–571.

Weigl I, Reddemann-Tschaikner M. HOT – ein handlungsorientierter Therapieansatz. Stuttgart: Thieme, 2002.

Wermke K. Melodie und Rhythmus in Babylauten und ihr potenzieller Wert zur Frühindikation von Sprachentwicklungsstörungen. L.O.G.O.S. interdisziplinär 2008, 16, 3, 190–195.

Westby C, Blalock E. Assessment of social-emotional status in children with language impairments. Seminars in Speech and Language 2005; 26:160–9.

Wetherell D, Botting N, Conti-Ramsden G. Narrative skills in adolescents with a history of SLI in relation to non-verbal IQ-scores. Child Language Teaching and Therapy 2007; 23:95–113.
Wetzstein N. Lexikon und Prosodie. Der Zusammenhang zwischen rezeptiven Wortschatzleistungen und der prosodischen Kompetenz, Wortgrenzen zu erkennen, bei Kindern. Bachelorarbeit HAWK Hildesheim, 2015.
Zambrana I M, Pons F, Eadie P, Ystrom E. Trajectories of language delay from age 3 to 5: persistence, recovery and late onset. International Journal of Language & Communication Disorders, 2004; 49(3), 304–316. http://doi.org/10.1111/1460-6984.12073 (letzter Zugriff: 21.06.2021).
Zollinger B. Die Entdeckung der Sprache. 9.A. Bern: Haupt, 2015.

4 Orofaziale Dysfunktionen

Barbara Giel

Definition: orofazial: lat. os = Mund, facies = Gesicht
Auch: myofunktionelle Störung, orofaziale Störung, orofaziale Dyskinesie, Myofunctional Disorder, Orofacial Disorder
Störungen des Muskeltonus, der Muskelfunktion und/oder der Bewegungsabläufe im orofazialen Komplex, die aufgrund motorischer, sensorischer und/oder skelettaler Abweichungen entstehen. Ursachen können angeboren, vererbt oder erworben sein.

4.1 Orofazialer Komplex

Anatomie

Zum orofazialen Komplex/orofazialen System zählen die knöchernen, muskulären und sensorischen Strukturen der Mimik, des Kauorgans, der Zunge, des Gaumensegels sowie deren Funktionen.
Die orofazialen Funktionen werden nach Tränkmann (1997) maßgeblich durch das Zusammenspiel und den Ablauf der Muskeln des inneren (Zungen-, Mundboden-, Gaumensegelmuskulatur) und äußeren (mimische Kaumuskulatur) Funktionskreises bestimmt (▶ Tab. 4.1).

4

Tab. 4.1 Orofaziale Muskelgruppen und ihre Innervation

Muskelgruppe	Innervation
mimische Muskulatur	N. facialis (VII. Hirnnerv)
Kaumuskulatur	N. trigeminus (V. Hirnnerv)
Zungenmuskulatur	N. hypoglossus (XII. Hirnnerv)
Gaumensegelmuskulatur	N. glossopharyngeus und Äste des N. vagus (IX. und X. Hirnnerv)

Sind alle beteiligten Strukturen normal ausgebildet, innerer und äußerer Funktionskreis im harmonischen Zusammenspiel und damit die Funktionen ungestört, wird von einem orofazialen (Muskel-)Gleichgewicht gesprochen.

Orofaziale Funktionen

- **Primärfunktionen:** Atmung, Saugen, Beißen, Kauen, Schlucken
- **Sekundärfunktionen:** Artikulation, Phonation

Darüber hinaus nonverbale und physiognomische Funktion, die durch die Aktivität der mimischen Muskulatur realisiert wird.

4.2 Klassifikation

Orofaziale Dysfunktionen treten selten nur in einem Funktionsbereich auf. Störungen der Primärfunktion sind aufgrund derselben anatomischen und physiologischen Strukturen oft mit Störungen der Sekundärfunktion vergesellschaftet.

Störungen der Primärfunktion

Störungen der Atmung und der Nahrungsaufnahme: Saugen, Beißen, Kauen, Schlucken

Mundatmung
Anstelle der physiologischen Nasenatmung, bei der der Mund geschlossen ist und die Einatmungsluft erwärmt, angefeuchtet und gefiltert wird, fungiert die Mundhöhle konstant oder zeitweise als Einatmungs- sowie Ausatmungsorgan.
- **Ursachen:** Nasenscheidewandverkrümmung (Septumdeviation), Nasenpolypen (adenoide Wucherungen), rezidivierende Rachenmandelentzündungen (Tonsillitiden), Zahn-/Kieferfehlstellungen (Dysgnathien), hypotone Lippenmuskulatur, Allergien, Angewohnheiten wie Daumenlutschen (Habit)
- **Folge:** Begünstigung von Erkältungskrankheiten, fehlender Mundschluss, pathologische Zungenruhelage, Fehlbildung der bilabialen Laute

Schluckstörung (▶ Kap. 12)
Frontales Schluckmuster, infantiles Schlucken, viszerales Schlucken, Tongue Thrust (TT), Zungenstoß, Dysphagie (bei neurologischen Ursachen).
- **Ursachen:** Persistenz des kindlichen Schluckmusters, Habits, Zahn-/Kieferfehlstellungen, einige neurologische Erkrankungen
- **Folge:** Gaumen und Kiefer werden im Kindesalter nicht ausgeformt, Zahn-/Kieferfehlstellung entstehen oder werden aufrechterhalten, Artikulation folgt der Schluckstörung, d.h. frontal, lateral, addental, interdental

Störungen der Sekundärfunktion
Störungen des Sprechens: Sprechatmung, Stimmgebung, Artikulation.

Artikulationsstörungen (▶ Kap. 5.2)
Phonetische (Aussprache-)Störung.
- **Ursachen:** z. B. Zahn-/Kieferstellungsanomalien, Mundatmung, sensorische und/oder motorische Störungen der Artikulationsstelle und des artikulierenden Organs
- **Formen:** addentale, interdentale, laterale Fehlbildung der Sibilanten, z. B. Sigmatismen und Schetismen, und der alveolaren Laute /t/, /d/, /I/, /n/

Dysarthrie (▶ Kap. 10.1)
Neurologisch bedingte Störung des Sprechens, wobei Atmung, Stimmgebung, Artikulation und die suprasegmentale Ebene betroffen sein können. Das völlige Sprechunvermögen wird als Anarthrie bezeichnet.

Dysglossien
Störungen der Artikulation durch organische Veränderungen der peripheren Sprechwerkzeuge (Lippen, Zunge etc.).
- **Ursachen:** u. a. traumatisch, entzündlich, operativ, tumorbedingt
- **Formen:** labiale, dentale, mandibuläre, maxilläre, palatale, linguale, pharyngeale, velare, nasale Dysglossie

Dysphonien (▶ Kap. 13)
Störungen der stimmlichen Leistungsfähigkeit und des Stimmklanges. Besonders der Stimmklang und hier v. a die Resonanz kann durch orofaziale Dysfunktionen beeinträchtigt werden.

4.3 Erklärungsmodelle

Orofaziale Dysfunktionen entstehen immer durch ein Ungleichgewicht der knöchernen, muskulären und/oder sensorischen Strukturen im orofazialen Komplex (▶ Kap. 4.1).
Nachfolgend werden ausgewählte Modelle zur Erklärung orofazialer Dysfunktionen dargestellt (Giel und Korbmacher 2007).

Form-Funktions-Relation

Ist auf die „Lehre der funktionellen Anpassung" nach Roux (1883) zurückzuführen. Sie hebt den besonderen Einfluss von Muskelfunktionen auf knöcherne Strukturen hervor:

- Kiefer wird durch die Primär- und Sekundärfunktionen ausgeformt, sodass sich eine normale Kiefer- und Zahnstellung entwickelt
- Form des Kiefers beeinflusst die Bewegungsabläufe im orofazialen Komplex und somit die Primär- und Sekundärfunktionen

Modell der Beziehungen und Wechselbeziehungen im stomatognathen System

Orofaziale Dysfunktionen werden nach Bigenzahn (2003) auf Funktionen und Dysfunktionen zurückgeführt, z. B. Mundatmung, Schlucken, Artikulation, Zahn-/Kieferstellung, schädliche Gewohnheiten etc., und unter Einbeziehung der zuständigen Fachdisziplinen (Zahnmedizin/Kieferorthopädie, Hals-Nasen-Ohren-Heilkunde, Sprachtherapie, Psychologie). Ursache und Wirkungen oft nicht eindeutig:

- ein front-offener Biss kann durch langanhaltendes, intensives Daumenlutschen oder aufgrund eines frontalen bzw. interdentalen Schluckmusters entstehen oder genetisch bedingt sein
- ein interdentales Schluckmuster kann Folge einer Dysgnathie, z. B. eines front-offenen Bisses sein

Schema der Funktion – Brodie-Schema

Zusammenhang bzw. Wechselwirkung zwischen orofazialen Dysfunktionen und dem Gesamtkörper wird im Funktionsschema nach Brodie (mod. nach Castillo Morales 1998, Türk, Söhlemann und Rummel 2020) beschrieben:

- Veränderung am Körper, z. B. Beckenschiefstand, Halbseitenlähmung, Haltungsfehler etc., können sich durch knöcherne, muskuläre und sehnige Verbindungen auf den orofazialen Komplex auswirken und dort orofaziale Dysfunktionen hervorrufen
- umgekehrt kann eine orofaziale Fehlfunktion, z. B. dauerhafter Bruxismus (Zähneknirschen), Schulterverspannung hervorrufen

Funktionslogensystem nach Korbmacher

Erweiterung des inneren und äußeren Funktionskreises nach Tränkmann (1997). Es beinhaltet folgende Logen (abgeschlossene Räume) als sich funktionell beeinflussende Größen:

- Lippen
- Mundraum mit Zunge
- Nase und Respirationstrakt
- Zungenbein mit oberer und unterer Zungenbeinmuskulatur
- Halswirbelsäule unter besonderer Berücksichtigung der oberen Kopfgelenke

(Giel und Korbmacher 2007)
Eine bedeutende Funktion wird dem Gesamtkörper als stützendes Element der Logen zugesprochen. Veränderungen der Logen oder des Logensystems entstehen

durch Störungen des Muskeltonus oder durch vom Körper nicht kompensierbare Funktionsstörungen. Dabei wird meist von einer multifaktoriellen Verursachung ausgegangen.

4.4 Ursachen

Meist multifaktorielles Ursachengefüge (▶ Kap. 4.2). Motorik und Sensorik des orofazialen Komplexes sind bei den angeführten Erkrankungen und Schädigungen in unterschiedlichem Ausmaß gestört.

Kiefer- und Zahnstellungsanomalien

Können genetisch determiniert sein:
- Kieferstellungsanomalien: front-offener Biss, Kreuzbiss
- Zahnfehlstellungen: Diastema (d. h. der Raum z. B. zwischen den oberen Schneidezähnen), Nichtanlage von Zähnen

Oft orientiert sich die Zunge in Richtung der Problemstelle, sodass eine abweichende Zungenruhelage und ein unphysiologisches Schluckmuster vorliegen. Andere Muskelgruppen, z. B. die Lippenmuskulatur, können dadurch bedingt hypoton erscheinen, sodass der Mundschluss behindert ist und eine pathologische Mundatmung erfolgt.

4

Habituelle Ursachen

Alle (schädlichen/abnormen) Gewohnheiten, die zu einer Störung des orofazialen Komplexes führen. Im Kindesalter werden Zahn- und Kieferstellungsanomalien und bei Erwachsenen Zahnlockerung und Prothesenunverträglichkeit hervorgerufen oder begünstigt:
- **intraorale Habits:** Daumen-, Finger-, Gegenstände lutschen; Finger, Haare oder Gegenstände in Zahnzwischenräume drücken; Zungenstoß (*Tongue Thrust*); Lippen-, Zungen-, Wangenbeißen; auf Gegenstände beißen (Bleistift, Brillenbügel, Pfeife etc.); Nägel kauen; Zungen-, Lippensaugen; Zähne knirschen (Bruxismus); Zähne reiben, pressen; Zunge pressen
- **extraorale Habits:** Kopf aufstützen, Kinn aufstützen, abnorme Schlafhaltung, Spielen auf Blasinstrumenten, Haltungsfehler des Gesamtskeletts

Neuropädiatrische und neurologische Erkrankungen

Können den orofazialen Komplex unabhängig vom Lebensalter beeinträchtigen:
- infantile Zerebralparese (frühkindliche zerebrale Bewegungsstörung)
- neuromuskuläre Erkrankungen
- fortschreitende Erkrankungen, z. B. Parkinson-Syndrom, Multiple Sklerose
- Schädel-Hirn-Traumata, Schlaganfälle, Tumoren, Traumata

Lippen-Kiefer-Gaumen-Spalten und Syndrome

Lippen-Kiefer-Gaumen-Segel-Spalten oder genetische Syndrome, z. B. Deletion 22q11, Pierre-Robin-Sequenz, Trisomie 21 (▶ Kap. 7.5.7) und Charge-Syndrom können die sensorische und motorische Entwicklung des orofazialen Komplexes beeinflussen.

4.5 Diagnostik

Interdisziplinäre Aufgabe, an der je nach Symptomatik die ärztlichen Berufsgruppen der Kinderheilkunde, Hals-Nasen-Ohrenheilkunde (HNO)/Pädaudiologie, Kieferorthopädie/Zahnmedizin und Neurologie sowie die sprachtherapeutische Berufsgruppe beteiligt sind. Ziel der ärztlichen Diagnostik ist die Erfassung organischer, pathophysiologischer bzw. neurologischer Bedingungen im orofazialen Komplex, die für die Entstehung oder Aufrechterhaltung orofazialer Dysfunktionen verantwortlich gemacht werden können.

Ärztliche Diagnostik

HNO-ärztlich

Audiogramm als zwingende Voraussetzung für sprachtherapeutische Diagnosestellungen.
Störung des orofazialen Gleichgewichts und v. a. der Nasenatmung und damit des Mundschlusses durch:

- häufig wiederkehrende Erkältungskrankheiten wie Schnupfen (Rhinitis), Mittelohrentzündung (Otitis media), Mandelentzündung (Tonsillitis)
- vergrößerte Nasen-/Rachenpolypen (adenoide Wucherungen)
- Nasenscheidewandverkrümmung (Septumdeviation)
- Allergien

Kieferorthopädisch

Diagnostik und Planung einer kieferorthopädischen Versorgung (Zeitpunkt, Gerätefolge etc.) je nach Art und Ausprägung von Zahn- und Kieferstellungsanomalien (Dysgnathien), die das orofaziale Gleichgewicht stören können:

- Abweichungen der Kieferstellung in den verschiedenen Lageebenen der Kiefer zueinander (vertikal, horizontal, saggital)
- Zahnfehlstellungen
- Status des Zahndurchbruchs (1. und 2. Dentition)
- Nichtanlage von Zähnen (Aplasien)

Neurologisch

Bei Anhaltspunkten für neurologische Ursachen orofazialer Dysfunktionen sollte eine entsprechende Diagnostik initiiert werden:

- bei zentralen oder peripheren Schädigungen des orofazialen Komplexes (▶ Kap. 4.1) ist ein neurologischer Befund Voraussetzung der Therapie
- Informationen über Art und Ausmaß der Schädigung des zentralen Nervensystems sind für die Therapieplanung wichtig

Interdisziplinär

Der Informationsaustausch gestaltet sich – je nach Arbeitsort (Klinik, Praxis, Frühfördereinrichtung etc.) – unterschiedlich. Die zwingend notwendigen Informationen der Fachgruppen sollten möglichst schnell, transparent und ökonomisch von Arzt zu Therapeut und umgekehrt transportiert werden. Bei komplexen Fällen bietet sich ein moderierter Runder Tisch (MoRTi) an, an dem unter Beteiligung der für die Therapie relevanten Berufsgruppen gemeinsam Vorgehensweise und Ziele vereinbart werden (Giel 2018).

Sprachtherapeutische Untersuchungsverfahren

Ziel sprachtherapeutischer Diagnostik ist eine umfassende inspektive Erhebung des inneren und äußeren Funktionskreises sowie der Primär- und Sekundärfunktionen des orofazialen Komplexes (▶ Kap. 4.1).

Im deutschsprachigen Raum sind derzeit nur deskriptive (d. h. beschreibende) Verfahren zur Diagnostik orofazialer Dysfunktionen auf dem Markt. Standardisierte Verfahren im Sinne klassischer Testgütekriterien sind aufgrund mangelnder objektiver Beschreibungskriterien und Untersuchungstechniken nur unter sehr kostenintensiven Aspekten zu entwickeln.

- einige Veröffentlichungen enthalten Untersuchungsbögen, z. B. Kittel und Förster (2020) „Myofunktionelle Therapie" oder Krätsch-Sievert (2020) „M. U. N. D. T®"
- „Kölner Diagnostikbogen für Myofunktionelle Störungen (KDMS)", wurde von Giel und Tillmanns-Karus (2004) entwickelt
- Kallus (2015) „MÜM. Myofunktions-Übungs-Mappe: Material zur Diagnostik und Therapie myofunktioneller Störungen ab dem Vorschulalter"
- Furtenbach und Adamer (Hrsg., 2016): „Myofunktionelle Therapie KOMPAKT II: Diagnostik und Therapie"

4.6 Therapieansätze

Je nach Störungsbild bietet es sich an, myofunktionelle und orofaziale, also aktive und eher passive Therapiemethoden miteinander zu kombinieren.

Myofunktionelle Verfahren

Oberbegriff für alle Therapiemethoden, die sensorische und motorische Ungleichgewichte behandeln sowie Primär- und Sekundärfunktionen positiv beeinflussen. Die Ursache kann angeboren, habituell, neurologisch, traumatisch, anpassungsbedingt bzw. in einem multifaktoriellen Bedingungsgefüge verankert sein.

- Myofunktionelle Therapie (MFT) nach Garliner (1989); Barrett und Hanson (1978); Kittel und Förster (2020)
- Orofaziale Muskelfunktionstherapie nach Clausnitzer (2004)
- M. U. N. D.T® Die logopädische Therapie orofazialer Dysfunktionen nach Krätsch-Sievert (2020)

Anwendungsbereiche

Myofunktionelle Therapiemethoden wurden v. a. für nicht neurologisch bedingte orofaziale Störungen entwickelt, wie dysgnathiebedingte Schluckstörungen oder habituelle Mundatmung. Sie wurden in der Zahnmedizin, Funktionskieferorthopädie und Sprachtherapie entwickelt und werden stetig modifiziert.

Zielsetzung

Wiederherstellung eines orofazialen Gleichgewichts unter Berücksichtigung von Motorik, Sensorik, oraler Stereognose und Gesamtkörperhaltung. Fokus liegt meist auf dem unphysiologischen Schluckmuster.

Methode/Inhalt

Meist aktive Übungen zum Habitabbau, Training des physiologischen Schluckvorgangs (nur der oralen Phase), Übung von Mundschluss, Nasenatmung und Lautbildung.

Orofaziale Verfahren

Komplexe Ansätze, die im Wesentlichen aus der Physiotherapie heraus entwickelt wurden. Die orofazialen Therapiemethoden zeigen von ihren Ursprüngen an bis heute eine ganzheitliche Sicht, im Sinne der Beachtung von Zusammenhängen des orofazialen Komplexes und des Gesamtkörpers.

Anwendungsbereiche

Neurologisch bedingte Störungen im orofazialen Komplex wie vollständige oder partielle Paresen, die Dysarthrien oder Dysphagien hervorrufen, ebenso komplexere orofaziale Störungen, wie sie bei Kindern mit Trisomie 21 oder zerebralen Bewegungsstörungen auftreten.

- Orofaziale Regulationstherapie (ORT) nach Castillo-Morales/Brondo (Castillo Morales 1991, Türk, Söhlemann und Rummel 2020)
- Facio-orale-Trakt-Therapie (F. O. T. T.) nach Coombes/Bobath (Nusser-Müller-Busch 2015)
- Funktionelle Dysphagietherapie (FDT) nach Bartolome (Bartolome und Schröter-Morasch 2018)
- Propriozeptive Neuromuskuläre Faszilitation (PNF) nach Knott und Voss (Buck und Beckers 2019)

Zielsetzung

Wiederherstellung eines orofazialen Gleichgewichts unter Berücksichtigung von Motorik, Sensorik, oraler Stereognose und Gesamtkörperhaltung. Verbesserung der oralen Nahrungsaufnahme.

Methode/Inhalt

Passive Stimulationen mit ergänzenden aktiven Übungen:

- Inhibition unphysiologischer Bewegungsmuster, Faszilitation physiologischer Bewegungsmuster
- Optimierung von Schluckvorgang (präorale, orale, pharyngeale, ösophageale Phase), Atmung, Stimmgebung, Lautbildung

Hybride Therapieansätze im orofazialen Komplex

Neben den genannten Therapiekonzepten existieren auch Therapieansätze, die eine eigene Vorgehensweise oder/und Methodenkombinationen verfolgen und unterschiedlichste therapeutische Elemente in ihren Konzepten integrieren. Dazu gehören:

- Körperorientierte Sprach-Therapie (k-o-s-t®) nach Codoni (Codoni et al. 2019)
- Neurofunktionelle Reorganisation® nach Padovan
- Neurofunktions!therapie (NF!T®) nach Rogge (2020)

Literatur

Barrett R, Hanson M. Oral Myofunctional Disorders. St. Louis: The C. V. Mosby Company, 1978.

Bartolome G, Schröter-Morasch H. Schluckstörungen. Interdisziplinäre Diagnostik und Rehabilitation. München: Elsevier, 2018.

Bigenzahn W. Orofaziale Dysfunktionen im Kindesalter. Stuttgart, New York: Thieme, 2003.

Buck M, Beckers D. PNF in der Praxis. Stuttgart, New York: Thieme, 2019.

Castillo Morales R. Die Orofaziale Regulationstherapie. München Pflaum Verlag, 1998.
Clausnitzer V. Orofaziale Muskelfunktionstherapie (OMF): Ein myofunktionelles Übungsbuch. Dortmund: Verlag modernes lernen, 2004.
Codoni S, Spirgi-Gantert I, von Jackowski J (Hrsg.). Funktionsorientierte Logopädie: Stuttgart, New York, Thieme, 2019.
Garliner D. Myofunktionelle Therapie in der Praxis. Gemering bei München, 1989.
Giel B. Miteinander statt nebeneinander: Moderierte Runde Tische (MoRTi). In: Steiner, J. (Hrsg.): Ressourcenorientierte Logopädie. Einführung in Theorie und Praxis. Bern: Hogrefe-Verlag, 2018, 121–131.
Giel B, Korbmacher H. Dysgnathie und orofaziale Dysfunktion. In: Schöler H, Welling A, Handbuch der Pädagogik und Psychologie bei Behinderungen. Bern: Hogrefe, 2007, 310–322.
Giel B, Tillmanns-Karus M. Kölner Diagnostikbogen Myofunktionelle Störungen. Dortmund: Verlag modernes Lernen, 2004.
Furtenbach M, Adamer I (Hrsg.). Myofunktionelle Therapie KOMPAKT II: Diagnostik und Therapie. Wien: Praesens, 2016.
Kallus A. MÜM. Myofunktions-Übungs-Mappe: Material zur Diagnostik und Therapie myofunktioneller Störungen ab dem Vorschulalter Köln: PROLOG,2015.
Kittel A, Förster N. Myofunktionelle Therapie. Schulz-Kirchner. Idstein, 2020.
Krätsch-Sievert P.M.U.N.D.T® Die logopädische Therapie orofazialer Dysfunktionen. München: Elsevier, 2020.
Nusser-Müller-Busch R. Die Therapie des Facio-Oralen Trakts: F.O.T.T. nach Kay Coombes. Springer: Heidelberg, 2015.
Rogge E. Neurofunktions!therapie (NF!T®) in der Praxis: Dortmund: Verlag modernes lernen, 2020.
Roux W. Beiträge zur Morphologie der functionellen Anpassung. In: Arch. Anat. Entw. gesch. 1983; 76–162.
Tränkmann J. Ätiologie, Genese und Morphologie dyskinesiebedingter Dysgnathien. In: Sprache – Stimme – Gehör 1997; 21,4, 152–160.
Türk Ch, Söhlemann S, Rummel H. Das Castillo-Morales Konzept. Stuttgart, New York, Thieme, 2020.

5 Aussprachestörungen

5.1 Definition

Annette Fox-Boyer

Mögliche Schwierigkeiten im Bereich Perzeption, Artikulation/motorische Produktion und/oder phonologischer Repräsentation der Sprech-Segmente (Konsonanten und Vokale), der Phonotaktik (Silben und Wortformen) und der Prosodie (lexikalische und grammatikalische Töne, Rhythmus, Betonung und Intonation), die sich negativ auf die Verständlichkeit und Akzeptanz der Kinder auswirken können (International Expert Panel on Multilingual Children's Speech 2012).

Terminologie

Engl.: speech sound disorder (SSD)
Auch: phonetisch-phonologische Störungen, Artikulationsstörung (ICD-10)
Veraltet: Dyslalie, Stammeln

Ursachen

Organische Aussprachestörungen: Aussprachestörungen bei vorliegender organischer Problematik, z. B. Lippen-Kiefer-Gaumen-Spalten, kindliche Zerebralparese, kindliche Muskelerkrankungen, angeborene Hörstörungen, kognitive Einschränkungen, z. B. im Rahmen genetischer Syndrome (▶ Kap. 7.5).
Funktionelle Aussprachestörungen: Aussprachestörungen unklarer Genese mit Einschränkungen im Sprachverarbeitungsprozess; vermutet werden periphere Hörstörungen (▶ Kap. 5.3.1 f.) und myofunktionelle Störungen (▶ Kap. 4)

5

Einteilung

Störungen auf der Lautebene können nach verschiedenen Kriterien unterteilt werden.

- Einteilung nach Schwergrad:
  - partielle, multiple, universelle Dyslalie (Van Riper, 1963)
  - *Percentage Consonant correct* (PCC, Shriberg, Austin et al. 1997)
- ätiologische Einteilung (Shriberg 1994)
- Einteilung nach linguistischen Beschreibungen (z. B. Kapazismus, Gammazismus, Sigmatismus)
- psycholinguistische Einteilung (Stackhouse und Wells 2001; Dodd 2013)

Einteilung der Aussprachestörungen laut McLeod und Baker (2017)

- phonetische Störung
- phonologische Einschränkung mit:
  a) phonologischer Verzögerung (Dodd 2013): nur physiologische Prozesse, deren Überwindung lediglich zeitlich verzögert ist (▶ Kap. 5.2)
  b) konsequente phonologische Störung (Dodd 2005): Störung: mind. ein pathologischer Prozess, zusätzlich Verzögerungen möglich (▶ Kap. 5.2)
- inkonsequente phonologische Störung (Dodd 2005): Kind realisiert in der PLAKSS-II (Psycholinguistische Analyse kindlicher Sprechstörungen-II, „25-Wörter-Test") mind. 40 % der Items inkonsequent. Kinder mit dieser Störung haben meistens eine extrem kurze Merkspanne (▶ Kap. 4.2)
- verbale Entwicklungsdyspraxie (▶ Kap. 5.3)
- kindliche Dysarthrie

5.2 Phonetische Störungen

Jeannine Schwytay

Unfähigkeit, Phone (einzelne Sprachlaute) isoliert oder in jeglichem linguistischen Kontext altersgemäß peripher sprechmotorisch (richtig) zu bilden. In der Folge entstehen Fehlbildungen (Substitution durch nicht-muttersprachlichen Laut).

5.2.1 Mögliche Ursachen

- peripher motorische Problematik bei gleichzeitigen orofazialen Dysfunktionen (▶ Kap. 4)
- falsch erworbene Artikulationsmuster (Fox-Boyer 2016)
- häufig Familienmitglieder mit Artikulationsstörungen (Fox-Boyer 2016), Weinrich und Zehner (2017) führen auch Umwelteinflüsse wie fehlerhaftes Sprachvorbild als begünstigende Faktoren auf
- meist liegt ein Ursachenkomplex aus organischen, zentralen und habituell bedingten Störungen innerhalb verschiedener Ebenen der Sprachverarbeitung vor

5.2.2 Erscheinungsbild

Fehlbildungen zeichnen sich durch Abweichungen in der Aussprache aus:
- konstante Fehlbildung eines Lautes
- inkonstante Fehlbildung eines Lautes, zeigt sich nur bei hoher motorisch-koordinatorischer Anforderung, z. B. bei Mehrfachkonsonanz

Fehlbildungen haben *keine* Auswirkung auf die Bedeutungsunterscheidung von Wörtern.

Fehlbildungen müssen immer unter Berücksichtigung des phonetischen Erwerbsalters eines Lautes betrachtet werden.

Häufigste Fehlbildungen im Deutschen

Abhängig von den artikulatorischen Fähigkeiten sind verschiedenste Fehlbildungen möglich. Die häufigsten in der Literatur beschriebenen sind:
- Sigmatismus: Fehlbildung von [s], [z] oder [ts]
  - Sigmatismus addentalis: Zunge liegt an den oberen Schneidezähnen, Luft tritt fächerförmig aus, unscharfer, dumpfer Klang
  - Sigmatismus interdentalis: Zunge liegt zwischen unteren und oberen Schneidezähnen, unscharfer, stumpfer Klang
  - Sigmatismus lateralis: Luft entweicht mit schlürfendem Klang links (Sigmatismus lateralis sinister), rechts (Sigmatismus lateralis dexter) oder beidseitig (Sigmatismus bilateralis) an den Zungenrändern
- Schetismus lateralis: Fehlbildung von [ʃ] mit entweichender Luft an den Zungenrändern
- Kombination von Sigmatismus und Schetismus
- vereinzelt auch multiple Interdentalität: interdentale Bildung mehrerer bzw. aller alveolarer Laute

> Bei Fehlbildungen (auch anderer Laute) ist darauf zu achten, dass wirklich alle phonemischen Kontraste erhalten sind, da diese Fehlbildungen häufig in Verbindung mit der konsequenten phonologischen Störung (▶ Kap. 5.3) zu finden sind.

Kombination mit anderen Störungen

Die Einordnung von Kindern mit phonologischen Prozessen und gleichzeitig nicht stimulierbaren Phonen wird derzeit noch diskutiert (z. B. Fox-Boyer und Strutzke 2018).

- wichtig ist die differenzialdiagnostische Bestimmung des Störungsschwerpunktes (▶ Kap. 5.3.3), da dieser von großer Relevanz für die Therapieableitung ist
- mögliche Begleitsymptome von Fehlbildungen: phonologische Störungen (▶ Kap. 5.3), orofaziale Auffälligkeiten (▶ Kap. 5.1) und zentral-auditive Verarbeitungsstörungen (▶ Kap. 7.2)

Prognose

- nach Fox-Boyer (2016) konnte keine Spontanremission beobachtet werden
- bei isoliert auftretenden Fehlbildungen später kaum LRS-Risiko (Fox-Boyer 2016)

5.2.3 Diagnostik

Eine individuelle diagnostische Befunderhebung, die u. a. die Bestimmung des Störungsschwerpunktes (phonetisch vs. phonologisch) ermöglicht, ist von großer Relevanz für die genaue Ableitung therapeutischer Ziele. Neben standardisierten oder informellen Prüfverfahren ist die Anamnese wichtiger Bestandteil.

Diagnostische Verfahren

- Anamnesegespräch (v. a. Familienanamnese, motorische und orofaziale Entwicklung, unterstützende und hemmende Kontextfaktoren)
- neuere Verfahren überprüfen Artikulationsfähigkeit (Phone) und phonologisches System (Phoneme) sowie z. T. orofaziale Funktion
  - LOGO-Ausspracheprüfung (LOGO-Ausspracheprüfung zur differenzierten Analyse von Dyslalien, Wagner 2011)
  - Analyse zu Aussprachestörungen bei Kindern (AVAK-Test, Hacker und Wilgermein 2002)
  - Psycholinguistische Analyse kindlicher Sprechstörungen-II (PLAKSS-II, Fox-Boyer 2014a)
  - Patholinguistische Diagnostik bei Sprachentwicklungsstörungen (PDSS, Kauschke und Siegmüller 2010)
  - Pyrmonter Ausspracheprüfung (PAP, Babbe 2011)

Einige Verfahren nutzen ein veraltetes Verfahren, indem sie keine Unterscheidung zwischen phonetischen und phonologischen Störungen treffen, z. B. Lautbildungstest für Vorschulkinder (LBT, Fried 1980).

Diagnostische Vorgehensweise

Prinzip

- Prüfung sämtlicher Laute des deutschen Phon- und Phoneminventars (▶ Kap. 2.5) in den verschiedenen möglichen Wortpositionen, Überprüfung der Stimulierbarkeit (Imitationsfähigkeit) der isolierten fehlgebildeten Laute. Lautbefund gibt Aufschluss über die Vollständigkeit des Lautinventars (Phone) sowie über Verwendungsfähigkeit der Laute (Phoneme)

- Überprüfung der orofazialen Funktionen zur umfassenden Beurteilung der phonetisch-phonologischen Ebene
- ergänzende Diagnostik evtl. bei Verdacht auf begleitende Störungen durch andere Berufsgruppen notwendig (z. B. Kieferorthopädie)

Methodik

- spontanes Bildbenennen zur Überprüfung von Artikulationsfähigkeiten, gibt die Fähigkeiten eines Kindes nach Franke (1996) am besten wieder
- Nachsprechen, falls Benennen nicht möglich, um kindliche Äußerung zu elizitieren
- Prüfung der Stimulierbarkeit durch Nachsprechen isoliert dargebotener Laute (ggf. mit Hilfen)
- Spontanspracherhebung laut Hacker (1994) weitere Möglichkeit der Befunderhebung (**Achtung:** Zeitaufwand)
- genaue Notation der Ersatzlaute, möglichst in IPA (*International Phonetic Alphabet*) transkribieren

Differenzialdiagnostik

- phonologische Störungen (▶ Kap. 5.3), Differenzierungskriterien (▶ Kap. 5.3.3)
- orofaziale Dysfunktion (▶ Kap. 4)
- verbale Entwicklungsdyspraxie (▶ Kap. 5.4), Differenzierungskriterien (▶ Kap. 5.4.2)

5.2.4 Therapieplanung

Therapiebeginn nach genauer Abwägung von relevanten und individuellen Zielen unter Berücksichtigung aller Bereiche der ICF-CY (WHO 2007; Fox-Boyer 2014b, 2016) frühestens ab dem Alter von 5 J. Ggf. notwendige Veränderung dieser ersten Ziele, sollte v. a. hinsichtlich kombinierter Störungen mit phonologischen Anteilen im Therapieverlauf bedacht werden.

- Auswahl des ersten zu übenden Lautes abhängig vom Störungsprofil und u. a. folgenden Kriterien: ungestörte Erwerbsreihenfolge der Phone, Häufigkeit und Konstanz, Stimulierbarkeit, Ableitungsmöglichkeit von einem bereits vorhandenen korrekten Phon
- Therapie nicht-sprachlicher Auffälligkeiten: Klärung der Behandlungsnotwendigkeit ursächlicher bzw. begleitender, nicht-sprachlicher Auffälligkeiten, wie orofazialer Dysfunktion (▶ Kap. 4) bzw. auditiver Wahrnehmungs- und Verarbeitungsstörung (▶ Kap. 7.2), bei ursächlichen orofazialen Dysfunktionen zunächst primäre Behandlung dieser; Einbezug orofazialer Übungen ausschließlich bei Vorliegen orofazialer Dysfunktion gerechtfertigt
- Wahl des Therapieansatzes nach Schwere und Auswirkung der Störung sowie nach person- (z. B. Alter, Persönlichkeit, Zahnwechsel der Schneidezähne) bzw. umweltbedingten (z. B. Qualifizierung der Therapeuten) Kontextfaktoren

5.2.5 Therapeutisches Vorgehen

Im Folgenden werden die gebräuchlichsten therapeutischen Vorgehensweisen vorgestellt. Sie folgen einem störungsspezifischen Vorgehen und sind meist als in sich geschlossen konzipiert, können aber in einzelnen Elementen kombiniert und individuell angepasst werden.

Klassische Therapie von Artikulationsstörungen nach Van Riper

Basis des Ansatzes ist Erkenntnis von Störung und Therapiebedürftigkeit durch den Patienten (Van Riper und Irwin 1953; Van Riper und Erickson 1996). Variationen finden sich z. B. in: SIGMA PLUS – Ein Konzept zur Gruppentherapie bei Sigmatismus (Grosstück 2010).

Ziel

Korrekte Lautbildung in allen Sprechsituationen.

Prinzip

Auswahl des therapierelevanten Lautes anhand des Vorliegens der meisten Schlüsselwörter (Wörter, in denen ein inkonstanter Laut bereits korrekt artikuliert und somit gefestigt wird). Erarbeitung nur eines Lautes zur gleichen Zeit.

Vorgehen

- korrekte auditive Wahrnehmung des Lautes in Fremdwahrnehmung (Fähigkeit, fremde Lautbildungen wahrzunehmen und gegen andere Lautbildungen abzugrenzen) sowie Eigenwahrnehmung (Fähigkeit, eigene Lautbildung wahrzunehmen und mit fremden Lautbildungen zu vergleichen) durch auditives Diskriminieren bzw. Identifizieren
- nach Verbesserung der auditiven Wahrnehmungsleistung:
  - Lautanbahnung: neues Erlernen des korrekten Lautbildungsmusters durch sog. Zielsuchen (Annäherung an korrektes Lautbildungsmuster durch Ausprobieren verschiedener Lautbildungsmöglichkeiten und Verwendung verschiedener Feedback-Methoden) bzw. mehrfach wiederholtes Betonen und Verlängern des Lautes in bereits korrekten Schlüsselwörtern, um unbewusst korrekt gebildetes Lautmuster bewusstwerden zu lassen
  - Lautstabilisierung über Laut-, Silben-, Wort- und Satzebene
- Festigungsphase mit Zeit- und Emotionsdruck, d. h. von langsamer zu schnellerer Produktion sowie Produktion unter Anspannung
- Transfer in alle Sprechsituationen

5

Erlanger Konzept der bewegungsgestützten Lautanbahnung (BULA)

Genaue Beschreibungen finden sich in Weinrich und Zehner (2017).

Ziel

Unterstützung der korrekten Ziellautbildung durch gleichzeitige Ausführung einer zum Ziellaut passenden Bewegung.

Indirekte Methode

- Annahme des Zusammenhangs von Artikulations- und Bewegungsart
- Annahme des Zusammenhangs von Artikulationsort und eingesetzten Körperteilen
- Annahme des Zusammenhangs von Bewegungsrichtung der Zunge bei Ziellautbildung und Bewegungsrichtung von Händen und Füßen
- Behandlung nur auf Lautebene

Beispiel: Bewegungsgestützte Lautanbahnung des Lautes [s]
Da der Laut [s] ein Strömungslaut ist, sollten auch die ausgeführten Bewegungen fein strömend ausgeführt werden. Vorgeschlagen wird eine Bewegung

der Fingerspitzen in Anlehnung an die Lautbildung mit der Zungenspitze. Die Bewegungsrichtung kann in Anlehnung an die Bewegungsrichtung der Zunge bei der Lautbildung nach oben oder unten (bei Sigmatismus interdentalis dagegen zum Körper hin) erfolgen. Spielvorschlag: Ziehen von Gegenständen an Schnüren durch Zangengriff in bestimmter Richtung.

Lautassoziationsmethode nach McGinnis (1939)

Ziel

Strukturierung des sprachlichen Inputs zur Herstellung einer Verbindung und zur Optimierung von Aufnahme-, Verarbeitungs-, Speicher- und Abrufleistungen. Dadurch Verdeutlichung von formalen sprachlichen Aspekten und Bewegungsabläufen beim Sprechvorgang.

Indikationen

Primär zur Behandlung sehr schwerer Störungen mit Wahrnehmungs- und Konzentrationsstörungen als Begleitsymptome.

Vorgehen

- multimodale Erarbeitung einzelner Laute mit Verbindung von (Schrift-)Symbolen als Assoziationshilfen
- Kombination der erarbeiteten Laute zu Wörtern
- visuelle Verdeutlichung der Lautabfolge im Wort durch (Schrift-)Symbolabfolge sowie durch Präsentation eines den Begriff repräsentierenden Bildes, dadurch Förderung einer systematischen Assoziation
- Aufbau eines Vokabulars von ca. 50 Wörtern, die spontan ohne Schriftbild abgerufen werden können
- nach sicherer Wortproduktion Erweiterung auf Satz- und Textebene
- stark strukturierte und bewusst sprachliche Therapie für Vorschulalter ohne spielerisches Angebot

5.3 Phonologische Störungen

Annette Fox-Boyer

Verzögerte Entwicklung oder abweichende Organisation des phonologischen Systems bei teilweise intakter Artikulationsfähigkeit.

5.3.1 Ursachen

Genetische Ursachen bei Kindern mit pathologischen Prozessen; Störungen des Arbeitsgedächtnisses bei inkonsequenten Kindern. Mittelohrprobleme oder psychische Belastungssituationen bei Kindern mit verzögerter, aber typischer Entwicklung.

5.3.2 Erscheinungsbild

Zwei Erscheinungsformen:

- systematische, regelhafte Abweichungen von der Zielsprache = phonologische Prozesse
- unsystematische = inkonsequente Abweichungen von der Zielsprache = inkonsequente Wortrealisation

Tab. 5.1 Häufige pathologische Prozesse (Fox-Boyer 2014)

Prozesse	Kommentar	Beispiele
Ersetzungsprozesse		
Rückverlagerung der Alveolare		Teddy → kεgi
allophonischer Gebrauch der Lautklassen	alle Laute einer Lautklasse (z. B Frikative) werden durch einen Ersatzlaut markiert, z. B. [h]	
Plosivierung aller Frikative		
Vokalisation von /l/		
Vokalprozesse		Löwe → løvə
Strukturprozesse		
Tilgung initialer Konsonanten		Dach → ax
Tilgung finaler Konsonanten	physiologisch ist nur Elision des finalen /l/	Baum → bau
Kontaktassimilation		Treppe → kʁεpə
Onset-Prozess	alle betonten Silbenonsets werden durch einen Ersatzlaut markiert, oft [h] oder [d]	

5

Phonologische Prozesse
Abweichungen der Aussprache, die mithilfe systematisch gezeigten phonologischen Ersetzungs- und Strukturprozessen (▶ Kap. 2.5) beschrieben werden:

- physiologische phonologische Prozesse (▶ Kap. 2.5) kommen auch im ungestörten Erwerb vor, werden jedoch zu einem früheren Zeitpunkt überwunden
- pathologische oder „idiosynkratische" Prozesse (▶ Tab. 5.1) nur im gestörten Erwerb, unabhängig vom Alter pathologisch, bedeutsam für Diagnostik und Therapie

Beschränkungen des phonologischen Systems

- Inventarbeschränkung: Verwendung nicht aller Laute der Zielsprache; fehlende Laute können zwar teilweise artikuliert werden, sind im phonologischen System des Kindes jedoch noch nicht etabliert
- Positionsbeschränkung: Laute kommen nicht an allen überprüften Wortpositionen vor
- das Lautinventar kann vollständig sein, selbst wenn viele Prozesse vorliegen
- das Lautinventar kann unvollständig sein
- Ziellaut wird immer ersetzt (konstant)
- Ziellaut wird teilweise ersetzt und teilweise realisiert (inkonstant)

Wortrealisationskonsequenz
Prozentwert der konsequenten Produktion desselben Wortes. Liegt die Inkonsequenzrate > 40 %, liegt eine inkonsequente phonologische Störung oder eine verbale Entwicklungsdyspraxie vor (Dodd 2013; Fox-Boyer 2014b). Zur Überprüfung der Konsequenz in diesem Sinne werden im Diagnostikverfahren PLAKSS-II (Psycholinguistische Analyse kindlicher Sprechstörungen, ▶ Kap. 5.2.3) 25 schwierige Wörter getestet, die jeweils 3-mal innerhalb derselben Diagnostikeinheit benannt werden sollen.

5.3.3 Diagnostik

Zahlreiche Diagnostikverfahren ermöglichen die differenzierte Beschreibung des phonologischen Systems.

Gängige Bilderbenennverfahren zur Erhebung eines Lautbefundes

Wichtigster diagnostischer Schritt:
- Prinzip: das Kind benennt Bilder, die so ausgewählt sind, dass alle Laute in jeder Position mind. 2-mal vorkommen
- Informationen über: Phon- und Phoneminventar, phonologische Prozesse sowie deren Konstanz

Standardisierte Verfahren:
- Psycholinguistische Analyse kindlicher Sprechstörungen-II (PLAKSS-II, Fox-Boyer 2014a)

Sich an den Normen von Fox (2016) orientierende Verfahren:
- LOGO-Ausspracheprüfung (Wagner 2011)
- Analyseverfahren zu Aussprachestörungen bei Kindern (AVAK, Hacker und Wilgermein 2002)
- Patholinguistische Diagnostik bei Sprachentwicklungsstörungen (PDSS, Kauschke und Siegmüller 2010)

Ergänzende Diagnostik

Für eine umfassende Beurteilung der phonetisch-phonologischen Ebene ist außer dem Lautbefund die Überprüfung folgender Bereiche notwendig:
- Überprüfung der Wortrealisationskonsequenz (PLAKSS-II, Fox-Boyer 2014a)
- bei Feststellung einer inkonsequenten Wortrealisation Differenzialdiagnostik zur Verbalen Entwicklungsdyspraxie (VED, ▶ Kap. 5.3)
- Überprüfung der Verständlichkeit (ICS-D, McLeod et al. 2012)
- phonologische Bewusstheit: metasprachliche Fähigkeiten (TPB, Fricke und Schäfer 2011)
- Überprüfung der Stimulierbarkeit (▶ Kap. 5.1)
- Überprüfung der Spontansprache
- Kurzzeitgedächtnis: Fähigkeit zur Speicherung und Sequenzierung (Voraussetzung für Langzeitspeicherung)

Differenzierung phonologischer und phonetischer Störungen

Phonetische Störungen (▶ Kap. 5.2) sind gekennzeichnet durch phonetische Prozesse/Fehlbildung bei gleichzeitiger phonemisch korrekter Anwendung des Lautes. Phonetische und phonologische Störungen können gleichzeitig auftreten. Phonologische Störungen haben therapeutisch Vorrang gegenüber phonetischen Störungen.

5.3.4 Therapieplanung

Eine sinnvolle und individuelle Therapieplanung erfordert grundsätzliche Entscheidungen:
- pathologische Prozesse vor physiologischen Prozessen
- Auswirkung auf die Verständlichkeit des Kindes beachten, d.h. Prozesse, die mehr Unverständlichkeit machen vor denen, die weniger Unverständlichkeit machen

Grundsätze der phonologischen Therapie

Ziel ist es, dem Kind eine bessere Strukturierung seines phonologischen Systems und damit die **korrekte Verwendung der Laute** zu ermöglichen. Dazu muss die Unterscheidung aller relevanten phonologischen Merkmale eingeführt werden.

Damit das Kind die Merkmale abstrahieren kann, wird immer mit betroffenen Lautkontrasten gearbeitet, die ein bestimmtes Merkmal tragen, beispielsweise der Kontrast Velar-Alveolar (k-t, g-d), wenn hier eine Ersetzung stattfindet. Dies steht im Kontrast zur Artikulationstherapie, bei der Einzellaute angebahnt und gefestigt werden.

5.3.5 Therapieansätze

Im Folgenden werden die im deutschsprachigen Raum gängigsten Ansätze zur Phonologie-Therapie vorgestellt.
Die Methoden zur Behandlung phonologischer Störungen unterscheiden sich in der Direktheit ihres Vorgehens, ihrer Anschaulichkeit, in ihrer Anforderung an die kognitiven Fähigkeiten des Kindes und darin, wie bewusst sich das Kind mit seinen Schwierigkeiten auseinandersetzen muss. Es werden verschiedene Aspekte des phonologischen Erwerbs fokussiert. Weiter ist zu beachten, dass nur eine Methode für das Deutsche konzipiert wurde und es sich bei den anderen Methoden um Übersetzungen aus dem Englischen handelt, für die es so gut wie keine Überprüfung der Effektivität gibt.

Modellieren

Hacker (1994) und Hacker und Wilgermein (2002) haben die Anwendung von Modellierungstechniken im Deutschen auf der phonologischen Ebene beschrieben. Es liegen keine Wirksamkeitsnachweise für diese Therapieform vor und sie muss zu den eher unbekannten Ansätzen gezählt werden.

Prinzip

Das fehlende phonologische Merkmal, z. B. „alveolar" bei Velarisierung, wird vom Therapeut gehäuft verwendet. Die Methode orientiert sich stark am ungestörten Erwerb, bei dem das Kind phonologische Merkmale aus den Informationen in seiner Umgebungssprache ableitet. Erstes Ziel ist die Wahrnehmung der eingebauten Informationen, damit das Kind sein phonologisches System vervollständigen kann. Es wird zunächst keinerlei Sprachproduktion verlangt. Für das Kind erfolgt dieser Prozess unbewusst, sodass die Methode wenig konfrontativ ist. In einem weiteren Schritt soll das Kind die angebotenen Strukturen übernehmen.

Vorgehen

Vorbereiten einer Modellierungssequenz:

- Liste mit geeignetem Wortmaterial (Wörtern) erstellen, in dem Laute mit dem neuen phonologischen Merkmal gehäuft vorkommen, z. B. /t/, /d/, /s/, /n/ usw. bei Rückverlagerung. Dabei sollen folgende Kriterien beachtet werden: alltagsrelevante Wörter wählen; verschiedene Wortarten einbeziehen; dem Kind unbekannte Eigennamen verwenden; Koartikulation beachten, z. B. eher „Schuh" als „Ski" einsetzen, da /ʃ/ und /u/ mit gerundeten Lippen gebildet werden
- aus der Wortliste Items auswählen, die sich inhaltlich gut in einen Spielkontext eingliedern lassen
- durch geeignetes Spielmaterial Vorgabe eines Handlungsrahmens, in dem das Kind das sprachliche Angebot prägnant und gehäuft hört und Gelegenheit zur eigenen Produktion bekommt
- Fehlleistungen werden nicht bewusst gemacht, sondern lediglich durch *Corrective Feedback*, d. h. durch Einbettung der korrigierten Äußerung in den Kommunikationsablauf, gespiegelt

Die Inputspezifizierung (Siegmüller und Kauschke 2006; Kauschke und Siegmüller 2017, 2019) stellt eine Abwandlung des Modellierens dar. Vorteil gegenüber dem Modellieren in Spielkontexten ist die bessere Fokussierung auf die Sprache und die Möglichkeit, Texte oder Kassettenaufnahmen auch mit nach Hause zu geben. Das Sprachangebot erfolgt durch das Erzählen oder Vorlesen von Geschichten, die durch Bilder oder Spielfiguren veranschaulicht werden können. Die Inputspezifizierung wird i. d. R. in Kombination mit anderen Therapiemethoden eingesetzt.

Minimalpaartherapie

Die Minimalpaartherapie wurde zuerst beschrieben von Weiner (1981), im Deutschen von Hacker (1994) und Hacker und Wilgermein (2002). Es liegen für das Deutsche einzelne Fallbeschreibungen vor, aber keine Wirksamkeitsstudien. Die Minimalpaartherapie ist in ihrer ursprünglichen Form in Ermangelung von abbildbaren und vielfältigen für einen Prozess nutzbaren Minimalpaaren nur begrenzt umsetzbar.

Prinzip

Soll die bedeutungsunterscheidende Funktion von Phonemen aufzeigen. Die Erkenntnis dieser Lauteigenschaft gilt im ungestörten Phonologieerwerb als Motivation zur Ausdifferenzierung des phonologischen Systems (▶ Kap. 2.5). Missverständnisse, die zunächst zur Irritation und danach zur Einführung eines neuen Lautkontrastes führen, entstehen im normalen Spracherwerb zufällig. In der Therapie werden sie künstlich herbeigeführt.

Vorgehen

- Auswahl eines Minimalpaares für den zu behandelnden phonologischen Prozess, z. B. „Kanne/Tanne“ für die Rückverlagerung von /t d n/
- Konstruktion einer Spielhandlung, in der Anweisungen gegeben werden, die zu Missverständnissen führen können

> Eine Puppe soll Kaffee kochen oder den Weihnachtsbaum schmücken. „Geh zur Kanne!“ und „Geh zur Tanne!“ sind die Aufforderungen, auf die mit den entsprechenden Handlungen reagiert werden soll. Zunächst richtet der Therapeut die Aufforderungen an das Kind, das somit das Minimalpaar auditiv differenzieren muss. Erst wenn dies mühelos gelingt, findet ein Rollentausch statt. Nun wird das Kind in einen „produktiven Konflikt“ geführt, d. h. mit Missverständnissen konfrontiert, die durch seine mehrdeutige Lautproduktion entstehen. Beachtet das Kind z. B. das Merkmal „alveolar“ nicht, produziert es „Kanne“, auch wenn es „Tanne“ meint. Das Kind bekommt keine verbale Rückmeldung darüber, ob es korrekt oder falsch produziert hat. Die Korrektur der Produktion des Kindes soll ausschließlich aus seinem Bemühen entstehen, richtig verstanden zu werden.

Metaphon

Der Metaphon-Ansatz ist ursprünglich von Howell und Dean (1991) entwickelt und von Jahn (2000) ins Deutsche übertragen worden. Es liegt für das Deutsche eine Einzelfallstudie zur Überprüfung der Wirksamkeit vor. Die Therapie ist für Kinder ab frühestens 4;0 J. geeignet und erfordert gute kognitive Kompetenzen des Kindes. Schwierigkeiten ergeben sich in der Umsetzung darin, dass sie nur für einige Prozesse, die deutschsprachige Kinder zeigen, geeignet ist und dass gerade in Phase II Minimalpaare verwendet werden, von denen es im Deutschen nur sehr wenige gibt, die sich pro Prozess eignen.

Prinzip

In der ersten, rein rezeptiven Phase der Therapie – bestehend aus vier Phasen – wird dem Kind Wissen über ein relevantes phonologisches Merkmalspaar, z. B. „plosiv-frikativ" bei der Plosivierung von Frikativen, bewusst vermittelt. Dieses Wissen soll es in einer zweiten Phase anwenden, wenn es durch das Benennen von Minimalpaaren in Missverständnissituationen gerät.

Vorgehen Phase I und Phase II

Phase I:

- vor Therapiebeginn Übertragung des Merkmalpaares, das dem Kind vermittelt werden soll, in eine kindgerechte Terminologie, z. B. „kurz-lang" für „plosiv-frikativ" oder „vorne-hinten" für „alveolar-velar". Spielerische Zuordnung von spielerischen Handlungen, die die Terminologie verdeutlichen
- Auswahl eines visuellen Symbolpaares für die beiden Begriffe, z. B. „Elefant von vorne" und „Elefant von hinten" oder „kurze Raupe" und „lange Raupe". Zuordnen von Geräuschen zu diesen Bildern
- Zuordnung von durch den Therapeuten vorgegebenen Lauten zu den Referenzbildern
- Zuordnung von durch den Therapeuten vorgegebenen Wörtern zu den Referenzbildern

Phase II:

- Übergang in die Minimalpaartherapie, z. B: Spiel „Geheime Botschaften": Bildkarten der Minimalpaare werden auf einen Tisch gelegt. Die gleichen Bilder liegen noch einmal verdeckt und gemischt auf einem Stapel. Das Kind zieht eine der verdeckten Karten und benennt das Bild (z. B. /Tanne/). Der Therapeut zeigt das dazugehörige Bild auf dem Tisch. Durch den Vergleich der beiden Bilder wird deutlich, ob die Kommunikation erfolgreich war, d. h. ob das Kind den korrekten Laut eingesetzt hat. Erfolge und Misserfolge des Benennens der Bilder werden anhand der erarbeiteten Begriffe kommentiert, z. B. „Jetzt habe ich Dich nicht richtig verstanden, weil ‚Tanne' mit einem vorderen Laut beginnt, aber ‚Kanne' mit einem hinteren." Das Kind kann ableiten, wie es sein phonologisches System verändern muss, um verstanden zu werden
- Satzebene, z. B. Spiel „Geheime Botschaften"; Minimalpaarwörter dabei in Sätze eingebettet

Psycholinguistisch orientierte Phonologie Therapie (P. O. P. T)

Die Psycholinguistisch orientierte Phonologie Therapie (P. O. P. T., Fox-Boyer 2014c, 2016) wurde 2001 für die deutsche Sprache, aber im Wesentlichen als sprachenunabhängige Therapie basierend auf dem Sprachverarbeitungsmodell von Stackhouse und Wells (2001) konzipiert. Sie kann ab 3;0 J. angewendet werden. Es liegen eine Reihe von Einzel- und Gruppenstudien vor, die die Wirksamkeit für monolingual deutsche und bilinguale Kinder nachweisen (Fox-Boyer et al. 2014; Götz 2016).

Prinzip

Die Behandlung wird als Intervalltherapie durchgeführt, d. h. Therapiephasen von 10–30 Einheiten wechseln mit 3-monatigen Therapiepausen ab. Die Therapiestruktur von einer Vor- und drei Hauptphasen ist auf jede Art phonologischen Prozess anwendbar und wird je nach Prozess leicht modifiziert (Fox-Boyer 2014c).

Es wird immer nur an einem Prozess gearbeitet. Die Therapie beginnt rezeptiv und wird durch expressives Arbeiten ergänzt.

Vorgehen Phase I und Phase II

- **Vorphase:** Kind soll korrekt bzw. inkorrekt durch den Therapeuten vorgesprochene Wörter als solche identifizieren
- **Phase I:** vor Beginn der Therapie werden die vom Prozess betroffenen Ziel- und Ersatzlaute mit einem Lautsymbol belegt. Das Kind soll vom Therapeuten vorgegebene Stimuli den Symbolen zuordnen. Die Stimuli werden hierarchisch angeboten: Lautebene, CV-Ebene, Nichtwortebene, Realwortebene
- **Phase II:** expressives Üben der Produktion von Ziel- und Ersatzlauten ebenso wie CV-Verbindungen dieser Laute
- **Phase III:** eigenständige Identifikation von Ziel- und Ersatzlauten in Wörtern durch das Kind, gefolgt von der korrekten Wortproduktion

Zyklischer Therapieansatz

Der Zyklische Therapieansatz (*Cycles Remediation Approach*) wurde von Hodson und Paden (1991) entwickelt und für das Deutsche von Hild (2008) vorgestellt. Der Ansatz ist besonders für junge Kinder ab 2;6 J. mit schwerer phonologischer Störung geeignet. Es liegen allerdings keine Wirksamkeitsstudien für das Deutsche vor und der Ansatz ist in Deutschland nur wenig verbreitet.

Prinzip

Alle therapierelevanten Prozesse werden gleichzeitig behandelt, d. h. jeder Prozess ist Gegenstand von zwei bis drei Therapiesitzungen, bevor zum nächsten Prozess übergegangen wird. Ein „Zyklus" ist beendet, wenn jeder Prozess Therapiegegenstand gewesen ist. Der Zyklus wird so oft wiederholt, bis die Prozesse überwunden werden. Nach jedem Zyklus zeigt eine Zwischendiagnostik, ob der nächste Durchgang modifiziert werden kann, z. B. wenn das Kind bereits einen der Prozesse überwindet.

Vorgehen

Jede Therapiestunde beinhaltet folgende Sequenzen:

1. **Wiederholung:** Wörter, deren Produktion in der vorangegangenen Stunde geübt wurde, werden erneut benannt
2. **auditive Stimulation:** über Kopfhörer werden dem Kind Wörter mit der Zielstruktur vorgespielt/vorgesprochen. Die Präsentation dauert 30 Sek. bis 2 Min., das Kind soll zuhören und kann sich bei Bedarf feinmotorisch beschäftigen, z. B. mit Knete
3. **Produktion:** Aussprache von zwei bis fünf Wörtern wird geübt. Die Auswahl richtet sich danach, welche Wörter am besten stimulierbar sind. Dabei werden bei Bedarf visuelle und taktile Hilfen eingesetzt. Phonetisch sollte das Kind bereits in der Lage sein, die Wörter zu produzieren
4. **Vorbereitung für die kommende Stunde:** Kind soll Bilder zum Wortmaterial der kommenden Stunde benennen. Aus den Ausspracheleistungen leitet sich die Wortauswahl für die nächste Stunde ab
5. **Übungen zur phonologischen Bewusstheit:** je nach Alter des Kindes werden Lieder oder Reime thematisiert, Silben segmentiert oder Übungen zur Lautanalyse oder -synthese durchgeführt
6. **Wiederholung der auditiven Stimulation:** Ansatz sieht vor, die rezeptiven, produktiven und metaphonologischen Übungen regelmäßig als Hausaufgabe durchführen zu lassen

Therapie bei inkonsequenter phonologischer Störung

Für Kinder mit inkonsequenter phonologischer Störung schlägt Fox-Boyer (2016) eine Therapieform vor, die sich noch in der Erprobungsphase befindet. Es liegen einzelne Falldarstellungen zu diesem Ansatz sowie eine Einzelfallstudie vor. Der Ansatz kann bei Kindern ab 2;6 Jahren eingesetzt werden.

Prinzip

Nach Fox ist es das Ziel des Inkonsequenz-Ansatzes, eine konsequente Wortrealisation zu erreichen. Anschließend wird die Therapie mit Hilfe von P. O. P. T (Fox-Boyer 2014c) oder z. B. Grundprinzipien von McGinnes (1939) fortgesetzt. Im Rahmen der Therapie wird an der Wahrnehmung der Serialität von auditiv vorgegebenen Lautabfolgen sowie an der Eigenkontrolle für die korrekte Produktion von Lautabfolgen gearbeitet.

Vorgehen

- für jede Therapiestunde Auswahl eines Wortes, das überbetont, ständig korrigiert und auch zu Hause in festgelegten Situationen geübt werden soll
- Nachsprechen von Lauten und Silben
- Silben segmentieren
- Gedächtnistraining zur Serialität von Lauten

5.4 Verbale Entwicklungsdyspraxie

Anne Schulte-Mäter

5

Abkürzung: VED

Meist schwere expressive Sprach- bzw. Sprechstörung bei Kindern, zentrale Störung wie bei der erworbenen Form der Sprechapraxie (▶ Kap. 10.2) auf der Ebene der Planung und Programmierung von Sprechbewegungen, Beeinträchtigung der Sprachlautproduktion (Präzision, Abrufbarkeit) und dadurch meist auch des gesamten expressiven Spracherwerbs (Wortschatzaufbau, Grammatikerwerb) von Geburt an (Schulte-Mäter 1996).

Erworbene Sprechapraxie bei Kindern: Kindliche Sprechapraxie (Schölderle, Haas 2020)

Ursachen

Störung zentraler Instanzen, die für die Steuerung von Sprechbewegungen zuständig sind.

Mögliche Ursachen:

- genetische Ursachen, in Einzelfällen Nachweis von Genmutationen (Vargha-Khadem et al. 2005)
- ideopathische neurogene Störung der Sprechlautproduktion (ASHA 2007a)
- Stoffwechselstörungen, v. a. Galaktosämie (Störung des Milchzuckerstoffwechsels, Webb et al. 2003)
- mögliches Begleitsymptom mancher Syndrome (z. B. Fragiles X-Syndrom, Angelman Syndrom; Schulte-Mäter 2016)

Nicht ursächlich:

- mangelhaftes Sprachvorbild der Umgebung (Schulte-Mäter 2016)
- neurophysiologische oder neuromuskuläre Defizite

5.4.1 Erscheinungsbild

Kinder mit einer VED sind in ihrem expressiven Sprachvermögen extrem eingeschränkt, bei – zumindest nahezu – altersadäquaten, bzw. dem kognitiven Entwicklungsstand entsprechenden, rezeptiven Sprachleistungen (Schulte-Mäter 2009).

Mögliche frühe Merkmale

- „stille Babys", keine oder nur sehr reduzierte Lall- und Plapperproduktionen (starker Hinweis auf eine VED; DD: Hörstörungen!)
- extrem später Sprechbeginn
- alternative Kommunikationsversuche über Gestik, Mimik und Stoßlaute
- kaum Konsonanten in den ersten Lautproduktionen (Vokalsprache)
- „Verlust" bereits erworbener Laute oder Wörter
- Probleme bei der Nahrungsaufnahme als Säugling und Kleinkind – bei Komorbidität mit oraler Dyspraxie (vgl. mögliche Begleitsymptome)
- Auffälligkeiten in der motorischen Entwicklung – bei Komorbidität mit Entwicklungsdyspraxie der Gliedmaßen (vgl. mögliche Begleitsymptome)

Allgemeine sprachliche Merkmale

- kaum verständliche Sprache
- „Inseln" der Verständlichkeit
- Anstieg der Fehlerquote mit steigender Äußerungslänge (starker Hinweis auf eine VED)
- Suchbewegungen und/oder stilles Positionieren der Artikulatoren vor und während einer Äußerung (starker Hinweis auf eine VED, jedoch nicht immer beobachtbar)
- Stottersymptomatik (tritt nicht selten nach intensiver sprachtherapeutischer Behandlung in Verbindung mit der Steigerung sprechmotorischer und sprachlicher Kompetenz auf)

5

Typische Auffälligkeiten der Sprachlautbildung

- Hauptmerkmal: variable Lautbildungsfehler, ein starker Hinweis auf eine VED, aber: DD inkonsequente phonologische Störung notwendig (Fox-Boyer, Schulte-Mäter 2020)
  - meist kein erkennbares Lautfehlbildungsmuster
  - Lautbildungsfehler bei Wortwiederholungen häufig variabel
  - phonologische Prozesse möglich, dennoch inkonstante Lautfehlbildungen
- Schwierigkeiten, Lautsequenzen zu produzieren
- Vokalveränderungen (Substitutionen oder Distorsionen)
- Metathesen
- Laut- und Silbenwiederholungen
- Lauteinschübe (meist Schwa-Laut)
- Lautauslassungen am Wortende oder – noch häufiger – am Wortanfang
- Lautersetzung durch /h/-Laut am Wort- und Silbenanfang

Mögliche Begleitsymptome (Schulte-Mäter 2007)

- orale Dyspraxie (*auch:* buccofaciale oder glossolabiale Apraxie/Dyspraxie): bei sprechdyspraktischen Kindern oft auch Willkürmotorik von Lippen-, Zungen- und Wangenmuskulatur für nicht-sprachliche Bewegungen betroffen
- auch Dysfunktion des Gaumensegels möglich. Folge: nasale Anteile beim Sprechen
- Entwicklungsdyspraxie der Gliedmaßen, häufig Handmotorik betroffen

- Sekundärsymptomatik: gestörte Phonation, Sprechatmung, Intonation oder Prosodie (z. B. Schnappatmung, Lautstärke- und Tonhöheschwankungen, prolongierte Sprechweise, inadäquate Betonungen)

5.4.2 Diagnostik

Bei Kindern, die nur über wenige Lautierungen oder Silbenkombinationen verfügen, lässt sich die diagnostische Einstufung noch nicht zweifelsfrei vornehmen. Hier ergeben sich zunächst aus den anamnestischen Daten mögliche Hinweise (vgl. mögliche frühe Merkmale):

- wenn möglich, werden Nachsprechleistungen auf Einzellautebene überprüft → Suchbewegungen? Variable Produktionen?
- bei Kindern, die schon einige, wenn auch nicht unbedingt verständliche Wörter erworben haben, werden folgende Leistungen abgeprüft:
  - wiederholtes Nachsprechen gleicher Wörter → bei Kindern mit einer VED ergeben sich gehäuft variable Produktionen
  - diadochokinetische Silbenfolgen (z. B. „badabadabada", „patakapataka") → Kinder mit einer VED scheitern bei diesen Aufgaben

Häufig entsteht der Verdacht auf VED erst aufgrund mangelnder oder minimaler Fortschritte trotz längerer sprachtherapeutischer Behandlung.

Differenzialdiagnostik

- **phonologische Störung:** phonologische Prozesse, d. h. Regelmäßigkeiten innerhalb des abweichenden phonologischen Systems; bei konstanter phonologischer Störung Vorhersagbarkeit der Lautbildungsfehler (▶ Kap. 5.3). Besondere Herausforderung: Abgrenzung gegenüber inkonsequenter phonologischer Störung!
- **kindliche Dysarthrie:** neuromuskuläre Störung der Sprechmuskulatur; Abweichungen in der Lautbildung kaum variabel
- **Wortfindungsstörung:** entsprechend anderer Verlauf der Sprachentwicklung (▶ Kap. 3.4.4)

5

5.4.3 Therapie

Zahlreiche Therapiemethoden zur Behandlung phonetischer und/oder phonologischer Störungen sind nahezu wirkungslos (Schulte Mäter 2003).

Ziel

Erarbeitung verständlicher Äußerungen; bei stark eingeschränkten verbal-expressiven Fähigkeiten zunächst Vermittlung alternativer Kommunikationsformen (z. B. Gebärden, Unterstützte Kommunikation).

Therapiebeginn

- therapeutische Intervention bzw. die Beratung und Anleitung der Bezugspersonen sollte so früh wie möglich beginnen
- Therapie sollte nach Möglichkeit zunächst sehr intensiv sein (häufigere – evtl. kürzere – Therapieeinheiten)

Therapieansätze

VEDiT® nach A. Schulte-Mäter

- intensives, stark strukturiertes Therapieprogramm
- „Oberstes Ziel ist die Erarbeitung verständlicher Äußerungen mit möglichst hohem kommunikativen Wert." (Schulte-Mäter 2021, S. 50)

VEDiT® Grundprinzipien:
- multisensorielle Assoziationstheorie (Zuordnung visueller und taktil-kinästhetischer Hinweisreize zu einzelnen Sprachlauten)
- Erarbeitung sprechmotorischer Programme (extrem hohe Wiederholungsrate der jeweiligen Sprechübungen)
- sukzessive Approximation (Erarbeitung schwieriger Wörter über gelenkte Simplifikationen)
- Aufbau eines individuellen Kernvokabulars (Erarbeitung bedeutungsvoller, kommunikativer Äußerungen – ab Therapiebeginn)

Vorgehen:
- Handzeichen des Phonembestimmten Manualsystems (PMS) nach VEDiT® dienen speziell zur Unterstützung der Lautbildung bei Kindern mit VED oder anderen Artikulationsstörungen (Schulte-Mäter 2018)
- Handzeichen des PMS nach VEDiT® vermitteln zu den einzelnen Phonemen Informationen über Artikulationsort und -modus, Luftstromlenkung und Stimmhaftigkeit bzw. -losigkeit über den visuellen und taktil-kinästhetischen Kanal
- weitere Verknüpfungen zu den jeweiligen Phonemen werden über Grapheme und Anlautbilder erstellt
- zunächst werden Verknüpfungen nur zu Sprachlauten, die das Kind produzieren kann, erstellt und darauf aufbauend Lautsequenzen und kommunikative Äußerungen erarbeitet
- verfügt das Kind nur über eine Vokalsprache, wird mit der Anbahnung von Konsonanten begonnen, deren Bildung über das Mundbild visuell wahrgenommen werden kann (/m/, /b/)
- beim Aufbau eines Kernvokabulars haben ideosynkratisch bedeutungsvolle und kommunikative Wörter, Phrasen und Sätze Vorrang

TAKTKIN® nach B. Birner-Janusch (Lauer und Birner Janusch 2010)

Basierend auf der PROMPT® Therapiemethode:
- taktil-kinästhetische Hinweisreize werden zur Restrukturierung oraler muskulärer Zielfigurationen eingesetzt,
- durch taktil-kinästhetischen Hinweisreize werden sprechmotorische Parameter im Gesicht und/oder am Mundboden und ggf. auch am Zwerchfell des Kindes zur Anbahnung von Sprechbewegungsabläufen angezeigt
- Bildung sprechmotorischer Muster für Silben und Wörter wird durch taktil-kinästhetische Stimulation von Lippen, Zunge, Kieferposition und Mundboden unterstützt

KoArt® nach U. Becker-Redding (Stahn 2010)

Aus acht Stufen bestehendes Therapieprogramm:
- je nach Lerntyp des Kindes werden zum Aufbau sprechmotorischer Bewegungen unterschiedliche Hilfestellungen angeboten
- jeder erarbeitete Laut wird auf jeder Stufe in einem erweiterten Kontext mit einem oder mehreren Lauten geübt. Die einzelnen Laute werden zu versetzten Zeitpunkten in die Therapie aufgenommen und auf den einzelnen Stufen mit bereits erlernten Lauten kombiniert
- nach meist sinnfreien Lautkombinationen auf Silbenebene werden schließlich Phrasen und Mehrwortäußerungen geübt

McGinnis mod. nach R. Meir (2007)

Therapieansatz angelehnt an die Assoziationsmethode nach McGinnis (▶ Kap. 5.2.5):

- systematisches Training von Aufmerksamkeit, Gedächtnis und der Fähigkeit des willkürlichen Abrufs von Sprachlauten wird durch Verknüpfung sämtlicher am Sprechvorgang beteiligter Sinneswahrnehmungen (Hören, taktiles Empfinden, Sehen) vorgenommen,
- Laute werden mit Großbuchstaben in Druckschrift und mit bestimmten Bildkarten assoziiert
- gleich zu Therapiebeginn werden sinntragende Wörter erarbeitet

Leitlinie

Eine Leitlinie für die VED ist im deutschsprachigen Raum noch nicht erstellt worden.

Die *American Speech-Language-Hearing Association* fordert in einer Stellungnahme zur Verbalen Entwicklungsdyspraxie (ASHA 2007a) weitere Forschung, um die Effektivität von Therapieansätzen zu validieren. Einem Fachbericht zufolge (ASHA 2007b) werden nach derzeitigen Erkenntnissen v. a. Therapieprogramme als optimal hervorgehoben, denen Prinzipien für das Erlernen motorischer Bewegungsabläufe zugrunde liegen und die intensive sprechmotorische Übungen beinhalten.

Literatur

ASHA (American Speech-Language-Hearing Association 2007a). Position Statement on Childhood Apraxia of Speech. https://www.asha.org/policy/ps2007-00277/ (letzter Zugriff: 31.08.2021).
ASHA (American Speech-Language-Hearing Association 2007b). Technical Report on Childhood Apraxia of Speech. https://www.asha.org/policy/tr2007-00278/ (letzter Zugriff: 31.08.2021).
Babbe T. Pyrmonter Ausspracheprüfung. Köln: ProLog, 2011.
Dodd B (Ed). Differential Diagnosis and Treatment of Children with Speech Disorder (2nd ed). London: Whurr, 2005.
Fox-Boyer AV. PLAKSS II – Psycholinguistische Analyse kindlicher Sprechstörungen. Frankfurt: Pearson, 2014a.
Fox-Boyer AV. Aussprachestörungen im Deutschen. In: Fox-Boyer A. (Hrsg.). Handbuch Spracherwerb und Sprachentwicklungsstörungen. Kindergartenphase. München: Elsevier 2014b, S. 41.54.
Fox-Boyer A. P. O. P. T. – ein Therapiehandbuch. Idstein: Schulz-Kirchner Verlag, 2014c.
Fox-Boyer A. Kindliche Aussprachestörungen. Erwerb – Differentialdiagnostik – Therapie. 7. A. Idstein: Schulz-Kirchner, 2016.
Fox-Boyer A, Hild U, Schulte-Mäter A. Therapie der Aussprachestörungen. In: Fox-Boyer A (Hrsg.). Handbuch Spracherwerb und Sprachentwicklungsstörungen. Kindergartenphase. München: Elsevier 2014, S. 137–156.
Fox-Boyer A, Schulte-Mäter A. Zwei seltene distinkte Störungsbilder: Verbale Entwicklungsdyspraxie und Inkonsequente Phonologische Störung. Forum Logopädie 2020; 34, 4, 16–23.
Fox-Boyer A, Strutzke M. Auswirkungen der Stimulierbarkeit von isolierten Phonen auf die weitere phonologische Entwicklung. Forum Logopädie 2018; 32 (1): 34–39.
Franke U. Artikulationstherapie bei Vorschulkindern. München: Reinhardt, 1996.
Fried L. LBT – Lautbildungstest für Vorschulkinder. Weinheim: Beltz Test GmbH, 1980.
Götz S. P. O. P. T. bei bilingualen Kindern. Untersuchung von Transfereffekten. Unveröffentl. Masterarbeit. Rostock: EUFH-Med, 2016.
Grosstück K. SIGMA PLUS Ein Konzept zur Gruppentherapie bei Sigmatismus. 2010.
Hacker D. Phonologie. In: Baumgartner S, Füssenich I. (Hrsg.). Sprachtherapie mit Kindern. München: Reinhardt, 1994.
Hacker D, Wilgermein J. AVAK/SVA – Analyse zu Aussprachestörungen bei Kindern. München: Reinhardt, 2002.
Hacker D, Wilgermein H. Aussprachestörungen bei Kindern. 2. A. München: Ernst Reinhardt, 2011.
Hild U. Der Zyklische Therapieansatz – phonologische Behandlung für junge Kinder. Forum Logopädie 2008, 22, 22–27.
Hodson B, Paden E. Targeting Intelligible Speech. 2nd. ed. Austin, TX: Pro-Ed, 1991.

Howell J, Dean E. Treating phonological disorder in children: metaphon theory and practice. London: Whurr Publishers, 1991.
International Expert Panel on Multilingual Children's Speech. Multilingual children with speech sound disorders: Position paper, 2012. Bathurst, NSW, Australia: Research Institute for Professional Practice, Learning and Education (RIPPLE), Charles Sturt University. www.csu.edu.au/research/multilingual-speech/position-paper (letzter Zugriff: 22.06.2021).
Jahn T. Phonologische Störungen bei Kindern. Stuttgart: Thieme, 2000.
Kauschke C, Siegmüller J. Patholinguistische Diagnostik bei Sprachentwicklungsstörungen. 2.A. München: Elsevier, 2010.
Kauschke C, Siegmüller J. Der patholinguistische Ansatz in der Therapie von Sprachentwicklungsstörungen im Überblick. Logos 2017, 25/4. 464–475.
Kauschke C, Siegmüller J (Hrsg.). Materialien zur Therapie nach dem Patholinguistischen Ansatz (PLAN). Phonologie. München: Elsevier, 2019.
Lauer N, Birner-Janusch B. Sprechapraxie im Kindes- und Erwachsenenalter. 2. A. Stuttgart: Thieme, 2010.
McGinnis MA. Aphasic children: Identification and training by the Association Method. 2. A. Washington DC: the Alexander Graham Bell Ass. for the Deaf Inc., 1939.
McLeod S, Baker E. Children's speech. An evidence-based approach to assessment and intervention. Sydney: Australia, 2017.
McLeod S, Harrison LJ, McCormack J. Skala zur Verständlichkeit im Kontext: Deutsch [Intelligibility in Context Scale: German] (Sandra Neumann, Ph.D., Trans.). 2012. www.csu.edu.au/research/multilingual-speech/ics (letzter Zugriff: 22.06.2021).
Meir R, McGinnis mod. nach Renate Meir, 4. A., unveröffentl. Handbuch zur Modifikation der Assoziationsmethode nach M. McGinnis, 2007.
Schölderle T, Haas E. Interview mit Dr. Anne Schulte-Mäter. Verbale Entwicklungsdyspraxie vs. kindliche Sprechapraxie. Sprache-Stimme-Gehör 2020; 44(4), 205–206.
Schulte-Mäter A. Verbale Entwicklungsdyspraxie. Eine Analyse des derzeitigen Erkenntnisstandes. Frankfurt: Peter Lang Verlag, 1996.
Schulte-Mäter A. Verbale Entwicklungsdyspraxie. In: Grohnfeldt, M. (Hrsg). Lehrbuch der Sprachheilpädagogik und Logopädie. Band 4. Beratung, Therapie und Rehabilitation. 296–302. Stuttgart: Kohlhammer, 2003.
Schulte-Mäter A. Verbale Entwicklungsdyspraxie. In: Schöler H., Welling A. (Hrsg.). Sonderpädagogik der Sprache. Band 1. 278–284. Göttingen: Hogrefe, 2007.
Schulte-Mäter A. Verbale Entwicklungsdyspraxie. In: Grohnfeldt, M. (Hrsg). Lehrbuch der Sprachheilpädagogik und Logopädie. Band 2. Erscheinungsformen und Störungsbilder. 254–261. 3. Aufl., Stuttgart: Kohlhammer, 2009.
Schulte-Mäter A. VEDiT® (VED-Intensivtherapie Anne Schulte-Mäter). Sprachförderung und Sprachtherapie in Schule und Praxis. 2/18, 63–70. Dortmund: Verlag Modernes Lernen, 2018.
Schulte-Mäter A. VED – Verbale Entwicklungsdyspraxie. Wenn Kinder nicht oder kaum verständlich sprechen. Ein Ratgeber für Eltern, Therapeuten und Ärzte. 3. Auflage. Idstein: Schulz-Kirchner, 2021.
Siegmüller J, Kauschke C. Patholinguistische Therapie bei Sprachentwicklungsstörungen. München: Elsevier, 2006.
Shriberg LD. Five subtypes of developmental phonological disorders. Clinics in Communication Disorders 1994, 4(1), 38–53.
Shriberg L D, Aram D M, Kwiatkowski J. Developmental apraxia of speech: II. Toward a diagnostic marker. Journal of Speech, Language and Hearing Research 1997, 40, 286–312.
Shriberg LD, Austin D, Lewis BA, McSweeny JL, Wilson DL. The percentage of consonants correct (PCC) metric: extensions and reliability data. Journal of Speech Language Hearing Research Aug 1997; 40(4):708–22.
Stackhouse J, Wells B. Children's speech and literacy difficulties. Identification and intervention. London: Whurr, 2001.
Stahn C. Zusammenfassung des Vortrages von Ulrike Becker-Redding: KoArt: ein Ansatz zur Therapie der Verbalen Entwicklungsdyspraxie und sprechmotorisch begründeter Aussprachestörungen. In: Wahl M; Stahn C, Hanne S, Fritzsche T. (Hrsg.). Spektrum Patholinguistik. Band 3. Potsdam: Universitätsverlag, 2010, 45–58.
Van Riper C. Speech Correction: principles and methods (4th ed.). New York: Englewood Cliffs, Prentice Hall, 1963.
Van Riper C, Erickson R L. Speech correction: An introduction to speech pathology and audiology. Needham Heights, MA: Allyn & Bacon, 1996.

Van Riper C, Irwin JV. Voices and articulation. New Jersey: Prentice Hall, 1953.
Vargha-Khadem F. et al. FOXP2 and the neuroanatomy of speech and language. Neuroscience 2005; 6, 131–138.
Wagner I. Logo Ausspracheprüfung zur differenzierten Analyse von Dyslalien. Wildeshausen: Logo Verlag für Sprachtherapie GbR, 2011.
Walshe M, Peach RK, Miller N. Dysarthria Impact Profile: development of a scale to measure psychosocial effects. International Journal of Language & Communication Disorders 2009, 4(5), 693–715.
Webb A. L. et al. Verbal dyspraxia and galactosemia. In: Pediatric Research 2003; 53, 3, 396–402.
Weiner F. Treatment of phonological disability using the method of meaningful contrasts: two case studies. Journal of Speech and Hearing 1981; 46:87–103.
Weinrich M, Zehner H. Phonetische und phonologische Störungen bei Kindern. Dyslalietherapie in Bewegung. Heidelberg: Springer, 2017.
World Health Organization (WHO). International classification of functioning, disability and health: children & youth version (ICF-CY), Geneva: 2007.

6 Störungen des Schriftspracherwerbs bei Kindern und Jugendlichen

Carola D. Schnitzler

6.1 Schriftspracherwerb

6.1.1 Stufenmodell des Schriftspracherwerbs

Darstellung der Entwicklung von Lesen und Schreiben (*literacy acquisition*) meist durch ein Stufenmodell (*stage model*, ▶ Abb. 6.1) z. B. von Scheerer-Neumann (2018). Die Stufen sind durch dominierende Lese- bzw. Rechtschreibstrategien gekennzeichnet, die das Resultat einer aktiven Auseinandersetzung mit dem Lerngegenstand Schriftsprache sind.

Schriftsprachstrategien

Lerner alphabetischer Orthografien durchlaufen den Schriftspracherwerb in Stufen, in denen bestimmte -strategien vorherrschen. Sie dienen der Konstruktion von Lesungen/Schreibungen auf der Wortebene:

- **logografische Strategie:** Wiedererkennen von Wörtern anhand hervorstechender visueller Merkmale (z. B. das <x> in Taxi); eher Malen als Schreiben von buchstabenähnlichen Formen, Buchstaben/Graphemen und bekannten/geübten Wörtern (z. B. dem eigenen Namen)
- **alphabetische Strategie:** Erwerb und Nutzen des „alphabetischen Prinzips", d. h. Grapheme repräsentieren systematisch die Laute der gesprochenen Sprache; Nutzen von Buchstaben-Laut-Verknüpfungen (*Graphem-Phonem-Konversionen*) zum *synthetisierenden Erlesen* und – umgekehrt – zum *lautorientierten Schreiben*
- **orthografische Strategie:** bekannte Wortteile (Silben, Morpheme, Signalgruppen/orthografische Strukturen) werden als Ganzes gelesen bzw. als motorische Einheit zum Schreiben aktiviert, was zum schnellen Lesen und orthografisch korrekten Schreiben führt. Anders als die alphabetische umfasst die orthografische Strategie das Wissen über mehrere orthografische Prinzipien, die im Sinne einer inneren Regelbildung (Thomé 2014) erworben werden.

Die logografische Strategie ist, falls beobachtbar, im deutschsprachigen Raum meist ein kurzzeitiges Phänomen. Die alphabetische Strategie gilt als Basis für den Erwerb der orthografischen. Die alphabetische und die orthografische Strategie liegen nach dem erfolgreich abgeschlossenen Erwerb in automatisierter Form als integrativ operierende Schriftsprachstrategien vor.

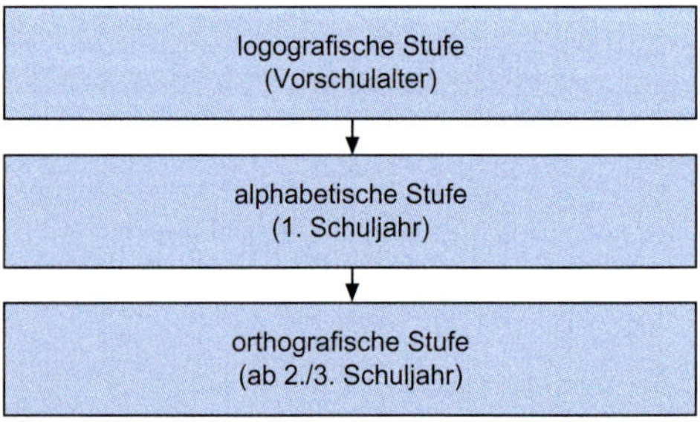

Abb. 6.1 Stufenmodell des Schriftspracherwerbs mit groben Zeitangaben [L261]

Parallel zum Erwerb der Strategien werden orthografische Repräsentationen (Lesen: *Sichtwörter*, Schreiben: *Lernwörter*) im mentalen Lexikon gespeichert bzw. abgerufen (▶ Kap. 6.1.2). Beim kompetenten Lesenden/Rechtschreibenden dominiert der Abruf von Sicht-/Lernwörtern gegenüber der Konstruktion von Lesungen/Schreibungen mit den o. g. Strategien.

6.1.2 Komponentenmodell zur Schriftsprachverarbeitung

Modelle zur Schriftsprachverarbeitung operieren primär auf Wortebene; Unterscheidung von Netzwerkmodellen mit interaktiver, paralleler Arbeitsweise und hierarchischen Komponentenmodellen mit seriellem Ablauf.

Zwei-Wege-Modell des Lesens

Die Konstruktion von Lesungen mit Strategien und der Abruf von Sichtwörtern entsprechen im Zwei-Wege-Modell (*Dual-Route-Model*, ▶ Abb. 6.2) des Wortlesens (Coltheart 2015) sowie im Logogenmodell (▶ Kap. 8.1.4) unterschiedlichen Verarbeitungswegen:

- Konstruktion mit Strategien: Vollzug über die nicht-lexikalische bzw. segmentale Route (▶ Abb. 6.2, gepunktete Linie) = *indirekter* Weg
- Abruf von Repräsentationen: Vollzug über die lexikalischen bzw. ganzheitlichen Routen (▶ Abb. 6.2, durchgezogene Linien) = *direkter* Weg

Die im Analysesystem vorbereiteten Informationen durchlaufen die Verarbeitungsrouten *parallel*. Es wird der Output des Weges realisiert, der am schnellsten ein eindeutiges Ergebnis erzeugt. ▶ Tab. 6.1 vergleicht das Lesen über den indirekten und direkten Weg.

Erwerb der lexikalischen Wege

Der Erwerb der lexikalischen Wege findet parallel zum Erwerb der Strategien statt (▶ Kap. 6.1.1). Man spricht auch von **wortspezifischem orthografischem Lernen**. Die Abspeicherung orthografischer Repräsentationen wird durch ihre Verknüpfung mit segmental-phonologischem Wissen und – im weiteren Verlauf – mit dem Wissen um orthografische Regeln und Strukturen erleichtert.

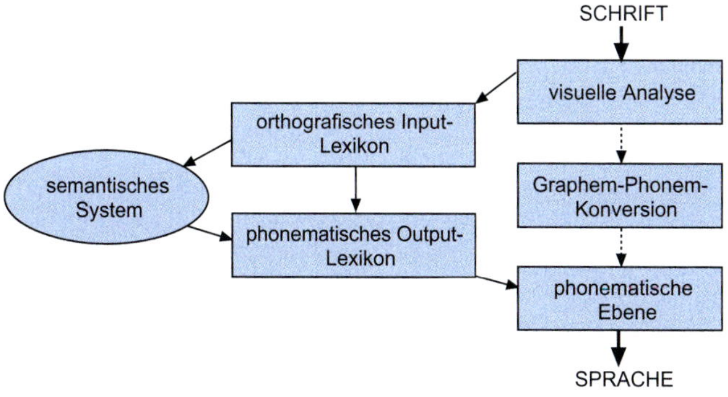

Abb. 6.2 Vereinfachtes Zwei-Wege-Modell des Lesens [L261]

Tab. 6.1 Leserouten am Beispiel des Wortes <UND>

Indirekter Weg		**Direkter Weg**	
Input zur visuellen Analyse	<UND> → <U> <N> <D>	Input zur visuellen Analyse	<UND>
phonematischer Output über die Graphem-Phonem-Konversion	/u:/ /n/ /d/	orthografisches Input-Lexikon	<UND>
phonematischer Input zur sekundären Verarbeitung und Korrektur über das phonematische Input-Lexikon (in ▶ Abb. 6.2 nicht dargestellt)	/u:nd/ → /ʊnd/	phonematisches Output-Lexikon	/ʊnd/
phonematischer Output	[ʊnt]	phonematischer Output	[ʊnt]

Die orthografische Lesestrategie und direkte, „ganzheitliche" Routen werden als Produkte des wiederholten Etablierens von Verknüpfungen (*Mappings*) zwischen Graphemgruppen und den entsprechenden phonematischen Outputs verstanden. Bei wohl spezifizierten Repräsentationen im orthografischen Input-Lexikon kann es sich deshalb konsequenterweise nicht um rein visuelle „Wortbilder" handeln, sondern um abstrakt-graphemische Gedächtniseinträge, die durch phonologisches und orthografisches Wissen gestützt sind.

6.1.3 Modellorientiertes Vorgehen

Die modellorientierte Diagnostik geht über die Beschreibung einer Störung hinaus. Kognitive Verarbeitungsmodelle (▶ Abb. 6.2) bilden den theoretischen Bezugsrahmen, um Symptome einer Schriftspracherwerbsstörung zu erklären.

Die unterschiedlichen Routen und ihre Komponenten werden gezielt untersucht, um die individuelle Schriftsprachverarbeitung darzustellen sowie individuelle Ressourcen und Defizite zu identifizieren (Stackhouse und Wells 2001; Costard 2011; Brandenburger und Klemenz 2008).

Hierbei werden zumindest drei Hauptaspekte der Sprachverarbeitung berücksichtigt:

- Input- oder rezeptive Seite
- die Speicherung oder der Aspekt der zugrundeliegenden abstrakten Repräsentationen
- Output- oder expressive Seite

Bei der Schriftsprachverarbeitung sind zudem die Schnittstellen zwischen der Verarbeitung gesprochener und geschriebener Sprache zu berücksichtigen (▶ Kap. 6.1.4). Ein derartiges diagnostisches Vorgehen ist die Voraussetzung zur Konzipierung einer psycholinguistischen Intervention.

Fallbeispiel K., 5. Schuljahr

K. leidet unter einer massiven Schriftspracherwerbsstörung:

- beim Lesen und Schreiben von real existierenden Wörtern sind deutliche Leistungsdifferenzen zwischen geübten und ungeübten Wörtern zu beobachten
- beim Lesen und Schreiben von Pseudowörtern kommt es zu Abweichungen der Lautstruktur

Offensichtlich versucht K., ihre basalen Lese- und Rechtschreib-Probleme durch ein primär an visuell-orthografischen Merkmalen orientiertes Auswendiglernen von Schriftwörtern zu kompensieren.

Diagnostik
- **Überprüfung der Inputseite:** phonologische Diskrimination (Hören sich /vako/ und /fako/ gleich an?); phonologische Bewusstheit/Identifikation (Hörst du ein /k/ in /huki/?) → ☺
- **Überprüfung der Speicherung:** lexikalisches Entscheiden (Gibt es /sa:kən/? Gibt es /la:kən/?) → ☺
- **Überprüfung der Outputseite:** Pseudowörter nachsprechen (/kali:mo/, /boru:ki/); phonologische Bewusstheit/Manipulation (Was wird aus /nast/ ohne /s/?) → ☹

K. hatte nur Schwierigkeiten bei Aufgaben, mit denen die Outputseite überprüft wird → Outputproblem.

Therapie
K. soll durch entsprechende Übungen lernen, ihre Ressourcen auf der Inputseite zu nutzen, um ihre Defizite auf der Outputseite auszugleichen. Sie soll z. B. nach dem Schreiben eines (Pseudo-)Wortes das Geschriebene laut lesen und mit der auditiven Vorgabe bzw. intendierten Wortform vergleichen.

Einsatz der unterschiedlichen Modelle

Entwicklungsproximales Vorgehen: Das Stufenmodell (▶ Abb. 6.1) wird für ein psycholinguistisches Vorgehen als unzureichend erachtet, da es nicht über eine Verhaltensbeschreibung hinausgeht. Doch gerade im Hinblick auf die Planung einer Maßnahme liefert es wichtige Hinweise: Probleme beim Erwerb der alphabetischen Strategie sollten immer zuerst behandelt werden, da sie die Grundlage für den Erwerb der orthografischen Strategie bilden (▶ Kap. 6.1.2). Beide Strategien sind notwendig, um orthografische Repräsentationen effizient speichern und abrufen zu können.

Komponentenmodelle dienen primär der Diagnostik und Therapie *erworbener* Schriftsprachstörungen (Dyslexien, ▶ Kap. 8.2). Ihr Einsatz bei Schriftspracherwerbsstörungen bei Kindern und Jugendlichen (▶ Kap. 6.3) ist umstritten, da sie von einer vollständig ausgereiften Verarbeitung mit allen Komponenten und den dazwischenliegenden Verbindungen ausgehen.

Bei der modellorientierten Diagnostik von Lese- und/oder Rechtschreib-Störungen sowie bei der Identifikation eines diesbezüglichen Risikos spielt die phonologische Informationsverarbeitung eine wichtige Rolle.

6.1.4 Kernproblem phonologisches Defizit

Nicht mit dem Terminus „phonologische Störung“ verwechseln (▶ Kap. 5.3).

Ursachen von Lese-Rechtschreib-Störungen

Ein Defizit im Bereich der phonologischen Sprachverarbeitung (*phonological deficit*) ist die derzeit empirisch am besten belegte Hypothese zur Verursachung von Lese-Rechtschreib-Störungen (LRS, *reading and spelling disorder, dyslexia)* in alphabetischen Orthografien (Landerl 1999):
- phonologische Wortformen liegen im mentalen Lexikon nur grob strukturiert und unzureichend spezifiziert vor (Hypothese der phonologischen Repräsentationen, Goswami 1999)
- mangelnde Verknüpfung zwischen phonologischen und graphemischen Informationen, erschwerter Erwerb bzw. Automatisierung der alphabetischen Strategie und somit Beeinträchtigung der Basis des erfolgreichen Schrift-

spracherwerbs; unzureichende phonologische Stützung behindert die Speicherung orthografischer Repräsentationen (▶ Kap. 6.1.2)
- ein phonologisches Defizit wird auch als Ursache für Sprachentwicklungsstörungen (▶ Kap. 3) und phonologische Aussprachestörungen (▶ Kap. 5.3) diskutiert, weshalb bei diesen Störungen ein erhöhtes Risiko für LRS vermutet wird (▶ Kap. 6.3.1)

Diagnostik und Therapie

Die phonologische Sprachverarbeitung (*phonological processing*) wird allgemein durch alle Aufgaben angesprochen, die ein phonologisches Enkodieren erfordern. Sie werden in Sprachverarbeitungsmodellen drei Bereichen der Sprachverarbeitung zugeordnet (▶ Tab. 6.2): Input, Speicherung und Output. Bei Aufgaben, die der Outputseite (Bereich 3) zugeordnet werden, ist meist auch eine Inputverarbeitung notwendig, was die Ermittlung von Leistungsdissoziationen zwischen der Input- und der Outputseite (Bereich 1 vs. Bereich 3) erforderlich macht (Fallbeispiel K., ▶ Kap. 6.1.3).

Spezifische Aufgaben zu schriftsprachrelevanten Teilaspekten der phonologischen Sprachverarbeitung:

- **Aufgaben zur phonologischen Bewusstheit** (*phonological awareness*, ▶ Kap. 6.2): z. B. Segmentieren, Synthetisieren und Manipulieren von Phonemen; phonologische Bewusstheit steht in engem Zusammenhang mit dem Schriftspracherwerb, v. a. im Bereich *Rechtschreibung*, aber auch im Hinblick auf die Lesegenauigkeit
- **Aufgaben zum schnellen Benennen** (*rapid automatized naming, RAN*): z. B. Benennen einer Matrix von Bildern oder einer Reihe von Buchstaben/Zahlen (alphanumerisch); diese Fähigkeit steht in engem Zusammenhang mit den Lesefertigkeiten bzgl. der *Lesegeschwindigkeit*

Tab. 6.2 Aufgabenbeispiele für die drei Bereiche der Sprachverarbeitung (Stackhouse und Wells 1997)

Bereich		Übungsinhalt	Aufgabenbeispiel
1	Inputseite (phonologisches Enkodieren), *rezeptiv*	phonematisches Diskriminieren	Minimalpaardifferenzierung: Klingen /buːnə/ und /puːnə/ gleich?
		Identifizieren von phonologischen Einheiten	Onsetidentifikation: Hörst du ein /f/ in „Fisch“?
2	phonologisches Lexikon	Zugriff auf phonologische Repräsentationen	schnelles Benennen (RAN): Benennen einer Matrix von 50 bildlich dargestellten Objekten (= fünf in unregelmäßiger Reihenfolge wiederholte Objekte) unter Zeitdruck
		Qualität phonologischer Repräsentationen	lexikalisches Entscheiden: Ist „Schimpunse“ ein Wort?
3	Outputseite, *expressiv*	Generieren eines phonologischen Outputs (inkl. auditiver Merkspanne/auditivem Arbeitsgedächtnis)	Nachsprechen von Pseudowörtern, z. B. /manipuːra/
			Manipulieren von Phonemen: Rückwärtssprechen von /foːlat/

6.2 Phonologische Bewusstheit

Phonologische Bewusstheit *(phonological awareness)* gilt als notwendige, aber nicht hinreichende Bedingung für den erfolgreichen Schriftspracherwerb: Es handelt sich um eine kognitiv-linguistische Kompetenz, die unmittelbar mit Komponenten der basalen Schriftsprachverarbeitung zusammenhängt.

6.2.1 Definition

Phonologische Bewusstheit ist die Fähigkeit, die lautliche Struktur gesprochener Sprache unterhalb der Wortebene (sublexikalisch) zu erkennen, zu analysieren und zu verändern, ohne auf die Bedeutung des sprachlichen Materials/der Wörter einzugehen.
Leistungen im Bereich phonologische Bewusstheit lassen auf die interne phonologische Strukturierung mentaler Repräsentationen schließen (Verfügbarkeit und Zugriff auf segmental-phonologisches Sprachwissen). Aufgaben arbeiten auf der Wort- bzw. Pseudowortebene. Sie erfordern neben dem spezifischen strukturell-phonologischen Sprachwissen auch Fähigkeiten in den Bereichen Aufmerksamkeit, Konzentration und auditives Arbeitsgedächtnis.
Im deutschsprachigen Raum wird häufig zwischen phonologischer Bewusstheit im weiteren und engeren Sinne unterschieden.

Phonologische Bewusstheit im weiteren Sinne
Implizite phonologische Bewusstheit für Silben und größere subsilbische Einheiten (Reime, Onsets, ▶ Abb. 6.3); Sprachleistungen (z. B. Silben klatschen, Reimpaare erkennen), die häufig in konkrete Spielhandlungen eingebettet sind, implizites Sprachwissen.

- Abzählreime (E-ne, me-ne, *mis-te,* was rap-pelt in der *Kis-te*)

Phonologische Bewusstheit „im weiteren Sinne", weil die Fähigkeiten nicht direkt mit den Schriftsprachfähigkeiten in Zusammenhang stehen, sondern als *Vorläuferfertigkeiten* des Schriftspracherwerbs zu verstehen sind (▶ Abb. 6.4).

Phonologische Bewusstheit im engeren Sinne
Explizite phonologische Bewusstheit für Phoneme (▶ Abb. 6.3), Phonembewusstheit (*phoneme/phonemic awareness*). Bewusster Zugriff auf segmental-phonologisches Strukturwissen, explizites Sprachwissen.

- Was wird aus „Kreis" ohne /k/? – Reis
- Wie viele Laute hörst du in „Schaf"? – 3

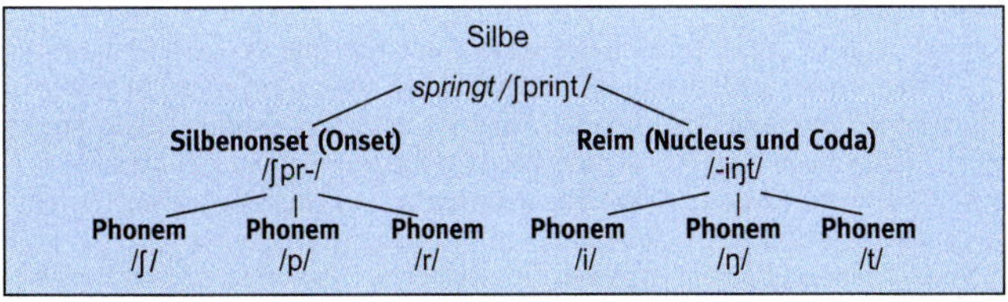

Abb. 6.3 Phonologische Einheiten [L261]

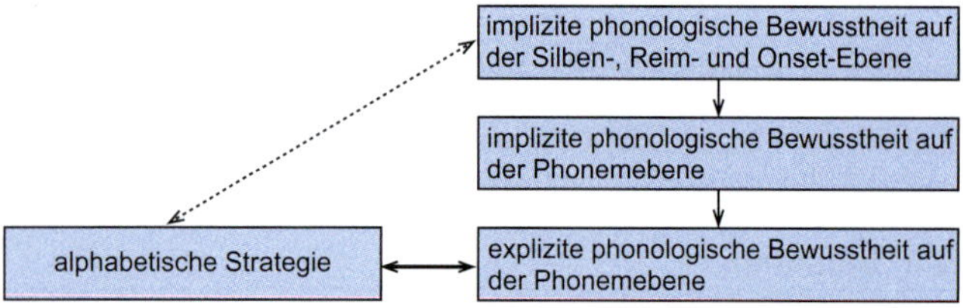

Abb. 6.4 Zusammenhänge zwischen Vorläuferfähigkeiten zur phonologischen Bewusstheit und dem Schriftspracherwerb am Schulanfang [L261]

Bezeichnung „phonologische Bewusstheit im engeren Sinne", weil diese Leistungen direkt mit den Schriftsprachfähigkeiten am Schulanfang (alphabetische/phonologische Strategie, ▶ Kap. 6.1.1) in Zusammenhang stehen (▶ Abb. 6.4).

6.2.2 Zweidimensionales Konstrukt der phonologischen Bewusstheit

Ermöglicht die systematische Unterscheidung unterschiedlicher Ausprägungsgrade phonologischer Bewusstheit und die Erstellung eines individuellen Leistungsprofils (Schnitzler 2008). Zwei Dimensionen dienen der Leistungseinordnung:

- **Größe der phonologischen Einheit:** Silben, Onset- und Reim-Einheiten, Phoneme (▶ Abb. 6.3)
- **Explizitheit der Operation:** Identifizieren (Erkennen), Segmentieren/Analysieren und Synthetisieren (Zusammenziehen), Manipulieren (Verändern): Elision (Auslassung), Addition (Hinzufügung), Substitution (Ersetzung), Metathese/Permutation (Umstellung)

6

6.2.3 Entwicklung der phonologischen Bewusstheit

Entwicklung der phonologischen Bewusstheit allgemein (Schnitzler 2013):

- von größeren zu kleineren Einheiten, d. h. von Silben über Onset-Reim-Einheiten zu Phonemen
- von der impliziten zur expliziten phonologischen Bewusstheit, d. h. vom Identifizieren über das Segmentieren/Synthetisieren zum Manipulieren

! **Entwicklungsschritte der phonologischen Bewusstheit**

Vorschulalter:

- 3–4 Jahre: implizite/explizite Silben- und implizite Reimebene (silbenrhythmisches Nachsprechen mehrsilbiger Wörter mit sprechbegleitendem Klatschen, silbensegmentiertes Nachsprechen mehrsilbiger Wörter, Silben zu einem Wort synthetisieren, Reimwortpaare erkennen)
- 4–5 Jahre: explizite Onset-Reim-Ebene (Onsets am Wortanfang isoliert benennen, Onset-Reim-Einheiten zu einem Wort synthetisieren)
- 5–6 Jahre: implizite/explizite Phonemebene (Phoneme am Wortanfang isoliert benennen, Phoneme zu einem Wort synthetisieren)

Schuleingangsphase (1.–2. Klasse):
- explizite Phonemebene, Vertiefung (Wort vollständig in Phoneme segmentieren, vorgegebenes Phonem in einem Wort auslassen)

Späteres Grundschulalter:
- explizite Silbenebene, Vertiefung: Silben manipulieren, z. B. Was ist das für ein Tier: „*Ahlako*"? – „Koala"
- explizite Onset-Reim-Ebene, Vertiefung: Onset-Reim-Einheiten manipulieren, z. B. Schüttelreime (*Spoonerisms*) „*Tina Schmitz*" wird „*Schmina Titz*"

Relevanz für den Schriftspracherwerb

Unmittelbar relevant für den Erwerb der für das Deutsche grundlegenden alphabetischen/phonologischen Strategie (▶ Kap. 6.1.1) sind die vollständige Analyse (Segmentierung) und Synthese auf der Phonemebene. Als integrativer Bestandteil der alphabetischen Strategie sind diese fortgeschrittenen Ausprägungsgrade der Phonembewusstheit mit spezifischen Teilprozessen des Lesens und Rechtschreibens assoziiert. Ihre Entfaltung steht im interaktiven Zusammenhang mit der aktiven Auseinandersetzung mit der Orthografie auf der Ebene einzelner Grapheme. Diese erfolgt systematisch im Rahmen des Anfangsunterrichts (synthetischer Ansatz, *phonics approach*).

Da eine Entwicklung von der impliziten Bewusstheit für größere phonologische Einheiten (Silben identifizieren) zur expliziten Bewusstheit für kleinere phonologische Einheiten (Phoneme segmentieren/synthetisieren) erfolgt, besteht im Vorschulalter eine indirekte, prognostische Relevanz der phonologischen Bewusstheit für den Schriftspracherwerb. Die phonologische Bewusstheit wird deshalb bei mangelnder Ausprägung diagnostisch im Vorschulalter und am Schulanfang als **Prädiktor** zur Identifikation eines erhöhten LRS-Risikos genutzt (▶ Kap. 6.2.4). Im weiteren Verlauf der Grundschulzeit dient sie der Früherkennung von LRS bzw. als Indikator phonologisch basierter LRS (▶ Kap. 6.2.5).

Die Relevanz der phonologischen Bewusstheit bleibt während des gesamten Schriftspracherwerbs grundsätzlich bestehen, im Deutschen besonders für das Rechtschreiben. Bei ungestörtem Erwerb verliert sie jedoch im Verlauf zugunsten semantisch-lexikalischer und morphologisch-syntaktischer Fähigkeiten an Bedeutung (Ennemoser et al. 2012).

6.2.4 Phonologische Bewusstheit im Vorschulalter

Diagnostik

Ziel der vorschulischen Diagnostik ist die Identifikation von Kindern mit schlecht ausgeprägter phonologischer Bewusstheit (= LRS-Risiko-Prädiktor, ▶ Abb. 6.4). Allerdings zeigen diese Kinder während des Schriftspracherwerbs eine hohe Variationsbreite. Ein erhöhtes LRS-Risiko besteht letztlich nur bei einer Subgruppe, die ihre phonologische Bewusstheitsstörung im Anfangsunterricht *nicht* kompensieren kann (Scheerer-Neumann 2018). Relevante Entwicklungsrückstände lassen sich bereits im 5. Lj. beobachten (Übergang implizite/explizite phonologische Bewusstheit; Schäfer et al. 2016).

Der Test für phonologische Bewusstheitsfähigkeiten (TPB, Fricke und Schäfer 2011) ermöglicht differenzierte Aussagen über altersentsprechende Fähigkeiten im Vorschulalter und am Schulanfang. Besonders aussagekräftige Subtests für Kinder im 5./6. Lj. (Schäfer et al. 2016) sind:

- **Onset-Reim-Synthetisieren-output (ORSout):** Benennen eines auditiv, in Onset-Reim-Einheiten segmentiert vorgegebenen Wortes (z. B. [n] – [ʊs] → „Nuss“)
- **Anlaute Identifizieren-input (ALIin):** Selektieren eines bildlich dargestellten Wortes aus einer Auswahlmenge, das mit einem bildlich dargestellten Wort im Anlaut (Onset/Phonem) übereinstimmt (z. B. „Schuh“ → Schirm, nicht Fuß oder Hose)
- **Laute Synthetisieren-input (LSin):** wie ALIin, nur dass das Wort auditiv, in Phoneme segmentiert vorgegeben wird (z. B. /h/ -/ u:/ -/ t/ → Hut, nicht Haus oder Bett)
- **Laute-Synthetisieren-output (LSout):** wie ORSout, nur dass das Wort in Phoneme segmentiert vorgegeben wird (z. B. /p/-/I/-/l/-/t͡s/ → „Pilz“)

Therapie

Kinder mit auffälliger phonologischer Bewusstheit profitieren von Präventionsmaßnahmen im letzten Vorschuljahr bzw. ab dem 5. Lj. Da sie in der Schuleingangsphase zunächst überwiegend die alphabetische Strategie erwerben, sollte der Schwerpunkt der Maßnahme auf der **expliziten Phonemebene** liegen (Phoneme segmentieren und synthetisieren).
Gruppenprogramme, wie das Lobo-Kindergartenprogramm (Fröhlich et al. 2010), enthalten entsprechende Übungen. Solche Maßnahmen sind effektiv im Hinblick auf die phonologische Bewusstheit, aber bislang nicht überzeugend effizient bzgl. des Schriftspracherwerbs.

! Übungen zur phonologischen Bewusstheit im Rahmen vorschulischer Präventionsmaßnahmen

- **Silben:** sprechbegleitend Silben klatschen, Wort in Silben segmentiert aussprechen („Roboter-Sprache“), Silben zu einem Wort zusammenziehen
- **Reime:** auditiv vorgegebene Reime in Wörtern erkennen, in Versen/Gedichten Reimwörter ergänzen, Reimwörter zu einem vorgegebenen Wort nennen
- **Onsets:** auditiv vorgegebenen Onsets im Wort erkennen, Onset und Reim zu einem Wort zusammenziehen, Onset eines Wortes isoliert benennen, Restwort ohne Onset benennen (z. B. „fast“ ohne /f/ → „Ast“)
- **Phoneme:** auditiv vorgegebene Phoneme in Wörtern erkennen, Phoneme im Wort lokalisieren, Phoneme zu einer Silbe bzw. einem kurzen Wort zusammenziehen, ein Phonem eines Wortes isoliert benennen (partielles Segmentieren), Silben bzw. kurze Wörter in Phoneme segmentieren (vollständiges Segmentieren)

Verknüpfung: schriftsprachbezogenes Vorgehen

Die Kombination eines phonologischen Bewusstheitstrainings mit Übungen zu einfachen Graphem-Phonem-Konversionen hat größere Effekte auf den Schriftspracherwerb als ein alleiniges Training der phonologischen Bewusstheit, da hierbei phonologisches Wissens im schriftsprachlichen Kontext angewandt wird. Die phonologische Verknüpfungstheorie (*phonological linkage hypothesis,* Hatcher et al. 1994) ist auch für den deutschen Sprachraum gültig (Schneider et al. 2000).

6.2.5 Phonologische Bewusstheit im Grundschulalter

Diagnostik

Ziel der Diagnostik im Grundschulalter ist die Abklärung der Integrität der segmental-phonologischen Sprachverarbeitung im Kontext der LRS-Diagnostik (▶ Kap. 6.3.3).
Fähigkeiten zur phonologischen Bewusstheit sollten auch im Grundschulalter möglichst breit erfasst werden, um ein umfassendes Leistungsprofil zu erstellen (Schnitzler 2008). Der TPB (▶ Kap. 6.2.4), der dies ermöglicht, ist auch im 1. Schuljahr einsetzbar.
Bei Schwierigkeiten auf der expliziten Phonemebene, die stark mit der alphabetischen Strategie assoziiert ist, und auf der expliziten Silben- und Onset-Reim-Ebene, die mit der orthografischen Strategie assoziiert ist (▶ Abb. 6.5), sollten auch die Vorläuferfähigkeiten überprüft werden (Entwicklungsorientierung, ▶ Kap. 6.2.3).

Test zur Erfassung von Basiskompetenzen für Lese-Rechtschreib-Leistungen (BAKO 1–4, Stock et al. 2017)

Der Test wurde für die 1.–4. Klasse konzipiert. Die Aufgaben erfassen hauptsächlich die explizite Phonemebene. Besonders aussagekräftig ist der Subtest Pseudowortsegmentierung, bei dem auditiv vorgegebene Pseudowörter vollständig in Phoneme segmentiert und diese benannt werden müssen.

Aufgaben zur Überprüfung der expliziten phonologischen Bewusstheit für Silben

Theoretische Basis: Erklärung der Varianz der Schriftsprachfähigkeiten am Ende des 2. und 4. Schuljahres (orthografische/lexikalische Strategie) durch Fähigkeiten auf der expliziten Silben- und der Onset-Reim-Ebene (z. B. Schüttelreime: *Hans Peter* → *Pans Heter*; Scheerer-Neumann und Hofmann 2002).

- **Aufgabe zum Silben segmentieren:** Subtest „Silbentrennung mündlich" (STM) aus der Weiterentwicklung des Zürcher Lesetests (ZLT-II, Petermann und Daseking 2015), einsetzbar bis Ende 8. Klasse
- **Aufgabe zum Silben synthetisieren und manipulieren:** Subtests „Silben zusammenziehen" und „Rückwärts nachsprechen von Silbenfolgen" aus Phonologische Bewusstheit Modellorientiert Kids (PhoMoKids, Stadie und Schöppe 2014), einsetzbar bis 3. Klasse

Aussagekräftige Aufgaben zur expliziten Onset-Reim-Bewusstheit sind in den derzeit verfügbaren Verfahren nicht enthalten. Ihre Relevanz für den Erwerb der

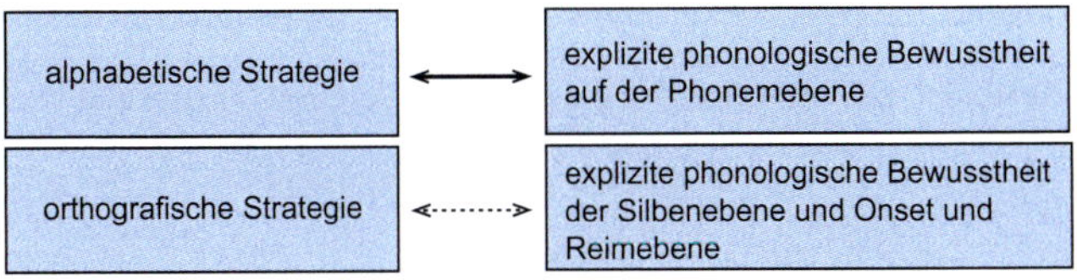

Abb. 6.5 Spezifische Zusammenhänge zwischen Fähigkeiten zur phonologischen Bewusstheit und den einzelnen Schriftsprachstrategien [L261]

6

orthografischen Strategie ist umstritten, weshalb (auch in Fördermethoden) bevorzugt die Silbenebene betrachtet wird.

Modellorientiertes Vorgehen in der Diagnostik
Ziel: Aussagen über die Integrität der Komponenten der Schriftsprachverarbeitung, Teilsystem Auditiv-phonologische-Konversion (APK) und phonologische Schleife, lokalisiert zwischen dem phonologischen Input- und Output-Arbeitsspeicher
- Identifizieren und Segmentieren phonologischer Einheiten ↔ phonologischer Parser, Subsystem innerhalb der APK
- Synthetisieren phonologischer Einheiten ↔ Synthese, Subsystem innerhalb der APK
- Manipulieren phonologischer Einheiten ↔ phonologische Schleife zwischen den phonologischen Arbeitsspeichern

Verfahren: Phonologische Bewusstheit Modellorientiert Kids (PhoMo-Kids, Stadie und Schöppe 2013), standardisiertes Verfahren mit Vergleichswerten, keine Normen

Therapie
Auch die Therapie bei Störungen im Bereich der phonologischen Bewusstheit erfolgt im Kontext von LRS: Aufbau/Stärkung der kognitiv-linguistischen Basis zur Prävention oder innerhalb der Therapie von LRS. In diesem Sinne ist die Therapie der phonologischen Bewusstheit ein *integrativer Bestandteil* der LRS-Prävention/Therapie (▶ Kap. 6.2.6).

Alphabetische Strategie
- **Ziel:** Verbessern der alphabetischen Strategie durch schriftsprachbezogene Übungen zur phonologischen Bewusstheit auf der expliziten Phonemebene
- **Zeitpunkt/Zielgruppe:** Schulbeginn (Prävention) oder bei Kindern und Jugendlichen, deren Schriftsprachprobleme schwerpunktmäßig im Bereich der alphabetischen Strategie liegen, d. h. die langsam und mit vielen Lesefehlern lesen und/oder die nicht lautorientiert schreiben
- **Inhalte:** entsprechen im Wesentlichen denen im Vorschulalter (▶ Kap. 6.2.4), wobei die explizite Phonemebene durch Aufgaben zum Phoneme manipulieren erweitert und mit schriftsprachlichen Problemlösestrategien verknüpft werden sollte (Anwendung segmental-phonologischen Wissens bei schriftsprachlichen Handlungen: synthetisierendes Erlesen und lautorientiertes Schreiben)

Leichter Lesen und Schreiben lernen mit der Hexe Susi (Forster und Martschinke 2019)
Übungen auf Reim- und Silbenebene zur Vorbereitung:
- Reime erkennen und bilden
- Silben segmentieren und synthetisieren

Übungen auf Phonemebene als Schwerpunkt:
- Phoneme identifizieren, segmentieren und synthetisieren
- Anwendung der Übungen auf Phonemebene auf die Schriftsprache

Die Effizienz dieses Programms als didaktische Methode für den Schulanfang konnte in einer Studie nachgewiesen werden.
Tendenziell können Ergebnisse zu längerfristigen Auswirkungen der geschilderten Maßnahmen auf die Lese- und Rechtschreib-Fähigkeiten der Kinder in aktuellen Studien nicht repliziert werden (Fischer und Pfost 2015). Hierfür werden unterschiedliche Gründe diskutiert, die aufgrund des derzeitigen Kenntnisstandes jedoch nicht dazu führen, dass solche Maßnahmen als nutzlos verworfen werden können. Evaluationsstudien für individuelle bzw. intensive Einzelinterventionsmaßnahmen fehlen.

Orthografische Strategie

- **Ziel:** Verbessern der orthografischen Strategie durch schriftsprachbezogene Übungen zur phonologischen Bewusstheit auf der expliziten Silben- und Onset-/Reim-Ebene
- **Therapiezeitpunkt/Zielgruppe:** etwa ab dem 3. Schuljahr, bei Kindern und Jugendlichen, deren Schriftspracherwerb auf der alphabetischen Stufe stagniert, d. h. die langsam aber fehlerfrei lesen und/oder orthografisch falsch aber lautorientiert schreiben
- **Inhalte:** Förderung der expliziten Silben-, Onset- und Reimbewusstheit in Kombination mit der Operationalisierung größerer redundanter Struktureinheiten in der Orthografie (phonologisch basierte Graphemgruppen, ▶ Tab. 6.3)

Im deutschsprachigen Raum liegen bislang keine aussagekräftigen Ergebnisse zur differenziellen Wirksamkeit von Übungen zur phonologischen Bewusstheit auf der expliziten Silben- und Onset-/Reim-Ebene vor. Hier besteht noch ein großer Forschungsbedarf. Es gilt zu klären, ob und bei welcher Lese- bzw. Rechtschreib-Symptomatik Übungen zur phonologischen Bewusstheit innerhalb der symptomorientierten LRS-Therapie mit dem Ziel der Verbesserung der orthografischen Strategie sinnvoll sind.

Tab. 6.3 Beispiele für phonologisch basierte größere graphemische Struktureinheiten

	Struktureinheit	Beispiel
Schreiben	Graphem <S, s> für das Phonem /ʃ/ im Onset	/ʃ/ + /p, t/ in *Sp-atz, St-ein*
	Reime werden häufig gleich geschrieben	*-ack* in *Fr-ack, L-ack, P-ack S-ack, Schn-ack, Wr-ack*
	Silbensegmentieren als Hilfe bei Konsonantendoppelungen nutzen (*Pilotsprache, Silbengelenk*)	*Af-fen, Son-ne, Ham-mer* (aber problematisch: Ja-cke)
Lesen	Silben (statt einzelner Grapheme) als Struktureinheit beim Lesen nutzen	Silbenbögen/-striche einzeichnen, Vokale als Silbenkerne markieren
	häufig wiederkehrende Silben direkt erfassen	*-ben, -sen, -fen* in *he-ben, le-sen, kau-fen*
	häufig wiederkehrende silbische Morpheme direkt erfassen	Verbpräfixe *ver-, ab-, an-, auf-, ein-* in *ver-kaufen, ab-kaufen, an-kaufen, auf-kaufen, ein-kaufen*

6.2.6 Phonologische Bewusstheit in den Leitlinien

Angaben zur phonologischen Bewusstheit finden sich in drei Leitlinien:

- **Leitlinie zur Diagnostik von Sprachentwicklungsstörungen (SES) unter Berücksichtigung umschriebener Sprachentwicklungsstörungen (USES, de Langen-Müller et al. 2012):** Phonologische Bewusstheit als *Basis für den Schriftspracherwerb.* Störung auf der Ebene der phonologischen Repräsentationen bei SES (▶ Kap. 3) sowie phonologische Aussprachestörungen (konsequente Störung, ▶ Kap. 5.3) führen zu verzögerter Entwicklung der phonologischen Bewusstheit (Schäfer et al. 2016), was mit einem erhöhten LRS-Risiko einhergeht (▶ Kap. 6.2.4)
- **Leitlinie zur Auditiven Verarbeitungs- und Wahrnehmungsstörung (AVWS; DGPP 2015):** Phonologische Bewusstheit als *auditive Wahrnehmungsleistung* (▶ Kap. 7.2). Diagnostik bei Störung nur im Bereich phonologische Bewusstheit (unauffällige basale auditive Verarbeitung und weitere psychoakustische Befunde): AVWS mit Schwerpunkt auditiv-*sprachliche* Verarbeitung; bei gleichzeitigem Bestehen einer SES: Störung der phonologischen Bewusstheit im Rahmen einer SES. Therapie: spezifische Übungen zur Verbesserung der phonologischen Bewusstheit, um gute Lernvoraussetzungen für den Schriftspracherwerb zu schaffen bzw. die LRS zu überwinden (Transfer). Dies erscheint jedoch bei LRS als reines Funktionstraining *ohne* direkten Schriftsprachbezug/Übungen zum Lesen bzw. Rechtschreiben wenig sinnvoll
- **Leitlinie zur Diagnostik und Behandlung von Kindern und Jugendlichen mit Lese- und/oder Rechtschreibstörungen (LRS; DGKJP 2015, aktuell in Überarbeitung):** Phonologische Bewusstheit als *Supplement der LRS-Therapie.* Training der phonologischen Bewusstheit („Phonologietraining") zur Therapie von LRS allein unzureichend (▶ Kap. 6.2.5). Spezifische Übungen zur Verbesserung der phonologischen Bewusstheit bei entsprechender Indikation (nachgewiesene Schwierigkeiten im entsprechenden Bereich) als *Ergänzung* des gezielten Lese- und Rechtschreib-Trainings (▶ Kap. 6.3.4) im Sinne eines individuellen symptomorientierten Vorgehens

6.3 Lese- und/oder Rechtschreib-Störungen

Spezifische Störungen beim Erwerb der Schriftsprache, Legasthenie, Dyslexie (*dyslexia*), Lese-Rechtschreib-Störungen, Lese-Rechtschreib-Schwierigkeiten (LRS): Leistungen beim Lesen und/oder Rechtschreiben liegen eindeutig unter dem Niveau, das aufgrund des (Schul-)Alters zu erwarten wäre (leistungsbezogene Definition: Alters- oder Klassennormdiskrepanz). Die Vorgabe des erwarteten Leistungsniveaus erfolgt i. d. R. durch eine soziale Bezugsnorm (durchschnittliche Leistung); in der Pädagogik auch durch kriterienbezogene Normen (Leistungsstandards gem. Stufenmodell, ▶ Kap. 6.1.1, bzw. Kompetenzmodellen). Als Grenzwerte für Leistungen unter dem Durchschnitt der sozialen Bezugsnorm gelten in der Praxis Prozentrangergebnisse (PR) <16 (Schulte-Körne et al. 2001).
Ausschlusskriterien: Lern- oder geistige Behinderung (IQ < 85 bzw. < 70; Normalitätskriterium); periphere Hör- und Sehstörungen; psychologische, neurologische oder psychosoziale Ursachen; mangelndes Beherrschen der deutschen Sprache bei Mehrsprachigkeit; unzureichende Beschulung
Lese- und Rechtschreib-Störungen können isoliert oder kombiniert auftreten. Prävalenzraten liegen im Grundschulalter bei 6 % für isolierte Lesestörungen, 7 %

für isolierte Rechtschreib-Störungen und 8 % für kombinierte Lese- und Rechtschreib-Störungen (Moll und Landerl 2009).

!

Diskrepanzdefinition (klassisches Legastheniekonzept)
Bei der Diskrepanzdefinition wird zusätzlich zur negativen Abweichung/Diskrepanz der schriftsprachlichen Leistungen eines Kindes zum durchschnittlichen Leistungsniveau der sozialen Bezugsnorm geprüft, ob diese Diskrepanz auch im Vergleich zu seiner allgemeinen Leistungsfähigkeit besteht (**doppeltes Diskrepanzkriterium**). Die allgemeine Leistungsfähigkeit eines Kindes wird durch den (nonverbalen) IQ und/oder die Leistungen in anderen Schulfächern operationalisiert. Es bestehen unterschiedliche Kriterien, ab wann eine nennenswerte Diskrepanz zwischen dem IQ und den Lese- bzw. Rechtschreib-Leistungen besteht (Schulte-Körne et al. 2001). Bei Zutreffen des doppelten Diskrepanzkriteriums wird gemeinhin von **Legasthenie** bzw. **spezifischer** Lese-Rechtschreib-Störung gesprochen, bei Nicht-Zutreffen von **allgemeiner Lese-Rechtschreib-Schwäche**.
Diese intelligenzbezogene Definition (IQ-Diskrepanz) ist hinsichtlich ihrer Gültigkeit umstritten, da

- Lese-/Rechtschreib-Leistungen und IQ-Werte nur in einem mittelhohen Zusammenhang stehen (Schneider 2008) und
- sich Kinder mit Legasthenie von Kindern mit allgemeiner Lese-Rechtschreib-Schwäche im Hinblick auf ihre schriftsprachliche Symptomatik (Marx et al. 2001) und den Therapieerfolg (Weber et al. 2002) *nicht* unterscheiden.

In der aktuellen Version des *Diagnostic and Statistical Manual of Mental Disorders*, DSM-V (American Psychiatric Association 2013) wird auf das doppelte Diskrepanzkriterium verzichtet.

6.3.1 Ursachen

LRS werden durch multiple Faktoren verursacht (multifaktorielles Bedingungsgefüge). Als Hauptursache wird eine Störung im Bereich der phonologischen Sprachverarbeitung vermutet (**phonologische Kerndefizit,** Stanovich 1988). Obwohl bei Kindern mit LRS häufig Störungen im Bereich phonologische Bewusstheit (▸ Kap. 6.2) nachgewiesen werden können, müssen auch andere kognitive Fähigkeiten und Umweltbedingungen berücksichtigt werden, die an der Verursachung und Aufrechterhaltung von LRS beteiligt sind (Pennington et al. 2012).

Interne und externe Faktoren

Scheerer-Neumann (2018) betrachtet **interne Faktoren** auf zwei Ebenen und darin – gemessen an der Nähe zur Lese-/Rechtschreib-Symptomatik – distale und proximale Faktoren.

1. **Biologische Ebene:**
   - genetische Disposition hinsichtlich schriftspracherwerbsrelevanter kognitiver Kompetenzen (z. B. Grimm 2011)
   - hirnorganische Korrelate kognitiver Prozesse beim Lesen und Rechtschreiben (z. B. Démonet et al. 2004)
2. **Psychologische/kognitive Ebene:**
   - kognitive Kompetenzen, die mit Lesen und Rechtschreiben assoziiert sind: verbale Intelligenz, Sprachentwicklung und metasprachliche Entwicklung

- kognitive (Teil-)Prozesse, die dem Lesen und Rechtschreiben unmittelbar zugrunde liegen (z. B. Analyse der Lautstruktur beim lautorientierten Schreiben) sowie die auf das Lesen und (Recht-)Schreiben bezogene Motivation und das Selbstkonzept

Externe Faktoren im psychosozialen Umfeld (z. B. familiäre Interaktion, schulische Instruktion) interagieren mit den o. g. internen Faktoren, d. h. sie können sich auf die kognitive, soziale und emotionale Entwicklung auswirken: bei negativer Ausprägung als Risikofaktoren (z. B. schriftsprachfernes Elternhaus), bei positiver als Stützfaktoren (z. B. Eltern als Lesevorbild).

Zusammenhänge zwischen Sprachstörungen und LRS

Auch wenn es sich beim Lesen und Rechtschreiben um spezifische kognitive Prozesse handelt, sind sie eng mit verbal-sprachlichen Prozessen assoziiert. LRS gehen häufig SES (▶ Kap. 3, ▶ Kap. 6.2.6) voraus. Bei akuter Symptomatik bestehen hohe Komorbiditätsraten: Etwa die Hälfte der Kinder mit diagnostizierter SES zeigen auch Symptome einer LRS und umgekehrt (McArthur et al. 2000).

6.3.2 Erscheinungsbild

Symptome

Frühe Grundschulzeit

- **Hinweise auf mangelnde Lernvoraussetzungen:** Graphemkenntnis (Verknüpfungen zwischen Graphemen und Phonemen, Rezeption/Produktion der Graphemformen), phonologische Bewusstheit (Phonemanalyse und -synthese; ▶ Kap. 6.2), Phonemdifferenzierung (maßgeblich für die korrekte Graphemauswahl)
- **Probleme im Bereich des synthetisierenden Erlesens:** lautierendes Lesen ohne nachfolgende Synthese bzw. stark verlangsamtes Lesen mit unangemessen vielen segmentalen Lesefehlern v. a. bei phonologisch komplexen Wörtern (Wörter mit innersilbischen Konsonantenverbindungen, drei- und mehrsilbige Wörter) und unbekannten Wörtern bzw. Pseudowörtern; mangelnde silbische und/oder morphologische Segmentierung bei längeren Wörtern
- **Probleme im Bereich des lautorientierten Schreibens:** rudimentäre, konsonantische Skelettschreibungen bzw. segmentale Abweichungen v. a. bei phonologisch komplexen Wörtern

Spätere Schulzeit

- **Probleme im Bereich des lexikalischen (orthografischen) Lesens:** genaues, aber stark verlangsamtes, stockendes Lesen oder fehlerhaftes und stockendes Lesen aufgrund einer Ratelesestrategie (visuelle Paralexien bei Realwörtern, Lexikalisierungen bei Pseudowörtern); geringer Sichtwortschatz
- **Probleme im Bereich des orthografischen Schreibens:** lautorientiertes Schreiben mit unangemessen vielen Fehlern, die durch eine mangelnde Beherrschung orthografischer Regelmäßigkeiten und Strukturen entstehen; geringer Lernwortschatz
- **Probleme im Bereich des Leseverständnisses:** bestehen entweder sekundär (als Folge basaler Lesestörungen) oder primär (im Zuge einer allgemeinen Sprachverständnisproblematik), darum ist eine Differenzialdiagnostik erforderlich; bei primären Leseverständnisstörungen: v. a. Probleme im Bereich der Inferenzbildung (Ziehen lokaler und globaler Schlussfolgerungen)

Psychoreaktive Störungen und Komorbiditäten

- psychische Probleme (Depression, Angststörung; auch drohende seelische Behinderung), Verhaltensstörungen
- Aufmerksamkeitsdefizit- und Hyperaktivitätsstörung
- Dyskalkulie (Rechenstörung)

6.3.3 Diagnostik

In der Anamnese (mit den Eltern bzw. mit dem Kind/Jugendlichen) werden neben Informationen zur genetischen Disposition, Entwicklung (v. a. Sprachentwicklung), Schullaufbahn und aktuelle schulischen Situation inkl. der subjektiv empfundenen Probleme beim Schriftspracherwerb auch Informationen zur Ausprägung des lese- und schreibbezogenen Selbstkonzepts sowie zu den Einstellungen und zur Motivation zum Lesen und Schreiben erhoben.
Standardisierte, normierte Verfahren zur Untersuchung der Lese- und Rechtschreib-Leistungen sind für die Diagnostik von LRS unerlässlich. Sie können i. d. R. ab dem Ende des 1. Schuljahres eingesetzt werden.
Lesetests (zur Erfassung basaler Lesefertigkeiten) umfassen mehrheitlich Aufgaben zum Lesen einzelner Wörter und Pseudowörter, manchmal auch zum Lesen eines kurzen Textes. Erfasst werden die Lesegenauigkeit und -geschwindigkeit.
Rechtschreibtests erfordern das Schreiben einzelner, im Diktat vorgegebener Wörter, die nach bestimmten Rechtschreibfehlerschwerpunkten ausgewählt wurden, manchmal auch ganzer Sätze. Erfasst werden das lautorientierte und das orthografisch korrekte Schreiben.

Ziele

- Ermitteln der Lese- und Rechtschreib-Leistungen im Vergleich zur sozialen Bezugsnorm (schulaltersspezifische Normen), Feststellen eines besonderen Förderbedarfs bei unterdurchschnittlichen Leistungen
- Feststellen des Schriftspracherwerbsstands durch Einordnung der ermittelten individuellen Lese- und Rechtschreib-Leistungen in das Stufenmodell des Schriftspracherwerbs (▶ Kap. 6.1.1) bzw. in kognitive Verarbeitungsmodelle (▶ Kap. 6.1.3)
- Feindiagnostik zur differenzierten Erfassung der bestehenden Lese- und Rechtschreib-Leistungen im Sinne einer Förderdiagnostik: differenzierte Erfassung verfügbarer Schriftsprachstrategien, Ermitteln individueller Ressourcen und Defizite

Um die letzten beiden Ziele zu erreichen, werden neben standardisierten und normierten Lese- und Rechtschreib-Tests auch freie Leseproben (Lesen eines selbst ausgewählten schulaltersentsprechenden, kurzen Texts *ohne* Zeitvorgabe) und freie Schreibproben (Schreiben eines frei formulierten Texts, ggf. mithilfe eines Schreibimpulses) sowie zusätzliche Verfahren (z. B. Untersuchung der phonologischen Bewusstheit, ▶ Kap. 6.2) eingesetzt.
Die Lese- und Schreibproben werden einer systematischen Fehleranalyse unterzogen, z. B. gemäß den Hinweisen für die Leseanalyse (Scheerer-Neumann 2001) bzw. im Bereich Rechtschreiben z. B. mithilfe der Oldenburger Fehleranalyse (Thomé und Thomé 2019, Thomé und Thomé, 2017).
Die Erfassung schriftspracherwerbsrelevanter Aspekte zur **Persönlichkeit** und zur **psychosozialen Situation** des Kindes erfolgt maßgeblich über eine Exploration im Gespräch und/oder Fragebögen (Scheerer-Neumann 2018).

6.3.4 Therapie

Zuständigkeiten und Dauer

Die Identifikation von Kindern mit LRS sowie deren Förderung (Formen: Binnendifferenzierung im regulären Unterricht, zusätzliche Förderstunden) sollen möglichst früh (maßgeblich im Anfangsunterricht, d. h. im 1./2. Schuljahr) im **schulischen** Bereich durch entsprechend qualifizierte Fachkräfte (i. d. R. Deutschlehrer/innen) erfolgen. Hierfür liegen in den Bundesländern unterschiedliche Regelungen vor, die auch Möglichkeiten des Nachteilsausgleichs umfassen. Nur unter bestimmten Voraussetzungen, z.B. Residuen einer Sprachentwicklungsstörung, einer Aussprachestörung oder Vorliegen einer Auditiven Verarbeitungs- und Wahrnehmungsstörung (AVWS) mit Schwerpunkt auditiv-sprachliche Verarbeitung (▶ Kap. 6.2.6) besteht (zusätzlich) ein **sprachtherapeutischer** Handlungsbedarf.
Bleibt der Erfolg schulischer Fördermaßnahmen aus, d. h. werden unzureichende Fortschritte im Bereich der schriftsprachlichen Leistungen verzeichnet, und/oder bestehen außerdem emotionale und motivationale bzw. psychische Probleme oder Verhaltensauffälligkeiten (▶ Kap. 6.3.2), ist eine zusätzliche **außerschulische** Maßnahme erforderlich. Diese sollte durch qualifizierte Fachkräfte (zertifizierte Qualifikationen: Integrative Lerntherapie, Dyslexietherapie) durchgeführt werden. Unter bestimmten Bedingungen (drohende seelische Behinderung) finanziert – nach erfolgreicher Antragstellung – das Jugendamt die Kosten für außerschulische Maßnahmen über die Eingliederungshilfe (§ 35a SGB VIII). Voraussetzung hierfür ist ein entsprechendes ärztliches Gutachten (gemäß einer multiaxialen Diagnostik in der Kinder- und Jugendpsychiatrie).
Bestehen nach dem Schulabschluss im Erwachsenenalter erhebliche Leistungsrückstände im Bereich des Lesens und Rechtschreibens, die die Teilhabe der Betroffenen am öffentlichen Leben einschränken, spricht man von **funktionalem Analphabetismus.** Volkshochschulen bieten kostenlose Lese- und Schreibkurse im Rahmen ihres Kursangebots (Alphabetisierung/Grundbildung) für die Betroffenen an.
Aufgrund des komplexen Bedingungsgefüges hinsichtlich der Verursachung und Aufrechterhaltung von LRS (▶ Kap. 6.3.1) sowie möglicher psychoreaktiver Störungen und Komorbiditäten (▶ Kap. 6.3.2) erfolgt der Schriftspracherwerb bei Kindern und Jugendlichen mit LRS äußerst individuell. Im Allgemeinen geht man bei außerschulischen Maßnahmen bei regelmäßigen Terminen mit intensiven Übungsmöglichkeiten (1- bis 2-mal pro Woche plus Hausaufgaben) und bei Einbezug des schulischen und häuslichen Umfelds (Unterstützung, Transfer) von einer Dauer von 1–2 Jahren aus. Die Ergebnisse therapeutischer Maßnahmen hinsichtlich eines Erfolgs (mind. durchschnittliche Lese- bzw. Rechtschreib-Leistungen) sind heterogen. Dennoch lassen sich aus vorliegenden Interventionsstudien Merkmale erfolgreicher Maßnahmen ableiten.

Merkmale erfolgreicher Intervention bei LRS

Erfolgreiche Maßnahmen setzen direkt am Lesen (basale Lesefertigkeiten, Leseverstehen) und Rechtschreiben im Sinne eines **symptomorientierten** Vorgehens an. Scheerer-Neumann (2018) benennt u. a. folgende Merkmale erfolgreicher Maßnahmen:

- Passung zwischen Lernangebot und individuellem Schriftspracherwerbsstand (vs. Leistungstand der sozialen Bezugsnorm) im Sinne eines entwicklungsorientierten Vorgehens
- systematische Steigerung des Schwierigkeitsgrads und Strukturierung des Lerngegenstands (z. B. bei Problemen im Bereich des lautorientierten Schreibens: Steigerung der phonologischen Komplexität)

- Steigerung der Bewusstheit für schriftsprachlich relevante linguistische Strukturen (z. B. Lesen mit der orthografischen Strategie: Schreibsilben; Schreiben mit der orthografischen Strategie: Morpheme)
- Training von schriftsprachspezifischen Lernstrategien und Handlungsabläufen (z. B. Lösungsalgorithmen zur erfolgreichen Bearbeitung einer schriftsprachlichen Aufgabe)

Außerdem wird die Berücksichtigung des Selbstkonzepts sowie der emotionalen und motivationalen Situation des Kindes bzw. des Jugendlichen gefordert. Ggf. sind hierzu zusätzlich psychotherapeutische Maßnahmen erforderlich.

Beispiele für Therapieprogramme (▶ Tab. 6.4)

Tab. 6.4 Therapieprogramme bei LRS

Ziel: synthetisierendes Erlesen mit der alphabetischen Strategie	**Kieler Leseaufbau** (Dummer-Smoch und Hackethal 2014) • Training der Graphem-Phonem-Verbindungen (mit Lautgebärden) und der Lautsynthese (u. a. mit Silbenteppichen) • kleinschrittiger, stufenweiser Aufbau; Steigerung der phonologischen Komplexität der Übungswörter • Übungswörter ohne orthografische Markierungen • Zusatzmaterialien, u. a. Lernsoftware
Ziel: schnelles Lesen mit der orthografischen Strategie	**PotsBlitz-Potsdamer Lesetraining** (Scheerer-Neumann und Ritter 2009) • Voraussetzung: Beherrschen des synthetisierenden Erlesens • Training des Lesens mit größeren orthografischen Strukturen: Schreibsilben, bei morphematisch komplexen Wörtern korrigiert durch Morpheme • systematisches Einüben der Strukturierung von Wörtern und Pseudowörtern in Schreibsilben • tachistoskopische Leseübungen (Blitzwortlesen) am Computer, wiederholtes Lesen von Texten
Ziel: Leseverstehen	**Wir werden Textdetektive** (Gold et al. 2004) • Voraussetzung: Beherrschen der basalen Lesestrategien (Lesen mit der alphabetischen und orthografischen Strategie und altersangemessener Sichtwortschatz) • Training spezifischer Lesestrategien: Verstehens-, Behaltens- und metakognitive Strategien • systematisches Üben der Strategien und ihres flexiblen Einsatzes an Texten
Ziel: lautorientiertes Schreiben mit der alphabetischen Strategie	**Basisteil aus RABE. Rechtschreib-Anleitung. Basis und Erweiterung** (Haecker und Clarkson-Grabs 2010) • basiert auf dem Kieler Rechtschreibaufbau (Dummer-Smoch und Hackethal 2014) • kleinschrittiger, stufenweiser Aufbau; Steigerung der phonologischen Komplexität der Übungswörter • Silben als Hilfseinheiten zur systematischen Lautanalyse zum lautorientierten Schreiben
Ziel: orthografisch korrektes Schreiben mit der orthografischen Strategie	**Marburger Rechtschreibtraining** (Schulte-Körne und Mathwig 2013) • Voraussetzung: Beherrschen des lautorientierten Schreibens • Vermittlung ausgesuchter Rechtschreibregeln als Grundgerüst für das korrekte Schreiben • Training des orthografischen Regelwissens und seiner Anwendung • Lösungsstrategien (Algorithmen), die kleinschrittig zur korrekten Rechtschreibung führen • grundwortschatzbasiertes Wortmaterial

6.3.5 Lese- und/oder Rechtschreib-Störungen in den Leitlinien

Die Leitlinie zur Diagnostik und Behandlung von Kindern und Jugendlichen mit einer Lese- und/oder Rechtschreib-Störung (DGKJP 2015) sehen eine differenzierte Diagnostik mit standardisierten und normierten Verfahren vor (empfohlene Testverfahren werden aufgelistet) sowie eine klinische Untersuchung, die auch die Vorgeschichte und das Umfeld mit einbezieht. Es sollen Fachkräfte unterschiedlicher Disziplinen mit Expertise im Bereich LRS sowie – v. a. bei Hör- und Sehstörungen sowie psychischen Störungen – entsprechende Fachärzte an der Diagnostik beteiligt sein.

Hinsichtlich der Intervention sind ein frühzeitiger Beginn (im 1. Schuljahr) und ein symptomorientiertes Vorgehen vorgesehen. Die Förderung sollte durch qualifizierte Fachkräfte durchgeführt werden. Empfohlen wird eine Einzel- oder Kleingruppenförderung mit max. 5 Kindern/Jugendlichen. Bezüglich der Inhalte wird neben der Passung des Lernangebots an die individuellen Schwierigkeiten des Kindes u. a. empfohlen, dass

- Übungen nicht nur auf der Wortebene, sondern auch auf der Satz- und Textebene durchgeführt werden (Generalisierung/Transfer)
- bei Lesestörungen die Lesbarkeit der Lesematerialien dem Leistungsstand der Kinder/Jugendlichen entsprechen

Zu den Förderkonzepten und -methoden, die *nicht* empfohlen werden, gehören u. a. auditive und visuelle Wahrnehmungs- und Verarbeitungstrainings, Prismenbrillen, Irlen-Farbfolien und Kinesiologie (alternative Behandlungsmethoden, von Suchodoletz 2006).

Kriterium für das Ende der Maßnahme ist, dass die Lese- und Rechtschreib-Leistungen die altersgerechte Teilhabe am öffentlichen Leben nicht mehr einschränken. In diesem Zusammenhang wird auf mind. jährliche Verlaufskontrollen hingewiesen.

Literatur

American Psychiatric Association (Hrsg.). Diagnostic and Statistical Manual of Mental Disorders (DSM 5). 5. A. Washington, DC: American Psychiatric Association, 2013.

Brandenburger N, Klemenz A. Lese-Rechtschreib-Störungen. Eine modellorientierte Diagnostik mit Therapieansatz. München: Elsevier, 2008.

Coltheart M. Modeling reading: The dual-route approach. In: Snowling MJ, Hulme C. (eds.). The science of reading: A handbook. Oxford: Blackwell 2015. p. 6–23.

Costard S. Störungen der Schriftsprache. Modellgeleitete Diagnostik und Therapie. 2. A. Stuttgart: Thieme, 2011.

DGKJP (Deutsche Gesellschaft für Kinder und Jugendpsychiatrie, Psychosomatik und Psychotherapie, Hrsg.). S3-Leitlinie Diagnostik und Behandlung von Kindern und Jugendlichen mit Lese- und/oder Rechtschreibstörung. www.awmf.org/uploads/tx_szleitlinien/028-044l_S3_Lese-Rechtschreibst%C3%B6rungen_Kinder_Jugendliche_2015-06-abgelaufen.pdf (letzter Zugriff: 13.09.2021).

DGPP (Deutsche Gesellschaft für Phoniatrie und Pädaudiologie, Hrsg.). S1-Leitlinie Auditive Verarbeitungs- und Wahrnehmungsstörungen. www.awmf.org/uploads/tx_szleitlinien/049-012l_S1_Auditive-Verarbeitungs-Wahrnehmungsstoerungen-AVWS_2020-01.pdf (letzter Zugriff: 13.09.2021).

de Langen-Müller U, Kauschke C, Kiese-Himmel C, Neumann K, Noterdaeme M. (Hrsg.). Sprachentwicklung. Band 7: Diagnostik von (umschriebenen) Sprachentwicklungsstörungen. Eine interdisziplinäre Leitlinie. Frankfurt am Main [u. a.]: Lang, 2012. AWMF-Leitlinie „Diagnostik von Sprachentwicklungsstörungen (SES), unter Berücksichtigung umschriebener Sprachentwicklungsstörungen (USES)“; AWMF-Register-Nr. 049/006. www.awmf.org/leitlinien/detail/ll/049-006.html (letzter Zugriff: 22.06.2021).

Démonet JF, Taylor MJ, Chaix Y. Developmental dyslexia. Lancet 2004; 363: 1451–1460. DOI: 10.1016/S0140-6736(04)16106-0 (letzter Zugriff: 13.09.2021).

Dummer-Smoch L, Hackethal R. Kieler Leseaufbau. 8. A. Kiel: Veris, 2014.

Ellis AW. Reading, Writing and Dyslexia: A Cognitive Analysis. 2.A. Hove: Psychology Press, 1993.

Ennemoser M, Marx P, Weber J, Schneider W. Spezifische Vorläuferfertigkeiten der Lesegeschwindigkeit, des Leseverständnisses und des Rechtschreibens. Zeitschrift für Entwicklungspsychologie und Pädagogische Psychologie 2012; 44: 53–67. DOI: 10.1026/0049-8637/a000057.

Fischer M, Pfost M. Wie effektiv sind Maßnahmen zur Förderung der phonologischen Bewusstheit? Zeitschrift für Entwicklungspsychologie und Pädagogische Psychologie 2015; 47: 35–51. DOI: 10.1026/0049-8637/a000121.

Forster M, Martschinke S. Leichter lesen und schreiben lernen mit der Hexe Susi. Übungen und Spiele zur Förderung der phonologischen Bewusstheit. 12.A. Donauwörth: Auer, 2019.

Fricke S, Schäfer B. TPB. Test für Phonologische Bewusstheitsfähigkeiten. Idstein: Schulz-Kirchner Verlag, 2011.

Fröhlich LP, Metz D, Petermann F. Förderung der phonologischen Bewusstheit und sprachlicher Kompetenzen: Das Lobo-Kindergartenprogramm. Göttingen: Hogrefe, 2010.

Grimm T. Genetik der Legasthenie. Sprache Stimme Gehör 2011; 35:e58-e66.

Gold A, Mokhlesgerami J, Rühl K, Schreblowski S & Souvignier E. Wir werden Textdetektive. Göttingen: Vandenhoeck & Ruprecht, 2004.

Goswami U. The ‚Phonological Representations' Hypothesis in Dyslexia. In: Schulte-Körne G (Hrsg.). Legasthenie: erkennen, verstehen, fördern. Bochum: Winkler, 1999.

Haecker B, Clarkson-Grabs T. RABE. Rechtschreib-Anleitung. Basis und Erweiterung. Kiel: Veris 2010.

Hatcher PJ, Hulme C, Ellis AW. Ameliorating reading failure by integrating the teaching of reading and phonological skills: The phonological linkage hypothesis. Child Development 1994; 65: 41–57.

Landerl K. Beeinträchtigungen der phonologischen Verarbeitung – ein wesentliches Handicap für das Lesenlernen. In: Schulte-Körne G (Hrsg.). Legasthenie: erkennen, verstehen, fördern. Bochum: Winkler, 1999.

Marx P, Weber J, Schneider, W. Legasthenie versus allgemeine Lese-Rechtschreibschwäche. Zeitschrift für Pädagogische Psychologie 2001; 15:85–98.

McArthur GM, Hogben JH, Edwards VT, Heath SM, Mengler ED. On the 'specifics' ofspecific reading disability and specific language impairment. Journal of Child Psychology and Psychiatry 2000; 41:869–874.

Moll K, Landerl K. Double dissociation between reading and spelling deficits. Scientific Studies of Reading 2009; 13:359–382.

Nagele I. Praxisbuch LRS. Weinheim & Basel: Beltz, 2013.

Pennington BF, Santerre-Lemmon L, Rosenberg J, MacDonald B, Boada R, Friend A, Leopold DR, Samuelson S, Byrne B, Willcutt EG, Olson RK. Individual prediction of dyslexia by single versus multiple deficit models. Journal of Abnormal Psychologie 2012, 1:212–224.

Petermann F, Daseking M. Zürcher Lesetest-II, ZLT-II. 3. A. Bern: Huber, 2015.

Schäfer B, Stackhouse J, Wells B. Phonological awareness development in children with and without spoken language difficulties: A 12-month longitudinal study of German-speaking pre-school children. International Journal of Speech-Language Pathology 2016: 1–11. DOI: 10.1080/17549507.2016.1221449.

Scheerer-Neumann G. Förderdiagnostik beim Lesenlernen. In: Naegele I, Valtin R (Hrsg.): LRS – Legasthenie in den Klassen 1–10. Handbuch der Lese-Rechtschreib-Schwierigkeiten. Band 2: Schulische Förderung und außerschulische Therapien. 2. A. Weinheim: Beltz, 2001. S. 70–86.

Scheerer-Neumann G. Lese-Rechtschreib-Schwäche und Legasthenie. 2.A. Stuttgart: Kohlhammer, 2018.

Scheerer-Neumann G, Hofmann CD. Phonologische Bewusstheit im Grundschulalter: Die Entwicklung von Testverfahren und sprachvergleichende Befunde. In: Schulte-Körne G (Hrsg.). Legasthenie: Zum aktuellen Stand der Ursachenforschung, der diagnostischen Methoden und der Förderkonzepte. Bochum: Winkler, 2002.

Scheerer-Neumann G, Ritter C. Potsblitz-Potsdamer Lesetraining. Köln: Prolog, 2009.

Schneider W. Entwicklung der Intelligenz und des Denkvermögens in Kindheit, Jugend und Erwachsenenalter. In: Schneider W (Hrsg.). Entwicklung von der Kindheit bis zum Erwachsenenalter. Befunde der Münchener Studie LOGIK. Weinheim, Basel: Beltz, 2008. S. 167–186.

Schneider W, Roth E, Ennemoser M. Training phonological skills and letter knowledge in children at risk for dyslexia: A comparison of three kindergarten training programs. Journal of Educational Psychology 2000; 92:284–295.
Schnitzler CD. Phonologische Bewusstheit und Schriftspracherwerb. Stuttgart: Thieme, 2008.
Schnitzler CD. Phonologische Bewusstheit und Schriftspracherwerb am Schulanfang und in der Schuleingangsphase. In: Ringmann S, Siegmüller J (Hrsg.): Handbuch Sprachentwicklung und Sprachentwicklungsstörungen. Schuleingangsphase. München: Urban & Fischer, 2013. S. 3–24.
Schulte-Körne G, Deimel W, Remschmidt H. Zur Diagnostik der Lese-Rechtschreibstörung. Zeitschrift für Kinder- und Jugendpsychiatrie und Psychotherapie 2001; 29: 113–116.
Stackhouse J, Wells B. Children's speech and literacy difficulties. Identification and intervention. London: Whurr, 2001.
Stock C, Marx P, Schneider W. BAKO 1–4. Basiskompetenzen für Lese-Rechtschreibleistungen. Göttingen: Beltz, 2017.
Schulte-Körne G, Mathwig F. Marburger Rechtschreibtraining. 5. A. Bochum: Winkler, 2013.
Stadie N, Schöppe D. Phonologie Modellorientiert für Kinder vom Vorschulalter bis zum dritten Schuljahr. PhoMo-Kids. Köln: ProLog, 2013.
Stanovich KE. Explaining the differences between the dyslexic and the garden-variety poor reader: The phonological core mode. Journal of Learning Disabilities 1988; 21:590–604.
Thomé, G. ABC und andere Irrtümer über die Orthographie, Rechtschreiben, LRS/Legasthenie. 3. A. Oldenburg: isb, 2014.
Thomé G, Thomé D. Oldenburger Fehleranalyse für die Klassen 1 und 2. 3. A. Oldenburg: isb, 2017.
Thomé G, Thomé D. Oldenburger Fehleranalyse für die Klassen 3–9. 5. A. Oldenburg: isb, 2019.
von Suchodoletz W. (Hrsg.). Therapie der Lese-Rechtschreib-Störung (LRS). 2. A. Stuttgart: Kohlhammer, 2006.
Weber J, Marx P, Schneider W. Profitieren Legastheniker und allgemein lese-rechtschreibschwache Kinder in unterschiedlichem Ausmaß von einem Rechtschreibtraining? Psychologie in Erziehung und Unterricht 2002; 49: 56–70.

7 Eingebettete Sprachentwicklungsstörungen

7.1 Hörstörungen

Johannes Fellinger

Störungen im Hörvermögen sind vielgestaltig und beeinflussen in unterschiedlichem Ausmaß die soziale, emotionale und kognitive Dimension (Entwicklung und Befinden). Prävalenz in der Gesamtbevölkerung 5–20 % (▶ Tab. 7.1), je nach Definition. Zielführend ist eine altersbezogene Beschreibung der Prävalenz: angeborene Hörstörungen 1 % (hochgradige 1 %), Prävalenz im Jugendalter ca. 2 %, Prävalenz in der Altersgruppe über 75 Jahren über 50 %.

7.1.1 Hörvorgang

Physiologisches Hören

- **Trommelfell:** gerät durch Schallwellen aus dem äußeren Gehörgang in Schwingung
- **Mittelohr:** leitet die Schallimpulse vom Trommelfell durch die am Trommelfell befestigte Kette aus Hörknöchelchen (Hammer, Amboss, Steigbügel) zum runden Fenster des Innenohrs
- **Innenohr:** Stimulation des Sinneszellsystems (innere und äußere Haarzellen) durch Bewegung der Basalmembran
- **Schnecke (Cochlea):** Umwandlung von mechanischer Energie in elektrische Information durch die Sinneszellen in der Schnecke
- **Hörbahn:** die Fasern des Hörnervs (N. statoacusticus oder vestibulocochlearis; VIII. Hirnnerv) nehmen die Information in der Schnecke auf und leiten sie über die Kerngebiete im Hirnstamm und nach Kreuzung beider Seiten in den Schläfenlappen (primäre, sekundäre und tertiäre Hörrinde)
- **Hörrinde:** Dekodierung der Sprache und Verknüpfung mit Informationen aus anderen Sinnessystemen

Frühkindliche Hörentwicklung (▶ Tab. 7.1)

7.1.2 Audiologische Grundbegriffe

Schall

Schall wird durch Tonhöhe und Lautstärke definiert.

Tab. 7.1 Mindestanforderungen an die frühkindliche Hörentwicklung

Alter	Entwicklungsschritt
0–3 Lm.	• Erkennen der elterlichen Stimme und Beruhigung • Erschrecken bei lauten Geräuschen
3–6 Lm.	• Aufwachen bei Geräuschen oder Sprache • interessante Laute wecken Interesse
6–12 Lm.	• Verstehen erster Wörter (z. B. Mama, Papa, Wauwau) • Reaktion auf eigenen Namen • Freude an Geräuschen und Musik
12–18 Lm.	• bei Aufforderung Zeigen auf Gegenstände • Reaktion auf entfernte Geräusche
18–24 Lm.	• Verstehen einfacher Entscheidungsfragen • Bezug auf eigenen Namen • Befolgen einfacher Anweisungen

Tonhöhe

Die Tonhöhe ist abhängig von der Frequenz (f), mit der eine Schallquelle schwingt und wird in Hertz (Hz) gemessen. Ein Hz ist 1 Schwingung pro Sekunde, ein kHz sind 1.000 Schwingungen pro Sekunde.

Lautstärke

Die Lautstärke ist abhängig von der Schalldruckamplitude, welche nur indirekt mit der empfundenen Lautstärke zusammenhängt. Der Schallpegel wird in Bel angegeben und drückt die empfundene Lautstärke aus. Für eine Verdopplung der Lautstärke ist ein zehnfacher Schalldruck erforderlich. Es hat sich eingebürgert, den zehnten Teil eines Bels anzugeben, das Dezibel.

Hörfeld – Sprachfeld

- **Schmerzschwelle:** verläuft relativ geradlinig unterhalb 130 dB Schallpegel
- **Hörschwelle ist stark frequenzabhängig:** zwischen 250 Hz und 5.000 Hz ist das Ohr besonders empfindlich. Hauptsprachbereich liegt in diesen Frequenzen bei Lautstärken von 40–70 dB

7.1.3 Einteilung der Hörstörungen

Nach Lokalisation der Schädigung

Schallleitungsstörungen

- Dämpfung der Schallwellen im äußeren Gehörgang oder Mittelohr
- **Ursachen:** z. B. Ergüsse im Mittelohr, Veränderungen am Trommelfell, Veränderungen der Gehörknöchelchenkette

Schallempfindungsstörungen

- mechanische Schallwellen gelangen bis in die Schnecke, das Cortiorgan kann sie nicht oder nicht ausreichend in elektrische Signale umwandeln
- **Ursachen:** angeborene oder erworbene Schädigung des Innenohrs

Schallwahrnehmungsstörungen

- Informationsverarbeitung in nachgeschalteten Teilen der Hörbahn oder in den entsprechenden Großhirnregionen beeinträchtigt
- **Ursache:** schwere Hirnschädigungen, z. B. Infektionen oder Entwicklungsstörungen

Nach dem Schweregrad der Hörstörung

- leichtgradig: Hörverlust $\leq$ 40 dB
- mittelgradig: Hörverlust 40–60 dB
- hochgradig: Hörverlust 60–90 dB
- an Taubheit grenzende Schwerhörigkeit: Hörverlust $\geq$ 90 dB
- Taubheit: keinerlei Hörwahrnehmung

Nach Zeitpunkt des Eintritts der Hörschädigung

- prälingual: Eintritt der Hörstörung vor Spracherwerb
- perilingual: Eintritt der Hörstörung bei noch nicht abgeschlossenem Spracherwerb
- postlingual: Eintritt der Hörstörung nach Abschluss des Spracherwerbs

Nach Ursachen der Hörschädigung

- hereditär bedingte Hörstörungen (dominanter oder rezessiver Erbgang): im Rahmen von Syndromen oder isoliert (> 50 %)
- postinfektiöse Hörstörungen: z. B. nach Röteln, Masern, Zytomegalie, Meningokokken
- posttraumatische Hörstörungen: z. B. Knalltrauma, chronischer Lärm, Schädelbasisbruch
- toxische Hörstörungen: z. B. nach Chemotherapien, Antibiotika
- degenerative Hörstörungen (Alter)

> **!** **Gehörlosigkeit**
> Mit dem Wort „gehörlos" wird meist nicht die audiologische Situation, sondern die kulturelle Zugehörigkeit zur Gehörlosengemeinschaft beschrieben. Diese definiert sich über den Gebrauch der Gebärdensprache und gemeinsame Erfahrungen (meist in Spezialschulen) sowie kulturelle und sportliche Aktivitäten. 90 % der Gehörlosen haben gehörlose Partner, 10 % haben auch gehörlose Kinder.

7.1.4 Diagnostik

Neugeborenen-Hörscreening

Ohne Hörscreening werden kindliche Hörstörungen oft erst durch das Ausbleiben des Spracherwerbs entdeckt. Durch das Neugeborenen-Hörscreening werden hörgeschädigte Kinder frühestmöglich erfasst und mit Hörgeräten versorgt (▶ Abb. 7.1). Allerdings entgehen mehrere progredient verlaufende Hörstörungen diesem Frühscreening.

Objektive Verfahren

Otoakustische Emissionen (OAE)

Gute Eignung als Screening-Verfahren.

Vorgehen

Beim ruhigen Patienten wird aus einer Sonde im Gehörgang ein Klicklaut abgegeben, der über das Mittelohr das Innenohr erreicht. Die äußeren Haarzellen ziehen sich kurz zusammen und erzeugen einen leisen Laut (ähnlich wie ein schwaches Echo), der den umgekehrten Weg vom Innenohr durch das Mittelohr in den äußeren Gehörgang wandert und vom Mikrofon der Sonde aufgenommen und elektronisch aufgezeichnet wird.

Auswertung

Die Antworten werden summiert, und es wird ein Mittelwert gebildet. Bei einem Hörverlust > 30 dB bleiben die Antworten aus.

Tympanometrie

Verfahren zur Prüfung der Mittelohrfunktion und damit der Schallleitung. Der Widerstand des Trommelfells wird bei Über- und Unterdruck am Echo eines in den Gehörgang abgegebenen Tons gemessen. Druckunterschiede zwischen Mittelohr und äußerem Gehörgang werden so erfassbar.

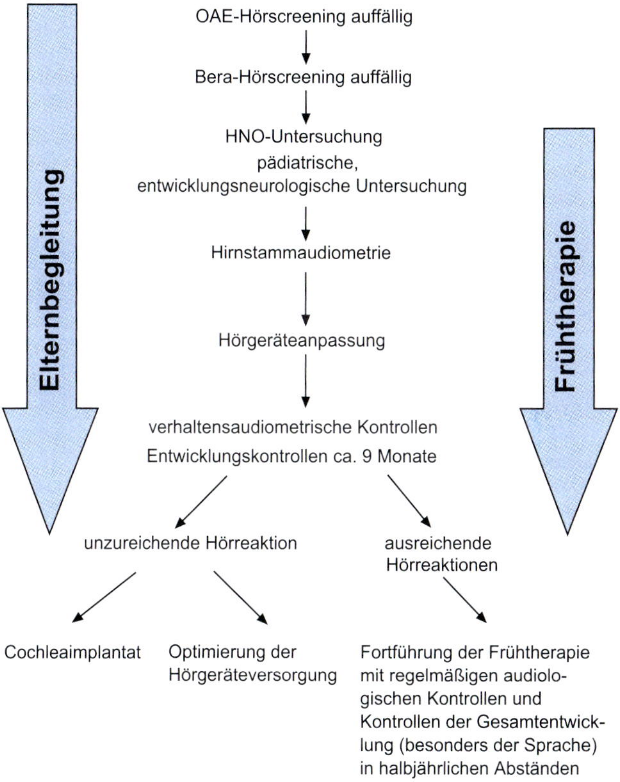

Abb. 7.1 Vorgehen beim Neugeborenen-Hörscreening [L261]

7

Hirnstammaudiometrie (BERA, Brainstem Electric Response Audiometry)

Vorgehen

Die Potenzialschwankungen der Hirnnervenkerne entlang der Hörbahn werden nach akustischer Reizung beim ruhigen Patienten von der Kopfhaut abgeleitet und elektronisch gemittelt.

Auswertung

Am wichtigsten sind die Wellen, die in den ersten etwa 12 ms auftreten. Diese frühen akustisch evozierten Potenziale (FAEP) werden mit den römischen Zahlen I–VI durchnummeriert. Die Welle V ist am eindeutigsten zu erkennen. Ihr Fehlen zeigt an, dass der Patient den Ton in der getesteten Lautstärke nicht hören kann.

Subjektive Verfahren

Stimmgabelprobe

Differenzierung zwischen Mittelohr- und Innenohrschwerhörigkeit.

- **Weber-Versuch:** Vergleich beider Ohren über Knochenleitung. Dazu wird die schwingende Stimmgabel in Schädelmitte am Scheitel aufgesetzt und abgewartet, wie lange in welchem Ohr der Ton wahrgenommen wird
- **Rinne-Versuch:** Vergleich von Knochen- und Luftleitung des einzelnen Ohres, indem die Stimmgabel zunächst am knöchernen Schädel aufgesetzt und nach Abklingen des Tons vor das Ohr gehalten wird

Sprachabstandsprüfung

Quantitative Prüfung des Gehörs und des Verstehens, außerdem Hinweis auf Art der Hörstörung:

- **Innenohrschwerhörigkeit:** großer Unterschied in der Hörweite für Flüster- und Umgangssprache
- **Mittelohrschwerhörigkeit:** annähernd gleiche Einschränkung des Flüster- und Umgangsspracheverstehens

Verhaltensbeobachtungsaudiometrie

Auf einen akustischen Reiz hin kommt es beim Patienten zu beobachtbaren Verhaltensänderungen (Innehalten, Zuwendung zur Geräuschquelle etc.).

Spielaudiometrie (ab 2–4 Jahren)

Das Kind wird auf Töne konditioniert („Belohnung" für richtige Reaktion auf gehörten Ton). Damit kann in eingeschränktem Maße eine Hörkurve erstellt werden.

Tonaudiometrie (ab 3–4 Jahren)

Anbieten verschiedener Töne in steigender Lautstärke. Sobald der Patient den Ton hört, bestätigt er dies. So wird die Hörschwelle für die verschiedenen Frequenzen aufgezeichnet. Grundsätzlich werden die Töne links und rechts getrennt mittels Kopfhörer angeboten. Die Prüfung über Lautsprecher dient vorwiegend der Hörgeräteanpassung (Aufblähkurve).

Sprachaudiometrie

Im Verlauf der Messung werden über Kopfhörer oder Lautsprecher mehrsilbige Zahlen in steigender Lautstärke vorgespielt. Anschließend wird der gleiche Test mit einsilbigen Wörtern durchgeführt. Für jede Lautstärke trägt der Prüfer in ein Sprachaudiogramm ein, wie viel Prozent der Zahlen der Patient richtig wiederholt hat.

7.1.5 Allgemeine Therapiemaßnahmen

> Um einem Menschen mit Hörbeeinträchtigung gerecht zu werden, muss man ihn „bevorzugen".

Elternberatung

Durch die frühe Diagnosemöglichkeit trifft Eltern die Nachricht einer möglichen Hörstörung ihres Kindes vollkommen unvorbereitet und wird als schwerer Schock erlebt.

Daher:

- sensible Diagnoseeröffnung mit anschließender Verfügbarkeit für Fragen und Begleitung zu einer positiven Sicht der neuen Herausforderung, Trauerarbeit
- ausreichende Information und Kontakte zu Gleichbetroffenen

- neben audiologisch rehabilitativen Bemühungen Unterweisungen in nonverbaler Kommunikation und klarer Körpersprache, damit die Eltern von Anfang an kompetente Kommunikationspartner ihres Kindes sind
- gute Bindungsentwicklung (stabile Bezugsperson, ausreichend Körperkontakt) ist Grundvoraussetzung für spätere psychosoziale Gesundheit
- Weiterbildung: elterliche Fähigkeit, auf kindliche Signale feinfühlig und angemessen zu reagieren, ist ständig weiterzuentwickeln (Responsivität). Dem heranwachsenden Kind wird so die Chance gegeben, selbst zu erleben, wie es kommunikativ seine Umwelt beeinflussen kann. Dabei können u. a. auch Videoanalysen hilfreich sein. In der Förderdiagnostik sind Entwicklungshorizonte regelmäßig und offen mit den Eltern zu erörtern

Frühtherapie

Meist in den Fachbereichen Logopädie, Audiopädagogik und verwandten Berufsgruppen. Erforderlich ist ganzheitliche Sichtweise und rechtzeitige Hinzuziehung von Fachleuten anderer Disziplinen.

Ziel

Hinführung des Kindes zu einer möglichst hohen Gesprächskompetenz.

Vorgehen

Aktivitäten zur Anbahnung erster Hörerlebnisse und differenzierter Lautwahrnehmung, Förderansätze zum funktionalen Spracheinsatz mit optimaler Artikulation. Bewährt hat sich ein spezifisch auf die Bedürfnisse des Kindes zugeschnittener methodenpluraler Therapieansatz, bei dem gesicherter Kommunikation höchste Priorität eingeräumt wird (technologisch höchstwertige Versorgung und Gebärdensprachansatz schließen sich nicht aus). Das Kind ist nicht isoliert, sondern mit seinem gesamten Umfeld Mittelpunkt der therapeutischen Bemühungen. Zeitgemäße familienzentrierte Interventionsprogramme achten auf vorhandene Ressourcen und unterstützen v. a. die Entwicklung der Selbstwirksamkeit der Familien.

> **Kinder mit Hörstörungen und Mehrfachbeeinträchtigungen**
> Bei ca. 40 % der Kinder mit Hörstörung liegen weitere Beeinträchtigungen vor (z. B. unterschiedliche Syndrome ▸ Kap. 7.5, Frühgeburtlichkeit), deren Auswirkungen sich potenzieren. Auf Beeinträchtigung des Sehsinnes ist besonders zu achten.
> **Vorgehen:** möglichst früh breites heilpädagogisches Therapieangebot, das sehr stark Handeln mit Sprache verbindet

Schule und Ausbildung von Kindern mit Hörstörungen

- Kinder mit Hörschädigungen sollten in ihrer gewohnten Umgebung und ihrem natürlichen Umfeld aufwachsen. Soziale Integration (im Kindergarten und der ersten Grundschulzeit meist kein Problem) hat Indikatorfunktion für weitere Entscheidungen. Bei Störungen der Gesamtentwicklung und bedeutungsvollen sprachlichen Rückständen Beschulung in Spezialeinrichtungen für Hörgeschädigte
- beiläufiger Wissenserwerb ist oft erschwert (Gespräche anderer können oft nicht verfolgt werden), dadurch Wortschatzentwicklung und Ausmaß des erworbenen Weltwissens stark zuwendungsabhängig. Für eine adäquate Berufsausbildung oft Assistenz (Dolmetscher) nötig

Hörbeeinträchtigung und seelische Gesundheit

Bei ausgeprägter Hörbeeinträchtigung höhere Stressbelastung als Durchschnittsbevölkerung mit erhöhter Rate körperlicher und seelischer Beschwerden. Ursache v. a. frustrierende Kommunikationserlebnisse (Missverständnisse) und ständige Anspannung, um ausreichend Information zu bekommen. Für eine gesunde Identitätsentwicklung ist nicht nur bei Jugendlichen die Gruppe der Gleichbetroffenen von Bedeutung, um Mut zu gewinnen, sich zur Hörbeeinträchtigung zu bekennen (selbstbewusstes Nachfragen, Einhaltung von nötigen Erholungspausen etc.).

Kommunikation mit Menschen mit Hörbeeinträchtigungen

- Aufmerksamkeit gewinnen
- Blickkontakt halten
- auf gute Lichtverhältnisse achten (Lichtquelle hinter dem Betroffenen)
- Hintergrundgeräusche vermeiden
- klare, kurze Sätze verwenden
- deutlich artikulieren
- nicht schreien

> **!** **Gebärdensprache**
> Gebärdensprachen sind vollwertige Sprachsysteme mit eigener Grammatik, die v. a. durch die Nutzung räumlicher Beziehungen geprägt sind. Es existieren zahlreiche lokale Gebärdensprachdialekte, wobei sich Gehörlose aus unterschiedlichen Regionen dennoch gut verständigen können. Dolmetscher können fast alle Inhalte in Gebärdensprache übersetzen. Lautsprachbegleitende Gebärden orientieren sich an der Grammatik der jeweils gesprochenen Sprache. In Deutschland ist die Gebärdensprache als eigenständige Sprache anerkannt und das Recht, sie bei Behörden zu benutzen, festgeschrieben.

7.1.6 Technische Hilfsmittel

Hörgeräte

Anpassung, sobald durch eine zuverlässige Schwellenbestimmung die Diagnose einer Hörbeeinträchtigung gesichert ist. Die Kompensation einer Innenohrschwerhörigkeit durch ein Hörgerät ist nur eingeschränkt möglich.

- unterschiedliche Gerätetypen
- Aufbau: Ohrpassstück (Otoplastik), Mikrofon zur Schallaufnahme, elektronische Bauteile zur Signalbearbeitung, Verstärker und Lautsprecher
- Bauart: Hinter-dem-Ohr-Geräte (HdO) und Im-Ohr-Geräte (IO)
- Art der Schallbearbeitung: analog, digital programmierbar und voll digital
- für kindgerechte Hörgerätversorgungen sind spezielle Kenntnisse erforderlich

Cochlea-Implantat (CI)

Elektronische Hörprothese bei ertaubten Kindern und Erwachsenen sowie bei hochgradig hörbeeinträchtigt geborenen Kleinkindern. Mit Cochlea-Implantaten sind Hörschwellen um 30 dB erreichbar.

- bei taub geborenen Kindern liegt das optimale Implantationsalter im 1. Lj.
- normale Sprachentwicklung bei Implantation vor dem 4. Lj. in etwa 50 % der Fälle
- Aufbau: aus zwei Teilen, dem eigentlichen Implantat und dem außen getragenen Sprachprozessor. Dieser wandelt die akustischen Signale in elektrische

Impulse um, die über die Sendespule mittels Funkwellen an den implantierten Empfänger/Stimulator übertragen werden. Von dort gelangen sie an die in die Cochlea platzierten Elektroden, die je nach Gerätetyp nach unterschiedlichen Strategien direkt den Hörnerv stimulieren
- in der ersten Zeit nach der Operation und der zeitlich versetzten Anpassung der Sprachprozessoren muss der Patient die neuen Höreindrücke richtig erkennen lernen

FM-Anlagen
FM-Anlagen sind drahtlose Hochfrequenzverstärker. Durch Ausschaltung von Umgebungsgeräuschen erfolgt eine Diskriminationssteigerung. FM-Anlagen sind besonders im schulischen Bereich unerlässlich.

Weitere Möglichkeiten zur Störschallreduktion
IR-Übertragung (Infrarot), Induktionsschleifen und Spulen.

Alltagserleichternde Hilfsmittel
Blitzanlagen, Licht und Vibrationswecker, Videotelefonie etc.

7.2 Auditive Verarbeitungsstörungen

Norina Lauer

Auch: Auditive Verarbeitungs- und Wahrnehmungsstörung, Auditive Wahrnehmungsstörung, Auditive Perzeptionsstörung, *auditory processing disorder,* Abkürzung im Deutschen AVS bzw. AVWS, im Englischen APD
Störungen der Verarbeitung nonverbaler und verbaler akustischer Stimuli bei intaktem peripherem Hören und normaler Intelligenz.

7.2.1 Theoretische Aspekte der auditiven Verarbeitung

Die auditive Verarbeitung (AV) ist die auf die periphere Reizaufnahme folgende Informationsverarbeitung auditiver Reize. Der Terminus „Verarbeitung" bezieht sich auf den gesamten Prozess der Informationsweiterleitung. Eine Unterteilung in „Verarbeitung" und „Wahrnehmung" ist aus wahrnehmungspsychologischer und neurophysiologischer Sicht nicht sinnvoll. Die Zuordnung des anatomisch gesehen peripheren N. acusticus zum zentralen Hörsystem sowie die in der Cochlea beginnenden Verarbeitungsprozesse sprechen gegen eine eindeutige Trennung des peripheren und zentralen Hörens. Somit wird auch der Begriff „zentral" in der Bezeichnung des Störungsbildes nicht mehr verwendet.
Die der Cochlea nachgeschaltete Weiterverarbeitung auditiver Reize erfolgt über den Nervus vestibulocochlearis, der in den Hirnstamm mündet, und führt dann über die zentrale Hörbahn bis zum Cortex. Auf der Ebene der zentralen Hörbahn werden die akustischen Signale mehrfach umcodiert:
- je höher die Verarbeitungsebene, umso komplexer die Verarbeitung. Die komplexeste Verarbeitung findet in den primären akustischen Projektionsfeldern sowie in den sekundären und tertiären akustischen Rindenfeldern des Großhirns statt
- je analytischer die Verarbeitung, desto mehr linkshemisphärische Aktivität
- Verarbeitung außersprachlicher und sprachlicher Stimuli erfolgt in unterschiedlichen Hirnregionen

Leistungen des auditiven Systems
- Verarbeitung von Lautstärke
- Verarbeitung von Tonhöhe
- Verarbeitung der Dauer akustischer Reize
- Lokalisation von Schallquellen
- Verarbeitung außersprachlicher Reize (Geräusche, Musik)
- Verarbeitung sprachlicher Reize

Modell der auditiven Verarbeitung, ihrer Einflussfaktoren und nachfolgender Klassifikationsprozesse (▶ Abb. 7.2)
Unterteilung in Einflussfaktoren, auditive Teilfunktionen und Klassifikationsprozesse (Lauer 2014).
Einflussfaktoren:
- Aufmerksamkeit: bewusstes Wahrnehmen auditiver Stimuli generell (tonische und phasische Wachheit), selektiv (auf bestimmte Ereignisse gerichtet) oder geteilt (auf parallele Reize gerichtet). Vigilanz: längerfristige Beanspruchung der Aufmerksamkeit, bei der relevante Stimuli in unregelmäßigen Intervallen oder selten vorkommen
- Speicherung/Sequenz (*auch:* auditive Merkspanne bzw. Merkfähigkeit, Hörmerkspanne): kurzfristige Speicherung auditiver Stimuli im Arbeitsgedächtnis (Speicherung) unter Berücksichtigung der Reihenfolge (Sequenz)

Auditive Teilfunktionen:
- Lokalisation: Erkennen von Richtung und Entfernung auditiver Reize
- Diskrimination (*auch:* Differenzierung): Ähnlichkeiten und Unterschiede zwischen auditiven Reizen erkennen (z. B. „ta – ta“ gleich, „ka – ta“ verschieden)

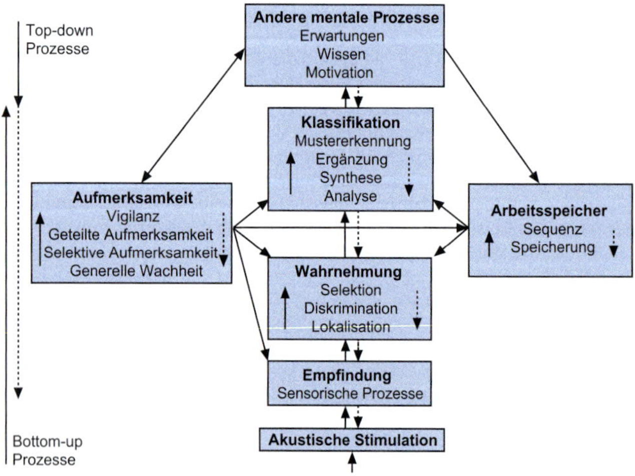

Abb. 7.2 Modell der auditiven Verarbeitung nach Lauer (2014) [L261]

- Selektion (*auch:* Figur-Hintergrund-Unterscheidung): Unterscheidung bedeutungsvoller Informationen von Umgebungsgeräuschen
- dichotische Diskrimination: Unterscheidung akustischer Stimuli, die beiden Ohren gleichzeitig präsentiert werden

Klassifikationsprozesse:

- Analyse: Herauslösen eines einzelnen Elements aus einer akustisch komplexen Gestalt. Sprachspezifisch bedeutet dies Fähigkeit zur Identifikation (z. B. „Ist ein /t/ in Tasse?“) und Positionsbestimmung von Lauten (z. B. „Ist das /t/ in Tasse vorne oder hinten?“)
- Synthese: Zusammensetzen einer akustisch komplexen Gestalt aus Einzelelementen (z. B. „t – a – l“ = Tal)
- Ergänzung: Vervollständigung fragmentarischer akustischer Gebilde zu sinnvollen Informationen (z. B. „Re-enschirm“ = Regenschirm)

Aufmerksamkeit und Speicherung/Sequenz sind Einflussfaktoren, die sich auf die auditiven Teilfunktionen und die Klassifikationsprozesse auswirken. Je höher die Anordnung der Funktionen im Modell, desto komplexer und sprachspezifischer die Verarbeitungsprozesse. Die einzelnen Teilfunktionen sowie die Einflussfaktoren und Klassifikationsprozesse interagieren miteinander und sind nicht klar voneinander zu trennen.

Der Prozess der auditiven Verarbeitung kann in zwei Richtungen verlaufen:

- *bottom-up:* von der akustischen Stimulation über Wahrnehmungs- und Klassifikationsprozesse bis hin zu mentalen Prozessen
- *top-down:* mentale Prozesse wie Erwartungen, Wissen oder Motivation beeinflussen Reizaufnahme und Reizverarbeitung

Das Zusammenwirken auditiver Teilfunktionen wird als intramodale Integration bezeichnet. Die intermodale Integration ist die Verbindung der auditiven Verarbeitung mit anderen Verarbeitungsprozessen wie der visuellen oder taktil-kinästhetischen Wahrnehmung.

7.2.2 Entwicklung der auditiven Verarbeitung

Während der kindlichen Entwicklung kommt es zur Ausdifferenzierung der auditiven Verarbeitung. Die Leistungen werden mit zunehmendem Alter immer komplexer (▶ Tab. 7.2 und ▶ Tab. 7.3).

Die auditive Analyse und Synthese beeinflussen die Entwicklung der phonologischen Bewusstheit und bilden somit eine Grundlage für Sprachentwicklung und Schriftspracherwerb. Der Effekt eines ausschließlichen Trainings der auditiven Verarbeitung auf den Erwerb von Lesen und Schreiben ist empirisch nicht gesichert. Eine effektive Förderung des Lese- und Schreiberwerbs sollte daher immer unter direktem Einbezug von Lesen und Schreiben erfolgen (Ise et al. 2012).

7.2.3 Diagnostik

> **!** Eine **auditive Verarbeitungsstörung** (AVS) liegt nach der S1-Leitlinie der Deutschen Gesellschaft für Phoniatrie und Pädaudiologie (DGPP) vor, wenn in einer Testbatterie mit nonverbalen und verbalen Testverfahren bei i. d. R. mind. zwei auditiven Funktionen die Testergebnisse um zwei Standardabweichungen oder mehr von denen der Referenzpopulation abweichen (DGPP 2019).

Tab. 7.2 Entwicklungsschritte des Hörens

Alter	Entwicklungsschritte
20. SSW	• Hörorgan ausgeformt und funktionstüchtig
22. SSW	• erste Reaktionen des Fötus auf akustische Reize
kurz nach der Geburt	• Tonhöhenunterschiede werden grob erkannt • Stimme der Mutter wird schnell erkannt
2. Mon.	• erste erworbene Anpassungsprozesse des Gehörs • lauschen, zielgerichtetere Reaktionen auf auditive Reize
4. Mon.	• erste Unterscheidung von stimmhaften und stimmlosen Lauten • Beginn der serialen Integration, z. B. auditive Lokalisation
bis 9. Mon.	• erste Ausbildung eines phonematischen Gehörs durch verbesserte Diskrimination auditiver Reize
bis ca. 6. Lj.	• weitere Ausdifferenzierung der auditiven Verarbeitung • Zunahme analytischer Leistungen • Entwicklung der phonematischen Bewusstheit
Grundschulalter	• Weiterentwicklung der Klassifikationsprozesse Analyse und Synthese in engem Zusammenhang mit dem Schriftspracherwerb

In der **Diagnostik** kommen audiologische und psychometrische Testverfahren zum Einsatz. Vor der audiologischen Diagnostik empfiehlt die DGPP die Abklärung von sprachlichen und kognitiven Leistungen sowie der Aufmerksamkeit anhand standardisierter Verfahren, um die auditiven Leistungen von anderen Defiziten abzugrenzen. Das ausschließliche Vorliegen einer Beeinträchtigung des sprachlichen Kurzzeitgedächtnisses rechtfertigt nicht die Diagnosestellung einer AVS, auch wenn solche Störungen häufig zeitgleich mit einer AVS auftreten (DGPP 2019). Anamnese und Elternfragebögen geben keine zuverlässigen Hinweise auf das Vorliegen einer auditiven Verarbeitungsstörung (von Suchodoletz 2002; Larsen 2007). Als Mindestalter für eine Diagnosestellung wird ein Alter von 7 J. empfohlen (DGPP 2019). Bei jüngeren Kindern ist keine zuverlässige Trennung von Kindern mit und ohne AVS möglich. Bei Formulierung der Diagnose sollten zusätzlich zu dem Begriff AVS die spezifischen Funktionen benannt werden, bei denen Auffälligkeiten festgestellt wurden.

Prävalenz: von 2–3 % bei Kindern, Jungen : Mädchen = 2 : 1 (Ptok et al. 2000; Kiese-Himmel 2011)

Ursachen: medizinische Faktoren wie Hirnreifungsverzögerungen oder chronische Mittelohrentzündungen sowie Umwelteinflüsse durch Über- oder Unterangebot auditiver Reize

Ätiologie: Screeningverfahren (Lauer 2014; Nickisch et al. 2006) können erste Hinweise auf das Vorliegen einer auditiven Verarbeitungsstörung geben. Differenzierte Diagnosestellung nur durch Kombination von standardisierten audiologischen und psychometrischen Testverfahren. Es existiert kein Goldstandard für eine gesicherte Diagnosestellung.

Audiologische Testverfahren (▶ Tab. 7.4)

- werden von Phoniatern, Pädaudiologen oder spezifisch geschulten Hals-, Nasen-, Ohrenärzten durchgeführt

Tab. 7.3 Entwicklung von Einflussfaktoren, auditiven Teilfunktionen und Klassifikationsprozessen

Funktionen	Entwicklungsschritte
Einflussfaktoren	
Aufmerksamkeit	• drei Entwicklungsstufen: über-selektiv/zu grob (bis Schuleintritt), über-inklusiv/zu feingliedrig (bis 12. Lj.), selektiv (ab 12. Lj.) • Zunahme der Vigilanzfähigkeit
Speicherung/ Sequenz	• größter Leistungszuwachs im Kindergarten- und Grundschulalter • mit ca. 4–7 J.: Lebensalter minus 1–2 = Speicherkapazität von Silben/Zahlen • bis zum 14. Lj. weitgehend abgeschlossen (7 ± 2 Items)
Auditive Teilfunktionen	
Lokalisation	• 4.–7. Lm.: Lokalisation seitlich platzierter Signale • 16.–21. Lm.: Lokalisation unter- und oberhalb platzierter Signale • innerhalb des 1. Lj.: zunehmende Genauigkeit der Richtungsbestimmung der Schallquelle • Erkennen der räumlichen Entwicklung von Geräuschen (sich bewegende Signale) bleibt bis ins Vorschulalter problematisch • weitere Ausdifferenzierung zwischen dem 6. und 12. Lj.
Diskrimination	• beginnt direkt nach der Geburt, zunächst unbewusst • von grober außersprachlicher Diskrimination hin zur Diskrimination von Sprachlauten
Selektion	• Ausdifferenzierung auf der Basis von Diskrimination und selektiver Aufmerksamkeit • 5.–6. Lj.: mind. 70 %-Leistung beim Verstehen von Wörtern (65 dB) im Störgeräusch (60 dB)
dichotische Diskrimination	• Ausdifferenzierung auf der Basis von Diskrimination und Selektion • Normwerte ab 5. Lj. im dichotischen Diskriminationstest
Klassifikationsprozesse	
Analyse	• Lautidentifikation ab ca. 5. Lj. • Positionsbestimmung von Lauten in Wörtern ab ca. 7. Lj. möglich
Synthese	• entwickelt sich v. a. im Rahmen des Schriftspracherwerbs, ab ca. 7. Lj.
Ergänzung	• Aus- und Inlautergänzung im Vorschulalter z. T. möglich, im frühen Grundschulalter auch Anlautergänzung • Basis: gut entwickelter Wortschatz

- objektive Verfahren erfordern im Gegensatz zu subjektiven keine aktive Mitarbeit des Patienten, motorische Unruhe kann aber die Testergebnisse beeinflussen
- das Ergebnis eines einzelnen Tests ist zur Diagnosestellung nicht geeignet, einen übereinstimmenden Einsatz von Testverfahren gibt es aber nicht
- eine hohe Anzahl von Tests erhöht die Sensitivität der Verfahren, vermindert gleichzeitig aber die Spezifität (AAA 2010)

Tab. 7.4 Audiometrische Testverfahren [G1102]

Audiometrische Verfahren	Getestete auditive Leistung
Objektive Verfahren	
Stapediusreflexschwellenmessung	Schutzfunktion
kortikale evozierte Potenziale (CERA)	Potenziale N1, P2, P3; *mismatch negativity*
Subjektive Verfahren	
Richtungshörmessung	Lokalisation
Sprachaudiometrie im Störgeräusch	Selektion
binauraler Summationstest	binaurale Summation
dichotische Diskriminationstests	Separation
Test mit zeitkomprimierter Sprache	Zeitauflösung
• Hörfeldskalierung • Unbehaglichkeitsschwelle	Hördynamik
• Gap-Detection-Test • Ordnungsschwellenmessung	Musteranalyse

Psychometrische Testverfahren (▶ Tab. 7.5)

- werden von Logopäden bzw. Sprachtherapeuten eingesetzt
- auch bei psychometrischen Verfahren kann ein Test allein keine gesicherte Diagnosestellung ermöglichen
- sind nur einzelne Funktionen auffällig, sollte nicht die Diagnose AVS gestellt, sondern die jeweils gestörte Funktion benannt werden

Im Grundschulalter können gemäß DGPP folgende Tests eine Unterscheidung zwischen Kindern mit und ohne AVS liefern:

- Sprachaudiometrie im Störgeräusch
- Kurzzeitgedächtnis für Sinnlossilben
- Kurzzeitgedächtnis für Zahlenfolgen
- Phonemdifferenzierung
- Dichotisches Wortpaarverstehen

(DGPP 2019, S. 28; Nickisch et al. 2009, 2013, 2018)

Zusammenhänge mit anderen Störungsbildern

Störungsbilder, die häufig gemeinsam mit einer AVS auftreten:

- Sprachentwicklungsstörungen (SES)
- Störungen der phonologischen Bewusstheit
- Lese-Rechtschreib-Störungen (LRS)
- Störungen der Merkfähigkeit
- Aufmerksamkeitsdefizit-(Hyperaktivitäts-)Störungen (AD[H]S)
- Autismus-Spektrum-Störungen

(Kiese-Himmel 2011; DGPP 2019; Sharma et al. 2009)

Die Zusammenhänge zwischen auditiver Verarbeitung, phonologischer Bewusstheit, Merkfähigkeit, Sprachentwicklung und Schriftspracherwerb sind nicht hinreichend geklärt und erschweren Diagnosestellung und Therapieplanung. In einer Metaanalyse (Wolf et al. 2016) zeigt sich ein geringer Zusammenhang zwischen phonologischer Bewusstheit und Schriftspracherwerb.

Tab. 7.5 Psychometrische Testverfahren (Lauer 2014)

Psychometrische Testverfahren	Funktion
Einflussfaktoren	
Vigilanzprüfung über das PC-Programm AudioLog, TEA-Ch-K	Aufmerksamkeit
• Zahlenfolgen: AGTB 5–12, HASE, HVS, IDS, K-ABC II, PET, WISC-V • Silben/Pseudowörter: AGTB 5–12, BISC, HASE, IDS, MAUS, Mottier-Test aus dem ZLT bzw. „Pseudowörter nachsprechen" aus dem ZLT-II, SET 5–10 • Wortfolgen: AGTB 5–12, K-ABC II, VLMT • Sätze: HASE, HSET • Texte: HSET, IDS	Speicherung und Sequenz
Auditive Verarbeitung	
Richtungshörmessung bzw. AudioLog	Lokalisation
• Unterscheidung gleich – verschieden: BLDT, MAUS • phonologische Differenzierung: Bildwortserie zur Lautagnosieprüfung, H-LAD, HVS, MAUS	Diskrimination
• Wörter im Störgeräusch: MAUS • Sätze im Störgeräusch: OLKISA • Wörter, Silben oder Laute im Störgeräusch über AudioLog	Selektion
vgl. aud. Tests bzw. Wörter, Silben oder Laute über AudioLog	dichotische Diskrimination
Klassifikation	
• Silbensegmentierung: BISC, HVS, TPB • Lautidentifikation: BAKO 1–4, BISC, H-LAD, HVS, KNUSPEL-L, MAUS, TEPHOBE, TPB • Lautkategorisierung, -ersetzung, -vertauschung, -elision: BAKO 1–4, TPB • Reimen: BISC, HVS, TEPHOBE, TPB	Analyse
• Laute verbinden: BISC, PET, TEPHOBE • Wortumkehr: BAKO 1–4, TEPHOBE	Synthese
Wörter ergänzen: PET	Ergänzung

AGBT: Arbeitsgedächtnisbatterie für Kinder (5–12 J.), BAKO 1–4: Basiskompetenzen für Lese-Rechtschreibleistungen (1.–4. Klasse), BISC: Bielefelder Screening zur Früherkennung von Lese- und Rechtschreibschwierigkeiten (Vorschulalter), BLDT: Bremer Lautdiskriminationstest (2. Klasse), HASE: Heidelberger Auditives Screening in der Einschulungsuntersuchung (4–6 J.), HLAD: Heidelberger Lautdifferenzierungstest (2./4. Klasse), HSET: Heidelberger Sprachentwicklungstest (3–9 J.), HVS: Heidelberger Vorschulscreening (3–7 J.), IDS: Intelligence and Development Scales (5–10 J.), K-ABC II: Kaufman Assessment Battery for Children II (3–18 J.), KNUSPEL-L: Knuspels Leseaufgaben (1.–4. Klasse), MAUS: Münchner Auditiver Screeningtest für Verarbeitungs- und Wahrnehmungsstörungen, OLKISA: Oldenburger Kinder-Satz-Test (4 J. bis Grundschulalter), PET: Psycholinguistischer Entwicklungstest (3–9 J), SET 5–10: Sprachstandserhebungstest für Kinder im Alter zwischen 5 und 10 Jahren, TBP: Test für Phonologische Bewusstheitsfähigkeit (4 J. bis Ende 1. Klasse), TEA-Ch-K: Test zur Erfassung von Konzentration und Aufmerksamkeit im Kindergartenalter (4–6 J.), TEPHOBE: Test zur Erfassung der phonologischen Bewusstheit und der Benennungsgeschwindigkeit (Vorschule bis 2. Schuljahr), VLMT: Verbaler Lern- und Merkfähigkeitstest (ab 6 J.), WISC-V: Wechsler Intelligence Scale for Children – Fifth Edition (6–16 J.), ZLT: Zürcher Lesetest (2.–6. Klasse); ZLT-II: Zürcher Lesetest – II (1.–8. Klasse)

7.2.4 Therapie

Laut Heilmittelrichtlinien (2020) gehören auditive Verarbeitungsstörungen zum Bereich 2 „Störungen der Sprache und des Sprechens", ▶ Kap. 2.1 „Störungen der Sprache vor Abschluss der Sprachentwicklung", Diagnosegruppe „SP2-Störungen der Sprache vor Abschluss der Sprachentwicklung: Störungen der auditiven Wahrnehmung" (Therapie 30, 45 bzw. 60 Min., 1- bis 3-mal pro Woche, Höchstmenge je Verordnung 10 Therapieeinheiten [TE], orientierende Behandlungsmenge 20 TE, verordnungsfähig nur aufgrund einer neuropsychologischen Untersuchung und zentralen Hördiagnostik).
Interventionen beziehen sich auf Beratung, Modifikation der Hörumgebung und auditives Training.

Beratung von Eltern und Pädagogen

In der Beratung ist über Diagnosestellung und Therapiemöglichkeiten aufzuklären. Hinweise finden sich in den Praxishilfen zur Leitlinie AVWS der DGPP (2019) und Ratgebern (Lupberger 2015; Hammann 2019). Informationen zu Störungsbild und Selbsthilfe unter www.avws-selbsthilfe.de. Es existieren nur wenige Selbsthilfegruppen. Auch sollten betroffene Kinder selbst beraten werden, um eine Entlastung zu bewirken.

Modifikation der Hörumgebung

Raumakustik

Klassenräume und Mobiliar sollten so konzipiert sein, dass Nachhallzeiten und konstanter Störschall vermieden werden. Weitere Informationen in der AVWS-Leitlinie der DGPP (2019).

Übertragungsanlagen

Drahtlose Übertragungsanlagen können bei Kindern mit AVS und Problemen beim Sprachverstehen im Störgeräusch das Verstehen erleichtern. Das Signal-Rauschverhältnis am Ohr des Zuhörers wird durch Erhöhung der Intensität des Sprechers, Reduzierung der Störgeräusche und Begrenzung von Nachhalleffekten verbessert (DGPP 2019). Der Sprecher hat ein Sendermikrofon, der Zuhörer trägt einen Empfänger, der das akustische Signal über die Übertragungsanlage erhält. Es gibt unterschiedliche Modulationsarten (z. B. AM, FM). Meist werden Frequenzmodulationsanlagen (FM-Anlagen) genutzt, da hierbei zeitgleich mehrere Mikrofone verwendet werden können (DGPP 2019).
Die **Effektivität** von FM-Anlagen konnte in einigen Studien belegt werden (z. B. Johnston et al. 2009; Smart et al. 2018). Die **Kosten** übernimmt bei entsprechender Begründung die Krankenkasse. Bei längerfristiger Nutzung sollte das Gehör des Kindes regelmäßig fachärztlich untersucht werden. Eine Verlaufskontrolle zum Nutzungsverhalten und der Überprüfung der Hörverbesserung wird empfohlen (ASHA 2002).

Hörgeräte

Der Einsatz von individuellen Hörgeräten zur Störschallunterdrückung bei Kindern mit AVS wird in der Literatur beschrieben, eine Studie von Kuk et al. (2008) zeigt aber keinen Vorteil für diese Versorgungsmöglichkeit. Daher sollten vorzugsweise Übertragungsanlagen verwendet werden.

Pädagogisch-didaktische Maßnahmen

Hierzu gehören Sitzplatz, Sprecherverhalten und didaktische Maßnahmen. Für Schulungen und begleitende Beratung von Lehrern zum Umgang mit Kindern mit AVS können der mobile Dienst von Förderschulen oder pädagogisch-audiologische Beratungsstellen genutzt werden. Die an der Förderung beteiligten Pädagogen sollten regelmäßige Teamsitzungen durchführen und Gespräche mit Eltern bzw. Erziehungsberechtigten durchführen.

Sitzplatz

- Schulkinder mit AVS sollten möglichst weit vorne sitzen (< 5 m Entfernung), um den Lehrer zu verstehen und bei Störlärm das Mundbild sehen zu können (Lippenlesen)
- kann mit einem Ohr besser gehört werden, ist dieses auf den Sprecher auszurichten
- von Störgeräuschen (z. B. Beamer) möglichst entfernt sitzen
- Hörumgebung stabil halten, daher möglichst selten Sitzplatz wechseln
- Klassen mit mehreren Kindern mit AVS:
  - Sitzordnung in Form eines Halbkreises
  - max. 12 Schüler pro Klasse
  - < 50 % Schüler mit AVS pro Klasse mit sonst peripher hörgeschädigten Kindern

Sprecherverhalten

- deutlich und betont sprechen
- Mimik und Gestik einsetzen
- zu lautes oder überdeutliches Sprechen vermeiden (mindert Sprechverständlichkeit)
- für eine ruhige Hörumgebung sorgen

Didaktische Maßnahmen

- kurze und eindeutige Instruktionen, mit Beispielen verdeutlichen
- Vorträge des Lehrers kurzhalten
- natürliche Sprechpausen verlängern, um mehr Zeit für Verstehen zu geben
- Aufmerksamkeit über direkte Ansprache sichern
- Blickkontakt zum Hörenden halten
- Wiederholung und Betonung einsetzen
- schriftliche Hinweise, Skripte und Tafelanschriebe einsetzen
- nicht gleichzeitig sprechen und an die Tafel schreiben
- Sprech- und Sprachverstehen über Nachfragen sicherstellen

Auditives Training

Spezifische Einzel- und ggf. Gruppentherapie durch Logopäden bzw. Sprachtherapeuten.

Teilfunktionsorientierte Therapie (▶ Tab. 7.6)

Am weitesten verbreiteter Ansatz zum Training spezifisch gestörter Funktionen.

- als Einzel- und ggf. Gruppentherapie
- Einzeltherapie: beste Möglichkeit, um auf die individuellen Schwierigkeiten des Kindes einzugehen
- Gruppentherapie: motivierend und unterstützend. Je spezifischer gearbeitet werden soll, umso homogener muss die Zusammensetzung der Gruppe sein

7

Tab. 7.6 Beispiele für teilfunktionsorientierte Therapieprogramme zum auditiven Training

Burger-Gartner und Heber (2006)	Auditive Verarbeitungs- und Wahrnehmungsstörungen bei Vorschulkindern
Brunner und Waibel (2011)	Sprachspiele zur auditiven Wahrnehmung und Sprachverarbeitung im Vorschulalter
Lauer (2014)	Auditive Verarbeitungsstörungen im Kindesalter
Nickisch, Heber und Burger-Gartner (2016)	Auditive Verarbeitungs- und Wahrnehmungsstörungen bei Schulkindern
Plume und Schneider (2004)	Lauten für Kinder im Vorschulalter. Würzburger Buchstaben-Laut-Training
Wilhelm (2007)	Hörschmaus – Förderung der auditiven Wahrnehmung und Verarbeitung

- Arbeit an den als auffällig diagnostizierten Teilfunktionen, unspezifische Arbeit an allen Teilfunktionen mit unspezifischen Reizen ist zu vermeiden
- unterstützend computerunterstützte Verfahren

Prinzip
Übungen auf sprachlicher Ebene mit entsprechender Auswahl auditiver Stimuli:
- Laute, Silben, Wörter, Sätze, Texte

Da außersprachliche und sprachliche Reize in unterschiedlichen Hirnarealen verarbeitet werden, können keine Übertragungseffekte von außersprachlichen Leistungen auf sprachliche erwartet werden. Daher sollte das auditive Training auf Übungen mit sprachlichen Stimuli ausgerichtet sein (Lauer 2014).

Vorgehen
Bottom-up: Anbieten hierarchisch gegliederter Übungen, die am Entwicklungsstand des Kindes ansetzen. Schwierigkeitsgrad wird an die Leistung des Kindes angepasst und sukzessive erhöht. Schwerpunkt der Übungen liegt möglichst auf *einer* auditiven Teilfunktion, auch wenn eine Interaktion auditiver Teilfunktionen nicht vermeidbar ist.
Zusätzlich sind die Einflussfaktoren Aufmerksamkeit und Speicherung/Sequenz sowie die höheren kognitiven Funktionen der Analyse, Synthese und Ergänzung zu berücksichtigen.
Computerprogramme können unterstützend eingesetzt werden, sollten aber nicht als alleinige Behandlungsmethode gewählt werden. Bei Selektion und dichotischer Diskrimination bietet sich der PC-Einsatz besonders an, um Signal und Störgeräusch kontrolliert bzw. Signale parallel anzubieten. PC-Übungsprogramme sollten individuell anpassbar sein.
Top-down: Erarbeitung metakognitiver Strategien, z. B. Rehearsal, musikalisches Chaining, Elaboration, Paraphrasieren, Visualisierung.

7

Beispiele für einsetzbare Computerprogramme
- AudioLog (Flexoft): sehr umfassendes und gut strukturiertes Übungsprogramm zu allen auditiven Teilfunktionen auf außersprachlicher und sprachlicher Ebene, v. a. auf der für die Therapie relevanten Laut-,

Silben- und Wortebene viele Übungen; auch Selektion und dichotisches Hören trainierbar; individuelle Übungskonzeption sehr gut möglich
- Hören-lauschen-lernen: Sprachspiele für Kinder im Vorschulalter – Würzburger Trainingsprogramm zur Vorbereitung auf den Erwerb der Schriftsprache: Übungsprogramm mit außersprachlichen und sprachlichen Stimuli, individuelle Anpassung eingeschränkt, für häusliches Üben geeignet
- Hören-Sehen-Lernen: außersprachliche und sprachliche Stimuli, v. a. für Training von Diskrimination, Analyse und Synthese geeignet

MiniLÜK Hörspaß: Übungsprogramm mit außersprachlichen und sprachlichen Stimuli, wenig Anpassungsmöglichkeiten, für häusliches Üben geeignet

Effektivität des auditiven Trainings

Effektivität des auditiven Trainings in Einzelfall- und Gruppenstudien für einzelne Teilfunktionen belegt (Lauer 2014). In randomisierter kontrollierter Studie für Bottom-up- und Top-down-Trainingsgruppe gegenüber einer inaktiven Kontrollgruppe wurden Verbesserungen nachgewiesen (Sharma et al. 2012). Auch Training des Arbeitsgedächtnisses kann Verbesserungen bewirken (Lepach und Petermann 2009; Thorell et al. 2009). Umfangreiche und kontrollierte klinische Studien mit homogenen Probandengruppen fehlen (Kiese-Himmel 2011). Wirksamkeit und Übertragung erzielter Effekte auf sprachliche bzw. schriftsprachliche Leistungen nicht eindeutig nachgewiesen, daher sind diese immer gesondert zu üben.

Evidenzlage für Einsatz deutscher PC-Übungsprogramme bei AVS bislang nicht ausreichend. Für englischsprachige Programme wie Fast ForWord oder Earobics zeigen Studien wenig oder keine Evidenz für deren Einsatz (Cirrin und Gillam 2008; Fey et al. 2011; Gillam et al. 2008; Loo et al. 2010).

Psychomotorische und musikorientierte Therapieansätze

Gruppenübungen, die rhythmisch-melodische Elemente mit Motorik verbinden. Vielfach Kombination mehrerer auditiver Funktionen. Übungsmaterialien stellen den spielerischen Aspekt in den Vordergrund und sind oft wenig hierarchisch gegliedert. Sie fördern die Freude der Kinder an der Auseinandersetzung mit auditiven Reizen und die auditive Aufmerksamkeit, können ein gezieltes auditives Training aber nicht ersetzen. Musikalisches Training scheint eher unspezifisch exekutive Funktionen zu verbessern. In einer Studie konnten phonologische Fähigkeiten und Leseleistungen gesteigert werden (Flaugnacco et al. 2015).

Technische Therapieansätze und Klangtherapie

Einsatz elektronischer Geräte zur Behandlung auditiver Verarbeitungsstörungen. Übungsreize vielfach nicht sprachlich.

Ordnungsschwellentraining

Training der zeitlichen Verarbeitung z. B. mit Klickgeräuschen. Dadurch zwar Leistungsverbesserung der trainierten Funktion, Übertragungseffekte auf sprachliche Reize, wie Phonemdiskrimination, aber nicht eindeutig nachgewiesen. Nach Beendigung des Trainings reduzieren sich die erzielten Leistungen wieder.

Lateral-Training

Verbesserung der auditiven Verarbeitung durch Beeinflussung der Koordination beider Hirnhälften konnte wissenschaftlich nicht belegt werden.

Klangtherapie nach Tomatis

Anbieten spezifisch gefilterter Musik bei unterschiedlichsten Störungsbildern (AVS, Aphasie, LRS usw.), Wirksamkeit ist nicht erwiesen (von Suchodoletz 2003), Verfahren steht im Widerspruch zu anerkannten neurophysiologischen Befunden. Ärztliche Fachgesellschaften raten vom Einsatz des Verfahrens ab.

Auditives Integrationstraining

Ähnlich wie bei der Tomatis-Methode wird spezifisch gefilterte Musik angeboten. Die Methode wird bei unterschiedlichen Diagnosen angewandt, z. B. AVS, Autismus, ADS bzw. ADHS, Dyslexie. Bei Kindern im Schulalter hat sich das Training als nicht effektiv erwiesen (Fey et al. 2011).

> **Effektivität technischer Therapieansätze**
> Übertragungseffekte auf sprachliche Stimuli nicht nachgewiesen. Allgemeine Verbesserung der auditiven Aufmerksamkeit möglich. Die scheinbare Plausibilität zugrundeliegender Konzepte rechtfertigt bei fehlender oder negativer Evidenz nicht die Anwendung. Von einem Einsatz technischer Therapieformen ist daher abzuraten.

7.2.5 Leitlinien zu AVS

Die für das Störungsbild existierenden Leitlinien kommen zu unterschiedlichen Bewertungen des Störungsbildes und empfehlen unterschiedliche diagnostische Vorgehensweisen. Die American Speech-Language and Hearing Association (ASHA), die American Academy of Audiology (AAA) und die British Society of Audiology (BSA) beziehen höhere kognitive Funktionen ausdrücklich *nicht* mit in das Störungsbild AVS ein und empfehlen sprachfreie Testverfahren. Die Deutsche Gesellschaft für Phoniatrie und Pädaudiologie (DGPP) integriert Funktionen wie Analyse weiterhin und hält sprachfreie und sprachgebundene Testverfahren für erforderlich. Lediglich Störungen der Aufmerksamkeit, Merkfähigkeit oder Kognition sollten laut DGPP nicht in die Diagnose AVS einbezogen werden.

7

Ein **Goldstandard** zur Untersuchung und Behandlung von AVS existiert nicht. Der Einbezug mehrerer Professionen in die Untersuchungen wird empfohlen. Die Gesellschaft, von der die jeweilige Leitlinie (▶ Tab. 7.7) stammt, empfiehlt die letztendliche Diagnosestellung durch die in der Gesellschaft vertretene Profession. Dies widerspricht einer multidisziplinären Diagnosestellung.

7.3 Blinde Kinder

Julia Siegmüller

Auch: kongenitale Blindheit, schwerste hochgradige Sehbehinderung
Blindheit ist die extremste Form der Sehbehinderung und somit die unterste Grenze der abnehmenden Sehfähigkeiten. Die Restsichtigkeit darf nicht mehr als 2 % be-

Tab. 7.7 Leitlinien zu Auditiven Verarbeitungsstörungen

Gesellschaft	Leitlinie	Jahr
American Academy of Audiology (AAA)	Clinical Practice Guidelines. Diagnosis, Treatment and Management of Children and Adults with Central Auditory Processing Disorder	2010
American Speech-Language-Hearing Association (ASHA)	(Central) Auditory Processing Disorders. Technical Report	2005
British Society of Audiology (BSA)	Position Statement and Practice Guidance Auditory Processing Disorder (APD)	2017
California Speech-Language-Hearing Association (CSHA)	Guidelines for the Diagnosis and Treatment for Auditory Processing Disorders	2007
Deutsche Gesellschaft für Phoniatrie und Pädaudiologie (DGPP)	Leitlinie Auditive Verarbeitungs- und Wahrnehmungsstörungen (S1-Leitlinie)	2019

tragen, wobei diese Einteilung international verschieden betrachtet wird. Bei mehr als 2 % Sehfähigkeit spricht man von Sehstörung oder visueller Störung.

- Einteilung der Sehbehinderung in Sehbeeinträchtigung, wesentliche Sehbeeinträchtigung und Blindheit
- Häufigkeit: 1:4.000–1:6.000 Lebendgeburten
- Bei 10–20 Fällen auf 10.000 Lebendgeburten zeigen sich Folgen der Sehstörung in der Schullaufbahn der betroffenen Kinder (McConachie und Carr 2008; Zahl gilt außerhalb der Entwicklungsländer)
- Anteil Blinder bei Frühgeborenen 3–7 %; 40 % tragen Netzhautschädigungen davon

Ursachen

- **erblich:** z. B. Missbildung des Auges (z. B. Mikrophtalmus), Fehlbildung des Sehnervs (z. B. Hypoplasie)
- **erworben:** Schädigungen der äußeren Augenpartien (z. B. Katarakt)
- **iatrogene Faktoren:** z. B. Operationsschäden, Fehlbehandlungen
- **entzündliche Formen:** rückläufig, z. B. Meningitis
- **Frühgeborenenblindheit:** zunehmend! pathologische Wachstumsprozesse der noch unreifen Netzhaut
- **kortikale Schäden:** z. B. Verletzungen des primär visuellen Kortex verursachen Gesichtsfeldausfälle unterschiedlicher Ausdehnung

7.3.1 Erscheinungsbild

Ein großer Teil der kongenital blinden Kinder ist mehrfachbehindert und/oder autistisch, was die Unterscheidung zwischen Primär- und Sekundärsymptom erschwert. Für mögliche Auswirkungen der Blindheit auf die allgemeine Entwicklung der Kinder vgl. Beelmann und Hecker (1998).

> **!** Neuere Studien zeigen, dass blinde Kinder sich als Ersatz für den visuellen Sinn vermehrt auf den Tastsinn und nicht auf auditiven Input verlassen.

Hypersensitivität im Mundraum

Hypersensitivität im Mundraum kann bei blinden Kindern mit und ohne weitere kognitive Symptome bestehen. Sie entsteht, weil die generelle taktile Zurückhaltung bei blinden Kindern häufig auf den orofazialen Bereich übertragen wird. Daraus entsteht bei fester Nahrung der Effekt, dass die Nahrung im Mund hin- und hergeschoben, nicht zerkaut und beim Schlucken häufig erbrochen wird. Meist entwickelt sich dieses Verhalten um den 8. Lm.

Folgen sind:

- Schwierigkeiten bei Umstellung auf feste Nahrung
- Hemmung der Selbstständigkeit bei der Nahrungsaufnahme

Kognitive und emotionale Entwicklung

- kontroverse Diskussion, ob Kinder mit kongenitaler Blindheit ein erhöhtes Risiko zu Störungen der Ich-Entwicklung aufgrund mangelnder Selbstrepräsentation tragen
- Bindungsverhalten normal, kindliche Reaktionen aufgrund von auditivem Stimulus (Stimme der Eltern)
- frühes Explorationsverhalten normal, starkes Ertasten von Gesichtern
- Wahrnehmungsentwicklung verzögert, v. a. Wahrnehmung anderer Personen, dadurch verzögerte soziale Entwicklung
- verzögerte *Theory of Mind* (McConachie und Carr 2008); kann sich im Erwerb bis ins Jugendalter ziehen
- Symbolspiel stark verzögert; v. a. weniger Gebrauch von Ersatzobjekten im Spiel

Sprachentwicklungsstörung

- aufgrund geringer Zahl blinder Kinder ist kein unauffälliger Sprachentwicklungsverlauf (allein durch Blindheit beeinflusst) in Abgrenzung zu Blindheit und Sprachentwicklungsstörung beschrieben (Mills 1988)
- ca. bis ins Jahr 2000 wurde beginnende Sprachproduktion generell als verzögert beschrieben. Neue Fallstudien belegen unauffälligen Start des produktiven Wortschatzerwerbs bei kleineren Studien. Von der Entwicklung im 1. Lj. werden keine Auffälligkeiten beschrieben
- im Bereich Artikulation vorübergehend Fehlbildungen von Lauten mit gut sichtbarem Artikulationsvorgang
- lexikalische und syntaktische Entwicklung: v. a. Verblexikon und Schnittstelle der Verben zur grammatischen Entwicklung (▶ Kap. 3.4.3) von Auffälligkeiten betroffen. Ursächlich hierfür sind die fehlenden Erfahrungsmöglichkeiten (Beobachten von Handlungen), die durch visuellen Input optimal gestützt würden. Bei blinden Kindern ohne eigenständige Sprachentwicklungsstörung werden dagegen i. d. R. Verben mit taktiler Wahrnehmungsmöglichkeit gut erworben (z. B. *baden*). Insofern wird die syntaktische Ebene von der lexikalischen Störung beeinflusst. Eine Differenzialdiagnostik zwischen Lexikon und Syntax muss entscheiden, ob daneben eine eigenständige syntaktische Störung vorliegt.
- Überwindung der Einwortebene kann sich bis zum Ende des 3. Lj. ziehen besondere Schwierigkeiten beim Erwerb der Wortbedeutung (Semantik, ▶ Kap. 3.5). Dabei werden konkrete Objekte besser gelernt als abstrakte.

Generell werden Wortbedeutungen selten auf handlungsbezogene Kontexte abgebildet (Beelmann und Hecker 1998). Auswirkungen auf Entwicklung des Symbolspiels: semantische Aspekte von Wörtern werden weniger elaboriert
- besondere Probleme bereiten daneben:
  - räumlich-deiktische Begriffe wie Adverbiale (z. B. hier, dort)
  - lokale Präpositionen (z. B. auf, in)
  - Personalpronomen, die sich mit einem Sprecherwechsel verändern (z. B. ich, du)
  - Echolalie: kann bis zu 25 % aller Sprachäußerungen ausmachen. Ursachen sind autistische Züge, v. a. bei Mehrfachbehinderung, oder Kommunikationsstrategie, bei der das Kind zunächst unanalysierte Sprachteile ganz übernimmt, um das Kommunikationserlebnis zu erfahren und zu erproben (Beelmann und Hecker 1998). Bei Kindern ohne Mehrfachbehinderung teilweise Abbau im/ab dem 3. Lj. (McConachie und Carr 2008)

7.3.2 Diagnostik

Im deutschen Sprachraum existieren keine psychometrischen Verfahren zur Erfassung der Sprachfähigkeiten bei blinden Kindern; schlechte Testleistungen reflektieren u. U. Reaktionen auf nicht lösbare Aufgaben bzw. höhere kognitive Anforderungen (McConachie und Carr 2008).

Die Diagnostik konzentriert sich auf Artikulation, Semantik und Lexikon.
- semantisch-lexikalische Ebene: Verteilung der Wortarten im Wortschatz, v. a. schwierige Wortarten (Verben) dokumentieren. Rückgriff auf Spontansprachprobe

7.3.3 Therapie

Behandlung der Sprachstörung

- Sprechfreude im Alltag: räumliche Sicherheit ist Voraussetzung für den Versuch der eigenständigen Kommunikationsaufnahme. In Kita daher häufiger Kommunikation mit Kindern innerhalb der Gruppe als im Außengelände; hier häufig sehr zurückgezogen bis autistisch. Aufbau Kommunikationsverhalten innen stärken und nach außen übertragen; hier ebenfalls Aspekt der räumlichen Sicherheit (z. B. Sandkiste als Spielfläche für blindes Kind begreifbar eingrenzen)
- Lexikonentwicklung muss im Vordergrund stehen, wobei die Untersuchung der Welt ohne visuelle Verarbeitung in der Therapie geübt werden muss. Entsprechend muss der Aufbau semantischer Felder erfolgen, ohne visuell orientierte semantische Merkmale einzubeziehen. Die Etablierung erster Wörter muss im wahrsten Sinne des Wortes die *Begreifbarkeit* der Konzepte beinhalten. So wird die vermehrte Fokussierung auf den Tastsinn geübt
- Entwicklung der Semantik erfolgt in Interaktionssituationen bekannter Routineabläufe, in denen räumliche Orientierung der Kinder gewährleistet ist. In diesem Setting Merkmalsaspekte von Objekten besser integrierbar, mehr Explorationsaktivität beim Kind stimulierbar
- Aufbau des Verblexikons: Idee des Handlungsbezeichnens kann an körperlich erfahrbaren Verben, z. B. sitzen, berühren, streicheln, angebahnt werden. Direkt danach sollte sich eine Therapie transitiver Verben mit vollständigen syntaktischen Rahmen anschließen, um den Einstieg in die Mehrwortebene zu ermöglichen

- Abbau der Echolalie: als letztes Ziel, da sie als Ersatzstrategie betrachtet werden sollte, durch die das Kind die Generierung eigener Sätze ersetzt. Das positive Kommunikationserlebnis, das das Kind hierdurch erlebt, kann nur durch ein anderes positives Kommunikationserlebnis, nämlich die Generierung eigener Mehrwortäußerungen, ersetzt werden

Behandlung der orofazialen Störungen
Eltern sollten den Kindern möglichst viel unterschiedliche Nahrung anbieten. So wird der Erfahrungsschatz mit verschiedenen Texturen im Mund geschult. Dadurch kann der Entwicklung einer Hypersensitivität im Mundraum in der kritischen Entwicklungsperiode entgegengewirkt werden.
Bei den weiter verbreiteten ernsthaften Störungen der Nahrungsaufnahme bei Blindheit aufgrund einer neurologischen Ursache sind häufig keine präventiven Maßnahmen möglich (▶ Kap. 4).

7.4 Geistige Behinderung

Ernst G. de Langen

Auch: Intelligenzminderung, Oligophrenie, intellektuelle Minderbegabung
Nach der Definition des Expertengremiums des Deutschen Bildungsrates ist geistig behindert, „*wer infolge einer organisch-genetischen oder anderweitigen Schädigung in seiner psychischen Gesamtentwicklung und in seiner Lernfähigkeit so sehr beeinträchtigt ist, dass er voraussichtlich lebenslanger sozialer und pädagogischer Hilfen bedarf. Mit den kognitiven Beeinträchtigungen gehen solche der sprachlichen, sozialen, emotionalen und motorischen Entwicklung einher*“ (Kanter 1977).

Niederländische und deutsche Studien berichten über folgende Prävalenz der geistigen Behinderung bezogen auf die Gesamtpopulation:
- IQ < 50: 0,4 %
- IQ 50–70: 2,5–2,9 %

7

Ursachen
Die statistische Ursachenverteilung ist bei den Gruppen der schweren bzw. leichten geistigen Behinderung unterschiedlich:
- > 50 % der schweren Behinderungen haben pränatale Ursachen, v. a. chromosomale und nicht chromosomale Dysmorphiesyndrome (Sarimski 2001). Es dominiert das Down-Syndrom mit ca. 30 %
- In vielen Fällen bleibt die Ursache für eine geistige Behinderung ätiologisch unklar, d. h. weder metabolisch-genetische noch chromosomale oder exogene Faktoren können eindeutig festgestellt werden. Remschmidt (1979) nennt eine Anzahl von ca. 75 % ungeklärter Fälle. Erhebliche Fortschritte in der Humangenetik und daraus folgende Beschreibungen weiterer genetischer Syndrome führen dazu, dass die Anzahl ungeklärter Fälle zurückgeht (▶ Kap. 7.5)

7.4.1 Erscheinungsbild und Klassifikation

Der Begriff „Geistige Behinderung“ ist synonym mit der Bezeichnung „Intelligenzminderung“, die im Klassifikationsschema in der ICD-10 (Dilling et al. 1993) verwendet wird. Operationalisiert wird die Klassifikation durch den Grad der Intelligenzminderung.

Definitionen (▶ Tab. 7.8)

- **geistige Behinderung:** die intellektuellen Fähigkeiten liegen psychometrisch um mehr als zwei Standardabweichungen unter dem Durchschnitt der jeweiligen Altersgruppe bei bedeutsamem Entwicklungsdefizit der sozial-adaptiven Fähigkeiten
- **Oligophrenie:** psychiatrischer Oberbegriff der verschiedenen Formen der intellektuellen Minderbegabung, wenn diese angeboren, ererbt oder frühkindlich vor, während oder nach der Geburt erworben ist. Die Defekte sind dauerhaft
- **Intelligenz:** in der Psychologie das Ganze der Denkvollzüge und ihre Anwendung auf die praktisch-theoretischen Aufgaben des Lebens sowie Fähigkeit, unter zweckmäßiger Verfügung über Denkmittel neuartige Situationen und Probleme zu meistern (Martin 1979)

Sprachentwicklungsstörung

Bei geistiger Behinderung muss von einer gestörten Entwicklung der kommunikativen Kompetenz ausgegangen werden, eine physiologische Entwicklung ist eher die Ausnahme. Bei einer Stichprobe von 800 Teilnehmern wurden folgende Häufigkeiten fehlender oder gestörter Sprach- und Kommunikationsmöglichkeiten beschrieben:

Tab. 7.8 Schweregradeinteilung der geistigen Behinderung

Schweregrad	ICD-10	Intelligenzbereich	Symptomatik
Minderbegabung, Grenzdebilität		IQ 70–80	Kinder häufig in der Schule überfordert, manche können Grund- und Hauptschule abschließen, die meisten sind später sozial und beruflich unabhängig
leichte intellektuelle Behinderung, Debilität	F70	IQ 50–69	praktische Begabung häufig besser als theoretische, Sonderschule für Lernbehinderte im Erwachsenenalter, z. T. selbstständig (Entwicklungsalter als Erwachsene: 7–10 Lj.)
mäßige intellektuelle Behinderung, Imbezilität	F71	IQ 35–49	Sonderschule für praktisch bildungsfähige Kinder, als Erwachsene nicht selbstständig, einfache Tätigkeiten in Behindertenwerkstätten (Entwicklungsalter als Erwachsene: 4–6 Lj.)
schwere intellektuelle Behinderung	F72	IQ 20–34	können einfache Verrichtungen erlernen, müssen jedoch ständig betreut leben, meist Heimunterbringung (Entwicklungsalter als Erwachsene: 2–4 Lj.)
schwerste intellektuelle Behinderung, Idiotie	F73	IQ < 20	ständige Betreuung, oft wird weder Laufen noch selbstständiges Essen oder Sprechen erlernt (Entwicklungsalter als Erwachsene: 0–2 Lj.)

Eine genauere Beschreibung der Schweregradeinteilung findet sich in den Leitlinien der Deutschen Gesellschaft für Kinder- und Jugendpsychiatrie und Psychotherapie (2003).

- keine sprachliche Kommunikation: 80,9 %
- gestörte sprachliche Kommunikation: 15,4 %
- Verwendung von Sprache und Zeichen: 0,6 %
- Verwendung von Zeichen und Symbolen: 2,6 %
- nicht zu beschreiben: 0,5 %

(Goldbart 1990)

Eine Sprachstörung bei geistiger Behinderung ist demzufolge nicht zwangsläufig mit einer Kommunikationsunfähigkeit gleichzusetzen. Alternative nonverbale Kommunikation wie Gebärden, Zeichen, Symbole und technische Kommunikationshilfen können in manchen Fällen die gestörte Sprachentwicklung teilweise kompensieren. Störungen der sprachlichen Kompetenz bei geistiger Behinderung sind nicht mit spezifischen Sprachentwicklungsstörungen vergleichbar, weil die intellektuelle Minderbegabung zusätzlich den Erwerb der Konzeptbildung und der pragmatisch-kommunikativen Fähigkeiten beeinträchtigt.

Abbeduto und Hesketh (1997) nennen folgende, nicht sprachspezifische Gründe für Verständigungsprobleme im Dialog:

- störende stereotype Verhaltens- und Sprachmuster
- Blickkontaktvermeidung
- unzureichende Abstimmung des thematischen Bezugs der Äußerungen
- unzureichende Mitteilung inhaltlich notwendiger Informationen
- fehlende Strategien zur Auflösung von Missverständnissen

7.4.2 Diagnostik

Altersnormierte Sprachentwicklungstests

- sind bei einem Teil der Kinder mit geistiger Behinderung sinnvoll; nicht angebracht bei Kindern mit Mehrfachbehinderungen, die oft ein invariables Nullprofil zeigen
- **Ziel:** Aufdeckung dissoziativer Entwicklungen des Spracherwerbs, um durch eine spezifische phonetische bzw. linguistische Therapie im Bereich von Artikulation, Phonologie, Lexikon, Semantik oder Morphologie und Syntax funktional bedeutsame Fortschritte im Spracherwerb zu erzielen
- Vergleich mit nicht behinderten Altersgenossen wenig hilfreich

Differenzialdiagnostik

Eine Lernbehinderung ist von einer geistigen Behinderung zu unterscheiden. Letztere ist gemäß der internationalen Terminologie als grenzwertige Intelligenz im Bereich von einem IQ von 85–70 definiert (▶ Tab. 7.8 und Leitlinien der Deutschen Gesellschaft für Kinder- und Jugendpsychiatrie und Psychotherapie 2016).

Das deutsche Sonderschulwesen hat eine Grenzziehung vorgenommen, bei der bei drei Standardabweichungen unterhalb des Mittelwerts, also einem IQ < 55, Schüler einer Schule für geistig Behinderte zugewiesen werden. Schüler mit einem IQ zwischen 55 und 85 werden dagegen als lernbehindert eingestuft (Sarimski 2001).

7.4.3 Therapie

Methoden aus dem Bereich der umschriebenen Sprachentwicklungsstörungen sind nur eingeschränkt anwendbar, da die erforderlichen kognitiven Rahmenbedingungen oft fehlen. Die Sonderpädagogik hat deshalb mehrere Ansätze entwickelt, die eine Sprachentwicklungsförderung in Kombination mit verschiedenen alternativen Methoden ermöglichen.

Grundsätzlich sollte die Förderung immer zweigleisig sein: Ausbau der laut- und/ oder schriftsprachlichen Möglichkeiten auf spezifisch linguistischer Ebene in Kombination mit der Anbahnung von alternativen Kommunikationsformen und Interaktionsgestaltung.

Förderung der Kommunikation

Die untenstehenden Ansätze bei Kindern und Jugendlichen können zur Anwendung kommen (Fröhlich 1995). Welchem Ansatz jeweils der Vorzug gegeben werden sollte, ist zum einen vom Schweregrad der Sprachentwicklungsstörung abhängig, zum anderen spielt der Entwicklungsgrad der jeweils erforderlichen kognitiven bzw. motorischen Fähigkeiten eine wichtige Rolle. Mitentscheidend ist auch, auf welche Kommunikationsformen sich die nächste Umgebung des Kindes einlassen will und kann.

- somatischer Dialog
- basale Kommunikation
- Gestalttherapie
- nonverbale Kommunikationsförderung
- Förderung von emotionalem Ausdruck und Gestik
- Gebärden
- Zeichen und Symbole
- technische Kommunikationshilfen
- allgemeine Sprachentwicklungsförderung

Neuropsychologische Förderung

Ergänzend zur Kommunikationsförderung.

- neuropsychologische Förderung basaler kognitiver Kompetenzen, wie verbalem Kurzzeitgedächtnis und Aufmerksamkeit, da diese für weiterführende Therapien notwendig sind
- früher standen eher verhaltenstherapeutisch strukturierte Übungssituationen im Vordergrund, heute besteht die kommunikative Sprachanbahnung bei geistig behinderten Kindern aus der Förderung von Gelegenheiten zur Kommunikation und der Beratung der Eltern in der alltäglichen Interaktionsgestaltung (Sarimski 2001)

7.5 Genetische Syndrome

Julia Siegmüller

Pränatal entstandene Fehlbildung durch Veränderungen des Erbmaterials auf chromosomaler oder genetischer Ebene. Als Folge können geistige Behinderungen unterschiedlicher Schwere entstehen, wobei aus chromosomalen Störungen typischerweise mittlere bis schwere geistige Behinderungen (▶ Kap. 7.4.1) entstehen (Strömme und Hagberg 2000). Mehr als jede zweite schwere geistige Behinderung wird heute auf ein Syndrom mit genetischer Ursache zurückgeführt (Sarimski 2001), geistige Behinderungen ohne bekannte Ursache werden dagegen seltener: so weist der OMIM-Katalog (*Online Mendelian Inheritance in Man* – ein Onlinekatalog menschlicher Gene und genetischer Störungen) 2016 bereits 4.550 Phänotypenbeschreibungen mit bekannter Ursache und nur noch 1.483 Beschreibungen ohne bekannte Ursache auf.

Beziehung Genetische Syndrome – seltene Erkrankungen
Eine Erkrankung ist selten, wenn sie seltener als bei 1 : 5.000 Lebendgeburten auftritt. Viele genetische Syndrome fallen unter die seltenen Erkrankungen. Folge ist häufig wenig Wissen über syndromspezifische Entwicklungsverläufe oder besondere Risiken bei dieser Erkrankung.
Informationsmöglichkeiten:
- Dachorganisation der seltenen Erkrankungen ist die ACHSE (Allianz chronischer seltener Erkrankungen), die die Einzelverbände zusammenführt, Adressenlisten, Beratung etc. anbietet
- Onlinekataloge mit gelisteten Phänotypenbeschreibungen
  - OMIM (www.omim.org)
  - Orphanet (www.orpha.net)
  - SE-Atlas (deutsch; www.se-atlas.de)

Genetische Syndrome können konstanten oder progressiven Verlauf (z. B. Rett-Syndrom, ▶ Kap. 7.5.12) aufweisen.
In den späten 1990er Jahren fortschreitendes Wissen zu Aufbau, Einfluss und Arbeitsweise von Genen. Folge davon ist die Umdeutung der geistigen Behinderung von der Ursache (Syndrom) zu einem Symptom einer Störung mit anderer Kausalität (Siegmüller 2015). In der Folgezeit rücken syndromspezifische Beschreibungen auf genetischer (Genotyp), organisch-somatischer (Phänotyp), kognitiv-sprachlicher (Verhaltensphänotyp) Ebene in den Vordergrund und erfassen so Entwicklungsverläufe von genetischen Störungen.

7.5.1 Häufige Formen genetischer Störungen

! Beim gesunden Menschen besteht das Erbgut in einem diploiden Chromosomensatz aus 46 Chromosomen, davon 22 identische Paare (nummeriert nach abnehmender Größe von 1 bis 22), das letzte ungleiche Paar bilden die Geschlechtschromosomen (XX bei Frauen und XY bei Männern).

Chromosomenabberationen

10–25 % aller Schwangerschaften, Hauptursache von Fehlgeburten, häufigste bekannte Ursache von angeborenen Fehlbildungen und geistiger Minderbegabung.

Nummerische Aberrationen

- **Monosomie:** Fehlen vollständiger Chromosomen. Einzige lebensfähige Monosomie ist das Turner-Syndrom (X0)
- **vermehrtes Auftreten vollständiger Chromosomen:** Trisomie weitaus am häufigsten. Wurde für alle Chromosomen nachgewiesen (z. B. Down-Syndrom, ▶ Kap. 6.5.7)

Strukturelle Aberrationen

- **Deletion:** große Anteile eines Chromosoms fehlen, z. B. Cri-du-Chat-Syndrom (▶ Kap. 7.5.5)
- **Mikrodeletion:** Deletion einer kleinen Anzahl eng zusammenliegender Gene. Zur Manifestierung eines Syndroms Verlust von ca. 20–30 Genen notwendig. Zytogenetisch nicht nachweisbar. Durch molekulare Techniken bis-

lang > 20 Mikrodeletionssyndrome bekannt (z. B. Williams-Beuren-Syndrom, ▶ Kap. 7.5.15)
- **Translokation:** ein Arm eines Chromosoms wird auf ein anderes übertragen. Unbalancierte Translokationen führen zu Trisomien

Mutationen

Die Mutation, d. h. die spontane Erbgutveränderung während der Zellteilung, d. h. jede Veränderung der primären Nukleotidsequenz in der DNS. Hierdurch wird die natürliche Produktion eines Proteins vermindert oder verhindert. Größte Anzahl Mutationen bleibt ohne Effekt auf Phänotyp (Skuse und Seigal 2008).
- Punktmutation ist die Veränderung von nur einem Gen
- Keimbahnmutationen entstehen in Samen- oder Eizelle und werden an die Nachkommen weitergegeben. Neue Punktmutationen in männlicher Keimbahn (Spermatogenese) mit zunehmendem Alter immer wahrscheinlicher
- Mosaik: Mutationen während der Embryogenese/Entwicklung betreffen nur einen Teil der Körperzellen

Multifaktorielle Störungen

Mutationen in mehreren Genen, oft verbunden mit äußeren Umständen, z. B. Strahleneinwirkung.

Mitochondriale Störungen

Sehr selten. Entstehen durch Mutationen im Bereich der Mitochondrien (nonchromosomaler Bereich der DNA) und werden nur von der Mutter an das Kind weitergegeben, da die Eizelle Mitochondrien enthält.

Störungen aufgrund von gestörter Genaktivität

Noch nicht ausreichend erforscht. Genaktivität ist abhängig von:
- ererbten genetischen Faktoren (Epigenetik)
- endogenen biologischen Faktoren wie Hormonen (Stresshormone, Sexualhormone)
- Umweltfaktoren (Toxine, psychologischer Stress ausgelöst durch Mutter)

Alle drei Bereiche drücken sich auf dem phänotypischen Level aus (verursachen Symptome).

7.5.2 Sprachentwicklungsstörungen bei genetischen Syndromen

Sprachentwicklungsstörungen treten mit den meisten Syndromen auf, die auch eine geistige Behinderung als Symptom aufweisen. Sie sind Symptom bei vielen Syndromen, teilweise auch völlig ausbleibende Sprachproduktion.
- i. d. R. ist die Sprache schwerer betroffen als nicht-sprachliche Kognition (z. B. Down-Syndrom, ▶ Kap. 7.5.7)
- Ausnahme ist das Williams-Beuren-Syndrom (▶ Kap. 7.5.15): sprachliche Entwicklung kann weiter voranschreiten als die nicht-sprachliche kognitive Entwicklung (Rondal und Edwards 1997)

Sprachproduktion und Sprachrezeption

Ältere Quellen gehen häufig noch davon aus, dass der Spracherwerb bei bestimmten Syndromen generell ausbleibt (z. B. beim Cri-du-Chat-Syndrom bei ca. 50 % der Betroffenen). Diese Angaben beziehen sich i. d. R. auf die Entwicklung der Sprachproduktionsfähigkeiten. Die weitaus schlechteren Einschätzungen von Betroffenen mit bestimmten Syndromen bis in die 1980er Jahre hinein werden auch auf die weniger ausgereiften Förder-, Unterstützungs- und Versorgungssysteme zurückgeführt. Seitdem die Sprachdiagnostik differenzierter auf die expressiven und rezeptiven Anteile der Sprache eingeht, sind die Profile der einzelnen Syndrome genauer beschreibbar:

- **defizitäre Sprachproduktion** ist bei vielen genetischen Syndromen Leitsymptom
- **Sprachrezeption** ist i. d. R. besser entwickelt, zumindest das Wortverstehen oder das Anwenden einer Schlüsselwortstrategie beim Satzverständnis ist den meisten Kindern auch mit schweren geistigen Behinderungen möglich. Die Anteile des Satzverstehens entwickeln sich dann normalerweise stark verzögert, d. h. bis ins Schulalter hinein

Bei ausbleibender Sprachproduktion sind unterstützende Maßnahmen zum Kommunikationsaufbau auf der Basis der sprachrezeptiven Fähigkeiten möglich, daher ist die Diagnostik des Sprachverständnisses bei Kindern mit schwerer geistiger Behinderung von besonderer Bedeutung.

Variation und Prognose

Wichtiges Merkmal ist die große Variation in der Ausprägung, z. B. beim Down-Syndrom: Fälle mit ausgesprochen gut entwickelter Sprache (Rondal 1995) und mit nahezu ausgebliebener Sprachentwicklung. Dies ist bei Prognosestellungen zu beachten. Generelle Angaben über die Sprachentwicklung sind bei vielen Syndromen daher kaum möglich. Neuere Studien zeigen i. d. R. bessere Entwicklungschancen, als Ursache wird die im Vergleich zu früher bessere Förderung und Integration betroffener Kinder diskutiert.
Besonderheit bei genetischen Syndromen sind Phasen der Entwicklungsverlangsamung bis zu Stagnationsphasen, die als **Entwicklungsplateaus** bezeichnet werden (Leonard 1998; Siegmüller 2015). I. d. R. nicht therapeutisch beeinflussbar, entstehen z. B. durch Hirnreifungsverzögerungen. Viele Syndrome erreichen in der Entwicklung ein **Endplateau,** d. h. eine dauerhafte Stagnation, die das Ende des Entwicklungsverlaufs bei einem spezifischen Kind markiert. Entwicklungs- und Endplateaus aus diagnostischen Daten nicht klar trennbar, Syndrombeschreibungen in der Literatur geben Hinweise auf Überwindungswahrscheinlichkeit des Plateaus (Siegmüller 2015).

7.5.3 Angelman-Syndrom

Klaus Sarimski

Auch: Happy-Puppet-Syndrom (veraltet), Abkürzung: AS

Ursachen

Gemeinsam mit dem Prader-Willi-Syndrom (▶ Kap. 7.5.11) durch Imprinting entstehende Krankheit. In 75 % Mikrodeletion von genetischem Material am proximalen langen Arm des 15. Chromosoms (15q11–13), die von der Mutter weitergegeben wird. Bei Patienten ohne Deletion in 2 % beide Chromosomen vom Vater (uniparentale paternale Disomie); Rest durch Imprinting-Mutation (maternales Allel), UBE3A-Gen-Mutationen oder unbekannte Ursache (Laan et al 1999).

- Häufigkeit: 1 : 10.000–1 : 20.000
- gleiches Verhältnis von Jungen zu Mädchen
- Lebenserwartung: normal
- klinische Diagnose kann in > 80–85 % durch molekulargenetische Analyse bestätigt werden

Erscheinungsbild

Klinische Merkmale werden im Alter von 1–4 J. deutlich (Williams et al. 1995a, Williams et al. 1995a, b).

Konsistente Merkmale (100 % der Fälle)

- **schwere Entwicklungsstörung (geistige Behinderung):** IQ < 40 (Sarimski 2003); schwere Sprachentwicklungsstörung, meist völlig ausbleibende produktive Sprachentwicklung; rezeptive und nonverbale Kommunikationsfähigkeiten besser ausgebildet als produktive verbale Kompetenzen
- **Bewegungs- oder Gleichgewichtsstörungen:** ataktisches Gangbild, zitternde Bewegungsmuster
- **Verhaltensauffälligkeiten:** häufiges Lächeln oder Lachen (oft ohne erkennbaren Anlass), ausgeprägte Fröhlichkeit, Impulsivität, hypermotorisches Verhalten, kurze Aufmerksamkeitsspanne

Häufige Merkmale (> 80 %)

- verlangsamtes, disproportionales Kopfwachstum, führt im Alter von 2 J. zu Mikrozephalie
- Krampfanfälle, setzen vor Vollendung des 3. Lj. ein
- verändertes EEG-Muster

Assoziierte Merkmale (20–80 %)

- flacher Hinterkopf, okzipitale Furche, hervorstoßende Zunge, prominentes Kinn, weiter Zahnabstand
- Ernährungsprobleme im Kleinkindalter durch Schluck- und Saugstörungen, Speichelfluss, exzessives Kauen und in den Mund nehmen von Objekten
- Strabismus
- hypopigmentierte Haut, helles Haar und helle Augen (nur bei Mikrodeletion, s. o.)
- hyperaktive Muskeleigenreflexe der unteren Gliedmaßen; gebeugte, erhobene Armhaltung beim Laufen
- erhöhte Hitzeempfindlichkeit, Schlafstörungen
- Faszination durch Wasser

Sprachliche Symptomatik

Probleme in der Sprach- und Sprechentwicklung können sowohl auf die geistige Behinderung (Williams et al. 1995a) als auch auf Einschränkungen der oralen Funktionen zurückgeführt werden. Hörstörungen liegen nicht vor, oft jedoch chronische Mittelohrentzündungen (Alvares und Downing 1998).

- produktiver Wortschatz meist < 5 Wörter, oft völlig ausbleibende Sprachproduktion (Jolleff und Ryan 1993; Andersen et al. 2001); bei Patienten mit UPD oder Imprinting-Mutation etwas günstigere Prognose (Wortschatzumfang 10–30 Worte; Loosie et al. 2001); Wörter semantisch unpräzise und phonologisch auffällig (Alvares und Downing 1998)

- einfache Aufforderungen und Sätze werden verstanden
- Dissoziation von rezeptiven und produktiven sprachlichen Leistungen durch motorische Einschränkungen des Sprechapparates mitbedingt, aber nicht vollständig zu erklären
- nonverbale Kommunikationsformen:
  - Gebärdensprache durch eingeschränktes Imitationsverhalten und motorische Probleme erschwert (Laan et al. 1999)
  - Einsatz von Gestik oder Bildern ebenfalls nicht so erfolgreich, wie aufgrund der rezeptiven sprachlichen Leistungen zu erwarten wäre (Alvares und Downing 1998); häufiger körpernahe Gesten als Gebärden zur Verständigung; in Einzelfällen ist der Aufbau eines umfangreichen Handzeichen-Repertoirs möglich (Clayton-Smith 1993)

Diagnostik

Sprachliche Diagnostik erfolgt im Idealfall in vertrauter Umgebung, da ansonsten soziale Interaktion und Kommunikation noch eingeschränkter sind, als dies im Rahmen des Syndroms ohnehin der Fall ist:

- Untersuchung von symbolischer Entwicklung, rezeptivem und produktivem Wortschatz
- im Elterngespräch klären, ob Patient mithilfe von Gesten und Gebärden interagieren kann
- Einschränkungen von Sprechmotorik und visuellen Fähigkeiten abklären

Therapie

Die Methodik der Übungen ist dem jeweiligen sprachlichen Niveau sowie der geistigen Behinderung des Kindes angepasst:

- defizitäre Sprachproduktion: Einsatz von Gesten und Vokalisationen (Alvares und Downing 1998). Ziel ist der Einsatz von Handzeichen (Gebärden) oder der Gebrauch eines Kommunikationssystems mit Symbolen (z. B. Bildkarten als nicht-elektronisches Kommunikationsmittel oder einfache elektronische Kommunikationsgeräte)
- seltene oder gar keine Kommunikation: bevorzugten Kommunikationsweg ermitteln und ausbauen. Ein wichtiges Ziel ist die Einbeziehung von Kommunikationspartnern aus dem sozialen Umfeld und Anleitung zum Gebrauch unterstützter Kommunikationsformen im Alltag
- Förderung des Verstehens von Wortbedeutungen, Aufforderungen und Sätzen mit Alltagsrelevanz
- chronische Mittelohrentzündungen behandeln lassen, da sonst weitere Verzögerungen bei der Ausbildung sprachlicher Fähigkeiten
- mundmotorische Übungen, z. B. zur Behandlung des Speichelflusses

7.5.4 Cornelia-de-Lange-Syndrom

Klaus Sarimski

Auch: Brachmann-de-Lange-Syndrom, de-Lange-Syndrom. Abkürzungen: CdLS, BdLS

Ursache

Noch nicht vollständig aufgeklärt; fast immer sporadisches Auftreten als Neumutationen. Autosomal-dominante oder X-gebundene Vererbung. Molekulargenetischer

Nachweis einer Mutation des NIPBL-Gens bei ca. 50 % der Patienten mit der klinischen Diagnose eines CdLS.

- Häufigkeit: noch unklar, Schätzungen reichen von 1 : 10.000–1 : 30.000
- ausgeglichenes Verhältnis von Jungen zu Mädchen

Erscheinungsbild

Charakteristische Merkmale

- Hirsutismus (ausgeprägte Körperbehaarung)
- vorgeburtliche Wachstumsverzögerung, Minderwuchs
- Telekanthus (vergrößerter Abstand zwischen den medialen Augenlidwinkeln), zusammengewachsene, dichte, buschige Augenbrauen (Synophrys); lange, dichte Wimpern und andere craniofaziale Merkmale
- Mikrozephalie
- Vierfingerfurche, proximal ansetzender Daumen
- Sichelfuß, Syndaktylie der Zehen, kurzer Fuß/Brachydaktylie der Zehen
- Hyperreflexie, muskuläre Hypertonie, Rigidität und Spastik
- gastroösophagealer Reflux, schwere Ernährungsprobleme
- geistige Behinderung (meist schweren Grades)
- Sprachentwicklungsstörungen
- Hörbeeinträchtigung (gering- bis hochgradig)

Gelegentliche Merkmale

- Reduktionsfehlbildungen der Arme, Hände oder Finger, Oligodaktylie (Hemmungsfehlbildung mit verringerter Finger- oder Zehenzahl)

Sprachliche Symptomatik

- sehr heterogenes Sprachprofil von weitgehend ausbleibender produktiver Sprachentwicklung bis zu relativ umfangreichem Wortschatz und der Fähigkeit zur Formen- und Satzbildung (Sarimski 2003)
- häufig phonetisch-phonologische Störungen: z. B. Substitution oder Elision von Konsonanten, sprechdyspraktische Symptome
- rezeptive Sprachleistung meist besser als produktive: etwa ⅔ der Kinder mit CdLS verfügen im Alter von 4 J. über einen Wortschatz von 3–10 Worten (Goodban 1993)
- sowohl bei nicht sprechenden Kindern als auch bei Kindern mit sprachlichen Kompetenzen häufig geringe kommunikative Eigeninitiative und soziales Rückzugsverhalten (Sarimski 2002a)

Stimmsymptomatik

Stimme in den ersten 12 Mon. auffällig schwach oder tiefer als normal.

Ungünstige Prognose für die Sprachentwicklung bei (Goodban 1993)

- Geburtsgewicht < 2.500 g
- mäßigen oder schweren Hörbehinderungen
- Reduktionsfehlbildungen der oberen Extremitäten
- geringer sozialer Kontaktfähigkeit
- stark verzögerter motorischer Entwicklung

Diagnostik

- reguläre Sprachentwicklungsdiagnostik auf den linguistischen Ebenen Lexikon/Semantik, Phonetik/Phonologie und Syntax/Morphologie
- Überprüfung des Hörvermögens, um einen möglichen Einfluss auf sprachliche Leistungen einschätzen zu können
- Abklärung entwicklungsdyspraktischer Probleme

Therapie

- sprachtherapeutische Intervention möglichst frühzeitig
- bei Bedarf Behandlung von Ernährungsproblemen, z. B. Therapie des Schluckaktes

Kinder ohne Sprachproduktion

Alternative Kommunikationsformen einführen, z. B. Gesten oder Gebrauch einfacher bildgestützter oder elektronischer Kommunikationsmittel. Methode wird abhängig von kognitiven sowie rezeptiven sprachlichen Fähigkeiten, der Motivation zu kommunizieren und ggf. motorischen Einschränkungen gewählt. Abstimmung auf die Kommunikationsbedürfnisse des Kindes.

Sprachproduktion vorhanden

- Wortschatzarbeit besonders wichtig, bei geringem Wortschatz steht Alltagsrelevanz im Vordergrund
- wenn ein Grundwortschatz vorhanden ist und/oder erste Mehrwortäußerungen produziert werden, ist auch Arbeit auf syntaktischer Ebene sinnvoll
- Auffälligkeiten auf phonetisch-phonologischer Ebene sollten einbezogen werden. Abgeklärt werden muss, ob die Probleme in der Artikulation liegen oder ob das Lautsystem noch nicht voll entwickelt ist (▶ Kap. 5.3 und ▶ Kap. 5.2)
- Aufmerksamkeit und Motivation zur Kommunikation berücksichtigen

7.5.5 Cri-du-Chat-Syndrom

Julia Siegmüller

Auch: Katzenschreisyndrom, Cat-Cry-Syndrom, Deletion-5p-Syndrom. Abkürzung: CDC

Ursache

Verlust von genetischem Material am Ende des kurzen Arms (p) von Chromosom 5, auch in Translokationsform und Mosaik (Carlin 1988).

- Häufigkeit: 1 : 50.000
- Verhältnis Mädchen zu Jungen ca. 4 : 3

Erscheinungsbild

- monotoner, schriller Schrei im Säuglingsalter (bis 24 Mon., dann Rückgang bei 30 %)
- monotoner Klang der Sprache mit relativ hoher Stimmlage (Sarimski 1997)
- Mikrozephalie, kraniofaziale Dysmorphien

- vermindertes Wachstum, psychomotorische und orthopädische Störungen (Hypotonie) bzw. verzögerte Entwicklung
- Atembeschwerden, Herzfehlbildungen, erhöhte Anfälligkeit für (Mittelohr-) Entzündungen
- Hyperaktivität gepaart mit Handstereotypien
- schwere geistige Behinderung, Einzelfälle mit IQ im Bereich der Lernbehinderung

Sprachliche Symptomatik

- Spanne zwischen Verstehen und Produzieren oft vergrößert bzw. es bleibt v. a. die Sprachproduktion aus. Sprachliches Leitsymptom ist starkes Sprachproduktionsdefizit. Grund für den teilweise fehlenden oder extrem späten Übertrag des passiven Wortschatzes in die Sprachproduktion ist unbekannt
- oft Schlüsselwortstrategie beim Verstehen auf Satzebene; auch bei vollständig ausbleibender Sprachproduktion
- wesentlich besser entwickeltes Wortverständnis mit erkennbarer semantischer Struktur (Kauschke und Siegmüller 1998)
- außersprachliche Anteile, die für den markanten Schrei verantwortlich sein könnten und sich auf die Sprachentwicklung übertragen lassen, wurden bislang vergebens im Kehlkopfbereich gesucht

Sprachentwicklung

In den 1980er-Jahren prognostizierten Studien ein Ausbleiben der Sprache bei ca. 50 %. Neuere Studien sehen bessere Chancen, v. a. bei früher kontinuierlicher Förderung (gilt auch für die anderen kognitiven Entwicklungsdomänen, v. a. für die Entwicklung der Selbstständigkeit). Trotzdem gibt es Fälle mit ausbleibender Sprachproduktion, Sprachverstehen entwickelt sich in Ansätzen:

- erstes Wort kann zwischen dem 12. und 72. Lm. auftreten
- Einwortebene erreichen etwa ⅔ der Kinder (Sarimski 1997)
- einfache Sätze bzw. Mehrwortäußerungen entwickelten in einer deutschen Stichprobe 4–15 %, amerikanische Daten nennen ca. 25 %

Diagnostik

Die Sprachentwicklungsdiagnostik bei CDC-Kindern muss eine gründliche Untersuchung der rezeptiven Seite beinhalten:

- Wortverständnis für relevante Wortarten (Nomen, Verben, Adjektive)
- Satzverständnis (Schlüsselwortstrategie?)

Die Untersuchung der Sprachentwicklung reduziert sich damit auf die Ebenen Lexikon, Semantik und Grammatik (allgemein). Die Untersuchung der Aussprache ist nur bei CDC-Kindern mit einer produktiven Mehrwortebene anzuraten, ein therapeutisches Ziel in diesem Bereich ist i. d. R. sekundär.
Weitere diagnostische Anteile: produktive Untersuchung (so bereits vorhanden)

- Wortproduktion
- Wortkombinationen (in freier Situation)

Therapie

- Wortverständnis: Förderung v. a. alltagsrelevanter semantischer Kategorien, Aufbau der lexikalischen Einträge in diesen Kategorien. Ziel ist Festigung und Elaboration des Wortverständnisses, um Einstieg in die Produktion evtl. zu ermöglichen
- semantische Therapie zur Absicherung einer adäquaten semantischen Vernetzung (rezeptiv)

- alternative Kommunikationsmittel bei Ausbleiben der produktiven Sprachentwicklung: v. a. ist der Einsatz von Gebärden oder Kommunikationsbüchern Erfolg versprechend. Diese greifen auf semantische Basis der Kinder zurück, daher erst nach semantischer Therapie einsetzen!
- Kombination von Wortverständnis und Gebärden/Kommunikationsbüchern als Übergang zur Sprachproduktion und/oder als Alternative zur verbalen Kommunikation sinnvoll

7.5.6 22q11-Deletionssyndrom

Julia Siegmüller

Auch: DGS, (kongenitale) Thymusdysplasie bzw. -aplasie, DiGeorge-Syndrom, CATCH 22, Velo-cardio-faziales Syndrom (VCFS), Shprintzen-Syndrom (z. T. synonym verwandt)

Ursache

- Verlust von Genmaterial auf Chromosom 22. Deletionsbereich wahrscheinlich uneinheitlich groß und umfasst mehrere Gene, Genort ist 22q11.2. Anteil vererbter Deletionen liegt bei 6 %, dann autosomal dominant; präferiert über das mütterliche Erbgut
- Hemmungsfehlbildung der 3. und 4. Schlundtasche in der Embryonalphase

- Häufigkeit: 1 : 3.000–1 : 5.000
- Letalität im Kindesalter sehr hoch
- Art des Syndroms: Immundefekt

(Valsangiacomo 2002)

Erscheinungsbild

- große klinische Bandbreite, klinische Phänotypen überlappen mit Shprintzen-Syndrom (auch Velo-cardio-faziales Syndrom), das teilweise auch als Synonym genannt wird
- Leitsymptomatik: Thymushypoplasie oder -aplasie mit nachfolgendem Immundefekt (hohe Infektanfälligkeit), primärer Hypoparathyreoidismus durch fehlende Anlage der Nebenschilddrüsen
- Herzfehler im Ausflusstrakt des Herzens und an den großen Arterien
- typische Gesichtsmerkmale, u. a. weiter Augenabstand, ungewöhnliche Gesichtsform, unterentwickeltes Kinn, dreieckiger Mund
- leichte bis mittlere geistige Behinderung, psychomotorischer Entwicklungsrückstand
- sehr häufig Schluckstörungen und starke Überempfindlichkeit im Mundbereich
- gespaltenes Zäpfchen, Lippen-Kiefer-Gaumenspalte, oft isolierte Gaumenspalte (teilweise verdeckt als submuköse oder okkulte Gaumenspalte)
- Gaumensegelverschluss-Insuffizienz auch teilweise funktionell bedingt durch syndrombedingte muskuläre Hypotonie (Wegener et al. 2008)
- Stimme hat typischerweise näselnden Klang durch die Anomalien in Hals und Kehlkopf

Sprachliche Symptomatik
Durch starke orofaziale Hypotonie oft Aussprachestörungen mit stark phonetischer Komponente, phonologische Anteile möglich.

Sprachentwicklung
Über den Verlauf ist wenig bekannt, Vorliegen syndrombedingter Sprachentwicklungsstörung bisher unklar (Wegener et al. 2008):
- bei ca. 37 % veränderter Schrei in Säuglingszeit: hoch, klar, monoton
- Lallphasen werden durch die starke orofaziale Belastung beeinträchtigt (Position verändert), dadurch atypischer Verlauf mit wenig Lallproduktion
- Sprachentwicklung wird generell als verzögert eingeschätzt und folgt verlangsamt den normalen Entwicklungsmeilensteinen des Spracherwerbs; erste Wörter nach deutschen Daten etwa um 21. Lm., Wortkombinationen mit 36 Lm.
- teilweise Ausbleiben der Sprachproduktion, wobei unklar ist, ob es sich um organische Ursachen handelt oder um Störungen im Sprachsystem; auch Atemkoordinationsstörungen, Stimmstörungen
- kognitive Entwicklung ist sprachlicher Entwicklung voraus mit zunehmendem Abstand über Vorschulzeit
- bei ca. 30 % als eigenständige Störungen eingeschätzte Sprachentwicklungsstörungen (Valsangiacomo 2002), in etwa gleichem Ausmaß Hörstörungen
- Sprechentwicklung: Lautrepertoire von Beginn an eingeschränkt mit inkonstanten, atypischen Lautbildungen. Ersatzlaute aus 4. oder 5. Artikulationszone

Diagnostik
- Sprachentwicklungsdiagnostik muss alle Anteile des Sprachsystems umfassen (Einsatz grundlegender sprachdiagnostischer Verfahren wie bei Umschriebener Sprachentwicklungsstörung, USES, ▶ Kap. 3)
- zusätzlich sollte eine genaue Untersuchung der orofazialen Peripherie erfolgen
- gesonderte Untersuchung der Sprechentwicklung (Artikulation, ▶ Kap. 5.2)
- Schluckdiagnostik: apparative Diagnostik durch Nasenpharyngoskopie und Videofluoroskopie

Therapie
- Förderung sollte abgestimmt erfolgen, Erfolg versprechend im multidisziplinären Team
- je nach Ausprägung (z. B. Spaltung des Zäpfchens oder LKG) operative Eingriffe erforderlich, die anschließend einer genau abgestimmten Therapie (▶ Kap. 4) bedürfen
- Desensibilisierung im Mundraum, v. a. oft bei Kindern mit Sondenernährung. Elternberichten zufolge Sondenentwöhnungen ab ca. 18 Lm. (z. B. orofaziale Programme, wie Castillo-Morales-Therapie)
- Aussprachestörungen mit stark phonetischen, aber auch maßgeblichen phonologischen Anteilen, notwendig ist eine individuell auf das Verhältnis von Phonetik und Phonologie abgestimmte Therapie der Aussprache. Bei starker Hypotonie besteht die Gefahr der Vernachlässigung der phonologischen Komponente!
- Sprachtherapie bei 22q11-Kindern muss genauso strukturiert angeboten werden wie für andere Kinder. Keine Belege für andersartige Entwicklungswege

von Betroffenen, sodass die Maßstäbe einer spezifischen Sprachentwicklungstherapie angelegt werden können
- in später Kindheit Motivationsprobleme durch starke Stimmungsschwankungen

7.5.7 Down-Syndrom

Klaus Sarimski

Auch: Trisomie 21, Morbus Down, Mongolismus (veraltet). Abkürzung: DS

Ursache

Chromosom 21 oder ein Teil davon ist dreifach vorhanden:
- **meist freie Trisomie 21:** Verdreifachung des gesamten Chromosoms 21
- **seltener Translokationstrisomie 21:** ein Abschnitt von Chromosom 21 ist dreimal vorhanden
- **Mosaik-Trisomie 21:** Teilungsfehler erst während der ersten Zellteilungen nach der Befruchtung, Patient besitzt Körperzellen mit 46 und mit 47 Chromosomen. Klinische Symptome schwächer ausgeprägt

Bei 95 % aller Kinder mit Down-Syndrom liegt eine freie Trisomie 21 vor, bei 4 % eine Translokationstrisomie 21, bei 1–2 % eine Mosaik-Trisomie 21. Die Häufigkeit des Down-Syndroms nimmt mit dem Alter der Mutter bei der Befruchtung zu.

- Häufigkeit: 1 : 600–1 : 700
- Lebenserwartung: 50–60 J.

Erscheinungsbild

- flaches, rundes Gesicht
- schräg gestellte Augen mit Epikanthus; weiße Flecken am Rand der Iris
- leicht abgeflachter, breiter Kopf (Brachyzephalie) und Mikrozephalie
- weiche, glatte Haare
- kleine Extremitäten und Ohren
- Muskelhypotonie
- kleine, breite Hände mit kurzen Fingern; Vierfingerfurche
- verminderte Körpergröße
- Herzfehler (bei 40 %): offenes Foramen ovale (Kammerseptumdefekt), Funktionsstörungen der Herzklappen oder Verengungen großer Gefäße
- Mundhöhle mit schmalem, hohem Gaumen; oft ungenügender Mundschluss; Makroglossie
- intellektuelle Fähigkeiten variabel, meist im Bereich einer mittelgradigen geistigen Behinderung

Sprachliche Symptomatik

Allgemein: Dissoziation sprachlicher Ebenen sowie zwischen Produktions- und Verständnisleistungen (Rezeption > Produktion). Sie wird durch Schwerhörigkeit (z. T. temporär verursacht durch Mittelohrentzündungen) und ein beeinträchtigtes auditives Kurzzeitgedächtnis negativ beeinflusst (Übersicht: z. B. Martin et al. 2009).

Sprachentwicklung

- Sprachverständnis ungefähr auf dem Niveau nicht-sprachlicher kognitiver Leistungen
- Sprachproduktion oft stärker verzögert als allgemeines kognitives Niveau vermuten lässt
- qualitativ kaum Unterschiede zu sprachlichen Leistungen jüngerer, nicht behinderter Kinder (Laws und Bishop 2003)
- produktiver Spracherwerb setzt später ein und wird später abgeschlossen
- Syntax/Morphologie schwerer betroffen als Lexikon/Semantik
- pragmatische Fähigkeiten gut, solange kein oder wenig linguistisches Wissen notwendig ist

Phonetik und Phonologie

Verständlichkeit der Sprache oft eingeschränkt:

- Patienten brauchen länger für die Überwindung phonologischer Prozesse (▶ Kap. 5.3). Lange Substitutionsprozesse oder Auslassungen unbetonter Silben. Teilweise werden die Prozesse auch im Erwachsenenalter nicht überwunden

Lexikon und Semantik

- erste Wortbildung setzt meist verspätet ein (Stoel-Gammon 2001)
- Wortschatzentwicklung ist auch nach dem Auftreten erster Wörter langsamer als bei Kindern ohne Down-Syndrom; etwa ⅔ haben im Alter von 5 J. einen Wortschatzumfang von mind. 50 Worten erreicht (Berglund et al. 2001)
- Erwerb offener Wortklassen wie Nomen, Verben, Adjektive und Adverbien fällt leichter als der Erwerb geschlossener Wortklassen, z. B. Funktionswörter. Bedeutungserwerb von Verben wird nicht vollständig abgeschlossen (Naigles et al. 1995)

Syntax und Morphologie

- Zweiwortkombinationen ab 4.–5. Lj. (Schaner-Wolles 2000): viele Kinder mit Down-Syndrom haben dann ein Entwicklungsalter von ca. 24 Mon. und beginnen somit im gleichen mentalen Alter mit Wortkombinationen wie nicht behinderte Kinder
- Störungsschwerpunkt: Flexionsmorphologie und Morphosyntax, Probleme halten bis ins Erwachsenenalter an. In der Spontansprache Auslassen von Funktionswörtern (z. B. bestimmter Artikel oder Präpositionen), Fehler in der Kasusmorphologie und der Subjekt-Verb-Kongruenz
- im Kindesalter entspricht das Satzverstehen dem von Kindern im gleichen nonverbalen Entwicklungsalter, bei älteren Patienten liegt es unterhalb ihres mentalen Alters

Sprech- und Redeflussstörungen

- durch Anomalien im Artikulationsapparat und Probleme bei der Kontrolle der Artikulationsmotorik (Schaner-Wolles 2000)

Diagnostik

- reguläre Sprachentwicklungsdiagnostik zu den linguistischen Ebenen Lexikon/Semantik, Phonetik/Phonologie und Syntax/Morphologie (▶ Kap. 5.3.3 und ▶ Kap. 3.6.3)
- Überprüfung des Hörvermögens, um einen möglichen Einfluss auf sprachliche Leistungen einschätzen zu können

- Untersuchung von Anomalien im Artikulationsapparat und deren Folgen auf die Artikulationsmotorik
- Abklärung von Redeflussstörungen

Therapie
Studien zu Sprachtherapie und Sprachentwicklung bei Kindern und Jugendlichen mit Down-Syndrom zeigen, dass das sprachliche Niveau nicht generell ab einem bestimmten Alter stagniert (Buckley 1995; Chapman et al. 2002). Sprachtherapie also auch im Jugendalter erforderlich.

- Förderung von Basiskompetenzen für die Sprachentwicklung, z. B. Mundmotorik, Kurzzeitgedächtnis
- Förderung sprachlicher Kompetenzen: Therapieschwerpunkt meistens im Bereich Syntax/Morphologie. Oft muss Produktion auf allen linguistischen Ebenen gefördert werden. Grobes Ziel ist die Erhöhung der Äußerungslänge und die Verbesserung der Verständlichkeit:
  - Phonologie: Überwindung phonologischer Prozesse
  - Lexikon/Semantik: Förderung kategoriellen Wissens, Wortschatzarbeit mit Fokus auf Verben
  - Syntax/Morphologie: Erarbeitung von einfachen bis komplexen Sätze sowie von Flexions- und Kasusmorphologie
  - bei Schwierigkeiten, Wörter aus dem Lautstrom zu filtern, weil prosodische Muster der Muttersprache nicht entdeckt werden, Einbeziehung einer entsprechenden Förderung, z. B. in die Wortschatzarbeit

7.5.8 Fragiles-X-Syndrom

Julia Siegmüller

Auch: Martin-Bell-Syndrom; Abkürzungen FraX, fra(X)

Ursache
Brüchige Stellen auf dem langen Arm des X-Chromosoms durch Veränderung in einer Trinukleotidsequenz der FMR-1-Gen-Region. Dadurch überhöhte Wiederholung dieser Sequenz aus den drei Basisbausteinen Cytosin-Guanin-Guanin (CGG) von normal 6–50 auf 50–200 Wiederholungen.

- Häufigkeit der voll ausgeprägten Form bei Männern: 1 : 2.000–1 : 5.000 (Sarimski 1997), bei Frauen 1 : 8.000
- zweithäufigstes genetisches Syndrom mit einer geistigen Behinderung nach dem Down-Syndrom (▶ Kap. 7.5.7); häufigste vererbte geistige Behinderung
- Häufigkeit des Überträgerstatus bei Frauen 1 : 4.200. I. d. R. dann weniger ausgeprägter Phänotyp bei Vollmutation, hier geistige Behinderung bei ca. 50 % der Betroffenen (Paul 2006)

Erscheinungsbild (Paul 2006)

- geistige Behinderung oder beeinträchtigtes Lernvermögen mit IQ um 50, teilweise mit abnehmendem IQ ab/nach der Pubertät

- uneinheitliches kognitives Profil mit Störungen in der sequenziellen Verarbeitung
- langes, schmales Gesicht, große Ohren, große Hoden, überstreckbare Gelenke
- kardiologische Auffälligkeiten
- Hyperaktivität, Aufmerksamkeitsprobleme
- erhöhtes Risiko für Epilepsien
- erhöhte Anzahl Otitis media

Assoziation zu autistischen Verhaltensweisen wurde in der Forschung vielfach angenommen. Ein erhöhtes Aufkommen autistischer Verhaltensweisen bei FraX-Kindern konnte jedoch nicht nachgewiesen werden (▶ Kap. 7.7).

Sprachliche Symptomatik

- Sprachentwicklungsstörung kann Leitsymptom der Störung sein, allerdings:
  - sehr heterogene sprachliche Symptome
  - Sprachstörung schwankt zwischen vollständig fehlenden sprachlichen Strukturen und lediglich subtilen Kommunikationsdefiziten (Fowler 1998); teilweise auch Kommunikationsstörung mit sozialem Rückzug. Kommunikationsverhalten bei einigen Kindern in Zusammenhang mit kognitivem Niveau (Paul 2006)
  - detailliertere sprachsystematische Untersuchungen zum FraX-Syndrom kommen zu sehr uneinheitlichen Ergebnissen (▶ Tab. 7.9) und weisen nicht immer auf Störungen hin
- Wortfindungsstörungen
- vermehrt Echolalie bzw. Perseverationen, häufig als Wiederholungen von Wörtern, Sätzen oder Phrasen. Beides erscheint sehr früh in der Spontan-

Tab. 7.9 Zusammenfassung der verschiedenen Ergebnisse bei FraX-Sprachentwicklungsstudien [H242]

Linguistische Ebene	Symptomatik
Phonologie	• Einzelfall: Prosodie besser als es dem chronologischen Alter entspricht • anderer Einzelfall befindet sich im 5. Lj. und produziert Sprache auf Lallebene
Syntax	• Bildung längerer Satzkonstruktionen • Probleme bei Wortstellung und Flexion • Verbzweitstellung kann im Einzelfall erreicht werden
Semantik/Lexikon	• umfassendes sprachliches Wissen • Wortschatz besser als chronologisches Alter • relative Stärke im expressiven Wortschatz • Zugriffsstörungen mit semantischen Fehlleistungen • Semantik kann leitsymptomatisch betroffen sein • gute rezeptive lexikalische Leistungen • besseres expressives als rezeptives Lexikon • häufig Wortfindungsstörungen • in Einzelfällen leitsymptomatische Störung des Verblexikons mit Auswirkung auf die Syntax
Pragmatik	• teilweise leitsymptomatisch betroffen • sprunghafte Themenwechsel • keine adäquate Einhaltung von Dialogsituationen • pragmatische Störung entspricht nicht den Auffälligkeiten bei Autismus

sprache. Einige Autoren stellen die Perseveration in Beziehung zu den Wortfindungsstörungen
- Selbstgespräche
- Prognosestellung für Sprachentwicklung kaum möglich, erreichbarer Level der Sprachentwicklung individuell unterschiedlich. In Einzelfallbeschreibungen lässt das chronologische Alter bei FraX keine Aussage über das Spracherwerbsalter oder den Zustand des Sprachsystems zu. Kinder mit einem Altersunterschied von < 1 J. können sich auf völlig unterschiedlichen Sprachentwicklungsniveaus bewegen. Die Spanne reicht dabei von altersgemäß entwickelter Grammatik bis zu dem noch nicht erfolgten Auftreten des ersten Wortes (Siegmüller et al. 2001)
- Langzeitgedächtnis häufig eine Stärke, kann Leseerwerb unterstützen

Sprech- und Redeflusssymptomatik (Sarimski 1997; Paul 2006)
- Artikulationsprobleme durch niedrigen Muskeltonus im orofazialen Bereich
- auffälliges Sprechtempo (Poltern)
- Impulsivität der Äußerungen

Sprachentwicklung (▶ Tab. 7.9)
- verspätete Sprachentwicklung mit ersten Wörtern zwischen dem 2. und 6. Lj.; ein Teil der FraX-Kinder verbleibt auf dieser Stufe
- bei weiterer Sprachentwicklung sind Artikulation und Grammatik besonders betroffen
- Hauptauffälligkeiten: betreffen pragmatischen Bereich (Kommunikationsstörung)
- Redeflussstörungen oft als Poltersymptomatik, teilweise gemeinsam mit genereller Hyperaktivität (Siegmüller et al. 2001)
- Teile der sprachlichen Entwicklung – v. a. Wortschatzumfang und Wortverständnis – sind stärker entwickelt als andere, nicht-sprachliche Bereiche der Kognition

Diagnostik

Die Sprachentwicklungsdiagnostik muss das gesamte Sprachsystem umfassen und sollte das Entwicklungsniveau, auf dem das Kind sich bewegt, im Anschluss vertiefender umreißen. Besonders muss dabei auf die Erfassung der pragmatischen Fähigkeiten geachtet werden. Bei Kindern, die den produktiven Spracherwerb noch nicht begonnen haben, sollte eine Analyse der Lalläußerungen durchgeführt werden. Bei Kindern mit einem kleinen Wortschatz ist die Anlage eines Sprachtagebuchs (durch die Eltern) sinnvoll.
Zusätzlich zur Sprachentwicklungsdiagnostik sollten Redefluss- und Sprechstörungen diagnostisch abgeklärt werden.

7

Therapie

Durch die große Spanne zwischen dem Sprachentwicklungsniveau der einzelnen Kinder ist eine pauschale Therapieempfehlung bei FraX nicht möglich. Insgesamt sollten die Therapieschwerpunkte an der normalen Entwicklungschronologie orientiert sein, da es keine Anzeichen für abweichende Spracherwerbsverläufe gibt.

Schwerpunkte der Sprachtherapie
- kommunikativer Bereich (▶ Kap. 3.7)
- Phonologie bzw. Phonetik (▶ Kap. 5.3 und ▶ Kap. 5.2)
- teilweise Grammatiktherapie (▶ Kap. 3.6)

- Aufbau der ersten Wörter bzw. im Bereich der Prosodie, wenn das entsprechende Kind den Spracherwerb noch nicht aktiv begonnen hat

Häufig steht neben der Sprachentwicklungstherapie die Therapie des Redeflusses im Vordergrund (Poltern, ▶ Kap. 15.2). Aufgrund des schwankenden kognitiven Niveaus im späteren Kindesalter ist frühe Intervention notwendig.

7.5.9 Klinefelter-Syndrom

Jeannine Schwytay

Auch: 47, XXY

Ursachen

- numerische gonosomale Chromosomenaberration: Überzahl eines X-Chromosoms beim männlichen Geschlecht
- meist 47, XXY Karyotyp, seltener höhergradige X- und Y-Aneuploiden, Mosaikformen oder strukturell abnorme X-Chromosomen

- Häufigkeit: 1–2 : 1000 Jungen (z. B. Nielsen und Wohlert 1991)
- Lebenserwartung: normal
- klinische Diagnose wird aufgrund fehlender ausgeprägter Merkmale vermutlich nur in 10 % der Fälle vor der Pubertät gestellt (z. B. Bojesen et al. 2003)

Erscheinungsbild

- abhängig vom Alter
- im Kindesalter äußerliches Erscheinungsbild in den meisten Fällen unauffällig und ohne besonders ausgeprägte physische Merkmale (z. T. überproportionale Beinlänge bzw. unterdurchschnittliches Hodenwachstum)
- Diagnose erfolgt meist erst im Pubertätsalter aufgrund bestimmter Symptomkonstellationen oder einer Infertilität im Erwachsenenalter

Assoziierte Merkmale (20–80 %)

- Störungen in der Motorik
- muskuläre Hypotonie
- Beinvarikosis
- Klinodaktylie
- Plattfuß
- Hypermobilität von Ellbogen- bzw. Hüftgelenken
- im Allgemeinen im Normbereich liegende Intelligenz, aber auch leichte nonverbale und/oder verbale Intelligenzminderung möglich
- Spracherwerbsstörung (Sprache kann ausschließlich gestört sein)
- Kommunikationsstörungen aus autistischem Formenkreis (▶ Kap. 7.7)
- Aufmerksamkeitsdefizitsyndrom mit/ohne Hyperaktivität
- ab Eintritt ins Pubertätsalter: vergrößerte Brustdrüsen, kleine Hoden, geringer Bartwuchs, wenig ausgeprägter Stimmbruch, Hochwuchs, erhöhte Ausbildung von Fettgewebe infolge Testosteronmangels

Sprachliche Symptomatik

- Variabilität: häufig nur leichte sprachliche Auffälligkeiten oder unauffälliger Spracherwerb
- Verzögerungen beim Erreichen der sprachlichen Meilensteine möglich (Lautimitation, Babbeln)
- sowohl rezeptive als auch expressive sprachliche Leistungen können unterdurchschnittlich entwickelt sein
- beschriebene Symptome: phonetische und phonologische Auffälligkeiten, lexikalisch-semantische Auffälligkeiten, Wortfindungsstörungen, syntaktische Auffälligkeiten (Strukturierung von Sätzen, Verständnis komplexer Sätze), Probleme der auditiven Verarbeitung und Wahrnehmung
- bestehende sprachliche Auffälligkeiten persistieren bis ins Grundschulalter hinein
- zwei Fallbeschreibungen in Schwemmle, Jungheim und Ptok (2013)

Zusammenhänge mit anderen Störungsbildern

- Risiko zur Entwicklung von Lernschwächen (Dyskalkulie, Lese-Rechtschreib-Störung ▶ Kap. 6.3)
- Zusammenhänge mit einer Autismus-Spektrum-Störung (▶ Kap. 7.7) werden in einigen Fällen berichtet
- teilweise Störung des zentralen Hörens (▶ Kap. 7.2).

Diagnostik

- umfassende Sprachentwicklungsdiagnostik aller Anteile des Sprachsystems (Einsatz grundlegender sprachdiagnostischer Verfahren wie bei USES, ▶ Kap. 3)
- zusätzlich Einschränkung der orofazialen Fähigkeiten (▶ Kap. 4) abklären
- Untersuchung auf Verbale Entwicklungsdyspraxie (▶ Kap. 5.4)
- Untersuchung des auditiven Kurzzeitgedächtnisses
- Untersuchung der visuellen Merkfähigkeit

Therapie

- sprachtherapeutische Intervention möglichst frühzeitig
- Orientierung an ungestörter Entwicklungschronologie sowie an therapeutischen Maßstäben, wie sie für Kinder mit spezifischer Sprachentwicklungsstörung angesetzt werden
- ggf. Therapie dyspraktischer Störungsanteile (▶ Kap. 5.4)
- ggf. Therapie von Primärfunktionen (orofaziale Funktionen, Schluckfunktion, auditives Kurzzeitgedächtnis) notwendig

7.5.10 Prader-Willi-Syndrom

Klaus Sarimski

Auch: Prader-Willi-Labhart-Syndrom. Abkürzung: PWS

Ursachen

In 60–70 % Deletion des paternalen Allels in der Region 15q11.2-q13; in 25 % maternale uniparentale Disomie 15 (UPD 15); in 5–10 % Imprinting-Mutationen/Methylierungsfehler; in 1–3 % chromosomale Anomalien.

- Häufigkeit: 1 : 10.000–1 : 15.000
- Lebenserwartung: bei guter Gewichtskontrolle normal

Erscheinungsbild
- Kleinwuchs, schwere muskuläre Hypotonie im Säuglingsalter, Skoliose
- mandelförmige Augen, dreieckiger Mund, schmale Stirn
- kleine Hände und Füße (Akromikrie)
- anfänglich Ernährungsprobleme, später Adipositas bei Hyperphagie (ab 6. Lm.)
- überwiegend leichte oder mittelgradige geistige Behinderung (nur leichte kognitive Einschränkungen, d. h. IQ > 70, bei bis zu ¼ der Fälle)
- Hypogenitalismus, Hypogonadismus (hormonale Unterfunktion der Keimdrüsen)
- Zahnschmelzhypoplasien und Karies
- Hypopigmentierung
- Strabismus (Schielen)
- Wutanfälle und zwanghaftes Verhalten
- Herzinsuffizienz infolge Adipositas, Diabetes (Typ 2)
- nasale Stimmgebung

Sprachliche Symptomatik
- heterogenes Sprachprofil, fast immer verzögerte Sprachentwicklung entsprechend der allgemeinen kognitiven Entwicklung (Akefeldt et al. 1997)
- eingeschränkter Wortschatz (Kleppe et al. 1990)
- syntaktische und morphologische Defizite (Kleppe et al. 1990; Akefeldt et al. 1997)
  - es werden v. a. Inhaltswörter benutzt
  - Funktionswörter werden ausgelassen
  - morphologische Markierungen fehlen
  - einfacher und häufig fehlerhafter Satzbau

Sprech- und Stimmsymptomatik
- Begleitsymptome: erhöhter Speichelfluss, hypotone Sprechmuskulatur, Stimmprobleme, Dysarthrie
- häufig Redeflussstörungen (Defloor et al. 2000)
- fehlerhafte Steuerung des Luftstroms bei Frikativen, Affrikaten und teilweise bei Plosiven (Hypernasalität; Kleppe et al. 1990; Akefeldt et al. 1997)

Sprachentwicklung
- verspäteter Beginn der Wortbildung (Wortschatz von > 10 Wörtern oft erst mit 3½ Jahren)
- mit 3–5 J. Verbesserung der sprachlichen Leistungen. Einige Kinder entwickeln große Sprechfreude
- phonetisch-phonologische Probleme (z. B. Substitutionen und Elisionen) bleiben bis ins Erwachsenenalter auffällig; phonologische Prozesse werden mit steigendem Alter weniger, phonetische Probleme halten an (Defloor et al. 2002)

Diagnostik

- reguläre Sprachentwicklungsdiagnostik zu den linguistischen Ebenen Lexikon/Semantik, Phonetik/Phonologie und Syntax/Morphologie (▶ Kap. 3)
- Nachweis/Ausschluss von Stimmstörungen, Untersuchung bei erhöhtem Speichelfluss (Schwäche der orofazialen Kontrolle) und Dysarthrie, welche die Sprachtherapie beeinflussen

Therapie

Je nach Störungsbild folgende Fördermöglichkeiten:

- Wortschatzerweiterung
- Überwindung phonologischer Prozesse
- Ausbau oder Korrektur der Satzstrukturen
- Einbau von Funktionswörtern
- Einführung oder Korrektur morphologischer Markierungen
- unterstützte Kommunikation sehr selten erforderlich (nur in wenigen Fällen ausbleibende Sprachentwicklung; Kleppe et al. 1990)

7.5.11 Opitz-G/BBB-Syndrom

Julia Siegmüller

Auch: BBBG-Syndrom, Hypertelorismus-Hypospadie-Syndrom, Hypospadie-Dysphagie-Syndrom, Opitz-BBB-Syndrom, Opitz-BBBG-Syndrom, Opitz-G-Syndrom, Telekanthus-Hypospadie-Syndrom, Hypospadie-Dysphagie-Syndrom

Ursachen

- **Opitz-Syndrom Typ I:** Genmutation (MID1 = *midline 1*) auf dem kurzen Arm des X-Chromosoms (Xp22.3)
- **Opitz-Syndrom Typ II:** autosomal dominant durch Deletion genetischen Materials auf dem langen Arm von Chromosom 22 (22q11.2)

Häufigkeit unbekannt, aufgrund der X-Kopplung bei Typ I mehr Jungen als Mädchen betroffen

Erscheinungsbild

Sehr häufige Merkmale

- Epikanthus (Lidfalte am äußeren Augenwinkel), Hypertelorismus (überweiter Abstand zwischen den Augen), vorgewölbte Stirn, breite Nasenwurzel; Adontie oder Oligodontie (Fehlen oder verminderte Zahl der Zähne), dorsal rotierte, tief angesetzte Ohren; ausladender Hinterkopf
- Hypospadie oder Epispadie (Mündung der Harnröhre auf der Penisunter- oder -oberseite)
- Anomalie des Pharynx (Schluckstörung), Anomalie des Kehlkopfs (Laryngomalazie); komplette Gaumenspalte, beidseitige Lippenspalte, Ösophagusatresie oder ösophago-tracheale Fistel

Häufige Merkmale

- leichte geistige Behinderung, Gedeihstörung, Tod im Kindesalter (meist Folge von Aspiration)

- einseitige Hyperreflexie, vermindertes Schwitzen, angeborene Herzerkrankung
- Hodenektopie oder Kryptorchismus
- Nierenektopie oder Hufeisenniere, Harnleiteranomalie, Nierenbecken und Nierenkelchen
- Skelettanomalie
- imperforierter Anus, rekto-vaginale Fistel
- Schallleitungsschwerhörigkeit
- Lippenspalte, submuköse Gaumenspalte oder gespaltenes Zäpfchen, Gaumenspalte, breite, flache Nase
- Tracheomalazie

Gelegentliche Merkmale (National Organization for Rare Disorders 2003)
- Telekanthus (vergrößerter Abstand zwischen den medialen Augenlidwinkeln)
- Heterochromie der Iris
- Hypoplasie oder Aplasie der Lungen
- Sakralgrübchen, Pilonidalsinus

Sprachliche Symptomatik
SES sind ein Merkmal des Opitz-Syndroms. Detaillierte Studien stehen bislang leider noch aus. ▶ Kasten für sprachliches Beispielprofil.

Einzelfallstudie: Sprachentwicklung eines 9-jährigen Jungen, USA
- erstes Wort mit 3 Lj.
- enormer Wortschatzspurt zwischen 3 und 4 Lj.
- Beginn von Zweiwortäußerungen mit 3;4 Lj.
- Vier- und Fünfwortsätze mit 4 Lj., enthalten noch Vereinfachungen z. B. in der Flexion
- syntaktischer Entwicklungsstand mit 9;0 Lj.: korrekte Sätze, W-Frageelemente, Nebensätze
- Restauffälligkeiten durch Stimmproblematik und Hypotonie der orofazialen Muskulatur
- besucht 3. Klasse einer integrativen Schule
- gute Lesefähigkeiten
- Beeinträchtigung des Spracherwerbs durch Hypersensibilität im Mundraum aufgrund einer LKG- und einer Kehlkopfspalte sowie durch Mittelohrentzündungen
- Kehlkopfspalte führte im Kleinkindalter zu Aspiration und dadurch zu Lungeninfektionen
- Stimme durch Kehlkopfspalte heiser und krächzend
- sprachtherapeutische Schwerpunkte (im Alter von 3 Lj.) lagen im Bereich des Wortschatzes und später in der Artikulation

Sprachentwicklung
- meist verspäteter Spracherwerb, oft bis ins Erwachsenenalter nonverbale Kommunikation
- Sprach- und Sprechentwicklungsprobleme durch organische Störungen im Mund- und Rachenraum, Schluck- sowie Atemstörungen. Geistige Behinderung ist leicht bis gar nicht vorhanden und daher nicht primäre Ursache
- Schallleitungsschwerhörigkeit kann Spracherwerb beeinflussen

- autistische Verhaltensweisen in einigen Fällen für beeinträchtigte kommunikative Fähigkeiten verantwortlich

Stimm-, Schluck- und Atemproblematik
- Stimme teilweise schwach, pfeifend oder heiser, oft durch Luftröhrenerweichung (Tracheomalazie)
- Schluck- und Atemstörungen

Diagnostik
- vornehmlich Untersuchungen der rezeptiven Fähigkeiten auf den linguistischen Ebenen Lexikon/Semantik, Phonetik/Phonologie und Syntax/Morphologie (▶ Kap. 3)
- Abklärung einer Hörstörung
- Diagnostik der orofazialen Fähigkeiten, einer evtl. vorliegenden Dysphagie und von Respirationsstörungen

Therapie

Aufgrund des geschilderten Profils wird in drei Bereichen gearbeitet:
- Förderung der sensorischen und motorischen Fähigkeiten mit orofazialem Behandlungsschwerpunkt, z. B. orofaziale Regulationstherapie nach Castillo Morales
- Arbeit am rezeptiven Wortschatz (je nach Sprachentwicklungsstand) und – unter Berücksichtigung einer evtl. Überempfindlichkeit im Mund- und Rachenraum – an produktiver Sprache; je nach Entwicklungsgrad Arbeit auf Satzebene, dabei Beachtung der Alltagsrelevanz
- Atem- und Schlucktherapie

7.5.12 Rett-Syndrom

Julia Siegmüller, Peter B. Marschik und Christa Einspieler

Neurologische Entwicklungsstörung, die fast ausschließlich bei Mädchen auftritt; äußerst selten bei Jungen, z. B. in Kombination mit dem Klinefelter-Syndrom.

Erscheinungsformen
- klassisches Rett-Syndrom
- kongenitale Variante (Rolando Variante): deutliche Auffälligkeiten bereits in den ersten Lebensmonaten
- Preserved Speech Variante (Zappella Variante): sprachliche Fähigkeiten und zielgerichteter Handgebrauch vergleichsweise besser erhalten
- Early Seizure Variante (Hanefeld Variante): früh auftretende EEG-Abnormalitäten

Ursache

In etwa 95 % beim klassischen Rett eine MECP2-Mutation auf dem langen Arm des X-Chromosoms; bei atypischen Varianten in etwa 50–70 %; in seltenen Fällen FOXG1 oder CDKL5 Mutationen.

Häufigkeit: 1 : 10.000–1 : 15.000 (Sarimski 2002b; Laurvick et al. 2006)

Erscheinungsbild

Pathogenese: i. d. R. Regel ein vierphasiger Verlauf (Hagberg und Witt-Engerström 1986; Neul et al. 2011):

- **Phase 1** (1. Lj.): scheinbar unauffällige Entwicklung; bei genauerer Analyse jedoch subtile neurologische Auffälligkeiten erkennbar (z. B. Einspieler, Freilinger und Marschik 2016; Einspieler und Marschik 2019)
- **Phase 2** (Regression: 8.–18. Lm.): Verlangsamung und Stillstand der Entwicklung; langsamer Rückzug von der Umwelt; in kurzer Zeit Verlust bisher erworbener Fähigkeiten die Lokomotion, den Handgebrauch und die Sprache betreffend; Auftreten stereotyper Handbewegungen; häufige Schreiattacken
- **Phase 3** (im Anschluss an die Regression): relative Stabilisierung des Entwicklungsniveaus; Wiedererlangung einzelner Fähigkeiten, v. a. im Kommunikationsbereich; autistische Merkmale; apraktisches Verhalten; Epilepsie
- **Phase 4** (spätes Stadium): motorische Beeinträchtigungen; Dystonie; Muskelschwäche; orthopädische Probleme (Skoliose); kardiovaskuläre und respiratorische Auffälligkeiten; Kommunikationsfähigkeiten bleiben stabil (Elternhilfe Rett-Syndrom 2021; Marschik et al. 2010b; Neul et al. 2010)

Genotyp (Art der Mutation) und unterschiedliche X-Inaktivierung bestimmen die phänotypische Ausprägung der Erkrankung, d. h. Alter des Auftretens von ersten Auffälligkeiten, Schweregrad der Symptome und Verlauf (Neul et al. 2010).

Hauptkriterien:

- teilweiser oder vollständiger Verlust bereits erworbenen zielgerichteten Handgebrauchs
- teilweiser oder vollständiger Verlust kommunikativ-sprachlicher Kompetenzen
- Auffälligkeiten in der Lokomotion: dyspraktischer Gang bzw. kein selbstständiges Gehen möglich
- Handstereotypien (reibende, knetende, waschende Bewegungen, Klatschen, repetitive Handbewegungen zum Mund)

Es zeigen sich weiterhin:

- abnehmendes Kopfwachstum nach dem 1. Lj. (sekundäre Mikrozephalie)
- epileptische Anfälle bei ca. 60 % der Mädchen

Unterstützende Kriterien (Diagnose von Rett-Varianten):

- Atemstörungen im Wachzustand (Hyperventilation)
- Bruxismus
- Schlafstörungen
- Dystonie
- periphere Durchblutungsstörungen
- Skoliose, Kyphose
- Wachstumsstörung
- inadäquates Schreien und Lachen
- herabgesetzte Schmerzempfindlichkeit
- stark ausgeprägtes Blickverhalten

Sprachstörung

Trotz großer Variabilität der Phänotypen sind schwerwiegende Probleme im Bereich der Kommunikation, des Sprechens und der Sprache ein charakteristisches Merkmal des gesamten Rett-Syndrom-Komplexes. Systematische Untersuchungen zum erhaltenen Wortverständnis liegen für das Rett-Syndrom nicht vor.

Sarimski (2002) findet bei einer Gruppe von 83 deutschsprachigen Kindern mit Rett-Syndrom im Alter von 2–18 J. neun Kinder mit mind. drei Wörtern im produktiven

Wortschatz. Fälle mit einem komplexeren sprachlichen Niveau als der Einwortebene sind selten (Marschik et al. 2010a, c, 2013, 2014).
Die Kinder benutzen in erster Linie nonverbale Kommunikationsmethoden, um Aufmerksamkeit zu lenken bzw. Wünsche auszudrücken. Dies können Gesten, Berührungen von Objekten oder Personen bzw. Blickbewegungen sein (Bartl-Pokorny et al. 2013).

Sprachentwicklung

- Phase 1: scheinbar normale sprachliche Entwicklung im 1. Lj. (▶ Kap. 2.2), Meilensteine werden z. T. erreicht, jedoch qualitativ abweichend (Marschik et al. 2010a, c, 2013; Lang et al. 2019, 2021; Zhang et al 2018, Roche et al. 2018). Bestenfalls Produktion der ersten Wörter, meist Protowörter – phonetisch konsistente Form, jedoch idiosynkratisch und kontextgebunden; geringe phonologische Komplexität. Wahrscheinlich Durchlaufen der Phasen der frühen Sprachwahrnehmung
- Phase des Verlusts kommunikativer Fähigkeiten:
  - Sprachproduktion geht verloren
  - vereinzelt Verlust des Wortverständnisses
  - Sarimski (1997) berichtet von Fällen, in denen keine Objektpermanenz mehr festgestellt wurde
  - allgemeine Motorik: Dyspraxie mit unbekannter Auswirkung auf die Sprache (generalisierte Dyspraxie)
  - Informationsverarbeitungsproblematik
  - autistische Merkmale
  - Zunahme der Handstereotypien
  - viele Mädchen entspannen sich in dieser Phase v. a. in musik-, hydro- oder hippotherapeutischer Behandlung

Diagnostik und Therapie

Für die sprachliche Diagnose und die Ableitung einer zielgerichteten Therapie muss festgestellt werden, ob Kontaktaufnahme zu Patient möglich ist und ob er Objekte über kurze Zeiträume fixieren kann. Ist dies möglich:
- Einübung von einfachen (non-)verbalen Interaktionsformen wie Blickkontakt und -lenkung sowie Einsatz von Körpersprache
- Etablierung systematischer nonverbaler Kommunikationsformen, z. B. Gebärden, ist abhängig vom Ausmaß der Handstereotypien, u. U. kann auf Kommunikationsbilder und -bücher ausgewichen werden
- bei leichteren Fällen kann Ausweitung des Wortverständnisses sinnvoll sein
- jede Sprachtherapie sollte mit Entspannungsmethoden arbeiten

Es bedarf eines sehr stark individualisierten Zugangs, Nutzung augmentativer Kommunikationsmethoden und naturalistischer Strategien, d. h. Ansetzen und Nutzen von Spontanverhalten (Townend et al. 2016).
Weitere Ziele sprachtherapeutischer Intervention:
- Förderung von Nachahmungsfähigkeiten
- orofaziale Therapie, z. B. Verbesserung des Lippenschlusses

Differenzialdiagnostik

Abgrenzung u. a. zu frühkindlichem Autismus (▶ Kap. 7.7) und Angelman-Syndrom (▶ Kap. 7.5.3) notwendig.

7.5.13 Smith-Lemli-Opitz-Syndrom

Dorothea Haas

Auch: RSH-Syndrom (nach den Vornamen der ersten drei Patienten). Abkürzungen: SLOS, RSH-S

Ursache

Autosomal-rezessiv vererbter Defekt in der Cholesterolbiosynthese: durch Mangel der 7-Dehydrocholesterol-Reduktase (Locus 11q13) wird der Cholesterolvorläufer 7-Dehydrocholesterol nicht zu Cholesterol reduziert.

- Häufigkeit: 1 : 40.000–1 : 60.000 (Kelley und Hennekam 2000), Verhältnis von Mädchen zu Jungen ausgewogen
- Lebenserwartung abhängig von organischen Fehlbildungen; Überlebenschancen bei Plasmacholesterolkonzentration < 20 mg/dl geringer

Erscheinungsbild (Kelley und Hennekam 2000)

- Fehlbildungssyndrom mit leichter bis sehr schwerer geistiger Behinderung, psychomotorischer Entwicklungsverzögerung, muskulärer Hypotonie, Ernährungsproblemen, Gedeihstörung, Mikrozephalie, Kleinwuchs
- mögliche Fehlbildungen und Dysmorphiezeichen:
  - bei 95 % aller Patienten Syndaktylie des 2. und 3. Zehs (zusammengewachsene 2. und 3. Zehen)
  - Mikrozephalie, Mikrognathie, Ptosis (hängende Augenlider), antevertierte Nasenlöcher, tiefsitzende, posterior rotierte Ohren, hoher Gaumen, evtl. Gaumenspalte, Katarakt (grauer Star)
  - Hypospadie (Mündung der Harnröhre auf der Unterseite des Penis), Kryptorchismus (Hodenhochstand), Intersexualität
  - Polydaktylie der Finger und/oder Zehen
  - oft zusätzliche Fehlbildungen der Extremitäten und inneren Organe
- Hyperaktivität, Aufmerksamkeitsstörung, autistische Verhaltensweisen, Autoaggressivität

Orofaziale und Schluckproblematik

- Mundschluss teils nicht vorhanden oder nicht vollständig mit übermäßigem Speichelfluss
- gestörter Kau- und Schluckakt

Sprachliche Symptomatik

- sehr heterogenes sprachliches Profil: einige Patienten sprechen gar nicht (Nwokoro und Mulvihill 1997), andere erwerben gute Sprachkenntnisse (breiteres Spektrum, seitdem mittels biochemischer und molekulargenetischer Diagnostik zunehmend milde Verlaufsformen diagnostiziert werden)
- Dissoziation zwischen rezeptiven und produktiven Leistungen (Tierney et al. 2000)
- oft phonetisch-phonologische Auffälligkeiten

Sprachentwicklung

Die produktive Sprachentwicklung wird von folgenden Faktoren negativ beeinflusst:

- geistige Behinderung
- Vermeidung von Reizen in Mund- und Rachenraum aufgrund hoher Sensibilität in diesem Bereich, lässt im Vorschul- und Schulalter nach
- mitunter auftretende Hörstörungen: Innenohrschwerhörigkeit und Schallleitungsstörungen bei wiederkehrenden Mittelohrentzündungen

Diagnostik

- reguläre Sprachentwicklungsdiagnostik auf den linguistischen Ebenen Lexikon/Semantik, Phonetik/Phonologie und Syntax/Morphologie (▶ Kap. 3)
- Überprüfung des Hörvermögens, um möglichen Einfluss auf sprachliche Leistungen einschätzen zu können
- Untersuchung von Anomalien im Artikulationsapparat und deren Folgen auf die Artikulationsmotorik (myofunktionelle Untersuchung)
- Abklärung von Kau- und Schluckstörungen

Therapie

Aufgrund des geschilderten Profils Arbeit in zwei Bereichen:

- Förderung der sensorischen und motorischen Fähigkeiten mit orofazialem Behandlungsschwerpunkt, z. B. orofaziale Regulationstherapie nach Castillo Morales
- Förderung des rezeptiven Wortschatzes und – wenn es der Patient trotz Hypersensibilität im Orofazialkomplex zulässt – der produktiven Sprache. Je nach Entwicklungsgrad kann auf Satzebene gearbeitet werden. Dabei spielt Alltagsrelevanz eine große Rolle

7.5.14 Triple-X-Syndrom

Jeannine Schwytay

Auch: Trisomie 47,XXX, Trisomie-X-Syndrom, Triplo X; 47, XXX-Syndrom, 3-X-Syndrom, superfemale

Ursache

- numerische gonosomale Chromosomenaberration: Überzahl eines X-Chromosoms beim weiblichen Geschlecht
- meist Nichtmosaik-Karyotyp 47, XXX, seltener Mosaikformen
- Häufigkeit nimmt mit Alter der Mutter (≥ 33 J.) bei der Befruchtung zu (z. B. Hook 1983; Hassold und Hunt 2001)

- Häufigkeit: 1 : 1000 Mädchen (z. B. Bishop et al. 2011)
- Lebenserwartung: normal
- klinische Diagnose wird aufgrund fehlender ausgeprägter Merkmale vermutlich nur in 10 % der Fälle gestellt (z. B. Tartaglia et al. 2010; Bishop et al. 2011)

Erscheinungsbild

- keine syndromspezifischen klinischen Merkmale: Erscheinungsbild in den meisten Fällen unauffällig
- Merkmalskonstellationen können auf Syndrom hinweisen
- extreme phänotypische Unterschiede möglich

Häufige Merkmale (> 80 %)

- im Kindes- und Jugendalter akzeleriertes Längenwachstum (> 75. Perzentile) und überproportionale Beinlänge (Geburtsmaße jedoch normal, differierende Befunde im Erwachsenenalter)

Assoziierte Merkmale (20–80 %)

- faziale Auffälligkeiten mit Epikanthusfalte
- muskuläre Hypotonie
- Verstopfung/abdominale Schmerzen
- Klinodaktylie
- Verzögerung in motorischer Entwicklung (Krabbeln, Laufen)
- bis ins Jugend- und Erwachsenenalter anhaltende Gleichgewichts- und Koordinationsprobleme möglich
- leichte nonverbale und/oder verbale Intelligenzminderung (aber auch überdurchschnittliche oder durchschnittliche intellektuelle Fähigkeiten möglich)
- Spracherwerbsstörungen (Sprache kann ausschließlich gestört sein)
- (autistische) Verhaltensauffälligkeiten
- Angststörungen
- Aufmerksamkeitsdefizitsyndrom mit/ohne Hyperaktivität

Sprachliche Symptomatik

- ca. 30–50 % der Betroffenen zeigen einen unauffälligen Spracherwerb (z. B. Bishop et al. 2019)
- bei bestehenden sprachlichen Auffälligkeiten zeigen pränatal diagnostizierte Betroffene mildere Probleme im Vergleich zu postnatal diagnostizierten (z. B. Bishop et al. 2019)
- ca. 50 % der Betroffenen zeigen Late Talker Profil (▶ Kap. 3.2.1) mit verzögertem Sprachbeginn (erste Wörter mit 3 J.)
- große Variabilität in der Symptomatik, sowohl rezeptive als auch expressive sprachliche Leistungen können unterdurchschnittlich entwickelt sein
- beschriebene Symptome: artikulatorische, lexikalisch-semantische, syntaktische Auffälligkeiten (Strukturierung von Sätzen, Verständnis komplexer Sätze); Probleme der auditiven Verarbeitung und Wahrnehmung
- bestehende sprachliche Auffälligkeiten persistieren bis ins Schulalter hinein
- Fallbeschreibung in Schwemmle und Ptok (2013)

Zusammenhänge mit anderen Störungsbildern

- z. T. allgemeine Entwicklungsverzögerung
- teilweise assoziiert mit kognitiver Störung
- in einigen Fällen zusätzliches Vorliegen von Aufmerksamkeitsdefizitsyndrom mit/ohne Hyperaktivität, Angststörung oder autistischer Störung (▶ Kap. 7.7)
- teilweise Hörstörung bzw. zentral-auditive Verarbeitungsstörung (▶ Kap. 7.1, ▶ Kap. 7.2)
- Risiko zur Entwicklung von Lernschwächen (Dyskalkulie, Lese-Rechtschreib-Störung ▶ Kap. 6.3).

Diagnostik

Umfassende Sprachentwicklungsdiagnostik aller Anteile des Sprachsystems (Einsatz grundlegender sprachdiagnostischer Verfahren wie bei Umschriebener SES, USES, ▶ Kap. 3)

- zusätzlich Einschränkung der orofazialen Fähigkeiten (▶ Kap. 4) abklären
- Untersuchung auf Verbale Entwicklungsdyspraxie (▶ Kap. 5.4)
- Untersuchung auf Zentral-auditive Verarbeitungsstörung (▶ Kap. 7.2)
- Untersuchung visueller Wahrnehmung

Therapie

- sprachtherapeutische Intervention möglichst frühzeitig
- Orientierung an ungestörter Entwicklungschronologie sowie an therapeutischen Maßstäben, wie sie für Kinder mit spezifischer Sprachentwicklungsstörung angesetzt werden
- ggf. Therapie dyspraktischer Störungsanteile (▶ Kap. 5.4)
- ggf. Therapie von Primärfunktionen (orofaziale Funktionen, Schluckfunktion, auditives Kurzzeitgedächtnis) notwendig
- in sehr seltenen schweren Fällen kann unterstützte Kommunikation hilfreich sein (vgl. Zampini et al. 2018)
- Sprachtherapie kann auch in der Grundschulzeit noch notwendig sein

7.5.15 Williams-Beuren-Syndrom

Julia Siegmüller

Auch: Williams-Syndrom, infantile Hyperkalzämie, Beuren-Syndrom, Cocktail-Party-Syndrom (veraltet). Abkürzungen: WBS, WS

Ursache

Hemizygote Mikrodeletion am langen Arm des 7. Chromosoms (7q11.23), welche das Gen der LIMkinase-1 (LIMK1), das Elastin-Gen (ELN) und deren benachbarte Gene betrifft.

- Häufigkeit: 1 : 10.000–1 : 20.000
- Lebenserwartung: normal

Erscheinungsbild

Körperliche Merkmale (Sarimski 2003)

- typische Gesichtsdysmorphien, sog. „Elfengesicht“
- supravalvuläre Aortenstenose (Aortenverengung dicht oberhalb der Aortenklappe) oder Pulmonalstenose (angeborene Verengung des Truncus bzw. einer Arteria pulmonalis)
- infantile Hyperkalzämie (vermehrter Kalziumgehalt im Blut) in den ersten Lj.
- verlangsamtes Körperwachstum
- sternförmige Irismuster (Iris stellata)
- Hypogenitalismus
- Zahnanomalien
- Geräuschüberempfindlichkeit (Hyperakusis)
- auffällig tiefe und raue Stimme

Kognitive Merkmale

- Gesamt-IQ zwischen < 40 und 90, durchschnittlich ca. 70, wobei Handlungs-IQ < verbaler IQ
- beeinträchtigte visuell-räumliche Wahrnehmung, relative Stärken im auditiven Kurzzeitgedächtnis
- verzögerte Sprachentwicklung; Aufholphase in der späten Kindheit/Pubertät, die bis zur sprachlichen Unauffälligkeit führen kann

Sprachliche Symptomatik

- erste Wörter oft erst im 2. oder 3. Lj., teilweise durch Aussprachestörungen schwer verständlich
- Wortschatz entwickelt sich langsamer als im ungestörten Spracherwerb (aber durchschnittlich 100 Wörter im Alter von 3;4 J.; Mervis 2003). Faktoren:
  - Mechanismen zur Erschließung des Wortschatzes werden nicht optimal genutzt
  - Defizite im sprachlichen Langzeitgedächtnis verhindern die Speicherung neuer Wörter
  - Mittelohrentzündungen beeinflussen die auditive Wahrnehmung negativ
- Echolalien im frühen Spracherwerb: echolaliertes Wort kann gut verständlich sein, dasselbe Wort kann in einer spontanen Äußerung jedoch phonologischen Prozessen unterliegen
- Wortschatz von Jugendlichen und Erwachsenen kann trotz des verzögerten Erwerbs sehr hohes Niveau erreichen, in seltenen Fällen bis zu einem verbalen IQ über 100
- gelegentlich Wortfindungsprobleme
- Stärken in Erzählfähigkeiten (Nutzung prosodischer Details, Lautmalereien, Emotionswortschatz u. a.)
- gemeinsames Merkmal mit Down-Syndrom-Kindern ist im Vorschulalter der Telegrammstil bei Mehrwortäußerungen, d. h. es werden Funktionswörter wie Artikel oder Präpositionen ausgelassen. Im Bereich Morphologie fällt eine falsche Verwendung des grammatischen Geschlechts (Genus) auf. Die Spontansprache der erwachsenen Patienten ist meist grammatisch unauffällig (Siegmüller et al. 2000)

Sprachentwicklung

- Einwortäußerungen häufig länger verwendet als im ungestörten Spracherwerb
- Satzverständnis ist ab dem späteren Spracherwerb gut entwickelt, erreicht jedoch nur selten das Niveau der ungestörten Erwachsenensprache. Es liegt meist oberhalb des nicht-sprachlichen Entwicklungsalters, aber unterhalb des chronologischen Alters (Brock 2007)

Diagnostik

- reguläre Sprachentwicklungsdiagnostik auf den linguistischen Ebenen Lexikon/Semantik, Phonetik/Phonologie und Syntax/Morphologie (▶ Kap. 3)
- Überprüfung des Hörvermögens, um einen möglichen Einfluss auf sprachliche Leistungen einschätzen zu können. Außerdem kann die Überempfindlichkeit für Geräusche Auswirkungen auf die sprachlichen Leistungen haben, was jedoch leider schwer zu überprüfen ist
- Untersuchungen zum sprachlichen Kurz- und Langzeitgedächtnis, deren Ergebnisse Einfluss auf das therapeutische Vorgehen haben

Therapie

- ggf. Probleme im orofazialen Bereich und phonologische Auffälligkeiten behandeln (▶ Kap. 4 und ▶ Kap. 5.3)
- Nutzung der spezifischen Stärken der Kinder: ausgeprägtes Neugierverhalten, gute Fähigkeiten im rhythmischen und musischen Bereich, hohe Motivation zu Kontakt mit anderen Menschen, teilweise gute Fähigkeiten in der auditiven Wahrnehmung
- Sprachtherapie wird durch Schwächen der Kinder beeinflusst: z. B. verkürzte Aufmerksamkeitsspanne, verlangsamtes Lerntempo, kognitive Schwierigkeiten, Hörproblematik (Hyperakusis oder Schwerhörigkeit), Störungen der visuell-räumlichen Wahrnehmung, beeinträchtigte grob- und feinmotorische Entwicklung

Förderung der Möglichkeiten von Vorschulkindern zum Erwerb von Wortschatz und Syntax, um die Entwicklung sprachlicher Fähigkeiten auch in späteren Phasen sicherzustellen.

- bei Verzögerung kann Wortschatzaufbau mit Auftreten der ersten Wörter beginnen
- Einstieg in Wortkombinationen begleiten bzw. ermöglichen
- grammatische Förderung, sobald Grundwortschatz vorhanden

Fortsetzung der Therapie in der Grundschulzeit anstreben, um auch in der späten Entwicklungsphase optimale Förderung der sprachlichen Entwicklung sicherzustellen.

7.6 Mutismus

Astrid Fröhling, Ulrike Marian

Auch: psychogenes Schweigen, Sprachverweigerung, Sprechhemmung, Sprachneurose, angstbedingtes Schweigen

7.6.1 Ausprägungsformen

Der Begriff Mutismus (lat. Mutus: stumm) engl. mutism, wurde von Tramer 1934 geprägt. Kommunikationsstörung, die sich in einer Redehemmung zeigt. Zeitweiliges partielles oder vollständiges Nichtsprechen bei intakter Hör-, Sprach- und Sprechfähigkeit.

(S)elektiver Mutismus

- Beginn meist zwischen 3–4 J. (Damerau und Subellok 2015b)
- Prävalenz zwischen 0,2–2 % mit größerer Prävalenz bei Kindern mit Migrationshintergrund (Gensthaler et al. 2016)
- bisweilen nahezu normale Kommunikation
- Schweigen partiell gegenüber einer bestimmten Personengruppe, die nicht zum engeren Familienkreis gehört und/oder in definierten Situationen (im Kindergarten, in der Schule)
- häufig zwei Seiten einer Person: introvertierter, gehemmter Schweiger und sprechfreudiger, anhänglicher und lebhafter Mensch, je nach Situation und Personenkreis (Hartmann 2004)
- Schweigen zeigt sich häufig von Sozialängsten oder anderen Angststörungen begleitet. Den kommunikativen Rückzug wertet Bahr (2002a, b) als „sinnvolle Bewältigungsstrategie“, um in ihrem Lebenskontext zu bestehen

ICD-10 Code für F94.0 (s)elektiven Mutismus

„Diese Störung ist durch eine deutliche, emotional bedingte Selektivität des Sprechens charakterisiert. Das Kind zeigt seine Sprachkompetenz in einigen Situationen, in anderen definierten Situationen jedoch nicht. Meistens tritt die Störung erstmals in der frühen Kindheit auf, mit ungefähr gleicher Häufigkeit bei beiden Geschlechtern. Meist ist der Mutismus mit deutlichen Persönlichkeitsbesonderheiten wie Sozialangst, Rückzug, Empfindsamkeit oder Widerstand verbunden. Typischerweise spricht das Kind zu Hause oder mit engen Freunden, es ist jedoch in der Schule oder bei Fremden mutistisch […].“

Totaler Mutismus

Völlige Kommunikationshemmung, vollständige Verweigerung der Lautsprache. Die Person spricht weder innerhalb noch außerhalb der Familie:

- häufig traumatisch, bei psychischer Grunderkrankung (Psychose, endogene Depression) oder als dramatische Verlaufsvariante eines in der Kindheit begonnenen partiellen Schweigens (Hartmann 2003)
- häufig werden sämtliche anderen phonischen Leistungen verweigert, z. B. Weinen, Husten, Lachen, Atemgeräusche
- ausdrucksarme Mimik, Blickkontakt wird vermieden
- betroffene Person agiert durch Einsetzen kommunikativer Hilfsmittel (Gestik, schriftliches Aufzeichnen)

Akinetischer Mutismus

Störung bei hirnorganischer Schädigung und Hemmungsphänomen der zentralen Sprechfunktionen.

7.6.2 Ursachen und Differenzialdiagnosen

Ursachen

Eine direkte Ursache ist nicht bekannt, grundsätzlich muss von einer multifaktoriellen Verursachung ausgegangen werden. Abzuklären sind psychogene, psychophysiologische und physiologische Ursachen.

- Diathese-Stress-Modell (Hartmann 1997): Wechselhaftigkeit von Prädispositionen und seelischer Verarbeitung von negativ empfundener Umweltkonfiguration
- diskutiert werden neurobiologische Bedingungsfaktoren für Angststörungen; Neurotransmitterstörungen
- möglicherweise als Vermeidungsstrategie anzusehen, um emotionalen und physiologischen Stress in Angstsituationen zu verhindern (Klein et al. 2016)
- Modellverhalten der Eltern
- überprotektives Verhalten von Bezugspersonen
- anamnestisch häufig verzögerte Sprachentwicklung (Bahr 2002a), Sprachentwicklungsstörung und/oder Artikulationsprobleme sowie andere Sprech- und Stimmstörungen
- sensible Phasen sind Eintritt in Kindergarten und Schule
- Immigrationsproblematik
- Misshandlung und sexueller Missbrauch

Anteile einer grundlegenden Anamnese und Diagnostik

- allgemeine Patienten- und Familienanamnese
- fachärztliche Untersuchungen (Pädiatrie, HNO, Neurologie)

- psychische Diagnostik
- sprachtherapeutische Diagnostik, z. B. Patholinguistische Diagnostik bei Sprachentwicklungsstörungen (Kauschke und Siegmüller 2010)
- Ermittlung des zugrundeliegenden Kommunikationsverhaltens und der emotionalen Motivationskriterien, z. B. Evaluationsbogen für das sozialinteraktive Kommunikationsverhalten bei Mutismus (Hartmann und Lange 2003)

Differenzialdiagnosen

Generalisierte Angststörung, Depression, tiefgreifende Entwicklungsstörungen, Hörstörung, fehlende Kenntnis der gesprochenen Sprache (Fremdsprache), Schizophrenie, Aphasie.

Prognose (Klein et al. 2016)

Bessere Prognose für die Therapie bei:

- guter Mitarbeit der Eltern
- geringerem Schweregrad der Störung
- kürzerer Dauer
- jüngeren Kindern

7.6.3 Intervention und Therapie

I. d. R. multimodale Behandlung der Disziplinen Psychiatrie, Psychologie und Sprachtherapie (Grohnfeldt 2010) je nach Befund, Alter und individueller Komplexität des Hemmungsphänomens und Primärätiologie (Hartmann 2021). Kann ambulant oder stationär erfolgen. Therapeutische Verfahren: verhaltenstherapeutisch orientierte, psychoanalytische, familientherapeutische, pharmakotherapeutische, musiktherapeutische, spiel- und sprachtherapeutische Therapien.
Erste Studien weisen darauf hin, dass v. a. kognitiv-behaviorale Konzepte eine größere Wirksamkeit zeigen (Subellok und Starke 2015a).

Theraplay

Direktive kommunikative Spieltherapie bei spracherwerbsgestörten und mutistischen Kindern (Franke 1990, 1994, 1996). Begründet durch die Psychologin Jernberg (1987). Von den inneren, psychischen Bedürfnissen des Kindes ausgehend, werden von der Therapeutin strukturierte, gut durchschaubare Interaktionsspiele konzipiert (in denen keine verbalen Äußerungen verlangt werden!), um dem verweigernden Kind neue Erfahrungen zu ermöglichen und somit das kindliche Selbstbild positiv zu verändern. Daraus resultiert ein verändertes (Sprech-)Verhalten.

SYMUT (Konzept der systemischen Mutismustherapie, Hartmann 2019)

In vier Phasen verlaufende Therapie (Kombination aus Verhaltens- und Sprachtherapie):

1. präverbale Phase
2. lexikalisch-syntaktische Phase
3. kommunikativ-sozialinteraktive Phase
4. Nachbetreuungsphase

Neben Beratung und Elternarbeit wird ausgehend von der Evozierung von flüsternden und phonischen Lautäußerungen über gelenkte Spontansprache in ein ungehemmtes freies Kommunikationsmuster geführt.

KoMut (Kooperative Mutismustherapie, Feldmann, Kopf und Kramer 2012)
Die Therapie ist kein starres Konzept, sondern orientiert sich an den Anliegen und Grundbedingungen, den Handlungskompetenzen der Kinder und ihrer Betreuer. In der Therapie wird nach interaktionistischen und systemischen Grundprinzipien gearbeitet.

DortMuT (Dortmunder Mutismus Therapie, Subellok et al. 2012)
Das Konzept besteht aus sprachtherapeutischen, psychodynamischen, kognitiv-behavioralen und systemischen Elementen. Die Therapie von Nitza Katz-Bernstein (erstmals 2005 beschrieben) wurde in den letzten Jahren ausdifferenziert und erweitert.

IMT (Integrative Mutismustherapie, Lepper, Braun-Scharm 2009)
Zentrales Therapieziel ist die Reduktion von (Sprech-)Ängsten durch Kontaktaufbau zum Kind, das Evozieren von Lauten und Ausbau zu einer kommunikativen Sprachanwendung über aufbauende Schwierigkeitsgrade hin zur Spontansprache.

The Selective Mutism Resource Manual (Johnson, Wintgens 2001)
Das Manual ist ein Programm, das kleinschrittig die Planung und Verwaltung der Interventionen bei der selektiven Mutismustherapie in sehr praktischer Weise, v. a. auch in der schulischen Situation, aufzeigt.
Mutismus Selbsthilfe Deutschland e. V. (seit 2004) mit seiner Fachzeitschrift Mutismus.de (2009) für Mutismustherapie, Mutismusforschung und Selbsthilfe

Mutari-Methode nach Starnberg
Kind wird ohne Druck in der Praxis und in Alltagssituationen an das Sprechen herangeführt. Der Schwerpunkt liegt auf ressourcen- und kompetenzorientierter Kurzzeittherapie in hochfrequenter Abfolge mit nonverbalen und verbalen Anteilen. Es fließen verhaltens- sowie gestalttherapeutische und im Besonderen lösungsorientierte Behandlungsansätze ein (Emmerling 2021).

Parent-Child-Interaction Therapy für Kinder mit selektivem Mutismus (PCIT-SM)
Indirekte Therapiemethode aus den USA. Nach einer ausführlichen Diagnostik lernen Eltern in zwei Phasen spezifische Verhaltens- und Kommunikationstechniken, die ihr Kind Schritt für Schritt in die verbale Sprache führen sollen (Cotter, Mitchell, Brestan-Knight 2018).

Mutismus und Sprachentwicklungsstörung

Gesondert sollte auf die Therapie bei Sprachentwicklungsstörung mit mutistischen Ausprägungen verwiesen werden (Komorbidität 50 %, Subellok und Starke 2015b):

- Kind kann den kommunikativen Anforderungen sprachlich (z. B. durch zu geringem Wortschatz) nicht entsprechen, entwickelt für diese Interaktionsfrustrationen ein Störungsbewusstsein und zeigt sich gehemmt in ihm nicht vertrauten Umfeldern
- frühzeitige spezifische Sprachentwicklungstherapie, um die Sprachentwicklungsstörung als primäre Verursachung zu beheben (▶ Kap. 3)

Mutismus im Heilmittel-Report

Im Heilmittel-Report von 2008 ist die Mutismustherapie zum Bereich der sprachtherapeutischen Behandlungen gezählt und in den Indikationen SP1 (Störungen der Sprache vor Abschluss der Sprachentwicklung) oder RE1 (Redeflussstörung) eingegliedert worden (Bode et al. 2008).

Leitlinien

In Deutschland gibt es momentan drei Richtlinien für die Mutismustherapie:

AWMF (Arbeitsgemeinschaft der Wissenschaftlichen Medizinischen Fachgesellschaften 2007)

- die Leitlinie der Deutschen Gesellschaft für Kinder- und Jugendpsychiatrie und -psychotherapie wird zurzeit überprüft
- sie bietet Hinweise zur Differenzialdiagnostik sowie für die Therapie im ambulanten, teilstationären und stationären Bereich
- das interdisziplinäre Arbeiten wird sehr befürwortet, ausschließlich logopädische Therapie bei Personen mit Mutismus wird als unzureichend angesehen

IMF-Leitlinien für die Mutismustherapie bei Kindern- und Jugendlichen (Subellok und Starke 2015a)

- entworfen durch eine Kooperation von Psychotherapeuten, Sprachtherapeuten und Sonderpädagogen
- Mutismus wird hier als Umgang mit Konflikten verstanden
- der Patient bestimmt das Tempo in der Therapie
- auch hier sprechen sich die Autoren für eine interdisziplinäre Herangehensweise mit Einbezug aller Lebenskontexte aus

SRMT-Stuttgarter Rahmenempfehlungen zur Mutismustherapie (Hartmann et al. 2013)

- Empfehlungen wurden von der Mutismus-Selbsthilfe ausgearbeitet
- soll Angehörigen und Betroffenen als Instrument zur Bewertung der Therapie dienen

7.7 Autismus-Spektrum-Störungen

Kristin Snippe

Dieses Kapitel bespricht in erster Linie den frühkindlichen Autismus.

Unterformen

- **frühkindlicher Autismus,** auch „Kanner-Syndrom“ (Kanner 1943): Störungen der sozialen Interaktion, verbalen und nonverbalen Kommunikation sowie repetitives und stereotypes Verhalten
- **Asperger-Syndrom** (Asperger 1944): frühe formal-sprachliche Entwicklung kaum beeinträchtigt; kognitive Entwicklung weitgehend unauffällig, IQ teils überdurchschnittlich, jedoch ebenfalls Störungen kommunikativ-pragmatischer Ebene, der sozialen Interaktion und repetitives und stereotypes Verhalten
- **atypischer Autismus:** ebenso Auffälligkeiten in sozialer Interaktion, Kommunikation und stereotypes/repetitives Verhalten, es werden jedoch nicht alle drei Diagnosekriterien erfüllt oder sind nicht dokumentierbar
- von einigen Autoren wird weiterhin der **High Functioning Autismus** abgegrenzt (stellt jedoch keine offizielle Diagnose dar): IQ im Normalbereich bei Störung der Sprachentwicklung

Krankheitsbilder mit autistischer Komponente

- Rett-Syndrom (▶ Kap. 7.5.12)
- tuberöse Sklerose
- Fragiles-X-Syndrom (▶ Kap. 7.5.8)
- desintegrative Störung des Kindesalters

Ursache

Bis heute nicht geklärt. Genetisch bedingte Störung der Hirnentwicklung, evtl. zusätzliche Einflussfaktoren vor, während oder nach der Geburt. Diskutiert werden Chromosomenanomalien der Chromosomen 3, 7, 15 und des X-Chromosoms (*Online Mendelian Inheritance in Man*).

Prävalenz bei 7- bis 9-Jährigen in Europa zwischen 0,48 % und 3,13 % (stark länderabhängig), Verhältnis von Jungen zu Mädchen zwischen 3.3 : 1 und 5.4 : 1 (Delobel-Ayoub et al. 2020)

7.7.1 Erscheinungsbild

Beim frühkindlichen Autismus handelt es sich um eine tiefgreifende Entwicklungsstörung, die sich vor dem 3. Lj. manifestiert.

- bei Autismus-Spektrum-Störungen ist jeder IQ denkbar; ca. 76 % haben jedoch einen IQ von unter 70 (NICE 2011)
- gestörte Verarbeitung und Interpretation von Sinneseindrücken im Gehirn. Daraus resultiert häufig Reizüberflutung (mögliche Folgen: z. B. Verhaltensauffälligkeiten, Impulsdurchbrüche, Rückzug, Nullreaktionen auf Anforderungen, gestörtes Essverhalten) oder einseitige Beschäftigung mit spezifischen Reizen
- Defizit im Verstehen von Gedanken und Gefühlen anderer Menschen, ihrer Motivationen und Intentionen (*Theory of Mind*)
- teilweise Beschäftigung mit ausgeprägten Sonderinteressen, z. B. Waschmaschinen oder Zugfahrpläne, hierdurch oft Spezialwissen in bestimmten Bereichen. Selten auch spezifische Talente aufgrund Besonderheiten der Wahrnehmungsverarbeitung
- Bedürfnis nach Strukturiertheit und Verlässlichkeit der Umgebung (ritualisierter Tagesablauf, gleichbleibende Raumstruktur, Visualisierung von Abläufen und Regeln)
- repetitive Verhaltensweisen, z. B. motorische Stereotypien

Sprachliche Symptomatik

Sprachprofil

- **Pragmatik:** Leitsymptomatik ist die Störung der Pragmatik. Sprache bleibt oft völlig aus oder wird zur Selbststimulation bzw. Befriedigung eigener Bedürfnisse, nicht zum kommunikativen Austausch genutzt. Das Fehlen eines vorsprachlichen gemeinsamen Aufmerksamkeitsfokus mit einer Bezugsperson (*Joint Attention*) setzt sich in der Sprachentwicklung fort. Problematik, das Gesagte dem Wissensstand des Zuhörers anzupassen, gegebene von neuer Information zu unterscheiden, Themen außerhalb der Sonderinteressen zu besprechen und Turn-Taking aufrechtzuerhalten (Tager-Flusberg et al. 2005).

Sprachgebrauch teilweise ganzheitlich echolalisch an den Kontext geknüpft, klassisches Beispiel von Kanner (1943): Ein Junge mit Autismus wiederholte den Satz *„Wirf den Hund nicht vom Balkon!“* immer, wenn er den Impuls hatte, etwas Verbotenes zu tun. Er hatte den Satz einmal von seiner Mutter gehört, als er einen Spielzeughund vom Balkon werfen wollte. Speicherung ganzer Sätze als *Labelling* zu Einzelaspekten von Situationen möglich. Satzproduktion ist bei minimal-verbalen Kindern häufig reine Nachsprechleistung (Echolalie) und nicht im Sinne flexibler Satzbildung zu verstehen
- **Prosodie und Stimme:** Intonation, Rhythmus und Wortbetonung häufig auffällig (Hubbard et al. 2017). Erschwerte Verarbeitung prosodischer oder emotionaler Merkmale (Wang et al. 2012)
- **Phonologie:** Auffälligkeiten entsprechen weitgehend denen nicht autistischer Kinder, meist am besten entwickelte sprachliche Ebene
- **Wortschatz:** verspätete und langsamere Entwicklung als bei normal entwickelten Kindern. Expressiver und rezeptiver Wortschatz liegen im Alter von 2 J. auf einem lexikalischen Entwicklungsstand von 9 Mon. (Lord und Paul 1997). Idiosynkrasien (sog. Privatsprache) häufig, werden aber meist mit steigendem Alter und wachsendem Sprachverständnis weniger
- **Syntax:** Entwicklung verzögert, aber nicht abweichend zur ungestörten Entwicklung (Kastner-Koller und Deimann 2000)
- **weitere Merkmale:** symptomatischer Mutismus (abzugrenzen von Diagnose Mutismus ▶ Kap. 7.6). Echolalien, oft vermutlich, um Kommunikation aufrechtzuerhalten. Ihr Anteil nimmt mit steigenden sprachlichen Fähigkeiten ab (Prizant 1996). Pronomenverwechselung und -vermeidung, vermutlich bedingt durch mangelndes Verständnis des Wechsels der Sprecher-Hörer-Perspektive (Fay 1993) und ganzheitliche Sprachwahrnehmung. Häufig auch Störung des Verstehens von Pronomen in gesprochener und Schriftsprache

Sprachentwicklung

- im 1. Lj. werden weniger Laute, v. a. weniger Konsonanten produziert als bei gleichaltrigen Kindern (Kastner-Koller und Deimann 2000; Prizant 1996)
- wenig nonverbale Kommunikationsmittel, z. B. der sog. gemeinsame Aufmerksamkeitsfokus (*Joint Attention*) zwischen Kind und Erwachsenem, Zeigegesten
- weniger Symbolspiel als Vorausläufer der Sprachentwicklung (Paul 2006)
- später Sprachbeginn und langsamer Spracherwerb
- ca. 25–30 % der Kinder entwickeln keine produktive Sprache (Brignell et al. 2018) Ausbleibende Sprache wird meist nicht durch kommunikative Gesten ersetzt, teils maladaptive Strategien, z. B. Schlagen mit dem Kopf, um Ablehnung auszudrücken oder Kneifen anderer Kinder, um in Kontakt zu kommen
- ca. 25 % der Kinder erwerben einige Wörter bis zum Alter von 18 Lm., verlieren diese aber wieder oder lernen keine neuen Wörter hinzu (Lord et al. 2004), evtl. aufgrund ganzheitlicher statt analytischer Spracherwerbsstrategie oder hirnfunktionellen Ursachen

7.7.2 Diagnostik

Diagnostik muss (ebenso wie Therapie) eine klare Struktur aufweisen:
- Untersuchungsraum darf das Kind nicht zu sehr mit Sinneseindrücken belasten

- in diagnostischen Sitzungen aufeinander folgende, ähnliche Aufgabenstellungen vermeiden, da die Gefahr besteht, dass das Kind an einem Aufgabentyp festhält und z. B. beim Wort-Bild-Zuordnen die Bilder benennt, weil dies vorher Aufgabe war
- rezeptive Aufgaben spiegeln die Sprachkompetenz des Kindes eher wider als produktive, da Nullreaktionen auf produktive Aufgaben eher pragmatisches Problem als Problem sprachlicher Kompetenzen sind. Nullreaktionen oder abweichende Reaktionen bei rezeptiven Aufgaben spiegeln jedoch ebenfalls nicht zwingend das Sprachvermögen wider. Hoher Stellenwert des Eltern-Interviews und der Beobachtung im Alltagskontext
- neben sprachsystematischer Diagnostik Erfassen der sprachlichen Vorausläuferfähigkeiten wie Joint Attention und Symbolspiel und der kommunikativen Fähigkeiten, dynamisches Assessment: Was erleichtert/erschwert die Kommunikation des Kindes? Z. B. taktile und visuelle Reize, Unterstützung durch Schriftsprache (Paul 2006), Unterstützung durch visuelle Strukturierung, bestimmte Arten der Ansprache (z. B. laut und melodiös). Bei formell gut entwickelter Sprache besonderer Stellenwert der Diagnostik pragmatischer Kompetenzen, da Sprachfertigkeiten nicht unbedingt adäquat eingesetzt werden können

7.7.3 Therapie

„*Die soziale Interaktion und Kommunikation verbesserte sich langfristig durch das frühe Training elterlicher Synchronizität und kindlicher Reziprozität sowie durch niedrigfrequente, umfassende, entwicklungsorientierte Therapieprogramme, denen das natürliche Lernformat zugrunde liegt*“ (Freitag 2020).

Kommunikationsförderung/verhaltenstherapeutische Maßnahmen

Hauptziel sprachlicher Intervention ist die Förderung des Verstehens und der Motivation zum Einsatz expressiver Sprache. Sprache soll vom Kind als Auslöser von Ereignissen und als Möglichkeit, die eigene Umwelt zu steuern, begriffen werden. Erzieher und Therapeuten müssen zusammenarbeiten, um verbale Kommunikation herauszufordern. Reaktion auf nonverbale, maladaptive Kommunikation (z. B. Kneifen, Haare reißen) ist hier möglichst zu vermeiden. Im Umgang mit stark herausfordernden Verhaltensweisen ist die Kooperation mit Verhaltenstherapeuten (Autismus-Zentren, Psychotherapie) zu suchen. Adaptive nonverbale Kommunikation (z. B. Blickkontakt, Gesten) kann Therapieziel auf dem Weg zur Sprache sein. Konsequentes Vorgehen ist wichtig. Die Basis bilden verhaltenstherapeutische Ansätze.

Methode des operanten Konditionierens: Der Therapeut arbeitet mit positiven Verstärkern, der Wegnahme eines nicht erwünschten Reizes (z. B. einer Schranke im Spiel mit der Eisenbahn) oder dem Weglassen des positiven Verstärkers bei nicht erwünschtem Verhalten.

Das Vorgehen wird in alltägliche Situationen und Spiele implementiert, so dass der Patient direkt die Wirkung seiner Kommunikation erlebt (Lane et al. 2016). Handlungsorientierte Beispiele bei Snippe (2016).

Dieses Verfahren sollte sich bei der sprachtherapeutischen Arbeit, z. B. der Wortschatzarbeit, wiederfinden, damit ein Transfer des gelernten Kommunikationsverhaltens in den Alltag des Kindes stattfinden kann.

In der Sprachanbahnung großer Stellenwert visuell-unterstützter Kommunikation (PECS – *Picture Exchange Communication System*), um Patient die Kausalität des

kommunikativen Aktes und die Impulsumleitung der Handlung zur kommunikativen Handlung nahezubringen.
Grundstruktur (zeitlich, räumlich und Aufgabenstruktur) mittels visueller Strukturierungshilfen (Methode nach TEACCH, Visualisierung von Zeit, „Shoebox"-Aufgaben), Nutzung der Spezialinteressen für ritualisierte Spielaktivitäten nach o. g. Muster.

Beispiele möglicher Vorgehensweisen

- im Spiel benötigte Gegenstände werden erst freigegeben (auf wohlwollend spielerische Art), wenn danach in irgendeiner Form (verbal oder nonverbal, je nach Stand des Kindes) gefragt wird
- eine Handlung wird vom Therapeuten erst fortgeführt, wenn Kommunikation stattfindet
- Nutzung bevorzugter Spielaktivitäten oder Objekte, um positiven „Kommunikationsdrang" zu erzeugen
- Erzeugung von gemeinsamer Freude an vom Kind bevorzugten Aktivitäten, um Interesse an sozialem Kontakt zu stärken

Schwerpunkte sprachtherapeutischer Arbeit

- Entwicklung des Symbolverständnisses als Voraussetzung zum Erwerb von Wortbedeutungen und für das Verständnis, dass Wörter zum Kommunizieren benötigt werden.
- Aufbau von Joint Attention und gestischer und verbaler Imitation (Freitag 2020)
- Aufbau von Sprachproduktion oder sonstiger gezielter Kommunikation (Bildkarten)
- Aufbau vom Verstehen von Kausalitäten
- Nutzung von Echolalien als interaktiver Ressource (Sterponi und Shankey 2014)
- je nach individuellem Entwicklungsstand Arbeit auf allen sprachlichen Ebenen denkbar, für Kinder mit formalsprachlichen Auffälligkeiten eignet sich ggf. Therapiemethodik für Kinder mit spezifischen Sprachentwicklungsstörungen unter Einbezug der Spezialinteressen (▶ Kap. 3)
- pragmatische Ebene: Orientierung an der Abfolge der kommunikativen Entwicklung im ungestörten Erwerb; Training funktionaler kommunikativer Situationen in natürlichen Interaktionen; Ausweitung des Lexikons für soziale und mentale Wörter (Paul 2006); Zuordnung von Gefühlen oder Geisteshaltungen, z. B. mithilfe von Bildern oder Fotos, explizites Erklären oder Visualisieren pragmatischer Regeln
- alternative Kommunikationsformen: Einbezug von Gebärden, Schriftsprache, Kommunikationstafeln oder Computereinsatz, um mit der Umwelt in Kontakt zu treten. Aufbau von verbal-expressiver Sprache im Vordergrund, da Erwerb verbaler Sprache bis zum Schuleintritt neben dem IQ entscheidender Prädiktor für den weiteren Verlauf ist (Howlin 2005)

7.8 Fötales Alkoholsyndrom

Julia Siegmüller

Auch: Alkoholembryopathie, Fetal Alcohol Syndrome. *Abkürzung:* FAS
Leichtere Manifestation: FAE (*Possible Fetal Alcohol Effects*), synonymhaft auch ARND (*Alcohol-related Neurodevelopmental Disorder*)
Zur Schädigung des Kindes kommt es durch die toxische Einwirkung des Ethanols oder der alkoholischen Abbauprodukte auf den Organismus des Fötus. Ein Zusammenhang zwischen dem Grad der Alkoholkrankheit der Mutter und dem Risiko des Kindes wird angenommen. Abgrenzung zu Kindern mit Drogenembryopathien.

- FAS seit 1974 wissenschaftlich beschrieben
- Feststellung von FAS oder FAE häufig erst im 3. Lj.
- Häufigkeit:
  - USA: 1,9 : 1.000 (Carmichael-Olson und Burgess 2000)
  - Deutschland: pro Jahr ca. 2.200 Neugeborene mit FAS (geschätzte Häufigkeit 1 : 500–1.000), FAE-Kinder sind häufiger (Drozella 2001)

7.8.1 Erscheinungsbild

Betroffene Kinder sind v. a. in ihren neurologischen Funktionen beeinträchtigt. Dies betrifft die physikalische und die funktionelle Gehirnreifung. Die Gehirne bleiben u. a. kleiner, sind weniger entfaltet (Mikrogyrie), bestehen aus einer kleineren Anzahl von Neuronen und einer verminderten Anzahl von Synapsen (Drozella 2001). Teilweise kommen Störungen im Corpus Callosum vor, in einigen Fällen fehlt es ganz.
Drei diagnostische Kriterien zur klinischen Erfassung:

- Kleinwuchs und Untergewicht
- spezifisches Muster Gesichtsdysmorphien
- neurobehaviorale Effekte

(Paul 2006)
Insgesamt zeigen die Kinder ein asynchrones Störungsprofil über verschiedene Entwicklungsbereiche:

- Mikrozephalie teils schon bei Geburt möglich; häufig Entwicklung im späteren Leben
- charakteristische kraniofaziale Dysmorphie (bildet sich mit zunehmendem Lebensalter zurück): niedrige Stirn, Epikanthus, Blepharophimose, Ptose, abfallende Lidachse, kurzer Nasenrücken, fehlendes oder abgeflachtes Philtrum, schmale Oberlippe, hoher Gaumen oder Gaumenspalte, hypoplastischer Unterkiefer, dysplastische, tiefsitzende Ohren
- Hände: Klinodaktylie 5 und veränderte Hautlinien (z. B. tiefe Daumenfurche und stark abknickende Dreifingerfurche, die zwischen Zeige- und Mittelfinger endet)
- Herzfehler (30 %): meistens Ventrikel- und Vorhofseptumdefekt
- Genitalanomalien (30–40 %): z. B. Hodenhochstand, Hypoplasie der Labia maiora
- Nierenfehlbildungen (10 %)
- Skelettfehlbildungen: z. B. Trichterbrust
- fein- und grobmotorische Störungen

- Wahrnehmungs- und Verhaltensstörungen: z. B. Konzentrationsschwäche, Impulsivität, Stimmungslabilität, erhöhte Risikobereitschaft, fehlende soziale Kompetenz, Distanzlosigkeit
- Epilepsien, Tremor
- Ess- bzw. Schluckstörungen im Säuglingsalter (30 %) teilweise mit Hypersensibilität im Mundraum
- Schlafstörungen: extremer Wechsel zwischen Tiefschlaf- und Schreiphasen
- leichte bis mittlere geistige Behinderung bei ca. 75 % aller FAS-Kinder, ebenfalls mit asynchronem Profil über die verschiedenen kognitiven Bereiche

Kognitive Symptome

- Aufmerksamkeitsstörung, Hyperaktivität
- Gedächtnisstörungen
- Lernstörung
- unstabiles Lerntempo
- Störung im Erkennen des Ursache-Wirkung-Prinzips
- Störungen im Sozialverhalten und in der sozialen Kognition
- Störungen der mentalen Planung, Merkfähigkeit bleibt erhalten
- Dyskalkulie
- Einschränkung z. B. von logischem Denken
- Abstraktionsvermögen, Störungen im Erkennen von Zusammenhängen

Sprachentwicklung

! Die Sprachentwicklung ist bei ca. 80–95 % der Kinder mit FAS gestört (Drozella 2001), wobei sich ein ebenso heterogenes Bild zeigt wie bei den nicht-sprachlichen Entwicklungsbereichen. Die Sprachentwicklung ist der am wenigsten untersuchte Störungsbereich von FAS-Kindern.

Aufgrund der großen Heterogenität zwischen betroffenen Kindern ist Diagnostik detailliert für jede sprachliche Ebene zwingend notwendig. Von einer SES können alle sprachlichen Ebenen betroffen sein:

- Wortschatz und Pragmatik sind zentrale Auffälligkeitsbereiche; gepaart mit sozialer Auffälligkeit
- erste Wörter werden verspätet produziert
- Sprachproduktion auf Satzebene wird als verkürzt beschrieben
- Sprache wirkt inhaltsleer, was auf semantische Störungsaspekte schließen lässt; häufig gepaart mit starken Arbeits- und/oder Langzeitgedächtnisbeeinträchtigungen
- formal-sprachliche Bereiche (Phonologie, Syntax) eher weniger betroffen
- häufig Störungen der Artikulation, die teilweise mit Gaumenspalten oder kieferorthopädischen Störungsbildern einhergehen
- Stottern
- starke Kommunikationsstörung (Carmichael-Olson und Burgess 2000): während der Kindheit erweisen sich die schlechten sprachlich-kommunikativen und sozial-kognitiven Fähigkeiten der Kinder als Störungsherde, die die Eingliederung der Kinder sowie die Akzeptanz sozialer Normen negativ beeinflussen bzw. verhindern

Lesen und Schreiben

> **!** **Störungen an der Schnittstelle Semantik und Pragmatik**
> - Informationsentnahme aus dem Input (Satz, Kontext, Dialog)
> - Informationsintegration in bestehenden Kontext und Weltwissen
> - Informationsspeicherung (wird durch die allgemein bestehende Gedächtnisstörung zusätzlich beeinflusst)
> - Abruf komplexerer Informationen in neuen Situationen (Übertragung von Informationen)
> - Leistung abhängig von Tagesform!

- Lese-Rechtschreib-Erwerb verläuft verzögert
- Analyse der Phoneme einer Wortform scheint am wenigsten gestört zu sein
- im Jugendnalter Gedächtnisstörungen und Störungen im logischen Denken

7.8.2 Therapie

In der neueren Forschung wird in den USA v. a. für FAS-Kinder eine Therapieform gefordert, die sich ausschließlich an den spezifischen Schwierigkeiten des einzelnen Kindes orientiert. Pauschale Programme werden abgelehnt (Carmichael-Olson und Burgess 2000). Therapiekonzepte sind familienintegriert, v. a. um Kommunikationsverhalten der Kinder im Alltag nachhaltig zu unterstützen (→ Verstehen der Problematik bei Bezugspersonen). Dies ist besonders wichtig, da Betroffene besonders häufig in sozial schwachen Familien aufwachsen.

Problem Reizüberflutung

- mehrere Stimuli zur gleichen Zeit können leicht zur Reizüberflutung führen
- auch ein Raum voller Spielzeug kann bereits eine Reizüberflutung auslösen (Drozella 2001)
- Zeichen der Reizüberforderung:
  - Vermeidung von Blickkontakt
  - Weinen

Vorgehen

Für die Therapie ist es wichtig, die Störungen der Integration verschiedener Informationen zu bedenken:
- langsame Folge von Reizen und Aufgaben
- starke Strukturierung sprachlicher Aufgaben
- wenige Arbeitsschritte pro Anforderung
- Herleiten der Lernanforderung direkt aus der Alltagswelt des Kindes, da die abstrakte Einordnung von Informationen zu den stärker gestörten Bereichen zählt

Literatur

AAA (American Academy of Audiology). Clinical Practice Guidelines. Diagnosis, Treatment and Management of Children and Adults with Central Auditory Processing Disorder. Musiek FE, Baran JA, Bellis TJ, Chermak GD, Hall JW III, Keith RW, Medwetsky L, Loftus West K, Young M, Nagle S. American Academy of Audiology (AAA). www.audiology.org (letzter Zugriff: 24.06.2021), 2010.

Abbeduto L, Hesketh L. Pragmatic development in individuals with mental Retardation: Learning to use language in social interactions. Mental Retardation and Developmental Disabilities Research Reviews 1997; 3:323–333.
Akefeldt A, Akefeldt B, Gillberg C. Voice, speech and language characteristics of children with Prader-Willi syndrome. Journal of Intellectual Disability Research 1997; 41:302–311.
Alvares RL, Downing SF. A survey of expressive communication skills in children with Angelman syndrome. American Journal of Speech and Language Pathology 1998; 7:14–24.
Andersen W, Rasmussen R, Stromme P. Levels of cognitive and linguistic development in Angelman syndrome: a study of 20 children. Logopedics Phoniatrics Vocalization, 2001, 26, 2–9.
ASHA (American Speech-Language-Hearing Association). Guidelines for fitting and monitoring FM-Systems. www.asha.org/policy (letzter Zugriff: 24.06.2021), 2002.
ASHA (American Speech-Language-Hearing Association). (Central) Auditory processing disorders. Technical Report. American Speech-Language-Hearing Association (ASHA). www.asha.org/policy (letzter Zugriff: 24.06.2021), 2005.
Asperger H. Die, Autistischen Psychopathien' im Kindesalter. Archiv für Psychiatrie und Nervenkrankheiten 1944; 117:76–136.
Bahr R. Schweigende Kinder verstehen. Heidelberg: Edition S., 2002a.
Bahr R. Wenn Kinder schweigen. Düsseldorf: Walter, 2002b.
Bartl-Pokorny KD, Marschik PB, Sigafoos J, Tager-Flusberg H, Kaufman WE, Grossmann T, Einspieler C. Early socio-communicative forms and functions in typical Rett syndrome. Res Dev Disabil. 2013; 34(10):3133–3138.
Beelmann A, Hecker W. Entwicklung und Entwicklungsprobleme blinder Kinder. In: Nürnberg, Bildungszentrum Für Blinde Und Sehbehinderte (Hrsg.). Spuren in die Zukunft – Lebensperspektiven sehgeschädigter Menschen. Nürnberg: Bildungszentrum Nürnberg, 1998.
Berglund E, Eriksson M, Johansson I. Parental reports of spoken language skills in children with Down syndrome. Journal of Speech, Language, and Hearing Research 2001; 44:179–191.
Bishop DVM, Brookman-Byrne A, Gratton N, Gray E, Holt G, Morgan L, Morris S, Paine E, Thornton H, Thompson PA. Language phenotypes in children with sex chromosome trisomies. Wellcome Open Research 2019, 3:143.
Bishop DVM, Jacobs PA, Lachlan K, Wellesley D, Barnicoat A, Boyd P A, Fryer A, Middlemiss P, Smithsom S, Metcalfe K, Shears D, Legget V, Nation K, Scerif G. Autism, language and communication in children with sex chromosome trisomies. Archives of Disease in Childhood 2011; 96(10): 954–959. DOI: 10.1136/adc.2009.179747 (letzter Zugriff: 24.06.2021).
Bode H, Schröder H, Waltersbacher A (Hrsg.). Heilmittel-Report 2008. Stuttgart: Schattauer, 2008.
Bojesen A, Juul S, Gravholt CH. Prenatal and postnatal prevalence of Klinefelter syndrome: A national registry study. The Journal of Clinical Endocrinology & Metabolism 2003; 88(2):622–6. DOI: 10.1210/jc.2002–021491.
Brignell A, Chenausky KV, Song H, Zhu J, Suo C, Morgan AT. Communication interventions for autism spectrum disorder in minimally verbal children. Cochrane Database of Systematic Reviews 2018, Issue 11. Art. No.: CD012324. DOI: 10.1002/14651858.CD012324.pub2 (letzter Zugriff: 24.06.2021).
Brock J. Language abilities in Williams syndrome: A critical review. Development and Psychopathology 2007; 19:97–127.
Brunner M, Waibel C. Sprachspiele zur auditiven Wahrnehmung und Sprachverarbeitung im Vorschulalter. Idstein: Schulz-Kirchner, 2011.
Burger-Gartner J, Heber D. Auditive Verarbeitungs- und Wahrnehmungsleistungen bei Vorschulkindern. Dortmund: verlag modernes lernen; 2. Aufl., 2006.
BSA (British Society of Audiology). Position Statement and Practice Guidance Auditory Processing Disorder (APD). www.thebsa.org.uk (letzter Zugriff: 24.06.2021), 2017.
Buckley S. Improving the expressive language skills of teenagers with Down syndrome. Down Syndrome Research and Practice 1995; 3:110–115.
Carlin M. The improved prognosis in Cri-du-chat (5p-)syndrome. In: Fraser W (ed.). Key issues in mental retardation research. London: Routledge, 1988. S. 64–73.

Carmichael-Olson H, Burgess DM. Early intervention for children prenatally exposed to alcohol and other drugs. In: Guralnick MJ (ed.). The effectiveness of early intervention. 2nd ed. Baltimore: Paul Brooks Publishing Co., 2000. p. 109–145.
Chapman RS, Hesketh LJ, Kistler DJ. Predicting longitudinal change in language production and comprehension in individuals with Down syndrome: hierarchical linear modelling. Journal of Speech, Language, and Hearing Research 2002; 45:902–915.
Cirrin FM, Gillam RB. Language intervention practices for school-age children with spoken language disorders: a systematic review. Language, Speech, and Hearing Services in Schools 2008; 39: 110–37.
Clayton-Smith J. Clinical research on Angelman syndrome in the United Kingdom: observations on 82 affected individuals. American Journal of Medical Genetics 1993; 46:12–15.
Cotter A, Mitchell T, Brestan-Knight E. Parent-Child Interaction Therapy for Children with Selective Mutism (PCIT-SM). In: Handbook of Parent-Child Interaction Therapy. Innovations and Applications for Research and Practise, (S. 113–128). Springer Nature Switzerland AG, 2018.
CSHA (California Speech-Language-Hearing Association). Guidelines for the Diagnosis and Treatment for Auditory Processing Disorders. www.speechandhearing.ca.gov (letzter Zugriff: 24.06.2021), 2007.
Damerau T, Subellok K. Behaviorale Konzepte zur schulischen Förderung der (verbalen) kommunikativen Fähigkeiten von Kindern mit selektivem Mutismus. Praxis Sprache, 2015; 2:77.
Defloor T, van Borsel J, Curfs L. Speech fluency in Prader-Willi syndrome. Journal of Fluency Disorders 2000; 25:85–98.
Delobel-Ayoub M, Saemundsen E, Gissler M, et al. Prevalence of Autism Spectrum Disorder in 7–9-Year-Old Children in Denmark, Finland, France and Iceland: A Population-Based Registries Approach Within the ASDEU Project. J Autism Dev Disord 50,949–959 (2020). DOI: https://doi.org/10.1017/S0305000912000682.
Deutsche Gesellschaft für Kinder- und Jugendpsychiatrie und Psychotherapie (Hrsg.). Leitlinien zur Diagnostik und Therapie von psychischen Störungen im Säuglings-, Kindes- und Jugendalter. 3. A. Köln: Deutscher Ärzte Verlag, 2016.
DGPP (Deutsche Gesellschaft für Phoniatrie und Pädaudiologie). S1-Leitlinie – Auditive Verarbeitungs- und Wahrnehmungsstörungen. Leitlinie, Klasse: S1, AWMF-Register-Nr. 049-012. www.leitlinien.net; 2019 (letzter Zugriff: 24.06.2021).
Dilling H, Mombour W, Schmidt MH (Hrsg.). Internationale Klassifikation Psychischer Störungen ICD-10. Bern: Huber, 1993.
Drozella A. Zum aktuellen Forschungsstand des fötalen Alkoholsyndroms. Essen: Universität Essen, im Internet veröff. Examensarbeit 2001. https://doi.org/10.1007/s10803-019-04328-y.
DSM-III-R: Diagnostisches und Statistisches Manual Psychischer Störungen. 3. A. Weinheim: Beltz, 1991.
Elternhilfe für Kinder mit Rett-Syndrom in Deutschland e. V. Rett-Syndrom. Verlauf. https://www.rett.de/de/Verlauf_41_Rett.html (letzter Zugriff: 11.10.2021).
Einspieler C, Freilinger M, Marschik PB. Behavioural biomarkers of typical Rett syndrome: moving towards early identifiation. Wien Med Wochenschr. 2016; 166(11–12): 333–337.
Einspieler C, Marschik PB. Regression in Rett syndrome: Developmental pathways to its onset. Neurosci Biobehav Rev. 2019; 98: 320–332.
Emmerling H. „Mutari-Methode", www.mutismus-therapie.de/mutari-methode, (letzter Zugriff: 24.06.2021).
Fay WH. Infantile Autism. In: Bishop D, Mogford K (eds.). Language Development in Exceptional Circumstances. Hove: Lawrence Erlbaum Associates Ltd., 1993. p. 190–202.
Feldmann D, Kopf A, Kramer J. Das Konzept der Kooperativen Mutismustherapie (KoMut). Forum Logopädie, 2012; 1:14–20.
Fey ME, Richard GJ, Geffner D, Kamhi AG, Medwetsky L, Paul D, Ross-Swain D, Wallach GP, Frymark T, Schooling T. Auditory Processing Disorder and Auditory/Language Interventions: An Evidence-Based Systematic Review. Language, Speech, and Hearing Services in Schools 2011; 42: 246–264.
Flaugnacco E, Lopez L, Terribili C, Montico M, Zoia S, Schön D. Music training increases phonological awareness and reading skills in developmental dyslexia: A randomized controlled trial. PLoS One 2015; 10, 9: e0138715.

Fowler A. Language in mental retardation: associations with and dissociations from general cognition. In: Burack JA, Hodapp RM, Zigler E (eds.). Handbook of mental retardation and development. Cambridge: Cambridge University Press, 1998. p. 290–333.
Franke A. Theraplay und seine Wirkung auf das Kommunikationsverhalten. In: Grohnfeldt M (Hrsg). Handbuch der Sprachtherapie, Bd. 2. Berlin: Edition Marhold beim Verlag V. Spieß, 1990. S. 245–259.
Franke A. Theraplay bei sprachgestörten Kindern – ein Fallbeispiel. In: Grimm H, Weinert S. (Hrsg). Intervention bei sprachgestörten Kindern. Voraussetzungen, Möglichkeiten und Grenzen. Stuttgart: G. Fischer Verlag, 1994. S. 139–154.
Franke U. Alexander der große Schweiger. L.O.G.O.S. interdisziplinär 1996; 4:20–29.
Freitag M, et al. Empirisch untersuchte entwicklungsorientierte und verhaltenstherapeutisch basierte Therapieprogramme zur Verbesserung der Kernsymptome und der Sprachentwicklung bei Klein- und Vorschulkindern mit Autismus-Spektrum-Störungen. Zeitschrift für Kinder- und Jugendpsychiatrie und Psychotherapie (2020), 48, pp. 224–243. doi.org/10.1024/1422-4917/a000714 (letzter Zugriff: 24.06.2021).
Gensthaler A, Khalaf S, Ligges M, Kaess M, Freitag CM, Schwenck C. Selective mutismand temperament: the silence and behavioral inhibition to the unfamiliar. European child & adolescent psychiatry, 2016; 1–8. doi: 10.1007/s00787-016-0835-4 (letzter Zugriff: 24.06.2021).
Gillam RB, Loeb DF, Hoffman LM, Bohman T, Champlin CA, Thibodeau L, Widen J, Brandel J, Friel-Patti S. The efficacy of Fast ForWord language intervention in school-age children with language impairment: a randomized controlled trial. Journal of Speech, Language, and Hearing Research 2008; 51: 97–119.
Goldbart J. Preintentional Communication: Opening the communication to students with profound and multiple learning difficulties. Cardiff: Kongress-Skript, 1990.
Goodban MT. Survey of speech and language skills with prognostic indicators in 116 patients with Cornelia de Lange syndrome. American Journal of Medical Genetics 1993; 47:1059–1063.
Grohnfeldt M. Mutismus-Therapie zwischen Aufbruch, Übergang und Kooperation. Mutismus.de 2010; 2 (3):3.
Hagberg B, Witt-Engerström I. A suggested staging system for describing impairment profile with increasing age towards adolescence. American Journal of Medical Genetics 1986; 24:377–382.
Hammann C. AVWS – Auditive Verarbeitungs- und Wahrnehmungsstörungen bei Schulkindern. Ein Ratgeber für Lehrer, Betreuer, Angehörige und Betroffene. Idstein: Schulz-Kirchner; 2019.
Hartmann B. Mutismus – Zur Theorie und Kasuistik des totalen und Mutismus. Language, Speech and Hearing Services in Schools 1997; 28:127–133.
Hartmann B. Die Behandlung eines (s)elektiv mutistischen Mädchen nach dem Konzept der Systemischen Mutismus-Therapie/SYMUT – Teil II. Forum Logopädie 2004; 18:30–35.
Hartmann B. Was ist Mutismus. In: www.boris-hartmann.de (letzter Zugriff 24.06.21).
Hartmann B, Kaiser M, Kaufhold U, Lange M, Müller N. Stuttgarter Rahmenempfehlungen zur Mutismus-Therapie (SRMT). Mutismus.de 2013; 10:4–6.
Hartmann B, Lange M. Mutismus im Kindes-, Jugend- und Erwachsenenalter. Ratgeber. Idstein: Schulz-Kirchner, 2003.
Hassold T, Hunt P. To err (meiotically) is human: The genesis of human aneuploidy. Nature Reviews Genetics, 2001; 2(4): 280–291. DOI: 10.1038/35066065 (letzter Zugriff: 24.06.2021).
Hook EB. Chromosome abnormalities and spontaneous fetal death following amniocentesis: further data and associations with maternal age. American Journal of Human Genetics 1983; 35:110–116.
Howlin P. Outcomes in autism spectrum disorders. In: Volkmar F, Paul R, Klin A, Cohen D (eds.). Handbook of autism and pervasive developmental disorders, vol. 1. 3. A. New York: Wiley, 2005. pp. 201–222.
Hubbard DJ, Faso DJ, Assmann PF, Sasson NJ. Production and perception of emotional prosody by adults with autism spectrum disorder. Autism Research, 2017; 10: 1991–2001. doi:10.1002/aur.1847 (letzter Zugriff: 24.06.2021).
Ise E, Engel RR, Schulte-Körne G. Was hilft bei der Lese-Rechtschreibstörung? Ergebnisse einer Metaanalyse zur Wirksamkeit deutschsprachiger Förderansätze. Kindheit und Entwicklung 2012; 21, 2: 122–136.

Jernberg AM. Theraplay. Eine direktive kommunikative Spieltherapie. Stuttgart: G. Fischer Verlag,1987.
Johnston KN, John AB, Kreisman NV, Hall JW 3rd, Crandell CC. Multiple benefits of personal FM system use by children with auditory processing disorder (APD). International Journal of Audiology 2009; 48: 371–383.
Jolleff N, Ryan MM. Communication development in Angelman's syndrome. Archives of Disease in Childhood 1993; 69:148–150.
Kanner L. Autistic Disturbances of Affective Contact. Nervous Child 1943; 2:217–250.
Kanter G. Lernbehindertenpädagogik, Geistigbehindertenpädagogik. In: Rombach H (Hrsg.). Wörterbuch der Pädagogik, Bd. 2. Freiburg: Herder, 1977.
Kastner-Koller U, Deimann P. Sprachentwicklung bei Kindern mit autistischem Syndrom. In: Grimm H (Hrsg.). Enzyklopädie der Psychologie: Spracherwerb. Göttingen: Hogrefe, 2000. S. 641–661.
Katz-Bernstein N. Selektiver Mutismus bei Kindern. Erscheinungsbilder, Diagnostik, Therapie. München: Ernst Reinhardt, 2005.
Kauschke C, Siegmüller J. Sprachentwicklung bei Cri-du-Chat-Syndrom. Eine Fallstudie. In: DGS, Deutsche Gesellschaft Für Sprachheilpädagogik (Hrsg.). Spracherwerb über alle Grenzen. Dresden: 1998.
Kauschke C, Siegmüller J. Patholinguistische Diagnostik bei Sprachentwicklungsstörungen. 2.A. München: Elsevier, 2010.
Kelley RI, Hennekam RC. The Smith-Lemli-Opitz Syndrome. Journal of Mental Retardation and Developmental Disabilities Research Reviews 2000; 6:321–335.
Kiese-Himmel C. Auditive Verarbeitungs- und Wahrnehmungsstörungen (AVWS) im Kindesalter. Kindheit und Entwicklung 2011; 20, 1: 31–39
Klein ER, Armstrong SL, Skira K, Gordon J. Social communication anxiety treatments (S-cat) for children and families with selective mutism: A pilot study. Clinical chily psychology and psychiatry 2016; March 2, 1–19.
Kleppe SA, Katayama KM, Shipley KG, Foushee DR. The speech and language characteristics of children with Prader-Willi syndrome. Journal of Speech and Hearing Disorders 1990; 55:300–309.
Kuk F, Jackson A, Keenan D, Lau C. Personal Amplification for School-Age Children with Auditory Processing Disorders. Journal of the American Academy of Audiology 2008; 19: 465–480.
Laan LAEM, Haeringen Av, Brouwer OF. Angelman syndrome: a review of clinical and genetic aspects. Clinical Neurology and Neurosurgery 1999; 101:161–170.
Lane J D, Lieberman-Betz R, Gast DL. An Analysis of Naturalistic Interventions for Increasing Spontaneous Expressive Language in Children With Autism Spectrum Disorder. The Journal of Special Education, 2016;50(1), 49–61. doi.org/10.1177/0022466915614837 (letzter Zugriff: 24.06.2021).
Lang S, Zhang DJ, Poustka L, Bartl-Pokorny KD, Pokorny FB, Bolte S, Sachse S, Mani N, Fox-Boyer AV, Hartung M, Einspieler C, Marschik PB. Early Detection of Developmental Disorders: The role of Canonical Babbling. KINDH ENTWICKL. 2021; 30(1): 15–24.
Larsen MN. Evaluation eines Elternfragebogens zur „Auditiven Verarbeitungs- und Wahrnehmungsstörung". Dissertation zur Erlangung des Grades eines Doktors der Medizin der Medizinischen Fakultät der Universität Hamburg; 2007.
Lauer N. Auditive Verarbeitungsstörungen. Stuttgart: Thieme; 2014.
Laurvick CL, de Klerk N, Bower C, et al. Rett syndrome in Australia: a review of the epidemiology. J Pediatr 2006; 148: 347–352.
Laws G, Bishop D. A comparison of language abilities in adolescents with Down syndrome and children with specific language impairment. Journal of Speech, Language, and Hearing Research 2003; 46:1.324–1.339.
Leonard LB. Children with specific language impairment. Cambridge: MIT Press, 1998.
Lepach AC, Petermann F. Wirksamkeit neuropsychologischer Therapie bei Kindern mit Merkfähigkeitsstörungen. Kindheit und Entwicklung 2009; 18, 2: 105–110.
Lepper H, Braun-Scharm H. Die integrative Mutismus-Therapie (IMT). Mutismus.de 2009, 1(1):12–15.
Loo JHY, Bamiou DE, Campbell N, Luxon LM. Computer-based auditory training (CBAT) benefits for children with language- and reading-related learning difficulties. Developmental Medicine & Child Neurology 2010; 52, 8:708–717.

Loosie A, Whitney M, Amidon D, Dong H, Driscoll D. Distinct phenotypes distinguish the molecular classes of Angelman syndrome. Journal of Medical Genetics 2001; 38:834–845.
Lord C, Paul R. Language and communication in autism. In: Cohen DJ, Volkmar FR (eds.). Handbook of autism and pervasive developmental disorders. New York: Wiley, 1997. p. 195–225.
Lord C, Shulman C, DiLavore P. Regression and word loss in autistic spectrum disorders. Journal of Child Psychology and Psychiatry 2004; 45: 936–955.
Lupberger N. Auditive Verarbeitungs- und Wahrnehmungsstörung im Kindesalter: Ein Ratgeber für Betroffene, Eltern, Angehörige und Pädagogen. Idstein: Schulz-Kirchner; 2. Aufl. 2015.
Johnson M, Wintgens A. The selective mutism resource manual. A speechmark practical sourcebook. speechmark publishing Ltd: London, 2001.
Marschik PB, Bartl-Pokorny KD, Tager-Flusberg H, Kaufmann WE, Pokorny F, Grossmann T, Windpassinger C, Petek E, Einspieler C. Three different profiles: Early sociocommunicative capacities in typical Rett syndrome, the preserved speech variant and normal development. Dev Neurorehabil. 2014; 17(1):34–38.
Marschik PB, Kaufmann WE, Sigafoos J, Wolin T, Zhang D, Bartl-Pokorny KD, Pini G, Zappella M, Tager-Flusberg H, Einspieler C, Johnston MV Changing the perspective on early development of Rett syndrome. Res Dev Disabil. 2013 Apr;34(4):1236–9. doi: 10.1016/j.ridd.2013.01.014 (letzter Zugriff: 24.06.2021).
Marschik PB, Lanator I, Freilinger M, Prechtl HFR, Einspieler C. Funktionelle Hirnentwicklung beim Rett Syndrom: frühe Auffälligkeiten und funktionsdiagnostische Besonderheiten. Klinische Neurophysiologie 2010b; 41: 1–5.
Marschik PB, Vollmann R, Bartl-Pokorny KD, Green VA, van der Meer L, Wolin T, Einspieler C. Developmental profile of speech-language and communicative functions in an individual with the Preserved Speech Variant of Rett syndrome. Dev Neurorehabil. 2014; 17(4):284–290.
Marschik PB, Vollmann R, Hepflinger S, Bartl K, Strutzmann E, Einspieler C. Rett Syndrom: Aspekte einer atypischen kommunikativen Entwicklung. LOGOS interdisziplinär 2010a; 18(5): 318–327.
Martin M. Oligophrenien (Intelligenzminderungen) und Demenzzustände. In: Remschmidt H (Hrsg.). Kinder- und Jugendpsychiatrie. Stuttgart: Thieme, 1979.
Martin G, Klusek J, Estigarribia B, Roberts J. Language characteristics of individuals with Down syndrome. Topics of Language Disorders 2009; 29:112–132.
McConachie H, Carr G. Mental Health in children with specific sensory impairments. In: Rutter M, et al. (eds.). Rutter's child and adolescent psychiatry. 5. A. Malden, Mass.: Blackwell, 2008. pp. 956–968.
Mervis C. Williams syndrome: 15 years of psychological research. Developmental Neuropsychology 2003; 23:1–12.
Mills AE. Visual handicap. In: Mogford K, Bishop D (eds.). Language development in exceptional circumstances. Edinbourgh: Lawrence Erlbaum Ass, 1988.
Naigles LG, Fowler AE, Helm A. Syntactic bootstrapping from start to finish with special reference to Down syndrome. In: Tomasello M, Merriman WE (eds.). Beyond Names for Things. Young Children's Acquisition of Verbs. Hillsdale: Lawrence Erlbaum Ass., 1995. p. 299–330.
National Organization for Rare Disorders Inc., Opitz G/BBB Syndrome, 2003, https://rarediseases.org/ (letzter Zugriff: 24.06.2021).
Neul JL, Kaufmann WE, Glaze DG. Rettsyndrome: Revised diagnostic criteria and nomenclature. Annals Neurol 2010, 68: 944–950.
Neul JL, Kaufmann WE, Glaze DG, Christodoulou J, Clarke AJ, Bahi-Buisson N, Leonard H, Bailey ME, Schanen NC, Zappella M, Renieri A, Huppke P, Percy AK. Rett syndrome: revised diagnostic criteria and nomenclature. RettSearch Consortium. Ann Neurol. 2010 Dec;68(6):944–50. doi: 10.1002/ana.22124 (letzter Zugriff: 24.06.2021).
Neul JL, et al. Rett Syndrom: Revised Diagnostic Criteria and Nomenclature. Ann Neurol. 2010 Dec; 68(6): 944–950. doi: 10.1002/ana.22124 (letzter Zugriff: 11.10.2021).
NICE (Hg.). Autism. The management and support of children and young people on the autism spectrum. Clinical Guideline no. 170. London: National Institute for Health and Care Excellence. 2013.
Nickisch A, Gohde K, Kiese-Himmel C. AVWS bei Regelschülern im 2. Schuljahr. Welche Tests trennen auffällige von unauffälligen Kindern? Laryngorhinootologie 2013; 92, 9: 594–599.

Nickisch A, Heber D, Burger-Gartner J. Auditive Verarbeitungs- und Wahrnehmungsstörungen bei Schulkindern. Dortmund: verlag modernes lernen; 5. Aufl. 2016.

Nickisch A, Heuckmann C, Burger T, Massinger C. Münchner Auditiver Screeningtest für Verarbeitungs- und Wahrnehmungsstörungen (MAUS). Laryngorhinootologie 2006; 85, 4: 253–259.

Nickisch A, Kiese-Himmel C. Auditive Verarbeitungs- und Wahrnehmungsleistungen 8- bis 10-Jähriger: Welche Tests trennen auffällige von unauffälligen Kindern? Laryngo-Rhino-Otol 2009; 88: 469–476.

Nickisch A, Massinger C. Bedeutung sprachfreier Verfahren bei auditiven Verarbeitungs- und Wahrnehmungsstörungen. In Gross M, Kruse E (Hrsg.). Aktuelle phoniatrisch-pädaudiologische Aspekte. Band 13, S. 309–313. Niebüll: Medicombooks Verlag Videel; 2005.

Nickisch A, Werner F, Kiese-Himmel C. Diagnostik von AVWS bei Erstklässlern: Welche Tests trennen auffällige von unauffälligen Kindern? Laryngorhinootologie 2018; 97, 9: 624–629.

Nielsen J, Wohlert M. Chromosome abnormalities found among 34910 newborn children: results from a 13-year incidence study in Århus, Denmark. Human Genetics 1991; 87(1): 81–83. DOI: 10.1007/BF01213097 (letzter Zugriff: 24.06.2021).

Nwokoro NA, Mulvihill JJ. Cholesterol and bile acid replacement therapy in children and adults with Smith-Lemli-Opitz (SLO/RSH) syndrome. American Journal of Medical Genetics 1997; 68:315–321.

Paul R. Language Disorders from infancy through adolescence: assessment and intervention. 3. A. St. Louis: Mosby, 2006.

Plume E, Schneider W. Hören, lauschen, lernen 2. Würzburger Buchstaben-Laut-Training. Göttingen: Vandenhoeck & Ruprecht; 2004.

Prizant BM. Communication, language, social, and emotional development. Journal of Autism and Developmental Disorders 1996; 26:173–178.

Ptok M, Berger R, Deuster CV, Gross M, Lamprecht-Dinnesen A, Nickisch A, Radü HJ, Uttenweiler V. Auditive Verarbeitungs- und Wahrnehmungsstörungen. Sprache-Stimme-Gehör 2000; 24: 90–94.

Remschmidt H. Kinder- und Jugendpsychiatrie. Stuttgart: Thieme, 1979.

Roche L, Zhang D, Bartl-Pokorny KD, Pokorny FB, Schuller BW, Esposito G, Bölte S, Roeyers H, Poustka L, Gugatschka, M, Waddington H, Vollmann R, Einspieler C, Marschik PB. Early Vocal Development in Autism Spectrum Disorder, Rett Syndrome, and Fragile X Syndrome: Insights from Studies using Retrospective Video Analysis. Adv Neurodev Disord. 2018; 2(1): 49–61.

Rondal JA. Exceptional language development in Down syndrome. Cambridge: University Press, 1995.

Rondal JA, Edwards S. Language in mental retardation. London: Whurr Publishers, 1997.

Sarimski K. Kinder und Jugendliche mit geistiger Behinderung. Göttingen: Hogrefe, 2001.

Sarimski K. Analysis of intentional communication in severely handicapped children with Cornelia-de-Lange Syndrome. Journal of Communication Disorders 2002a; 35:483–500.

Sarimski K. Entwicklungs- und Verhaltensmerkmale, individuelle Variabilität und Schlussfolgerungen. Vortrag, präs. in Göttingen, Jahreshauptversammlung der Elternhilfe Rett-Syndrom, 2002b.

Sarimski K. Entwicklungspsychologie genetischer Syndrome. 3. A. Göttingen: Hogrefe, 2003.

Schaner-Wolles C. Sprachentwicklung bei geistiger Behinderung: Williams-Beuren-Syndrom und Down-Syndrom. In: Grimm H (Hrsg.). Enzyklopädie der Psychologie: Spracherwerb. Göttingen: Hogrefe, 2000. S. 663–685.

Schwemmle C, Jungheim M, Ptok M. Gonosomale Trisomien. Fünf Fallberichte mit Literaturübersicht.Laryngo-Rhino-Otologie 2013; 92:725–731. DOI: 10.1055/s-0033-1348249 (letzter Zugriff: 24.06.2021).

Schwemmle C, Ptok M. Häufiges Syndrom, selten diagnostiziert: das Triple-X-Syndrom: Ein Fallbericht mit Literaturübersicht. Monatsschrift Kinderheilkunde 2013; 161:40–45. DOI: 10.1007/s00112-012-2750-1 (letzter Zugriff: 24.06.2021).

Sharma M, Purdy SC, Kelly AS. Comorbidity of auditory processing, language, and reading disorders. Journal of Speech, Language, and Hearing Research 2009; 52: 706–722.

Sharma M, Purdy SC, Kelly AS. A randomized control trial of interventions in school-aged children with auditory processing disorders. International Journal of Audiology 2012; 51, 7: 506–518.

Siegmüller J. Frühe Sprachentwicklung und Therapie bei Kindern mit genetischen Syndromen. In Sachse S (Ed.), Handbuch Spracherwerb und Sprachentwicklungsstörungen. Kleinkindphase. München Elsevier, 2015. S. 207–225.

Siegmüller J, Hardel B, Liebich R, Herrmann A. Heterogene Sprachentwicklungsprofile bei Fragilem-X-Syndrom. L.O.G.O.S. Interdisziplinär 2001; 9:26–33.

Siegmüller J, Weissenborn J, Böhning M. Sprachtherapie bei Kindern mit Williams-Beuren-Syndrom. UMSCHAU 2000; 29:3–6.

Skuse DH, Seigal A. Behavioral phenotypes and chromosomal disorders. In: Rutter M, et al. (eds.). Rutter's child and adolescent psychiatry. Malden, Mass.: Blackwell, 2008. pp. 359–376.

Smart JL, Purdy SC, Kelly AS. Impact of Personal Frequency Modulation Systems on Behavioral and Cortical Auditory Evoked Potential Measures of Auditory Processing and Classroom Listening in School-Aged Children with Auditory Processing Disorder. Journal of the American Academy of Audiology 2018; 29: 568–586.

Snippe K. Spielorientierte Sprachtherapie bei Autismus (SOS-A). Eine ressourcenorientierte Methode für die Sprachanbahnung. In: Forum Logopädie 1; 2016;(30), 12–15.

Suchodoletz W von. Empirische Untersuchung zur klinischen Relevanz auditiver Wahrnehmungsstörungen. In Homburg G, Iven C, Maihack V. Zentral-auditive Wahrnehmungsstörungen – therapierelevantes Phänomen oder Phantom? Köln: ProLog; 2002.

Sterponi L, Shankey J. Rethinking echolalia: repetition as interactional resource in the communication of a child with autism. Journal of Child Language, 2014;41(2), 275–304. DOI: https://doi.org/10.1017/S0305000912000682.

Stoel-Gammon C. Down syndrome phonology: Developmental patterns and intervention strategies. Down Syndrome: Research and Practice 2001; 7:93–100.

Strömme P, Hagberg G. Aetiology in severe and mild mental retardation: a population-based study of Norwegian children. Developmental Medicine and Child Neurology 2000; 42:76–86.

Subellok K, Katz-Bernstein N, Bahrfeck-Wichitill K,Starke, A. DortMuT – Dortmunder Mutismus-Therapie: Ein sprachtherapeutisches Konzept für Kinder und Jugendliche mit selektivem Mutismus. L.O.G.O.S., 2012; 20,2:84–96.

Subellok K, Starke A. Leitlinien des interdisziplinären Mutismus Forums (IMF) für die Mutismustherapie. Logos 2015; 2:106–109.

Subellok K, Starke A. Selektiver Mutismus – Ein interdisziplinäres Phänomen. Deutsches Ärzteblatt, 2015; 10:455–456.

Suchodoletz W von. Behandlung auditiver Wahrnehmungsstörungen: Methoden und ihre Wirksamkeit. Forum Logopädie 2003; 6: 6–11.

Tager-Flusberg H, Paul R, Lord C. Language and communication in autism. In: Volkmar F, Paul R, Klin A (eds.). Handbook of autism and pervasive developmental disorders, vol. 2. 3. A. New York: Wiley, 2005.

Tartaglia NR, Howell S, Sutherland A, Wilson R, Wilson L. A review of trisomy X (47,XXX). Orphanet Journal of rare diseases 2010; 5(1), 1–9. DOI: 10.1186/1750-1172-5-8 (letzter Zugriff: 24.06.2021).

Thorell LB, Lindqvist S, Bergman Nutley S, et al. Training and transfer effects of executive functions in preschool children. Developmental Science 2009; 12: 106–113.

Tierney E, Nwokoro NA, Kelley RI. Behavioral phenotype of RSH/Smith-Lemli-Opitz syndrome. Mental Retardation and Developmental Disabilities Research Reviews 2000; 6:131–134.

Townend GS, Marschik PB, Smeets E, van de Berg R, van den Berg M, Curfs LM. Eye Gaze Technology as a Form of Augmentative and Alternative Communication for Individuals with Rett Syndrome: Experiences of Families in The Netherlands. J Dev Phys Disabil. 2016; 28: 101–112.

Tramer M. Elektiver Mutismus bei Kindern, in: Zeitschrift für Kinderpsychiatrie, 1934, 1, 30–35.

Valsangiacomo E. Das „Chromosom 22q11 Deletion" Syndrom – eine Übersicht. www.swiss-paediatrics.org, 2002.

Wang J, Tsao F, Liu H. Receptive emotional prosody in school-aged children with high functioning autism, Neuropsychiatrie de l'Enfance et de l'Adolescence, Volume 60,

Issue 5, Supplement, 2012, Page S207, ISSN 0222-9617, https://doi.org/10.1016/j.neurenf.2012.04.429 (letzter Zugriff: 24.06.2021).

Wegener C, Hey C, Sader R, Maas K, Leuninger H. Interdisziplinäre Ansätze der Diagnostik und Therapie am Beispiel Deletion 22q11. In: Giel B, Maihack V (Hrsg.). Sprachtherapie und Mehrfachbehinderung. Köln: Prolog, 2008. S. 179–191.

Wilhelm E. Hörschmaus. Förderung der auditiven Wahrnehmung und Verarbeitung – Köln: ProLog; 2007.

Williams CA, Angelman H, Clayton-Smith J, et al. Angelman syndrome: consensus for diagnostic criteria. American Journal of Medical Genetics 1995a; 56:237–238.

Williams CA, Zori RT, Hendrickson J, et al. Angelman syndrome. Current Problems in Pediatrics 1995b; 25:216–231.

Wolf KM, Schroeders U, Kriegbaum K. Metaanalyse zur Wirksamkeit einer Förderung der phonologischen Bewusstheit in der deutschen Sprache. Zeitschrift für Pädagogische Psychologie 2016; 30, 1: 9–33.

Zampini L, Draghi L, Silibello G, Dall'Ara F, Rigamonti C, Suttora C, Zanchi P, Salerni N, Lalatta F, Vizziello P. Vocal and gestural productions of 24-month-old children with sex chromosome trisomies. International Journal of Language & Communication Disorders. 2018; 53, 1:171–181.

Zhang D, Roche L, Bartl-Pokorny KD, Krieber M, McLay L, Bölte S, Poustka L, Sigafoos J, Gugatschka M, Einspieler C, Marschik PB. Response to name and its value for the early detection of developmental disorders: Insights from autism spectrum disorder, Rett syndrome, and fragile X syndrome. A perspectives paper. Res Dev Disabil. 2018; 82(6):95–108.

8 Erworbene Sprachstörungen bei Erwachsenen

8.1 Aphasien

Henrik Bartels

Auch: Aphemie (ursprüngliche Bezeichnung durch P. Broca, ▶ Kap. 8.1.1)
Erworbene Sprachstörungen im Kindesalter ▶ Kap. 9.
Die etymologisch naheliegende Ableitung „Dysphasie" wird im deutschen Sprachraum nicht zur Bezeichnung neurologischer Sprachstörungen verwandt. Eine Ausnahme bildet hier der feststehende Begriff der „Kognitiven Dysphasie" nach Heidler (2006), der in erster Linie Störungen der Sprachverarbeitung infolge von beeinträchtigten Gedächtnis-, Exekutiv- oder Aufmerksamkeitsfunktionen bezeichnet.

> Nach Huber et al. (2006) in Deutschland mind. 100.000 Patienten mit Aphasien (Prävalenz) sowie etwa 25.000 Neuerkrankungen/Jahr (Inzidenz).

Ursache

Ursache sind Störungen des zentralen Nervensystems mit Mangeldurchblutung der sprachrelevanten Areale in der Großhirnrinde der sprachdominanten Hemisphäre (vorwiegend perisylvischer Kortex, Inselrinde) oder in subkortikalen Strukturen wie Thalamus oder Basalganglien:

- 80 % Schlaganfälle (ischämische Insulte)
- 20 % Blutungen, Traumata, Hirntumoren, entzündliche oder degenerative Erkrankungen des Gehirns sowie Anfallsleiden (können zu vorübergehender oder dauerhafter sprachlicher Symptomatik führen)

Erscheinungsbild

- produktive und/oder rezeptive Funktionen der Sprachverarbeitung können vollständig oder teilweise betroffen sein
- meistens, jedoch nicht zwangsläufig, gleichzeitig Störungen der schriftsprachlichen Verarbeitung. Oft weicht Schädigungsgrad der Lese- oder Schreibleistung deutlich von den sprachlichen Leistungen ab (▶ Kap. 8.2 und ▶ Kap. 8.3)

Prognose

Verschiedene Faktoren beeinflussen den Verlauf einer aphasischen Erkrankung. Sind initial noch etwa ⅓ aller Schlaganfallpatienten als aphasisch einzustufen, reduziert sich dieser Anteil im ersten Jahr nach Ereignis um die Hälfte.
Bestimmende Faktoren für die Prognose:

- initialer Schweregrad
- Größe der Hirnläsion
- Lokalisation der Hirnläsion

Differenzialdiagnostik

- Störungen von Sprechmotorik oder sprechmotorischer Planung zählen nicht zu den Aphasien, sondern werden als Dysarthrien bzw. Sprechapraxien bezeichnet (▶ Kap. 10)
- ebenso nicht als Aphasie bezeichnet werden sprachliche Auffälligkeiten, die auftreten infolge von:
  - Demenzen
  - Verwirrtheitszuständen
  - neuropsychologischen Störungen bei Frontalhirnläsionen
  - Schizophrenien

8.1.1 Standardsyndrome

> **!** Die Einteilung aphasischer Erkrankungen in verschiedene Syndrome ist v. a. im Hinblick auf die Anwendbarkeit am einzelnen Patienten wegen des heterogenen Störungsprofils in der neueren Literatur umstritten. Die Betrachtung aphasischer Störungen verlagert sich stattdessen hin zu individuellen Profilbeschreibungen anhand von psycholinguistischen Sprachverarbeitungsmodellen (▶ Kap. 8.1.4).

Broca-Aphasie

Auch: verbale Aphasie, motorische Aphasie, efferent-motorische Aphasie. Benannt nach Paul Broca (1824–1880)
Aphasie mit dem **Leitsymptom** Agrammatismus bei weitgehend erhaltenem Wortverständnis.

Läsionsorte

- vordere Mediaastgruppe
- vordere Insel
- Brodmann-Areale 44/45 (▶ Kap. 1.1.3)

Erscheinungsbild

- Produktion sehr kurzer Sätze unter Auslassung bzw. Reduktion von Funktionswörtern und Morphologie (sog. „Telegrammstil")
- Verben werden oft in der Infinitivform produziert
- allgemeines Sprachverständnis ist auch auf Satzebene vergleichsweise gering beeinträchtigt
- stark verlangsamter Sprachfluss
- oft begleitend Sprechapraxie (▶ Kap. 10.2)
- Wortfindungsstörungen
- Kommunikation der Patienten ist schwer bis mittelschwer gestört
- bei vielen Patienten hoher Leidensdruck durch ausgeprägtes Störungsbewusstsein

> ja … Frau … bahol … Bahnhof … auf einmal … ooh … und Krankenwagen … und dann … Karkenhau … Krankenhaus … und dann … weg … alles weg … konnt' ich nicht spech … sprechen

Therapie (▶ Kap. 8.1.9)

- Reaktivierung einfacher Satzstrukturen je nach syntaktischem Schwerpunkt der Störung
- Erarbeitung komplexerer, nicht-kanonischer Strukturen (z. B. Frage- und Relativsätze), sofern es die Leistung des Patienten zulässt
- Reaktivierung des Verbabrufs kann aufgrund der zentralen Funktion des Verbs im Satz zur Verbesserung produktiv-syntaktischer Leistungen führen
- Satzverständnis ist nur Therapieinhalt, wenn spezielle Probleme des Agrammatikers mit nicht-kanonischen, semantisch reversiblen Sätzen auftreten

Wernicke-Aphasie

Auch: sensorische Aphasie
Benannt nach Carl Wernicke (1848–1905). Aphasie mit den **Leitsymptomen** Paragrammatismus, semantische und phonematische Paraphasien sowie Neologismen (Logorrhoe).

Läsionsort

Versorgungsgebiet der Arteria temporalis posterior.

Erscheinungsbild

- Produktion langer, oft in sich verschachtelter Sätze („Satzverschränkungen")
- fehlerhafte Flexionsformen
- Verdopplung von Sätzen oder Satzteilen
- in schweren Fällen sog. „Jargonaphasie" mit flüssiger, jedoch unverständlicher Sprachproduktion
- meist schwere Beeinträchtigung des Sprachverständnisses
- besonders in der frühen Krankheitsphase nur gering ausgeprägtes Störungsbewusstsein, daher meist kein Versuch der Selbstkorrektur

> *Untersucher:* Ist es mit der Sprache denn seitdem besser geworden?
> *Patient:* Mittlerweile ja. Und dann mach' das will ich das machen. Und ich mussen ja machen. Wie das kommt und das geht so. Zum Beisch … geht die Arbeit krönke muss ich ja gehen … und dann machen wenn die gengte eine Sache die ich tun kann. Wie es soll.

Therapie

- zunächst steht in vielen Fällen Aufbau eines grundlegenden Störungsbewusstseins sowie Verbesserung des Sprachverständnisses im Vordergrund
- später v. a. Verbesserung der semantischen Leistungen und Reduktion der überschießenden Sprachproduktion hin zu kürzeren, strukturierten Äußerungen

Amnestische Aphasie

Auch: Anomie
Aphasie mit dem **Leitsymptom** Wortfindungsstörungen.

Läsionsort

Beim Syndrom der amnestischen Aphasie liegt kein typischer Läsionsort vor. Diskutiert werden bisweilen mögliche Läsionen im Temporal- oder auch dem unteren Parietallappen.

Erscheinungsbild

- Wortfindungsstörungen in der Spontansprache und beim konfrontativen Benennen
- meist flüssige Sprachproduktion
- kompensatorischer Einsatz von Umschreibungen oder Floskeln
- selten semantische Paraphasien mit großer Nähe zum Zielwort
- Sprachverständnis nicht oder nur geringfügig beeinträchtigt
- vereinzelt Satzabbrüche, die nicht durch eine syntaktische Problematik, sondern durch die Wortfindungsstörungen bedingt sind

> Und da bin ich in das … Haus … das Kra das Krankenhaus und der … der Mann … der Arzt sagt mir: da werden wir … da werden wir Sie eine … äh … Weile da behalten und mein mein … Mann ist dann auch dageblieben.

Therapie

- Schwerpunkt sind die Wortfindungsstörungen, mit dem Ziel, den lexikalischen Zugriff durch spezifische Strategien zu verbessern (▶ Kap. 8.1.7)
- Abklärung, inwieweit die Umwegstrategien des Patienten zu seiner Kommunikationsfähigkeit beitragen oder eher hinderlich sind und modifiziert werden müssen

Globale Aphasie

Auch: totale Aphasie

Schwerste Form einer aphasischen Störung mit **Leitsymptom** Sprachautomatismen, v. a. *Recurring Utterances* (▶ Kap. 8.1.10).

Läsionsort

Ausgedehnte Läsion im Mediastromgebiet.

Erscheinungsbild

- Störung rezeptiver und produktiver Modalitäten, sodass in den meisten Fällen keine Kommunikation mehr möglich ist
- Äußerungen manchmal einzelner Wörter, oft jedoch ausschließlich Sprachautomatismen (▶ Kap. 8.1.10), die wiederholt ohne sprachliche Intention abgerufen werden
- *Recurring Utterances* (wiederkehrende Äußerungen), Untergruppe der Automatismen mit Dominanz einzelner Silben oder Wörter ohne Sinnbezug in der Sprachproduktion
- schwer gestörtes Sprachverständnis, meist werden nur einzelne Wörter des Gesprächspartners verstanden oder aus dem pragmatischen Kontext erschlossen
- häufig zusätzliche neuropsychologische Störungen durch die massive Läsion in der sprachdominanten Hemisphäre, welche die sprachlichen Symptome überlagern und sich negativ auf diagnostische Einschätzung und therapeutische Intervention auswirken

> dododo … jajajaja … dodo … do

Therapie

Bei Patienten mit globaler Aphasie gelingt es in vielen Fällen nicht, die Sprachfähigkeit in einem alltagstauglichen Maß wiederherzustellen. Insofern ist es häufig notwendig, Ersatzstrategien zu trainieren, die eine basale Kommunikation im Alltag ermöglichen (▶ Kap. 8.1.11).

8.1.2 Nicht-Standardsyndrome

Leitungsaphasie

Auch: Nachsprechaphasie, afferent-motorische Aphasie

Aphasie mit den Leitsymptomen phonematische Paraphasien und herausragend beeinträchtigtem Nachsprechen.

Läsionsort
Schädigung des Fasciculus arcuatus als Verbindung zwischen Wernicke- und Broca-Areal.

Erscheinungsbild
- Sprachproduktion durch phonematische Entstellungen beeinträchtigt
- spontansprachlich oft Störung der Sprechinitiierung
- iterative Selbstkorrekturversuche im Umgang mit den eigenen phonologischen Fehlern
- hohes Störungsbewusstsein
- beim Nachsprechen größte Schwierigkeiten mit deutlicher Abhängigkeit von der Länge der Stimuli
- ungestörtes Sprachverständnis

> Geholt ham' die mich mit dem Hubkr … krau … krau … kau … nee. Hubkra … Hubschra … Hubschraber … schrader. Nee. Hub … schrauber.

Therapie (▶ Kap. 8.1.7)
- abhängig vom individuellen Erscheinungsbild Therapie der phonematischen Beeinträchtigungen im Vordergrund
- Leitsymptomatik, das herausragend gestörte Nachsprechen, ist Oberflächensymptom, jedoch nicht direkter Therapiegegenstand

Transkortikale Aphasien
Besondere Aphasieform mit den Leitsymptomen Echolalien und gut erhaltenem Nachsprechen, oft ohne Sinnentnahme.

Läsionsort
Ausgedehnte Läsion in der Verbindung zwischen sprachrelevanten Zentren und den sensorischen Assoziationskortizes, Nähe zu Broca-Areal.

Erscheinungsbild
Die Sprachverarbeitung ist mittelschwer bis schwer beeinträchtigt. Je nach Störungsschwerpunkt weitere Unterteilung in:
- transkortikal-motorische Aphasie (Störungsschwerpunkt Sprachproduktion)
- transkortikal-sensorische Aphasie (Störungsschwerpunkt Sprachverständnis)
- gemischt-transkortikale Aphasie (gleichmäßig betroffene Modalitäten)

Therapie
Aufgrund der großen Heterogenität des Störungsbildes bei transkortikaler Aphasie erscheint es wenig sinnvoll, typische oder allgemeine Therapieziele für diese Patientengruppe zu formulieren.

8.1.3 Sprachsystematische Diagnostik
Konfrontation des Patienten in unterschiedlichen Tests mit produktiven und rezeptiven Aufgabenstellungen, die Sprachleistungen wie Benennen, Sprachverständnis, Lesen fordern.

Formalisierte Tests

- Konstruktion erfüllt mittels Normierung und Standardisierung die Anforderungen der Testgütekriterien
- auch Untersucher ohne lange Erfahrung können ein valides Testergebnis erzielen, da die diagnostische Vorgehensweise hoch standardisiert ist und die Auswertungsrichtlinien klare Schemata zur Leistungsbeurteilung des Patienten vorgeben

Screeningverfahren

- nicht oder gering formalisiert
- sind dazu gedacht, in relativ kurzer Zeit einen Überblick über das Störungsbild eines Patienten zu vermitteln
- meist individuelle Anpassung der Testteile an die Erfordernisse des Patienten und des Therapeuten
- korrekte Interpretation nur durch Therapeuten mit ausreichender Erfahrung möglich

In beiden Fällen eher quantitative Beschreibung der Fähigkeiten und Einschränkungen, da nicht zwingend eine Hypothese über die Genese der sprachlichen Auffälligkeiten formuliert wird. Je nach Verfahrensumfang erfolgt mehr oder weniger ausführliche Beschreibung des unmittelbar beobachtbaren sprachlichen Verhaltens.

Aachener Aphasie-Test (AAT, Huber et al. 1983)

Grundlagen

- Syndromansatz (▶ Kap. 8.1.1 und ▶ Kap. 8.1.2)
- supramodalitätsorientiert
- psychometrisch abgesichertes und normiertes Verfahren zur Diagnose aphasischer Störungen

Ziele

- Auslese aphasischer vs. hirngeschädigter Patienten ohne Aphasie
- Syndrom- und Schweregradklassifizierung
- Identifizierung von nicht-Standard-Aphasien sowie nicht klassifizierbaren Aphasien
- Identifizierung verschiedener modalitätsspezifischer Sprach- bzw. Sprechstörungen

Testaufbau

Vorgehen anhand von sechs Testteilen, die weitere Subtests beinhalten:

- Spontansprache
- Token-Test
- Nachsprechen
- Schriftsprache
- Benennen
- schriftliches und verbales Sprachverständnis

Auswertung

- Bewertung der einzelnen Aufgaben nach spezifizierten Punkteskalen
- aus Summenergebnissen der Subtests errechnet sich mittels manueller oder computerbasierter Auswertung das diagnostische Ergebnis
- Einordnung in das korrespondierende Aphasiesyndrom mit Angabe zum Schweregrad
- komplexere Ergebnisanalysen einzelner Subtests sind möglich

- durch Vergleich verschiedener Untertests beim gleichen Patienten zu unterschiedlichen Zeitpunkten Dokumentation signifikanter Veränderungen in den verschiedenen Testteilen über den Bezugszeitraum

Durchführungsdauer
60–90 Min.

Bielefelder Aphasie Screening zur Diagnostik akuter Aphasien (BIAS, Richter et al. 2006)

Ziele
- Diagnostik aphasischer Störungen
- differenzierte Erfassung sowohl schwerer als auch leichterer Symptomatik
- Minimierung der Belastung für Patienten
- therapierelevante Hinweise durch Stimulierung der Reaktionen in einzelnen Untertests
- Eignung für Einsatz als Verlaufsdiagnostik

Testaufbau
Überprüfung von sechs Leistungsbereichen:
- Spontansprache
- auditives Sprachverständnis auf Wort- und Satzebene
- automatisierte Sprache (Reihensprechen)
- semantisch-lexikalische Leistungen (produktiv)
- Lesesinnverständnis
- schriftliche Produktion

Auswertung
Identifikation aphasischer Patienten, Einordnung der Patienten innerhalb aphasischer Normstichprobe, Festlegung des Schweregrads.

Durchführungsdauer
30–40 Min.

Aphasie-Checkliste (ACL, Kalbe et al. 2002)

Ziele
- schnell durchzuführende Diagnostik zentraler Sprachstörungen mit unterschiedlichen Hirnschädigungen
- Erstellung eines Sprachprofils unterschiedlicher Teilfunktionen inkl. Beeinträchtigungsgraden
- Rating der verbalen Kommunikationsfähigkeit
- Überprüfung auf Beeinträchtigung wesentlicher kognitiver Funktionen wie Gedächtnis, Aufmerksamkeit und logisches Denken

8

Testaufbau
Zwei Teile (Sprache und Kognition), die in insgesamt 10 Untertests unterteilt sind; innerhalb dieser eine weitere Unterteilung in 21 verschiedene Aufgabenstellungen.

Auswertung
- Bewertung der einzelnen Aufgaben nach drei- oder vierstufigen Punkteskalen mit durch Normierung erhobenen Cut-Off-Werten für die einzelnen Aufgaben, an denen eine Beeinträchtigung identifiziert werden kann

- anhand der erhobenen Punktwerte Erstellung eines Profils der sprachlichen Leistungen
- Entscheidung über das Vorliegen einer aphasischen Erkrankung anhand des Gesamtwertes

Durchführungsdauer
ca. 30 Min.

8.1.4 Modellorientierte Diagnostik

Diagnostikverfahren dieser Art legen den Fokus auf die Ermittlung einer oder mehrerer funktioneller Störungsorte, die zu einer beobachtbaren sprachlichen Einschränkung führen. Das ist nur möglich, sofern ausreichend spezifizierte theoretische Annahmen über den angestrebten Teilbereich der Sprachverarbeitung bestehen, welche die Grundlage für ein klinisch anwendbares Modell über die beteiligten Verarbeitungsmechanismen bilden.
Modellorientierte Verfahren wie LEMO oder die Untersuchungsverfahren von Blanken – werden beide im Folgenden noch beschrieben – beschränken sich nicht auf die quantitative Beschreibung einer Benennstörung. Sie versuchen aufgrund der qualitativen Charakteristika der Symptomatik deren funktionelle Ursache zu ermitteln. Bei einer Benennstörung könnten dies z. B. das phonologische Outputlexikon oder die semantische Verarbeitung des Patienten sein.

Logogenmodell
Neuere modellorientierte Therapie- und Diagnostikverfahren stützen sich überwiegend auf das Logogenmodell von Morton (1980) und dessen Erweiterungen wie das Modell von Patterson und Shewell (1987, ▶ Abb. 8.1). Diese Modelle beschreiben

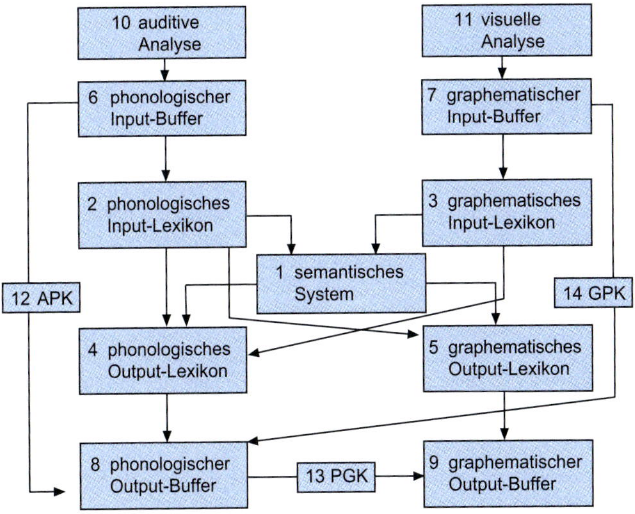

Abb. 8.1 Logogenmodell in Anlehnung an Patterson und Shewell (1987) [L261]

die Verarbeitungsmechanismen der monomorphematischen Einzelwortverarbeitung anhand eines Systems von:

- Langzeit-Wissensspeichern
- Routen, die diese Mechanismen verbinden, aber auch eigene Verarbeitungsleistungen erbringen
- Kurzzeitspeichereinheiten, den sog. Buffern

Auditive und visuelle Analyse (10, 11, ▶ Abb. 8.1)

Das Inputsignal wird auditiv oder schriftlich auf seine zielsprachlichen Charakteristika (segmentale Merkmale) analysiert:

- auditive Modalität: z. B. Identifizierung der lautlichen Einheiten
- schriftliche Modalität: Erkennen der gelesenen Graphen (Buchstaben) unabhängig von der Darstellungsweise wie Druckschrift, Kursivschrift oder Handschrift

Lexika (2, 3, 4, 5, ▶ Abb. 8.1)

Lexikalische Komponenten sind rezeptive bzw. produktive Wortspeicher.
Hier werden bekannte Wortformen zum Abruf bereitgehalten. Als entscheidender Parameter dieser Komponenten gilt die Frequenz (Vorkommenshäufigkeit) des jeweiligen Wortes in der Zielsprache. Je häufiger ein Wort vorkommt, desto weniger zusätzliche Aktivierung wird zum Abruf benötigt. Hierüber lässt sich u. a. der Frequenzeffekt, der im Wortabruf bei vielen aphasischen Erkrankungen, aber auch im Experiment mit Normalsprechern beobachtet werden kann, erklären.

Semantisches System (1, ▶ Abb. 8.1)

Diese Komponente ist ein zentrales Modul der Sprachverarbeitung.
An dieser Stelle werden Bedeutungsmerkmale aktiviert und spezifiziert. Eine Störung des Systems führt aufgrund seiner zentralen Stellung zu übergreifenden Beeinträchtigungen von Sprachproduktion und -rezeption sowohl in der schriftlichen als auch in der mündlichen Modalität. Dabei kann es in allen Sprachleistungen, die von der semantischen Komponente abhängen, zu Konkretheitseffekten kommen. Demnach werden konkrete Begriffe, z. B. „Hammer", zuverlässiger verarbeitet als Abstrakta, z. B. „Neid", oder Funktionswörter.

Arbeitsspeicher (Buffer, 6, 7, 8, 9, ▶ Abb. 8.1)

Die Kurzzeitspeicher befinden sich innerhalb des Modells an Schnittstellen, an denen von segmentaler auf ganzheitliche Verarbeitung gewechselt wird und umgekehrt. So muss beim Erkennen eines Wortes wie „Hand" zunächst segmental-temporär vorgegangen werden, d. h. dem Sprachfluss wird die Lautfolge /h-a-n-t/ entnommen und danach der lexikalische Eintrag als Ganzes im Inputlexikon aktiviert. Ein Buffer sorgt dafür, dass die Information, die im ersten Schritt aufgenommen wird, nicht innerhalb der Zeitspanne, die bis zur vollständigen Verarbeitung der Lautfolge vergeht, zerfällt. Bei einer Beeinträchtigung des Buffers kommt es zu Längen- oder Positionseffekten. Demnach werden Wörter und insbesondere Neologismen mit zunehmender Länge schlechter verarbeitet, oder es kommt zu Fehlerhäufungen am Beginn oder am Ende der Stimuli.

Segmentale Verarbeitungsrouten (12, 13, 14, ▶ Abb. 8.1)

Das Logogenmodell beschreibt drei Routen, die für die Konvertierung einzelner sprachlicher Segmente in eine andere Modalität benötigt werden:

- **auditiv-phonologische-Konvertierung (APK):** Übersetzung eines rezeptiven auditiven Eingangssignals in ein entsprechendes produktives Outputsignal.

Auf diese Weise ist es z. B. möglich, nicht lexikalisches Material wie einen Neologismus oder ein nie zuvor gehörtes Wort nachzusprechen
- **Phonem-Graphem-Konvertierung (PGK):** ordnet einem Laut ein entsprechendes Graphem der Schriftsprache zu, was für das Diktat von Neologismen unabdingbar ist
- **Graphem-Phonem-Konvertierung (GPK):** vollzieht umgekehrt die Umwandlung einer gelesenen Buchstabenfolge in ein passendes Sprachsignal. Ohne GPK können Neologismen nicht laut gelesen werden

Bei ausschließlicher Nutzung einer segmentalen Route im Verarbeitungsprozess entsteht das Problem, dass Unregelmäßigkeiten beim Transfer von einer Modalität in die andere nicht verarbeitet werden können.

Das Wort „Bus" wird mit kurzem /u/ gelesen, obwohl die deutschen Konvertierungsregeln vorgeben, dass ein Vokal, dem ein einfacher Konsonant folgt, lang ausgesprochen wird. Die korrekte Lesart dieses Wortes entsteht in der **lexikalischen Verarbeitung,** die für eine direkte Passung der entsprechenden Einträge im graphematischen Inputlexikon und im phonologischen Outputlexikon sorgt. Dementsprechend lesen Patienten mit Beeinträchtigung der lexikalischen Routen und intakter GPK dieses Wort zunächst falsch, worauf häufig eine Selbstkorrektur folgt.

Lexikon modellorientiert (LEMO, De Bleser et al. 2004, umfassende Überarbeitung 2013)

Grundlagen

Auf dem Logogenmodell basierendes, normiertes Verfahren zur Einzelfalldiagnostik.

Ziele

- modellorientierte Erfassung der funktionellen Ursache verbaler und schriftlicher Wortverarbeitungsstörungen, z. B. lexikalischer Zugriff oder Störung der Graphem-Phonem-Konversion
- Erstellung individueller Patientenprofile
- Ermittlung von Dissoziationen zwischen verschiedenen Aufgabenstellungen, von parameterspezifischen Leistungsunterschieden und von Häufungen bestimmter Fehlertypen in verschiedenen Aufgaben

Testaufbau

In insgesamt 33 Subtests werden den Patienten Bildstimuli, monomorphematische Wortstimuli oder daraus abgeleitete Neologismen präsentiert.
Aufgabenstellungen sind u. a.:
- schriftliches sowie mündliches Benennen
- rezeptive Zuordnungsaufgaben
- gleich-ungleich-Entscheidung
- Lexikalitätsentscheidung

Auswertung

- im Verlauf der Auswertung werden die einzelnen Testergebnisse einem von drei Leistungsniveaus (normal, beeinträchtigt, Ratebereich) zugeordnet
- mittels eines statistischen Vergleichs werden Dissoziationen und Parametereffekte im Sinne eines individuellen Leistungsprofils erfasst

- anhand des Profils können Funktionsfähigkeit und Beeinträchtigung einzelner oder mehrerer Komponenten der Sprachverarbeitung auf der theoretischen Basis des Logogenmodells diagnostiziert werden

Durchführungsdauer

Es gibt keine Vorgaben hinsichtlich des Durchführungsumfangs. So können für ein umfassendes Leistungsprofil alle 33 Tests durchgeführt werden. Ebenso ist es möglich, einzelne Teilmodule des Sprachverarbeitungssystems anhand der assoziierten Tests zu beurteilen. Insofern kann die Durchführungsdauer erheblich variieren.

BIWOS (Benassi, Gödde und Richter 2012)

Grundlagen

- differenzierte Analyse der für die Wortproduktion erforderlichen Abrufprozesse. Diese Prozesse sollen im Rahmen sprachlich-assoziativer Aufgaben initiiert werden, um sprachliche Primingeffekte zu nutzen
- Diagnostik leichter Benennstörungen

Ziele

- Diagnose selektiver Wortabrufstörungen im Hinblick auf deren funktionale Ursache
- Differenzierung semantische vs. lexikalisch bedingte Wortfindungsstörung
- Identifikation bereits minimaler Beeinträchtigungen in der Wortabrufleistung sowie Abgrenzung von der Wortfindungsleistung Sprachgesunder

Testaufbau

10 Aufgabentypen, jeweils 5 zu primär lexikalischen bzw. primär semantischen Leistungsanforderungen. Die Aufgabenstellungen beinhalten z. B. das Finden von Antonymen oder Hyperonymen, Reimen oder Benennen nach Definitionsvorgabe sowie die lexikalische und semantische Wortflüssigkeit.
Itemauswahl unter Berücksichtigung psycholinguistischer Parameter wie Frequenz oder Typikalität.

Auswertung

Auf Grundlage der vergebenen Punktwerte können T-Werte und Prozentränge ermittelt werden. Zugleich ist auch eine qualitative Auswertung der Ergebnisse hinsichtlich des funktionellen Störungsortes möglich.

Durchführungsdauer

Die Durchführung des BIWOS dauert ca. 30 min, allerdings gibt es für die einzelnen Tests Abbruchkriterien, was die Gesamtdauer verkürzen kann.

Neurolinguistische Aphasiediagnostik (Blanken 1996, 1999; Blanken et al. 1999)

Grundlagen

- basierend auf kognitiv-neurolinguistischen Wortverarbeitungsmodellen
- Kontrolle der Testitems nach den kritischen Parametern des jeweils zu überprüfenden Moduls

Ziele

Je nach Test:

- Diagnose semantischer Wortverständnisstörungen in der schriftlichen und mündlichen Modalität

- Diagnose rezeptiver lexikalischer Wortabrufstörungen
- Diagnose produktiver Sprachstörungen mündlich/schriftlich, lexikalisch/ segmental

Auswertung
Die Untersuchungsergebnisse werden quantitativ (Fehlerzahl) und qualitativ (Fehlerart) auf den entsprechenden Protokollbögen vermerkt. Nur informelle Beurteilung von Vorhandensein bzw. Schweregrad einer Beeinträchtigung, da keine Normdaten vorliegen.

Durchführungsdauer
Es gibt keine Vorgaben hinsichtlich des Durchführungsumfangs. Dieser kann stark variieren, da die Tests z. T. im Schwierigkeitsgrad gestaffelt sind. Einfachere Tests können bei leichter betroffenen Patienten ausgelassen werden.

Bogenhausener Semantik-Untersuchung (BOSU, Glindemann et al. 2002)
Grundlagen
Semantik wird als zentrale Komponente der Sprachverarbeitung gesehen, die eng, jedoch nicht zwangsläufig mit lexikalischem Wissen interagiert und selektiv beeinträchtigt sein kann, z. B. bei semantischer Demenz oder Alzheimer-Erkrankung.

Ziele
Befundung assoziativer und kategorieller Störungen der Semantik bei aphasischen Patienten und bei Patienten mit Störungen des semantischen Gedächtnisses ohne Aphasie.

Testaufbau
5 Subtests mit jeweils 10 Aufgaben, die das Zuordnen und Sortieren von Objektabbildungen in assoziativer und kategorieller Beziehung sowie das Zuordnen von Farben zu Objekten überprüfen.

Auswertung
Für die einzelnen Untertests liegen anhand der Normstichprobe ermittelte Cut-Off-Werte vor, anhand derer eine Beeinträchtigung festgestellt werden kann. Im Vergleich der Ergebnisse der Untertests 2 und 3 (semantische Haupt- vs. Nebenmerkmale) ergeben sich Hinweise auf den Schweregrad der semantischen Störung.

Durchführungsdauer
20–45 Min.

Texte verstehen (Claros Salinas 1993)
Grundlagen
Verstehen von Texten als „komplexe sprachlich-kognitive Leistung, bei der die Fähigkeit von Wort- und Satzverständnis vorausgesetzt wird und darüber hinaus die Fähigkeit, kohärente Strukturen des Textes zu erfassen bzw. durch Inferenzbildung herzustellen".

Ziele
Orientierendes Screening zur Erfassung rezeptiver Textverarbeitungsstörungen bei leicht aphasischen Patienten, es kann jedoch auch bei Patienten mit nichtaphasischen Textverarbeitungsproblemen eingesetzt werden.

Testaufbau
Ein Screeningtext und 6 Verständnisaufgaben. Überprüfung:
- Aufbau von Makrostrukturen
- globales Textverständnis

Zusätzlich wird ein Therapieprogramm mitgeliefert, das aus 10 von der Anforderung her komplexen Texten besteht.

Auswertung
Die Bearbeitung des Textes wird ebenso wie die Bearbeitungsdauer protokolliert, es liegen jedoch keine Normdaten vor.

Durchführungsdauer
ca. 30 Min. (innerhalb einer Sitzung)

8.1.5 Funktionale Diagnostik

Ernst G. de Langen

Untersuchung der Funktionsbeeinträchtigung bzw. Integrationsstörung eines Patienten bezogen auf seinen Alltag. Funktionale Diagnostik unterscheidet sich deutlich von der neurolinguistisch-formalen Diagnostik, indem sie ausgeprägt kommunikations- und interaktionsorientiert ist.
Formale Diagnostik kann neurolinguistisch-deskriptiv oder kognitiv-neurolinguistisch orientiert sein und hat das Ziel, die Störungen als Phänomene bzw. als Läsionen in einem funktionalen Modell zu beschreiben. Dies geschieht zunächst losgelöst von der individuellen Konsequenz der jeweiligen Störung für einen Patienten (de Langen 2003, 2010).
- Konzeptueller Rahmen der funktionalen Diagnostik ist die ICF-Klassifikation der Weltgesundheitsorganisation (WHO), die zwischen den Ebenen **Körperstrukturen, Körperfunktionen, personenbezogene Faktoren, Umweltfaktoren** sowie **Aktivität** und **Partizipation** unterscheidet (WHO 2005)
- Wird u. a. in den USA standardmäßig als Eingangsdiagnostik und zur Evaluation eingesetzt. Sie ist in vielen Fällen Entscheidungsgrundlage, ob eine Therapie vom Kostenträger weiterfinanziert wird, dient der Therapieplanung in der pragmatisch orientierten Aphasietherapie und ist ein Maß für die Effektivitätsmessung einer Therapie
- In Deutschland befindet sich die funktionale Aphasiediagnostik (▶ Tab. 8.1) noch in einem Entwicklungsstadium, wobei man sich überwiegend an Verfahren orientiert, die bereits im Ausland eingesetzt werden

Functional Independence Measure (FIM, de Langen et al. 1995)
Weltweit am meisten verbreitetes Instrument zur Erfassung funktionaler Selbstständigkeit. Es wird in der Rehabilitation unterschiedlicher Störungen eingesetzt und ist in deutscher Übersetzung vorhanden (de Langen et al. 1995).
- operationalisierte Bewertungskriterien
- Gewichtung der Skalenpunkte kann mittels Rasch-Analyse von einer Ordinal- in eine Intervallskala transformiert werden
- erfüllt die Hauptgütekriterien Objektivität, Reliabilität, Konstruktvalidität und differenzielle Validität

Tab. 8.1 Übersicht derzeit in Deutschland eingesetzter Verfahren der funktionalen Aphasiediagnostik*

Akronym	Erklärung	Methodischer Ansatz
FIM	Functional Independence Measure	Messung der Leistung bei Aktivitäten des täglichen Lebens (Activities of Daily Living, ADL), wobei der Bedarf an Hilfe bei der Kommunikation gemessen wird
ANELT	Amsterdam-Nijmegen Everyday Language Test	direkter Test der funktionalen Kommunikation im Quasi-Rollenspiel
ACSI	Assessment of Communicative Skills Interview	Messung der funktionalen Kommunikation im standardisierten Interview mit differenzierten Beurteilungsskalen
CETI	Communicative Effectiveness Index	Fremdbeurteilung durch einen Fragebogen
APPLS	Assessment Protocol of Pragmatic-Linguistic Skills	(Konversations-)Analyse der Kommunikation zwischen Aphasiker und Angehörigen
Dyadenanalyse		

* Die Verfahren werden unterschiedlich häufig angewendet.

Testaufbau

Umfasst 18 Items, die Aktivitäten des täglichen Lebens sowohl im motorischen als auch im kognitiven Bereich betreffen. Zwei Items beschreiben die Kommunikation. Überprüft werden:

- Spontansprache
- Sprachverständnis
- Lesen und Schreiben

Auswertung

- Einstufung erfolgt auf einer 7-stufigen Skala
- Bewertung orientiert sich am Hilfebedarf, die der Patient zur Bewältigung der Kommunikation benötigt
- Bildung von Summenscores ist kritisch zu bewerten (de Langen et al. 1995)

Durchführungsdauer

20–30 Min.

Amsterdam-Nijmegen Everyday Language Test (ANELT, Blomert und Buslach 1987)

Psychometrisch voll abgesicherter Test zur Messung der funktionalen Kommunikation (Blomert et al. 1994).

- die gemeinsame niederländisch-deutsche Normierungsstichprobe erlaubt eine valide Aussage über die tatsächlich vorhandenen lautsprachlichen Fähigkeiten eines Patienten in der Alltagskommunikation
- ANELT eignet sich v. a. für eine ökonomisch valide Evaluation von Therapieverläufen

Testaufbau

Das niederländische Verfahren mit deutscher Adaptation umfasst zwei Parallelversionen mit jeweils 10 Items. Bei einem Quasi-Rollenspiel soll der Patient verbal auf eine vom Untersucher geschilderte Alltagssituation reagieren.

Auswertung

- Bewertung der sprachlichen Reaktionen auf zwei 5-stufigen Skalen
- Bewertung hinsichtlich inhaltlicher und auditiver Verständlichkeit
- sinnvoll bei leichten und mittelschweren Aphasien

Durchführungsdauer

ca. 30 Min. mit Auswertung

Assessment of Communicative Skills Interview (ACSI, Herrmann et al. 1989)

Standardisiertes Interview.

- psychometrisch nicht abgesichertes Verfahren
- Vorteile:
  - neben der sprachlichen Leistung fließt das paralinguale Verhalten des Patienten in die Bewertung ein
  - liefert spezifische Informationen für die Therapieplanung

Testaufbau

Der Test beinhaltet insgesamt 20 Fragen mit drei Fragetypen:

- 5 Ja/Nein-Fragen
- 7 W-Fragen
- 8 Erzählaufforderungen

Auswertung

Für die Beurteilung der kommunikativen Fähigkeit sind zwei Skalen vorgesehen:

- eine 5-stufige Skala zur Einschätzung der kommunikativen Beeinträchtigung
- eine 7-stufige Skala zur Beurteilung der verwendeten Kommunikationsstrategien

Bewertung der sprachlichen Strategien sowie der nonverbalen Kompensationsstrategien, geeignet für alle Schweregrade.

Durchführungsdauer

ca. 60 Min. mit Auswertung

Communicative Effectiveness Index (CETI, Schlenck und Schlenck 1994a)

Fragebogen für Angehörige, mit dem durch eine Fremdbeurteilung ein Maß für die Effektivität der Kommunikation des Patienten mit seiner vertrauten Umgebung erhoben werden soll (Lomas et al. 1989; dt. Übersetzung Schlenck und Schlenck 1994).

- keine Gewichtung der Items, weshalb die Bildung von Summenscores methodisch fragwürdig ist
- problematisch ist die geringe Interrater-Reliabilität
- am ehesten für Messung der Effektivität der Angehörigenberatung geeignet

Testaufbau

Der Fragebogen enthält ein Polaritätsprofil für jeweils 16 Items.

Auswertung

Der Beurteiler soll auf einer Analogskala seine Einschätzung ankreuzen, die vom Untersucher nachträglich quantifiziert wird. Der als Maß ermittelte CETI-Index ist der Mittelwert der 16 Bewertungen.

Durchführungsdauer

Für den Beurteiler ca. 10 Min., für den Auswerter ca. 5 Min.

Assessment Protocol of Pragmatic-Linguistic Skills (APPLS) und Dyadenanalyse

Beide Verfahren, die unmittelbar der Therapieplanung dienen, sind naturgemäß nicht psychometrisch fundiert.

APPLS (Gerber und Gurland 1989; Bongartz 1998)

- Konversationsanalyse eines Gesprächs zwischen Aphasiker und Partner auf Makro- und Mikroebene
- besondere Berücksichtigung der Repairstrategien

Das zeitaufwändige Verfahren (mit Auswertung 4–6 h) eignet sich für mittelschwere und leichte Aphasien und erlaubt qualitative Aussagen über die verbale Interaktion.

Dyadenanalyse

- für schwer und schwerst gestörte Aphasiker entwickelt
- in einer PACE-Situation entstandene Kommunikation wird anhand von Videoanalysen gemeinsam mit Patient und Partner analysiert
- Zeitaufwand ist erheblich, jedoch irrelevant, weil die Analyse einen festen Bestandteil des Therapieablaufs darstellt

8.1.6 Modalitätsorientierte Therapieansätze

Henrik Bartels

Auditive Stimulierung nach Schuell (Schuell et al. 1964)

Klassischer Ansatz der Aphasietherapie. Wird in ihren Grundzügen auch heute noch oft bei Patienten in der frühen Phase einer aphasischen Erkrankung zur Reaktivierung eingesetzt.

Grundannahme

Holistischer Ansatz, wonach es nur eine grundlegende Aphasieform gibt. Unterschiedliche Ausprägungen sind Folge verschiedener Schweregrade und der Beteiligung neuropsychologischer Symptome.

Prinzip

- Reaktivierung gestörter Modalitäten durch hochfrequente Wiederholung der Übungen mit vorwiegend auditiver Vorgabe, Nach- und Mitsprechen sind gebräuchliche Methoden
- Länge und Komplexität der Stimuli müssen der aphasischen Störung angepasst sein
- konnte ursprünglich durch den Einsatz eines *Language Master* unterstützt werden, auf dem mittels Magnetstreifen Nachsprechvorlagen abgespeichert werden konnten

Problem

Zentraler Kritikpunkt ist ihr theoretisches Gerüst. Da von einer unitären aphasischen Störung ausgegangen wird, ist auch das Vorgehen nicht an die individuellen Anforderungen des Patienten angepasst.

Deblockierungsmethode (Weigl 1979)

Erstmalig vorgestellt an der Akademie der Wissenschaften in Ost-Berlin als „Programm zur Rehabilitierung aphasischer Störungen“. Grundgedanken der Methode lassen sich in aktuellen Therapiemethoden wie MODAK – weiter unten vorgestellt – oder auch modellorientierten Vorgehensweisen wiederfinden.

Grundannahme

Eine beeinträchtigte Sprachleistung kann durch eine unbeeinträchtigte deblockiert werden, sofern die dafür notwendigen Grundvoraussetzungen vorliegen:

- beide Leistungen müssen den gleichen Output besitzen, wie das Benennen und Nachsprechen den verbal-motorischen Output
- Input muss bei Blockant (die gestörte Leistung, z. B. Benennen) und Deblockant (die nicht oder nur gering beeinträchtigte Leistung, z. B. Nachsprechen) intakt sein (hier müsste der Patient über intakten „gnostischen" sowie „verbal-auditiven" Input verfügen)

Prinzip

- bei Störung des Benennens erfolgt mittels Nachsprechübungen mit dem gleichen Item eine Deblockierung der Benennleistung
- zur Vermeidung eines echolalischen Effektes bei der nachfolgenden Benennleistung wird ein neutrales Item zwischengeschaltet
- Ziel: Generalisierung der deblockierten Items auf das semantische Feld mit verbessertem Abruf ungeübter Items

Probleme

Wegen starrer, schematischer Vorgehensweise wird die Deblockierung in ihrer Reinform heute selten eingesetzt.

Modalitätenaktivierung (MODAK, Lutz 1997)

Integration verschiedener Therapieverfahren mit dem Ziel der multimodalen Aktivierung. Besonderes Merkmal ist die starke Einbeziehung von Verben als Stimulus zur Wortfindung. So sollen kollokative Assoziationen von Nomen und Verben zur gegenseitigen Aktivierung genutzt werden.
Zielgruppe sind schwere und mittelschwere Aphasiker mit gewisser Fähigkeit zur konzentrierten Arbeit (20–25 Min.), welche die störungsspezifische Übungsphase erreicht haben.

Prinzip

- Einteilung des Materials mit steigendem Schwierigkeitsgrad in 5 Blöcke, anhand derer spezifische Satzmuster aktiviert werden (▶ Tab. 8.2)
- anschließend Übungseinheiten mit dialogischem Charakter
- methodisches Vorgehen umfasst u. a. Übungsformen wie das Zeigen von Bildvorlagen, Zuordnen von Schrift- und Bildkarten bis hin zum schriftlichen Benennen der Stimuli

Tab. 8.2 Materialblöcke der MODAK

Block	Inhalt	Beispiel
1	intransitive Verben	malt, bügelt, kocht
2	transitive Verben, Akkusativobjekt, kein Artikel	isst Eis, fährt Auto, gießt Blumen
3	transitive Verben, Akkusativobjekt, Artikel	schiebt das Rad, liest ein Buch, singt ein Lied
4	zusammengesetzte Verben	macht das Fenster zu, hängt das Bild auf
5	Verben, Akkusativobjekt, präpositionale Erweiterung	schiebt den Kuchen in den Ofen, gießt den Tee in die Kanne

Als Inhalte der dialogischen Übungen empfiehlt Lutz:
- Frage nach den Objekten: „Was trinkt die Frau? Sie trinkt …"
- Frage nach den Verben: „Was macht die Frau mit dem Kaffee?"
- Nachfragen: „Trinkt sie Wein? Nein, Kaffee."
- Erweiterungen: „Was trinken Sie denn gern …?"

8.1.7 Linguistisch-modellorientierte Therapieansätze

Henrik Bartels

Modellorientierte Therapieformen gehen davon aus, dass die Beeinträchtigung einer spezifischen Komponente der Sprachverarbeitung eine spezifische Behandlungsweise erfordert. Dies bedeutet jedoch nicht, dass die funktionale Lokalisation der Beeinträchtigung zwangsläufig in einer 1 : 1-Zuordnung auf das entsprechende Therapieverfahren verweisen muss.
- die komponenten- bzw. modellorientierte Analyse aphasischer Fehlleistungen der Wortverarbeitung orientiert sich am Logogenmodell (▶ Kap. 8.1.4)
- diagnostische Verfahren sind so konstruiert, dass sie die funktionale Ursache erworbener Beeinträchtigungen der Sprachverarbeitung anhand vorhandener kognitiv-neurolinguistischer Modelle identifizieren. Beispiele finden sich bei De Bleser et al. (2004) oder auch Benassi, Gödde und Richter (2012)

Modellorientierte Aphasietherapie/Patholinguistischer Ansatz
Möglichst spezifisches Eingehen auf die funktionale Ursache der aphasischen Störungen der Wortverarbeitung. Vorwiegend bei Störungen der verbalen und schriftlichen Wortverarbeitung, allerdings sind auch für syntaktische Störungen theoriegeleitete Therapiekonzepte vorhanden (Übersicht in Schwartz et al. 1994, ▶ Kap. 8.1.9).
Da die Vorgehensweise sehr stark von den jeweiligen Sprachverarbeitungsmodellen abhängt, erfordert die Methodik auf Seiten der Sprachtherapeuten gute theoretische Kenntnisse bzgl. dieser Modelle und der damit verbundenen Konzepte.
Therapieziele orientieren sich an neurolinguistischen Sprachverarbeitungsmodellen, v. a. dem Logogenmodell (▶ Kap. 8.1.4):
- Aufgabenkonstruktion nach den kritischen Parametern der betroffenen Module (z. B. Lexika, Semantik, Arbeitsspeichersysteme). Parameter werden durch die Verarbeitungsweise der Module festgelegt und bestimmen z. B. den Schwierigkeitsgrad verschiedener Aufgaben (▶ Tab. 8.3)
- beispielhafte Übungen, welche die jeweilige Verarbeitungsleistung gezielt ansprechen:
  - für Zugriffsstörungen auf die rezeptive lexikalische Verarbeitungsleistung → häufig Wort-Nichtwort-Entscheidungsaufgaben
  - Beeinträchtigungen der Arbeitsspeicher → Aufgaben zur Segmentierung und Synthese von Neologismen
  - nähere Beschreibungen des Vorgehens bei neurolinguistisch-kognitiven Therapieverfahren finden sich u. a. bei Bartels (2001) und Stadie und Schröder (2009)

Neurolinguistische Aphasietherapie (NAT, Neubert et al. 2005)
Im deutschsprachigen Raum starke Verbreitung.
- keine Therapiemethode im eigentlichen Sinne
- stetig wachsende Sammlung neurolinguistisch strukturierten Materials

8

Tab. 8.3 Mögliche Therapiebereiche der modellorientierten Aphasietherapie

Linguistische Ebene	Therapiebereiche	Kritische Parameter
Semantik	semantisches Kategorisieren und Assoziieren	Konkretheit, Abbildbarkeit
Phonologie	Zugriff auf die phonologischen Lexika im Input oder Output	Worthäufigkeit (Frequenz), Familiarität
	Arbeitsspeichersysteme	Wortlänge
Graphematik	Zugriff auf graphematische Input- oder Output-Lexika	Wortfrequenz, Familiarität, Regularität
	Graphem-zu-Phonem-, Phonem-zu-Graphem-Konvertierung	Häufigkeit, graphematische Komplexität, visuelle Ähnlichkeit zwischen verschiedenen Graphemen

- umfangreiche, im Verlag der Autoren veröffentlichte Arbeitshefte mit ausführlicher Sammlung von Übungsvorlagen, die auf verschiedenen sprachlichen Ebenen linguistisch fundiertes Arbeiten ermöglichen

Everyday Language Activities (ELA, Stark 1993)
- umfassende Sammlung von Fotokarten zur Therapie des Verbabrufs und der Erarbeitung von Sätzen
- die auf den Karten dargestellten Handlungen sind in ihrer sprachlichen Repräsentation nach der Wertigkeit der Verben strukturiert, daher strukturiertes, schrittweites Vorgehen möglich
- enthält ein in der syntaktischen Komplexität ansteigendes Screening zum agrammatischen Satzverständnis

8.1.8 Kommunikativ-pragmatisch orientierte Therapieansätze

Ernst G. de Langen

Umfasst mehrere pragmatische Ansätze, die sich von der sprachsystematischen Aphasietherapie unterscheiden, indem sie die alltagsrelevante Kommunikation unabhängig von der linguistischen Qualität in den Mittelpunkt stellen.
- **Zielformulierung:** Orientierung an den Ergebnissen der funktionalen Diagnostik, d. h. Therapie konkreter und für den individuellen Alltag des Patienten relevanter Kommunikationsprobleme
- **Vorgehen:** Einbezug kompensatorischer Strategien; daher oft sog. Kommunikationstherapie, für die im Folgenden einige Beispiele genannt werden

Es gibt eine Vielzahl weiterer Methoden in der funktionalen Aphasietherapie, die unterschiedliche Zielsetzungen haben und für unterschiedliche Schweregradgruppen entwickelt wurden. Alternative Kommunikationstechniken, Rollenspiele und die Einbeziehung von Bezugspersonen sind dabei zentral. Eine gute Übersicht über die Möglichkeiten der funktionalen Therapie bei Globaler Aphasie findet sich in dem von Ostermann (2003) herausgegebenen Sammelband.

Promoting Aphasics Communicative Effectiveness (PACE)
Der weitest verbreitete sprachpragmatisch orientierte Ansatz (Davis und Wilcox 1985).

Ziel
Erfolgreiche Informationsvermittlung.

Vorgehen
- Einüben unterschiedlicher Sprachhandlungen, wobei besonders auf eine in der verbalen und nonverbalen Interaktion gleichberechtigte Verteilung von Kommunikationsanteilen zwischen Patient und Gesprächspartner geachtet wird
- Patient und Therapeut befinden sich abwechselnd in Sender-Hörer-Rollen. Gegenstand des Rollenspiels ist der Austausch unbekannter Information, beide können frei verbale und nonverbale Strategien wie Gestik, Pantomime oder Zeichnen wählen
- Therapeut interveniert durch Hilfestellungen und Rückkopplungsstrategien

Die PACE-Methode hat verschiedene Therapeuten (Glindemann und Springer 1989; Greitemann und Eckhard 1991) dazu motiviert, spezielle Variationen der Methode zu entwickeln und in situativen Übungen einzusetzen.

Partner-Aphasiker-Kommunikations-Training (PAKT)
Pulvermüller (1989) hat verschiedene Sprachübungsspiele entwickelt, die von Roth (1989) zum PAKT ausgebaut wurden.
Gegenstand des Trainings, das überwiegend in Rollenspielen stattfindet, sind nicht nur kommunikative Defizite, sondern auch psychosoziale Probleme. Daher ist eine familientherapeutische Ausbildung erforderlich.

Alltagsorientierte Therapie (AOT)
Von Götze und Höfer (1999) entwickelt.

Ziel
Lösung einer Problemsituation, z. B. die Nutzung öffentlicher Verkehrsmittel, Einkaufen, Cafébesuch.

Vorgehen
Kommunikative Kompetenz wird in konkreten Situationen auch außerhalb eines Therapiezimmers eingeübt.
- Vorbereitung: z. B. Kommunikationsbuch, dessen Verwendung in der realen Situation erprobt wird. Aufbauend auf dieser Erfahrung wird die jeweils eingesetzte Methode in der Nachbereitung optimiert
- häufig Vermittlung nonverbaler Techniken im Vordergrund

Conversational Coaching von Holland (1991)
Für das Einüben kommunikativer Strategien bei leichteren Aphasien geeignet.
- Evaluation der funktionalen Aphasietherapie durch entsprechende Verfahren der funktionalen Aphasiediagnostik (▶ Kap. 8.1.5), die vorwiegend die lautsprachliche Kommunikation überprüfen
- auch für die schriftsprachlichen Fähigkeiten auf elementarer und komplexer Ebene lassen sich konkrete und funktional relevante Zielsetzungen formulieren (de Langen 2001)

8.1.9 Syntaktische Störungen – Agrammatismus

Antje Lorenz

Auch: Produktionsagrammatismus; *engl.:* agrammatism; agrammatic aphasia

Kardinalsymptom der Broca-Aphasie; Symptomatik auch bei anderen Aphasiesyndromen möglich (▶ Kap. 8.1.1).

Symptomenkomplex; definiert durch vereinfachte syntaktische Strukturen in der Sprachproduktion (z. B. Spontansprache); Satzverständnis häufig zusätzlich spezifisch beeinträchtigt (*auch:* asyntaktisches Verständnis).

Ursache

Vorwiegend nach prärolandischen Läsionen (Versorgungsgebiet der A. praecentralis) der linken Großhirnhemisphäre; v. a. Läsionen des linken inferioren Frontalgyrus

Erscheinungsbild in der Sprachproduktion

- **Leitsymptome in der Spontansprache:** verkürzte Satzlänge, vereinfachte syntaktische Strukturen, Auslassung/Ersetzung von morphosyntaktischen Elementen, Unterrepräsentation von Verben (▶ Kap. 8.1.1 für ein Beispiel)
- **häufige Begleitsymptome:** unflüssige Spontansprache, verlangsamte Sprechgeschwindigkeit, viele Sprechpausen, beeinträchtigte Prosodie, mühsames Sprechen, Wortfindungsstörungen

Abgrenzung zum Paragrammatismus

Typisch paragrammatische Symptome:

- Produktion langer und komplex angelegter Sätze, die sich durch Satzverschränkungen, Satzteilverdopplungen sowie Ersetzungen und weniger durch Auslassungen funktionaler Elemente auszeichnen
- Spontansprache meist flüssig
- assoziiert mit Wernicke-Aphasie

Agrammatismus in der Produktion

- syntaktisch einfache, meist unvollständige Strukturen (z. B. Spontansprache)
- Wortfolge überwiegend kanonisch, d. h. zuerst Subjekt bzw. Agens und danach Objekt bzw. Thema einer Handlung (SVO-Sätze)
- Funktionswörter wie Artikel, Konjunktionen, Präpositionen und Pronomen sowie Deklinations- und Konjugationsformen fehlen oder werden ersetzt
- Unterrepräsentation von Verben
- Flexionsendungen an Nomen und Verben fehlen oder werden ersetzt
- bei schwerer Beeinträchtigung: Satzstruktur auf einzelne, kommunikativ wichtige Inhaltswörter, d. h. Nomen, Verben (im Infinitiv) und Adjektive reduziert; Auslassung morphosyntaktischer Markierungen („Telegrammstil")
- Abruf morphologisch komplexer Wörter (Komposita, derivierte Wörter) i. d. R. herausragend beeinträchtigt
- unflüssige Spontansprache mit Wortfindungsstörungen („Sprachanstrengung")
- häufig zusätzlich artikulatorische Sprechstörung wie Sprechapraxie und/oder Dysarthrophonie („Sprechanstrengung", ▶ Kap. 10)

Agrammatismus in der Rezeption

- Verständnis auf Einzelwortebene und von einfachen syntaktischen Strukturen, die **semantisch irreversibel** sind (z. B. „Der Junge malt das Bild."), i. d. R. unbeeinträchtigt
- beeinträchtigtes Verständnis von syntaktischen Strukturen, die **semantisch reversibel sind;** Verarbeitung morphosyntaktischer Markierungen beeinträchtigt; daher sichere Zuweisung der Handlungsrollen (auch: thematische Rollen) nicht möglich

- semantisch reversible Sätze mit **nicht-kanonischer** Wortstellung i. d. R. herausragend betroffen (Objekt-Verb-Subjekt-Sätze [OVS], z. B. „[Den Vater]$_{\text{Akk}}$ sucht [der Junge]$_{\text{Nom}}$.“)
- durch Anwendung einer Kompensationsstrategie (*Default-Strategie*) zur Zuweisung der thematischen Rollen kommt es bei **semantisch reversiblen** Sätzen zu einer Fehlinterpretation der ersten Nominalphrase im Satz als Subjekt bzw. Agens, auch wenn es sich um das Objekt bzw. Thema handelt; daher häufig bessere Leistungen bei SVO- als bei OVS-Sätzen (*Kanonizitätseffekt*)

Definitionen:

- **semantisch irreversibler Satz:** Zuweisung der thematischen Rollen erschließt sich aus den Bedeutungen der einzelnen Nominalphrasen des Satzes, d. h. aufgrund der Plausibilitätsbeschränkung ist es eindeutig, welches Nomen Agens (auch: Verursacher der Handlung) und welches Nomen Thema (auch: Handlungsempfänger) ist (z. B. „[Der Junge]$_{\text{Agens}}$ sucht [den Ball]$_{\text{Thema}}$.“)
- **semantisch reversibler Satz:** sowohl Subjekt als auch Objekt können Agens oder Thema der Handlung sein. Für die Zuordnung der thematischen Rollen müssen morphosyntaktische Markierungen verarbeitet werden (z. B. „[Der Junge]$_{\text{Nom.} \rightarrow \text{Agens}}$ sucht [den Vater]$_{\text{Akk.} \rightarrow \text{Thema.}}$“)
- **Kanonizität:** bezieht sich auf Abfolge der Satzglieder bzw. der thematischen Rollen im Satz (OVS-Strukturen: nicht-kanonisch, z. B. „[Den Vater]$_{\text{Akk.}}$ sucht [der Junge]$_{\text{Nom}}$.“; SVO-Strukturen: kanonisch, z. B. „[Der Junge]$_{\text{Nom.}}$ sucht [den Vater]$_{\text{Akk.}}$“)
- **Kanonizitätseffekt:** häufiger Effekt im agrammatischen Satzverständnis, SVO-Strukturen werden besser verstanden als OVS-Strukturen (*auch:* Wortstellungseffekt)

Beispiele für semantisch reversible, nicht-kanonische Satztypen, bei denen sich häufig Verständnisstörungen zeigen

- Topikalisierter Aktivsatz: „Den Vater sucht der Sohn.“
- Wen-Frage: „Wen sucht der Sohn?“
- Passivsatz: „Der Vater wird vom Sohn gesucht.“
- Objekt-Relativsatz: „Das ist der Vater, den der Sohn sucht.“
- Eingebetteter Objekt-Relativsatz: „Der Vater, den der Sohn sucht, ist im Garten.“

Agrammatismus ist kein homogenes Störungsbild. Die Symptomatik ist sowohl in der Produktion als auch im Verständnis variabel und scheint unterschiedliche funktionale Ursachen haben zu können (für eine Übersicht vgl. Bastiaanse und Thompson 2012). Das syntaktische Satzverständnis kann zudem völlig unbeeinträchtigt sein (Berndt et al. 1996), und vergleichbare syntaktische Verständnisstörungen können auch bei anderen Störungsbildern (z. B. bei flüssigen Aphasietypen) auftreten (Bastiaanse und Edwards 2004; Hanne 2018).
Die Heterogenität der Symptomatik in Rezeption und Produktion hat zu unterschiedlichen Erklärungsansätzen des Agrammatismus geführt (für eine Auswahl ▶ Tab. 8.4).

Erklärungsansätze

▶ Tab. 8.4 fasst einige Erklärungsansätze zusammen, die überwiegend nur einen Teil der Störung erklären und/oder sich speziell auf das Verständnis oder auf die Produktion beziehen.

Tab. 8.4 Erklärungsansätze bei Agrammatismus

Art der Störung	Beispiel mit Erklärung; Auswirkung auf…	
	Rezeption	Produktion
morpho-lexikalische Störung	**Closed-class-deficit-Hypothese:** Abruf funktionaler Elemente gestört (z. B. Funktionswörter; Flexionsmorpheme; vgl. Bradley et al. 1980)	
		Argument-Structure-Complexity-Hypothese: Abrufstörung für Verben durch die Komplexität der Verb-Argument-Struktur beeinflusst (Thompson 2003); Einfluss auf Satzproduktion
syntaktisch-semantische Zuordnungsstörung	**Mapping-Hypothese:** Störung beim Transfer zwischen unbeeinträchtigter syntaktischer und semantischer Repräsentationsebene (Schwartz et al. 1987)	
selektive syntaktische Störung	**Spurentilgungs-Hypothese** (*auch:* Trace-deletion hypothesis, TDH): Störung bei der Zuweisung der thematischen Rollen im Satz, wenn Nominalphrasen bewegt wurden (Grodzinsky 1995, 2000)	**Tree-Pruning-Hypothese:** Repräsentationsstörung des syntaktischen Baums; hohe syntaktische Projektionen nicht mehr verfügbar; Bildung von Satzstrukturen unmöglich, die auf diesen Strukturen beruhen; hierarchisch niedrigere Strukturen können weiterhin aufgebaut werden (Friedmann und Grodzinsky 1997)
verminderte Verarbeitungskapazität	**Ressourcen-orientierte Ansätze:** verlangsamte Satzverarbeitung und/oder schneller Zerfall aktivierter morpho-syntaktischer Informationen (für eine Übersicht vgl. Caplan 2012)	**Adaptationshypothese:** Sprechen in Ellipsen, d. h. in kurzen vereinfachten Phrasen, als Folge der bewussten Anpassung (Kompensationsstrategie) an eine verminderte Verarbeitungskapazität (Kolk und Heeschen 1990)

Diagnostik

Untersuchungsmethoden für produktive Leistungen

- Analyse der Spontansprache
- Analyse anderer Sprachäußerungen (mündlich und/oder schriftlich), z. B. Nacherzählung eines Märchens; Bildbenennung: Situationen und Handlungen
- Satzergänzung: Vorgabe von Lückensätzen
  - *Beispiel 1:* Ergänzung des kasusmarkierten Artikels: „Der Junge sucht … Schlüssel."
  - *Beispiel 2:* Einsetzung des flektierten Verbs: „Heute malt der Junge ein Bild. → Gestern … der Junge ein Bild."
- Elizitierung von Sätzen: Produktion einer bestimmten Satzstruktur durch den Patienten, ohne den Satz vom Untersucher nur nachzusprechen, verschiedene Verfahren, z. B.
  - zwei Handlungsabbildungen mit vertauschten thematischen Rollen: Untersucher modelliert Zielstruktur an einem Ablenkerbild, Patient soll gleiche Struktur zu einem Zielbild produzieren, auf dem die gleiche Handlung mit vertauschten thematischen Rollen dargestellt ist (z. B. Komplexe Sätze, Schröder et al. 2009)

   - Vorgabe von Kontexten, die einen bestimmten Satztyp (z. B. Fragesätze) bei dem Patienten elizitieren. *Beispiel:* „Sie haben Ihre Uhr verlegt und möchten wissen, wo sie ist. Was fragen Sie?"

Untersuchungsmethoden für rezeptive Leistungen

- Satz-Bild-Zuordnung: Vorgabe von Sätzen (mündlich oder schriftlich) mit jeweils zwei (oder mehr) Handlungsabbildungen→ Patient soll Zielbild zeigen (z. B. Sätze verstehen, Burchert et al. 2014)
- Objektmanipulation: Vorgabe von Sätzen → Patient führt Handlungsabfolgen mit Gegenständen aus
- Grammatikalitätsurteile: Vorgabe von grammatischen und ungrammatischen Sätzen in ungeordneter Reihenfolge → Patient beurteilt Korrektheit der Sätze (z. B. NAT-Agrammatismus, Neubert et al. 1995)
  Beispiel: Während Satz 1 ein grammatischer Satz ist, weisen die Sätze 2 und 3 jeweils eine Regelverletzung auf und sind somit ungrammatisch:
  1. Der Sohn sucht den Vater.
  2. *Der Sohn suchen den Vater. (Subjekt-Verb-Kongruenz)
  3. *Gestern sucht der Sohn den Vater. (Tempus-Flexion)

Therapie

Therapieinhalte

Orientieren sich an Art und Schwere der morphosyntaktischen Störung: neben Produktionsstörung häufig auch rezeptive Symptome auf Satzebene; ggf. beide Modalitäten in der Therapie berücksichtigen.

- ggf. auch Arbeit auf Wort-/Phrasenebene für:
  - Abruf von Verben/Verbalphrasen → positive Auswirkung auf Satzebene möglich (Links et al. 2010; z. B. „Verb-Network-Strengthening Therapy", Edmonds 2016; Hanne und Stadie 2019)
  - Abruf von Nominalphrasen (z. B. Pluralflexion; Bildbenennung; Elizitierungsaufgaben)
  - ggf. weitere morphologisch komplexe Wortbildungstypen behandeln: Abruf von Komposita/derivierten Wörtern (z. B. Bildbenennung)
- häufige Begleitstörungen, die eine gesonderte Therapie erfordern: Sprechapraxie/Dysarthrophonie (▶ Kap. 10), Dyslexie/Dysgraphie (▶ Kap. 8.2, ▶ Kap. 8.3), lexikalisch-semantische und/oder -phonologische Störungen auf Einzelwortebene (▶ Kap. 8.1.6, ▶ Kap. 8.1.7, ▶ Kap. 8.1.8)

Übungsaufgaben (▶ Tab. 8.5)

- ggf. Einsatz von schriftsprachlichen Aufgaben/Material
- Therapie der Satzproduktion hat häufig rezeptive Anteile (▶ Tab. 8.5)
- bei der Materialauswahl kann der Schwierigkeitsgrad durch Berücksichtigung verschiedener Faktoren variiert werden: z. B. semantische Reversibilität der Sätze (reversibel < irreversible), Kanonizität (OVS < SVO Strukturen), syntaktische Komplexität (mit/ohne Einbettungen), Valenz (Wertigkeit) der Verben, morphologische Komplexität der Nomen/Verben
- für eine modellorientierte Herangehensweise in der Diagnostik und Therapie von Satzproduktionsstörungen bei Aphasie, vgl. Hanne 2018

Beispiele für theoretisch motivierte, evidenzbasierte Behandlungsansätze

Training der Zuordnung der thematischen Rollen (Mapping-Therapie)

Effizienz für rezeptive Leistungen nachgewiesen, zusätzlich bei einigen Patienten cross-modale Generalisierung (Verbesserung der Satzproduktion nach Rezeptionstherapie; Schwartz et al. 1994; Fink 2001).

Tab. 8.5 Beispiele für therapeutische Aufgaben auf Satzebene

Indikation	Aufgabenform	Beispiel
Therapie produktiver Störungen	Satzelizitierung mit Handlungsabbildungen	• zwei Handlungsabbildungen (Ablenker und Ziel) mit vertauschten thematischen Rollen (semantisch reversibler Satztyp, z. B. Passiv); Satzvorgabe zum Ablenkerbild: *„Der Vater wird vom Sohn gesucht"*; Patient produziert gleichen Satztyp zum Zielbild: *„Der Sohn wird vom Vater gesucht."* • ggf. unterstützend Konstituentenkarten (z. B. Komplexe Sätze, Schröder et al. 2009)
	Satzergänzung	Lückensatze: mündliche und/oder schriftliche Ergänzung von funktionalen Elementen
	Satzlegeaufgaben mit Konstituentenkarten, ggf. mit Bildunterstützung	• visuelle Vorgabe von flektierten Satzkonstituenten und Vorsprechen eines Satzes (z. B. Passiv: Das Fahrrad wird repariert.). Patient sortiert die Konstituentenkarten in die richtige Reihenfolge und produziert (bzw. liest) den Satz (Wortstellung), z. B. flektierte Konstituenten: [DAS FAHRRAD] [WIRD] [REPARIERT] • ggf. Steigerung der Schwierigkeit durch Einsatz unflektierter Konstituenten (Wortstellung, Ergänzung der notwendigen morphosyntaktischen Markierungen)
	Benennen von Handlungsabbildungen	• z. B. 2-wertige transitive Verben mit Akkusativ-Objekt (z. B. Fahrrad reparieren) (Bastiaanse et al. 2004) • Strukturierung durch Verwendung von Zielitems mit gleicher Verb-Argument-Struktur (z. B. SVO oder SV oder SVOO)
	Beschreiben/Nacherzählen von Handlungssequenzen/Geschichten	• Bilder von Handlungssequenzen zum Benennen vorlegen (z. B. Salat machen) alternativ: Handlungssequenz ohne Bildunterstützung beschreiben lassen
Therapie rezeptiver Störungen	Grammatikalitätsurteile zu gesprochenen und/oder geschriebenen Sätzen mit korrektivem Feedback	Auslassung/Ersetzung funktionaler Elemente in Ablenkersätzen (Verbflexionsfehler, Kasusflexionsfehler an den Nominalphrasen, Präpositionen), z. B. *Der Sohn suchen den Vater. *Sohn sucht Vater.
	auditive/visuelle Satz-Bild-Zuordnungsaufgaben mit semantisch reversiblen Sätzen, mit korrektivem Feedback	Abwechseln zwischen Aktiv- und Passivsätzen; Identifikation der thematischen Rollen im Satz, z. B. • [Der Junge]$_{AGENS}$ sucht [den Vater]$_{THEMA}$. • [Der Vater]$_{THEMA}$ wird [vom Jungen]$_{AGENS}$ gesucht.

Grundannahme
Mapping-Hypothese: Agrammatismus als syntaktisch-semantische Zuordnungsstörung (Schwartz et al. 1987).
Therapie der Zuordnung der thematischen Rollen in unterschiedlichen Satztypen führt zu einer Verbesserung bei der Satzverarbeitung.

Therapieziel
Verbesserung des Transfers zwischen semantischer und syntaktischer Satzrepräsentation und somit Verbesserung der Verarbeitung semantisch reversibler Sätze in Rezeption und Produktion.

Vorgehen
- Identifikation der thematischen Rollen in semantisch reversiblen Satztypen, z. B. Kontrastierung von Aktiv- und Passiv-Sätzen (überwiegend metalinguistische Aufgaben)
- im Vordergrund rezeptive Aufgaben, z. T. in Kombination mit Sprachproduktion
- unterschiedliche Aufgabentypen möglich:
  - Erfragen des Verbs und der thematischen Argumente in geschriebenen/gesprochenen Sätzen sowie auf entsprechenden Handlungsabbildungen; hilfreich ist die farbliche Kodierung des Verbs und der thematischen Rollen (z. B. Unterstreichen der Satzteile in unterschiedlichen Farben oder Markierung der beiden Aktanten mit farblichen Steinen auf einer Handlungsabbildung)
  - Satz-Bild-Zuordnungsaufgaben mit korrektivem Feedback (z. B. Kontrastierung von kanonischen und nicht-kanonischen Sätzen)

Erforderliches Material
Handlungsabbildungen, geschriebene Sätze

Training syntaktisch komplexer Strukturen

Auch: „Treatment of underlying forms“, TUF, Thompson et al. 2003. Effizienz für produktive und rezeptive Leistungen nachgewiesen.

Grundannahme
Agrammatismus als selektive Syntaxstörung. Die Behandlung von syntaktisch komplexen Strukturen führt zu einer Verbesserung bei der Verarbeitung von syntaktisch einfacheren Strukturen, die linguistisch verwandt sind (Komplexitätsannahme, auch: *Complexity account of treatment efficacy,* CATE, Thompson et al. 2003; s. a. Stadie et al. 2008).

Therapieziel
Verbesserung von Produktion oder Rezeption der Trainingsstruktur und Übertragung auf ungeübte Satztypen (Generalisierungseffekt auf linguistisch verwandte Strukturen).

Vorgehen
- störungsspezifischer Ansatz: Training von Produktion oder Rezeption einer syntaktisch möglichst komplexen Satzstruktur; nicht-kanonischer, semantisch reversibler Satztyp, z. B. Objekt-Relativsatz: „Ich sehe den Vater, den der Sohn sucht.“; langer Passivsatz: „Der Vater wird vom Sohn gesucht.“ (Schröder et al. 2009)
- Aufgabentypen in der Therapie produktiver Leistungen: z. B. Satzelizitierung mit Hilfestellung (z. B. Konstituentenkarten), wobei auf Korrektheit der pro-

duktiven Äußerungen Wert gelegt wird, d.h. Präsenz morpho-syntaktischer Markierungen, korrekte Wortstellung
- Aufgabentypen in der Therapie rezeptiver Leistungen: z.B. Satz-Bild-Zuordnungsaufgaben und das Abgeben von Grammatikalitätsurteilen zu syntaktisch komplexen Sätzen

Erforderliches Material
Handlungsabbildungen, Konstituentenkarten (für die Behandlung von Satzproduktionsstörungen vgl. Komplexe Sätze, Schröder et al. 2009).

Training syntaktisch einfacher Strukturen

Reduzierte Syntax-Therapie, REST, (Schlenck et al. 1995), Effizienz für produktive Leistungen nachgewiesen, für Patienten mit chronischen, schweren Störungen empfohlen (Ruiter et al. 2010).

Grundannahme
Adaptationshypothese: Agrammatismus als Folge einer Kompensationsstrategie (Kolk und Heeschen 1990).
- durch Training syntaktisch vereinfachter Strukturen (d.h. unter anderem Auslassung morphosyntaktischer Markierungen) Aktivierung rechtshemisphärischer Fähigkeiten und Zugewinn an Verarbeitungskapazität für die Satzplanung
- kompensatorischer Ansatz, der auf Verbesserung der Kommunikation und nicht auf perfekte Äußerungen ausgerichtet ist
- Grundlage für ein störungsspezifisches Arbeiten an der morphosyntaktischen Verarbeitungsstörung kann geschaffen werden

Therapieziel
Verbesserung der kommunikativen Fähigkeiten.

Vorgehen
Es werden bis zu 5 Trainingsstufen hintereinander durchlaufen. Dabei nimmt die Komplexität der Trainingsstrukturen zu.
- Training der Produktion ellipsenartiger, d.h. stark vereinfachter Strukturen (z.B. „Anna Buch lesen"), Elizitierung durch Vorgabe bestimmter Kontexte
- Auslassung morphosyntaktischer Markierungen
- bei allen Trainingsstrukturen werden folgende linguistische Restriktionen der Zielsprache eingehalten:
  - alle Strukturen enthalten ein Hauptverb mit seinen obligatorischen Argumenten, d.h. Verb + direktes Objekt oder Verb + Subjekt oder Verb + Subjekt + Objekt
  - das Hauptverb wird entweder im Infinitiv oder als Partizip präsentiert
  - Wortstellung der Zielsprache wird eingehalten
  - *aber:* sämtliche Kasusmarkierungen an den Nomina werden ausgelassen (Artikelauslassungen)

8

Satzbeispiele
1. Trainingsstufe (einfache Zwei-Wort-Äußerungen):
- Kaffee trinken (N–V); schnell laufen (Adv.–V)

5. Trainingsstufe (Vier-Wort-Äußerungen):
- Lisa Leo Brief geschrieben (N–N–N–V)

Erforderliches Material
Handlungsabbildungen, Satzkarten, geschriebene Texte (Schlenck et al. 1995).

Materialsammlungen (▶ Tab. 8.6)
Können ergänzend in der Diagnostik und/oder Therapie von erworbenen morphosyntaktischen Störungen eingesetzt werden.

8.1.10 Sprachliche Automatismen

Gerhard Blanken

Auch: Sprachautomatismen (Huber et al. 1997), Recurring Utterances (Jackson 1879), permanente verbale Stereotypien (Alajouanine 1956)
Aphasische Sprachautomatismen sind quasi-zwanghaft wiederholte, formstarre Lautäußerungen ohne adäquate semantisch-kommunikative Funktionen. Form, Frequenz und Dauer sind für die einzelnen Patienten charakteristisch.

Tab. 8.6 Vorschläge für Materialsammlungen (Diagnostik und/oder Therapie)

Quelle	Material
Burchert F, Lorenz A, Schröder A, De Bleser R, Stadie N (2014). Sätze verstehen – Neurolinguistische Materialien für die Untersuchung von syntaktischen Störungen beim Verstehen von Sätzen. NAT, Hofheim.	**Ziel:** Diagnostik des Satzverständnisses **Material:** Satz-Bild-Zuordnungsaufgaben; semantisch reversible kanonische und nicht-kanonische Satztypen sowie semantisch irreversible Sätze
Schröder A, Lorenz A, Burchert F, Stadie N (2009). Komplexe Sätze. Störungen der Satzproduktion: Materialien für Diagnostik, Therapie und Evaluation. NAT, Hofheim.	**Ziel:** Therapie der Satzproduktion; inkl. Material zur Diagnostik und Therapieevaluation **Material:** Handlungsabbildungen und Wortkarten; semantisch reversible Sätze; kanonische und nicht-kanonische Satztypen
Bastiaanse R, Bung F, Perk Y (2004). Action – Ein Therapieprogramm mit Verben auf Wort- und Satzebene. NAT-Verlag.	**Ziel:** Therapie des Verbabrufs und der Satzproduktion; inkl. Screening für die Diagnostik **Material:** Tätigkeitsabbildungen; Arbeitsblätter mit Lückensätzen; Schwierigkeitsgrad an den Verbabruf kann kontinuierlich gesteigert werden; Verbabruf auf Einzelwortebene; Abruf von unflektierten und flektierten Verben im Satzkontext; freie Satzkonstruktion (Edmonds 2016)
Peiler C, Peiler G, Koebbel P (2013). Für Aphasiker: Übungen zur Sprachproduktion (Logopädix-Verlag)	**Ziel:** Therapie der Sprachproduktion **Material:** Übungen zur Wort-, Phrasen- und Satzebene; z. B. Übungen zur Verbflexion nach Vorgabe von Nomen und Verben im Infinitiv; Übungen zur Satzbildung nach Vorgabe von flektierten Verben und weiterer Satzkonstituenten
Neubert C, Rüffer N, Zeh-Hau M (2. Rev. Aufl. 1995). Neurolinguistische Aphasietherapie Teil 2: Agrammatismus. NAT, Hofheim.	**Ziel:** Therapie der Satzverarbeitung (Rezeption und Produktion) **Material:** überwiegend schriftsprachlich, Sammlung von Arbeitsblättern; rezeptive Auswahlaufgaben und expressive Ergänzungsaufgaben

8

Ursachen

Meistens bei schweren Aphasien (Globalaphasien), selten bei Broca- oder Wernicke-Aphasien.

Theorien zum Schädigungsort

- Jackson (1879): Sprachautomatismen (als Teil der sog. nicht-propositionalen Sprache) werden durch Leistungen der inferioren Hemisphäre erzeugt bei weitgehendem Verlust der Sprachmechanismen der dominanten Hemisphäre (propositionale Sprache)
- Diana Van Lancker und Chris Code (Wallesch 1990): Sprachautomatismen haben einen emotionalen, automatischen bzw. ganzheitlich-informativen Charakter und sind Folge non-propositionaler Kodierungen
- Blanken (1991): alle Sprachautomatismen werden durch Störungen phonologisch-phonetischer Planungsprozesse hervorgebracht

Erscheinungsbild

- wiederholte Produktion, weitgehende phonologische Invarianz, Beschränkung auf die artikulierte Sprache
- Formate: CV-Verbindungen oder andere Silben (z. B. do-do; bam), Neologismen, Morpheme bzw. Wörter, Eigennamen oder Wortfolgen (Phrasen bzw. Sätze). Patienten, die in ihrem Ausdruck nicht völlig auf Sprachautomatismen reduziert sind, produzieren ihre Automatismusformen neben möglichen korrekten Äußerungen bzw. neben anderen Sprachpathologika wie Paraphasien, Neologismen, Echolalien etc.
- Verlust der semantisch-propositionalen Funktion, eingeschränkte kommunikative Funktion
- *Recurring Utterances* (Poeck et al. 1984): längere Ketten flüssig hervorgebrachter Automatismen, oft CV-Formen wie „do-do-do-do-do …“ etc., werden von der Aachener Gruppe als Unterform von Sprachautomatismen eingestuft

> Oft Verwendung des Begriffs *Recurring Utterance* im Sinne von Jackson synonym mit dem Begriff Sprachautomatismus

- Aphasiker, die keine längeren Automatismusketten, sondern z. T. nur sporadisch Automatismus produzieren, bringen die Automatismusform flüssiger hervor als andere Sprachelemente

Diagnostik

- Prüfung der automatismusfreien Modalitäten, v. a. Sprachverständnis und Schreiben, um partiell verschonte Leistungen aufzudecken
- beim Nachsprechen und Benennen oft Leistungsreste
- Analyse der Spontansprache führt i. d. R. zu sehr niedrigen Bewertungen und kann den Blick auf noch vorhandene sprachliche Ressourcen erschweren

Differenzialdiagnostik

- schwere Perseverationen können Ähnlichkeiten mit Sprachautomatismen aufweisen. Im Gegensatz zu Automatismen heften sie sich an wechselnde Stimuli und treten potenziell in allen Modalitäten auf
- echolalische Reaktionen sind gut von Automatismen zu unterscheiden, da hier ausschließlich Äußerungen des Gesprächspartners wiederholt werden

- häufig verwendete Redefloskeln treten im Unterschied zu Automatismen nicht quasi-zwanghaft auf und sind oft Ausdruck vorübergehender Sprachnot (Wallesch 1990)

Therapie

Schwer therapierbar bzw. oft therapieresistent, v. a. in chronischer Phase. In Akutphase bei einer Teilgruppe der Patienten bessere Behandlungsmöglichkeiten.
- Unterdrückung der Automatismen und Förderung kreativ gebrauchter Sprache ist nur sinnvoll, wenn dem Patienten durch die Therapie mind. gleichwertige kommunikative Mittel bzw. andere Ausdrucksmittel angeboten werden können
- falls keine Unterdrückung möglich, prüfen, ob formstarre Sprache für kommunikative Funktionen einsetzbar ist: Anbahnung der Kontrolle über Antwortvolumen, Intonation, Lautstärke, paraverbale Eigenschaften

8.1.11 Spezielle Therapieverfahren bei schweren aphasischen Störungen

Henrik Bartels

Da insbesondere global-aphasische Patienten oft wenig von sprachspezifischer Therapie profitieren, wurden Therapiemethoden mit Schwerpunkten in der pragmatisch-kommunikativen Arbeit entwickelt. Die folgenden Beispiele versuchen, nicht verbale oder musische Aspekte zu betonen oder zur Reaktivierung von Kommunikation einzusetzen.

Visual Action Therapy (VAT, Helm-Estabrooks et al. 1982)

Ziel: schwer betroffene Aphasiker sollen gestische Mittel als alternative Kommunikationsform etablieren:
- Training über abgestuftes Programm, Informationen über sowohl einzelne Objekte als auch Handlungssequenzen gestisch zu übermitteln
- gesamte Therapie ohne Einsatz verbaler Mittel
- Ablauf von 30 Therapieschritten mit 3 verschiedenen Schwierigkeitsgraden:
  - 1. Stufe: einfache repräsentierende Gesten werden mit Realgegenständen und assoziierten Bildkarten verbunden
  - ab der 2. Stufe: Verzicht auf Realgegenstände. Der zunehmende Abstraktionsgrad sowie die ansteigende visuelle Komplexität der Vorlagen sollen den späteren Einsatz in der täglichen Kommunikation ermöglichen

Melodic Intonation Therapy (MIT, Albert et al. 1973)

Grundannahme

Reaktivierung sprachlicher Produktion durch Nutzung verbliebener musischer Fähigkeiten.

Prinzip

- Faszilitation hochfrequenter Äußerungen und Floskeln über melodische und rhythmische Stimulation mit Hilfe eines detaillierten abgestuften Programms
- Aufgreifen der natürlichen Intonation einfacher (v. a. elliptischer) Äußerungen wie „Aufstehen!", „Guten Morgen!" oder „Zähne putzen!". Transposition der sprachlichen Konturen in ein melodisches Intonationsmuster. In der Folge wird die unnatürliche melodische „Singweise" abgebaut, um die trainierten Floskeln in der Spontansprache einzusetzen

Wirksamkeit

Wirksamkeit wurde in verschiedenen Studien, die z. T. auch modifizierte Varianten einsetzten, belegt. Verbesserungen waren unspezifisch, lassen nur begrenzt Hinweise auf funktionale Wirkungsweise der Intervention zu. In einer niederländischen Studie (Lugt et al. 1989) werden positive Auswirkungen der MIT bei Patienten mit *Recurring Utterances* beschrieben.

8.2 Dyslexien

Henrik Bartels

Auch: erworbene Lesestörung, häufig auch Alexie

Dyslexien sind erworbene Lesestörungen bei erwachsenen Patienten mit neurologischer Ätiologie – oft begleitend zu einer aphasischen Sprachstörung (▶ Kap. 8.1). Einzelfallstudien der kognitiven Neurolinguistik über dyslektische Patienten belegen die relative Unabhängigkeit der schriftsprachlichen Störungen.

8.2.1 Verarbeitung des schriftlichen Inputs

Generell zwei Verarbeitungsmechanismen:

- **ganzheitlich** (auch als *Sichtwortschatz* bezeichnet): Erkennen des Wortbildes, danach Verknüpfung mit semantischer Information und Abruf der korrespondierenden Wortform. Auf diese Weise lassen sich auch Wörter korrekt lesen, die falsch ausgesprochen würden, wenn jeder Buchstabe in den entsprechenden Laut konvertiert würde (z. B. *Jeans*)
- **einzelheitlich:** Lesen durch Übersetzung der einzelnen Buchstaben in die entsprechenden Laute (Graphem-Phonem-Konversion). Auf diese Weise ist es auch möglich, Neologismen, die keine lexikalische Information beinhalten, zu lesen

Die erhaltenen bzw. beeinträchtigten Verarbeitungsrouten können anhand des Logogenmodells in ▶ Kap. 8.1.4 nachvollzogen werden.

8.2.2 Einteilung der Dyslexien

In der therapeutischen Praxis lassen sich verschiedene Dyslexieformen mit charakteristischer Symptomatik beobachten (▶ Tab. 8.7). Die individuellen Erscheinungsformen können jedoch erheblich von dieser grundsätzlichen Beschreibung abweichen:

Zentrale Dyslexien

Oberflächendyslexie

Abhängig vom Ort der Unterbrechung der lexikalischen Verarbeitungsrouten kann die Oberflächendyslexie im Erscheinungsbild stark variieren:

- Patienten benutzen ausschließlich die Graphem-Phonem-Konversion (GPK; Logogenmodell, ▶ Kap. 8.1.4)
- direkte Leseroute vom graphematischen Input zum phonologischen Output und Weg über Semantik nicht nutzbar
- Neologismen und Wörter mit regelmäßiger Konvertierung (z. B. „Bann") können korrekt, wenn auch verlangsamt gelesen werden. Bei Wörtern mit unregelmäßiger Lesart (z. B. „Bus") kommt es zu Regularisierungsfehlern (der Patient realisiert diese den deutschen Konvertierungsregeln folgend zunächst als /buıs/, anschließend evtl. Korrektur über die auditive Rückkopplung)

Tab. 8.7 Übersicht Dyslexien

Dyslexieform	Funktionelle Beeinträchtigung	Symptome
Tiefendyslexie	Lesen über semantische Route	• semantische und morphologische Paralexien • kein Lesen von Neologismen
Oberflächendyslexie	Lesen über Graphem-zu-Phonem-Konvertierung	• regelmäßige Wörter werden besser gelesen als unregelmäßige • Neologismen werden gelesen
phonologische Dyslexie	selektive Beeinträchtigung der GPK	• Lesen von Pseudowörtern beeinträchtigt bis unmöglich • existierende Wörter können gut gelesen werden
	Beeinträchtigung des graphemischen Input-Buffers	• mit zunehmender Wortlänge höhere Wahrscheinlichkeit von Fehlern • wobei weder Worthäufigkeit noch Regelmäßigkeit der Graphem-Phonem-Zuordnung Einfluss haben
reine Alexie	Störung der visuellen Analyse	buchstabierendes Lesen
Neglektdyslexie	Neglektstörung	• meist wird nur die rechte Hälfte eines Wortes gelesen • Auslassung von Buchstaben und Buchstabenteilen

- Betonungsfehler bei Wörtern, die nicht der im Deutschen typischen, trochäischen Betonung entsprechen (z. B. „Fabrik“)
- Verständnis bei nicht zur Verfügung stehender lexikalischer Verarbeitung nur über Rückkopplung möglich

Tiefendyslexie
- Ausfall der direkt-lexikalischen Route sowie der GPK
- Lesen nur durch Nutzung semantischen Wissens möglich. Dabei deutliche Konkretheitseffekte. Je geringer die semantische Spezifizierung des Stimulus ist, je abstrakter das dargebotene Wort, desto höher wird die Fehleranzahl
- Wortarteneffekt beim Lesen von Funktionswörtern, die nicht gelesen oder aus dem Kontext erraten werden
- besonders bei gleichzeitiger Beeinträchtigung der Semantik semantische Paralexien (z. B. wird das Wort „See“ als „Wasser“ gelesen)

Phonologische Dyslexie
- weitgehend ungestörte lexikalische Verarbeitung schriftsprachlichen Materials
- segmentale GPK-Routine ist nicht nutzbar:
  - bekannte Wörter können fehlerfrei, korrekt betont und mit Verständnis gelesen werden
  - neologistische Wörter und unbekannte Fremdwörter können nicht verarbeitet werden
- in Abgrenzung zur Tiefendyslexie keine semantischen Paralexien

Direkte Dyslexie
- ausschließlich direkt-lexikalische Leseroutine verfügbar

- unregelmäßige Wörter werden korrekt gelesen
- Wortverständnis ist nur gegeben, wenn die rezeptive verbal-phonologische Verarbeitung intakt ist und eine phonologische Schleife genutzt werden kann

Periphere Dyslexien

Neglektdyslexie

- bei visueller Neglektsymptomatik oft Vernachlässigungssymptome hinsichtlich einer Hälfte des zu lesenden Wortes. Da Neglekte vorwiegend im Zusammenhang mit einer rechtshemisphärischen Läsion auftreten, ist dies meist der (linksseitige) Anfang des Wortes
- oft Leistungsverbesserung, wenn die Wörter von oben nach unten geschrieben werden oder sich bei Komposita der Sinn erst durch das vollständige Lesen des Wortes ergibt

Reine Alexie

Diskonnektionssyndrom: meist Läsion linksokzipitaler Strukturen mit Hemianopsie nach rechts sowie des Spleniums, einer hinteren Region des Corpus callosum. Dadurch keine Wahrnehmung des rechten Gesichtsfeldes und kein Transfer der visuell-graphematischen Information aus der unbeeinträchtigten rechten Hirnregion zum Sprachzentrum. Diskutiert wird die mögliche Beteiligung rechtshemisphärischer Strukturen am Leseprozess.

- Patient liest buchstabierend, ist danach oft in der Lage, das vollständige Wort abzurufen
- Schreiben und verbale Sprachleistungen unbeeinträchtigt

8.2.3 Diagnostik

Lese- und Schreibleistung

Literalität

- 15–20 % der Erwachsenen in den Industrienationen sind funktionale Analphabeten (OECD-Studie 1995), in Deutschland wird von 14,4 % ausgegangen
- Befragung von Patient und Angehörigen, Begutachtung vor der Erkrankung angefertigter Schriftstücke zur Ermittlung der prämorbiden Lesekompetenzen

Flüssigkeit, Wohlgeformtheit und Geschwindigkeit

Beobachtung und Beschreibung der Lesegeschwindigkeit und Schriftqualität gibt wichtige Hinweise auf Lese- und Schreibroutinen des Patienten, Ermittlung des Störungsortes.

Buchstabieren und Maschinenschrift

- differenzialdiagnostische Abgrenzung zentraler Schreibstörungen von subgraphematischen Beeinträchtigungen durch Dissoziation zwischen hand- und maschinenschriftlichen Leistungen sowie der Fähigkeiten zum Buchstabieren
- mehrere Fälle bekannt, in denen Patienten handschriftlich Fehler machten, jedoch fehlerfrei buchstabieren konnten (Hinweis auf subgraphematische funktionale Störung)

Implizites graphematisches Wissen

Implizites Wissen über schriftliche Zeichen kann auch bei vollständiger Unfähigkeit zur schriftlichen Äußerung erhalten sein, insbesondere allographisches Wissen wie die Zuordnung Groß- zu Kleinbuchstabe oder Druck- zu Schreibschrift.

Zentrale schriftsprachliche Verarbeitung

Primäres Ziel der Diagnostik bei erworbenen Dyslexien sowie Dysgraphien ist die Ermittlung des funktionalen Störungsorts der Beeinträchtigung. Dieser im deutschsprachigen Raum relativ neue Ansatz impliziert die Frage nach den benutzten Schreibrouten und dem Zustand der nicht benutzten Routinen:

- Können die segmentalen Verarbeitungsrouten genutzt werden?
- Schreibt und liest der Patient mithilfe der Lexika?
- Wird die Semantik beim Schreiben und Lesen aktiviert?
- Kommt es zu semantischen Paragraphien bzw. -lexien?
- Handelt es sich bei den Störungen um zentral oder subgraphematisch relatierte Beeinträchtigungen?

Sprachspezifische Diagnostik

Neurolinguistische Testbatterien des deutschsprachigen Raumes: verschiedene Tests von Blanken et al. (1999) und LeMo-Lexikon Batterie von De Bleser et al. (2004)

8.2.4 Therapie

Konzeption der Dyslexietherapie nicht lediglich aus den beobachtbaren Funktionsdefiziten heraus, sondern anhand kognitiv-neurolinguistischer Modellvorstellungen über das zugrundeliegende funktionelle Defizit.

Übungsbereich ganzheitlich-lexikalische Leseleistung

- kurzzeitige Präsentation von Wörtern und Nichtwörtern, die Patienten entscheiden dabei über den lexikalischen Status
- Erkennen von Wörtern in Buchstabenreihen (wie FOTEREDTISCHERATZDRICK); Aufgabe nur über ganzheitlichen Verarbeitungsprozess in kurzer Zeit lösbar

In beiden Beispielen ist die Steigerung bzw. Senkung des Schwierigkeitsgrades über die Variation der Wortfrequenz möglich.

- Wort-Bild-Zuordnungsaufgaben: je nach funktionalem Störungsort Aufgaben mit semantischem oder phonologischem Ablenker
- Auswahlaufgaben: aus einer kleinen Menge schriftlicher Stimuli sollen semantisch unpassende Wörter oder Neologismen selektiert werden
- Training des schnellen Erkennens von Funktionswörtern

Übungsbereich Anwendung der erlernten Lesestrategien im Alltag, Effektivierung der angewandten Lesestrategie

Mögliche Übungsinhalte:

- schnelles Lesen von Überschriften aus Zeitschriften (authentisch oder konstruiert), Werbesprüchen, Straßen-, Warn- und Hinweisschildern mit Kontextvorgabe durch ein mit dem Artikel assoziiertes Foto
- Finden bestimmter Sendungen in Fernsehzeitungen

Die erforderliche Zwischendiagnostik sollte zuvor folgende Fragen beantworten:

- Welche Alltagsanforderungen zwingen den Patienten zu lesen?
- Welche Lesestrategien kann der Patient nutzen?
- In welchem Umfang tut er dies?
- Wo benötigt er Hilfe, wo kann er völlig selbstständig operieren?
- Inwieweit ist er bereit, eine geminderte Leseleistung in Kauf zu nehmen?

Übungsbereich Training der Graphemanalyse

- Differenzieren von Graphen (also regulär existierender Buchstaben der Zielsprache) vs. Neographen (buchstabenähnlicher graphischer Zeichen), die in ihrer Komplexität variiert werden
- Identifikation von Neographen in Buchstabenketten

Übungsbereich Training der Graphem-Phonem-Konvertierung

- Assoziationsübungen: Patienten sollen die Verbindung von Graphemen mit bestimmten Lauten reaktivieren oder erlernen
- Übungen mit Realwörtern oder auch Neologismen, in denen die zuvor assoziierten Grapheme zu Silben oder kurzen Wörtern zusammengezogen werden

8.3 Dysgraphien

Henrik Bartels

Auch: Agraphie, Schreibstörungen
Erworbene Schreibstörungen neurologischer Genese bei Erwachsenen. Können begleitend zu einer Aphasie auftreten. Die früher gültige Auffassung, wonach erworbenen Schreibstörungen immer eine verbale Störung zugrunde liegt, kann nicht aufrechterhalten werden.

8.3.1 Einteilung der Dysgraphien

Zentrale Dysgraphien

Symptomatik oft analog zu den erworbenen Dyslexien, daher wird überwiegend entsprechende Nomenklatur angewandt. Einheitlichkeit der Formenzuordnung, die bei erworbenen Dyslexien weitgehend besteht, ist geringer.

Oberflächendysgraphie

Wird oft zusammen mit Oberflächendyslexie beobachtet, tritt jedoch nicht zwangsläufig in dieser Verbindung auf. Äußerst vielgestaltige Ausprägungsgrade, immer schwerpunktmäßige Nutzung einer segmentalen Schreibroutine.

- Neologismen können geschrieben werden
- lexikalisch abgespeicherte, besonders im Deutschen häufig unregelmäßige Wortformen, können nicht abgerufen werden (für das Modell ▶ Kap. 8.1.4)
- Patienten schreiben nach den Regeln der PGK („wie man es spricht"), die bei den im Deutschen häufigen Wörtern mit unregelmäßiger oder mehrdeutiger PGK problematisch ist (wie *Clown* oder *Boot*, hier führt die segmentale Routine zu Regularisierungen. So wären typische Patientenreaktionen hier KLAUN oder BOHT)
- einzelheitliche Vorgehensweise belastet Arbeitsspeichersystem, daher werden kurze Wörter deutlich besser geschrieben als lange

Tiefendysgraphie

- Patienten verwenden ausschließlich den Weg über das semantische System zum Schreiben. Dadurch semantische, visuelle und morphologische Paragraphien (Hocker → Stuhl, Zahn → Zahl, Haus → Häuser), v. a. bei gleichzeitig beeinträchtigter Leseleistung ohne Möglichkeiten der Selbstkorrektur
- Funktionswörter können meistens nicht geschrieben werden

- Neologismen: können durch Nichtfunktion oder -nutzbarkeit einer segmentalen Verarbeitungsroutine nicht geschrieben werden
- Konkretheits- und Wortarteneffekt

Direkte Dysgraphie
Selten in der Literatur beschrieben.
- ausschließliche Nutzung einer angenommenen direkten Verbindung zwischen rezeptivem phonologischem und produktivem graphematischem Lexikon
- Patienten können trotz fehlendem Verständnis regelmäßige und unregelmäßige Wörter nach Diktat schreiben
- Neologismen können nicht geschrieben werden, Ersatz z. B. durch ein ähnliches Realwort (z. B. Tate → Tante)

Phonologische Dysgraphie
Wird häufig nur unter einer dezidierten Diagnostik auffällig, die das Schreiben von Neologismen beinhaltet.
- segmentaler Verarbeitungsweg über die PGK nicht verfügbar
- existierende Wörter werden richtig und mit Verständnis geschrieben
- Neologismen führen zu Nullreaktionen oder Lexikalisierungen (Munsch → Mensch)
- semantische Paragraphien treten trotz nahezu vollständiger Unterbrechung der nicht-lexikalischen Verarbeitung nicht auf

Periphere Dysgraphien
Der zentralen Verarbeitung schriftlicher Produktion folgt ein hier als peripher bezeichneter Abruf der allographischen (vermutlich visuell repräsentierten) Buchstabenform mit Selektion der Groß- oder Kleinbuchstabenvariante.
Nachdem in einem weiteren Schritt das graphomotorische Muster, das zur Ausführung benötigt wird, aktiviert wurde, kommt es schließlich zur neuromuskulären Ausführung des Schreibvorgangs (▶ Abb. 8.2).
Eine Beeinträchtigung einer oder mehrerer dieser Verarbeitungsprozesse führt ebenfalls zu spezifischen Störungsmustern.

Allographische Dysgraphie
- abstrakte Repräsentationen der Grapheme können nicht mit den entsprechenden Buchstabenrepräsentationen verknüpft werden
- fehlerfreies Buchstabieren
- keine hand- oder maschinenschriftliche Ausführung
- typisch sind Fehler, die die Groß- bzw. Kleinschreibung von Buchstaben betreffen

Transitionale Agraphie
- Verbindung vom allographischen Niveau zum Speicher der graphomotorischen Muster gestört
- keine Auswirkungen auf das mündliche Buchstabieren oder Maschineschreiben
- wohlgeformte Buchstaben, die auf einen erhaltenen Speicher für graphomotorische Muster hinweisen
- Auswahl der Buchstaben wird beeinflusst: oft Ersetzungen bei Buchstaben, die visuell ähnlich sind, z. B. n/h und p/d

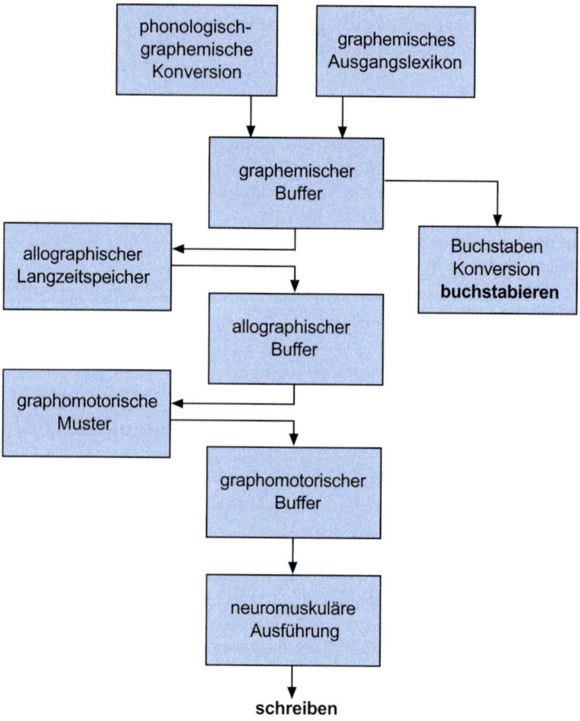

Abb. 8.2 Subgraphematischer Verarbeitungsweg beim Schreiben [L261]

Graphomotorische Dysgraphie

- Abrufstörung des graphomotorischen Musters
- Gestalt der benötigten Buchstaben kann aktiviert werden
- Zugriff auf passendes graphomotorisches Muster nicht möglich, dadurch ungewöhnlich geformte Buchstaben oder nicht existente Buchstabenformen. Gelegentlich scheinen die Patienten die Buchstaben aus ihrem visuellen Gedächtnis abzuzeichnen und in ungewöhnlicher Strichführung zu realisieren

Ataktische Dysgraphie

- Störung der neuromuskulären Ausführung der Schreibbewegungen
- Zeichnen gleichermaßen betroffen

8.3.2 Diagnostik

Wie bei der Diagnostik von Lesestörungen (▶ Kap. 8.2.3) gibt es nur wenig spezifisches Material für eine qualitative Diagnostik. Auch hier wird auf die Wortproduktionsprüfung von Blanken et al. (1999) oder die LeMo Lexikon-Batterie von De Bleser et al. (2004) verwiesen.

Tab. 8.8 Schädigungsorte bei Dysgraphien

Dysgraphieform	Funktionale Lokalisierung	Symptomatik
Tiefendysgraphie	Schreiben über semantische Route	• semantische Paragraphien beim Schreiben nach Diktat • keine Neologismen
Oberflächendysgraphie	Schreiben über Phonem-zu-Graphem-Konvertierung	• regelmäßige Wörter werden deutlich besser geschrieben als unregelmäßige • Pseudowörter bereiten keine Schwierigkeiten • Schreibfehler oft phonologisch plausible Neologismen
phonologische Dysgraphie	selektive Beeinträchtigung der PGK	• Schreiben von Pseudowörtern schwer beeinträchtigt bis unmöglich • Wörter werden gut geschrieben • Schreibfehler oft visuell relatiert
	Beeinträchtigung des graphemischen Buffers	• mit zunehmender Wortlänge erhöhte Fehlerwahrscheinlichkeit • weder Worthäufigkeit noch Regelmäßigkeit der Phonem-Graphem-Zuordnung von Bedeutung
transitionale Agraphie	allographische Selektion	• falsche Selektion von Buchstabenformen • Buchstabieren erhalten • „wohlgeformte" graphomotorische Ausführung • Neigung zu formähnlichen Ersetzungen (d ↔ b ↔ p ↔ q)
graphomotorische Dysgraphie	Abruf des graphomotorischen Musters	• unsichere Ausführung der Buchstaben • ungewöhnliche und langsame Strichführung • Buchstabieren möglich
Neglektdysgraphie	Neglektstörung	• meist wird nur auf der rechten Seite des Blattes geschrieben • oft Auslassung von Buchstaben und Buchstabenteilen

Eine rein quantitative Diagnostik der Schreibstörungen ist auch aufgrund der mangelnden therapeutischen Implikationen nicht sinnvoll.

8.3.3 Therapie

Ganzheitlich-lexikalisches Schreiben

Die Leistung des Patienten hängt mit großer Wahrscheinlichkeit von der Häufigkeit des Zielitems im alltäglichen Schreiben ab.

- schriftliches Benennen nach Bildvorgabe: geeignetes Bildmaterial fordert unregelmäßige oder zumindest ambige Wortform als Benennleistung (z. B. Saat, Stuhl oder Wald). Möglicherweise auch aus dem Englischen oder Französischen eingedeutschte Wörter (z. B. Jeans, Clown, Computer oder Shop). Auf diese Weise wird sichergestellt, dass der Patient zur Lösung der Aufgabe keine segmentale Konvertierungsroutine benutzt

- Schreiben nach Diktat: Unregelmäßigkeit der Stimuli muss berücksichtigt werden. Abschreiben nur sehr begrenzt sinnvoll, da die Aufgabe ohne jegliche lexikalische Beteiligung gelöst werden kann
- Förderung der Selbstkorrektur:
  - Reaktivierung ganzheitlichen Lesens als Korrekturstrategie
  - Korrektur von Texten mit Fehlern
  - Aufzeichnen des Wortes nach zeitlicher Verzögerung mit anschließendem Abgleich

Reaktivierung der Phonem-Graphem-Konvertierung: Assoziationstherapie

Oft innerhalb von ca. 20 Sitzungen Erarbeitung der meisten Grapheme des Deutschen. Meist keine flüssige Schreibweise, jedoch als Kompensationsstrategie denkbar.

- **Stufe 1:** Patient produziert zu einem vorgegebenen Buchstaben mehrere Wörter, die mit diesem Buchstaben beginnen. Zu den Wörtern werden skizzenhaft Bilder angefertigt. Nach einer ablenkenden Aufgabe soll Patient die Bilder benennen, woraus sich das Wort ergibt, das als Schlüsselwort genutzt werden kann
- **Stufe 2:** Patient soll die Karten hochfrequent mit dem entsprechenden Buchstaben benennen und diesen Buchstaben mehrfach aufschreiben. Für einen Lerneffekt müssen die Übungen frequent in Eigenarbeit durchgeführt werden
- **Stufe 3:** sobald 2–3 Grapheme erarbeitet sind, Schreiben von Neologismen nach Diktat, um die Relevanz der Übungen für den Patienten zu verdeutlichen. Sobald genügend Grapheme erarbeitet worden sind, kann auf Realwörter übergegangen werden

Training der phonologischen und graphematischen Buffer

- Schreiben über PGK bedeutet segmentales Vorgehen, was mit hoher Belastung des verbalen und visuellen Arbeitsspeichersystems einhergeht (▶ Kap. 8.1.4)
- verzögertes Kopieren von Neologismen (schwierig) oder Realwörtern (leichter)

Training graphomotorischer Muster

- hochfrequentes Üben der Strichführung von Einzelbuchstaben und Silben, orientiert an der Standardschreibweise
- Standardschreibweise kann vernachlässigt werden, wenn die ursprünglichen Muster nicht reaktivierbar sind, oder der Patient aufgrund einer Parese nicht in der Lage ist, mit der früheren dominanten Seite zu schreiben

Literatur

Alajouanine T. Verbal realization in aphasia. Brain 1956; 79:1–28.

Albert ML, Sparks RW, Helm N. Melodic Intonation Therapy for Aphasia. Arch Neurol 1973; 29:130–131.

Bartels H. Konzepte zur Behandlung erworbener Dyslexien. L.O.G.O.S. interdisziplinär 2001; 9:162–173.

Bastiaanse R, Edwards S. Word order and finiteness in Dutch and English Broca's and Wernicke's aphasia. Brain and Language 2004; 89:91–107.

Bastiaanse R, Thompson CK (Hrsg.). Perspectives on Agrammatism. New York: Psychology Press, 2012.

Bastiaanse Y R M, Bung F, Perk Y. Action:; Ein Therapieprogramm mit Verben auf Wort- und Satzebene. Nat Verlag, 2004.

Benassi A, Gödde V, Richter K. BIWOS. Bielefelder Wortscreening für leichte Aphasien. Hofheim am Taunus: NAT, 2012.

Berndt R, Mitchum CC, Haendiges AN. Comprehension of reversible sentences in „agrammatism": a meta-analysis. Cognition 1996; 58:289–308.

Blanken G. Die neurolinguistische Basis von Sprachautomatismen. In: Blanken G (Hrsg.). Einführung in die linguistische Aphasiologie. Freiburg: HochschulVerlag, 1991.
Blanken G. Auditives/visuelles Sprachverständnis: Wortbedeutungen. Materialien zur neurolinguistischen Aphasiediagnostik. Hochheim: NAT-Verlag, 1996.
Blanken G. Auditives Sprachverständnis: Wortformen. Materialien zur neurolinguistischen Aphasiediagnostik. Hochheim: NAT-Verlag, 1999.
Blanken G, Döppler R, Schlenck KJ. Wortproduktionsprüfung für Aphasiker. Materialien zur neurolinguistischen Aphasiediagnostik. Hochheim: NAT-Verlag, 1999.
Blomert L, Buslach D. The Amsterdam-Nijmegen-Everyday-Language-TEST (ANELT) – Deutsche Fassung. Lisse: Swets, 1997.
Blomert L, Kean ML, Koster C, Schokker J. Everyday Language Test. Construction, reliabiliy, and validity. Aphasiology Amsterdam-Nijmegen 1994; 8:381–407.
Bongartz R. Kommunikationstherapie mit Aphasikern und Angehörigen. Stuttgart: Thieme, 1998.
Bradley DC, Garrett ME, Zurif EB. Syntactic deficits in Broca's aphasia. In: Caplan D (Hrsg.). Biological studies of mental processes. Cambridge, MA: MIT Press, 1980.
Burchert F, Lorenz A, Schröder A, De Bleser R, Stadie N (2014). Sätze verstehen – Neurolinguistische Materialien für die Untersuchung von syntaktischen Störungen beim Verstehen von Sätzen. NAT, Hofheim.Caplan D. Resource reduction accounts of syntactic comprehension disorders. In: Bastiaanse R, Thompson CK, editors. Perspectives on Agrammatism. New York: Psychology Press; 2012.
Claros Salinas D. Texte verstehen – Materialien für Diagnostik und Therapie. Dortmund: Borgmann, 1993.
Davis GA, Wilcox MJ. Adult Aphasia Rehabilitation. San Diego: College Hill, 1985.
De Bleser R, Cholewa J, Stadie N. LEMO – Lexikon modellorientiert. München: Urban & Fischer, 2004.
de Langen EG. Kognitive und klinische Aspekte der Schriftsprache aus neuro-linguistischer und neuropsychologischer Sicht. Neurolinguistik 2001; 15 (Habilitationsschrift, Universität Potsdam).
de Langen EG. Neurolinguistisch-formale und pragmatisch-funktionale Diagnostik bei Aphasie. Neurolinguistik 2003; 17:5–32.
de Langen EG. Pragmatisch-funktionale Methoden der Aphasiediagnostik. In: Blanken G, Ziegler W (Hrsg.). Klinische Linguistik und Phonetik. Aachen: HochschulVerlag, 2010; 77–99.
de Langen EG, Frommelt P, Wiedmann KD, Amann J. Messung der funktionalen Selbständigkeit in der Rehabilitation mit dem Funktionalen Selbständigkeitsindex FIM. Rehabilitation 1995; 34:IV–XI.
Edmonds L A. A Review of Verb Network Strengthening Treatment. Topics in Language Disorders 2016; 36:2: 123–135.
Ellis AW. Reading, Writing and Dyslexia: A Cognitive Analysis. 2.A. Hove: Psychology Press, 1993Fink, R. B. Mapping treatment: An approach to treating sentence level impairments in agrammatism. Perspectives on Neurophysiology and Neurogenic Speech and Language Disorders 2001; 11:3:14–23.
Friedmann N, Grodzinsky Y. Tense and agreement in agrammatic production: pruning the syntactic tree. Brain and Language 1997; 56:397–425.
Gerber S, Gurland G. Applied pragmatics in the assessment of aphasia. Seminars in Speech and Language 1989; 10:263–279.
Glindemann R, Klintwort D, Ziegler W, Goldenberg G. Bogenhausener Semantik-Untersuchung (BOSU). München: Urban & Fischer, 2002.
Glindemann R, Springer L. PACE-Therapie und sprachsystematische Übungen. Ein integrativer Vorschlag zur Aphasietherapie. Sprache-Stimme-Gehör 1989; 188–192.
Götze R, Höfer B. AOT. Alltagsorientierte Therapie bei Patienten mit Erworbener Hirnschädigung. Stuttgart: Thieme, 1999.
Greitemann E, Eckhard W. PACE Therapie bei schweren Aphasien. Neurolinguistik 1991; 5:94–105.
Grodzinsky, Y. A restrictive theory of agrammatic comprehension. Brain & Language 1995, 51:26–51.
Grodzinsky, Y. The neurology of syntax: language use without Broca's area. Behavioral and Brain Sciences 2000; 23:1:1–71.
Hanne S. Evidenzbasierte Therapie der Satzproduktion bei Aphasie. Sprachtherapie aktuell – Forschung – Wissen – Transfer 1: Schwerpunkthema: Von der Forschung in die Praxis 2018; e2018-01.

Hanne S, Stadie N. Therapie lexikalischer und semantischer Störungen. In: N. Stadie, S. Hanne & A. Lorenz, Lexikalische und semantische Störungen bei Aphasie, Stuttgart: Thieme, 2019.
Heidler M.-D. Kognitive Dysphasien. Differenzialdiagnostik aphasischer und nicht-aphasischer zentraler Sprachstörungen sowie therapeutische Konsequenzen. Frankfurt am Main et al.: Peter Lang, 2006.
Helm-Estabrooks N, Fitzpatrick PM, Barresi B. Visual action therapy for global aphasia. Journal Of Speech And Hearing Disorders 1982; 47:385–389.
Holland AL. Pragmatic aspects of intervention in aphasia. Journal of Neurolinguistics 1991; 6:197–211.
Huber W, Poeck K, Weniger D, Willmes K. Der Aachener Aphasie Test. Göttingen: Hogrefe, 1983.
Huber W, Poeck K, Weniger D. Aphasie. In: Hartje W, Poeck K (Hrsg.). Klinische Neuropsychologie. Stuttgart: Thieme, 1997.
Jackson JH. On affections of speech from disease of the brain. 1879. Reprinted in: Brain 1915; 38:107–129.
Kalbe E, Reinhold N, Ender U, Kessler J. Aphasie-Check-Liste. Köln: ProLog, 2002.
Kolk H.J., Heeschen C. Adaptation symptoms and impairment symptoms in Broca's aphasia. Aphasiology 1990; 4:221–231.
Links P, Hurkmans J, Bastiaanse R. Training verb and sentence production in agrammatic Broca's aphasia. Aphasiology 2010; 24, 1303–1325.
Lomas J, Pickard L, Bester S, Elbard H, Finlayson A, Zoghaid C. The communicative effectiveness index: Development and psychometric evaluation of a functional communication measure for adult aphasia. Journal of Speech and Hearing Disorders 1989; 54:113–124.
Lugt V, Wieden K, Visch-Brink EG. Die Melodic Intonation Therapy bei Patienten mit globaler Aphasie; das Hemmen von Recurring Utterances. Sprache – Stimme – Gehör 1989; 13:142–145.
Lutz L. MODAK – Modalitätenaktivierung in der Aphasietherapie. Ein Therapieprogramm. Berlin: Springer, 1997.
Morton J. The logogen model and orthographic structure. In: Frith U (ed.). Cognitive Processes in Spelling. London: Academic Press, 1980.
Neubert C, Rüffer N, Zeh-Hau M. Neurolinguistische Aphasietherapie Teil 2: Agrammatismus. NAT, Hofheim, 1995.
Neubert C, Rüffer N, Zeh-Hau M. Neurolinguistische Aphasietherapie 1–7 (e-Buch). Hofheim: NAT-Verlag, 2005.
Ostermann F. Ohne Worte. Sprachverarbeitung und Therapie bei globaler Aphasie. Dortmund: Borgmann, 2003.
Patterson KE, Shewell C. Speak and spell: Dissociations and word class effects. In: Coltheart M, Sartori G, Job R (eds.). The Cognitive Neuropsychology of Language. London: Erlbaum, 1987.
Peiler C, Peiler G, Koebbel P. Für Aphasiker: Übungen zur Sprachproduktion, Logopädix-Verlag, 2013.
Poeck K, De Bleser R, Graf von Keyserlingk D. Neurolinguistic status and localization of lesion in aphasic patients with exclusively consonant-vowel recurring utterances. Brain 1984; 107:199–217.
Pulvermüller F. Sprachliches Handeln im Alltag und in der Aphasietherapie. Zur sprachtheoretischen Fundierung kommunikativer Aphasietherapie mit Sprachübungsspielen. In: Roth VM (Hrsg.). Kommunikation trotz gestörter Sprache. Tübingen: Narr, 1989.
Richter K, Wittler M, Hielscher-Fastabend M. BIAS – Bielefelder Aphasie Screening zur Diagnostik akuter Aphasien. Hofheim: NAT-Verlag, 2006.
Ruiter MB, Kolk HHJ, Rietveld TCM. Speaking in ellipses: The effect of a compensatory style of speech on functional communication in chronic agrammatism Neuropsychological Rehabilitation 2010; 20:3: 423–458.
Schlenck KJ, Schlenck C, Springer L. Die Behandlung des schweren Agrammatismus – Reduzierte Syntax-Therapie (REST). Stuttgart: Thieme, 1995.
Schröder A, Lorenz A, Burchert F, Stadie N. Komplexe Sätze. Störungen der Satzproduktion: Materialien für Diagnostik, Therapie und Evaluation. Hofheim: NAT-Verlag, 2009.
Schuell H, Jenkins J, Jiménes-Pabon E. Aphasia in Adults: Diagnosis, Prognosis and Therapy. New York: Hoeber, 1964.

Schwartz MF, Linebarger MC, Saffran EM, Pate DS. Syntactic transparency and sentence interpretation in aphasia. Language and Cognitive Processes 1987; 2:85–113.
Schwartz MF, Saffran EM, Fink RB, Myers JL, Martin N. Mapping therapy: a treatment program for agrammatism. Aphasiology 1994; 8:19–54.
Stadie N, Cholewa J, De Bleser R. LEMO 2.0. Lexikon modellorientiert. Diagnostik für Aphasie, Dyslexie und Dysgraphie. Hofheim: NAT-Verlag, 2013.
Stadie N, Schröder A. Kognitiv orientierte Sprachtherapie. München: Elsevier, 2009.
Stadie N, Schröder A, Postler J, Lorenz A, Swoboda-Moll M, Burchert F, De Bleser R. Unambiguous generalization effects after treatment of non-canonical sentence production in German agrammatism. Brain and Language 2008; 104: 3: 211–229.
Stark J. Everyday Life Activities: Photo Series – German Language Version. Hove: Psychology Press, 1993.
Thompson C. K. Unaccusative verb production in agrammatic aphasia: The argument structure complexity hypothesis. Journal of Neurolinguistics 2003, 16, 151–167.
Thompson CK, Shapiro LP, Kiran S, Sobecks J. The role of syntactic complexity in treatment of sentence deficits in agrammatic aphasia: the complexity account of treatment efficacy (CATE). Journal of Speech and Hearing Research 2003; 46:591–607.
Wallesch CW. Repetitive verbal behaviour: functional and neurological considerations. Aphasiology 1990; 4:133–154.
Weigl I. Neuropsychologische und psycholinguistische Grundlagen eines Programms zur Rehabilitierung aphasischer Störungen. In: Peuser G (Hrsg.). Studien zur Sprachtherapie. München: Fink, 1979.
WHO. The International Classification of Functioning, Disability and Health – ICF. Genf: World Health Organization, 2005.
WHO. International Classification of Functioning, Disability and Health (ICF). Offizielle deutsche Online-Version (2005) unter www.dimdi.de/static/de/klassi/icf/index.htm (letzter Zugriff 8.2.2017).

9 Erwobene Sprachstörungen bei Kindern

Judith Heide und Julia Siegmüller

Auch: kindliche Aphasie, Acquired Childhood Aphasia (ACA)
Innerhalb der sprachsystematischen Störungen sind die kindlichen Aphasien die am wenigsten beschriebene und systematisierte Störung. Anders als bei Sprachentwicklungsstörungen (▶ Kap. 3) oder erworbenen Sprachstörungen im Erwachsenenalter (▶ Kap. 8) liegen nur wenige systematische Einzelfallbeschreibungen vor (Pitchford 2000; Fiori et al. 2006; Schröder und Stadie 2009).
Ursache für die unzureichende Forschungslage ist u. a. die relative Seltenheit dieses Störungsbildes, da kindliche Aphasiker nur etwa 2 % aller sprachgestörten Kinder ausmachen (Grimm 2012).
Es wird geschätzt, dass in Deutschland jährlich ca. 3.000–4.000 Kinder und Jugendliche neu an einer Aphasie erkranken (Friede 2020). Umfassend beschrieben ist hingegen das Landau-Kleffner-Syndrom (LKS; ▶ Kap. 9.9), das von Temple (1997) als die eigentliche Aphasie des Kindesalters bezeichnet wird.

9.1 Definition

Eine kindliche Aphasie ist eine im Kindesalter erworbene Sprachstörung. Kindliche Aphasien treten nur bei bereits begonnener Sprachentwicklung auf, d. h. frühestens ab dem Alter von ca. 2 J. (Friede 2020) und fallen nicht unter die Richtlinien der WHO für Entwicklungsstörungen. Kindliche Aphasien beginnen zwar im Kindesalter, werden jedoch durch ein akutes neurologisches Ereignis herbeigeführt und weisen einen klaren Beginn auf.

- Neurologische Schädigungen im frühen Kindesalter (0–2 J.) führen zu Entwicklungsstörungen (▶ Kap. 3). Der Spracherwerb wird verzögert bzw. verhindert, noch bevor dieser produktiv eingesetzt hat
- Kindliche Aphasien entstehen durch neurologische Schädigungen nach Beginn des primären Spracherwerbs bzw. wenn dieser bereits weitgehend abgeschlossen ist. Sprachverluste sind eindeutig beobachtbar, da bereits erlerntes sprachliches Wissen zerfällt oder eingeschränkt wird (Van Hout 2003). Kindliche Spracherwerbsmechanismen werden durch die Aphasie nicht beeinträchtigt

9.2 Ursachen

Fokale Hirnläsionen

- Schlaganfall/Insult (Hähnel und Ertl-Wagner 2007):
  - bei Kindern sehr viel seltener als bei Erwachsenen (ca. 300 Fälle pro Jahr, Stiftung Deutsche Schlaganfall-Hilfe)
  - Ursachen: Gefäßerkrankungen oder -fehlbildungen, Herzerkrankungen

Diffuse Hirnläsionen

- Schädel-Hirn-Trauma (SHT):
  - häufigste Art kindlicher Hirnschädigungen (ca. 80 %)
  - Ursachen: Stürze, körperliche Gewalt, Autounfälle
  - geschlossenes SHT: Kopf des Kindes wurde frei hin- und hergeschleudert ohne Verletzung des Schädels; offenes SHT: offene Verletzung des Schädels
- Epilepsie

- Hypoxie
- Tumorerkrankungen
- Enzephalitis, Gehirnabszess
- degenerative Erkrankungen, Hirnatrophie

Hemisphärektomie
Operative Entfernung einer Gehirnhälfte. Indikationen sind:
- sehr schwere, fokale, pharmakoresistente Epilepsien
- infantile Hemiparese
- Rasmussen-Syndrom (chronisch-progrediente Enzephalitis)
- Sturge-Weber-Syndrom (Gefäßfehlbildungen an Haut und Hirnhäuten)

Landau-Kleffner-Syndrom (LKS, ▶ Kap. 9.9)

9.3 Erscheinungsbild

Bis etwa 1970 war es gängige Lehrmeinung, dass kindliche Aphasien ein atypisches klinisches Erscheinungsbild zeigen. Im Gegensatz zu der vielschichtigen Symptomatik bei Erwachsenen ging man bei Kindern von einem einheitlichen Störungsbild mit folgender Ausprägung aus:
- ausschließliche Störung der Sprachproduktion
- dabei ausschließlich sog. negative Symptome: Mutismus, nicht-flüssige Spontansprache, Agrammatismus, Benennstörungen

Später wurden jedoch auch sog. positive Symptome (Paraphasien, Neologismen, Jargon, Logorrhoe) berichtet (Van Hout et al. 1985). Eine pauschale Charakterisierung von kindlichen Aphasien ist daher nicht möglich. Symptomatik und Prognose (▶ Kap. 9.5) hängen vielmehr von verschiedenen Faktoren ab:
- Alter des Kindes
- Stand der Sprachentwicklung
- Ausprägung der Hemisphärenspezialisierung/Plastizität des kindlichen Gehirns (▶ Kap. 9.4)
- Art und Ausmaß der neurologischen Schädigung: meist stärkere Symptomatik bei diffusen als bei fokalen Hirnschädigungen

Kindliche Aphasien sind nur in den wenigsten Fällen nach den Aphasiesyndromen (▶ Kap. 8.1) klassifizierbar. Grimm (2012) beschreibt verschiedene klinische Störungsbilder in Abhängigkeit vom Alter des Kindes:
- 2- bis 3-jährige Kinder: völliger Sprachverlust (Mutismus, ▶ Kap. 7.6), ohne dass typische aphasische Standardausprägungen zu erkennen sind
- 4- bis 10-jährige Kinder: Störungsbild ähnelt einer globalen Aphasie und bildet sich über eine amnestische Aphasie als Restsymptomatik zurück (▶ Kap. 8.1.1)
- ab 10. Lj.: Störungsbilder ähneln den klassischen Aphasiesyndromen (▶ Kap. 8.1.1). Für die Zeitspanne zwischen dem 15. und 18. Lj. liegen auch Befunde von Jargonaphasien vor

Eine andere Unterscheidung erfolgt in Abhängigkeit von der Ausprägung der Hemisphärenspezialisierung (▶ Kap. 9.4):
- Symptome bei Läsionen vor der Hemisphärenspezialisierung
  - Verzögerungen in der nicht-sprachlichen Kommunikation (frühe und symbolische Gesten)
  - Verzögerungen in den Lallphasen (▶ Kap. 2.2)
  - Symptomatik ähnelt Late Talkern bzw. SES (▶ Kap. 3)

  - unklar, ob rezeptive und expressive Anteile einer sprachlichen Ebene selektiv gestört werden können oder ob immer beide Modalitäten, bei Wahrung der normalen Dissoziation, in ihren Entwicklungszuständen betroffen sind
- Symptome bei Läsionen nach der Hemisphärenspezialisierung
  - linkshemisphärische Läsionen führen zu syntaktischen Störungen (rezeptiv und produktiv); Wortproduktion ist stärker beeinträchtigt als das Wortverständnis
  - rechtshemisphärische Läsionen haben eher Wortverständnisstörungen zur Folge

Neben der sprachlichen Symptomatik müssen neuropsychologische, emotionale und soziale Begleiterscheinungen berücksichtigt werden.

Sprachliche Symptome

- Mutismus (▶ Kap. 7.6) und reduzierte Spontansprache
- eingeschränkter Wortschatz (▶ Kap. 3.2) und Wortfindungsstörungen (▶ Kap. 3.4.4)
- Sprachverständnisstörung
- Agrammatismus/Dysgrammatismus (▶ Kap. 8.1.9, ▶ Kap. 3.6)
- Artikulationsstörungen (▶ Kap. 5.2)
- Störungen des Redeflusses (▶ Kap. 15)
- Störungen des Lesens und Schreibens (▶ Kap. 6)
- kommunikativ-pragmatische Störungen (▶ Kap. 3.7)

Sprachliche Restsymptomatik

Diese ist v. a. bedeutend, da sie u. a. zu einer Einschränkung der Schulleistungen führen kann.

- Wortfindungsstörungen (▶ Kap. 3.4.4)
- Einschränkungen im abstrakten Wortschatz (▶ Kap. 3.2)
- Probleme bei Aufgaben auf der Textebene (▶ Kap. 3.6)
- Einschränkungen im metasprachlichen Bereich
- Einschränkungen in der Diskursfähigkeit (▶ Kap. 3.7, ▶ Kap. 8.1.1)

Nicht-sprachliche Folge- und Begleiterscheinungen

Insbesondere durch die schwierige Schulsituation können u. a. folgende soziale und emotionale Probleme auftreten:

- Aufmerksamkeitsstörungen, Konzentrationsmangel, Ablenkbarkeit
- zwanghaftes Festhalten an bekannten Regeln und Abläufen
- sensomotorische Störungen
- Hyper- oder Hypoaktivität
- aggressiv-feindseliges und negativistisches Verhalten
- Angst
- Depression oder depressive Verstimmungen
- gestörtes Selbstwertgefühl
- Rückzug aus der Umgebung (verminderte Kommunikationsbereitschaft)

(Baur 2003; Grimm 2012)

9.4 Hemisphärenspezialisierung

Sprachstörungen nach frühen fokalen Hirnläsionen sind aufgrund ihrer Aussagekraft über die **Plastizität des Gehirns für Sprache** in den Interessenfokus gerückt. Zwei Hypothesen stehen sich gegenüber:

Äquipotenzialhypothese (Lenneberg 1977)

Beide Gehirnhälften können sich gleichermaßen auf sprachliche und nicht-sprachliche Funktionen spezialisieren. Die Lateralisierung der Funktionen beginnt mit ca. 2 J. und reicht bis zur Pubertät.

Vorhersagen

- in der frühen Kindheit führen Schädigungen der linken und der rechten Hemisphäre zu denselben Verhaltensauffälligkeiten
- in der frühen Kindheit führen sowohl links- als auch rechtshemisphärische Läsionen zu einer Aphasie:
  - bei Kindern < 2 J. sollte die relative Häufigkeit von Aphasien nach rechtshemisphärischer Läsion demnach höher sein als bei Erwachsenen
  - die Häufigkeit von gekreuzten Aphasien (erworbene Sprachstörung aufgrund rechtshemisphärischer Läsion bei Rechtshändern) sollte mit dem Alter der Patienten abnehmen
- aufgrund der Plastizität des Gehirns in der frühen Kindheit können die aufgrund von einseitigen Läsionen beeinträchtigten (sprachlichen) Funktionen vollständig kompensiert werden, indem sie anderen Hirnbereichen zugewiesen werden

Kritik

- auch bei Kindern treten Aphasien häufiger nach linkshemisphärischen Läsionen auf
- die wenigsten kindlichen Aphasien bilden sich vollständig zurück
- Lateralisierung ist nicht erst in der Pubertät, sondern bereits mit ca. 5 J. abgeschlossen

Invarianzhypothese (Kinsbourne und Hiscock 1977)

a) Strikte Invarianz: nur die linke Hemisphäre besitzt die genetische Prädisposition, die sprachlichen Funktionen zu übernehmen

Vorhersagen

- die rechte Hemisphäre hat keine Möglichkeit, sprachliche Funktionen zu übernehmen
- wie bei Erwachsenen treten auch bei Kindern Aphasien fast ausschließlich nach linksseitigen Läsionen auf und es gibt bei Kindern kein höheres Aufkommen gekreuzter Aphasien (Rother 2005)

Kritik

- bei frühkindlicher Hirnschädigung kann es sowohl zu einer intra- als auch einer interhemisphärischen Reorganisation der sprachlichen Fähigkeiten kommen

b) Gemäßigte Invarianz: Die linke Hemisphäre ist zwar prädisponiert, die sprachlichen Funktionen zu übernehmen. Allerdings ist das kindliche Gehirn noch so plastisch, dass bei einer Hirnschädigung auch andere Areale sprachliche Funktionen übernehmen können.

Derzeitiger Forschungsstand
- die Hemisphären sind nicht äquipotenzial
- es findet eine frühe Hemisphärenspezialisierung der Sprachfähigkeiten statt, die der zerebralen Repräsentation im Erwachsenenalter ähnlich ist
- die Reorganisation sprachlicher Fähigkeiten nach einer kindlichen Hirnverletzung wird eher der Plastizität nicht geschädigter Hirnareale als einer hemisphärischen Äquipotenzialität zugeschrieben
- aufgrund der neuronalen Plastizität des kindlichen Gehirns kann von der Sprachleistung nicht auf die Lokalisation der Läsion geschlossen werden (Eisele und Aram 1995)

9.5 Prognose

Bis etwa 1970 wurde die Lehrmeinung vertreten, dass sich die Symptome einer kindlichen Aphasie immer vollständig zurückbilden. In aktuellen Untersuchungen (z. B. Baur 2003; Rother 2005) wird diese Ansicht so jedoch nicht mehr vertreten. Sprachliche Restsymptome bleiben in vielen Fällen bestehen und sind auch noch bei Jugendlichen zu erkennen (▶ Kap. 9.4). Es wird allerdings davon ausgegangen, dass eine sprachliche Leistungsverbesserung gerade bei jungen Patienten auch in der chronischen Phase möglich ist.

Allgemeine Prognosekriterien
- Alter des Kindes bei Auftreten der Schädigung: meist bessere Prognose bei jüngeren Kindern (aufgrund der Plastizität des Gehirns, ▶ Kap. 9.4), jedoch besteht kein eindeutiger Zusammenhang zwischen Alter und Rehabilitation. Das Alter des Kindes hat vielmehr einen Einfluss in der Zusammenwirkung mit weiteren Variablen
- sprachlicher Entwicklungsstand bei Auftreten der Schädigung
- Ätiologie: Prognose bei diffusen Hirnschädigungen ist schlechter als bei fokalen Läsionen
- Größe der Läsion: Prognose bei großen Läsionen nur teilweise als ungünstig eingeschätzt (Läsionsgröße wird bei zunehmendem Alter der Kinder prognostisch relevanter)
- Ort der Läsion: kein klarer Zusammenhang, teilweise schlechtere Prognose für posteriore als für anteriore Läsionen
- Vorhandensein von Anfällen führt zu schlechterer Prognose. Genaue Prognose ist abhängig von Anfallshäufigkeit, Schweregrad, Art der Anfälle und Medikation
- Aphasietyp bzw. Schweregrad der Aphasie
- Umfang der Spontanremission in der Akutphase

9.6 Diagnostik

Abgrenzung der kindlichen Aphasien gegen Sprachentwicklungsstörungen (▶ Kap. 3) und gegen Aphasien im Erwachsenenalter (▶ Kap. 8). Kern der Diagnostik ist die Untersuchung der sprachlichen Fähigkeiten des Kindes. Da bisher kein normierter Aphasietest für Kinder existiert, muss i. d. R. auf Diagnostiken aus dem Bereich der Sprachentwicklungsstörungen oder bei älteren Kindern auf Material zur

Aphasiediagnostik zurückgegriffen werden (vgl. Übersicht in Friede 2020). Mit dem Bielefelder Aphasie Screening für Kinder (BIAS-K, Hielscher-Fastabend et al. 2020) und Szenario Kids (Plum et al. 2015) befinden sich zwei spezifische Testverfahren in der Entwicklung.

- bis 3;6 J.: Erfassung der Beeinträchtigungen auf allen sprachlichen Ebenen; falls das Kind einer Testsituation nicht gewachsen ist (z. B. bedingt durch neuropsychologische Begleitsymptomatik) erfolgt dies über Beobachtungen in Spielsituationen
- 4–10 J.: umfassende und differenzierte Sprachentwicklungsdiagnostik; muss die Untersuchung aller sprachlichen Ebenen beinhalten (▶ Kap. 3)
- ab 11 J.: Aphasiediagnostik, wobei die Standardtests der Aphasie (z. B. AAT; ▶ Kap. 8.1.3, ▶ Kap. 8.1.4, ▶ Kap. 8.1.5) ohne Normierung benutzt werden müssen, da keine Normwerte für Kinder vorliegen. Ausnahme: Für den Token-Test des AAT liegt eine Normierung für Kinder ab 5 J. vor (Gutbrod und Michel 1986)

Neben der Feststellung der sprachlichen Fähigkeiten sollte eine Diagnostik folgende Punkte erfassen:

- prämorbides Sprachniveau (auch für die Differenzialdiagnose zur Sprachentwicklungsstörung) durch Elternfragebögen oder Schulzeugnisse
- bisheriger Verlauf der Aphasie (auch als Prognosekriterium für den weiteren Verlauf) durch bisherige Befunde
- Kommunikationsverhalten
- (neuro-)psychologische, soziale, emotionale Begleitsymptome

9.7 Therapie

- Als eigenes Konzept wird das Intensive Sprachtraining für Kinder mit Aphasie (ISKA) beschrieben (Spencer 2020), das sich an CIAT orientiert
- Die therapeutische Umsetzung richtet sich je nach Alter/Leistungsvermögen des Kindes an einer SES- und/oder Aphasie-Therapie aus (▶ Kap. 3 und ▶ Kap. 8.1.6, ▶ Kap. 8.1.7, ▶ Kap. 8.1.8, ▶ Kap. 8.1.9, ▶ Kap. 8.10, ▶ Kap. 8.1.11)
- Der grundlegende Therapieansatz (sprachsystematische vs. ganzheitliche Therapie) sollte sich an der Anzahl der gestörten Entwicklungsdomänen/ sprachlichen Ebenen orientieren

Orientierung an der SES-Therapie

- Aufbau des sprachlichen Wissens ab dem diagnostizierten Niveau, analog zum Erwerbsprozess des ungestörten Spracherwerbs (▶ Kap. 2)
- Remission in der Akutphase wird symptomorientiert begleitet. Therapie sollte hier relativ ganzheitlich ausgerichtet sein
- In der chronischen Phase kann sprachliches Wissen (mit langsamerem Erwerbstempo) reaktiviert bzw. der Spracherwerb weitergeführt werden. Es ist notwendig, das Kind auf spezifische Therapieinhalte zu fokussieren

Orientierung an der Aphasietherapie

- theoriegeleitetes, modellorientiertes Vorgehen mit der Fokussierung einer sprachlichen Ebene pro Therapiephase
- ggf. Dyslexie- und Dysgraphietherapie (▶ Kap. 8.2.4 und ▶ Kap. 8.3.3)

9.8 Fallbeispiele

9.8.1 Fallbeispiel: Tobias

Anamnese

Tobias erlitt im Alter von 11;11 J. aufgrund eines Verkehrsunfalls ein offenes SHT mit Schädelfraktur links parietal mit nachfolgender Sprachstörung. In den ersten Wochen post Onset zeigte Tobias kein Störungsbewusstsein für seine sprachlichen Defizite. Zusätzlich litt er unter einem Durchgangssyndrom und war anfänglich nicht zu Person, Ort und Zeit orientiert.

Symptomatik

Die Spontansprache war flüssig ohne sprachliche Überproduktion und gekennzeichnet durch viele inhaltsleere Redefloskeln und Wortfindungsstörungen. Außerdem wich er auf nonverbale Kommunikation (Gesten, Geräusche) aus. Weiterhin wurden einige phonematische und semantische Paraphasien beobachtet.

Diagnostik

Zur genaueren Beschreibung der Sprachstörung wurden sowohl die Patholinguistische Diagnostik für Sprachentwicklungsstörungen (Kauschke und Siegmüller 2010) als auch neurolinguistische Diagnostiken zur Erfassung von Aphasie (Kalbe et al. 2002: Aphasie-Checkliste [ACL]) durchgeführt. Die Ergebnisse der Tests deuteten auf eine amnestische Aphasie mit Störungsschwerpunkten auf der semantischen Ebene („Wortbedeutungen") und beim Zugriff auf phonologische Wortformen hin.
Dies hatte im rezeptiven Bereich ein Sprachverständnisdefizit zur Folge. In Wort-Bild-Zuordnungsaufgaben für Nomen wählte Tobias bei jedem dritten Item das semantisch nahe Ablenkerbild. Einfachen Handlungsanweisungen („Klopfe bitte auf den Stuhl!") konnte er Folge leisten.
Auf der produktiven Ebene kamen die sprachlichen Defizite vermehrt zum Tragen. Bei Bildbenennungsaufgaben traten 2 Wochen post Onset sehr viele Perseverationen, viele phonematische Paraphasien und einige semantische Paraphasien bis hin zu Neologismen auf.

Therapie

Aufgrund der beschriebenen Symptomatiken wurden folgende Therapieinhalte abgeleitet, die sich an der neurolinguistischen Aphasietherapie für Erwachsene orientierten. Um dem Sprachverständnisdefizit entgegenzuwirken, wurde das semantische System durch die Arbeit mit

- taxonomischen Hierarchien,
- Teil-Ganzes-Beziehungen,
- semantisch ähnlichen Konzepten und
- Homophonen

neu organisiert und strukturiert.
Zum Abbau der Wortfindungsstörungen wurde der Zugriff auf die Wortform im phonologischen Outputlexikon durch folgende Therapieinhalte optimiert:

- Aufbau und Festigung alltagsrelevanter Nomen aus unterschiedlichen semantischen Feldern (z. B. „Kleidung", „Nahrungsmittel", „Schule")

sowie

- formal-lexikalische und semantisch-lexikalische Wortgenerierungsaufgaben („Nenne mir Tiere, die mit einem /k/ beginnen"; „Nenne mir Kleidung, die man im Sommer anzieht!")

9

Verlauf

Sieben Monate post Onset konnte Tobias von 85 Nomen (Patholinguistische Diagnostik für Sprachentwicklungsstörungen bei Kindern, Kauschke und Siegmüller 2010) 92 % korrekt benennen. Dabei traten keine Perseverationen oder phonematische Paraphasien mehr auf. In fünf Fällen kam es zu semantischen Paraphasien („Fuchs" → „Löwe"). Laut Aphasie-Checkliste (Kalbe 2002) zeigte sich jedoch nach wie vor bei den Wortgenerierungsaufgaben eine mittelschwere Beeinträchtigung. Die Leistungen des auditiven Sprachverständnistest lagen dagegen im Normalbereich.

9.8.2 Fallbeispiel: Martin

Anamnese

Martin, ein ehemaliges Frühgeborenes, kam mit rechtshemisphärischen diffusen intrazerebralen Blutungen in der 38. SSW zur Welt. Seine motorische Entwicklung verlief komplikationslos, aber verzögert. Mit 1;3 J. konnte er frei laufen.

Symptomatik

Im Alter von 2;1 J. wurde er das erste Mal sprachtherapeutisch vorgestellt. Zu diesem Zeitpunkt umfasste sein produktiver Wortschatz etwa fünf Wörter („Mama, Papa, da, nein, so"). Sein erstes Wort produzierte er mit 1;9 J. Martin babbelte im Vergleich zu anderen Kindern wenig, produzierte jedoch im freien Spiel mehr Geräusche. Seine rezeptiven Fähigkeiten waren zu Beginn der Therapie schwer einzuschätzen. So antwortete Martin auf alle an ihn gerichteten Fragen und Anforderungen mit „nein". Seine abwehrende und verschlossene Haltung gegenüber der Sprachtherapie machte die Durchführung einer Diagnostik unmöglich. Im Therapieraum bewegte er sich auffallend unsicher und ängstlich und hatte große Schwierigkeiten, sich von der Mutter zu trennen.

Therapie

Die Therapiestunden mussten fast zwanghaft einem identischen Ablauf folgen, ansonsten kam es bei Martin zu Wutausbrüchen oder einer Verweigerungshaltung. Er tolerierte auch kein neues Material (z. B. Buch) oder Spielzeug. Sein freies Spiel kommentierte er nie sprachlich und trat auch mit der Therapeutin in keine Interaktion. In der ersten Therapiephase wurde Martins Fähigkeit überprüft, das semantische Konzept eines Objektes zu erwerben und mit dem dazugehörigen Wort zu verknüpfen. Nach mehreren Inputsequenzen, rezeptiven und produktiven Übungen produzierte er in einem „Rufspiel" das Wort „Ball". Die Mutter berichtete allerdings, dass Martin dieses Wort nie außerhalb der Therapie produziert und selbst in der Therapie fiel auf, dass Martin nur in diesem Spiel und niemals spontan das Objekt benannte.

Da sich im Laufe der Therapie der Verdacht erhärtete, dass bei Martin ein Defizit in den rezeptiven Sprachleistungen vorliegt, wurde in der zweiten Therapiephase mit dem Einsatz von Gebärden begonnen. Diese wurden sprachbegleitend für die Schlüsselwörter, vorrangig für hochfrequente Nomen und Verben, im Satz produziert. Martin zeigte sofort ein großes Interesse an den Gebärden und begann ab diesem Zeitpunkt vermehrt auf Fragen mit „ja" oder einem Kopfnicken zu antworten. Nach etwa vier Therapieeinheiten zeigte sich auch eine Veränderung in seinem gesamten Verhalten. Martin wurde aufgeschlossener und selbstsicherer. Wutausbrüche traten innerhalb der Therapie nicht mehr auf. Martin war nun in der Lage, einfachen Aufforderungen, die mit einer Gebärde produziert wurden („Hol mir das Auto"), Folge zu leisten. Nach einigen Wiederholungen konnten dabei die Gebärden auch weggelassen werden. Auch produktiv traten Veränderungen auf. So verwendete

Martin das Wort „Ball" nun auch spontan außerhalb der Therapiesituation und begann einzelne Worte nachzusprechen.
Somit liegt der Verdacht nahe, dass die nicht altersgerechten Leistungen im produktiven sprachlichen Bereich durch ein Defizit im rezeptiven Bereich (Sprachverständnis) zumindest zum Teil begründet liegen.

9.9 Landau-Kleffner-Syndrom

Astrid Fröhling, Ulrike Marian

Auch: Aphasie-Epilesie-Syndrom, erworbene epileptische Aphasie, erworbene Dysphasie im Kindesalter mit Krampfanfällen, erworbene Aphasie mit Epilepsie (nach ICD 10, F 80.3).
Erstmals 1957 von Landau und Kleffner als *„syndrome of acquired aphasia with convulsive disorder"* beschrieben. Die Ätiologie ist unbekannt, diskutiert werden enzephalitische Prozesse, organisch-strukturelle Veränderungen oder gestörte Autoimmunprozesse der betroffenen Hirnregionen (Baur 2004).

9.9.1 Erscheinungsbild

Beginn typischerweise im Alter von 3–8 J. (Muzio, Cascella & Khalili 2021)

- Jungen sind fast doppelt so oft betroffen wie Mädchen (Finetti 2009)
- Hörfähigkeit nicht eingeschränkt
- nonverbale Intelligenz liegt im Normbereich, keine Demenz
- häufig schwere Verhaltensauffälligkeiten und emotionale Störungen
- Sprachstörung
- Sprachentwicklung vor dem Auftreten meist unauffällig (SES bei 15 %)
- Beginn häufig mit ausgeprägter rezeptiver (phonologische Analyse) Störung, die sich später auch in eine produktive Störung entwickelt (Pullens et al. 2015; Muzio, Cascella und Khalili 2020)
- einige Kinder werden stumm, andere beschränken sich auf jargonähnliche Laute, andere zeigen leichtere Defizite in der Wortflüssigkeit und Sprachmenge, oft mit Artikulationsfehlern (nach ICD 10, F 80.3)
- phonologisches Kurzzeitgedächtnis ist beeinträchtigt (Pullens et al. 2015)
- gute visuelle Fähigkeiten, Patienten erlernen meist schnell Gebärdensprache
- Fähigkeit, Schriftsprache zu erlernen und zu nutzen, ist ungestört
- auditive Verarbeitung von einzelnen Lauten scheint intakt, Probleme erst auf höherem Niveau bei der Verarbeitung von Worten und Sätzen (Pullens et al. 2015)

Verhaltensauffälligkeiten

Unterschiedliche Ausprägung (Breitenbach 1999): Aggressivität, Schmerzunempfindlichkeit, Hyperaktivität, Konzentrationsmangel, emotionale Labilität, geringe Frustrationstoleranz, Regression, Stereotypien (Umstellungsprobleme)

9.9.2 Diagnostik

Ausschlussdiagnose nach medizinischer, psychiatrischer und sprachtherapeutischer Abklärung möglicher Differenzialdiagnosen. Danach frühzeitige störungsspezifische, systematische Sprachdiagnostik und Therapie.

Paroxysmale epilepsietypische EEG-Veränderungen nur im Schlaf nachweisbar und immer im Temporallappenbereich, jedoch zeigen nur 70 % der Kinder Epilepsien.

Differenzialdiagnosen

- erworbene kindliche Aphasie bei Hirntrauma, Tumor oder anderen bekannten Krankheitsprozessen
- Autismus (▶ Kap. 7.7)
- Dementia infantilis
- Pseudo-Lennox-Syndrom
- Rett-Syndrom (▶ Kap. 7.5.12)
- tiefgreifende Entwicklungsstörung
- Rolandi-Epilepsie
- Sprachentwicklungsstörung (▶ Kap. 3)
- Sprechhemmung
- Hörstörung (▶ Kap. 7.1)

9.9.3 Therapie

Neben früher medikamentöser Behandlung (Antiepileptika und Glukokortikoide), operativen Therapien (Finetti 2009) und verhaltenstherapeutischer Intervention mit Elternberatung steht Therapie der Sprachstörung im Mittelpunkt. Das Alter des Kindes und der Sprachentwicklungsstand vor und nach Krankheitsbeginn bestimmen die Lernprozesse sowie die Therapieinhalte und -ansätze: frühzeitige störungsspezifische, systematische Therapie (kindliche Aphasie- und SES-Therapie) und altersgerechte Präsentation.

- flexible Therapiebausteine besonders im Hinblick auf die syndromtypischen Fluktuationen innerhalb der sprachlichen Fähigkeiten während des Verlaufs
- früher Einsatz von Schriftsprache und Bildmaterial als visuellem Input und Gebärdensprache als Kommunikationshilfe werden als positiv bewertet (Baur 2004)
- gutes Ansprechen auf nonverbale Kommunikationshilfen (Mimik, Gestik, Handlungskompetenz), da Symbolsprache nicht betroffen

Therapeutischer Ansatz von Dohmen und Vogt (2004)

Erfassung kindlicher pragmatischer Fähigkeiten als Ressourcen für den Lexikonerwerb:

- Screeningbogen beurteilt die vorhandenen Kommunikationsstrategien (Intentionen ausdrücken und Interaktion organisieren), was auch hilfreich für die Therapie mit LKS-Kindern scheint, um die pragmatischen Fähigkeiten voll auszuschöpfen
- elektronische Kommunikationshilfen (z. B. Dynamo) mit Bildmaterial je nach Alter des Kindes sinnvolle Kompensationsmöglichkeit zur ersten Interaktion bei besonders ausgeprägter rezeptiver und expressiver Störung

Prognose/Verlauf

Unterschiedlich, Varianz von schwerster Störung bis zur Gesundung. Die sprachlichen Bereiche Phonologie, Lexikon, Syntax und Semantik zeigen individuell stark variierende aphasische Symptome. Syndromtypische Fluktuationen der sprachlichen Symptome werden beschrieben.

- Therapiedauer Monate bis Jahre (Pandit et al. 2016)

- Prognose besser bei Krankheitsbeginn nach dem 6. Lj. und früh begonnener Sprachtherapie, sehr abhängig von der therapeutischen Beeinflussbarkeit des EEG-Befundes (Finetti 2009)

9.10 Leitlinien

Astrid Fröhling, Judith Heide, Ulrike Marian und Julia Siegmüller

Es existiert keine eigene Leitlinie zur Diagnostik und Behandlung kindlicher Aphasien.
Aus der S2k-Leitlinie „Diagnostik von Sprachentwicklungsstörungen (SES), unter Berücksichtigung umschriebener Sprachentwicklungsstörungen (USES)“ (AWMF, Registernr. 049/006) sind kindliche Aphasien ausdrücklich ausgenommen, da sie keine Ursache für USES (▶ Kap. 3) sind. In den Leitlinien der deutschen Gesellschaft für Phoniatrie und Pädaudiologie „Sprachentwicklungsstörungen bei Kindern“ von Neumann et al. (2009) wird das Landau-Kleffner-Syndrom allerdings den umschriebenen Entwicklungsstörungen des Sprechens und der Sprache zugerechnet. Aus medizinischer Sicht ist beim Landau-Kleffner-Syndrom zudem die S1-Leitlinie „Diagnostische Prinzipien bei Epilepsien im Kindesalter“ relevant (AWMF Registernr. 022/007).
In der S1-Leitlinie „Rehabilitation aphasischer Störungen nach Schlaganfall“ (AWMF, Registernr. 030/090) bleibt die kindliche Aphasie unberücksichtigt.

Literatur

Baur S. Aphasien bei Kindern. In: Grohnfeldt, M. (Hrsg.): Lehrbuch der Sprachheilpädagogik und Logopädie. Stuttgart: Kohlhammer, 2003. S. 231–236.
Baur S. Landau-Kleffner-Syndrom. 2.A. Berlin: Marhold, 2004.
Breitenbach S. Das Landau-Kleffner-Syndrom. L.O.G.O.S. interdisziplinär 1999; 7(1): 40–46.
Dohmen A, Vogt S. Kommunikationsstrategien als Ansatzpunkt zur Förderung semantisch-lexikalischer Fähigkeiten. Forum Logopädie 2004; 18: 14–19.
Eisele J, Aram DM. Lexical and grammatical development in children with early hemisphere damage: a cross-sectional view from birth to adolescence. In: Fletcher P & Macwhinney B, Eds. Handbook of child language. Oxford: University Press, 1995, 665–689.
Finetti C. Sprachstörung und Epilepsie im Kindesalter. Epileptologie 2009, 26:200–207.
Fiori A, Huber W, Dietrich T et al. Acquired dyslexia after stroke in the prereading stage: A single case treatment study with fMRI. Neurocase 2006, 12: 252–262.
Friede S. Aphasie bei Kindern und Jugendlichen – Definition, Charakteristik, Diagnostik, Verlauf und Konsequenzen für Schule und Alltag. Sprachförderung und Sprachtherapie 2020, 3: 138–149.
Grimm H. Störungen der Sprachentwicklung. 8.A. Göttingen: Hogrefe, 2012.
Gutbrod K, Michel M. Zur klinischen Validität des Token Tests bei hirngeschädigten Kindern mit und ohne Aphasie. Diagnostica 1986, 2: 118–128.
Hähnel S, Ertl-Wagner B. Erkrankungen der Gefäße im Kindesalter. In: Ertl-Wagner B (Hrsg.). Pädiatrische Neuroradiologie. Berlin: Springer, 2007. S. 163–205.
Hielscher-Fastabend M, Richter K, Bauhaus L, Rauer A, Sepko M, Vossloh J, Zettl S. Zur Diagnostik der Aphasie im Kindesalter. Sprachförderung und Sprachtherapie 2020, 3: 157–163.
Kalbe E, Reinhold N, Ender U, Kessler J. Aphasie-Check-Liste. Köln: ProLog, 2002.
Kauschke C, Siegmüller J. Patholinguistische Diagnostik bei Sprachentwicklungsstörungen. 2.A. München: Elsevier, 2010.
Kinsbourne M, Hiscock M. Does cerebral dominance develop? In: Segalowitz S, Gruber F (Hrsg.). Language development and neurological theory. New York: Academic Press: 1977, 171–191.

Landau W, Kleffner FR. Syndrome of Acquired Aphasia with Convulsive Disorder in Children. Neurology 1957, 7: 524–530.
Lenneberg E. Biologische Grundlagen der Sprache. Frankfurt am Main: Suhrkamp Taschenbuch, 1977.
Muzio MR, Cascella M, Al Khalili A. Landau Kleffner Syndrome. In: StatPearls [Internet]. Treasure Island (FL): StatPearls Publishing, 2021.
Neumann K, Keilmann A, Rosenfeld J, Schönweiler R, Zaretsky Y, Kiese-Himmel C. Sprachentwicklungsstörungen bei Kindern – Leitlinien der deutschen Gesellschaft für Phoniatrie und Pädaudiologie. Kindheit und Entwicklung, 2009; 18(4):222–231.
Pandit MS, Gupta A, Mathur P, Sharma M, Garg M. 2016. A case of Landau-Kleffner syndrome. Journal of pediatric critical care 3: 61–63.
Pitchford NJ. Spoken language correlates of reading impairments acquired in childhood. Brain and Language 2000, 72: 129–149.
Plum L, Nobis-Bosch R, Krzok F, van de Sandt-Koenderman M, Willmes K, Abel S. Szenario-Kids – Ein partizipationsorientierter Test für Kinder mit Aphasie zwischen 8 und 15 Jahren. Sprache Stimme Gehör 2015, 39 (3): 134–139.
Pullens P, Pullens W, Blau W, Sorger B, Jansma BM, Goebel R. Evidence for normal letter-sound integration, but altered language pathways in case of recovered Landau-Kleffner syndrome. Brain and cognition 2015, 99:32–45.
Rother A. Kindliche Aphasien. L.O.G.O.S. interdisziplinär 2005, 13: 90–92.
Schröder C, Stadie N. Kindliche Aphasie: Eine Fallbeschreibung. Sprachheilarbeit 2009, 4: 146–157.
Spencer PG. ISKA – Intensives Sprachtraining für Kinder mit Aphasie in Anlehnung an CIAT: Besonderheiten in Therapiesetting und Diagnostik sowie Ergebnisse zur Wirksamkeit. Sprache Stimme Gehör 2020, 44(04): 199–204.
Stiftung Deutsche Schlaganfall Hilfe. URL: https://www.schlaganfall-hilfe.de/de/presse/factsheets-fuer-journalisten (zuletzt abgerufen: 13.07.2021).
Temple C. Developmental cognitive neuropsychology. Hove: Psychology Press, 1997.
van Hout A. Acquired aphasias in children. In: Segalowitz SJ, Rapin I (Hrsg.). Section 10: Child Neuropsychology (Part 2). Vol. 7 of Boller F, Grafman J (Hrsg.). Handbook of Neuropsychology. Amsterdam: Elsevier 2003, 139–161.
van Hout A, Evrard P, Lyon G. On the positive semiology of acquired aphasia in children. Developmental Medicine and Child Neurology 1985, 27: 231–141.

10 Neurogene Sprechstörungen

Anja Staiger, Ingrid Aichert und Theresa Schölderle

10

Unter neurogenen Sprechstörungen versteht man Störungen sprechmotorischer Prozesse, die nach einer Schädigung des zentralen oder peripheren Nervensystems auftreten können. Betroffen sind die Prozesse der Planung oder der Ausführung von Sprechbewegungen. Als motorische Störungen werden sie abgegrenzt zu Störungen expressiver und rezeptiver sprachlicher Fähigkeiten (Aphasien). Ferner werden sie unterschieden von Störungen nicht-sprachlicher Bewegungen der für das Sprechen relevanten Muskulatur (z. B. Kauen, Schlucken, Zunge herausstrecken). Neurogene Sprechstörungen umfassen die Sprechapraxie, die Klasse der Dysarthrien sowie Sonderformen. Das Kapitel vermittelt Grundlagen zu den Störungsmechanismen, dem Erscheinungsbild sowie zur Diagnostik und Therapie der Sprechapraxie und Dysarthrien.

10.1 Dysarthrie

Auch: Dysarthrophonie, *engl.:* dysarthria
Sprechstörung bedingt durch Schädigung des zentralen oder peripheren Nervensystems mit Beeinträchtigung der Steuerung und Ausführung von Sprechbewegungen. Die Bewegungsstörung kann alle beteiligten Muskelgruppen betreffen: Atem-, Kehlkopf- und supralaryngeale Muskulatur.

10.1.1 Ursachen und Pathophysiologie

Ätiologien

Dysarthrien können als Folge verschiedener neurologischer Erkrankungen in jedem Lebensalter auftreten (z. B. Ziegler und Vogel 2010).
Zu den **Ursachen im Erwachsenenalter** zählen:

- zerebrovaskuläre Erkrankungen (Infarkte, Blutungen)
- Schädel-Hirn-Trauma
- Multiple Sklerose
- Morbus Parkinson
- atypische Parkinson-Syndrome (z. B. progressive supranukleäre Blickparese)
- Motoneuron-Erkrankungen (z. B. Amyotrophe Lateralsklerose)
- Erkrankungen des Kleinhirns (z. B. Friedreich Ataxie)
- Hypoxie
- Intoxikationen

Dysarthrien **bei Kindern** sind meist durch folgende Erkrankungen bedingt:

- Zerebralparese
- Down-Syndrom und andere genetische Syndrome
- angeborene Fehlbildungen des Gehirns

Dysarthrien können entstehen, wenn eine oder mehrere der folgenden Strukturen des zentralen oder peripheren Nervensystems betroffen sind:

- System des 1. motorischen Neurons
  - primärmotorischer Kortex, v. a. dessen untere Abschnitte nahe der sylvischen Furche (motorischer Gesichtskortex)
  - die vom primärmotorischen Kortex zu den motorischen Kernarealen verlaufenden Bahnen (kortiko-fugale Bahnen)
- System des 2. motorischen Neurons
  - die im Hirnstamm gelegenen Kerne der Hirnnerven V, VII, IX, X und XII sowie die für die Atmungskontrolle relevanten motorischen Kerne im zervikalen und thorakalen Rückenmark
  - die von den Kernarealen wegführenden (peripheren) Nerven inkl. des neuromuskulären Übergangs

- die Basalganglien einschließlich ihrer Verbindungsbahnen (motorische Basalganglienschleife)
- das Kleinhirn einschließlich seiner Verbindungsbahnen (motorische Kleinhirnschleife)

Pathophysiologie

Die den Dysarthrien zugrundeliegenden Bewegungsstörungen lassen sich nach unterschiedlichen Pathomechanismen klassifizieren (z. B. Ziegler et al. 2019; Ziegler und Staiger 2016):

Periphere (schlaffe) Parese

- bei Läsionen der motorischen Kernareale und der peripheren Nerven oder bei einer Schädigung des neuromuskulären Übergangs
- Sprechbewegungen sind durch eine schlaffe Lähmung gekennzeichnet, sie sind verlangsamt und in ihrer Amplitude eingeschränkt
- je nach beteiligtem Nerv können die Sprechstörungen sehr unterschiedlich ausgeprägt sein (z. B. Recurrensparese, Fazialisparese)

Zentrale (spastische) Parese

- bei Läsionen des motorischen Gesichtskortex und der kortiko-fugalen Verbindungsbahnen
- Sprechbewegungen sind durch eine Lähmung bei erhöhtem Tonus charakterisiert
- Reflexe und emotionale Ausdrucksbewegungen sind erhalten, mitunter übersteigert

Rigor und Akinesie

- bei Basalganglienläsionen, z. B. im Rahmen eines Parkinson-Syndroms
- Sprechbewegungen sind durch eine rigide Tonuserhöhung und/oder Akinesie beeinträchtigt

Dyskinetische Störungsformen

- können ebenfalls als Folge einer Basalganglienschädigung auftreten, z. B. bei Morbus Huntington
- zu den Dyskinesien zählen verschiedene Formen unwillkürlicher Muskelaktivität, z. B. Chorea, Tics, Dystonien oder Myoklonien
- Sprechbewegungen werden durch unkontrollierte, einschießende Bewegungen der Artikulationsorgane sowie des Kopfs und Rumpfs gestört

Ataxie

- bei Läsionen des Kleinhirns und dessen Verbindungsbahnen
- Sprechbewegungen sind durch Verlangsamung, Zielungenauigkeit (Dysmetrie), zeitliche und räumliche Koordinationsprobleme und Tremor gekennzeichnet

Tremor

- kann im Rahmen verschiedener Syndrome auftreten (mit charakteristischen Tremorfrequenzen), z. B. beim Parkinson-Syndrom (> 10 Hz) oder bei zerebellärer Ataxie (2–3 Hz), aber auch als essenzieller Tremor (5–6 Hz)
- bedingt durch unwillkürliche rhythmisch-oszillierende Bewegungen unterschiedlicher Frequenz von Kehlkopf, Gaumensegel, Zunge, Unterkiefer oder Lippen

Die Pathomechanismen können kombiniert auftreten und zu Mischformen dysarthrischer Störungen führen (Duffy 2020; Ziegler und Vogel 2010).

10.1.2 Erscheinungsbild

Beeinträchtigte Funktionskreise

Die Funktionsbereiche des Sprechens können durch folgende Störungsmerkmale beeinträchtigt sein:

Sprechatmung

- erhöhte Einatmungshäufigkeit, inadäquate Einatmungspausen
- Unterschreiten der Atemruhelage
- (hörbar) angestrengte Einatmung

Sprechstimme

- veränderte Tonhöhe oder Lautstärke (zu hoch, zu tief, zu laut, zu leise)
- veränderte Stimmqualität, z. B. behaucht, rau oder gepresst, bei schwerster Ausprägung stimmlose Phonation (Aphonie)
- Instabilität der Stimme, z. B. Schwankungen von Tonhöhe oder Lautstärke, Stimmabbrüche, Stimmzittern, wechselnde Stimmqualität

Artikulation

- eingeschränkte Vokaldifferenzierung, z. B. aufgrund einer Störung der labialen (Lippenrundung) und/oder lingualen Artikulation (Vokallage, Vokalhöhe)
- entstellte Konsonantenartikulation, z. B. aufgrund fehlender oder eingeschränkter labialer oder lingualer Verschluss-/Engebildung

Resonanz

- Hypernasalität
- (intermittierende) Hyponasalität

Prosodie

- Veränderungen im Artikulationstempo, durch verlangsamte oder beschleunigte (bzw. beschleunigt erscheinende) Artikulationsbewegungen
- Unterbrechungen des Redeflusses, z. B. durch Sprechpausen, Lautdehnungen, Iterationen (dadurch Reduktion des Sprechtempos)
- Veränderungen von Akzent und Intonation, z. B. silbisches Sprechen, monotone oder übersteigerte Modulation

> **!** **Interaktion der Symptome**
> Die Symptome der Atmungs-, Stimm- und Artikulationsfunktionen beeinflussen sich gegenseitig. So kann z. B. eine erhöhte Einatmungshäufigkeit auftreten:
> - infolge einer Schwäche der Inspirationsmuskulatur (primäres Symptom)
> - infolge eines erhöhten Luftverlusts an der Glottis bei laryngealer Dysfunktion (sekundäres Symptom)
> - infolge einer velopharyngealen Insuffizienz oder bei mangelnder Verschlusskraft der Artikulatoren (sekundäres Symptom)

Syndrome (▶ Tab. 10.1)

Tab. 10.1 Dysarthriesyndrome und deren Leitsymptomatik [G1106/G1103]

Syndrom	Betroffenes motorisches Areal	Sprechatmung	Sprechstimme	Artikulation/Resonanz	Prosodie
Peripher-paretische (schlaffe) Dysarthrie (*engl.:* flaccid d.)	System des 2. motorischen Neurons	• verkürzte Exspirationsphasen • erhöhte Einatmungshäufigkeit • Unterschreiten der Atemruhelage • hörbar angestrengte Einatmung	• behaucht • leise • manchmal zu tief	• Artikulationsunschärfe • eingeschränkter Vokalraum • Hypernasalität	• verlangsamt • vermehrte Sprechpausen • monoton
Zentral-paretische (spastische) Dysarthrie (*engl.:* spastic d.)	System des 1. motorischen Neurons	• verkürzte Exspirationsphasen • erhöhte Einatmungshäufigkeit • Unterschreiten der Atemruhelage • hörbar angestrengte Einatmung	• gepresst und rau • manchmal zu hoch • manchmal zu laut	• Artikulationsunschärfe • eingeschränkter Vokalraum • Hypernasalität	• verlangsamt • vermehrt Sprechpausen • monoton
Ataktische Dysarthrie (*engl.:* ataxic d.)	Kleinhirn/Kleinhirnschleife	• paradoxe Atmung • unkontrollierte Einatmungen • manchmal inspiratorisches Sprechen	• wechselnde Stimmqualität • Tonhöhen- und Lautstärkeschwankungen • Stimmzittern	• wechselnde Artikulationsschärfe • manchmal „explosive" Artikulation • manchmal intermittierende Hyper- oder Hyponasalität	• verlangsamt • irreguläre Betonung (skandierend/silbisch, monoton)
Rigid-hypokinetische Dysarthrie (*engl.:* hypokinetic d.)	Basalganglien/Basalganglienschleife	• verkürzte Exspirationsphasen • erhöhte Einatmungshäufigkeit	• behaucht und rau • manchmal Stimmzittern • leise (v. a. am Äußerungsende)	• reduzierte Kieferbeweglichkeit • Artikulationsunschärfe (v. a. am Äußerungsende)	• normales, manchmal beschleunigt wirkendes Artikulationstempo • Iterationen, monoton
Hyperkinetische[1] Dysarthrie (*engl.:* hyperkinetic d.)	Basalganglien/Basalganglienschleife	• unkontrollierte Einatmungen • manchmal inspiratorisches Sprechen • Unterschreiten der Atemruhelage	• manchmal wechselnde Stimmqualität • Tonhöhen- und Lautstärkeschwankungen • unwillkürliche Vokalisationen	• wechselnde Artikulationsschärfe • unwillkürliche Schnalz- und Mundöffnungsgeräusche	• verlangsamt • vermehrt Sprechpausen/Blockaden • übersteigerte/bizarre Tonhöhen- und Lautstärkemodulation

[1] Es wird nur der choreatische Typ beschrieben.

10

Einschränkungen im Alltag

Störungen von Sprechfunktionen wirken sich i. d. R. negativ auf die Ausführung kommunikativer Aktivitäten aus und können Einschränkungen der gesellschaftlichen Partizipation zur Folge haben:

- Dysarthrische Störungsmerkmale, v. a. Störungen der Artikulation, können die **Verständlichkeit** beeinträchtigen. Im Extremfall kann sie vollständig aufgehoben sein
- Die verbale Inhaltsvermittlung kann einen erhöhten Zeitaufwand erfordern. Das Sprechen kann darüber hinaus mit hoher motorischer Anstrengung verbunden sein (Einschränkung der **kommunikativen Effizienz**)
- Merkmale der Sprechstörung (z. B. unpräzise Artikulation, Tonhöhenschwankungen, reduziertes Tempo, Monotonie) können dazu führen, dass das Sprechen dysarthrischer Patienten als unnatürlich (bizarr) empfunden wird. Selbst bei erhaltener Verständlichkeit können Einschränkungen der **Sprechnatürlichkeit** zu schwerwiegenden Beeinträchtigungen der Kommunikation führen
- Die genannten Auffälligkeiten des Sprechens können **negative Einstellungen** bei Kommunikationspartnern hervorrufen (z. B. Unterstellung von kognitiver Einschränkung, Teilnahmslosigkeit oder Niedergeschlagenheit; Schölderle et al. 2019)
- Kommunikative Einschränkungen haben nicht selten **Beeinträchtigungen der sozialen Partizipation** zur Folge. Für viele Patienten stellt eine Dysarthrie ein entscheidendes Hindernis im Berufs- und Privatleben dar

10.1.3 Diagnostik

Eine umfassende Dysarthriediagnostik erfasst neben dem Ausmaß und der Ausprägung sprechmotorischer **Funktionseinschränkungen** auch deren Auswirkungen auf kommunikative **Aktivitäten** und die gesellschaftliche **Partizipation.** Zur funktionsorientierten Testung stehen auditive Verfahren, die den klinischen Goldstandard darstellen, ebenso wie akustische und apparative Methoden zur Verfügung. Ergänzende Verfahren, z. B. zur Einschätzung der Verständlichkeit, können Auskunft über kommunikative Folgen geben.

Anamnese

- **Erfragen von krankheitsbezogenen Informationen** (ggf. ergänzt durch Aktenstudium): u. a. Grunderkrankung, Beginn, Verlauf, Begleiterscheinungen, Auftreten sprechmotorischer Symptome
- **Dokumentation von beeinflussenden Faktoren:** u. a. nicht-neurogene Erkrankungen der Atem-, Stimm- und Artikulationsorgane, prämorbide Sprechstörungen, Hörverlust
- **Einschätzung der Auswirkungen auf alltägliche Partizipation** (s. a. Beurteilung der kommunikativen und psychosozialen Folgen): u. a. Einschränkungen im privaten und beruflichen Umfeld, berufliche Anforderungen

Auditive Verfahren

- **Bogenhausener Dysarthrieskalen** (BoDyS, Ziegler et al. 2018): neurophonetisch begründetes Instrument zur systematischen Beschreibung aller funktionalen Dimensionen des Sprechens
  - 9 Subskalen (Sprechatmung, Stimmlage, Stimmqualität, Stimmstabilität, Artikulation, Resonanz, Artikulationstempo, Redefluss, prosodische

Modulation) werden durch auditive Störungsmerkmale beschrieben (z. B. Skala *Stimmqualität:* Merkmale rau, behaucht, gepresst)
  - Auswertung erfolgt durch auditive Analyse
  - Ausprägung der Störungsdimensionen auf 5 Stufen (0 = schwerste Störung, 4 = keine Störung), Bewertung erfolgt anhand von 12 Sprechproben, die nach einem standardisierten Schema erhoben und beurteilt werden (Interview, Nachsprechen von Sätzen, Lesen, Bildergeschichte nacherzählen; jeweils 3-mal)
  - nicht-sprachliche (mundmotorische) Leistungen bleiben bei der Beschreibung des Sprechprofils unberücksichtigt
  - Standardnormierung anhand einer Stichprobe von 220 Dysarthriepatienten mit unterschiedlichen Ätiologien
  - Version für Kinder: **BoDyS-KiD** (Haas, Ziegler und Schölderle 2020; Schölderle, Haas und Ziegler 2020), bisher unveröffentlicht, kann jedoch über Autoren bezogen werden, alle Informationen auf https://lernmodule-sprachtherapie.de/kindliche-dysarthrien
- **Frenchay Dysarthrie Assessment** (FDA-2, Enderby und Palmer 2012)
  - 7 Funktionsbereiche (Reflexe, Respiration, Lippen, Gaumensegel, Stimme, Zunge, Verständlichkeit) werden durch 26 Untertests abgeprüft, die unterschiedliche Aufgabentypen (z. B. Beobachtung in Ruhe, mundmotorische Aufgaben, Nachsprechsätze) und eine Vielzahl an Analysemethoden (z. B. Schätzskalen, Messungen von Dauern, auditive Urteile) beinhalten; keine einheitliche Bewertung der Störungsschwerpunkte möglich
  - nur 8 der 26 Subtests beziehen sich auf das Sprechen, alle anderen prüfen nicht-sprachliche motorische Leistungen des Sprechbewegungsapparates (z. B. Husten, Lippen breitziehen; › Kasten „Nicht-sprachliche Aufgaben")
- **Untersuchung neurologisch bedingter Sprech- und Stimmstörungen** (UNS, Breitbach-Snowdon 2003): Aufgabensammlung zur Prüfung unterschiedlichster Vokaltraktfunktionen
  - 7 Funktionsbereiche (Spontansprache, Artikulation, Diadochokinese, Prosodie, Atmung, Muskulatur Mundinnenraum, Phonation) werden mit zahlreichen Untertests geprüft, wobei unterschiedlichste Analysemethoden zum Einsatz kommen (z. B. Beobachtung, Messung von Dauern, auditive Urteile); keine einheitliche Bewertung der Störungsschwerpunkte möglich, keine Ermittlung eines Gesamtschweregrads
  - zahlreiche Untertests prüfen nicht-sprachliche motorische Leistungen des Vokaltrakts

Akustische Analysen

- computergestützte Signalanalyseverfahren zur quantitativen Beschreibung von Sprechparametern (z. B. Sprechtempo, Sprechstimmlage, Stimmqualität, artikulatorische Parameter; z. B. Kent et al. 1999; Rusz et al. 2020)
- Ermöglicht objektive, reliable Analyse einzelner Sprechparameter. Um verlässliche (valide) Ergebnisse zu erhalten, ist jedoch ein hohes Maß an phonetisch-akustischer Expertise und Erfahrung mit den Analyseprozeduren erforderlich (Schölderle et al. 2015)
- Beispiele für akustische Sprachsignalanalyse-Programme:
  - **Praat** (Boersma und Weenink 2021): quelloffenes, frei erhältliches Computerprogramm für phonetische Analysen aller Art
  - **Aachener Materialien zur Diagnostik Neurogener Sprechstörungen** (AMDNS, Schnitker et al. 2011): kommerziell erhältliches Analyseprogramm für neurogene Sprechstörungen (halbautomatisierte Bestimmung

akustischer Parameter (z. B. Artikulationsrate, Intensitätsumfang), u. a. basierend auf Analysen nicht-sprachlicher Leistungen, › Kasten „Nicht-sprachliche Aufgaben“)

Apparative Verfahren

- z. B. elektromagnetische Artikulographie, Elektropalatographie; diese Verfahren spielen u. a. wegen ihres hohen Untersuchungsaufwands in der klinischen Diagnostik eine untergeordnete Rolle (DGN-Leitlinie, Ackermann et al. 2018; Ziegler und Staiger 2019)
- die video-laryngoskopische Untersuchung im Rahmen der phoniatrischen/HNO-ärztlichen Testung kann Aufschluss über laryngeale Bewegungsstörungen, z. B. Stimmlippenparesen, laryngealen Tremor oder Myoklonien geben

Nicht-sprachliche Aufgaben

Nicht-sprachliche Aufgaben (z. B. mundmotorische Aufgaben, artikulatorische Diadochokinese, Vokalhalteaufgaben) sind traditionell Teil der Dysarthriediagnostik (Duffy 2020; Enderby und Palmer 2012).

Die Aufgaben können relevante Informationen zu spezifischen diagnostischen und differenzialdiagnostischen Fragestellungen liefern:

- isolierte Bewegungsfunktionen von Vokaltraktorganen: Prüfung des Hirnnervenstatus (z. B Beeinträchtigung des N. hypoglossus oder N. fazialis)
- artikulatorische Diadochokinese: z. B. Dysdiadochokinese als Hinweis auf zugrundeliegende Pathologie (z. B. ataktische Bewegungsstörung bei zerebellärer Pathologie)
- Vokalhalteaufgaben: Bestimmung der Stimmtremorfrequenz für Hinweise auf zugrundeliegende Pathologie

Theoretische Überlegungen und empirische Befunde von Leistungsdissoziationen legen jedoch nahe, dass nicht-sprachliche Aufgaben **keine validen Rückschlüsse auf** den **Schweregrad** oder die **Ausprägung** der Sprechstörung erlauben (Staiger et al. 2017). Aussagen zur Dysarthrie lassen sich nur zuverlässig durch die Beobachtung des Sprechens ableiten!

Beurteilung der kommunikativen und psychosozialen Folgen

Verständlichkeit und andere Kommunikationsparameter

- In gängigen Diagnostikverfahren erfolgt die Beurteilung der Verständlichkeit durch subjektive Schätzskalen (z. B. „gar nicht verständlich“ bis „vollkommen verständlich“) oder über die Ermittlung des Anteils korrekt verstandener Silben bzw. Wörter einer Äußerung (z. B. FDA-2, Enderby und Palmer 2012). Die Urteile hängen jedoch maßgeblich von der Vertrautheit des Therapierenden mit dem Patienten und dem verwendeten Prüfmaterial ab
- Das Verfahren KommPaS (KommunikationsParameter für Sprechstörungen) umgeht diese methodischen Probleme. Es bietet die Beurteilung mehrerer kommunikationsrelevanter Messgrößen (u. a. Verständlichkeit, Natürlichkeit) durch sprachtherapeutische Laien mittels einer telediagnostischen, crowdbasierten Webapplikation (Lehner und Ziegler 2021)

Soziale Folgen

Einschränkung der sozialen Partizipation können durch Selbstauskunftsbögen erfragt werden (Anamnese; Baylor et al. 2013; Schmich et al. 2010; https://neurophonetik.de/selbstbeurteilung; Walshe, Peach und Miller 2009).

10.1.4 Differenzialdiagnose

Bei einer Dysarthrie liegt eine neurologische Erkrankung als Störungsursache vor. Die Störung betrifft die Steuerung und Ausführung von Sprechbewegungen, während die Prozesse der Planung und Programmierung sowie sämtliche höheren linguistischen Funktionen erhalten sind. Daraus ergeben sich folgende differenzialdiagnostischen Abgrenzungen:

Dysglossie

- Veränderungen/Verletzungen der peripheren Sprechorgane (z. B. nach Tumorresektion, Kieferfraktur)
- Dysarthrie und Dysglossie können koexistieren, z. B. bei SHT mit zusätzlichen Schädelverletzungen oder Down-Syndrom mit anatomischen Besonderheiten

Sprechapraxie (▶ Kap. 10.2)

- betroffen sind die Planung bzw. Programmierung sprechmotorischer Prozesse
- Variabilität des Fehlermusters (Fehlerinkonstanz/-inkonsistenz)
- „Inseln störungsfreien Sprechens“ möglich
- artikulatorisches Such- und Korrekturverhalten
- phonematische Fehler
- die Artikulationsstörung steht gegenüber stimmlichen und respiratorischen Beeinträchtigungen im Vordergrund

Aphasie (▶ Kap. 8.1)

- i. d. R. nicht auf die mündliche Sprachproduktion beschränkt, betrifft meist auch Sprachverstehen und Schriftsprache
- betroffen sind semantische, morpho-syntaktische, lexikalische und phonologische Aspekte der Sprachverarbeitung
- das Sprechen ist i. d. R. „wohlartikuliert“ und nicht durch Störungen der Artikulation, Stimme, Sprechatmung oder Prosodie gekennzeichnet

Psychogene Sprechstörungen

- stimmliche und artikulatorische Probleme können auch bei psychiatrischen Erkrankungen auftreten (z. B. verlangsamte, monotone Sprechweise bei Depression); die Differenzialdiagnose ist oft schwierig
- Mutismus, Stottern oder Stimmtremor sind auch als Konversionsstörungen möglich. Hinweise auf psychische Genese bei Konversionssymptomen sind:
  - psychische Belastungssituationen als Auslöser der Störung erkennbar
  - spontane Remission nach wenigen Wochen oder Monaten

10.1.5 Therapie

In Anlehnung an das Modell der ICF (DIMDI, 2005) sollten nicht nur Ziele auf Ebene der **Funktion** (z. B. Verbesserung der Konsonantenartikulation), sondern auch in den Bereichen der **Aktivitäten** (z. B. Verbesserung der Verständlichkeit) und **Partizipation** (z. B. Initiieren von Gesprächen) definiert werden.

Hauptaugenmerk der Dysarthrietherapie liegt auf der sprachtherapeutischen Übungsbehandlung. Prothetischen Maßnahmen sowie neurochirurgischen und pharmakologischen Ansätzen kommt eine geringere Bedeutung zu (DGN-Leitlinie, Ackermann et al. 2018).

Prinzipien

- **therapeutisches Vorgehen individuell anpassen:** Heterogenität der Patientengruppe und Komplexität des Störungsbildes erfordern ein Vorgehen, das über standardisierte Ansätze hinausgeht
- **an (Patho-)Physiologie orientieren:** Wissen über physiologische Bewegungsabläufe des Sprechens und mögliche Störungsmechanismen sollten das Vorgehen leiten
- **Prinzipien motorischen Lernens beachten:** Übungen sollten u. a. in hoher Intensität trainiert werden und spezifisch sein. Nicht-sprachliche Aufgaben (z. B. zur Mundmotorik) stellen kein eigenständiges Behandlungsziel dar (▶ Kap. 10.2.5, sprechmotorische Lernprinzipien)
- **individuelles Behandlungskonzept erarbeiten:**
  - Übungen zur Restitution verlorengegangener (bzw. bei Kindern: Verbesserung noch nicht erworbener) Bewegungsfunktionen
  - Abbau bzw. Modifikation von störungsbedingten Fehlanpassungen
  - Vermittlung von effektiven Kompensationsstrategien (z. B. Verlangsamung des Sprechtempos, um Verständlichkeit zu erhöhen)
  - Anpassung/Optimierung der Umwelt (auch unter Einbeziehung von Kommunikationspartnern), z. B. möglichst Störgeräusche ausschalten, Zeit lassen, aussprechen lassen
- **Schwerpunkte richtig setzen:** Auswahl von Behandlungsschwerpunkten auf Funktionsebene sollte sich nach den Auswirkungen der Symptome auf die Alltagskommunikation richten (sind Verständlichkeitseinbußen z. B. vor allem durch eine Hypernasalität bedingt, liegt der Behandlungsschwerpunkt auf der Behebung der velopharyngealen Insuffizienz)

Übungstherapie

- Die Therapieplanung beinhaltet u. a. die Auswahl geeigneter Aufgabenstellungen und Vermittlungstechniken sowie die Zusammenstellung spezifischen sprachlichen Übungsmaterials (für einen umfangreichen Überblick s. Ziegler und Vogel 2010)
- Meist erfolgt eine Methodenkombination. Dabei kommen teilweise auch therapeutische Verfahren zum Einsatz, die ursprünglich für andere Störungsbilder konzipiert wurden
- Beispiel für einen spezifisch für Dysarthrien entwickelten Therapieansatz: Lee Silverman Voice Treatment (LSVT®): Ursprünglich für die Behandlung der Dysarthrie bei Morbus Parkinson konzipiert (Fox und Boliek 2012), mittlerweile auch für andere ätiologische Gruppen evaluiert (u. a. Kinder mit Zerebralparese, Levy 2014; Schlaganfall, Mahler, Ramig und Fox 2009; zerebelläre Dysfunktion, Sapir et al. 2003). Das hochintensive Training stützt sich auf *lautes Sprechen* als Triggerfunktion. Neben stimmlichen Verbesserungen (Lautstärke, Stimmqualität) werden auch positive Effekte auf Sprechatmung, Artikulation, Resonanz und Prosodie erzielt. Dies trägt insgesamt zu einer Verbesserung der Sprechverständlichkeit bei (Leitlinienempfehlung ▶ Kap. 10.3)

- Unterstützend können Biofeedbackverfahren eingesetzt werden, z. B. stehen Apps zur Visualisierung von Schallpegel und Tonhöhenverlauf zur Verfügung. Seit einigen Jahren werden auch vermehrt Anwendungen entwickelt und erprobt, bei denen Spracherkennungssoftware zum Einsatz kommt (für einen Überblick s. Frieg et al. 2017).
- Gruppentherapie kann eine sinnvolle Ergänzung darstellen (Whillians et al. 2020)

Hilfsmittel und prothetische Maßnahmen (Auswahl)
- Gaumensegelprothese bei Veluminsuffizienz (Leitlinienempfehlung ▶ Kap. 10.3); begleitend intensive Übungsbehandlung erforderlich
- Pacing Board zur rhythmischen Strukturierung des Sprechens z. B. bei ataktischer Dysarthrie
- Beißblock bei oromandibulärer Dystonie
- Stimmverstärker bei Hypophonie

Neurochirurgische und neuropharmakologische Ansätze (Auswahl)
- tiefe Hirnstimulation (THS): stimulationsbedingte Verbesserungen der Extremitätenmotorik, jedoch keine vergleichbar positiven Effekte auf Sprechfunktionen nachgewiesen; auch Verschlechterungen des Sprechens z. B. durch operationsbedingte Mikroläsionen möglich (Nebel 2017)
- spezifisch sprechunterstützende Operationsverfahren (z. B. Fazialisnervenplastik bei peripherer Facialisparese, Velopharyngoplastik bei velopharyngealer Insuffizienz, Laryngoplastik bei peripheren Stimmlippenparesen)
- Dopaminergika: positive Einflüsse auf Stimmparameter bei Morbus Parkinson wurden berichtet. Im Vergleich zu den allgemein-motorischen Verbesserungen erscheint die Modulation der dysarthrischen Störung durch dopaminerge Substanzen allerdings wenig überzeugend (Nebel 2017)
- Botulinumtoxin-Injektionen bei spasmodischer Dysphonie: v. a. bei Adduktorvariante wirksam; s. Leitlinienempfehlung (▶ Kap. 10.3). Re-Injektionen im Abstand weniger Monate erforderlich (van Esch et al. 2017). Erfolgreiche Behandlungsversuche mit Botulinumtoxin wurden bei Stimmtremor berichtet (Adler et al. 2004). Mögliche Nebenwirkungen: behauchte Stimmqualität, Schluckstörungen

Unterstützte Kommunikation (engl. Augmentative and Alternative Communication) **und Angehörigenarbeit**
- alternative Kommunikationshilfen bei stark eingeschränkter mündlicher Kommunikationsfähigkeit: vorübergehender oder dauerhafter Einsatz von Gesten und Gebärden, Buchstaben- oder Bildtafeln, individuellen Kommunikationsbüchern; Anpassung einfacher oder komplexer elektronischer Sprachausgabegeräte mit individuell geeigneter Ansteuerung (z. B. Talker mit Augensteuerung)
- Training effizienter Kommunikationsstrategien mit Patienten und Angehörigen. Transfer des Therapieerfolgs wird erreicht, wenn die sprechmotorischen Funktionen und Strategien in alltagsnahen und für den Patienten relevanten Situationen geübt und überprüft werden

10.2 Sprechapraxie

Engl.: apraxia of speech (AOS)
„Die Sprechapraxie ist eine (erworbene, neurologisch bedingte) motorische Sprechstörung. Sie betrifft den Prozess der Planung von Sprechbewegungen. Die Sprechapraxie beruht weder auf einer Störung phonologischer Verarbeitungsprozesse der Sprachproduktion, noch betrifft sie die Ausführung von Sprechbewegungen.“ (Ziegler, Aichert und Staiger 2020, S. 64).

> ! Die Bezeichnungen „Störung der Planung von Sprechbewegungen“, „Störung der Programmierung von Sprechbewegungen“ oder „Störung der phonetischen Enkodierung“ werden im Wesentlichen synonym verwendet.

10.2.1 Ätiologie und Pathogenese

Sprechapraktische Symptome sind meist Folge von Infarkten oder Blutungen im Versorgungsgebiet der A. cerebri media der sprachdominanten (meist linken) Großhirnhemisphäre, mit Läsionen im posterioren Anteil des Gyrus frontalis inferior („Broca-Areal“, Pars opercularis), im ventrolateralen prämotorischen und primärmotorischen Kortex und/oder in der vorderen Inselrinde (Ziegler und Staiger 2019).
Sprechapraxien sind in selteneren Fällen auch bei anderen neurologischen Erkrankungen beschrieben:

- bei neurodegenerativen Erkrankungen, z. B. der nicht-flüssigen Variante der primär progredienten Aphasie (progrediente Sprechapraxie) oder als isolierte/klar dominante degenerative Form (primär progrediente Sprechapraxie; Duffy et al. 2020; für einen Überblick s. Staiger, Ziegler, Schroeter und Diehl-Schmid, im Druck)
- nach Schädel-Hirn-Trauma oder Tumorerkrankungen

Erklärungsansätze

Die Symptome der Sprechapraxie werden auf ein Defizit bei der phonetischen Planung sprachlicher Äußerungen zurückgeführt. Betroffen sind die komplexen Prozesse der Transformation abstrakt-linguistischer Repräsentationen in konkrete Muskelbefehle zur Ausführung von Sprechbewegungen (z. B. Ziegler, Aichert und Staiger 2020).
Wie sich die phonetischen Planungsprozesse im gestörten – wie auch im ungestörten – System genau vollziehen, ist bislang noch nicht vollständig aufgeklärt. Es gibt jedoch Hinweise darauf, dass Sprecher beim Prozess der phonetischen Planung auf erlernte motorische Routinen (sog. „sprechmotorische Programme“) zurückgreifen, die räumliche und zeitlich-dynamische Spezifikationen der Artikulationsbewegungen enthalten. Annahmen zufolge sind diese sprechmotorischen Programme bei Sprechapraxie beschädigt (Staiger und Aichert 2010a; Ziegler et al. 2020).

10.2.2 Erscheinungsbild

Sprechapraktische Störungen ohne zusätzliche aphasische Symptomatik (z. B. Agrammatismus, Wortfindungsstörungen) kommen selten vor. Die sprechapraktische Symptomatik kann jedoch im Vordergrund der Kommunikationsstörung stehen. Die Symptomatik der Sprechapraxie lässt sich auf drei Störungsebenen beschreiben:

- Störungen der Lautbildung
- Auffälligkeiten im Sprechverhalten
- Störungen der Prosodie

(Ziegler et al. 2020)

Störungen der Lautbildung

- phonetische Entstellungen: graduelle Lautveränderungen wie Denasalierungen, Labialisierung, Überaspiration u. v. m.
  - Beispiel Überaspiration: Tasse → [**t**^{hh}asə]
- gestörte Lautübergänge (beeinträchtigte Koartikulation), z. B. fehlende antizipatorische Lippenrundungsgeste bei /m/ im Wort „**M**utter"
- phonematische Fehler: kategoriale Fehler wie Lautauslassung, Lautersetzung und Lauthinzufügung; Beispiele
  - Lautauslassung (auch Elision): Schnee → [_ne:]
  - Lautersetzung (auch Substitution): Bett → [**g**ɛt]
  - Lauthinzufügung (auch Addition): raus → [raʊs**t**]
- phonetisch entstellte phonematische Fehler, z. B. phonetisch entstellte Lautsubstitution
- Einfluss des phonetisch-phonologischen Kontexts
  - Antizipation: Vorwegnahme nachfolgender Laute; Beispiel: Flasche → [**ʃ**laʃə]
  - Perseveration: Wiederholung vorangegangener Laute; Beispiel: Knecht → [knɛ**k**t]
  - Metathese: Vertauschung von Lauten; Beispiel: Besen → [ze:bən]

! Phonematischen Fehlern bei Sprechapraxie liegen, ebenso wie den phonetischen Entstellungen, **motorische** Störungsmechanismen zugrunde (Ziegler et al. 2020). Eine geringfügige zeitliche Veränderung der Glottisadduktion kann z. B. aus einem stimmhaften Konsonanten einen stimmlosen machen (Beispiel: Bett → [**p**ɛt]). Phonematische Fehler können jedoch auch durch eine die Sprechapraxie begleitende aphasisch-phonologische Störung bedingt sein. Im Einzelfall lässt sich die Entscheidung, ob ein phonematischer Fehler sprechmotorisch oder aphasisch bedingt ist, nicht treffen.

Auffälligkeiten im Sprechverhalten

- sicht- und/oder hörbare Suchbewegungen (artikulatorisches Suchverhalten)
- Selbstkorrekturversuche
- Initiierungsschwierigkeiten (erhöhte Antwortlatenzen, Suchverhalten oder Lautiterationen v. a. am Äußerungsbeginn)
- sicht- und hörbare Sprechanstrengung:
  - erhöhter Tonus und/oder Mitbewegungen der orofazialen Muskulatur
  - übertrieben große Artikulationsbewegungen (Überartikulation)
  - erhöhte Sprechstimmlage
  - Hochatmung
    erkennbare Unzufriedenheit mit der eigenen Leistung

Störungen der Prosodie (suprasegmentale Ebene)

- reduziertes Artikulationstempo
- Lautdehnungen, verlängerte Lautübergänge (über ggf. reduziertes Artikulationstempo hinausgehend)

- Pausen im Wort: intersilbische und/oder intrasilbische Pausen (inkl. Schwa-Einfügungen wie Knecht → [kn⊠çt])
- inadäquate und/oder lange Pausen zwischen Wörtern
- silbisches („skandierendes“) Sprechen (z. B. Badewanne → [ba.d⊠. va.n⊠])
- globale Störung von Rhythmus und Intonation durch Unterbrechungen des Redeflusses und/oder aufgrund verlangsamten, monotonen Sprechens

! Auffälligkeiten des Sprechverhaltens und Störungen der Prosodie werden als Folge bzw. Kompensation der Lautbildungsstörung interpretiert.

Variabilität und Einflussfaktoren auf das Fehlermuster

- Variabilität des Fehlermusters: Laute/Äußerungen können bei wiederholter Produktion fehlerhaft oder korrekt gebildet werden; die segmentale und prosodische Struktur einer Äußerung kann zu verschiedenen Zeitpunkten auf unterschiedliche Weise fehlgebildet werden (Staiger et al. 2012)
- „Inseln“ störungsfreier Produktion: auch bei mittelschwerer oder schwerer Sprechapraxie können vereinzelt störungsfreie Intervalle auftreten (v. a. bei automatisierten Sprachäußerungen wie Begrüßungsformeln)
- Einflussfaktoren auf das Fehlermuster: trotz der Fehlervariabilität sind Faktoren bekannt, die das Auftreten von Fehlern systematisch beeinflussen können (Aichert, Wunderlich und Ziegler 2012), z. B.
  - höhere Fehlerwahrscheinlichkeit für Laute in der wortinitialen Position (Positionseffekt)
  - höhere Fehleranfälligkeit für Wörter, die Konsonantenverbindungen enthalten, als für Wörter mit einfacher Silbenstruktur (Komplexitätseffekt)
  - überproportionaler Fehleranstieg mit zunehmender Äußerungslänge (Wortlängeneffekt)
  - höhere Fehlerwahrscheinlichkeit bei nieder- als bei hochfrequenten Silben (Silbenfrequenzeffekt)

Einschränkungen im Alltag

- in Abhängigkeit vom Schweregrad:
  - Verständlichkeitsminderung (reduzierte verbale Inhaltsvermittlung)
  - beeinträchtigte Sprechnatürlichkeit (Sprechen klingt „bizarr“)
  - reduzierte sprechmotorische Effizienz (hoher Zeitaufwand und Anstrengung beim Sprechen)
- bei schwersten Störungen („apraktischer Mutismus“): aufgehobene Fähigkeit zur mündlichen Kommunikation

10.2.3 Diagnostik und Anamnese

Die Diagnostik der Sprechapraxie ist i. d. R. Teil einer umfassenderen neurophonetischen und neurolinguistischen Diagnostik.

Ziele:

- Nachweis des Vorliegens einer Sprechapraxie
- Bestimmung des sprechapraktischen Störungsanteils am Gesamtbild der Kommunikationsstörung
- Abgrenzung zu anderen Sprech- und Sprachstörungen (v. a. zur aphasisch-phonologischen Störung und zur Dysarthrie)
- Ermittlung des Schweregrades und des Störungsschwerpunktes

- Ableitung geeigneter Therapieansätze
- Verlaufskontrolle bzw. Qualitätssicherung in der Therapie

Vorgehen

- Anamnese: Erfassung der medizinischen, der sprachlich-kommunikativen sowie der psychosozialen Situation der Patienten (Informationsquellen: Eigen- und Fremdanamnese, Informationen aus der Patientenakte). Die Anamnese bildet das Fundament für die Formulierung rehabilitativer Zielsetzungen
- Zu Beginn des diagnostischen Prozesses stehen üblicherweise Screening-Prozeduren, die Hinweise auf das Vorliegen einer Sprechapraxie geben und mit denen der Bedarf für eine weiterführende Untersuchung ermittelt wird, z. B. „10-Punkte-Checkliste" (Liepold et al. 2003; Ziegler et al. 2020)
- systematische Diagnostik der Sprechapraxie (z. B. mittels phonetisch kontrollierter Wortlisten oder systematischer Analyse der Spontansprache)
  - Beurteilung der segmentalen Struktur (phonetisch-phonematische Struktur)
  - Beurteilung des Sprechverhaltens
  - Beurteilung der prosodischen Struktur

Diagnostische Ansätze (▶ Tab. 10.2)

Bislang gibt es für das Deutsche keinen standardisierten und normierten Test für Sprechapraxie. Empfohlen wird eine Kombination aus verschiedenen Aufgaben (z. B. Beurteilung der Spontansprache und Prüfung mittels systematisch kontrolliertem Wortmaterial, ▶ Tab. 10.2).

Hierarchische Wortlisten (Liepold, Ziegler und Brendel 2003)

Die **Hierarchischen Wortlisten (HWL)** sind ein Nachsprechtest für die Sprechapraxiediagnostik:[1]

- bestehend aus 16 Wortlisten à 6 Wörtern und Pseudowörtern (insg. 96 Aufgaben)
- die Wortlisten sind systematisch kontrolliert nach
  - Silbenanzahl: Variation der Silbenanzahl (ein- bis viersilbige Wörter); ermöglicht Erkennen von Wortlängeneffekten
  - Silbenstruktur: einfache Konsonant-Vokal-Verbindungen und komplexe Silbenstrukturen mit Konsonant-Konsonant-Verbindungen; erlaubt systematische Beurteilung von Komplexitätseffekten
  - Lexikalität: bedeutungstragende Wörter und Pseudowörter; erhöhte Anforderungen durch Pseudowörter (Arbeitsgedächtnis!), damit erhöhte Testsensitivität bei leichteren Ausprägungsformen. **Achtung:** Die Interpretation von Fehlern beim Nachsprechen von Pseudowörtern kann schwierig sein (z. B. bei Lexikalisierungen)
- Beurteilung der phonetischen Struktur, der phonematischen Struktur sowie des Redeflusses pro Item → Bewertungen über alle Prüfitems münden in ein Sprechapraxie-Profil
- Bewertung weiterer Merkmale auf Schätzskala: Sprechanstrengung, Suchverhalten, silbisches Sprechen, veränderter Wortakzent

[1] Erhältlich unter: www.ekn.phonetik.uni-muenchen.de/diagnostik_therapie/hwl

10

Tab. 10.2 Diagnostische Möglichkeiten zur Überprüfung sprechmotorischer Fähigkeiten bei Sprechapraxie

Aufgabe	Vorteil	Nachteil
Spontansprache	• alltagsrelevant • Annäherung an die kommunikativen Fähigkeiten im Alltag	• Umfang und Art der Patientenäußerungen nicht kontrollierbar • keine Systematik des Sprachmaterials • aphasisch bedingte lexikalische/syntaktische Störungen können sprechapraktische Symptome maskieren • bei Patienten mit schweren expressiven Störungen nicht oder nur eingeschränkt beurteilbar
Benennen	systematische Kontrolle der sprechmotorischen Anforderungen möglich	Abgrenzungsproblem: Initiierungsschwierigkeiten können sprechapraktisch oder aphasisch (Wortabrufstörung) bedingt sein
lautes Lesen	systematische Kontrolle der sprechmotorischen Anforderungen möglich	Abgrenzungsproblem zwischen sprechmotorischen und schriftsprachlichen Defiziten
Nachsprechen auf Einzelwortebene	• systematische Kontrolle der sprechmotorischen Anforderungen durch ausgewähltes Sprachmaterial • Minimierung des Einflusses syntaktischer und lexikalischer Störungen • Durchführung auch mit schwer beeinträchtigten Patienten möglich	• periphere bzw. zentrale Hörstörungen oder ausgeprägte Störungen des phonologischen Kurzzeitgedächtnisses können Nachsprechleistung beeinflussen • starke Hilfe durch audio-visuelle Vorgabe: erlaubt keine unmittelbaren Aussagen über sprechmotorische Leistungen in der Alltagskommunikation

! Mittlerweile ist mit den **HWL-kompakt** eine stark verkürzte Version der Hierarchischen Wortlisten verfügbar (Ziegler et al. 2020). Der Test verzichtet auf die Überprüfung von Pseudowörtern und beschränkt sich auf insgesamt 32 Testwörter. Vier dieser Wörter werden zur Ermittlung der Variabilität jeweils 5-mal, in zufälliger Verteilung, abgeprüft. Damit umfasst der Test insgesamt 48 Aufgaben. Die Testung kann bei Bedarf durch Bildvorlagen unterstützt werden. Das Material sowie ein Manual sind über die Internetseite www.neurophonetik.de erhältlich. Es besteht zudem die Möglichkeit, grafische Darstellungen der Testergebnisse zu erstellen.

Beurteilung der kommunikativen und psychosozialen Folgen

▶ Kap. 10.1

Verwendung nichtsprachlicher Aufgaben in der Diagnostik

▶ Kap. 10.1

Zur Prüfung der bukkofazialen Apraxie vgl. Bizzozero et al. (2000).

10.2.4 Differenzialdiagnose

Die Diagnose Sprechapraxie setzt eine erworbene Hirnschädigung als Störungsursache voraus. Betroffen sind die Prozesse der Planung von Sprechbewegungen, nicht deren Ausführung (Abgrenzung zur Dysarthrie). Die Prozesse der phonologischen Enkodierung sind ebenfalls intakt (Abgrenzung zur aphasisch-phonologischen Störung). Die Sprechapraxie tritt jedoch fast immer assoziiert mit aphasischen und/oder dysarthrischen Störungen auf. Aufgrund von Symptomüberschneidungen ist besonders die Abgrenzung zur Dysarthrie (▶ Kap. 10.1) sowie zur aphasisch-phonologischen Störung (besonders postlexikalisch-phonologische Störungen, ▶ Kap. 8.1, ▶ Tab. 10.3) schwierig (Ziegler et al. 2020).

! Die Differenzialdiagnose stützt sich auf charakteristische **Symptomkombinationen.** Je mehr Merkmale zutreffen, die charakteristisch für die Sprechapraxie sind, desto wahrscheinlicher ist das Vorliegen einer Sprechapraxie.

10.2.5 Therapie

Ziele

- Die Formulierung therapeutischer Ziele sollte stets auf die Verbesserung der kommunikativen Partizipation/Teilhabe gerichtet sein
- In Anlehnung an das ICF-Modell der WHO lassen sich die Ziele auf verschiedenen Ebenen definieren (DIMDI 2005)

Tab. 10.3 Kriterien zur Abgrenzung der Sprechapraxie von aphasisch-phonologischer Störung und Dysarthrie

Symptom	Sprechapraxie	Aphasisch-phonologisch	Dysarthrie
phonematische Fehler	+	+	-
phonetische Entstellungen	+	sporadisch	+
Dehnung *einzelner* Laute und Lautübergänge	+	sporadisch	-
silbisches Sprechen	+	-	bei ataktischer Dysarthrie
Fehlerinkonstanz/-inkonsistenz	+	+	-
Inseln störungsfreier Produktion	+	+	-
artikulatorisches Suchverhalten	+	Abgrenzung zu phonologischem Suchverhalten (*„Conduite d'approche"-Phänomen)*	-
Selbstkorrekturen	+	+	-

+ = liegt vor, - = liegt nicht vor

  - **Ebene der Partizipation/Teilhabe:** Verbesserung der Kommunikationsfähigkeit im Alltag (*Beispiel:* Patient kann Termine beim Arzt und Friseur wieder eigenständig vereinbaren)
  - **Ebene der Aktivität:** Verbesserung der Verständlichkeit (*Beispiel:* Patient kann sein Anliegen in einem Übungstelefonat verständlich mitteilen, indem er bei artikulatorischen Schwierigkeiten das Sprechtempo reduziert)
  - **Ebene der Funktion:** Verbesserung der sprechmotorischen Funktionen (*Beispiel:* Patient kann Wochentage und Uhrzeiten artikulatorisch sicher produzieren)
- Auch die in der ICF formulierten Umwelt- und personbezogenen Faktoren sollten bei der Formulierung von Therapiezielen Berücksichtigung finden, z. B. „Wie können Ressourcen (fördernder Faktor) aus dem Familien- und Bekanntenkreis nutzbar gemacht werden?"; „Wie kann ein besserer Umgang mit Sprechangst (hemmender Faktor) erfolgen?"

Planung

- Definition individuell angepasster Therapieziele
- erstellen einer Aufgabenhierarchie unter Beachtung der individuellen Fähigkeiten des Patienten
- regelmäßige Überprüfung der Teilziele, ggf. Anpassung der Ziele
- Auswahl geeigneter therapeutischer Ansätze und Verfahren (▶ Tab. 10.4)
- individuelle Auswahl von Therapiekomponenten: Aufgabenstellung, sprachliches Stimulusmaterial, Vermittlungstechniken (Ziegler et al. 2020)
- dabei Berücksichtigung
  - physiologischer Mechanismen des Sprechens
  - sprechmotorischer Lernprinzipien

Aufgabenstellungen

- *Beispiele:* Nachsprechen (*auch:* Mitsprechen, verzögertes Nachsprechen), lautes Lesen, mündliches Benennen, Lückensatzergänzung, Dialoge
- jede Aufgabenstellung verfügt über implizite Hilfestellungen (z. B. audiovisuelle Stimulation beim Nachsprechen), aber auch spezifische Anforderungen (z. B. Arbeitsgedächtnisleistung beim Nachsprechen) → Ermittlung individueller Hilfs- bzw. Schwierigkeitshierarchien
- über Variation der Aufgabenstellungen kann der Abbau von Hilfestellungen und die Anregung zu selbstständigerer Produktion von Sprachäußerungen erzielt werden (*Beispiel:* „Acht-Stufen-Kontinuum"; Rosenbek et al. 1973)
- von nicht-sprachlichen Aufgaben wird aufgrund fehlender theoretischer Argumente und Wirksamkeitsnachweise abgeraten (Aichert und Staiger 2015)

Sprachliches Stimulusmaterial

- Auswahl orientiert sich an Schweregrad und individuellem Störungsprofil sowie an den Bedürfnissen des Patienten (z. B. persönlich bedeutsames Sprachmaterial)
- Berücksichtigung individueller Einflussfaktoren auf das Fehlermuster (z. B. Silbenkomplexität)
- **segmentale Verfahren:** Vorgehensweise orientiert sich an Vermittlung einzelner Sprachlaute, d. h. die sprechmotorische Übungseinheit stellt das einzelne Phonem dar
  - *Beispiele:* phonetische Ableitung, progressive Lautannäherung, Phonetic-Placement-Technik (Square-Storer 1989)

Tab. 10.4 Therapieverfahren für Sprechapraxie

Verfahren	Kurzbeschreibung
Acht-Stufen-Kontinuum (Methode der integralen Stimulation, Rosenbek et al. 1973)	mehrstufige Aufgabenhierarchie: • Äußerungen werden zunächst mit max. therapeutischer Unterstützung produziert • Hilfen werden anschließend systematisch über acht Stufen reduziert • **Achtung:** in seiner ursprünglichen Form ist der Ansatz sehr rigide. Empfehlung: Therapieschritte sollten individuell an die Bedürfnisse des Patienten angepasst werden
EMS – Erweiterte Mediationstechnik für Sprechapraxie (Shell 2001)	• basierend auf dem Konzept der intersystemischen Reorganisation: Kopplung bedeutungsloser Handgesten mit einzelnen Lauten, dadurch Fazilitierung von Artikulationsbewegungen • Voraussetzung: erhaltene Fähigkeit zum Erlernen von Handgesten • **Achtung:** Technik sollte auf wenige Laute begrenzt bleiben, z. B. Einsatz zur Fazilitierung bei Initiierungsproblemen einzelner „schwieriger" Laute
Minimalpaar-Technik/Sound Produktion Treatment (Bailey et al. 2019).	• Festigung von phonetischen Kontrasten im Minimalpaar (z. B. stimmhaft-stimmlos: **G**asse – **K**asse; Plosiv-Frikativ: Hau**s** – Hau**t**) • Technik lässt sich flexibel an individuelle Bedürfnisse/Zielsetzungen anpassen (Erarbeitung individuell relevanter artikulatorischer Konfigurationen/Lautkontraste) • Voraussetzung: Technik erfordert phonematische und semantische Diskriminationsfähigkeit
Metrischer Übungsansatz (Ziegler und Jaeger 1993)	• Erarbeitung eines Wortes durch Reduktion der artikulatorischen Gesten unter Beibehaltung von Silbenanzahl und Betonungsmuster • *Beispiel: „Blume"* → vereinfachtes Wort *„Bube"* (keine CC-Verbindung, kein oral-nasal-Wechsel, kein Wechsel des artikulatorischen Organs); anschließend schrittweise Erhöhung der artikulatorischen Komplexität; *Beispiel:* → *„Bume"* → *„Lume"* → *„Blume"* • Voraussetzung: Patienten müssen (vereinfachte) Wörter/Pseudowörter nachsprechen können
PROMPT® (z. B. Square-Storer und Hayden 1989, deutsche Adaptation TAKTKIN®, Birner-Janusch 2001)	• dynamische taktil-kinästhetische Stimulation von Artikulationsbewegungen durch fazio-orale Berührungsreize (taktil-kinästhetisches Führen) bei gleichzeitiger visuell-auditiver Stimulation • Kontraindikation: ausgeprägte orofaziale Sensibilitätsstörungen • **Achtung:** Verfahren setzt gute Beherrschung der manuellen Stimulationstechnik voraus
SpAT® Sprechapraxietherapie bei schwerer Aphasie (Lorenz 2017)	• durch Kombination von SpAT® mit dem Therapieprogramm MODAK® (Lutz 2016) verbindet das Verfahren die Behandlung schwerer Sprechapraxien mit der Therapie schwerer Aphasien • Verfahren folgt hierarchischem Therapieaufbau von der Lautanbahnung bis zur Förderung kommunikativer Fähigkeiten und bezieht verschiedene therapeutische Hilfestellungen mit ein • **Achtung:** Konzept lässt wesentliche Erkenntnisse zu den physiologischen Mechanismen sprechmotorischer Planungsprozesse außer Acht
SIPARI® (Jungblut 2010; Jungblut et al. 2020)	• musiktherapeutischer Ansatz für Patienten mit Aphasie und Sprechapraxie, der die Komponenten „Singen", „Intonation", „Prosodie", „Atmung", „Rhythmus", „Improvisation" umfasst • Kein Singen bekannten Liedmaterials! • Ziel ist die Verbesserung artikulatorischer und prosodischer Fähigkeiten
Melodische Intonationstherapie (MIT; Sparks et al. 1974; Stahl et al. 2011; Kershenbaum et al. 2017)	• alltagsrelevante, hochfrequente Zieläußerungen werden auf einfache melodische Tonfolgen (Terzabstände) bei reduziertem Sprechtempo „gesungen" • parallel rhythmisches Mitklopfen • nach neueren Erkenntnissen: Therapieerfolg scheint v. a. durch die rhythmische Strukturierung der Zieläußerungen bedingt (Stahl et al. 2011)

  - Bewertung: segmentale Verfahren können bei Patienten mit ausgeprägteren Störungen zur *Anbahnung* von lautlichen Bewegungsaspekten sinnvoll sein. Eine Einbettung in größere sprachliche Einheiten (einfache Silben) sollte unmittelbar in der gleichen Übungssequenz erfolgen. Achtung: kein isoliertes Einüben von konsonantischen Einzellauten! Begründung: mit Ausnahme von Vokalen (z. B. „oh!") stellen Einzellaute höchst artifizielle sprechmotorische Einheiten dar. Möglicherweise wird die Produktion von Einzellauten über nicht-sprachliche Mechanismen gesteuert (Interferenz mit bukkofazialer Apraxie!). Bei der Einzellautvermittlung werden „starre" Artikulationsmuster ohne koartikulatorische Anpassung angebahnt. Dies kann den späteren Transfer in größere Einheiten behindern (Aichert und Ziegler 2013)
- **wortstrukturelle Verfahren:** Begriff umfasst alle Vorgehensweisen, die größere Einheiten als den Einzellaut verwenden (v. a. Silben, Wörter)
  - Beispiele: Minimalpaar-Training (Wambaugh 2004), Schlüsselworttechnik (Wertz, LaPointe und Rosenbek 1984), Metrischer Übungsansatz (Ziegler und Jaeger 1993)
  - Bewertung: Silben und Wörter stellen natürliche sprechmotorische Einheiten dar. Koartikulatorische Anpassungen werden von Beginn an mitberücksichtigt. Die Produktion von Lauten erfolgt mit variabler Anpassung an den phonetischen Kontext (z. B. Produktion des Lauts /d/ in den Silben /di:/ vs. /du:/). In Einzelfällen kann es notwendig sein, zur Verdeutlichung spezifischer Aspekte der Lautproduktion auf die Ebene des Einzellauts zu gehen (z. B. Stimulierung der hinteren Artikulationszone bei der Produktion von /k/). Die Einbettung in den Silbenkontext sollte noch in der gleichen Übungssequenz erfolgen (z. B. /k/ → /ku:/)
- angepasst an die Leistungsfähigkeit des Patienten sollten geübte Strukturen stets in größere sprachliche Einheiten transferiert werden (z. B. Phrasen, Sätze, Texte)

Vermittlungstechniken

Einsatz therapeutischer Hilfen zur Anbahnung und Fazilitierung sprechmotorischer Muster (Ziegler et al. 2020):

- artikulatorische Techniken nutzen unterschiedliche Sinnesmodalitäten
  - **auditive Vermittlungstechniken:** auditive Modellvorgabe, Erklärung von Bewegungsabläufen. Bewertung: das auditive Modell ist eine äußerst wirksame Hilfe (Annahme: neuronale Verbindungen zwischen auditiven Repräsentations- und sprechmotorischen Planungsarealen)
  - **visuelle Vermittlungstechniken:** Vorgabe des Mundbilds, visuelle Eigenkontrolle mit dem Spiegel, schematische Mundbilder (z. B. Sagittalschnitte des Vokaltrakts). Bewertung: die Mundbildvorgabe stellt eine äußerst wirksame Hilfe dar (Annahme: Verknüpfung sprechmotorischer Zentren mit Arealen der visuellen Informationsverarbeitung von Sprechbewegungen). Von Verfahren, die eine Übertragung komplexer grafischer Informationen (z. B. schematische Mundbilder) auf den eigenen Vokaltrakt erfordern, können viele Patienten nicht profitieren. **Achtung:** Sprecher besitzen keine natürliche visuelle Repräsentation der eigenen Sprechbewegungen
  - **taktil-kinästhetische Vermittlungstechniken:** Artikulationsbewegungen werden durch Berührungsreize an spezifischen Stellen intraoral und im Gesichtsbereich fazilitiert, z. B. Stimulation des Zahndamms zur Verdeutlichung der alveolaren Lautbildung. Ein bekanntes Verfahren stellt

das sog. PROMPT-System (Square-Storer und Hayden 1989) und dessen deutsche Adaptation TAKTKIN (Birner-Janusch 2001) dar. Bewertung: Die Wirksamkeit des PROMPT-Systems wurde durch Therapiestudien bestätigt (▶ Kap. 10.3)

- prosodische Techniken nutzen das Prinzip der rhythmisch-melodischen Strukturierung zur Fazilitierung von Artikulationsbewegungen (Wertz et al. 1984)
  - **externe und interne Taktgeber:** die sprachlichen Reaktionen werden an einen vorgegebenen oder intern generierten Takt gekoppelt, z. B. Einsatz eines Metronoms (externer Taktgeber) oder Fingertapping (interner Taktgeber). Bewertung: Taktgeber-Techniken sind effektive Hilfen zur Steigerung der artikulatorischen Präzision. Die Natürlichkeit des Sprechens kann durch eine starre rhythmische Gliederung (z. B. Metronomeinsatz) jedoch erheblich leiden
  - Verfahren der **kontrastiven Akzentuierung**: Äußerungen werden mit unterschiedlicher prosodischer Fokussierung realisiert, wobei rhythmische Struktur und melodische Aspekte verstärkt werden. *Beispiel:* „Anna spielt Tennis.“: „*Wer* spielt Tennis?“ → „**Anna** spielt Tennis.“; „*Was* spielt Anna?“ → „Anna spielt **Tennis**.“ Bewertung: Die prosodische Hervorhebung begünstigt die artikulatorische Präzision. Bei Patienten mit monotoner Sprechweise kann die Technik zudem die Natürlichkeit des Sprechens fördern
  - Es existieren nur wenige Verfahren, die die Verbesserung prosodischer Störungsaspekte **primär** fokussieren (Ziegler et al. 2020). Beispielsweise Steigerung der Redeflüssigkeit und Reduktion monotonen Sprechens durch
    - Verwendung von rhythmisch strukturiertem Sprachmaterial. V. a. die Verwendung des trochäischen Fußmusters scheint sich begünstigend auszuwirken (*Beispiele:* „’Kei.ne ’Sor.ge“, „’Vie.le ’Grü.ße“, „’Mei.ne ’Tan.te ’lieb.te ’Blu.men“)
    - Techniken, die melodische Aspekte fokussieren. *Beispiel:* Einsatz von „übertriebener“ Intonation im Rollenspiel, Kopplung von betonten Äußerungsteilen an Bewegungen (z. B. Ball prellen, stampfen, „Sprechzeichnen“)
    - Einsatz der Akzentmethode (Lauer und Birner-Janusch 2010)
- gestische Vermittlungstechniken nutzen Handgesten, um artikulatorische Bewegungsprogramme (z. B. einzelne Laute) anzubahnen bzw. zu fazilitieren. Ein bekanntes Verfahren stellt die Erweiterte Mediationstechnik für Sprechapraxie (EMS) dar (Shell 2001). Bewertung: die Techniken eignen sich v. a. zur Deblockierung bei Patienten mit Initiierungsstörungen. Der Ansatz erfordert die Fähigkeit, neue Handbewegungen zu erlernen und diese mit Sprachlauten zu koppeln. Das Vorliegen einer Gliedmaßenapraxie muss ausgeschlossen werden

> **!** Es gilt das therapeutische Prinzip, nur so viele Hilfen einzusetzen, wie erforderlich. Die Therapie sollte stets den Abbau von Hilfen und die Förderung von selbst initiierten sprachlichen Äußerungen anstreben (Staiger und Aichert 2010b).

Sprechmotorische Lernprinzipien

Bei der Planung und Durchführung der Sprechapraxietherapie sollten (sprech-)motorische Lernprinzipien Berücksichtigung finden (Ziegler et al. 2020). Die Prinzipien beschreiben, unter welchen Umständen sich sprechmotorische Lernprozesse, d. h. das Erarbeiten und „Einschleifen" spezifischer Sprechbewegungsmuster bzw. -sequenzen, besonders günstig vollziehen können (Maas et al. 2008):

- **Übungsfrequenz:** eine große Anzahl an Wiederholungen ist entscheidend für den (Wieder-)Erwerb sprechmotorischer Bewegungsmuster. Als geeignete Behandlungsform bietet sich die Intensivtherapie (Intervalltherapie) an (Aichert und Staiger 2017; Aichert und Ziegler 2010)
- **Setgröße sprachlicher Übungseinheiten:** das Üben mehrerer verschiedener Stimuli führt, bei etwas geringerem Erwerbstempo, zu besseren Generalisierungs- und Nachhaltigkeitseffekten. Yorkston, Beukelman, Strand und Bell (1999) empfehlen bei schwerer Sprechapraxie Setgrößen von ca. 5–7 Äußerungen
- **geblockte vs. abwechselnde Stimulusdarbietung:** das Üben mit abwechselnden sprachlichen Stimuli ist dem blockweisen Lernen beim Erwerb sprechmotorischer Muster überlegen (Knock et al. 2000). Übergeneralisierungen und Perseverationstendenzen kann effektiver entgegengewirkt werden (Wambaugh et al. 1999)
- **Variabilität der Übung:** sprechmotorisches Lernen wird unterstützt, wenn die geforderten Bewegungsmuster und -sequenzen in unterschiedlichen sprachlichen Kontexten produziert werden (Maas et al. 2002). *Beispiel:* Veränderung des koartikulatorischen Kontexts (z. B. Variation der Vokalumgebung /b/ in /ba:/, /bi:/, /bu:/)
- **therapeutisches Feedback:** sprechmotorisches Lernen wird begünstigt, wenn therapeutisches Feedback nicht zu häufig, nicht zu spezifisch und nicht unmittelbar nach der Reaktion angeboten wird (Yorkston et al. 1999)
- **Aufmerksamkeitsfokus:** für motorisches Lernen erscheint es günstiger, die Aufmerksamkeit vom eigentlichen Bewegungsvorgang (z. B. Kontrolle der Zungenposition) hin zum Resultat der Bewegung (das auditive Ergebnis) zu lenken (Wulf und Schmidt 1989)

Bekannte Therapieverfahren

▶ Tab. 10.4 fasst ausgewählte Therapieverfahren für Sprechapraxie zusammen (für eine ausführliche Beschreibung und Bewertung der Verfahren, Ziegler et al. 2020).

10.3 Leitlinien

10.3.1 Dysarthrie

Im deutschen Sprachraum existiert eine von der Deutschen Gesellschaft für Neurologie (DGN) entwickelte Leitlinie der Entwicklungsstufe S1 zum Thema *Neurogene Sprech- und Stimmstörungen (Dysarthrie/Dysarthrophonie;* Ackermann et al. 2018; Gültigkeit bis 2023). Sie nennt drei Behandlungsmethoden, für die evidenzbasierte Therapieempfehlungen ausgesprochen werden können:

1. Lee-Silverman Voice Treatment (LSVT®) bei Patienten mit Morbus Parkinson (▶ Kap. 10.1.5), das einzige Übungsverfahren, für das Wirksamkeitsnachweise mit hinreichend großen Stichproben vorliegen
2. Behandlung mit Botulinumtoxin bei spasmodischer Dysphonie

3. Anpassung einer Gaumensegelprothese bei Resonanzstörungen infolge einer Gaumensegelparese

Allerdings handelt es sich dabei nicht um Empfehlungen der höchsten Evidenzklasse.

Der Mangel an randomisierten Kontrollgruppenstudien mit erwachsenen Patienten ebenso wie mit Kindern hat zur Folge, dass die Wirksamkeit anderer (Übungs-) Verfahren bisher nicht evidenzbasiert bestätigt werden konnte (Mitchell et al. 2017; Morgan und Vogel 2008).

10.3.2 Sprechapraxie

Die Sprechapraxie findet in der S1-*Leitlinie zur Rehabilitation aphasischer Störungen nach Schlaganfall* der Deutschen Gesellschaft für Neurologie (DGN) Erwähnung (Ziegler et al. 2012; die Gültigkeit der Leitlinie ist abgelaufen). Die Leitlinie verweist auf systematische Übersichtsarbeiten (z. B. Ziegler, Aichert und Staiger 2010) sowie auf die US-amerikanischen Leitlinien für die Sprechapraxietherapie (Wambaugh et al. 2006a, 2006b).

Die US-Leitlinie beruht auf der Bewertung von insgesamt 59 Therapiestudien zur Sprechapraxie im Zeitraum von 1951–2006. Die Therapieleitlinie wurde durch ein Update ergänzt (Ballard et al. 2015), bei dem eine Bewertung von weiteren 26 Studien für den Zeitraum von 2004–2012 erfolgte. Eine aktuelles Therapie-Update von Wambaugh (2021), das nicht unter den strengen Anforderungen für Leitlinien erstellt wurde, bietet eine orientierende Bewertung von Therapiestudien für den Zeitraum von 2013–2020

Empfehlungen werden aufgrund der geringen Datenbasis derzeit nur für *Verfahrensklassen* ausgesprochen (1. artikulatorisch-kinematische Verfahren, 2. rhythmisch-melodische Verfahren, 3. intersystemische Fazilitierung/Reorganisation, 4. Unterstützte Kommunikation [UK], 5. andere).

Am umfangreichsten untersucht sind Verfahren der artikulatorisch-kinematischen Klasse. Empfehlungen werden für artikulatorisch-kinematische Verfahren sowie für rhythmisch-melodische Verfahren ausgesprochen (*strong effects;* Ballard et al. 2015). Die Verfahren der intersystemischen Reorganisation werden als „möglicherweise effektiv“ bewertet (Wambaugh et al. 2006a, 2006b). Die Einschränkung ergibt sich nicht zuletzt aus der geringen Anzahl von Therapiestudien in diesem Bereich. Für die Verfahrensklassen 4 und 5 kann aufgrund der mangelnden Evidenzlage derzeit noch keine Empfehlung ausgesprochen werden. Therapiestudien weisen jedoch auch hier auf die Wirksamkeit der Methoden in Einzelfällen hin (Wambaugh et al. 2006a, 2006b).

Fehlende Wirksamkeitsnachweise bedeuten nicht zwangsläufig, dass Verfahren unwirksam sind!

Literatur

Ackermann H. et al. Neurogene Sprechstörungen (Dysarthrien), S1-Leitlinie, In: Deutsche Gesellschaft für Neurologie (Hrsg.), Leitlinien für Diagnostik und Therapie in der Neurologie, 2018. www.dgn.org/leitlinien (zuletzt abgerufen: 28.06.2021).

Adler CH, Bansberg SF, Hentz JG, Ramig LO, Buder EH, Witt K … & Caviness J N. Botulinum toxin type A for treating voice tremor. Archives of neurology, 2004; 61(9), 1416–1420.

Aichert I, Staiger A. Therapie der Sprechapraxie: Leitlinien und evidenzbasiertes Arbeiten – Wegweiser für die Praxis. Forum Logopädie, 2015; 29(5), 30–35.

Aichert I, Staiger A. Qualitative und quantitative Aspekte therapeutischer Maßnahmen bei Sprechapraxie. In H. Grötzbach (Ed.), Therapieintensität in der Sprachtherapie. Idstein: Schulz-Kirchner Verlag GmbH, 2017.
Aichert I, Wunderlich A, Ziegler W. Einflussfaktoren bei Sprechapraxie: Gruppeneffekte und individuelle Variation. Sprachheilarbeit, 2012; 3, 136–146.
Aichert I, Ziegler W. Therapie bei chronischer Sprechapraxie. Forum Logopädie, 2010; 24, 6–13.
Aichert I, Ziegler W. Segments and syllables in the treatment of apraxia of speech: An investigation of learning and transfer effects. Aphasiology, 2013; 27(10), 1180–1199.
Bailey D J, Mauszycki S, Bunker L, Wambaugh J. Reliability and stability of the metrical stress effect on segmental production accuracy in persons with apraxia of speech. International Journal of Language & Communication Disorders. 2019, 54(6), 902–913.
Ballard KJ, Wambaugh JL, Duffy JR, Layfield C, Maas E, Mauszycki S, McNeil MR. Treatment for Acquired Apraxia of Speech: A Systematic Review of Intervention Research between 2004 and 2012. American journal of speech-language pathology, 2015; 24, 316–337.
Baylor C, Yorkston K, Eadie T, Kim J, Chung H, Amtmann D. The Communicative Participation Item Bank (CPIB): Item Bank Calibration and Development of a Disorder-Generic Short Form. Journal of Speech, Language and Hearing Research, 2013; 56, 1190–1208.
Birner-Janusch B. Die Anwendung des PROMPT Systems im Deutschen – eine Pilotstudie. Sprache, Stimme, Gehör, 2001; 25, 174–179.
Bizzozero I, Costato D, Della Sala S, Papagno C, Spinnler H, Venneri A. Upper and lower face apraxia: role of the right hemisphere. Brain, 2000; 123(11), 2213–2230.
Boersma P, Weenink D. Praat: doing phonetics by computer [Computer program]. Version 6.1.38, http://www.praat.org/ (zuletzt abgerufen: 18.06.2021).
Breitbach-Snowdon H. UNS: Untersuchung neurologisch bedingter Sprech- und Stimmstörungen. Köln: Prolog, 2003.
DIMDI. Internationale Klassifikation der Funktionsfähigkeit, Behinderung und Gesundheit. Stand Oktober 2005. Genf: WHO.
Duffy JR. Motor Speech Disorders: Substrates, Differential Diagnosis, and Management (4th ed.). St. Louis, MO: Elsevier, 2020.
Enderby PM, Palmer R. Frenchay Dysarthrie Assessment. 2. A. Idstein: Schulz-Kirchner-Verlag, 2012.
Fox CM, Boliek CA. Intensive voice treatment (LSVT LOUD) for children with spastic cerebral palsy and dysarthria. Journal of Speech, Language and Hearing Research 2012, 55(3), 930–945.
Fox CM, Morrison CE, Ramig LO, Sapir S. Current perspectives on the Lee Silverman Voice Treatment (LSVT) for individuals with idiopathic Parkinson disease. American Journal of Speech-Language Pathology, 2002; 11(2), 111–123.
Frieg H, Mühlhaus J, Ritterfeld U, Bilda K. Assistive Technologien in der Dysarthrietherapie. Forum Logopädie, 2017; 31(3), 10–15.
Haas E, Ziegler W, Schölderle T. Dysarthriediagnostik mit Kindern – Das Testmaterial der BoDyS-KiD. Sprache, Stimme, Gehör, 2020; 44(4), 189–193.
Jungblut M. SIPARI®. Musikunterstützte Sprachanbahnung bei chronischer Aphasie. Aphasie und verwandte Gebiete 2010; 1:69–79.
Jungblut M, Mais C, Huber W, Binkofski FC, Schüppen A. 5-year course of therapy-induced recovery in chronic non-fluent aphasia-Three single cases. Cortex, 2020; 132, 147–165.
Kent RD, Weismer G, Kent JF, Vorperian HK, Duffy JR. Acoustic studies of dysarthric speech: methods, progress, and potential. Journal of communication disorders, 1999; 32(3), 141–186.
Kershenbaum A, Nicholas ML, Hunsaker E, Zipse L. Speak along without the song: what promotes fluency in people with aphasia? Aphasiology 2017;33:405–428.
Knock TR, Ballard KJ, Robin DA, Schmidt RA. Influence of order of stimulus presentation on speech motor learning: A principled approach to treatment for apraxia of speech. Aphasiology, 2000; 14, 653–668.
Lauer N, Birner-Janusch B. Sprechapraxie im Kindes-und Erwachsenenalter: Georg Thieme Verlag, 2010.
Lehner K, Ziegler W. Online-Crowdsourcing als KommPaS in der Kommunikationsbezogenen Dysarthriediagnostik. Sprache, Stimme, Gehör, 2021; 45(01), 27–31.

Levy ES. Implementing two treatment approaches to childhood dysarthria. International Journal of Speech-Language Pathology, 2014; 16, 344–354.
Liepold M, Ziegler W, Brendel B. Hierarchische Wortlisten. Ein Nachsprechtest für die Sprechapraxiediagnostik. Dortmund: Borgmann, 2003.
Lorenz K. SpAT® – Sprechapraxietherapie bei schwerer Aphasie. 2.A. Köln: Prolog, 2017.
Lutz L. MODAK-Modalitätenaktivierung in der Aphasietherapie: ein Therapieprogramm. 3.A. Berlin, Heidelberg: Springer-Verlag, 2016.
Maas E, Barlow J, Robin D, Shapiro L. Treatment of sound errors in aphasia and apraxia of speech: effects of phonological complexity. Aphasiology, 2002; 16, 609–622.
Maas E, Robin DA, Austermann Hula SN, Freedman SE, Wulf G, Ballard KJ, Schmidt RA. Principles of motor learning in treatment of motor speech disorders. American journal of speech-language pathology, 2008; 17(3), 277–298.
Mahler LA, Ramig LO, Fox C. Intensive voice treatment (LSVT [R] LOUD) for dysarthria secondary to stroke. Journal of medical speech language pathology, 2009; 17(4), 165–183.
Mitchell C, Bowen A, Tyson S, Butterfint Z, Conroy P. Interventions for dysarthria due to stroke and other adult-acquired, non-progressive brain injury. Cochrane Database of Systematic Reviews, 2017;Issue 1. Art. No.: CD002088. DOI: 10.1002/14651858.CD002088.pub3 (zuletzt abgerufen: 28.06.2021).
Morgan AT, Vogel AP. Intervention for dysarthria associated with acquired brain injury in children and adolescents. Cochrane Database of Systematic Reviews 2008, Issue 3. Art. No.: CD006279. DOI: 10.1002/14651858.CD006279.pub2. (zuletzt abgerufen: 28.06.2021).
Nebel A. Auswirkungen medikamentöser und operativer Behandlungen auf die Dysarthrie. In Nebel A. Deuschl G. (Hrsg.). Dysarthrie und Dysphagie bei Morbus Parkinson. 2.A. Stuttgart: Thieme, 2007, S. 66–73.
Rosenbek JC, Lemme ML, Ahern MB, Harris EH, Wertz RT. A treatment for apraxia of speech in adults. Journal of Speech and Hearing Disorders, 1973; 38, 462–472.
Rusz J, Tykalova T, Ramig LO, Tripoliti E. Guidelines for Speech Recording and Acoustic Analyses in Dysarthrias of Movement Disorders. Movement Disorders, 2020.
Sapir S, Spielman J, Ramig LO, Hinds SL, Countryman S, Fox C, Story B. Effects of intensive voice treatment (the Lee Silverman Voice Treatment [LSVT]) on ataxic dysarthria, 2003.
Schmich J, Porsche J, Vogel M, Kuny R, Mannsberger U, Lorenzl S. et al. Alltags- und kommunikationsbezogene Dysarthriediagnostik: Ein Fragebogen zur Selbsteinschätzung. Sprache, Stimme, Gehör, 2010; 34, 73–79.
Schnitker R, Huber W, Pustelniak M, Weyer D, Willmes K, Bülte D. Die Aachener Materialien zur Diagnostik neurogener Sprechstörungen (AMDNS). Neurologie & Rehabilitation, 2011; 5(6), 277.
Schölderle T, Haas E, Ziegler W. Dysarthrien Bei Kindern: Informationen für Therapeuten und Eltern. Idstein: Schulz-Kirchner Verlag, 2020.
Schölderle T, Staiger A, Hoffmann B, Ziegler W. Akustische Sprachsignalanalysen in Der Klinischen Dysarthriediagnostik – Möglichkeiten Und Grenzen. Sprache, Stimme, Gehör, 2015; 39, 176–181.
Schölderle T, Staiger A, Schumacher B, Ziegler W. The Impact of Dysarthria on Laypersons' Attitudes towards Adults with Cerebral Palsy. Folia Phoniatrica et Logopaedica, 2019; 71(5–6), 309–320.
Shell K. E.M.S. Therapiebox zur Wiederherstellung der Lautsprache. Erweiterte Mediationstechnik für Sprechapraxie. Stuttgart: Gustav Fischer, 2001.
Sparks RW, Helm N, Albert M. Aphasia rehabilitation resulting from melodic intonation therapy. Cortex 1974; 10, 303–315.
Square-Storer P. Traditional therapies for apraxia of speech – reviewed and rationalized. In P. Square-Storer (Ed.), (pp. 145–161). London: Taylor & Francis, 1999.
Square-Storer P, Hayden D. PROMPT treatment. Acquired apraxia of speech in aphasic adults. New York: Taylor & Francis, 1989.
Stahl B, Kotz SA, Henseler I, Turner R, Geyer S. Rhythm in disguise: why singing may not hold the key to recovery from aphasia. Brain, 2011; 134(10), 3083–3093.
Staiger A, Aichert I. Einheiten der sprechmotorischen Planung: Theoretische Aspekte und Implikationen für die Sprechapraxietherapie. Sprache, Stimme, Gehör, 2010a;34(3), 128–132.

Staiger A, Aichert I. Therapie der Sprechapraxie. Aphasie und verwandte Gebiete, 2010b;25, 27–46.
Staiger A, Finger-Berg W, Aichert I, Ziegler W. Error variability in apraxia of speech: A matter of controversy. Journal of Speech, Language, and Hearing Research, 2012; 55(5), S1544-S1561.
Staiger A, Schölderle T, Brendel B, Ziegler W. Dissociating Oral Motor Capabilities: Evidence from Patients with Movement Disorders. Neuropsychologia, 2017; 95, 40–53.
Staiger A, Ziegler W, Schroeter ML, Diehl-Schmid J. (im Druck). Sprechmotorische Störungen bei primär progredienter Aphasie (PPA). Sprache-Stimme-Gehör. DOI: 10.1055/a-1557-8414.
van Esch BF, Wegner I, Stegeman I, Grolman W. Effect of Botulinum Toxin and Surgery among Spasmodic Dysphonia Patients: A Systematic Review. Otolaryngology – Head and Neck Surgery, 2017; 156(2), 238–254.
Walshe M, Peach RK, Miller N. Dysarthria Impact Profile: development of a scale to measure psychosocial effects. International Journal of Language & Communication Disorders, 2009; 4(5), 693–715.
Wambaugh, JL (2021). An expanding apraxia of speech (AOS) treatment evidence base: An update of recent developments. Aphasiology, *35*(4), 442–461.
Wambaugh JL. Stimulus generalization effects of sound production treatment for apraxia of speech. Journal of Medical Speech-Language Pathology, 2004; 12, 77–97.
Wambaugh JL, Duffy JR, McNeil MR, Robin DA, Rogers MA. Treatment Guidelines for Acquired Apraxia of Speech: A Synthesis and Evaluation of the Evidence. Journal of Medical Speech-Language Pathology, 2006a;14(2), xv-xxxiii.
Wambaugh JL, Duffy JR, McNeil MR, Robin DA, Rogers MA. Treatment Guidelines for Acquired Apraxia of Speech: Treatment Descriptions and Recommendations. Journal of Medical Speech-Language Pathology, 2006b;14(2), xxxv-lxvii.
Wambaugh JL, Martinez AL, McNeil MR, Rogers MA. Sound production treatment for apraxia of speech: overgeneralization and maintenance effects. Aphasiology, 1999; 13(9), 821–837.
Wertz RT, LaPointe LL, Rosenbek JC. Apraxia of Speech in Adults. The Disorder and Its Management. Orlando, FL: Grune & Stratton, 1984.
Whillans C, Lawrie M, Cardell EA, Kelly C, Wenke R. A systematic review of group intervention for acquired dysarthria in adults. Disability and Rehabilitation, 2020; 1–17.
Wulf G, Schmidt RA. The learning of generalized motor programs: Reducing the relative frequency of knowledge of results enhances memory. Journal of Experimental Psychology: Learning, Memory, and Cognition, 1989; 15, 748–757.
Yorkston KM, Beukelman DR, Strand EA, Bell KR. Management of Motor Speech Disorders in Children and Adults. Austin: Pro-ed, 1999.
Ziegler W, Aichert I, Staiger A. Syllable-and rhythm-based approaches in the treatment of apraxia of speech. Perspectives on Neurophysiology and Neurogenic Speech and Language Disorders, 2010; 20(3), 59–66.
Ziegler W, Aichert I, Staiger A. Sprechapraxie: Grundlagen, Diagnostik, Therapie. Heidelberg: Springer, 2020.
Ziegler W, Jaeger M. Aufgabenhierarchien in der Sprechapraxie-Therapie und der „metrische" Übungsansatz. Neurolinguistik, 1993; 7, 17–29.
Ziegler W, Schölderle T, Aichert I, Staiger A. Motor Speech Disorders. In Miozzo M, de Zubicaray G, Schiller N (Hrsg.). Oxford Handbook of Neurolinguistics. Cambridge: Oxford University Press, 2019; 449–471.
Ziegler W, Schölderle T, Staiger A, Vogel M. Bogenhausener Dysarthrieskalen (BoDyS). Göttingen: Hogrefe, 2018.
Ziegler W, Staiger A. Motor speech impairments. In G. Hickock & S. Small (Eds.), The neurobiology of Language (pp. 985–994). Waltham, MA: Academic Press, 2016.
Ziegler W, Staiger A. Dysarthrie und Sprechapraxie. In Diener, H.-C., Steinmetz, H., & Kastrup, O. (Hrsg.), REFERENZ Neurologie. Stuttgart: Thieme, 2019; 112–119.
Ziegler W, Staiger A. Dysarthrie und Sprechapraxie. In H. C. Diener, H. Steinmetz, & O. Kastrup (Eds.), REFERENZ Neurologie (pp. 112–119). Stuttgart: Thieme, 2019.
Ziegler W, Vogel M. Dysarthrie. Verstehen – untersuchen – behandeln. Stuttgart: Thieme, 2010.
Ziegler W. et al. Rehabilitation aphasischer Störungen nach Schlaganfall, S1-Leitlinie, 2012; In: Deutsche Gesellschaft für Neurologie (Hrsg.), Leitlinien für Diagnostik und Therapie in der Neurologie. www.dgn.org/leitlinien (zuletzt abgerufen: 28.06.2021).

11 Neurodegenerative Erkrankungen

11.1 Ursachen und Leitsymptome

Ralf Siedenberg

11.1.1 Differenzierung

11

Akute neurologische Störungen der Sprache oder des Sprechens, z. B. nach Hirninfarkten (▶ Tab. 11.1).

Tumoren

- fortschreitende Symptomatik
- keine Zuordnung zu einem sprachlichen Störungsbild möglich, da Tumorlokalisation variiert

Alzheimer-Krankheit (▶ Kap. 11.2.1)

- Frühsymptome nicht auf sprachlicher Ebene, sondern im episodischen Gedächtnis (Poeck und Hartje 2006)
- im Verlauf Gedächtnisstörung aller mnestischen Prozesse
- aphasische Symptome (z. B. Störung der Wortfindung, semantische Paraphasien) können die Sprache von Krankheitsbeginn an beeinträchtigen
- meist langsam beginnende und allmählich fortschreitende aphasische und dysarthrische Symptome

Primär progressive Aphasie (▶ Kap. 11.3)

- isolierte sprachliche Symptomatik mit progredientem Verlauf (Mesulam 1982)
- nicht-sprachliche kognitive Funktionen (z. B. episodisches Gedächtnis) sind dabei im Vergleich zu den sprachlichen Funktionen gut erhalten

Stammganglienerkrankungen

Parkinson-Syndrom (▶ Kap. 11.4)

- Parkinson-Trias: Ruhetremor, Hypo- bzw. Akinese, Rigor als typische Veränderung des Muskeltonus
- Krankheitsverlauf langsam progredient (Neher 1990)
- im Verlauf dysarthrische Symptomatik mit verminderter Artikulationsschärfe sowie leiser, behauchter oder rauer Stimme

Chorea Huntington

- Krankheitsprozess chronisch fortschreitend, schubweise Verschlechterungen möglich
- Erkrankung setzt i. d. R. mit psychischen Veränderungen wie Reizbarkeit und Aggressivität ein, im späteren Stadium Demenzsymptome
- Sprache dysarthrisch
- Sprechweise durch unkontrolliert einschießende Muskelkontraktion geprägt

Tab. 11.1 Differenzierung von Sprach- und Sprechstörungen bei degenerativen Erkrankungen

Progressiv-aphasische Störungen	Progressiv-dysarthrische Störungen
Alzheimer-Krankheit	Parkinson-Syndrom
primär progressive Aphasie	Chorea Huntington
	Multiple Sklerose

- häufig spontane Schwankungen bzgl. Tonhöhe und Stimmqualität
- im Krankheitsverlauf abnehmende Artikulationsschärfe, es kommt zu verkürzter Exspiration (Poeck und Hartje 2006; Ziegler et al. 1998)

Chronisch entzündliche Erkrankungen

Multiple Sklerose (▶ Tab. 11.5)

- Hypernasalität
- behauchte Stimmqualität
- progredienter Krankheitsverlauf
- verminderte Artikulationsschärfe
- Heterogenität des neurologischen Störungsbildes bedingt unspezifisches dysarthrisches Störungsprofil (Ziegler et al. 1998; ▶ Kap. 10.1)

11.2 Demenz

Ralf Siedenberg

! Unabhängig von Ursache und Reversibilität ein Syndrom und keine spezielle Erkrankung.

Globale bzw. diffuse kognitive Störung, die seit mind. 6 Mon. besteht und die zu einer Funktionseinschränkung im Alltags- oder Berufsleben führt. Die Häufigkeit steigt dramatisch mit dem Lebensalter von etwa 5 % der über 65-Jährigen auf etwa 30 % der über 85-Jährigen.
Für die Diskussion der Nomenklatur, Symptomatik und Erörterung der Differenzialdiagnose muss auf die Spezialliteratur verwiesen werden.

Ursachen

- etwa 70 % beruhen auf einer Alzheimer-Krankheit (▶ Kap. 11.2.1), der frühere Begriff der „Altersdemenz" bezeichnete meist eine Alzheimer-Krankheit
- seltenere primär neurodegenerative Demenzursachen: Lewy-Körperchen-Krankheit, frontotemporale Demenz, Pick-Krankheit
- fokale Atrophien: bzgl. aphasischer Symptome häufigste Formen, wie Primär Progressive Aphasie (PPA; ▶ Kap. 11.3) und Semantische Demenz (SD)

Erscheinungsbild

- Störungen von Gedächtnisleistungen, Merkfähigkeit, Auffassung und Orientierung, Störungen des Denkens sowie Beeinträchtigung von Affektivität und Antrieb
- isolierte Sprachstörungen im Rahmen der primären Demenzen sind eine Rarität

11.2.1 Alzheimer-Krankheit

Häufigste neurodegenerative Krankheit des Menschen, Ursache in über 95 % unbekannt, in wenigen Fällen ist die Erkrankung genetisch bedingt.

Entstehung und Erscheinungsbild

Pathomechanismus

Die Alzheimer-Krankheit geht mit Ablagerungen von intra- und extrazellulären Proteinen („Amyloid") im Gehirn einher. Diese sog. Plaques und Neurofibrillen beeinträchtigen die Neuronenfunktion. Die Ablagerungen beginnen i. d. R. im Bereich des Hippocampus und breiten sich über den medialen Temporallappen nach kortikal aus, um schließlich den gesamten Kortex zu befallen. Dadurch erklärt sich der typische Verlauf mit frühen Gedächtnisstörungen, denen weitere kognitive Ausfälle folgen. Die Ursache der Ablagerungen ist jedoch unbekannt.

Erscheinungsbild

- Initialsymptom typischerweise progrediente Störung des episodischen oder autobiografischen Gedächtnisses (Fox et al. 1998)
- weitere kognitive Störungen sind z. B. Störungen von Aufmerksamkeit und exekutiven Funktionen, Orientierungsstörungen, visuellen Wahrnehmungsstörungen, Halluzinationen
- Störungen des Verhaltens und der Emotionalität

Sprachstörungen

Sprachstörungen sind im Rahmen einer Alzheimer-Krankheit auch im Frühstadium häufig (Cummings et al. 1985), dabei treten sie selten isoliert auf.

- Leitsymptom Wortfindungsstörungen
- Störung des lexikalischen und semantischen Systems
- grammatische Sprachstruktur lange Zeit erhalten, zerfällt erst im Spätstadium der Erkrankung, d. h. wenn eine schwere Demenz vorliegt
- semantische Paraphasien ähnlich einer amnestischen Aphasie (▶ Kap. 8.1) häufig im Erkrankungsverlauf
- Sprachverständnisstörung im weiteren Verlauf
- Nachsprechleistung meist lange erhalten, sodass das klinische Bild einer transkortikalen sensorischen Aphasie entsprechen kann
- Spontansprache bleibt lange Zeit flüssig
- phonematische Paraphasien sind erst zu beobachten, wenn neben der Sprache auch andere kognitive Domänen betroffen sind
- im weiteren Verlauf kommt progrediente Beeinträchtigung aller kognitiver Funktionen und aller Sprachdomänen, bis Patienten mutistisch sind

Diagnostik

Die Diagnose wird aufgrund der Symptomatik und des Verlaufes gestellt. Da es keinen „biologischen Marker" der Erkrankung gibt, dient eine zusätzliche Diagnostik, z. B. Blut- und Liquoruntersuchungen oder Computertomografie, v. a. dem Ausschluss anderer Demenzursachen.

- zusätzliche kognitive Störungen müssen in der Anamnese sowie testpsychologisch gezielt gesucht werden, weil ihr Vorhandensein im Frühstadium eine primär progressive Aphasie ausschließt (▶ Kap. 11.3)
- Störungen des semantischen Systems können durch Wortgenerierungsaufgaben semantischer Kategorien (*Semantic Fluency Test*) erfasst werden

Selten kann im Frühstadium einer Alzheimer-Krankheit die Sprachverarbeitung isoliert betroffen sein, sodass sich das Bild einer progressiven Aphasie ergibt (Galton et al. 2000; Mesulam 2001). Eine Unterscheidung von der PPA (▶ Kap. 11.3) ist nur im weiteren klinischen Verlauf möglich: Besteht länger als 2 J. eine isolierte progressive Aphasie, so ist die Diagnose einer primär progressiven Aphasie zu stellen (Mesulam 2001). Eine sichere Diagnose wird allerdings nur durch eine Autopsie ermöglicht.

Therapie

Medikamentöse Therapie

Acetylcholinesterasehemmer, die das Defizit des Neurotransmitters Acetylcholin im Gehirn vermindern und so zu einer Verlangsamung des kognitiven Abbaus führen.

Logopädische Therapie

Im Einzelfall, in Abhängigkeit vom Störungsprofil indiziert (▶ Kap. 8.1.6, ▶ Kap. 8.1.7, ▶ Kap. 8.1.8, ▶ Kap. 8.1.9, ▶ Kap. 8.1.10, ▶ Kap. 8.1.11). Therapie hat jedoch keinen Einfluss auf den progredient degenerativen Prozess und wird meist durch die zusätzlichen kognitiven Defizite erschwert.

11.2.2 Therapie bei Demenz

Julia Siegmüller und Henrik Bartels

Primäre Prävention

Keine eindeutigen Handlungskonzepte zur Verhinderung von Demenzbeginn. Als allgemein reduzierend für das Auftretensrisiko werden genannt:

- Bildung und geistige Beschäftigung
- psychomotorische Aktivierung
- Beeinflussung vaskulärer Risikofaktoren:
  - Abbau von Bluthochdruck, erhöhtem Blutfett
  - regelmäßiger Konsum von Obst, Gemüse, Fisch
  - cholesterinarme Ernährung
  - wenig Alkoholkonsum
  - nicht rauchen
  - ausreichende körperliche Bewegung

(Stoppe 2007)

Medikamentöse Therapie

Acetylcholinesterasehemmer, die das Defizit des Neurotransmitters Acetylcholin im Gehirn vermindern und so zu einer Verlangsamung des kognitiven Abbaus führen.

Kognitive Therapie

Aktuell in Pilotprojekten Erprobung von kognitiven Trainings mit oder ohne Ausrichtung auf Alltagsaufgaben. Ziel der Projekte: Verlangsamung der Symptomausbildung. Zum jetzigen Zeitpunkt noch keine verallgemeinerbaren Ergebnisse.

Logopädische Therapie

Einzelfallorientiert, in Abhängigkeit vom Störungsprofil indiziert. Reine Orientierung an Vorgehensweise der Aphasietherapie (▶ Kap. 8.1); bleibt im Allgemeinen ohne nachhaltigen Erfolg.

Kommunikativ orientierte Therapie (Steiner 2001; Gutzmann 2007)

Therapieverständnis als Teil eines systemisch-rehabilitativen Ganzen. Ziel ist Förderung der aktiven Teilnahme an Kommunikationsprozessen. Vermeidung von Leistungsdruck zur Aufrechterhaltung der Freude an Kommunikation. Kern der sprachbezogenen Arbeit ist Textverarbeitung.
Ziel ist *nicht* die Wiederherstellung von bereits gestörten sprachlichen Funktionen.

ASTRAIN – Alzheimer-Sprach-Training (Köpf 2001)
Sprachtraining für leichte bis mittelschwere Alzheimer-Demenz. Ziel ist möglichst lange Erhaltung der sprachlichen Fähigkeiten. Methodik bedient sich der Schriftsprache, rezeptive (dem Patienten vorlesen zur Aktivierung des episodischen Gedächtnisses) und expressive Anteile (Sammlung von Themenfeldern mit schriftlicher Fixierung). Dokumentation der nicht mehr abrufbaren lexikalischen Repräsentationen in einem Tagebuch.

Kommunikations-TAnDem (Haberstroh et al. 2006)
Training für pflegende Angehörige von Demenzpatienten. Ziel ist Verbesserung der Lebensqualität in der häuslichen Pflege durch Optimierung des Kommunikationsverhaltens der Angehörigen. Informationsübertragung verbessern, Schwächen des Patienten in den Bereichen Aufmerksamkeit, Verstehen, Behalten umgehen, dafür noch vorhandene Kompetenzen stärken. Fünf Trainingssitzungen, orientierend am Kommunikationsmodell von Rüttinger und Sauer (2000).

Kognitiv ausgerichtete Sprachtherapie (Heidler 2007)
Störungsspezifische Behandlung der Grundstörungen, die Sprachverarbeitungsprozesse nachhaltig beeinträchtigen, z. B. selektive Aufmerksamkeit und Gedächtnis.

Schlucktherapie
Bei Voranschreiten der Erkrankung häufig begleitende Dysphagien, teilweise aufgrund von Antriebsarmut (Essen verbleibt in der Mundhöhle), teils neurogene Dysphagie (▶ Kap. 12). Therapie neurogener Dysphagien daher nur bedingt erfolgreich.

11.3 Primär progressive Aphasie

Christina Knels

Engl.: primary progressive aphasia. *Auch:* primär progrediente Aphasie; Abkürzung: PPA. Fortschreitende Störung sprachlicher Funktionen bei relativ erhaltener allgemeiner Kognition (Mesulam 1982). Ursache unbekannt.

- Prävalenz: PPA zeigt sich deutlich seltener als die Alzheimer-Demenz. Schätzungsweise zeigen zwischen 1 und 6 Personen pro 100.000 eine PPA (Nickels und Croot 2014)
- Krankheitsbeginn meist zwischen dem 60. und 70. Lj. (Hodges und Miller 2001), jedoch auch früher möglich (präsenile Demenzform)
- < ⅓ aller Fälle: positive Familienanamnese, < 10 % der Fälle: autosomal-dominante Vererbung (Rohrer et al. 2009; Rohrer et al. 2014)

11.3.1 Entstehung und Erscheinungsbild

Allgemeines Erscheinungsbild der PPA
- isolierte, progrediente Störung der sprachlichen Funktionen
- weitgehend erhaltene kognitive Funktionen wie Gedächtnisleistungen (episodisches Gedächtnis)

- erhaltene räumliche und zeitliche Orientierung
- erhaltene Alltagsfähigkeiten (soweit es nicht die Sprache betrifft)

Differenzierung zur Alzheimer-Demenz
Die PPA ist eine Unterform der Frontotemporalen Lobärdegeneration (FTLD), einer Gruppe von Demenztypen, die sich durch fokale (lokal umrissene) Atrophien im Frontal- und/oder Temporallappen auszeichnen. Die PPA ist klinisch von der (typischen) Alzheimer-Demenz abzugrenzen, deren Atrophie sich eher generalisiert zeigt, d. h. sich im Verlauf über den gesamten Kortex ausbreitet. Die Bezeichnung primär progressive Aphasie geht auf Mesulam (1987) zurück, der Kriterien zur Differenzialdiagnose von Alzheimer-Demenz und primär progressiver Aphasie beschrieb.

- aphasische Symptome in Form von Wortfindungsstörungen auch bei Alzheimer-Demenz möglich
- Erhalt von kognitiven Fähigkeiten bei der PPA, bei Alzheimer-Demenz allgemeine kognitive Beeinträchtigungen (Ermittlung in nonverbalen neuropsychologischen Untersuchungen)
- Indikatoren für PPA: erhaltene räumliche und zeitliche Orientierung, erhaltene visuo-konstruktive Fähigkeiten (z. B. durch Uhrentest) sowie erhaltenes episodisches Gedächtnis bei fortschreitendem sprachlichem Verlust

Erscheinungsbild der Subtypen (▶ Tab. 11.2)
Anhand der sprachlichen Symptomatik Unterscheidung von 3 Subtypen:

Tab. 11.2 Erscheinungsbild der 3 Subtypen der primär progressiven Aphasie

Nicht-flüssige agrammatische Variante	Semantische Variante	Logopenische Variante
Abk.: nfPPA, PPA-G	Abk.: svPPA, PPA-S	Abk.: lvPPA, PPA-L
alte Nomenklatur: progressive nicht-flüssige Aphasie (PNFA)	alte Nomenklatur: semantische Demenz (SD)	alte Nomenklatur: logopenische progressive Aphasie (LPA)
• Wortfindungsstörungen • Sprachanstrengung • Agrammatismus • phonematische und/oder sprechapraktische Fehler • Sprachverständnis i. d. R. gering beeinträchtigt • Spontansprache wird im frühen Stadium zunehmend unflüssiger, v. a. aufgrund sprachmotorischer bzw. phonematischer Problematik • Output immer weiter reduziert bis hin zu Mutismus	• starke Wortfindungsstörungen, Reduktion des Wortschatzes • multimodale Störung der semantischen Fähigkeiten: Problematik beim Verstehen von gesprochenen/geschriebenen Wörtern, aber im Verlauf auch gestörtes Erkennen nonverbalen Materials (Objekte, Gesichter etc.) • Spontansprache kann länger flüssig bleiben, im späten Stadium zunehmend unflüssiger v. a. aufgrund starker Wortfindungsstörungen • Regularisierungen von irregulären Wörtern beim Lesen und Schreiben (Oberflächendyslexie/-dysgraphie)	• Sprache flüssig, aber mit wortfindungsbedingten Pausen • phonematische Paraphasien • Störungen im Nachsprechen mit Längeneffekt (Grund: Beeinträchtigung der „phonologischen Schleife" bzw. phonologischer Kurzzeitspeicher; Gorno-Tempini et al. 2008)

Tab. 11.3 Allgemeine Diagnosekriterien der PPA mod. nach Gorno-Tempini 2011, auf Basis von Mesulam 2011) [F635-002/H022-005]

Einschlusskriterien (Antwort mit „ja“)	Ausschlusskriterien (Antwort mit „nein“)
• herausragendes klinisches Merkmal: Probleme mit Sprechen/Sprache • diese Einschränkungen sind Hauptgrund für Probleme in der Alltagsbewältigung • bei Krankheitsbeginn und in der frühen Phase des Krankheitsverlaufs steht Sprachstörung im Vordergrund	• Symptombild kann besser durch andere neurodegenerative oder medizinische Erkrankungen erklärt werden • kognitive Störungsbild kann besser durch eine psychiatrische Ursache erklärt werden • vorherrschende initiale Störung des episodischen und des visuellen Gedächtnisses sowie der visuellen Wahrnehmung • vorherrschende initiale Verhaltensstörung

- nicht-flüssige/agrammatische Variante der PPA
- semantische Variante der PPA
- logopenische Variante der PPA

11.3.2 Diagnostik

Diagnostik der PPA (▶ Tab. 11.3)

Auf PPA ausgerichtete Testverfahren gibt es nicht.
Diagnostiziert wird die PPA klinisch, mittels Überprüfung diagnostischer Ein- und Ausschlusskriterien.

Klinische Diagnostik der PPA-Untertypen (▶ Tab. 11.4)

Bisher gibt es keine publizierten Testmaterialien, die zwischen den verschiedenen PPA-Untertypen unterscheiden. Die Diagnose der Untertypen erfolgt klinisch mittels Überprüfung des Vorliegens verschiedener sprachlicher Merkmale (Gorno-Tempini et al. 2011).
Die Flüssigkeit der Sprachproduktion ist kein legitimes diagnostisches Unterscheidungsmerkmal zwischen den Subtypen, da sich die Flüssigkeit der Spontansprache in allen Subtypen mit Fortschreiten der Symptomatik verändert.

Nicht-klassifizierte PPA

Ca. 15–30 % aller PPA-Fälle können diagnostisch in keine Unterform eindeutig klassifiziert werden. „Anomic-only“-PPA: isoliertes Vorliegen von Wortfindungsstörungen (Vandenberghe 2016).

Bildgebende Diagnostik der PPA-Untertypen (▶ Tab. 11.5)

Zu Beginn der Erkrankung:

- i. d. R. keine spezifischen Befunde (Hodges und Miller 2001) in der strukturellen Bildgebung (MRT)
- Aktivitätsminderung im Sinne von Hypometabolismus (herabgesetzter Glukosestoffwechsel) und/oder Hypoperfusion (herabgesetzter Sauerstoffumsatz) in spezifischen Hirnregionen auch im frühen Stadium nachweisbar (z. B. mittels SPECT oder PET, Gorno-Tempini et al. 2011)

Neuropathologie

Neuropathologisch entsteht eine PPA durch intrazelluläre Proteinablagerungen (v. a. die Proteine *Tau* oder *TDP 43*), jedoch auch Genmutationen können ursächlich sein

Tab. 11.4 Spezifische klinische Diagnosekriterien der PPA-Varianten [H022-005]

	Nicht-flüssige/agrammatische Variante (nfPPA)	Semantische Variante (svPPA)	Logopenische Variante (lvPPA)
Hauptmerkmale	**(mind. eins von beiden muss vorliegen)** • Agrammatismus in der Spontansprache **oder** • angestrengtes, stockendes Sprechen mit inkonsistenten Lautfehlern und Lautentstellungen (Sprechapraxie)	**(beide Merkmale müssen vorliegen)** • beeinträchtigtes Benennen **und** • beeinträchtigtes Einzelwortverständnis	**(beide Merkmale müssen vorliegen)** • gestörter Einzelwortabruf in der Spontansprache und gestörte Einzelwortbenennen **und** • gestörtes Nachsprechen von Phrasen und Sätzen
Unterstützende Merkmale	**(mind. zwei Merkmale müssen vorliegen)** • beeinträchtigtes Verständnis syntaktisch komplexer Sätze (Verständnis simpler Sätze erhalten) • intaktes Einzelwortverständnis • intaktes Objektwissen	**(mind. drei Merkmale müssen vorliegen)** • beeinträchtigtes Objektwissen (v. a. für niederfrequentes oder wenig vertrautes Material) • Oberflächendyslexie oder -dysgraphie • intaktes Nachsprechen • intakt: Grammatik und Artikulation in der Spontansprache	**(mind. drei Merkmale müssen vorliegen)** • phonologische Fehler in Spontansprache und Benennen • Artikulation erhalten • Einzelwortverständnis und Objektwissen erhalten • Grammatikleistung in der Sprachproduktion erhalten

Tab. 11.5 Unterstützende Diagnosemerkmale der Bildgebung (klinische Diagnose muss zuvor gesichert sein)

Nicht-flüssige/agrammatische Variante (nfPPA)	Semantische Variante (svPPA)	Logopenische Variante (lvPPA)
(mind. einer der folgenden Befunde muss vorliegen) • Atrophie (MRT) **oder** • Aktivitätsminderung (SPECT/PET) vorwiegend linkshemisphärisch im posterioren Anteil des Frontallappens und im Inselbereich	**(mind. einer der folgenden Befunde muss vorliegen)** • Atrophie (MRT) **oder** • Aktivitätsminderung (SPECT/PET) vorwiegend anteriorer Anteil des Temporallappens, beide Hemisphären können betroffen sein (bilateral)	**(mind. einer der folgenden Befunde muss vorliegen)** • Atrophie (MRT) **oder** • Aktivitätsminderung (SPECT/PET) vorwiegend linkshemisphärisch im Bereich des posterioren perisylvischen oder parietalen Gebiets

(< 10 %, Rohrer 2014). In einigen Fällen zeigt sich bei PPA auch eine Ablagerung des Proteins Amyloid, v. a. bei der logopenischen Variante der PPA. Da Amyloidablagerungen v. a. für eine Alzheimer-Demenz typisch sind (▶ Kap. 11.2.1), wird diskutiert, ob es sich bei der logopenischen Variante der PPA um einen atypischen Verlauf der Alzheimer-Demenz handelt (DGPPN/DGN 2016).

Folgende diagnostische Merkmale können die Diagnose der PPA unterstützen:
- histopathologischer Nachweis einer neurodegenerativen Pathologie (z. B. FTLD-Tau, TDP, Amyloid oder andere)
- Nachweis einer bekannten pathogenen Mutation

(Gorno-Tempini et al. 2011)

11.3.3 Therapie

Medikamentöse Therapie: noch keine ausreichende Evidenz bzgl. Effektivität eines demenzspezifischen Medikaments, symptomspezifische medikamentöse Therapie möglich (DGPPN/DGN 2016).
Es gibt mehrere therapeutische Ansätze, die bei PPA verfolgt werden können:
- Ziel der Sprachtherapie: nicht die Wiederherstellung gestörter Sprachfunktionen, sondern längstmöglicher Erhalt der verbliebenen sprachlichen Fähigkeiten und der Kommunikation
- sie sollte sich dabei an den erhaltenen Fähigkeiten orientieren (ressourcenorientierte Therapie), um kompensatorische Kommunikationsstrategien zu erarbeiten
- bei fortgeschrittener Symptomatik: kontinuierliche Anpassung der therapeutischen Inhalte an die Fähigkeiten des Patienten
- im frühen Stadium sinnvoll: sprachtherapeutische Übungen (alltagsnahes Material), z. B. mit Fokus auf Wortabruf (Farrajota et al. 2012; Henry et al. 2019)
- kommunikationsorientierte therapeutische Maßnahmen umfassen u. a. Strategien zur Selbstdeblockierung, Skripttraining, Angehörigenberatung zur Anpassung der Kommunikation, ggf. elektronische bzw. nichtelektronische Kommunikationshilfen (Volkmer et al. 2020)

11.4 Parkinson-Syndrom

Anja Lowit

Degenerative Erkrankung der Stammganglienschleife. Es können alle Bewegungsfunktionen betroffen sein, Hauptmerkmale sind Akinese, Rigor und Tremor.

- Prävalenz des Parkinson-Syndroms in Deutschland 100–200 : 100.000 Einwohner. Bei den über 65-Jährigen Prävalenz von 1.800 : 100.000
- Männer etwas häufiger betroffen als Frauen
- Erkrankungsbeginn unterschiedlich:
  - idiopathisches Parkinson-Syndrom: meist jenseits des 60. Lj.
  - juveniles Parkinson-Syndrom (5 % aller Parkinson-Fälle) mit ersten Symptomen um das 30. Lj., selten auch vor dem 20. Lj.

11.4.1 Klassifikation und Ursachen

Das juvenile Parkinson-Syndrom wird autosomal-rezessiv vererbt, die Ursache des idiopathischen Parkinson-Syndroms (früher Morbus Parkinson) ist weiterhin unbekannt.
Ein dem Parkinson-Syndrom ähnlicher Symptomenkomplex (Parkinsonismus) kann auch im Rahmen anderer Erkrankungen und durch bestimmte Substanzen entstehen:

- **Erkrankungen:** Atherosklerose, Wilson-Krankheit, multiple Systematrophie, olivopontozerebellare Atrophie, Shy-Drager-Syndrom, Gehirnverletzungen, Hirnhautentzündungen
- **Substanzen:** Drogenmissbrauch (Ecstasy bereits nach einmaliger Einnahme)

(Duffy 2019)

Pathophysiologie

Die Symptome des Parkinson-Syndroms sind Folge einer Stammganglienerkrankung (Stammganglien: Striatum, Nucleus lentiformis, Substantia nigra, Nucleus subthalamicus), v. a. die Dopaminproduktion in der Substantia nigra ist reduziert.

11.4.2 Erscheinungsbild

Allgemeine motorische Symptome

- **Tremor:** Ruhetremor überwiegend von Gliedmaßen und Kopf, evtl. auch Kiefer, Zunge und Lippen, nimmt bei willkürlichen Bewegungen ab. Tremorfrequenz: 4–7 Hz
- **Rigor:** Hauptgrund für die Verringerung der Bewegungsamplitude und Bewegungsverlangsamung, v. a. sichtbar bei passivem Dehnen der Muskulatur während des gesamten Bewegungsablaufes und in allen Bewegungsrichtungen
- **Akinese:** Verlangsamung und reduziertes Ausmaß (Amplitude) der Bewegungen (Hypokinese oder Bradykinese), maskenartiges Gesicht, progressiv reduziertes Ausmaß wiederholter Bewegungen (z. B. werden die Buchstaben beim Schreiben oder die Schritte beim Laufen immer kleiner). Probleme mit Initiierung und Unterbrechung von Bewegungsabläufen
- **Flexion** von Kopf, Oberkörper und Armen, Abwesenheit posturaler Reflexe

Sprechstörungen

Klassifikation als hypokinetische Dysarthrie. Durch die o. g. motorischen Störungen werden Sprechmotorik und unterstützende Systeme beeinträchtigt mit signifikanter Störung von Verständlichkeit und Natürlichkeit des Sprechens. Folgende Symptome sind häufig (Duffy 2019):

Initiierung von Sprechbewegungen

Atmung:

- reduziertes Lungenvolumen und somit kürzere max. Phonationsdauer
- schlecht synchronisierte Atmungsbewegungen

Phonation:

- Hypophonation: Luftverlust durch verlangsamte oder reduzierte Ab- und Adduktion der Stimmbänder infolge einer Stimmbandatrophie oder gebogener Stimmbänder
- behauchte, raue oder heisere Stimmqualität; evtl. Stimmtremor

Artikulation:

- unpräzise Artikulation aufgrund verkürzter und verlangsamter Bewegungsabläufe
- Plosive erhalten Friktionsmerkmale, bei Frikativen fehlen die Turbulenzen, stimmlose Konsonanten werden oft stimmhaft produziert; evtl. Störungen der Vokallänge
- Ausprägung der Symptome nimmt oft bei längerem Sprechen zu und kann zum *Freezing* (extrem geringe artikulatorische Bewegungen) führen

Prosodie:

- Tempo: im Gegensatz zu anderen Dysarthrophonien ist die Sprechgeschwindigkeit oft erhalten oder erhöht. Generell drei Kategorien:
  - zu schnelles Tempo (ca. 10 % aller Sprecher), „gehetztes" Sprechen in kurzen, schnellen Abschnitten
  - Tempo im Normalbereich (kann durch unpräzise Artikulation oder verringerte prosodische Variabilität trotzdem als zu schnell wahrgenommen werden)
  - zu langsames Tempo (evtl. als spontane kompensatorische Strategie, um unpräziser Artikulation entgegenzuwirken)
- Pausensetzung: häufige Pausen, oft an unangebrachten Stellen
- Lautstärke: reduzierte Lautstärke sowie Verringerung der Lautstärkenmodulation durch beeinträchtigte Atmungs- und Kehlkopfmuskulatur und Störung des Feedbacks (Sprecher schätzen ihre Lautstärke höher ein als sie tatsächlich ist)
- Intonation und Akzentsetzung: Beschränkung der Grundfrequenzvariabilität führt zu flacheren Intonationsverläufen (monotones Sprechen), reduzierten Wort- und Satzakzentmustern, evtl. Probleme mit der Akzentsetzung und abweichende Intonationskonturen

Weitere Probleme der Sprech- und Mundmotorik

Häufige Probleme, die nicht primär mit dem idiopathischen Parkinson-Syndrom zusammenhängen:

- **Stottern:** schnelle und unpräzise artikulierte Wiederholungen einzelner Phoneme, meist am Satzanfang oder nach Pausen
- **Palilalie:** Wiederholungen ganzer Wörter oder Aussagen (aber nicht einzelner Laute), die oft schneller und undeutlicher werden
- **Hypernasalität:** kann bis zu ¼ der Patienten betreffen, ist aber meist nicht sehr stark ausgeprägt
- **Schluckbeschwerden:** treten v. a. im fortgeschrittenen Stadium der Krankheit auf, evtl. Speichelausfluss durch mangelnden Lippenschluss, nach vorne gebeugte Kopfhaltung und reduzierte Schluckhäufigkeit

(Duffy 2019)

Nicht-motorische Störungen

- **Affekt:** häufig Depressionen (bei 30–60 % der Patienten)
- **Kognition:** Prävalenz milder kognitiver Probleme ca. 30 % im Anfangsstadium (Aarsland et al. 2011), höheres Risiko zur Entwicklung einer Demenz als in der nicht-betroffenen Bevölkerung (Kehagia et al. 2010). Das Störungsbild beinhaltet eine Beeinträchtigung exekutiver Funktionen, des Lernvermögens und des Problemlöseverhaltens, Bradyphrenie (Verlangsamung der Denkabläufe)
- **Sprachprobleme:** Beeinträchtigung des Sprachverständnisses, hauptsächlich in Bezug auf grammatikalische sowie auch affekt-prosodische Merkmale, reduzierte Wortflüssigkeit, Vereinfachung syntaktischer Strukturen (Altman und Troche 2011)
- **Störung vegetativer Funktionen** (z. B. urologische Beschwerden, Schlafstörungen)

11.4.3 Diagnostik

Für effektive therapeutische Maßnahmen ist eine detaillierte Analyse der vorhandenen sprechmotorischen Störungen wichtig, d. h. allgemeine Dysarthrieuntersuchung

(▶ Kap. 10.1.3), prosodische Merkmale, d. h. Sprechtempo, Intonation, Lautstärke und Betonungssetzung sowie Verständlichkeit.
Depressionen und kognitive Störungen sollten ebenfalls berücksichtigt werden, da sie Störungsbild und Therapiefähigkeit beeinflussen.
Erfassung von Schluckbeschwerden ▶ Kap. 12.2.

Erfassen prosodischer Störungen
Viele Dysarthrietests berücksichtigen prosodische Aspekte nur unzureichend, daher weitere Untersuchungen wie:
- konstrastive Betonungsaufgaben, Akzentsetzung
- emotionale Prosodie: z. B. Wut, Freude oder Trauer
- grammatikalische/pragmatische Funktionen der Prosodie, z. B.
  - Du gehst jetzt? (Frage)
  - Ich gehe jetzt. (Antwort)
  - Du gehst jetzt! (Befehl)
- verschiedene Pausensetzung, z. B.
  - „Mein Frisör“, sagte Peter, „ist der Beste“
  - Mein Frisör sagte: „Peter ist der Beste“

Ähnliche Aufgaben können verwendet werden, um potenzielle Verständnisstörungen prosodischer Merkmale gesprochener Sprache zu erheben.

11.4.4 Therapie

Operative und medikamentöse Behandlungen beeinflussen hauptsächlich grobmotorische Probleme positiv und weniger die Dysarthrie. Verbesserungen der Kommunikationsfähigkeit werden deshalb am besten mit verhaltensändernden Ansätzen erzielt.
Therapiebeginn bereits im frühen Stadium, selbst wenn noch keine Anzeichen für eine Dysarthrie zu erkennen sind (z. B. Tipps für effektivere Kommunikationstechniken, Einführen von Übungen zur Kontrolle verschiedener Sprechsysteme).
Die gängigen Therapieansätze für die Dysarthriebehandlung im Rahmen des idiopathischen Parkinson-Syndroms können in zwei Gruppen aufgeteilt werden:

Lee Silverman Voice Treatment (LSVT, Ramig et al. 1996)
Wurde in den USA von Ramig und Kollegen entwickelt und hat empirisch bewiesene Effektivität (Ramig et al. 2018; Levy et al. 2020).

Grundannahme
Viele Patienten mit idiopathischem Parkinson-Syndrom haben Lautstärkedefizite.

Prinzip
- Therapiemotto: „think loud“ („Denke laut“)
- Therapieziel: Anhebung der Lautstärke, führt zur Verbesserung der Verständlichkeit und Stimmqualität sowie zur Reduzierung der monotonen Sprechweise, ohne dass sich der Patient auf mehrere Aspekte gleichzeitig konzentrieren muss (z. B. Artikulation, Lautstärke und Intonation)
- es gibt auch Hinweise darauf, dass sich das LSVT positiv auf Gestik, Mimik und Stimmbandpathologien eines Patienten auswirken kann

Nachteile

- zur Durchführung der LSVT ist die Belegung zertifizierter Kurse erforderlich
- die Therapie ist intensiv, sollte 4-mal wöchentlich für 4 Wochen ausgeführt werden
- bislang ist unklar, inwieweit dieser Ansatz für alle Schweregrade effektiv ist (kaum Studien mit schwer betroffenen Patienten)

Allgemeine Dysarthrietherapie (▶ Kap. 10.1.5)

Sofern LSVT nicht infrage kommt, werden Tonhöhen- und Lautstärkeregulation, Sprechtempo, Pausensetzung, Artikulation sowie Akzentsetzung behandelt (Ziegler et al. 1998; Duffy 2019).

Tonhöhe und Lautstärke

- **Tonhöhe:** bei Spannungsregulationsproblemen der Stimmlippen Übungen mit lang gezogenen Vokalen (z. B. hoch – tief oder laut – leise Variationen auf /a/), affektive Äußerungen auf kurzen, vokalreichen Ausdrücken (z. B. Verwunderung, Freude auf „oho", „ah"), konstrastive Intonationsmuster in kurzen Phrasen (z. B. Frage-Antwort-Paare), verschiedene Intonationsmuster in längeren Sätzen (z. B. Lesen eines Dialogs)
- **Lautstärke:** bei respiratorischen Störungen Haltungskorrektur, Vertiefung der Inspirationsphase, erhöhte Kontrolle der Exspirationsphase, z. B. durch Übungen mit lang gezogenen Vokalen, s/z Verlängerungen

Sprechtempo

Reduktion des Sprechtempos ist allgemein anwendbarer Ansatz zur Verbesserung der Verständlichkeit und sollte bei allen Patienten mit idiopathischem Parkinson-Syndrom angewendet werden, nicht nur bei zu schnellem Redetempo. Es gibt eine Reihe von Strategien zur Temporeduzierung. Welche am besten geeignet ist, hängt vom Stadium der Dysarthrie und von den kognitiven Fähigkeiten des Patienten ab (van Nuffelen et al. 2010).

Alphabetbrett (Hanson und Fager 2017)

Indikation

Am besten für schwer betroffene Patienten geeignet.

Vorgehen

Der Sprecher zeigt den Anfangsbuchstaben jedes Wortes auf dem Alphabetbrett an, bevor er es ausspricht.

Vorteile

Der Zuhörer erhält zusätzliche Verständnishilfen, da der Patient den Anfangsbuchstaben jedes Wortes angibt.

Nachteile

Verlangsamt das Tempo drastisch und führt so zu sehr unnatürlichem Sprechen.

Metronom

Alternative tragbare elektronische Apparate, die durch einen Kopfhörer die Signale präsentieren, oder Computerprogramme, die bei einem eingegebenen Text das Tempo auf dem Bildschirm vorgeben.

Vorgehen

Sprecher spricht eine Silbe oder ein Wort pro Metronomschlag.

Vorteile

- vorgegebenes Tempo kann über den Therapieverlauf verändert werden (man arbeitet von einem sehr verlangsamten Tempo auf ein natürlicheres hin)
- Patient muss die Geschwindigkeit nicht selbst kontrollieren (hat eine externe Hilfe zur Temporeduktion)

Nachteile

Sprechrhythmus sehr unnatürlich, Patient lernt nicht, sein Tempo eigenständig zu steuern und spricht bei Entzug des Metronoms evtl. wieder schneller.

Tastbrett

Vorgehen

Der Sprecher setzt parallel zum Sprechen für jedes Wort den Finger in die Lücken eines Brettes. Das Sprechtempo wird automatisch reduziert, da der Patient zwei Aufgaben gleichzeitig ausführen muss. Zusätzlich kann die Sprechgeschwindigkeit vom Therapeuten kontrolliert werden, indem verschiedene Fingerbewegungstempos vorgegeben werden.

Vorteile

- das Tempo wird nicht so extrem verlangsamt wie beim Alphabetbrett
- das vorgegebene Tempo kann wie beim Metronom über den Therapieverlauf verändert werden
- der Patient muss sich die Sprechgeschwindigkeit selbst vorgeben und internalisiert das Tempo so in einem stärkeren Ausmaß
- der Sprecher kann sich das Tempo gleichmäßig vorgeben oder den Finger im entsprechenden Sprechrhythmus weiterführen

Nachteile

- vielen Patienten fehlt die kognitive Fähigkeit, zwei Aufgaben gleichzeitig auszuführen (sie schaffen es z. B. nicht, den Finger beim Sprechen mitzuführen oder das Sprechen und die Fingerbewegungen zu synchronisieren)
- unnatürliches Sprechen, da die meisten Patienten es nicht schaffen, das Tempo rhythmisch zu verlangsamen

Rhythmische Tempokontrolle

Vorgehen

Therapeut oder Computerprogramm gibt das Tempo im richtigen Rhythmus vor.

Vorteile

Sprechen bleibt natürlicher als bei den o. g. Ansätzen, vorgegebenes Tempo kann bei Beibehaltung der relativen Silbendauern variiert werden.

Nachteile

Wie beim Metronom verlässt sich der Patient auf einen externen Stimulus und kann Schwierigkeiten haben, das Verhalten nach dem Entzug weiterzuverfolgen. Der Therapeut muss beachten, dass eine genügend große Anzahl von rhythmischen Mustern eingeübt wird.

Sprachverzögerer

Vorgehen

Patient hört seine Aussagen mit einem kurzen Zeitunterschied (50–200 ms) oder veränderter Frequenz. Dies soll automatisch zu einer Verlangsamung des Sprechens führen.

Vorteil

Temporeduzierung erfolgt unwillkürlich, Sprecher muss keine eigene Kontrolle darüber ausüben.

Nachteil

Feedback ist nicht bei allen Patienten wirksam und Sprechen wird unnatürlicher, allerdings in einem geringeren Ausmaß als z. B. das Sprechen mit Metronom oder Tastbrett.

Selbstständige Tempokontrolle

Vorgehen

Sprecher versucht ohne externe Hilfen sein Sprechtempo zu verringern; Therapeut muss beachten, dass der Patient die richtigen Strategien zur Temporeduzierung benutzt (d. h. richtige Pausensetzung, Dehnung der Silben etc.).

Vorteil

Sprechrhythmus bleibt am natürlichsten von allen bisher genannten Ansätzen.

Nachteil

Sprecher mit idiopathischem Parkinson-Syndrom haben Schwierigkeiten, ihr Sprechtempo selbst zu regulieren. Daher ist der Ansatz meist nur für Sprecher mit weniger starker Ausprägung anwendbar.

Pausensetzung

Hängt stark mit der Verlangsamung des Sprechtempos zusammen, da häufige Pausen das Tempo reduzieren. Gezielte Behandlung ist nötig, wenn der Patient Probleme mit der Phraseneinteilung hat, d. h. Pausen an unangebrachten Stellen setzt und somit die Verständlichkeit reduziert. Oft schlechte Koordination zwischen vorhandenem Luftvolumen und dem Sprechen, d. h. der Patient fügt innerhalb einer Phrase oder sogar eines Wortes eine Pause ein. In diesen Fällen Therapieschwerpunkt auf Verkürzung der Phrasenlänge bzw. auf erhöhter Kontrolle des Luftvolumens.

Artikulation

Ramig et al. (2018) zeigten, dass intensive Artikulationsübungen erhöhte Verständlichkeit bewirken können, allerdings nicht so hoch wie Lautstärkentherapie. Übertriebene Sprechbewegungen helfen bei anderen Dysarthrien, aber es fehlen Beweise für Parkinson-Patienten.

Akzentsetzung

Nach Behandlung von Tonhöhe und Lautstärke sollten Betonungsübungen eingegliedert werden, z. B.:

- kontrastive Betonungsübungen
  - „Mein Vater heißt Walter."
  - „Heißt Ihr Vater Thomas? Nein, mein Vater heißt *Walter.*"
  - „Heißt Ihr Onkel Walter? Nein, mein *Vater* heißt Walter." usw.

- Üben von Sätzen mit vorgegebenen Betonungsmustern
- Lesepassagen und spontane Konversation, bei denen der Patient versucht, die Wörter besonders hervorzuheben, die für die Vermittlung der Informationen am wichtigsten sind

Kommunikative Ansätze

Neben der direkten Therapie für verschiedene Sprechfunktionen wie Artikulation oder Prosodie sollten auch noch Ansätze zur Verbesserung der alltäglichen Kommunikation einbezogen werden. Diese betreffen sowohl den Sprecher als auch den Kommunikationspartner.

Die Ansätze bei idiopathischem Parkinson-Syndrom unterscheiden sich nicht von allgemeinen Behandlungskonzepten bei dysarthrischen Störungen. Allerdings sollten v. a. therapeutische Maßnahmen erfolgen, die eine Reduzierung der Lautstärke kompensieren können. Strategien beinhalten z. B.:

- Kontrolle des kommunikativen Umfelds, z. B. gute Beleuchtung oder niedriger Geräuschpegel im Hintergrund
- guter Augenkontakt zwischen Sprecher und Zuhörer, um Missverständnisse schnell zu identifizieren
- evtl. Anschaffung eines Hörgerätes für den Partner
- klare Themeneinleitung, v. a. bei Themenwechsel
- gezieltes Nachfragen des Zuhörers bei Missverständnissen

Technologische Hilfen

Biofeedbacksysteme zur Therapieunterstützung, z. B. LSVT Companion, Kay Pentax Voice Games oder lingWAVES TheraVox von Wevosys sowie Lautstärkenmesser in App oder alleinstehender Form.

Zur Unterstützung des Sprechens im Alltag:

- Voxlog™ (van Stan et al. 2014) zeigt an, wenn die Lautstärke zu niedrig wird
- SpeechVive™ (Stathopoulos et al. 2014) ruft den Lombard Effect hervor, um einen höheren Lautpegel zu erreichen
- Delayed oder Frequency Shifted Auditory Feedback Systeme (DAF oder FSF) helfen dem Patienten das Sprechen zu verlangsamen (Lowit et al. 2010)

Häufige Benutzung dieser Systeme kann zur Gewöhnung führen, was die Effizienz reduziert.

11.5 Multiple Sklerose

Anja Lowit

Auch: Encephalomyelitis disseminata, Polysklerose. Abkürzung: MS
Entmarkungserkrankung, bei der durch eine chronische Entzündung des zentralen Nervensystems (ZNS) die Markscheiden der Nervenfasern zerstört wurden.

- Prävalenz in Deutschland bei 150 Patienten auf 100.000 Einwohner
- Erkrankungsbeginn meist zwischen dem 20. und 40. Lj.
- Frauen häufiger betroffen als Männer

11.5.1 Entstehung

Ursachen

Unbekannt. Diskutiert werden genetische Prädisposition, virale Infekte und gestörte Autoimmunprozesse.

Pathophysiologie

- Entzündung der Mark- oder Myelinscheiden der Nervenfasern
- Entzündungsherde können sich vollkommen zurückbilden, meist bleiben Schäden an der Markscheide, die zerfällt und durch Narbengewebe ersetzt wird
- Weiterleitung der Nervensignale an diesen Stellen beeinträchtigt, mit motorischen und sensorischen Störungen
- Entmarkungsherde an allen Stellen des ZNS möglich (z. B. weiße Substanz von Hirnstamm, Kleinhirn, Rückenmark), Sehnerven ebenfalls häufig betroffen (Optikusneuritis)

11.5.2 Erscheinungsbild

Verlauf

Meist Verlauf in Schüben, die akuten Entzündungssymptome entwickeln sich in kurzer Zeit, halten einige Tage oder mehrere Wochen an und bessern sich nach Abklingen der Entzündung. I. d. R. bleiben Restschäden. Jeder Schub führt somit zu einer Zustandsverschlechterung des Patienten.

- bei 30–50 % langsamer Verlauf mit leichteren Schüben: relativ gute Lebensqualität über längere Zeit
- bei bis zu 20 % chronische Form mit kontinuierlicher Verschlechterung der Symptome
- in schwersten Fällen schwere Behinderungen oder der Tod innerhalb weniger Jahre

Allgemeine Symptome

Da sich die Entzündungsherde wahllos im Nervensystem verbreiten, gibt es keine spezifischen Symptomkomplexe. Nachfolgende Symptome können einzeln oder in verschiedenen Kombinationen auftreten:

Motorische Störungen

- spastische Lähmungen der Muskulatur mit Auswirkungen auf die Grob-, Fein- und Sprechmotorik
- abgeschwächte Muskelreflexe
- Kleinhirnschädigung: Gangunsicherheiten, Intentionstremor, Sprechstörungen
- Entzündungen der Hirnnerven: Gesichtslähmungen, Gesichtsschmerzen, Geschmacksstörungen
- rasche Ermüdbarkeit
- Blasen- und Darmentleerungsstörungen
- vereinzelt apraktische Symptome

Sensorische Störungen

- Sehstörungen
  - durch Entzündung des Sehnervs (z. B. Schleiersehen, Störungen des Farbsehens) als wichtiges Frühsymptom
  - durch Lähmung der Augenmuskulatur (z. B. Doppelbilder)
- Kribbeln, Missempfindungen, v. a. in den Extremitäten
- Spannungsgefühle

Andere Störungen

- kognitive Probleme, z. B. Gedächtnis- und Aufmerksamkeitsstörungen
- Sprach- und Sprachverständnisstörungen
- psychische Erkrankungen: überwiegend depressive Symptome, z. T. auch Euphorie

Sprechstörungen (Noffs et al. 2018)

Meist im Rahmen einer Dysarthrie. Häufigkeit umstritten, einige Studien weisen auf 23 bzw. 28 % aller MS-Patienten mit Dysarthrie hin (Duffy 2019). Andere berichten von 51 % (Hartelius et al. 2000).
Kein typischer Symptomkomplex, generell Assoziation mit gemischter Dysarthrie, d. h. es können Merkmale verschiedener Dysarthrietypen vorhanden sein. Zusammenhang zwischen dem Ausmaß der Verständlichkeitsprobleme und der Beeinträchtigung des neurologischen Gesamtstatus.
Meist spastische oder ataktische Symptome. Folgende Symptome sind oft zu beobachten (Duffy 2019; Hartelius et al. 2000):

Atmung

- reduziertes Lungenvolumen
- kürzere max. Phonationsdauer und Satzlänge

Phonation

- Hypophonation
- behauchte, raue, heisere oder gepresste Stimmqualität
- höhere Stimmfrequenz

Artikulation

- unpräzise Artikulation
- Verlängerung der Phoneme
- Hypernasalität

Prosodie

Prosodische Störungen überwiegen und betreffen hauptsächlich:
- **Tempo:** schleppende, langsame Sprechgeschwindigkeit, häufige Pausen
- **Lautstärke:** reduzierte Lautstärke, Verringerung der Lautstärkenmodulation
- **Akzentsetzung:** verringerte Tonhöhenmodulation, abweichende Intonationskonturen, reduzierte, unangebrachte oder fehlende Akzentsetzung

Eventuell skandierendes Sprechen infolge von Silbenisochronie (gleiche Silbendauer) und gleichmäßiger Akzentsetzung. Wird oft als Leitsymptom der ataktischen Dysarthrie bei MS angesehen, kommt jedoch nicht bei jedem Patienten vor (Duffy 2019).

11.5.3 Diagnostik

- **detaillierte Untersuchung sprechmotorischer Fähigkeiten:** aufgrund der hohen Variabilität des Symptomkomplexes umfassende Analyse der Patientenäußerungen wichtig (▶ Kap. 11.4.3)
- **Untersuchung auf kognitive und depressive Symptome:** können Auswirkungen auf sprechmotorischen und sprachlichen Fähigkeiten und die Therapiefähigkeit haben
- **Erfassung von Schluckbeschwerden** (▶ Kap. 12.2.2): können zu Aspirationspneumonien führen

11

11.5.4 Therapie

Wahl der Therapie hängt von den Ergebnissen der Dysarthrieuntersuchung ab und muss auf jeden Sprecher individuell abgestimmt werden. Therapeutische Maßnahmen unterscheiden sich nicht wesentlich von der allgemeinen Dysarthrietherapie (▶ Kap. 10.1.5; Duffy 2019; Lowit et al. 2020). Allerdings tritt die MS oft schon im jungen Alter auf, während die meisten Dysarthriefälle in der älteren Bevölkerung zu finden sind.
Daher vermehrte Konzentration auf Langzeittherapieziele und Beachtung potenzieller beruflicher Auswirkungen. Alternative Kommunikationsmittel im späteren Stadium oft erforderlich, wenn keine funktionelle Sprache mehr vorhanden. Oft Nutzbarkeit durch Sehstörungen, grob- und feinmotorische Schwierigkeiten eingeschränkt und Erlernen der Bedienung durch kognitive Beeinträchtigungen erschwert. Daher schon in einem früheren Stadium einführen.

Therapieziele

- Erweiterung bzw. effektive Nutzung des Luftvolumens
- Verbesserung der Stimmqualität
- Verringerung des Sprechtempos
- Verkürzung der Phrasen durch entsprechende Pausensetzung
- erhöhte Akzentuierung einzelner Wörter
- übertriebene Artikulation (*clear speech*)
- Verbesserung der Tonhöhen- und Lautstärkemodulation
- Anpassung einer Gaumensegelprothese bei ausgeprägter Hypernasalität

(Yorkston et al. 2010)

Literatur

Aarsland D, Bronnick K, Fladby T. Mild cognitive impairment in Parkinson's disease. Curr Neurol Neurosci Rep, 2011; 11(4), 371–378. doi:10.1007/s11910-011-0203-1 (letzter Zugriff: 29.06.2021).

Altmann LJP, Troche MS. High-Level Language Production in Parkinson's Disease: A Review. Parkinsons Disease, 2011, 12. doi:10.4061/2011/238956 (letzter Zugriff: 29.06.2021).

Cummings JL, Benson DF, Hill WA, Read S. Aphasia in dementia of the Alzheimer type. Neurology 1985; 35:394–397.

DGPPN/DGN. S3-Leitlinie „Demenzen". 038-013l_S3-Demenzen-2016-07.pdf (awmf.org) (letzter Zugriff: 29.06.21).

Duffy JR. Motor speech disorders: Substrates, differential diagnosis, and management (4. ed.). St. Louis: Mosby Incorporated, 2019.

Farrajota L, Maruta C, Maroco J et al. Speech therapy in primary progressive aphasia: a pilot study. Dementia and Geriatric Cognitive Disorders Extra 2012; 2: 321–331.

Fox NC, Warrington EK, Seifer AL, Agnew SK, Rossor MN. Presymptomatic cognitive deficits in individuals at risk of familial Alzheimer's disease. Brain 1998; 121:1631–1639.

Galton CJ, Patterson K, Xuereb JH, Hodges JR. Atypical and typical presentations of Alzheimer's disease: a clinical, neuropsychological, neuroimaging and pathological study of 13 cases. Brain 2000; 123:484–498.

Gorno-Tempini ML, Brambati SM, Ginex V et al. The logopenic/phonological variant of primary progressive aphasia. Neurology 2008; 71: 1227–34.

Gorno-Tempini ML, Hillis AE, Weintraub S et al. Classification of primary progressive aphasia and its variants. Neurology 2011; 76: 1006–14.

Hanson EK, Fager SK. Communication Supports for People with Motor Speech Disorders, Topics in Language Disorders: October/December 2017 – Volume 37 – Issue 4 – p 375–388 doi: 10.1097/TLD.0000000000000137 (letzter Zugriff: 29.06.2021).

Hartelius L, Runmarker B, Andersen O. Prevalence and Characteristics of Dysarthria in a Multiple-Sclerosis Incidence Cohort: Relation to Neurological Data. Folia Phoniatrica et Logopaedica 2000; 52:160–177.

Henry ML, Hubbard HI, Grasso SM, et al. Retraining speech production and fluency in non-fluent/agrammatic primary progressive aphasia. Brain. 2018; 141(6):1799–1814.

Hodges JR, Miller B. Frontotemporal dementia. In: Hodges JR (ed.). Early-Onset Dementia: a multidisciplinary approach. Oxford: University Press, 2001.

Kehagia, A.A., Barker, R.A., & Robbins, T.W. (2010). Neuropsychological and clinical heterogeneity of cognitive impairment and dementia in patients with Parkinson's disease. Lancet Neurol, 9(12), 1200–1213. doi:10.1016/s1474-4422(10)70212-x (letzter Zugriff: 29.06.2021).

Levy E, Moya-Galé G, Chang Y, Freeman K, Forrest K, Brin MF, Ramig LA. The effects of intensive speech treatment on intelligibility in Parkinson's disease: A randomised controlled trial. The Lancet's EClinicalMedicine, 2020; 24, 1–11. https://doi.org/10.1016/j.eclinm.2020.100429 (letzter Zugriff: 29.06.2021).

Lowit A, Dobinson C, Timmins C, Howell P, Kröger B. The effectiveness of traditional methods and altered auditory feedback in improving speech rate and intelligibility in speakers with Parkinson's disease. International Journal of Speech-Language Pathology, 2010; 12(5), 426–436. https://doi.org/10.3109/17549507.2010.497559 (letzter Zugriff: 29.06.2021).

Lowit A, Kent RD, Kuschmann A. Management of dysarthria. In I. Papathanasiou, & P. Coppens (Eds.), Aphasia and Related Neurogenic Communication Disorders (3rd ed). Jones and Bartlett: 2020.

Mesulam MM. Slowly progressive aphasia without generalized dementia. Annals of Neurology 1982; 11:592–598.

Mesulam MM. Editorial: Primary progressive aphasia: differentiation from Alzheimer's disease. Ann Neurol 1987; 22: 533–534.

Mesulam MM. Primary progressive aphasia. Annals of Neurology 2001; 49:425–432.

Neher KD. Morbus Parkinson – Diagnose, Therapie und Rehabilitation. Stuttgart: Hippokrates, 1990.

Nickels L, Croot K. Understanding and living with primary progressive aphasia: Current progress and challenges for the future. Aphasiology 2014; 28: 885–899.

Noffs G, Perera T, Kolbe SC, Shanahan CJ, Boonstra FMC, Evans A, … Vogel AP. What speech can tell us: A systematic review of dysarthria characteristics in Multiple Sclerosis. Autoimmunity Reviews, 2018; 17(12), 1202–1209. doi.org/10.1016/j.autrev.2018.06.010 (letzter Zugriff: 13.07.2021).

Poeck K, Hartje W. Demenz. In: Hartje W, Poeck K (Hrsg.). Klinische Neuropsychologie. Stuttgart: Thieme, 2006.

Ramig LO, Countryman S, Obrien C, Hoehn M, Thompson L. Intensive speech treatment for patients with Parkinson's-disease – short-term and long-term comparison of two techniques. Neurology 1996; 47:1.496–1.504.

Ramig LO, Halpern A, Spielman J, Fox C, Freeman K. Speech treatment in Parkinson's disease: Randomized controlled trial (RCT). Movement disorders, 2018; 33, 1777–1791.

Rohrer JD, Guerreiro R, Vandrovcova J, et al. The heritability and genetics of frontotemporal lobar degeneration. Neurology 2009; 73:1451–1456.

Rohrer JD. The genetics of primary progressive aphasia. Aphasiology 2014; 28: 941–947.

Stathopoulos ET, Huber J E, Richardson K, Kamphaus J, DeCicco D, Darling M, Sussman JE. Increased vocal intensity due to the Lombard effect in speakers with Parkinson's disease: Simultaneous laryngeal and respiratory strategies. Journal of Communication Disorders 2014, 48, 1–17. http://dx.doi.org/10.1016/j.jcomdis.2013.12.001 (letzter Zugriff: 29.06.2021).

Vandenberghe R. Classification of the primary progressive aphasias: principles and review of progress since 2011. Alzheimers Res Ther. 2016; 8(1):16.

van Nuffelen G, De Bodt M, Vanderwegen J, Van de Heyning P, Wuyts F. Effect of rate control on speech production and intelligibility in dysarthria. Folia Phoniatrica et Logopaedica, 2010; 62, 110–119.

van Stan JH, Gustafsson J, Schalling E, Hillman RE. Direct Comparison of Three Commercially Available Devices for Voice Ambulatory Monitoring and Biofeedback. SIG 3 Perspectives on Voice and Voice Disorders, 2014; 24(2), 80–86. doi:10.1044/vvd24.2.80 (letzter Zugriff: 29.06.2021).

Volkmer A, Rogalski E, Henry M, et al. Speech and language therapy approaches to managing primary progressive aphasia. Pract Neurol. 2020; 20(2):154–161.

Yorkston KM, Beukelman DR, Strand EA, Hakel M. Management of Motor Speech Disorders in children and adults. 3d ed Austin: Pro-Ed, 2010.
Ziegler W. Grundlagen der Dysarthrien. In: Springer L, Schrey-Dern D (Hrsg.). Dysarthrie. Stuttgart: Thieme, 1998.

12 Dysphagie

Ulrike Frank, Annemarie Vogel und Ulrich Birkmann

12.1 Einführung

- **Schlucken:** rasch, teils willkürlich und teils reflektorisch ablaufender sensomotorischer Vorgang, bei dem Speichel, Flüssigkeit oder Nahrung aufgenommen, zerkleinert und vom Mund in den Magen transportiert werden
- **Dysphagie:** (griech. *dys*= gestört, *phagien*= essen) Störung des Schluckaktes, die potenziell den gesamten komplexen Vorgang betreffen kann und durch eine Vielzahl von Erkrankungen oder alterungsbedingte Veränderungen ausgelöst wird (Prosiegel und Weber 2018)

> ! Dysphagien werden nach ICD-10 mit dem Code **R13** klassifiziert.

Häufigkeit

Ca. 5 Mio. Menschen in Deutschland sind von Dysphagien betroffen. Am häufigsten treten sie bei Patienten mit neurologischen Erkrankungen und alten multimorbiden Patienten auf (Warnecke und Dziewas 2018).

Multifaktorielle Folgen

Dysphagien können weitreichende Folgen für die Patienten haben und verschiedenste Lebensbereiche betreffen:

- **medizinisch:** Schwäche, Gewichtsverlust, erschwerte Medikamenteneinnahmen, Malnutrition und Dehydratation, künstliche Ernährung, Trachealkanülenversorgung, Aspirationspneumonien, erhöhte Pflegebedürftigkeit und Sterblichkeit
- **sozial-emotional:** Scham, Angst, Depression, Trauma nach Aspirationserlebnis (Phagophobie), Isolation, lange Mahlzeitdauer, Appetitlosigkeit, Kostanpassung, Verzicht und Verlust von Lebensqualität

> !
> - **Malnutrition (Mangelernährung):** zu geringe Energie- und Nährstoffzufuhr (v. a. Energie-Protein Malnutrition). Die medizinische Diagnose wird ärztlich unter Berücksichtigung der Anamnese und bestimmter Körper- bzw. Laborparameter gestellt. Besonders gefährdet sind ältere Menschen mit Dysphagie. Sie benötigen täglich ca. 30 kcal/kg (0,8 g/kg davon als Protein)
> - **Dehydratation (Flüssigkeitsmangel):** „Mangel an Wasser" durch zu geringe Zufuhr oder zu starken Verlust von Flüssigkeit. Die medizinische Diagnose wird auch hier ärztlich unter Berücksichtigung der Anamnese und bestimmter Körper- bzw. Laborparameter gestellt. Dehydratation kann eine Austrocknung, die Exsikkose zur Folge haben, ältere Menschen haben hierfür ein höheres Risiko. Die tägliche Flüssigkeitszufuhr sollte ca. 30–40 ml/kg bzw. mind. 1500 ml betragen
> - **Aspirationspneumonie:** Lungenentzündung, die dadurch entsteht, dass Nahrung, Flüssigkeit und Speichel in die Atemwege gelangen. Es wird zwischen ambulant erworbenen und nosokomialen (im Krankenhaus erworbenen) Pneumonien unterschieden. Die Diagnose wird klinisch und röntgenologisch gestellt. Die Aspirationspneumonie ist die häufigste Todesursache bei Patienten mit Dysphagie

Management

Dysphagien erfordern aufgrund ihrer Komplexität ein interdisziplinäres und individuelles Behandlungssetting, bei dem folgende Aspekte berücksichtigt werden müssen:

- der Behandlungsansatz muss spezifisch für die pathophysiologische Problemstellung ausgewählt werden – keine „*one size fits all*"-Diagnostik und Therapie
- die komplexen Problemstellungen erfordern i. d. R. eine multidisziplinäre Sichtweise und Behandlungsplanung

Das Vorgehen bei Dysphagien aufgrund akuter Erkrankungen kann sich deutlich von Behandlungsstrategien bei progredienten Erkrankungen unterscheiden. Während in der **Akutphase** eines Schlaganfalls häufig das *Aspirationsrisiko* im Fokus steht, rücken bei *chronischen* und *progredient verlaufenden Dysphagien* wiederholte klinische und instrumentelle Untersuchungen der oralen Ernährungsfähigkeit, mobilitätserhaltende Übungen und ggf. Schlucktechniken in den Vordergrund. Die *Kostempfehlungen* müssen an die Veränderungen der funktionellen Möglichkeiten angepasst und durch *Beratung* der Patienten und Angehörigen begleitet werden. Dabei steht v. a. im terminalen Stadium progredienter Erkrankungen bei therapeutischen Entscheidungen der Komfortgedanke im Sinne eines *palliativmedizinischen Ansatzes* im Vordergrund.

> **!** **Multidisziplinäres Team**
> Dysphagien bringen komplexe Folgen und Herausforderungen mit sich. Daher ist ein multi- und interdisziplinärer Behandlungsansatz erforderlich.

12.2 Anatomie und Physiologie der Schluckfunktion

12.2.1 Anatomie

Für die Verarbeitung von Nahrung, d. h. von der Aufnahme in den Mund bis zum Transport durch die Speiseröhre in den Magen, sorgt ein enormer neuromuskulärer Aufwand. Ca. 40 paarig angelegte **Muskeln** werden dabei von **5 Hirnnerven** innerhalb von Sekunden präzise gesteuert. Ausschlaggebend für einen effektiven und sicheren Schluckakt sind daher ein intaktes Nervensystem und ein funktionierender Muskelapparat. Für eine detaillierte Darstellung der (Neuro-)Anatomie und Physiologie der Schluckfunktion vgl. Schindelmeiser (2018; ▶ Abb. 12.1).

Der Schluckakt ist ein teils willkürlicher, teils reflektorischer Vorgang:

- **willkürliche Phase:** Nahrungsaufnahme, Kauen und Transport in den hinteren Mundraum
- **reflektorische Phase:** Nahrungstransport vom Oropharynx bis in den Magen

Für die Koordination dieser semi-reflektorischen Vorgänge und auch für die Schutzmechanismen sind sowohl kortikale als auch subkortikale Hirnregionen verantwortlich. Es wird vermutet, dass die Hauptaufgaben des sog. **Schluckkortex** die willkürliche Initiierung des Schluckvorgangs und die zeitliche Koordination von oraler und pharyngealer Schluckphase sind (Prosiegel 2018). Die kortikalen Hirnregionen sorgen mit ihren aufsteigenden Bahnen (Afferenzen) für eine intakte oropharyngeale Sensibilität und tragen dazu bei, das Eindringen von Speichel und Nahrung in die Atemwege zu verhindern. Es gibt eine Schluckdominanz einer Hemisphäre, so dass individuell eine Schädigung der schluckdominanten Seite zu

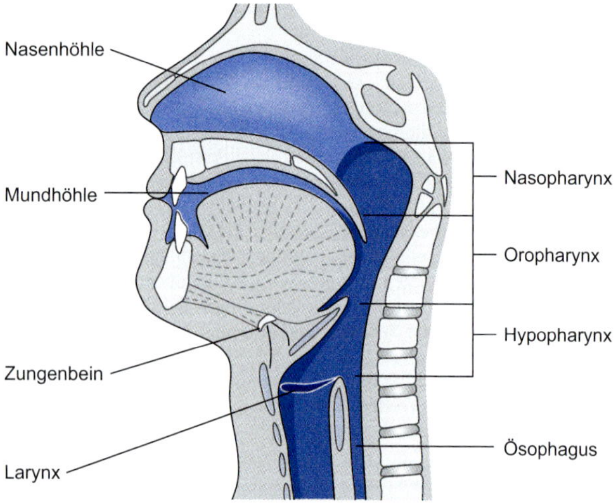

Abb. 12.1 Cranio-cervikale Saggitalansicht [L157]

schwereren Dysphagien führen kann als auf der anderen. Die linke Hemisphäre steuert tendenziell die orale Phase, die rechte eher die pharyngeale Phase des Schluckens (Warnecke und Dziewas 2018).

Neben den kortikalen Schluckarealen sind v. a. die **Schluckzentren im Hirnstamm** für den Schluckakt relevant. In einem Teil des Hirnstamms, im Bereich der Medulla oblongata, sorgen sog. *Pattern-Generators of Swallowing* (CPG) für die zeitlich-räumliche Abfolge des Schluckakts:

- **dorsomedialer Patterngenerator:** enthält Master-Neurone, ist für den zeitlich-räumlichen Ablauf der Schlucksequenz zuständig
- **ventrolateraler Patterngenerator:** verantwortlich für ein Weiterleiten der Inputs aus dem Hirnstamm an die schluckrelevanten Hirnnervenkerne

Für einen physiologischen Schluckakt sind **5 Hirnnerven** verantwortlich, die dem Hirnstamm entspringen:

1. **N. trigeminus (V):** übermittelt sensorische Inputs der Haut des vorderen Teils des Kopfes, der Nasen- und Mundhöhle, den Zähnen und des Unterkiefers (Gray 2000), versorgt die vorderen ⅔ der Zunge mit Tastinformationen. Motorisch versorgt der N. trigeminus die Kaumuskulatur, die suprahyoidale Muskulatur und den Gaumesegelspanner (M. tensor veli palatini)
2. **N. fazialis (VII):** ist sensorisch für den Geschmackssinn der vorderen ⅔ der Zunge zuständig, versorgt motorisch die mimische Muskulatur
3. **N. glossopharyngeus (IX):** spielt beim Würgreflex eine große Rolle; Hauptfunktion ist die sensorische Versorgung des Oropharynx und der posterioren Zunge; enthält Faseranteile, die Bestandteile des vegetativen, autonomen Nervensystems sind, und führt auch zur Ohrspeicheldrüse (Glandula par-

otis); verfügt über verschiedene Arten von Fasern (viszeral, brachiomotorisch, parasympathisch und sensorisch)
4. **N. vagus (X):** versorgt mit seinen motorischen Fasern in Kombination mit dem N. trigeminus das Gaumensegel, in Kombination mit dem N. glossopharyngeus (Plexus pharyngeus) die Pharynxkonstriktoren; das obere ösophageale Segment wird ebenfalls von N. vagus versorgt und ist für das Öffnen und Schließen der Sphinktermuskulatur zuständig; versorgt sämtliche Kehlkopfmuskeln; mit seinen sensiblen Fasern innerviert er die Schleimhäute im Bereich des äußeren Gehörganges, des Zungengrundes, der unteren Rachenhälfte und des Kehlkopfes
5. **N. hypoglossus (XII):** führt ausschließlich motorische Fasern und ist für die äußere und innere Zungenmuskulatur während des Kauens, Schluckens und der Artikulation zuständig

12.2.2 Physiologie

Der Schluckakt wird in vier bzw. fünf Schluckphasen unterteilt (▶ Tab. 12.1). Die Anzahl der Phasen unterscheidet sich, je nach Literaturangabe (Bartolome 2018; Nusser-Müller-Busch 2015):
1. prä-orale Schluckphase
2. orale Vorbereitungsphase
3. orale Transportphase
4. pharyngeale Schluckphase
5. ösophageale Phase

Tab. 12.1 Funktion und Abläufe der Schluckphasen

Schluckphase	Funktionen
prä-orale Phase	→ **Heranführen der Nahrung zum Mund** Sehen, Riechen, Tasten der Nahrung und der direkten Umgebung der Nahrung, Umgang mit Besteck und Geschirr, Hand-Augen-Koordination, Hand-Mund-Koordination
orale Vorbereitungsphase	→ **Zerkleinern der Nahrung, Einspeicheln und Bolusformung** Kieferöffnung, Mund- und Lippenöffnung sowie -schluss, Kieferbewegungen (rotierende und laterale Bewegung), Speichelproduktion, Zungenschüsselbildung, Aktivierung des Buccinatormechanismus
orale Transportphase	→ **Transport des Bolus von der Mundhöhle in Richtung Pharynx** Mundschluss, Hebung des Apex linguae, kranio-dorsale Zungenbewegung, Gaumensegelhebung und -spannung (velo-pharyngealer Abschluss), semi-reflektorische Schluckreflextriggerung
pharyngeale Phase	→ **Transport des Bolus durch den Pharynx in den Ösophagus** Aktivierung der superioren, medialen und inferioren Pharynxkonstriktoren, hyo-laryngeale Exkursion, Approximation von Zungenbasis und Pharynxkonstriktor, Öffnung des oberen ösophagealen Segments, Atemwegsverschluss: Verschluss durch Annäherung von Stimmbändern, Taschenfalten, Aryknorpeln und durch Epiglottiskippung
ösophageale Phase	→ **Bolustransport durch den Ösophagus in den Magen** peristaltische Kontraktionen der verschiedenen Ösophagussegmente

Koordination von Atmung und Schlucken

Die Atem-Schluck-Koordination (ASK) ist ein zentraler Mechanismus zum Schutz der unteren Atemwege vor Aspirationen (Martin-Harris 2008):

- **gesunde Erwachsene schlucken in der Ausatemphase,** spätestens dann, wenn noch mind. ⅓ exspiratorisches Restvolumen vorhanden ist. Der so entstehende subglottische Druck unterstützt den Glottisschluss (*subglottic pressure theory*, Gross et al. 2003) und das intrathorakale Restvolumen kann für ein effektives Husten nach Aspiration genutzt werden
- **Anpassung an Boluseigenschaften und -mengen**, z. B. beim sequenziellen Trinken von größeren Flüssigkeitsmengen (mehrfaches Schlucken ohne Unterbrechung) erfolgt die Schlucktriggerung gleich zu Beginn der Ausatemphase, so dass das vorhandene Inspirationsvolumen optimal für den Atemwegsschutz genutzt werden kann
- **Anpassung an alters- und krankheitsbedingte Veränderungen der Atem- und Schluckfunktion:** die ASK adaptiert sich an die physiologischen Veränderungen im Säuglings- und hohen Alter. Kommen neurologische und/ oder respiratorische Erkrankungen hinzu (z. B. Dysphagie nach Schlaganfall, Morbus Parkinson, COPD), kann es allerdings zur Dekompensation der ASK und damit auch zu einem erhöhten Aspirationsrisiko kommen
- **Atemunterbrechung** (auch Schluckapnoe bzw. schluckrelatierte Atempause): diese erfolgt als Teil der **zentralen Atemsteuerung** im Zusammenhang mit der Schlucktriggerung. Sie ist *nicht* das biomechanische Resultat des Larynxverschlusses auf Glottisebene und kann bereits *vor* den laryngealen Verschlussmechanismen beginnen. Dauer: ca. 1 Sek., variiert aber nach Boluskonsistenz und -volumen sowie Alter und Geschlecht

Die primäre Steuerung der Atem-Schluck-Koordination erfolgt auf Hirnstammebene (Medulla oblongata) durch das enge Zusammenspiel der CPGs (*Central Pattern Generators*) für die Atmung und die Schluckfunktion. Auch supramedulläre Strukturen wirken auf die Atem-Schluck-Koordination ein, wodurch eine flexible Anpassung an Boluseigenschaften und physiologische Veränderungen ermöglicht wird.

Voraussetzung für eine effektive Atem-Schluck-Koordination ist ein ausreichend großes Atemvolumen. Daher kann bei ausgeprägter Tachypnoeund damit verbundenem reduzierten Atemzugvolumen (→ *Rapid Shallow Breathing)* die Atmung häufig nicht effektiv mit der Schlucktriggerung koordiniert werden und es kommt zur Atem-Schluck-Dyskoordination und einem erhöhten Aspirationsrisiko

> **!** In der Diagnostik und Therapie von Dysphagien muss die **Atemfunktion** (v. a. Atemvolumen, Atemfrequenz) und **Atem-Schluck-Koordination** berücksichtigt werden.
> **Atemtherapeutische Maßnahmen** zur Regulation der Atem-Schluck-Koordination sind in der Dysphagietherapie bei zahlreichen pathophysiologischen Problemstellungen indiziert.

12.3 Pathophysiologie der Schluckfunktion

Eine große Zahl von Erkrankungen ist für eine Störung des komplexen Schluckvorgangs und somit auch für Störungen der Nahrungsaufnahme verantwortlich. Die Pathophysiologien bei Dysphagien führen dazu, dass die Betroffenen die Kontrolle über Speichel, flüssige und feste Boli verlieren. Dies kann vor, während und nach dem Schluckakt geschehen (**prä-, intra- und postdeglutitiv**).

Verbleibt Nahrung im Hypopharynx, werden diese Bolusreste **Retentionen bzw. Residuen** genannt. Gelangt Speichel oder Bolus in den Kehlkopfeingang (Aditus laryngis) und verbleibt oberhalb der Stimmlippen, spricht man von einer **Penetration**, gelangt der Bonus unterhalb der Glottisebene von **Aspiration.** Diese Pathophysiologien treten im Rahmen neurologischer Erkrankungen in unterschiedlicher Kombination in verschieden starker Ausprägung auf. Die **Ursachen für die beschriebenen Pathophysiologien** sind vielseitig (▶ Tab. 12.2).

Tab. 12.2 Zentrale Begriffe und häufige Ursachen zur Pathophysiologie der Schluckfunktion

Pathophysiologie	Erklärung	Häufige Ursachen
Leaking	vorzeitiges Herauslaufen von Speichel/Nahrung aus der Mundhöhle oder Herablaufen in den Hypopharynx	• unzureichender Mundschluss, Vorneigung von Kopf oder Rumpf (anteriores Leaking) • Kopfpositionierung nach hinten • gestörte oder fehlende orale Bolus- und Flüssigkeitskontrolle durch offenen Mund beim Schlucken • insuffiziente Zungenschüsselbildung und insuffiziente orale Druckverhältnisse (posteriores Leaking)
Retentionen/ Residuen	Reste von Speichel, Bolus und Flüssigkeiten in den anatomischen Spalträumen (Valleculae, Sinus piriformes, laterale Kommissuren, hintere Kommissur, ▶ Abb. 12.1)	• insuffizienter Transport der Nahrung von oral nach ösophageal durch hypotone, dyskoordinierte Muskelaktivität • Sensibilitätsstörungen als Ursache für einen Verbleib von Nahrung an den entsprechenden sensorischen Versorgungsgebieten der Hirnnerven und deren Äste
Penetration	Eindringen von Speichel, Bolus und Flüssigkeiten in den Aditus laryngis **bis zur Glottisebene**	• orale Kontrollverluste • insuffizienter oropharyngealer Transport • reduzierte laryngeale Schutzmechanismen • Störungen der komplexen sensorischen Versorgung der am Schluckvorgang beteiligten Strukturen • Ausfall v. a. der laryngealen Sensibilität führt zu einer **stillen Aspiration**
Aspiration	Eindringen von Speichel, Bolus und Flüssigkeiten in den Aditus laryngis **bis unter die Glottisebene**	
stille Aspiration	Eindringen von Speichel, Bolus und Flüssigkeiten unter die Glottisebene **ohne Einsetzen von Schutzreflexen (Husten)**	
Regurgitation	Rücktransport von Nahrung (gegen die Schwerkraft) aus dem Ösophagus in den Pharynx	• gestörte Druckverhältnisse und Passagestörungen • insuffizienter naso-pharyngealer Abschluss führt zum Eindringen von Nahrung in die Nasenhöhle • gestörte Funktion des oberen ösophagealen Segments führt zu einem Rückfluss vom Ösophaguseingang zurück in den Hypopharynx

12.4 Grundlagen der Dysphagiediagnostik

Die klinische Diagnostik sollte eine fundierte **Anamnese,** ein **Screeningverfahren** zur Einschätzung des Aspirationsrisikos, eine **ausführliche Einschätzung der schluckrelevanten Organe** und **sensomotorischer Bewegungsabläufe,** sowie – wenn vertretbar – **Schluckversuche** mit verschiedenen Konsistenzen und Mengen beinhalten. Aus diesen Informationen ergibt sich ein **klinischer Gesamteindruck zur vorliegenden Dysphagie.**

Auf Grundlage der klinischen Diagnostik wird auch die Notwendigkeit einer weiteren instrumentellen Diagnostik abgeleitet, v. a. zur Befundung der pharyngealen und ösophagealen Phase der Schlucksequenz. Der Aspirationsstatus kann nur mit einem instrumentellen Verfahren (FEES, VFSS, ▶ Kap. 12.4.4) zuverlässig beurteilt werden.

Dieses Kapitel gibt einen Überblick über klinische Diagnostikverfahren. Krankheitsspezifische Verfahren werden in den entsprechenden Unterkapiteln aufgeführt.

12.4.1 Anamnese

Grundlegende Informationen aus Vorbefunden:

- Grunderkrankung
- Krankheitsbeginn und -verlauf
- aktuelle Medikamente
- soziale Situation
- Langzeitintubation/Trachealkanüle
- schlucktherapeutische Vorbefunde inkl. instrumenteller Diagnostik und erfolgter Therapieversuche
- Komplikationen (Pneumonie etc.)
- aktuelle Ernährungsform

(Prosiegel und Weber 2018)

Wenn möglich sollte eine **Eigenanamnese** mit den Patienten erfolgen, ggf. mit kommunikationsunterstützenden Mitteln. Ergänzend kann eine **Fremdanamnese** (z. B. Angehörige) hilfreich oder notwendig sein.

Während des Gesprächs orientierender Gesamteindruck zu:

- Vigilanz
- Kommunikationsfähigkeit und Kognition
- Compliance
- Körperhaltung
- schluckspezifische Beobachtungen: Spontanschlucke, Sialorrhoe/Drooling (Speichelfluss aus dem Mund), feuchter Stimmklang, Räuspern/Husten

Im Gespräch Thematisierung von:

- subjektiven Schluckbeschwerden
- Problemen bei der Speichelkontrolle
- Problemen beim Essen und Trinken
- bisheriger schlucktherapeutischer Behandlung
- Ernährungsweise: oral, teil-oral, enteral, parenteral, welche Konsistenzen etc.
- Ernährungszustand: Gewichtsverlust, Mangelernährung, Dehydratation
- pulmonale Komplikationen: Verschleimung, Husten, bronchopulmonale Infekte, Pneumonien

Für eine standardisierte schluckbezogene Anamnese kann z. B. der Anamnese-Protokollbogen des NOD-Stufenkonzepts genutzt werden (Ickenstein et al. 2009). Mithilfe von **Fragebögen** kann zusätzlich erfasst werden, inwieweit die Dysphagie die Lebensqualität des Patienten beeinträchtigt:

Tab. 12.3 Screeningverfahren (Beispiele) für neurogene Dysphagien (für eine ausführliche Auflistung vgl. Warnecke und Dziewas 2018)

Kategorien	Beispiele
Wasserschlucktest	• **2 von 6** nach Daniels (Daniels et al. 1997) • **90 ml-Wassertest** (DePippo et al. 1992, Suiter und Leder 2008) • Standardized Swallowing Assessment (**SSA**, Perry 2001a, b)
Provokationstests	• Hustenreflex-Provokationstest (**Cough Reflex Test – CRT**; Miles et al. 2013)
Mehrkonsistenzentests	• Gugging Swallowing Screen (**GUSS**, Trapl et al. 2007)
Fragebögen	• Eating Assessment Tool (**EAT-10,** Belafsky et al. 2008)

- Swallowing Quality of Life (**SWAL-QoL,** McHorney et al. 2002, dt. Version Rosenbek und Donovan in: Stanschus [ed.] 2006)
- Eating Assessment Tool (**EAT-10,** Belafsky et al. 2008, dt. Version: Zaretzky et al. 2018)

12.4.2 Screeningverfahren

Screeningverfahren werden v. a. zum frühzeitigen Identifizieren von aspirationsgefährdeten Patienten durchgeführt. Dies kann zum einen durch spezifische **Fragebögen** und zum anderen mithilfe eines **Wasserschluck**- oder **Mehrkonsistenzentests** erfolgen (▶ Tab. 12.3), mit deren Hilfe das Auftreten bekannter Aspirationsprädiktoren (z. B. Husteneffektivität, *wet voice*/feuchter Stimmklang) überprüft wird.
Ein Problem der meisten gängigen Screeningverfahren ist die relativ geringe Sensitivität und Spezifität. Das bedeutet, dass ein Teil der aspirierenden Patienten nicht erkannt wird und auch einige nicht-betroffene Patienten als „aspirierend" (falsch-positiv) fehldiagnostiziert werden (Bours et al. 2009). Trotz dieser Ungenauigkeit sind Screeningverfahren eine wertvolle Ergänzung der klinischen Dysphagiediagnostik, da sie einfach und schnell und durch verschiedene Berufsgruppen durchführbar sind und so die Entscheidung erleichtern, ob eine weitere spezifische Diagnostik erfolgen muss.

12.4.3 Klinische Schluckuntersuchung (KSU)

Die ausführliche **klinische Schluckuntersuchung (KSU)** wird von Schlucktherapeuten durchgeführt und dient der möglichst **genauen Bestimmung** eines dysphagischen **Störungsmusters**, dessen **Pathomechanismen** und des **Dysphagieschweregrades**. Aus den Ergebnissen lassen sich Indikationen für weitere apparative Diagnostik, eine geeignete Ernährungsform und schlucktherapeutische Maßnahmen ableiten. Für eine detaillierte Durchführungsbeschreibung wird auf Bartolome et al. (2018) verwiesen.
Im Folgenden wird ein kurzer Überblick über wichtige Aspekte der KSU gegeben, die im Wesentlichen aus zwei Teilen besteht.

Untersuchung oropharyngealer Strukturen (Hirnnervenstatus)

- Beobachtung der Strukturen in Ruhe: v. a. Paresen, Tremor, Faszikulationen, Atrophien
- Prüfung der Reflexe: v. a. Husten- und Würgereflex, Schluckreflex, pathologische Primitivreflexe

- Beurteilung von Willkürbewegungen: v. a. Kraft, Tempo, Zielgenauigkeit, Symmetrie, Diadochokinese
- Prüfung der Sensibilität: z. B. thermale Stimulation (Eissonde) der Trigeminusäste

Schluckversuche

Durchführbar, wenn:

- Patient ausreichend wach ist
- spontanes oder willkürliches Husten möglich ist
- Patient ausreichend compliant (kooperativ) ist, damit ein aussagefähiger Befund über die orale Nahrungsaufnahme erhoben werden kann

Wenn möglich, sollte vor der ersten Nahrungsgabe der Speichelschluck beurteilt und eine Stimmprobe erhoben werden, um mögliche Stimmveränderungen nach der Nahrungsaufnahme (*wet voice*) beurteilen zu können.

Kontraindikationen für Schluckversuche

- relevante Bewusstseinsstörungen, unzureichende Kooperationsfähigkeit (unabhängig von der Ursache)
- Vorliegen eines akuten pulmonalen Infektes/Aspirationspneumonie

Schluckversuche werden mit **unterschiedlichen Konsistenzen** (i. d. R. breiig, flüssig, fest) und **unterschiedlichen Mengen** durchgeführt.

Beobachtung u. a. folgender Aspekte:

- Dauer und Qualität der oralen Phase
- orales/nasales Herauslaufen von Nahrung
- ggf. Kaufunktion (bei festen Konsistenzen)
- Zeitpunkt der Schluckreflextriggerung
- orale Residuen
- Nachschlucke
- Schluckanstrengung

Der **Schluckkontrollgriff** (▶ Abb. 12.2) kann hierbei eingesetzt werden, um eine fehlende Anteriorbewegung des Larynx, Tonusveränderungen und Zungenpumpbewegungen bzw. Schluckverzögerungen palpatorisch zu erfassen. Eine valide Aussage zur Schluckqualität kann mithilfe des Griffs aber nicht getroffen werden.

Außerdem Hinweise auf Penetrationen/Aspirationen:

- Räuspern/Husten/Würgen (direkt oder verzögert nach dem Schlucken)
- Atemnot, tränende Augen, Fremdkörpergefühl im Halsbereich
- feuchter/gurgelnder/belegter Stimmklang (*wet voice*)

Für die Dokumentation der ausführlichen KSU und die Schweregradbestimmung von neurogenen Dysphagien können **deskriptive Untersuchungsbögen** verwendet werden, z. B.:

- Bogenhausener Dysphagie-Score (**BODS**, Bartolome et al. 2018)
- Standardisierung des Untersuchungsablaufs bei neurogener oropharyngealer Dysphagie (**NOD-Stufenkonzept**, Teil 1–2, Ickenstein et al. 2009)
- Kölner Befundsystem für Schluckstörungen (**Kö.Be.S.**, Birkmann 2007)

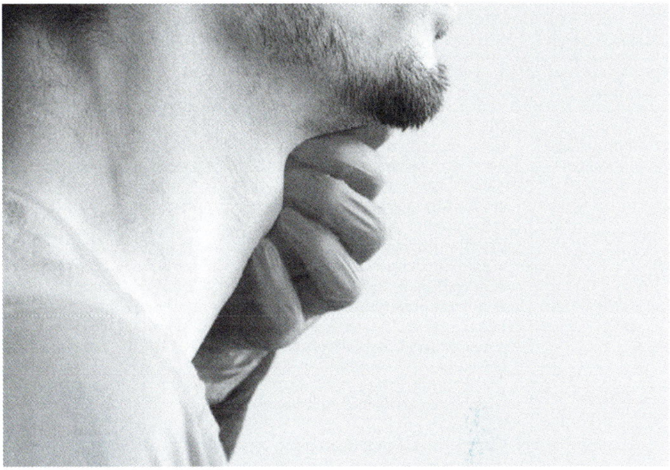

Abb. 12.2 Schluckkontrollgriff [M1097]

!

- Die **Klinische Schluckuntersuchung (KSU)** ermöglicht eine umfassende Beurteilung von Beeinträchtigungen der selbstständigen Nahrungsaufnahme und den Ressourcen des Patienten.
- **Aspirationen** können damit allerdings **nicht sicher erkannt werden**. Daher müssen die Ergebnisse immer kritisch bewertet und ggf. eine ergänzende instrumentelle Schluckdiagnostik durchgeführt werden.

12.4.4 Instrumentelle Dysphagiediagnostik

Sie dient der objektiven Beurteilung des Störungsmusters und der Identifikation von (stillen) Aspirationen von Speichel und Nahrung. In Deutschland stellen die **Flexible Evaluation des Schluckaktes (FEES)** und die **Videofluoroskopische Evaluation des Schluckaktes (VFSS**, *Videofluoroscopic Swallowing Study*) den Goldstandard der instrumentellen Dysphagiediagnostik dar. Die Methoden ergänzen sich gegenseitig. Die FEES wurde erstmals 1988 von der Sprachtherapeutin Susan Langmore beschrieben. Für die Entwicklungsgeschichte und eine detaillierte Beschreibung der Standard-FEES-Untersuchung wird auf Warnecke und Dziewas (2018) verwiesen. Die VFSS wurde 1983 von Jerilyn A. Logeman entwickelt. Als vertiefende Literatur wird hier auf Duchac et al. (2020) verwiesen. In ▸ Tab. 12.4 werden FEES, VFSS und andere seltenere Verfahren erläutert.

Publizierte Skalen für FEES und VFSS in deutscher Sprache:

- Fiberoptischer endoskopischer Dysphagie-Schweregrad-Score für akute Schlaganfallpatienten (**FEDSS**, Dziewas, 2008)
- Penetrations-Aspirations-Skala (**PAS**; Rosenbek et al. 1996a, dt. Übersetzung Hey et al. 2014)
- Murray-Skala zur Sekretbeurteilung (Murray et al. 1996, dt. Übersetzung Hey et al. 2015)

Tab. 12.4 Instrumentelle Diagnostikverfahren, Durchführung und Differenzialindikation

Instrumentelles Verfahren	Beschreibung	Hauptindikation
Flexible Evaluation des Schluckaktes (FEES)	• Durchführung in beliebiger Haltung, bedside durchführbar • benötigt werden mind. ein Untersucher (Arzt/Schlucktherapeut) und ein Assistent zum Anreichen der Flüssigkeiten und Speisen • flexibles fiberoptisches Endoskop/Videoendoskop wird unter Sicht durch die Nasengänge eingeführt und bis supralaryngeal vorgeschoben • zunächst **Ruhebeobachtung:** Beurteilung von Schleimhäuten, Sekretstatus, organischen Veränderungen, laryngealer Beweglichkeit bei Ruheatmung etc. • **Funktionsprüfung:** Bewegung verschiedener am Schlucken beteiligter Strukturen unter bestimmten Aufgaben, z. B. Pharynxkontraktion, Kehlkopfelevation, Glottisschluss • Prüfung von Speichelschlucken und verschiedenen Nahrungskonsistenzen und -mengen • **Sensibilitätstest:** z. B. Antippen der Aryknorpel mit der Endoskopspitze	• Beurteilung der pharyngealen Schluckphase • Beurteilung von Sekretmanagement und Residuen • Sensibilitätsprüfung • bevorzugte Methode auf ITS und Stroke Unit • therapeutischer Einsatz als Biofeedbackmethode (Birkmann und Kley 2018)
Videofluoroskopische Evaluation des Schluckaktes (VFSS)	• Durchführung im aufrechten Sitzen oder Stehen • benötigt werden ein Arzt, eine MTA und ein Schlucktherapeut • eine Röntgenkamera wird seitlich vom Patienten positioniert • der Kopf-/Halsbereich wird mit ca. 25–30 Bildern/Sek. durchleuchtet, um den Schluckakt dynamisch zu visualisieren • dem Patienten können verschiedene Konsistenzen vermischt mit einem Kontrastmittel verabreicht werden	• Nachweis intradeglutitiver Aspirationen • Darstellung der oralen, pharyngealen und ösophagealen Phase • Beurteilung der hyolaryngealen Motilität, Epiglottisinversion, Zungenbasis-Pharynxhinterwand-Kontakt
Manometrie	• in liegender oder aufrechter Position • Messsonden werden transnasal über den Pharynx in den oberen Ösophagus eingeführt, diese messen den Druck der anliegenden Muskulatur in Ruhe und beim Schlucken	• Beurteilung der pharyngo-ösophagealen Druckverhältnisse in Ruhe und beim Speichel-/Bolusschluck • v. a. Beurteilung von Störungen des OÖS
pH-Metrie	• transnasale Messung des ph-Wertes über 24h (transnasal dünner Plastikschlauch bis in die Speiseröhre bzw. Magen) • synchron wird der Tagesablauf notiert (Sport, Nahrungsaufnahme, Schlaf etc.)	• **Refluxdiagnostik:** Säuremessung im Ösophagus bzw. Magen

Tab. 12.4 Instrumentelle Diagnostikverfahren, Durchführung und Differenzialindikation *(Forts.)*

Instrumentelles Verfahren	Beschreibung	Hauptindikation
Oberflächen Elektromyographie (sEMG – surface electromyography)	• Messung von Aktionspotenzialen der Schluckmuskulatur mithilfe von Oberflächenelektroden, z. B. **orale Phase:** M. orbicularis oris und M. masseter; **pharyngeale Phase:** suprahyoidale und infrahyoidale Muskulatur	• Beurteilung von Ruhe- vs. Funktionsaktivierung der Muskulatur • Visualisierung/objektive Messung der Schluckfrequenz **therapeutisch:** • als Biofeedback-Methode **diagnostisch:** • Beurteilung von Aktionspotenzialen der peripheren Schluckmuskulatur
Sonographie	• Haltung des Patienten frei wählbar, auch bedside möglich • in sagittaler oder koronarer Ansicht möglich • nichtinvasive Methode • Ultraschallkopf wird i. d. R. im Bereich der submentalen Muskulatur positioniert	**experimentell, z. B.:** • dynamische Daten zur Zungenfunktion beim Schlucken • statische Darstellung der oropharyngealen Morphometrie **therapeutisch, z. B.:** • Nachweis der Zunahme von Muskelmasse (z. B. der Zunge) nach intensivem Übungsprogramm • als Biofeedback-Methode
Magnetresonanztomographie	• Durchführung im Liegen in der MRT-Röhre • nichtinvasive Methode, dauert nur wenige Minuten • Schlucken von Speichel, Wasser und angedickter Flüssigkeit kann dargestellt werden • Bildgeschwindigkeit ähnlich der Videofluoroskopie • *Nachteil:* Schlucken im Liegen wenig physiologisch und Aspirationsrisiko erhöht	**v. a. experimentell, z. B.:** • Darstellung zerebraler Repräsentationsareale der Schluckfunktion • dynamische Darstellung des Schluckaktes und beteiligter tieferliegender oropharyngealer Muskulatur und Weichteile

- Yale Pharyngeal Residue Severity Rating Scale (**YPRSRS,** Neubauer et al. 2015, dt. Übersetzung Gerschke et al. 2018)
- Karlsbader Videofluoroskopie Index (**KVI**, Duchac et al. 2020)

12.5 Grundlagen der Dysphagietherapie

12.5.1 Therapeutische Übungen und Maßnahmen

So vielseitig die Dysphagiesymptome sind, so vielseitig sind auch die therapeutischen Strategien. Aufgrund einer verbesserten instrumentell-diagnostischen Infrastruktur lassen sich auf der Basis von bildgebenden Verfahren auch **spezifische** und **effektive therapeutische Maßnahmen** ableiten. Hierfür stehen verschiedene Methoden und

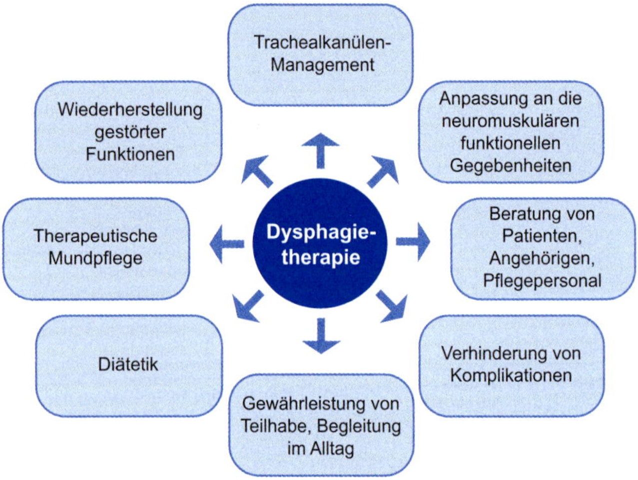

Abb. 12.3 Therapeutische Maßnahmen bei Dysphagie (Übersicht) [L157]

Konzepte mit unterschiedlichen Schwerpunkten zur Verfügung. So verschieden die Ansätze sein mögen, so einheitlich sind die Zielsetzungen (▶ Abb. 12.3).

Wiederherstellung gestörter Funktionen

Ziel ist es, beeinträchtigte und verlorengegangene Funktionen wieder zu erlangen. Dies geschieht durch repetitive Bewegungen und Muskelkontraktionen und darauf aufbauenden schluckspezifischen Übungen. Diese sollten eine Schluckaktivität (ggf. Bolusschluck) beinhalten und Muskelgruppen und Bewegungsabläufe aktivieren, die in der Diagnostik als beeinträchtigt identifiziert wurden; entsprechend dem **Spezifität-Prinzip des motorischen Lernens** (Robbins et al. 2008; ▶ Tab. 12.5).

> **!** **Bewegungsübungen und motorisches Lernen**
> Damit repetitive Bewegungsübungen effektiv zur Aktivierung und Kräftigung der schluckrelevanten Muskulatur beitragen, müssen sie in ein Übungsprogramm eingebettet sein, das die **Prinzipien des motorischen Lernens** berücksichtigt, v. a.:
> - **Spezifität:** Auswahl der Übungen entsprechend der individuellen Pathophysiologie
> - **Intensität:** Anforderungen (Übungsfrequenz, Schwierigkeit, Kraftentwicklung) müssen an die Möglichkeiten des Patienten angepasst sein, ihn herausfordern und sukzessiv gesteigert werden
> - **Feedback:** Rückmeldung über den Bewegungsablauf muss im Verlauf therapeutenunabhängig werden; d. h. der Patient soll eigenes, propriozeptives und kinästhetisches Feedback entwickeln. Biofeedbackmethoden können diesen Prozess effektiv unterstützen

Tab. 12.5 Übungsbeispiele und Effekte auf die Schluckfunktion

Übungsablauf	Durchführung	Effekte
Masako-Übung	Zungenspitze wird mit den Zähnen oder Fingern fixiert, während ein Schluck initiiert wird	• erhöhte Kontraktion im Bereich der Zungenbasis und der Pharynxkonstriktoren • verbesserter oropharyngealer Bolustransport (Fujiu und Logemann 1996)
kräftiges Schlucken	Speichel oder Nahrung schlucken mit zunehmend erhöhter Kraft	• Aktivierung der submentalen Muskulatur und der Pharynxkonstriktoren • verbesserte Öffnung des oberen ösophagealen Segments (Huckabee et al. 2005) • verbesserte Effekte können durch zusätzliches Biofeedback erreicht werden (Videoassistierte Therapie – VAT, Manor 2013)
Shaker-Übung	• Kopf wird in flacher Rückenlage gegen die Schwerkraft angehoben **Durchführung** • Intermittierend: 3- bis 30-mal Anteflexionen mit jeweils 1 Min. Pause • statisch: Halten der Anteflexion über 1 Min.	• die aktive Anteflexion aktiviert die suprahyoidale Muskulatur und wirkt positiv auf die Öffnungsfunktion des oberen ösophagealen Segmentes (Shaker et al. 2002)
Expiratory Muscle Strength Training (EMST), Inspiratory Muscle Strength Training (IMST)	• wiederholtes forciertes Ausatmen/Einatmen in einen speziellen Atemtrainer • setzt der Ex-/Inspiration einen definierten Widerstand entgegen, sodass ein erhöhter muskulärer Aufwand entsteht	• Muskelaktivierung: Rumpf- und Atemmuskulatur, suprahyoidale Muskulatur • verbesserte Öffnung OÖS • verbesserte Husteneffektivität (PCF, Troche et al. 2010)
passive/aktive Bewegungen	• verschiedene Bewegungen von orofazialer Muskulatur, Kopf oder Schultergürtel • Bewegungen werden passiv durch den Therapeut oder aktiv vom Patienten durchgeführt • bei aktiven Bewegungen kann der Therapeut dynamischen oder statischen Widerstand gegen die Bewegung geben, um die Intensität zu erhöhen • *Beispiel: Kieferöffnen/Chin down gegen Widerstand*: z. B. kleinen Softball oder länglich gewickeltes Handtuch zwischen Kinn und Brustbein zusammendrücken	• Aktivierung und Mobilisation der orofazialen Muskulatur • Tonusregulation, erhöhter Bewegungsumfang und -selektivität • Kräftigung der Muskulatur v. a. durch Bewegungen gegen Widerstand • *Kieferöffnen/Chin-down gegen Widerstand:* spezifische Aktivierung der suprahyoidalen Muskulatur und verbesserte OÖS Öffnung (Kraaijenga et al. 2015)

Therapiekonzepte

Für die Durchführung der Therapie haben sich strukturierte Vorgehensweisen (sog. Therapiekonzepte) klinisch und teilweise auch empirisch als effektiv erwiesen. **In Deutschland häufig angewandte Konzepte:**

- **PNF**, Propriozeptive Neuromuskuläre Fazilitation
- **FOTT**, Facio-orale Trakt Therapie
- **FDT**, Funktionelle Dysphagietherapie
- **ORT**, Orofaciale Regulationstherapie nach Castillo Morales

Haltungsänderungen

Durch Veränderung der anatomisch-physiologischen Gegebenheiten werden pathologische Prozesse kompensiert. Und zwar durch Veränderungen der Kopfposition und Haltung sowie Ausnutzen der Schwerkraft (▶ Tab. 12.6).

Schluckmanöver und Kostanpassung

Durch willkürliche Veränderungen des Schluckablaufs und der Viskosität der angebotenen Nahrung können Aspirationen vermieden und die orale Ernährung systematisch aufgebaut werden.

Tab. 12.6 Haltungsänderungen: mobilisierende und kompensatorische Effekte

Bewegung	Effekte – Mobilisation	Effekte – Kompensation
Kopfrotation	Mobilisation der lateralen Pharynxkonstriktoren	Erweiterung und Verengung der lateralen physiologischen Spalträume: Verengung jeweils in Rotationsrichtung und Erweiterung der gegenüberliegenden Seite
Kopfanteflexion, Kinn zur Brust (Chin tuck)	Mobilisation des oberen ösophagealen Segments und der suprahyoidalen Muskulatur	Verengung des Hypopharynx durch Annäherung von Zungenbasis und medialen Pharynxkonstriktoren
langer Nacken (Chin tuck)	Mobilisation der Halsmuskulatur und des Mundbodens	Erweiterung der medialen Strukturen, v. a. der Valleculae „Schutzraum erweitern", Nutzen der Schwerkraft für Bolus- und Flüssigkeitskontrolle in der oralen Phase
Kopflateralflexion	Mobilisation der lateralen Pharynxkonstriktoren	Erweiterung und Verengung der lateralen physiologischen hypopharyngealen Spalträume: Erweiterung jeweils in Rotationsrichtung und Verengung der gegenüberliegenden Seite
Kopfretraktion/-protraktion	Mobilisation der medialen Anteile der Pharynxkonstriktoren, der Zungenbasis und der suprahyoidalen Muskulatur	Ausnutzen der Schwerkraft für den oropharyngealen Bolustransport. **Achtung:** Kopfretraktion bei Aspirationsgefahr kontraindiziert!

Tab. 12.7 Schluckmanöver und Kostanpassung

Maßnahme	Durchführung	Effekte
supraglottisches Schlucken	Atem anhalten – Schlucken – Husten/Räuspern – Schlucken	• willkürlich verlängerter Glottisschluss, wodurch eine Aspiration verhindert werden kann • durch das Husten wird bereits penetriertes Material aus den Atemwegen befördert und im Anschluss abgeschluckt
super-supraglottisches Schlucken	forciertes Atemanhalten (ggf. mit zusätzlichem Körperspannungsaufbau), Schlucken – Husten – Schlucken	• durch forcierte Atemanhalten werden Glottis und darüber liegende Taschenfalten willkürlich und verlängert verschlossen => vermindert Aspirationsgefahr • durch Husten wird bereits penetriertes Material aus den Atemwegen befördert und im Anschluss abgeschluckt
Mendelsohn-Manöver	durch verlängerte willkürliche, postdeglutitive Hebung des Kehlkopfes (hyolaryngeale Elevation) verbleibt dieser in seiner gehobenen Position und sorgt damit für eine verlängerte Öffnung des OÖS	• Verbesserung des oropharyngealen Bolustransports • verminderte Aspiration durch verstärkten Zungenbasis-Rachenwand-Kontakt • verlängerte OÖS-Öffnung, weniger Residuen (Kahrilas et al. 1991) *Bei wiederholter Durchführung kann z. B. durch das Mendelsohn-Manöver durchaus eine nachhaltige Funktionsverbesserung erreicht werden*
Veränderung von Konsistenz und Viskosität der oralen Kost	physikalischen Eigenschaften der Boli werden entsprechend der jeweiligen neuromuskulären Situation ausgewählt: natürliche Fließeigenschaften oder Veränderung durch Zusätze, z. B. Flüssigkeiten -> Andickungsmittel (meist auf Stärkebasis)	durch Kostanpassung bleibt eine (reduzierte) orale Nahrungsaufnahme erhalten, non-use-Komplikationen und Malnutrition können vermieden werden

!

Internationale Dysphagie-Diät-Standardisierungsinitiative (IDDSI)
Fachleute unter der Leitung von Peter Lam, Ben Hanson und Julie Cicero erarbeiteten einen Standard in Bezug auf Diätkonsistenzen. Diese **Internationale Dysphagie Diät Standardisierungsinitiative (IDDSI)** schafft eine international einheitliche Terminologie zur Definition von Konsistenzstufen. Weitere Informationen und Abbildung unter: www.iddsi.org.

> **!** **Enterale Ernährung bei Dysphagie**
> Einschränkungen der oralen Ernährung und Kostmodifikationen machen häufig eine supplementäre oder sogar vollständige **enterale Ernährung** (Flüssigkeits- und Nährstoffzufuhr unter Umgehung des natürlichen oropharyngealen Transportwegs) notwendig. So soll Malnutrition und Dehydratation vermieden und die Medikamentengabe ermöglicht werden, wenn dies nicht ausreichend und sicher über den oralen Weg möglich ist. Für detaillierte Empfehlungen vgl. Wirth et al. (2013) und Elke et al. (2019).
> **Für die enterale Ernährung gibt es folgende Möglichkeiten:**
> - **Nasogastrale Sonde (NGS):** Ernährungssonde über den Nasen-Rachenraum in den Magen (oder Dünndarm) => v. a. in der Akutphase bzw. bei kurzfristiger Sondenernährung
> - **Perkutan-endoskopische Gastrostomie (PEG):** Ernährungssonde durch die Bauchdecke in den Magen => bei längerfristig erforderlicher enteraler Ernährung (> 14–28 Tage)
> - **Perkutan-endoskopische Jejunostomie (PEJ):** Ernährungssonde durch die Bauchdecke in den Dünndarm => bei hohem Aspirationsrisiko und/oder gastralem Reflux

12

12.5.2 Gewährleistung von Teilhabe und Begleitung im Alltag

Essen und Trinken sind feste und grundlegende Bestandteile unseres sozialen Lebens. Die therapeutischen Maßnahmen sollten von daher nicht nur die Wiederherstellung von Funktionen und Verhinderung von Aspiration zum Ziel haben, sondern auch die **Wiederherstellung von sozialer Teilhabe**. Die Therapie wird hierbei in **alltägliche Handlungen**, z. B. therapeutische Essensbegleitung oder Mundpflege integriert.

Therapeutische Essensbegleitung

Hier werden z. B. bereits eingeübte Schluckmanöver und Kostanpassungen (▶ Kap. 12.5.1) in **die Alltagssituation „in-vivo" unter therapeutischer Anleitung** durchgeführt. Die Essensbegleitung bietet eine gute Gelegenheit zur Integration von Fähigkeiten, die in anderen Therapien geübt wurden, in eine komplexe Alltagssituation, z. B. Haltungsaufbau, Nutzen einer paretischen Hand/Arm, Struktur und Orientierung, selbstständige Bewegungsinitiierung, Fokussierung und selektive Aufmerksamkeit.

Therapeutische Mundpflege

Kombination aus therapeutisch-aktivierender und pflegerischer Reinigung der Mundhöhle. Ein wichtiger Aspekt dieser therapeutisch-pflegerischen Maßnahmen ist eine Aspirationspneumonie-Prophylaxe und die Förderung der funktionellen Selbstständigkeit.

> **!** Eine effektive Mundpflege wirkt sich positiv auf die Pneumoniehäufigkeit bei Dysphagie-Patienten aus und hat positive Effekte auf die Husteneffektivität (Yoneyama et al. 2002; Watando et al. 2004). Sie bereitet durch die taktile sensorische Stimulation auf die anschließende Dysphagietherapie vor und ist somit sinnvoll investierte Therapiezeit.
> Die effektive Mundpflege beruht auf der vollständigen Reinigung der Mundhöhle nach den Grundsätzen **Einfachheit, Sicherheit, Wirksamkeit, Universalität und Wirtschaftlichkeit** und muss **nicht mehr als 5 Min.** in Anspruch nehmen (Sumi et al. 2002; Watando et al. 2004).

Beratung von Patienten, Angehörigen und Pflegekräften

Von Dysphagien betroffen sind nicht nur die Patienten, sondern auch das soziale Umfeld. Viele der Betroffenen befinden sich noch in häuslichen Situationen und werden von den Angehörigen versorgt. Die therapeutische Unterstützung liegt hierbei in einer Beratung von Angehörigen und dem Pflegepersonal.

Beratung umfasst:

- Erläuterung der Zusammenhänge zwischen Grunderkrankung und auftretenden Symptomen
- Einweisen und Anleiten beim co-therapeutischen Durchführen von Schluckübungen und -techniken
- Besprechen von instrumentellen Befunden (FEES/VFSS) oder Arztbriefen
- Beratung von speziellen Kostformen und entsprechenden Komplikationen der Dysphagie (Malnutrition, Exsikkose)
- Beratung im Rahmen der Trachealkanülen-Versorgung (▸ Kap. 12.11)
- Dysphagie-Schulungen für Pflege-Teams im Rahmen der außerklinischen Versorgung

12.6 Pädiatrische Dysphagie

12.6.1 Anatomische und physiologische Entwicklung der Schluckfunktion

Der aerodigestive Trakt unterliegt im Verlauf der Kindheit wachstums- und entwicklungsbedingten Veränderungen, das Kieferwachstum ist sogar erst mit Beginn der Pubertät abgeschlossen. **Anatomisch** sind v. a. Veränderungen der knöchernen Strukturen (Kiefer, Halswirbelsäule, Mundhöhle) und der orofazialen und pharyngoösophagealen Muskulatur von Bedeutung.

Frühkindliches Schluckmuster (Säuglingsalter):

- dient zunächst dem Ansaugen und Abschlucken von flüssiger Nahrung (Milch) durch Stillen oder Flaschenfütterung
- der Säugling nutzt spezifische orale Reflexe und Reaktionen (u. a. Saug-Schluckreflex, Rooting Reflex, phasischer Beißreflex, Schutzreflexe), es treten zunächst Vor- und Rückbewegungen der Zunge (*Suckling*) auf
- im Verlauf auch Auf- und Abbewegungen der Zunge (*Sucking*) aber zunächst noch keine lateralen Zungenbewegungen

Anatomische Veränderungen und kortikale Reifung und die damit verbundene Hemmung (Überlagerung) der oralen Reflexe ermöglichen es dem Kind nach einigen Monaten, neue Erfahrungen mit festeren Konsistenzen (Beikost) zu sammeln und das **Schluckmuster zu verändern:**

- Entwicklung eines ausdifferenzierten und willkürlich steuerbaren Schluckmusters
- Entwicklung lateraler und transversaler Zungenbewegungen geht einher mit ersten lateral-rotatorischen Kieferbewegungen, dies bildet die Grundlage für die Kaufunktion

> **!** **Entwicklung Kau- und Schluckfunktion im 1. Lj.**
> - **intrauterin:** ab der 7. Woche Mundöffnungsbewegungen, in der 10. SSW beginnt der Fötus zu schlucken, Saugbewegungen („Daumen nuckeln") sind ab der 18. SSW zu beobachten, die sich bis zur 33. SSW zu einem reifen Saug-Schluck-Atemmuster entwickeln

- **Neugeborenes bis ca. 5. Lm.:** rhythmische Saug-Schluckbewegungen (*Suckling*, später *Sucking*) mit vertikalen Kieferbewegungen, koordiniert mit der Atemfunktion. Zunehmend differenzierte Zungenbewegungen, Abbau der oralen Reflexe ab dem 3. Lm. und zunehmende Willkürkontrolle der Schluckfunktion
- **ca. 5. Lm.**: der Säugling kann Zunge heben und senken. Durch Löffelfütterung kann nun breiige Nahrung verabreicht werden. Vertikale Auf- und Abbewegungen des Kiefers („Mampfbewegungen")
- **7.–9. Lm.:** erste laterale und rotatorische Kaubewegungen, weitere Ausdifferenzierung des Schluckmusters. Ab ca. 12 Mon. kann feste Kost (z. B. Kekse) gegessen werden
- ein **ausdifferenziertes („reifes") Schluckmuster** ist im Alter von **ca. 4 J.** entwickelt, die Entwicklung der **Kaufunktion** ist dagegen erst mit ca. **12 J.** abgeschlossen

12.6.2 Pädiatrische Dysphagien und Fütterstörungen

Probleme mit der oralen Nahrungsaufnahme können bei Kindern durch unterschiedliche Störungsbilder entstehen.

Trinkschwäche (auch: Trinkunlust beim Neugeborenen nach ICD-10 Code P92.2):
- betrifft Neugeborene/Säuglinge, die nicht in der Lage sind, eine ausreichende Menge selbstständig zu trinken (somit ist die ICD-10 Bezeichnung „Trinkunlust" irreführend)
- *funktionelle Ursachen:* z. B. verminderter Saug-Schluckreflex, Atem-Schluck-Dyskoordination; *organische Ursachen:* z. B. Traumata, neurologische Erkrankungen, Stoffwechselerkrankungen
- Wachstum und Gewichtszunahme können erheblich beeinträchtigt werden

Pädiatrische Dysphagien: können aufgrund von erworbenen oder angeborenen Ursachen entstehen, z. B. durch
- *neurologische Erkrankungen*, z. B. Hirnblutungen, -infarkte, -fehlbildungen, -tumore, Epilepsie
- *neuromuskuläre Erkrankungen*, z. B. Myasthenien, Muskeldystrophien
- kardiologische Ursachen, v. a., wenn hierdurch die Atmung bzw. Atem-Schluck-Koordination beeinträchtigt werden
- *syndromale Erkrankungen*, z. B. CHARGE-Syndrom, Trisomie 21, Di-George-Syndrom
- *Stoffwechselerkrankungen* mit Auswirkungen auf neurologische Funktionen, z. B. Mitochondriopathie, Galaktosämie
- *anatomische Fehlbildungen* des orofazialen, pharyngo-laryngealen und respiratorischen Systems, z. B. Laryngomalazie, Ösophagusatresie, Lippen-Kiefer-Gaumen-Fehlbildungen
- *pulmonale Erkrankungen*, z. B. Bronchopulmonale Dysplasie

Fütterstörungen: bei fehlender organischer Ursache zeigen die Kinder
- anhaltende Unfähigkeit, adäquat zu essen bis hin zur Nahrungsverweigerung
- extrem wählerisches Essverhalten bei angemessenem Nahrungsangebot und kompetenter Betreuung

> Kinder können **sowohl eine Dysphagie als auch eine Fütterstörung** haben. Wichtig ist, dass die **Dysphagie als primäres Störungsbild** erkannt und behandelt wird.

12.6.3 Diagnostik

Ebenso wie bei Erwachsenen werden auch bei Kindern im Rahmen einer differenzierten Dysphagiediagnostik klinische und instrumentelle Untersuchungsverfahren durchgeführt. Die Beurteilung der Schluckfunktion orientiert sich dabei – anders als bei Erwachsenen – an dem altersentsprechend zu erwartenden Entwicklungsstand des Kindes.
Beispiele für spezifisch pädiatrische Diagnostikverfahren:

- **Untersuchungsverfahren bei Neugeborenen**: Neonatal Oral Motor Assessment Scale (**NOMAS,** Palmer et al. 1993)
- **Screeningverfahren:** Elternfragebogen zur Identifikation von Aspirationsindikatoren, z. B. **PEDI EAT-10** (Arslan et al. 2018; ▶ Kap. 12.4.2)
- **Klinische Schluckuntersuchung**: **Kö.Be.S Kids** (Genz und Birkmann 2016): ausführliche Befunderhebung zum altersgerechten Entwicklungsstand der sensomotorischen Funktionen, Anamnese, Ruhe- und Funktionsbeobachtung, Fütter-/Essensbeobachtung (▶ Kap. 12.4.3)
- **Instrumentelle Schluckuntersuchung**: je nach diagnostischer Fragestellung Flexible Endoskopische Evaluation der Schluckfunktion (**FEES**) oder/und Videofluoroskopische Schluckuntersuchung (**VFSS;** ▶ Kap. 12.4.4)

12.6.4 Therapie

Für die Behandlung pädiatrischer Dysphagien gibt es eine Vielzahl von Therapiekonzepten. Die Auswahl unterschiedlicher Methoden und Therapiestrategien sollte sich dabei an der Pathologie des Kindes orientieren.

> **Bewegungsübungen/motorisches Lernen**
> Es ist nicht sinnvoll, ausschließlich und bei allen Kindern immer nach demselben Konzept zu arbeiten, vielmehr sollten geeignete Elemente aus den verschiedenen Konzepten störungsspezifisch ausgewählt werden.

> **Häufig angewendete Therapiekonzepte und Methoden**
> - Therapie nach dem Castillo-Morales Konzept
> - Padovan-Ansatz
> - Neuromotorische Kontrolle (NMK) nach J. J. Brondo
> - Therapie nach dem Bobath- bzw. F.O.T.T.-Konzept
> - Pörnbacher Therapiekonzept
> - Basale Stimulation
> - Myofunktionelle Therapie
> - Osteopathische Methoden
> - Vojta-Therapie

Allen Therapieansätzen gemeinsam ist, dass durch die Anbahnung komplexer physiologischer Haltungs- und Bewegungsmuster die motorische Entwicklung des Kindes unterstützt bzw. initiiert werden soll. Durch geeignete Lagerungen werden zudem die Voraussetzungen für physiologische (Schluck-)Bewegungsabläufe geschaffen. Weiterhin werden manuelle Stimulationstechniken angewendet (z. B. taktiles Streichen, Zug-, Druck- und Vibrationsreize) und physiologisch-funktionelle Bewegungsmuster angebahnt. Nach Abklärung des Aspirationsrisikos wird dabei ein störungsadaptiertes und altersgerechtes Nahrungsangebot in die therapeutischen Übungen einbezogen.

Weitere Inhalte des pädiatrischen Dysphagiemanagements:

- Ableitung von störungsspezifischen Kostformempfehlungen auf Grundlage der Diagnostik, oraler Kostaufbau, ggf. Begleitung der Sondenentwöhnung
- Beratung und Anleitung der Eltern bzgl. erarbeiteter Schluckstrategien und therapeutischer Übungen
- ggf. Beratung bei Versorgung mit Trink-/Gaumenplatten
- ggf. Trachealkanülenmanagement und Trachealkanülenentwöhnung
- ggf. Atem- und Atem-Schluck-Therapie bei beatmeten Kindern

12.7 Dysphagien im Alter

12.7.1 Veränderungen der Schluckfunktion

Veränderungen der Schluckphysiologie, die auf Alterungsprozesse zurückzuführen sind, werden als **primäre Presbyphagie** bezeichnet. Der Begriff bezeichnet das **nicht-pathologische funktionelle Schluckmuster eines alternden Menschen,** der die alterungsbedingten Veränderungen kompensieren kann (Muhle et al. 2015).

Relevante Alterungsprozesse:

- muskuläre Abbauprozesse (Sarkopenie) des Bindegewebes und Kraftverlust (reduzierte funktionelle Reserve)
- Veränderungen des Skelettsystems
- Abnahme synaptischer Vernetzungen im ZNS

Folgende häufig auftretende Veränderungen der Schluckphysiologie sind beschrieben (▶ Abb. 12.4):

- Abbau von Muskelmasse, Verlangsamung der oralen und pharyngealen Boluspassage
- verzögerte Schlucktriggerung, Verlagerung der Schlucktriggerareale nach kaudal
- verzögerte und verringerte Hyoidverlagerung
- verminderte Öffnungsdauer und -weite des oberen Ösophagussphinkters, reduzierte ösophageale Peristaltik
- reduzierte Speichelproduktion (Xerostomie, ggf. bedingt durch Arzneimittelnebenwirkungen), Zahnverlust
- reduzierte Sensibilität, Geschmacks- und Geruchswahrnehmung

Kommen zu den physiologischen, kompensierbaren Alterungsprozessen Erkrankungen hinzu, die mit Dysphagien assoziiert sind und führen zu einer weiteren Abnahme der funktionellen Reserve, können klinisch-relevante Schluckbeeinträchtigungen entstehen, sog. **sekundäre Presbyphagien.** Diese können zu schweren Dysphagien und Komplikationen führen und gehen mit einem erhöhten Mortalitätsrisiko einher (▶ Abb. 12.5).

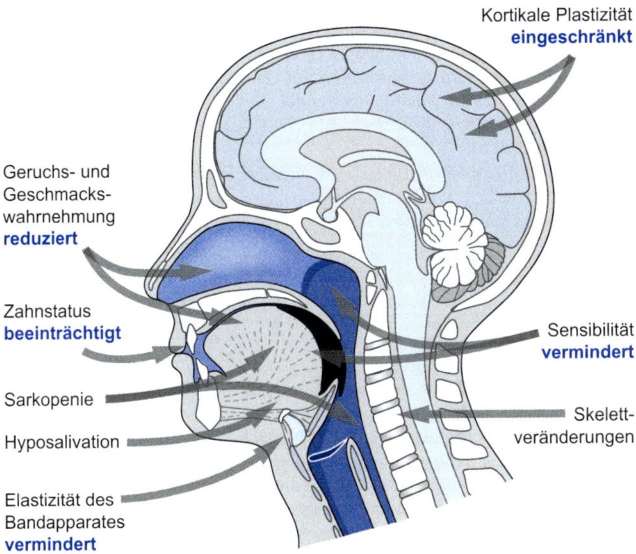

Abb. 12.4 Anatomische Manifestationen bei Presbyphagie [F696-006/ O705 /L157]

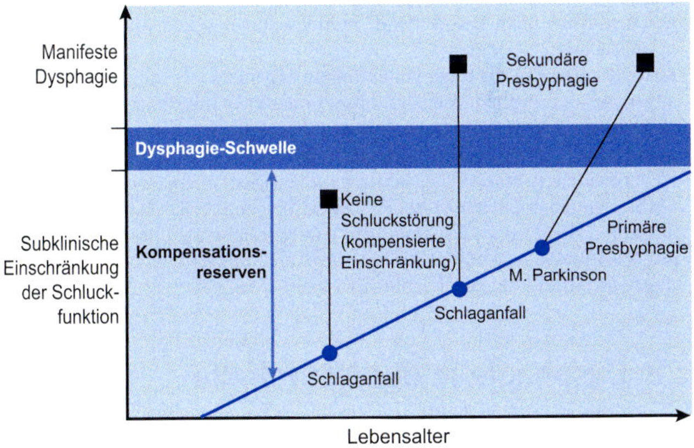

Abb. 12.5 Subklinische (primäre) und manifeste (sekundäre) Presbyphagie [F696-006/ O705 /L157]

12.7.2 Therapeutisches Vorgehen

Das **diagnostische Spektrum** unterscheidet sich nicht wesentlich von den Methoden bei jüngeren Patienten mit Dysphagie (▶ Kap. 12.4). Auch bei älteren Patienten werden **Screeningverfahren, klinische Schluckuntersuchung** und **instrumentelle Untersuchungen (FEES, VFSS)** angewendet. Diese sollten ergänzt werden durch Fragebögen zur **ernährungsbezogenen Lebensqualität** und eine Evaluation des **Malnutritionsrisikos.**
Die **Therapieindikation** richtet sich wie auch bei Dysphagien, die durch progrediente Prozesse bedingt sind, nach individuellen Faktoren.
Folgende Punkte sind u. a. abzuwägen:
- Allgemeinzustand, Ernährungszustand und Malnutritionsrisiko
- Art und Anzahl der Erkrankungen (Komorbiditäten), v. a. wenn diese mit Dysphagien assoziiert sind
- Risiko für Aspirationspneumonien nach fokalen Ereignissen (z. B. Apoplex)
- psychische Erkrankungen
- demenzielle Erkrankungen
- subjektiv empfundene Reduktion der Lebensqualität aufgrund der Schluckbeeinträchtigungen

Wichtige Therapieprinzipien bei älteren Menschen:
- **Zeit lassen:** Eine stets betonte Notwendigkeit des Essens erhöht den psychischen Druck auf den Patienten und dieser verliert die Lust, Nahrung oder Flüssigkeit zu sich zu nehmen. *Ausnahme:* Demenzpatienten, die an Essen und Trinken erinnert oder gefüttert werden müssen
- **Eigenverantwortung respektieren:** Nur unterstützen, wo es notwendig ist. Wann immer möglich, sollte der Patient selbst entscheiden **was, wie** und **wieviel** er/sie essen möchte und die Nahrung selbstständig zu sich nehmen. Mehrere kleine Mahlzeiten sind häufig besser zu bewältigen als drei Hauptmahlzeiten
- **Ursachen von Ablehnung klären:** Kein Appetit? Psychologisch-psychische Probleme im Vordergrund (z. B. Depression)? Nahrung optisch und/oder geschmacklich nicht ansprechend? Individuelle Vorlieben/Abneigungen berücksichtigt?
- **individuellen Ernährungsplan erstellen:** angemessene Nahrungskonsistenz angepasst an morphologische und funktionelle Veränderungen: weichgekochte, klein geschnittene Nahrung anbieten. Konsistenzen auswählen, die der Patient gefahrlos schlucken kann, um Angst vor Verschlucken und Atemnot zu vermeiden. Erforderliche Nahrungs-/Flüssigkeitsmengen auf kleinere Mahlzeiten über den Tag verteilen und ansprechende Snacks zwischendurch anbieten. Ältere Menschen benötigen eine ausreichende Eiweiß-Zufuhr
- **auf Mundhygiene achten:** konsequentes und kompetentes Zähneputzen/Reinigen der Mundhöhle nach jeder (Zwischen-)Mahlzeit

12.8 Dysphagie in der Neurologie

Es gibt eine Vielzahl neurologischer Erkrankungen, die mit Dysphagien einhergehen können, z. B. Schlaganfall, traumatische Hirnverletzungen, Erkrankungen der Motoneuronen und des extrapyramidal-motorischen Systems und neuromuskuläre Erkrankungen.
Im Folgenden soll ein kurzer Überblick über die Pathogenese, allgemeine klinische Symptomatik und typische Dysphagiesymptomatik einer Auswahl von Erkrankungen gegeben werden, denen Dysphagietherapeuten häufiger begegnen. Dabei ist das

Vorgehen bei Dysphagien aufgrund akuter Erkrankungen teilweise anders als bei progredienten Erkrankungen. Während z. B. in der Akutphase eines Schlaganfalls das Aspirationsrisiko im Fokus steht, wird v. a. im terminalen Stadium progredienter Erkrankungen bei therapeutischen Entscheidungen der Komfortgedanke im Sinne eines palliativmedizinischen Ansatzes im Vordergrund stehen. Für detailliertere Informationen zu zugrundeliegenden neurodegenerativen Erkrankungen wird auf ▶ Kap. 11 und die weiterführende Fachliteratur (z. B. Warnecke und Dziewas 2018; Prosiegel und Weber 2018) verwiesen.

12.8.1 Schlaganfall

Auch: Hirninsult, Hirnschlag (veraltet)

Schlaganfälle sind in Deutschland die **häufigsten neurologischen Erkrankungen** (Inzidenz ca. 290/100.000 Einwohner pro Jahr) und mit ca. 11 % die **dritthäufigste Todesursache** (Martino et al. 2005; Warnecke und Dziewas 2018).

Dysphagieinzidenz bei Schlaganfallpatienten

- akute Schlaganfälle 50–80 %
- chronische Phase noch bis zu 25 %
- verbunden ist dies mit einem hohen Pneumonierisiko (bis zu 11-fach erhöht) v. a. bei aspirierenden Patienten

Pathogenese

Schlaganfälle entstehen aufgrund von Durchblutungsstörungen im Gehirn in Form eines ischämischen Infarktes (akuter Verschluss einer hirnversorgenden Arterie) oder einer intrazerebralen Blutung bzw. Subarachnoidalblutung (Ruptur einer Arterie). Dysphagien treten bei **Läsionen in schluckrelevanten Arealen** auf, hierzu zählen z. B. Medulla oblongata, Pons, Kleinhirn, Basalganglien, sensomotorischer Kortex, Inselregion, kortiko-bulbäre Bahnen (▶ Kap. 12.2).

Allgemeine klinische Symptomatik

Ein Schlaganfall kann abhängig vom Läsionsort zu unterschiedlichen Symptomen führen, i. d. R. liegen komplexe funktionelle Beeinträchtigungen vor, die sich negativ auf die Fähigkeiten für eine sichere und ausreichende orale Ernährung auswirken können:

- sensomotorische Ausfälle aufgrund von Paresen und Sensibilitätsstörungen
- motorische Initiierungs- und Koordinationsstörungen
- kognitive und psychomotorische Störungen
- Einschränkungen von Vigilanz, Aufmerksamkeit, Orientierung und Kommunikationsfähigkeiten

Dysphagiesymptomatik

Die Art der schluckphysiologischen Beeinträchtigung ist abhängig vom Läsionsort und assoziiert mit dem Schweregrad des Schlaganfalls. Auch einseitige Schlaganfälle können zu Dysphagien führen, diese haben jedoch häufig eine bessere Rückbildungsprognose im Vergleich zu bilateralen kortikalen Schlaganfällen.

Häufige schlaganfallbedingte Dysphagiesymptome und -beeinträchtigungen umfassen:

- Penetration und Aspiration v. a. bei flüssigen und festen Nahrungskonsistenzen; in der Akutphase sehr häufig (bis 80 %, davon ⅔ stille Aspirationen);

nicht jede Aspiration muss zu einer Pneumonie führen, da dies ein multifaktorieller Prozess ist
- verzögerte oder fehlende Schlucktriggerung und Leaking, v. a. von flüssigen Konsistenzen
- verzögertes ggf. ineffektives Husten
- oropharyngeale Hyposensibilität und Dysmotilität
- paretisch bedingte Störungen der Kaufunktion, der Bolusformung und des oropharyngealen und pharyngo-ösophagealen Bolustransports
- primäre und sekundäre Störungen des ÖOS
- apraktische Störungen/Schluckapraxie

Sonstige Besonderheiten

- häufig starke Fluktuation der Symptomatik in den ersten Tagen post-onset mit hoher Aspirationsgefahr → engmaschiges diagnostisches Vorgehen
- Kostempfehlungen anfangs häufig restriktiver als bei chronischen oder progredienten Erkrankungen → Reduktion der Pneumoniegefahr in der kritischen Akutphase
- kontinuierliche Anpassung an die zurückgewonnenen Fähigkeiten, um non-use Komplikationen und Malnutrition zu vermeiden

12.8.2 Schädel-Hirn Trauma (SHT)

Traumatische Hirnverletzungen führen zu diffusen und fokalen neuronalen Schädigungen sowie zu sekundären Hirnschädigungen durch Ödembildung, Hirndruck, Hypoxie, Ischämie und Inflammation. Dysphagische Beeinträchtigungen sind in diesem Zusammenhang sehr häufig, ca. 60 % bei akuten schweren SHT (Warnecke und Dziewas 2018).
V. a. bei jüngeren Patienten führen Schädel-Hirn Traumata (SHT) häufig zu erheblichen Einschränkungen der Partizipationsfähigkeit in Alltag und Lebensqualität.

Pathogenese

SHT entstehen durch äußere Gewalteinwirkung auf den Kopf und durch Beschleunigungstraumata von Kopf und Halswirbelsäule, z. B. infolge von Verkehrs- und Sportunfällen oder Stürzen.
Dysphagien bei SHT sind häufig durch eine komplexe Symptomatik gekennzeichnet und entstehen:
- direkt durch die Schädigung schluckrelevanter Hirnareale und peripherer Strukturen (Hirnnerven, Rückenmark, Knochen und Weichteile)
- notwendige Operationen, Intubation und Beatmung, die zur Entstehung oder Verschlechterung einer Dysphagie beitragen

> **!** Die Symptomatik und Schwere ist assoziiert mit der Schwere des SHT, der Lokalisation der Schädigungen (v. a. Hirnstammbeteiligung) sowie mit der Beatmungsdauer.

Allgemeine klinische Symptomatik

Durch die diffuse traumatische Hirnverletzung entstehen häufig komplexe und persistierende neurologische Störungsbilder. Diese können abhängig von Lokalisation und Ausmaß die ganze Bandbreite sensomotorischer und kognitiver Defizite aufweisen.

Besonders relevant für das Dysphagiemanagement:
- neuromotorische und sensible Defizite im gesamten Bereich der oropharyngealen Strukturen
- Frakturen und Weichteilverletzungen
- Critical Illness Polyneuropathien und -myopathien (CIP, CIM) sowie Intubationsschädigungen aufgrund einer längeren intensivmedizinischen Behandlung, längere Beatmungszeiten verbunden mit den entsprechenden Folgekomplikationen (▶ Kap. 12.8.3)
- Vigilanz-, Aufmerksamkeits- und Konzentrationsstörungen
- dysexekutive Störungen und Apraxien
- Frontalhirnschädigungen mit Störungen der Handlungsplanung, Antriebs- und Affektkontrolle
- weitere traumatische Schädigungen, v. a. des respiratorischen Systems
- späterer Beginn der oralen Ernährung

Dysphagiesymptomatik

Gekennzeichnet durch:
- hohe Aspirationsgefahr, häufig stille Aspirationen
- fluktuierende Symptomatik v. a. in Akutphase
- Störungen der oralen Bolusvorbereitung (Kauen, Bolusformung) und des oropharyngealen Bolustransports (abhängig von Lokalisation der Hirnschädigung bzw. peripheren Strukturdefekten)
- verzögerte, ggf. aufgehobene Schlucktriggerung
- verzögertes, ggf. ineffektives Husten
- spezifische Ausfälle der motorischen und sensiblen Funktionen durch Hirnnervenläsionen

12.8.3 Dysphagie bei intensivpflichtigen Patienten

Bis zu 70 % der Patienten, die intensivmedizinisch behandelt werden, leiden zumindest vorübergehend an einer klinisch relevanten Dysphagie (Michels et al. 2015). Bei invasiv beatmeten Patienten ist die Inzidenz nach Extubation noch höher: **bis zu 90 % Post-Extubations-Dysphagien (PED**, Macht et al. 2013). Diese ist zwar **häufig transient** (vorübergehend), ist jedoch zu einer **hohen Rate von überwiegend stillen Aspirationen** (**> 80 %**, Ponfick et al. 2015) und mit einem **erhöhten Pneumonie-, Re-Intubations und Mortalitätsrisiko** verbunden (Macht et al. 2013).

> **!** Nach den aktuellen Leitlinien „Neurogene Dysphagie" (Deutsche Gesellschaft für Neurologie) sollten Dysphagietherapeuten im intensivmedizinischen Setting fester Bestandteil des interdisziplinären Teams sein (Dziewas et al. 2020).

Pathogenese

Die **Gründe für die Entstehung** von Dysphagien bei ITS Patienten sind vielfältig:
- **primäre Dysphagien** im Zusammenhang mit einer schweren Erkrankung, die eine intensivmedizinische Behandlung erforderlich macht, z. B. schwerer Schlaganfall, traumatische Verletzungen des Gehirns und/oder des oropharyngealen Trakts
- **iatrogene Dysphagien,** die durch Behandlungsmaßnahmen bzw. die inten

sivmedizinische Versorgung bedingt werden, z. B. (sedierende) Medikation, traumatische laryngeale Verletzungen durch In-/Extubation, Critical Illness Polyneuropathien und -myopathien (CIP, CIM)
- **Dysphagie aufgrund einer Vorerkrankung**, die bisher kompensiert werden konnte, jedoch nun im Rahmen einer weiteren Verschlechterung oder neu aufgetretenen Komorbidität dekompensiert, z. B. bei Patienten mit COPD

Allgemeine klinische Symptomatik

ITS-Patienten weisen eine Reihe von spezifischen Beeinträchtigungen auf, die zu Dysphagien führen und/oder das Dysphagiemanagement erheblich erschweren können:
- **schwere Grunderkrankung:** hat zur intensivmedizinischen Behandlung geführt, damit verbunden i. d. R. ein stark reduzierter Allgemeinzustand und erheblicher vegetativer Stress
- orale, pharyngeale und laryngeale **Schädigungen durch Intubation**
- **Muskelschwäche und reduzierte funktionelle Reserven:** v. a. der oropharyngealen und respiratorischen Muskulatur durch Critical Illness Polyneuropathie und -myopathie (CIP, CIM)
- **Immobilität und Vigilanzminderung:** erkrankungsbedingt und/oder aufgrund notwendiger sedierender Medikation
- **kognitive und psychomotorische Beeinträchtigungen:** Desorientiertheit, Delir, reduzierte Konzentrations- und Aufmerksamkeitsfähigkeit

Dysphagiesymptomatik

Die dysphagiespezifische Symptomatik kann sich bei ITS-Patienten in allen Schluckphasen manifestieren. **Im Vordergrund stehen:**
- Einschränkungen bei Zubereitung und Zerkleinerung der Speisen durch motorische Einschränkungen, Desorientiertheit und Vigilanzminderung
- Geruchs- und Geschmacksveränderungen und -einschränkungen
- beeinträchtigte Kaufunktion und Bolusformung durch schwache und dysfunktionale Kiefer-/Zungen-/Wangenmuskulatur und Hyposalivation (z. B. medikationsbedingt)
- verminderte Schlucktriggerung (sensible und motorische Defizite)
- ineffektiver pharyngo-ösophagealer Bolustransport durch muskuläre Dysfunktion
- ineffektiver Atemwegsschutz durch muskuläre Dysfunktion, laryngeale Schädigungen und Ödeme
- ösophageale Motilitätsstörungen

Sonstige Besonderheiten

Besonderheiten im Dysphagiemanagement ergeben sich v. a. durch die spezifischen mit der ITS-Behandlung verbundenen Probleme (s. o.), aber auch durch die fluk-

> **!** **Spezifische Anforderungen in der Dysphagiebehandlung auf der Intensivstation**
> - hohes Maß an Flexibilität und interdisziplinärer Kommunikation: eigene therapeutische Ziele und Maßnahmen müssen oft spontan umgeplant und akuten Anforderungen untergeordnet werden
> - kurzfristige Diagnostik v. a. nach Extubation (s. u.)
> - kurzfristige und flexible Empfehlungen zur oralen Ernährung/Kostempfehlungen

- hohes Maß an Resilienz und professioneller Empathie im Umgang mit Patienten und Angehörige

Abklärung von Post-Extubations-Dysphagien (PED)
- Screening innerhalb von 3–4 h nach Extubation
- klinische und instrumentelle Schluckuntersuchung innerhalb von 24 h nach Extubation

12.8.4 Idiopathisches Parkinson-Syndrom (IPS)

Auch: Morbus Parkinson, Parkinsonsche Krankheit
Das Idiopathische Parkinson-Syndrom (IPS) ist eine neurodegenerative Erkrankung, die zu den Bewegungsstörungen (genauer den extrapyramidalmotorischen Erkrankungen) gezählt wird.
Das IPS ist eine **sehr häufige neurologische Erkrankung**, die sich typischerweise nach dem 50. Lj. manifestiert. Die Erkrankung ist **i. d. R. langsam progredient** und führt ca. 20 Jahre nach Erkrankungsbeginn zu Pflegebedürftigkeit. V. a. bei älteren Patienten entwickelt sich im Verlauf häufig eine „Parkinson-Demenz“.

Pathogenese
- Einschlusskörperchen (Lewy-Körper) im Gastrointestinaltrakt und im ZNS (v. a. in Medulla oblongata und Substantia nigra im Mittelhirn) führen zum Absterben betroffener Zellen
- es kommt zum Untergang dopaminerger Neurone und somit zu Dopaminmangel in der Basalganglienschleife

Allgemeine klinische Symptomatik
- **motorische Symptome:** Bradykinese (kleiner und langsamer werdende Bewegungen, z. B. kleinschrittiges Gangbild und reduzierter Armschwung), Rigor (Muskelsteifigkeit), Ruhetremor (Zittern) und posturale Instabilität (Störung der Körperhaltung, v. a. vornübergebeugter Oberkörper)
- **nicht-motorische Symptome:** autonome Störungen (Riechstörung, Obstipation), Kognitionsstörungen bis hin zu Demenz, Depression, Schlafstörung

Die motorischen Symptome sind **häufig lateralisiert,** d. h. auf einer Körperseite stärker ausgeprägt.

Dysphagiesymptomatik
Mind. **50 %** der IPS-Patienten entwickeln eine oropharyngeale Dysphagie. Schwere Dysphagien treten häufig erst im späteren Krankheitsverlauf (> 10 Jahre) auf, können vereinzelt aber auch zu Erkrankungsbeginn vorkommen. Ein klarer Zusammenhang zwischen dem Schweregrad des IPS und der Dysphagieschwere ist nicht nachweisbar.
Auffällig ist die **hohe Rate (stiller) Aspirationen.** Die Dysphagie bei IPS-Patienten stellt einen bedeutenden Risikofaktor für die Entwicklung einer **Aspirationspneumonie** dar, die **häufigste Todesursache** bei dieser Erkrankung. Die IPS-assoziierte Dysphagie wird häufig als *hypokinetisch-rigide Dysphagie* bezeichnet. Sie betrifft jedoch motorische und sensorische Abläufe und alle Schluckphasen können beeinträchtigt sein.

Dysphagiesymptomatik gekennzeichnet durch:

- Sialorrhoe
- wiederholtes Zungenpumpen
- orale Residuen und fragmentiertes Schlucken
- Leaking
- erschwerte Schluckreflextriggerung (Zungenpumpen)
- verringerte Spontanschluckrate
- Sekretretentionen in Valleculae und Sinus piriformis
- Residuen, v. a. fester Konsistenzen in Valleculae > Sinus piriformis
- (stille) Penetrationen/Aspirationen (aufgrund abgeschwächter Schutzreflexe, ineffizientem Hustenstoß und beeinträchtigter Atem-Schluck-Koordination
- ösophageale und gastroenterale Motilitätsstörungen (Hypomotilität und Spasmen), die Sodbrennen, Reflux und Völlegefühl auslösen können

Validierte Screeningverfahren:

- Münchener Dysphagie Test (**MDT-PD,** Simons et al. 2014)
- Swallowing Disturbance Questionnaire for Parkinson's Disease in dt. Version (**SDQ-PD**-dV, Simons et al. 2014)

Sonstige Besonderheiten

- häufig berichten IPS-Patienten nicht von Dysphagie, da **subjektive Wahrnehmung der Dysphagie eingeschränkt** ist
- Dysphagien können die Medikamenteneinnahme nachhaltig verschlechtern und **Wirkungsschwankungen der Anti-Parkinsonmedikamente** bedingen. Eiweiße in der Nahrung können ebenfalls die Medikamentenwirkung beeinflussen, daher muss ein gewisser Abstand zwischen Mahlzeit und Medikamenteneinnahme eingehalten werden. Durch Wirkungsschwankungen kann auch die **Schluckfunktion über den Tag fluktuieren**
- instrumentelle Dysphagie-Diagnostik (**FEES oder VFSS**) wird nach S3-Leitlinie „Neurogene Dysphagien" empfohlen, um das Störungsmuster zu analysieren und stille Aspirationen aufzudecken
- Mit dem **FEES-Levodopa-Test** (Warnecke et al. 2010) kann diagnostiziert werden, ob die Dysphagie-Symptomatik auf die Gabe des Anti-Parkinsonmedikaments Levodopa anspricht. Der FEES-Levodopa-Test wird v. a. bei IPS-Patienten mit relevanten Wirkungsschwankungen empfohlen
- **Mahlzeitdauer kann stark verlängert** sein und Schluckfunktion kann sich zum Ende der Mahlzeit verschlechtern
- **Sialorrhoe bei IPS** entsteht nur selten durch vermehrte Speichelproduktion. Häufig sind eine reduzierte Spontanschluckrate, eine sensorische pharyngeale Störung und ein insgesamt ineffektiver Schluckakt ursächlich
- Ausprägung, Symptomatik und Verlauf der Dysphagien bei **atypischen Parkinson-Syndromen** unterscheiden sich vom IPS, i. d. R. sind frühe Dysphagien ein Warnzeichen für atypische Parkinson-Syndrome

Erhöhtes Risiko für das Vorliegen einer Dysphagie, wenn folgende klinische Faktoren zutreffen:

- Hoehn & Yahr Stadium IV und V (Schweregrad-Skala für IPS)
- ungewollter Gewichtsverlust oder BMI < 20
- ausgeprägte Sialorrhoe
- Parkinson-Demenz
- posturale Instabilität

> **!** **Dysphagie beim Idiopathischen Parkinson-Syndrom**
> Die IPS-bedingte Dysphagie kann alle Schluckphasen sowohl motorisch als auch sensorisch betreffen. Zu Beginn kommen Residuen häufiger in den Valleculae als in den Sinus piriformes vor und stille Aspirationen sind sehr prävalent. Im Verlauf sollte eine apparative Diagnostik erfolgen. Die Schluckfunktion kann durch Wirkungsschwankungen der Anti-Parkinsonmedikamente fluktuieren.

12.8.5 Chorea Huntington

Die Chorea Huntington ist eine neurodegenerative Erkrankung, die zu den Bewegungsstörungen – genauer den extrapyramidal-motorischen Erkrankungen – gezählt wird und erblich bedingt ist. Sie tritt **zwischen dem 35. und 50. Lebensjahr** auf und die **Überlebenszeit** nach Diagnose beträgt **ca. 15–20 Jahre.**

Pathogenese

- Mutation im Huntington-Gen (Trinukleiderkrankung)
- als Folge kommt es zu einem zunehmenden Neuronenuntergang, v. a. in den Basalganglien

Allgemeine klinische Symptomatik

- **psychische Symptome:** u. a. Zwangsstörungen und Depressionen
- **kognitive Symptome:** häufig demenzielle Entwicklung
- **motorische Symptome:** hauptsächlich choreatische Hyperkinesen (plötzlich einschießende schraubenartige Überbewegungen), im Verlauf zusätzlich Dystonien, Tremor und Parkinsonismus möglich

Dysphagiesymptomatik

Dysphagien treten bei **bis zu 85 %** der Patienten auf. Es ist noch ungeklärt, wann im Krankheitsverlauf sich eine Dysphagie typischerweise manifestiert. Die Dysphagie führt sehr häufig zu **starkem Gewichtsverlust** bis hin zur **Malnutrition**. Auch bei der Chorea Huntington stellen **Aspirationspneumonien die häufigste Todesursache** dar.

Es werden **zwei verschiedene Dysphagieformen** beobachtet:

- **hyperkinetische Dysphagie:** v. a. impulsives unkontrolliertes Schlucken und Atmen während des Schluckens
- **hypokinetische Dysphagie:** ähnelt der IPS-bedingten Dysphagie

Dysphagiesymptomatik gekennzeichnet durch:

- impulsives, sehr schnelles Kauen
- reduzierte Kontrolle von Zungenbewegungen, „Chamäleonzunge“ (unwillkürliches Herausschieben von Nahrung)
- unkoordinierter Bolustransport
- wiederholtes Schlucken und orale Residuen
- häufiges Würgen und Husten
- Aspirationen
- selten ösophageale Motilitätsstörungen (z. B. diffuse Spasmen)

Sonstige Besonderheiten

- Patienten **unterschätzen die Dysphagiesymptomatik** sehr häufig
- **klinische und instrumentelle Diagnostik** wird nach S3-Leitlinie „Klinische Ernährung in der Neurologie“ früh im Krankheitsverlauf empfohlen und sollte engmaschig wiederholt werden

- Dysphagie ist **schlucktherapeutisch schlecht beeinflussbar**, der Behandlungsschwerpunkt liegt auf der medikamentösen Therapie der Grunderkrankung

> **!** **Dysphagie bei Chorea Huntington**
> Die Huntington-bedingte Dysphagie kann in der **hypo- oder hyperkinetischen Variante** auftreten. Eine ausführliche, ggf. apparative **Dysphagiediagnostik** sollte **früh** im Erkrankungsverlauf erfolgen.

12.8.6 Multiple Sklerose (MS)

Die Multiple Sklerose (MS) ist eine chronisch-entzündliche Erkrankung des ZNS, die als Autoimmunerkrankung angesehen wird. Eine MS **beginnt zwischen dem 30. und 40. Lj.** Es gibt **schubförmige Verläufe (80 %),** bei denen sich die Symptome komplett zurückbilden, und eine **primär progrediente Verlaufsform (20 %)** mit zunehmender Schwere der Behinderung. Zusätzlich kann eine schubförmig verlaufende MS in eine sekundär progrediente Verlaufsform übergehen.

Pathogenese

- herdförmige entzündliche Läsionen
- Demyelinisierung (Entmarkung) von Axonen
- Schädigungen an und Untergang von Axonen und Neuronen
- ZNS-Atrophie

Allgemeine klinische Symptomatik

Bei der MS zeigt sich abhängig von den Läsionsorten im ZNS ein uneinheitliches klinisches Bild mit vielfältigen neurologischen Beeinträchtigungen.
Häufige Symptome:

- Sehstörungen
- Sensibilitätsstörungen
- Paresen
- Hirnstamm- und Kleinhirnsymptome
- chronische Erschöpfung

Dysphagiesymptomatik

Ca. 30–40 % der MS-Patienten sind von Dysphagien betroffen. Häufig tritt sie zusammen mit anderen Symptomen (v. a. Kleinhirn- und Hirnstammsymptomen und kognitiver Beeinträchtigung) auf. Dabei können die dysphagischen Symptome **transient oder permanent** sein. Die Dysphagiewahrscheinlichkeit steigt mit der Schwere der MS-Symptomatik. **Aspirationspneumonien** sind auch bei dieser Erkrankung die **häufigste Todesursache**.
Das **dysphagische Störungsmuster** ist, wie die Erkrankung selbst, klinisch in Abhängigkeit von den Läsionsorten variabel und kann bei den Patienten im Tagesverlauf **fluktuieren.** Der Störungsschwerpunkt liegt häufig in der pharyngealen Phase.
Dysphagiesymptomatik gekennzeichnet durch:

- gestörte Bolusformung
- verzögerte Schluckreflextriggerung
- Residuen in Valleculae und Sinus piriformes
- intradeglutitive Penetrationen
- verminderte Relaxation des oberen Ösophagussphinkters bei einem Teil der Betroffenen

Sonstige Besonderheiten

Die **Dysphagieschwere** wird vom Patienten und dem Behandlungsteam **häufig unterschätzt.**

> **!** **Dysphagie bei Multipler Sklerose**
> Die MS-bedingte Dysphagie bringt ein von den Läsionsorten abhängiges, sehr variables klinisches Bild mit sich. Es können reversible oder permanente dysphagische Symptome auftreten.

12.8.7 Amyotrophe Lateralsklerose (ALS)

Die Amyotrophe Lateralsklerose (ALS) ist die **häufigste erworbene neuromuskuläre Erkrankung**. Sie beginnt meist zwischen dem **50. und 70. Lj.** und geht mit einer durchschnittlichen **Lebenserwartung von 3 Jahren** einher. **Aspirationspneumonien** und **Beeinträchtigungen der Atemmuskulatur** gehören zu den **häufigsten Todesursachen**.

Pathogenese

Schnell progrediente Degeneration des 1. Motoneurons (Motoneuron des motorischen Kortex) und 2. Motoneurons (Motoneurone des unteren Hirnstamms und des Rückenmarks).

Allgemeine klinische Symptomatik

- **pseudobulbäre Symptome:** u. a. spastische Paresen, gesteigerte Reflexe
- **bulbäre Symptome:** u. a. schlaffe Paresen, orofaziale und pharyngolaryngeale Atrophien (Zungenfibrillen) und faziale und pharyngeale Faszikulationen

Dysphagiesymptomatik

Dysphagien treten **oft schon zu Erkrankungsbeginn** auf und führen zu einer verkürzten Überlebensdauer. Bei der ALS kann eine pseudobulbäre zentrale oder bulbäre periphere Dysphagie bzw. ein Mischbild hieraus vorkommen. Bei der bulbären ALS-Form treten Dysphagien nicht selten als frühes Symptom oder Erstsymptom auf.
Es können **drei phänotypische dysphagische Störungsmuster** unterschieden werden:

- Leaking-Typ
- Residuen-Typ
- Mischtyp (Kombination aus a und b)

Dysphagiesymptomatik gekennzeichnet durch:

- Kaustörungen
- gestörte Boluskontrolle
- beeinträchtigter oraler Transport
- fragmentiertes Schlucken
- orale Residuen
- Leaking
- verzögerte Schluckreflextriggerung
- häufig intradeglutitive (stille) Penetrationen/Aspirationen von Flüssigkeit
- Residuen in Valleculae und Sinus piriformes
- laryngeale Sensibilitätsstörungen
- pharyngeale und laryngeale Hyperreflexie mit zunehmender Erkrankungsschwere, z. B. gesteigerter Würgreflex, Laryngospasmus

- sekundäre und primäre Öffnungsstörungen des OÖS bei einem Teil der Patienten

Als **Screeningverfahren** für die ALS-bedingte Dysphagie können die schluckrelevanten Items der **ALS-Functional Rating Scale** (ALSFRS-R, Cedarbaum et al. 1999) verwendet werden.

Sonstige Besonderheiten

- die DGN-Leitlinie „Amyotrophe Lateralsklerose" empfiehlt zu Erkrankungsbeginn klinische Diagnostik und zusätzlich fakultativ eine instrumentelle (Ludolph et al. 2014)
- bei fortgeschrittener Erkrankung wird das Endoskop im Pharynx schlechter toleriert und es kann zu Laryngospasmen kommen
- stark verminderte allgemeine Belastbarkeit und schnell einsetzende Schluckanstrengung – daher ist bei funktionellen Bewegungen auf eine moderate Intensität zu achten

> **!** Im Krankheitsverlauf wird i. d. R. die Anlage einer **Ernährungssonde, Beatmung** und ggf. auch eine **Tracheotomie** erforderlich. **Dies sollte mit dem Patienten frühzeitig besprochen werden.**
>
> **Dysphagie bei Amyotropher Lateralsklerose**
> Die ALS-bedingte Dysphagie kann schon zu Krankheitsbeginn auftreten und äußert sich phänotypisch als **Leaking-, Residuen- oder Mischtyp**. Penetrationen und Aspirationen sind sehr häufig. Mit zunehmender Krankheitsschwere kommt es zu einer pharyngo-laryngealen Hyperreflexie (z. B. gesteigerter Würgreflex, Laryngospasmen).

12.8.8 Demenz vom Alzheimertyp (AD)

Auch: Morbus Alzheimer

Bei der Demenz vom Alzheimertyp (AD) handelt es sich um die **häufigste aller Demenzformen**. Meist erkranken AD-Patienten im Alter von > **65 Jahren.** Die mittlere **Überlebensdauer beträgt 8 Jahre**.

Pathogenese

- Hirnatrophie und Synapsenuntergang insb. im parieto-temporalen und frontalen Kortex (kortikales Demenzsyndrom)
- Amyloid-Plaques und Alzheimer-Fibrillen (aus Tau-Protein) im ZNS

Allgemeine klinische Symptomatik

- **kognitive Symptome:** u. a. Neugedächtnisstörung, visuell-räumliche Verarbeitungsstörung, örtliche und zeitliche Orientierungsstörung, Apraxie, progrediente Sprachstörung (Wortfindungsstörungen, semantische Paraphasien)
- **psychische und vegetative Symptome:** u. a. Persönlichkeitsveränderung, Wahn, gestörter Schlaf-Wach-Rhythmus

Dysphagiesymptomatik

Dysphagien treten bei **bis zu 90 %** der AD-Patienten auf. Je schwerer das Demenzstadium und je größer der Verlust an Muskelmasse bei den Patienten, desto wahrscheinlicher ist das Vorliegen einer relevanten Dysphagie.

Bei AD-Patienten kommt es jedoch häufiger zu **kognitiv bedingten Störungen der Nahrungsaufnahme**, die über eine organische Dysphagie hinausgehen. Schon

im Anfangsstadium kommt es bereits bei vielen Patienten zu **Veränderungen der Appetenz** und des **Essverhaltens.** Viele AD-Patienten entwickeln durch die kognitiv bedingten multifaktoriellen Defizite eine Störung der Schluckinitiierung. Hierbei ist nicht die eigentliche semireflektorische Schluckfrequenz betroffen, sondern sämtliche Prozesse, die vor dem Schlucken stattfinden.
Im Altersgruppenvergleich besteht bei AD-Patienten durch kognitive Defizite Nahrungsverweigerung, Bewegungsdrang und innere Unruhe ein höheres **Risiko für Malnutrition**. Im Gegensatz dazu nehmen andere AD-Patienten durch exekutive Störungen (Enthemmung) stark an Gewicht zu. Eine enterale Sondenernährung wirkt sich im fortgeschrittenen und terminalen Stadium häufig nicht mehr positiv auf die Lebensqualität oder die Überlebenszeit aus.
Kognitiven Defizite führen u. a. zu folgenden Störungen der Nahrungsaufnahme:

- Planungsstörungen in der präoralen Phase und der oralen Vorbereitungsphase (keine Ruhe zum Essen finden, beeinträchtigtes situatives Verständnis für die Handlung Essen, Speisen werden nicht mehr als solche erkannt)
- Ablenkbarkeit
- Antriebsstörung
- „vergessen" zu essen
- selektives Verhalten und Nahrungsverweigerung
- Initiierungsstörung in der oralen Phase (Speise bleibt minutenlang im Mund)

Symptome einer oropharyngealen Dysphagie können hinzukommen:

- orale Wahrnehmungsstörungen im Sinne einer orotaktilen Agnosie
- verzögerter oraler Transport
- verzögerte Schluckreflextriggerung im Sinne einer Initiierungsstörung
- Leaking v. a. von Flüssigkeiten
- Penetrationen/Aspirationen bei bis zu ⅓ der Patienten
- pharyngeale Residuen

Sonstige Besonderheiten

- spezifische schlucktherapeutische Maßnahmen sind bei der AD-bedingten Dysphagie häufig wenig sinnvoll
- sinnvolle therapeutische Maßnahmen können Nahrungsanreicherung, Erstellen von Ernährungsbiografien und andere umgekehrt symptomorientierte Maßnahmen sein
- mit der **Blandford-Skala** kann das Essverhalten bei Demenz beurteilt werden (dt. Übersetzung Kolb et al. 2011)
- Indikation zur enteralen Sondenanlage ist im terminalen Stadium im Rahmen einer Palliativversorgung mit dem Behandlungsteam im Sinne des Patienten abzuwägen. Häufig beschränkt diese sich auf Flüssigkeitsgabe

> **!** **Dysphagie bei Demenz vom Alzheimertyp**
> Bei der AD treten oropharyngeale Dysphagien auf, sehr häufig liegt jedoch eine durch **kognitive Defizite bedingte Störung der Nahrungsaufnahme vor**, die über eine organische Dysphagie hinausgeht. Daher ist eher eine **umgekehrt-symptomorientierte Schlucktherapie** sinnvoll.

12.8.9 Myasthenia gravis (MG)

Die Myasthenia gravis (MG) ist eine Autoimmunerkrankung, die zu den Erkrankungen der neuromuskulären Erregungsübertragung zählt. Das Haupterkrankungsalter liegt zwischen dem **30. und 40. Lj.,** es treten aber auch Fälle im Kinder- und Jugendalter (*early-onset MG*) auf. Es gibt eine **okuläre** und eine **generalisierte Verlaufsform.**

Pathogenese

Autoantikörper blockieren den Acetylcholin-Rezeptor der Muskelmembran

Allgemeine klinische Symptomatik

Das Leitsymptom ist eine belastungsabhängige Muskelschwäche mit Atrophien der betroffenen Muskeln.

generalisierte MG: Muskelschwäche oft beginnend am Auge (okuläre MG), im Verlauf Ausbreitung auf den gesamten Körper möglich

besonders betroffen: Extremitäten, Kau- und Pharynxmuskulatur

Dysphagiesymptomatik

Die Dysphagie ist bei einem Teil der Patienten ein **initiales Symptom.** Im Krankheitsverlauf manifestiert sich bei bis zu **50 %** eine Dysphagie. Bei ½ der Patienten ist die Dysphagie sogar das erste Anzeichen einer myasthenen Krise.

Die Dysphagie-Symptomatik kann teilweise durch die **medikamentöse Therapie der MG** (v. a. Tensilon®) verbessert werden. Bei leichteren Verläufen der generalisierten MG kommt es meist zu einer isolierten belastungsabhängigen pharyngealen Dysphagie mit zunehmenden pharyngealen Residuen innerhalb einer Mahlzeit/Untersuchungssituation. Es gibt auch eine MG-assoziierte Dysphagieform, bei der es v. a. zur Ermüdung der Kau- und/oder Zungenmuskulatur kommt, wodurch hauptsächlich die orale Phase beeinträchtigt ist.

Häufigsten Symptome der MG-assoziierten Dysphagie in einer myasthenen Krise bzw. bei schweren generalisierten Verläufen:

- verlangsamter oraler Transport
- gestörte Bolusformung
- Residuen an Zungenbasis und Gaumen
- fragmentiertes Schlucken
- ausgeprägtes Leaking
- massiv verzögerte Schluckreflextriggerung
- hochgradige Residuen
- Speichelaufstau mit stiller Speichelaspiration
- (stille) Penetrationen/Aspirationen
- verminderter Druck im oberen Ösophagussphinkter
- verminderte Peristaltik mit unvollständiger Entleerung

Sonstige Besonderheiten

- Muskelschwäche nimmt über den Tag zu und bessert sich durch Ausruhen
- Reliabilität der klinischen Dysphagiediagnostik bzgl. der Vorhersage des Aspirationsrisikos ist eher schlecht, daher ist instrumentelle Diagnostik ratsam
- durch einen standardisierten FEES-Belastungstest kann eine belastungsabhängige pharyngeale Dysphagie nachgewiesen werden
- durch einen standardisierten FEES-Tensilon®-Test (Warnecke et al. 2008) kann das Ansprechen der Dysphagie-Symptomatik auf die Gabe von Tensilon® nachgewiesen werden

Dysphagie bei Myasthenia gravis
Die Myasthenia gravis-bedingte Dysphagie hat bei leichten Krankheitsverläufen einen **oralen oder einen pharyngealen Fokus**. Die Dysphagie-Symptomatik kann teilweise durch Tensilon® verbessert werden. In einer **myasthenen Krise** treten sehr häufig schwerste oropharyngeale Dysphagien auf. Daher sollte bei einer plötzlich auftretenden schweren Dysphagie ungeklärter Ursache die Differenzialdiagnose MG bedacht werden.

12.9 Dysphagie bei Kopf-Hals-Tumor-Erkrankungen

Kopf-Hals-Tumoren gehören weltweit zu den **häufigsten Krebserkrankungen.** Dysphagien treten bei Patienten mit Kopf-Hals-Tumoren bedingt durch den Tumor selbst auf, aber auch nach notwendigen therapeutischen Eingriffen (z. B. chirurgisch, radiologisch, chemotherapeutisch, kurativ):

- **chirurgische Tumorresektion:** veränderte Strukturen und Funktionsbeeinträchtigung durch die Entfernung von Muskeln, Knochen, Knorpeln, ggf. auch Lymphknoten und -bahnen und umliegendes Gewebe (Neck Dissection, ND) und durch Hirnnervenläsionen
- **Radiochemotherapie (RCT, Kombination aus Strahlentherapie und Chemotherapie):** morphologische Veränderungen (z. B. Ödeme oder Fibrosierung, d. h. Veränderungen von Muskulatur und Bindegewebe), Entwicklung von Schluckstörungen noch einige Jahre nach radiologischer Behandlung

Eine **Tracheotomie und Trachealkanülenversorgung** (▸ Kap. 12.11) kann notwendig sein, z. B. bei ausgedehnten Operationen, massiver Ödembildung (z. B. infolge der RCT) oder in palliativen Situationen (Verlegung der Atemwege durch den Primärtumor).

Größere Tumoren erfordern eine umfassendere und aggressivere Therapie und führen häufig zu ausgeprägteren Schluckstörungen. Aufgrund des hohen Dysphagierisikos sollten Patienten bereits in der frühen Behandlungsplanung schlucktherapeutisch untersucht, aufgeklärt und in die Planung mit einbezogen werden (**Pre-treatment Assessment,** ▸ Kap. 12.9.2).

12.9.1 Symptomatik

Operative Veränderungen bzw. die Entfernung von Strukturen im Mundraum, Kiefer, Rachen und Kehlkopfbereich sowie ggf. operative Schädigungen der die Muskulatur versorgenden Hirnnerven haben immer potenzielle Auswirkungen auf Mobilität, Sensibilität und biomechanische Abläufe in allen Phasen der oropharyngealen Schlucksequenz.

Dysphagiesymptomatik umfasst u. a.:

- hohe Gefahr von Aspirationen (Aspirationspneumonien)
- hohe Gefahr von Malnutrition und Dehydratation
- vorbestehende Dysphagiesymptomatik wird durch Tumorbehandlung häufig verschlechtert
- Symptomatik abhängig von Tumorgröße und -lokalisation bzw. dem Anteil entfernter bzw. beeinträchtigter Strukturen sowie vom operativen Zugangsweg: transoral, endolaryngeal, transzervikal

- schwerste Dysphagien häufig bei Patienten mit fortgeschrittenen Tumoren im oropharyngealen, hypopharyngealen Bereich und im zervikalen Ösophagus
- ausgeprägte Bewegungseinschränkungen und Ödembildung, v. a. bei zusätzlicher **Neck Dissection (ND)**
- **Mukositis** und **Xerostomie** sehr häufige Folgekomplikationen der RCT: **sehr schmerzhaft** durch massive Entzündungen und Ulzerationen, bakterielle Infektionen und Pilzbesiedlung
- **Trismus:** eingeschränkte Kieferöffnung ≤ 35 mm *(„Kieferklemme“):* durch chirurgische und/oder fibrotische Veränderungen von muskulären oder knöchernen Strukturen (v. a. Kiefergelenk), häufige Folge der RCT
- **Dysgeusie/Ageusie:** Beeinträchtigung/Verlust des Geschmacksempfindens, z. B. durch Operationen im Bereich von Zunge und weichem Gaumen und/oder durch die RCT, auch durch Veränderungen der Speichelproduktion und des ph-Wertes
- **Odynophagie:** schmerzhaftes Schlucken: durch entzündliche Prozesse, Passagehindernisse im Pharynx/Ösophagus, toxische oder traumatische Hirnnervenläsionen, langfristig auch durch Kompensationsbewegungen und Schonhaltungen
- **Fatigue-Syndrom:** chronische signifikante Müdigkeit und Erschöpfung: durch Anämie und psychische Faktoren im Rahmen der Krankheitsverarbeitung und Rehabilitation

> **!** Strahlenbedingte **Fibrosen, Xerostomie** (Mundtrockenheit), **Mukositis** (Entzündung der Schleimhäute) und **Neuropathien** (Schädigungen der Hirnnerven) können auch noch Jahre nach der Radiochemotherapie auftreten und die Funktionalität und Sensibilität der schluckrelevanten Strukturen erheblich beeinträchtigen.

12.9.2 Diagnostik bei KHT-bedingten Dysphagien

Die Dysphagiediagnostik bei KHT-Patienten beginnt bereits vor der Tumorbehandlung (*pre-treatment Assessment*) und folgt einem **multidisziplinären Ansatz mit folgenden Zielen:**

- Identifikation bereits vorbestehender Schluckstörungen und Malnutritionszustände, Untersuchung des Zahn- und Kieferstatus
- Einbringen der Ergebnisse in die Diskussion des Tumorboards zur Behandlungsplanung
- spezifische und individuelle Beratung und Aufklärung des Patienten zu Prognose und Behandlungsmöglichkeiten
- ggf. Abstimmung eines präventiven schlucktherapeutischen Übungsprogramms (z. B. Einübung kompensatorischer Schlucktechniken, Mobilisationsübungen zur Prävention von RCT-bedingten Bewegungseinschränkungen)

> **!** Zahlreiche Skalen und Diagnostikinstrumente, die bei neurogenen Dysphagien eingesetzt werden, sind auch für die Befundung von KHT-Patienten entwickelt und validiert worden. Für eine valide und aussagefähige Diagnostik sollten auch nur entsprechende spezifische Befundsysteme verwendet werden.

Pre-treatment Assessment, Post-operative und Verlaufsuntersuchungen

- **Aspirationsscreening,** z. B. Wasserschlucktest nach Patterson (Patterson et al. 2011)
- **klinische Schluckuntersuchung (KSU),** z. B. Kö.Be.S. Onkologie (Hotzenköcherle 2018)
- **instrumentelle Schluckuntersuchung:** funktioneller Schluckstatus bei unterschiedlichen Nahrungskonsistenzen und -mengen. Die Auswahl der Methode orientiert sich an der diagnostischen Fragestellung
- **Ernährungsstatus:** Malnutritionsscreening, z. B.
  - Prognostic Nutritional Index (**PNI,** Bossi 2018)
  - Gewichtskontrolle/Body Mass Index (**BMI**)
- **Schluckspezifische Lebensqualität bei KHT-Patienten:** z. B.
  - MD Anderson Dysphagia Inventory (**MDADI**, Chen et al. 2001)
  - Sydney Swallow Questionnaire (**SSQ**, Wallace et al. 2000)
  - Dysphagia Handicap Index (**DHI**, Woisard et al. 2006)
  - **EAT-10** (Belafsky et al. 2008; Florie et al. 2021)
- Abklärung der **Ursachen für Trismus** (Kieferklemme)

12.9.3 Therapie

Therapie des Primärtumors

- Kombination von chirurgischer und radiochemotherapeutischer (RCT) Intervention
- prä- und postoperative Beratung und Behandlung durch das multidisziplinäre Team in einem spezialisierten klinischen Setting

Dysphagiespezifische Maßnahmen

Dysphagietherapeutische Maßnahmen bei KHT-Patienten umfassen Maßnahmen zur **Wiederherstellung** schluckmotorischer Abläufe, zur **Sensibilitätsförderung** und zur **Kostanpassung** wie im Abschnitt Therapie beschrieben (▶ Kap. 12.5). Hinzu kommen unterstützende Maßnahmen in Bezug auf die sekundären Komplikationen der Tumorbehandlung.

Ziele und Methoden im KHT-spezifischen Dysphagiemanagement:

- **Kostmodifikation:** Anpassen der Textur – und Fließeigenschaften der oralen Kost. *Ziel:* möglichst weitgehende orale Ernährung bei möglichst geringem Aspirationsrisiko und Malnutritionsgefahr
- **schluckspezifische Bewegungsübungen:** Verbesserung von Kraft, Ausdauer und Bewegungsumfang der schluckspezifischen oropharyngealen Muskulatur durch ein hochfrequentes repetitives Übungsprogramm
- **kompensatorische Strategien:** Einüben von kompensatorischen Schluckmanövern und Haltungsänderungen zur Sicherung der oralen Nahrungsaufnahme
- **Mundpflege:** mehrfach tägliche Zahnreinigung/Zähneputzen mit milder Zahncreme, ggf. schmerzlindernde und/oder antibakterielle Mundspülung, v. a. **vor und nach** der Nahrungsaufnahme
- **Maßnahmen bei Xerostomie, Mukositis:** lokal befeuchtende Maßnahmen (Wasser, Speichelersatzspray, -gel…), ausreichende Schmerzmedikation vor der oralen Nahrungsaufnahme, Eiswürfel-Lutschen und Trinken von kaltem Wasser (sofern Aspirationsgefahr ausgeschlossen)

- **Maßnahmen bei Trismus:** Botox-Behandlung bei Hypertonus der Kieferschließer, bei fibrotischen Veränderungen Bewegungsübungen (hochfrequent, so früh wie möglich!) und ggf. apparative Dehnung. **Achtung!** Verletzungsgefahr! Sinnvoll: langfristig orientierte Aufdehnung in physiologischer Bewegungsrichtung!
- ggf. Maßnahmen zur **Trachealkanülenentwöhnung** (▶ Kap. 12.11)
- ggf. **Dilatation/Bougierung, Myotomie, Botox-Behandlung** bei massiven OÖS Störungen
- Lymphdrainage

(Baijens et al. 2020)

! Dysphagietherapeutische Interventionen sollten in Absprache mit dem Operateur postoperativ **so früh wie möglich** beginnen. Ausschlaggebend sind die Wundheilung und der Ausschluss von Komplikationen (z. B. Fistelbildung). Maßnahmen zur **Mundpflege** können und sollten auch schon vor Beginn der spezifischen Übungsbehandlung und Wiederaufnahme der oralen Ernährung durchgeführt werden.
Therapeutisches Ziel: Rückkehr zu einer möglichst weitgehenden und sicheren oralen Ernährungsfähigkeit. Totale Nahrungskarenz (NPO, *Nil per Os*) sollte weitestgehend vermieden werden, um non-use Komplikationen zu vermeiden.

12.10 Weitere Erkrankungen und Ursachen für Dysphagien

Dysphagien können bei **zahlreichen weiteren Krankheitsbildern** auftreten, z. B. als Folge einer krankheitsbedingten Bewegungsstörung, tumorbedingt, aufgrund von entzündlichen Prozessen und Muskelerkrankungen, als akute Komplikationen oder auch durch medikamentöse Behandlung und Operationen, aber auch infolge von psychiatrischen Krankheitsbildern und Stoffwechselerkrankungen.
Ein Überblick (für eine detailliertere Darstellung vgl. z.B. Warnecke und Dziewas 2018):

- **Dystonien:** Dysphagie v. a. durch abnorme Haltung von Kopf/HWS/Oberkörper (*posturale Dysphagie*) oder dystone Bewegungen im orpharyngealen Trakt (*oromandibuläre und pharyngeale Dystonie*)
- **Hirntumoren und -metastasen, paraneoplastische Syndrome:** z. B. infiltrierende und raumfordernde Prozesse durch Hirnstammgliome, Schädelbasistumoren, Meningeosis neoplastica, Rhombenzephalitis, Lambert-Eaton-Myasthenie Syndrom
- **entzündliche Erkrankungen des ZNS (virale/bakterielle Meningoenzephalitis):** z. B. Herpes-Enzephalitis, ZNS-Listeriose, Poliomyelitis („Kinderlähmung") und Post-Polio-Syndrom, (kraniozervikaler) Tetanus
- **Neuropathien (Erkrankungen des peripheren Nervensystems):** z. B. Guillain-Barré-Syndrom mit progredienten schlaffen Paresen der Atem- und Schluckmuskulatur, Critical Illness Polyneuropathie/-mypopathie (*CIP, CIM*) infolge intensivmedizinischer Behandlung, v. a. Langzeitbeatmung, Multiorganversagen und Sepsis
- **Myopathien (Muskelerkrankungen mit Muskelschwäche/Paresen, Atrophien und Schmerzen/Myalgien):** z. B. okulopharyngeale Muskeldystrophie, myotone Dystrophie (Curshmann-Steinert Dystrophie, proximale myotone

Myopathie, Duchenne Muskeldystrophie), Dermato-/Polymyositis, Einschlusskörperchenmyositis

- **hypoxische Hirnschädigungen:** z. B. nach kardiopulmonaler Reanimation bei Herzinfarkt, Erstickungs- und Ertrinkungsunfällen, Intoxikationen
- **zervikale Spondylophyten/Morbus Forestier:** Erkrankungen des Skelettsystems. Dysphagierelevant ist v. a. die Hyperostose (*Ossifikation: Verknöcherung*) im ventralen Bereich der Halswirbelsäule (HWS) mit Bildung von ventralen zervikalen Osteophyten (*zervikale Spondylose*), häufig durch altersbedingten degenerativen Abbau der Bandscheiben mit mechanischer Obstruktion der pharyngealen und/oder ösophagealen Boluspassage und erhöhter Aspirationsgefahr
- **chronisch-obstruktive Lungenerkrankungen (COPD):** progrediente chronische obstruktive Lungenerkrankung mit im Verlauf zunehmender Häufung von Exaz erbationsphasen und respiratorischer und muskulärer Erschöpfung. Es kommt zu Beeinträchtigungen der Atem-Schluck-Koordination und Reduktion der funktionellen Reserve der schluckrelevanten Muskulatur mit erhöhter Gefahr für Aspiration und Malnutrition
- **psychogene Dysphagien** (*somatoforme Dysphagien, Schluckstörungen ohne organisches Korrelat bzw. fokal-neurologische Symptome*): z. B. Globus pharyngis, Phagophobie. Wichtig ist eine differenzierte Diagnostik zur Abgrenzung von „echten" neurogenen Dysphagien, Essstörungen (Anorexia nervosa, Bulimie) und
- **Stoffwechselerkrankungen:** z. B. Morbus Wilson, genetisch bedingte Störung des Kupferstoffwechsels in der Leber mit Schädigung der Leber und des zentralen Nervensystems (ZNS)
- **Medikamenten-induzierte Dysphagie:** z. B.: durch Neuroleptika, Sedativa, Anticholinergika

12.11 Trachealkanülenmanagement

Bei Patienten mit massiver Speichelaspiration und/oder unzureichender Atemfunktion ist eine Tracheotomie und die Versorgung mit einer Trachealkanüle häufig notwendig. Daraus ergeben sich pathophysiologische und therapeutische Besonderheiten in der Behandlung.

12.11.1 Tracheotomie und Trachealkanülenversorgung

Zwei Hauptindikationen für Durchführung:

1. **respiratorische Indikation:** zur Unterstützung/Ermöglichung der Atmung, z. B. bei respiratorischen Erkrankungen, Atemwegsobstruktionen, nach Kopf-Hals-Tumorresektionen oder nach Laryngektomie, ebenso zur Ermöglichung einer effektiven invasiven Beatmung (PPV, *positive pressure ventilation*)
2. **Aspirationsindikation:** zum Schutz der unteren Atemwege vor aspiriertem Speichel bei neurogenen Dysphagien und nach Kopf-Hals-Tumorresektionen

Bei Patienten mit Kopf-Hals-Tumoren (KHT) kann eine Tracheotomie durch den Primärtumor selbst indiziert sein oder durch die damit verbundenen chirurgischen Resektionen und/oder die Chemoradiotherapie (CRT).

Tracheotomie

Es wird zwischen chirurgisch angelegten und dilatativen Tracheostomata unterschieden. Daraus ergeben sich zwei Anlageformen:

- **plastisches Tracheostoma:** wird chirurgisch angelegt, i. d. R. wenn ein dauerhaftes Stoma erforderlich ist
- **nicht-plastisches Tracheostoma:** chirurgische Öffnung oder perkutane Dilatation, temporärer Stomakanal, i. d. R. bei vorübergehender Tracheotomieindikation

Trachealkanülenvarianten

Es gibt eine Vielzahl verschiedener Trachealkanülentypen, die sich im Wesentlichen in den folgenden **Hauptfunktionen** unterscheiden:

- **einfache Kanüle („Bisalski-Kanüle"):** hält Stomakanal und Atemweg offen
- **blockbare Kanüle** (mit *„Cuff"*): verhindert das Eindringen von aspiriertem Speichel in tiefe Atemwege
- **blockbare Kanülen mit subglottischer Absaugmöglichkeit:** Absaugmöglichkeit oberhalb des Cuffs, über die der aspirierte Speichel mittels Spritze oder Absaugung entfernt werden kann
- **gefensterte Kanülen/„Sprechkanülen":** Phonationsöffnung und ermöglichen stimmhaftes Sprechen bei entblockter Trachealkanüle und Sprechventileinsatz

12

> Patienten mit hohem Speichelaspirationsrisiko müssen mit einer blockbaren Trachealkanüle versorgt werden. Diese bieten jedoch keinen sicheren Atemwegschutz vor dem Aspirat. Husten, Haltungsänderungen, modellbedingte „Leakage" und unzureichende Blockung können zu passagerem sVorbeiaspirieren" führen (Winklmaier et al. 2005).

12.11.2 Auswirkungen einer geblockten Trachealkanüle auf die Atem- und Schluckfunktion

Mit einer geblockten Trachealkanüle in situ erfolgt Ein- und Ausatmung über die Kanüle (transstomatale Atmung, ▶ Abb. 12.6). Es kommt zu einer **funktionellen Trennung von oberem und unterem Atemweg,** der laryngeale Bereich wird nicht mehr vom Atemstrom erreicht.

Dies hat **negative Konsequenzen für alle laryngealen Funktionen** und damit auch für das sichere Schlucken von Speichel und Nahrung:

- fehlende Generierung von subglottischem Druck
- kein effektives Husten möglich, auch bei erhaltener Auslösbarkeit der Hustenreaktion (Responsivität)
- Atem-Schluck-Dyskoordination
- fehlende Geschmacks- und Geruchswahrnehmung
- fehlende Phonation: eingeschränkte Kommunikationsmöglichkeiten
- fehlende Nasenatmung: fehlende Befeuchtung und Filterung der Atemluft, infolge häufig vermehrte Sekretproduktion
- reduzierter intraabdomineller Druck bei Pressvorgängen (Stuhlgang, Husten, Heben)
- reduzierte Rumpfstabilität, Haltungshintergrund

> Tracheotomierte Patienten haben bei geblockter Trachealkanüle ein erhöhtes Aspirationsrisiko bei gleichzeitig ineffektiven Schutzreaktionen. **Schluckversuche bzw. die Gabe oraler Nahrung bei geblockter Trachealkanüle sind daher kontraindiziert** (Pannunzio 1996).

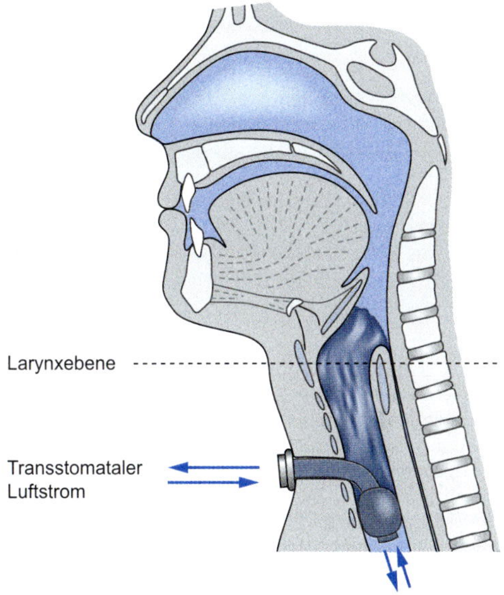

Abb. 12.6 Geblockte Trachealkanüle in situ mit aspiriertem Speichel oberhalb des Cuffs [L157]

Mittelfristige **Sekundärkomplikationen** durch die TK-Versorgung, die das TK-Management erschweren und eine dauerhafte Dekanülierung ggf. verhindern können:

- Bildung von Granulationen, Stenosen, Tracheomalazie (irreversible Schädigung der trachealen Knorpelspangen)
- tracheoösophageale Fisteln
- Kanülenintoleranz
- Komplikationen bei TK-Wechsel: Blutungen, Aspirationsgefahr

12.11.3 Trachealkanülenentwöhnung

Mit der Trachealkanülenentwöhnung durch **therapeutisches Entblocken** sollte möglichst frühzeitig begonnen werden, um die Schluckfunktion zu rehabilitieren und Sekundärkomplikationen zu vermeiden. Dabei ist ein **standardisierter, multidisziplinärer Ansatz** erfolgreicher als ein unstrukturiertes monodisziplinäres Vorgehen (Frank et al. 2007). Die Entscheidungen im Vorgehen müssen aber an die individuelle Problemstellung und die Fähigkeiten des Patienten angepasst werden.

! **Vorgehen beim therapeutischen Entblocken zur TK-Entwöhnung** (für einen Überblick vgl. Schwegler 2020; ▶ Abb. 12.7):

1. therapeutische Mundpflege, ggf. orales und nasopharyngeales Absaugen (bei Bedarf)
2. Entblocken der Kanüle unter Absaugung, Unterstützung von spontaner Husten- und Schluckaktivität

3. Verschließen der Kanüle in den Ausatemphasen, wenn dies problemlos möglich, auch in den Einatemphasen: zunächst digitaler (Finger-)Verschluss, dann mit Sprechventil, später mit Entwöhnungskappe
4. sukzessive Verlängerung der Entblockungs- und Verschlusszeiten
5. Anbahnung/Unterstützung von translaryngealer Atmung, Schluckfunktion und Phonation durch individuell geeignete und spezifische Interventionen
6. engmaschiges Monitoring (mind. Pulsoximetrie) während des gesamten Entblockungsintervalls

Ist ein Kanülenverschluss nicht möglich, müssen die Ursachen für eine mögliche Atemwegsobstruktion (z. B. Granulationen, Stenosen, zu große Kanüle) endoskopisch abgeklärt werden.

12.11.4 Dekanülierung

Eine erfolgreiche Dekanülierung setzt eine ausreichend rehabilitierte Schluck- und ggf. Atemfunktion voraus. Dies ist v. a. bei Patienten mit Strukturdefekten nach ausgedehnten Tumorresektionen und auch bei schwersten neurogenen Dysphagien nicht immer realistisch.

Unter Berücksichtigung individueller Faktoren sollten folgende **Kriterien bei der Entscheidung für eine (Probe-)Dekanülierung** beachtet werden:

- ausreichende spontane Atmung über obere Atemwege bei ungeblockter und verschlossener Kanüle oder bei eingesetztem Platzhalter über mind. 48 h; ggf. Verlaufskontrolle mittels Blutgasanalyse (BGA)
- intakte Hustenresponsivität *und* ausreichende Husteneffektivität (Flow > 160 l/min)
- spontanes effektives Speichelmanagement
- geringe Sekretmenge beim Entblocken abzusaugen
- Ausschluss von akuten Infekten, Reflux
- übereinstimmende interdisziplinäre Teamentscheidung

Empfohlen wird die Durchführung einer **endoskopischen Untersuchung (FEES) mit geblockter vs. entblockter Kanüle vor der Dekanülierung** (Warnecke und Dziewas 2018).

!

- **nach der Dekanülierung (24–72 h):** engmaschiges Monitoring der Schluck- und Atemfunktion
- **bei Risikodekanülierungen:** ggf. systematisches Dekanülierungsprotokoll mit Einsatz eines Platzhalters bzw. Stomabuttons und einer verlängerten Post-Dekanülierungs-Monitoringphase von bis zu 5 Tagen (Frank et al. 2013)

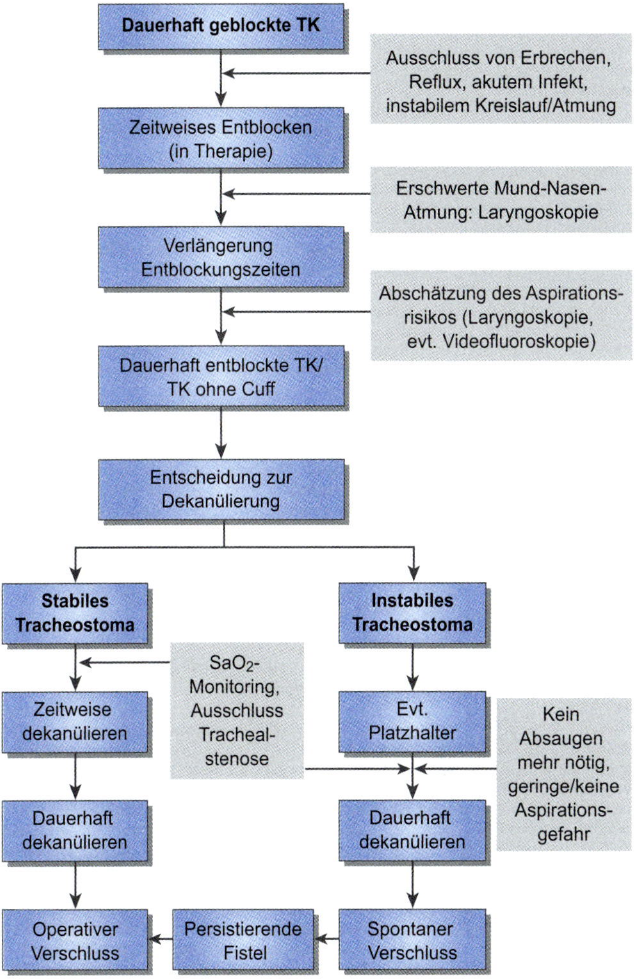

Abb. 12.7 Von der Trachealkanülenentwöhnung zur Dekanülierung (Schlaegel 2009) [F1068-001/ L157]

12

Literatur

Arslan SS, Demir N, Karaduman, AA, Belafsky PC. The pediatric version of the Eating Assessment Tool: a caregiver administered dysphagia-specific outcome instrument for children. Disability and Rehabilitation 2018; 40 (17):2088–2092.

Baijens L, Walshe M, Aaltonen L-M et al.: European white paper: oropharyngeal dysphagia in head and neck cancer. European Archives of Oro-Rhino-Laryngology 2020; Published online 19 December 2020.

Bartolome G, Schröter-Morasch H. Schluckstörungen. Diagnostik und Rehabilitation. München: Elsevier; 2018.

Belafsky PC, Mouadeb DA, Rees CJ et al.: Validity and reliability of the Eating Assessment Tool (EAT-10). Ann Otol Rhinol Laryngol 2008; 117:919–924.Birkmann U, Kley C. FEES: Die funktionelle Schluckuntersuchung in der Neurologie – Ein Videolehrgang. Bad Honnef: Hippocampus Verlag; 2018.

Birkmann U. Kölner Befundsystem für Schluckstörungen – Kö.Be.S. Köln: Verlag ProLog Therapie- und Lernmittel; 2007.

Bossi P. Prognostic nutritional index: an easy nutritional screening for patients with head and neck cancer. ESMO Open 2018; 3:e000449.

Bours GJJW, Speyer R, Lemmens J, Limburg M. de Wit R. Bedside screening tests vs. videofluoroscopy or fibreoptic endoscopic evaluation of swallowing to detect dysphagia in patients with neurological disorders: systematic review. Journal of Advanced Nursing 2009; 65 (3):477–493.

Cedarbaum JM, Stambler N, Malta E, et al. The ALSFRS-R: a revised ALS functional rating scale that incorporates assessments of respiratory function. J Neurol Sci 1999; 169:13–21.

Chen AY, Frankowski R, Bishop-Leone J et al.: The development and validation of a dysphagia-specific quality-of-life questionnaire for patients with head and neck cancer. The M. D. Anderson Dysphagia Inventory. Archives of Otolaryngology Head Neck Surgery 2001; 127:870–876.

Daniels SK, McAdam CP, Brailey K, Foundas AL. Clinical assessment of swallowing and prediction of dysphagia severity. Am J Speech Lang Pathol 1997; 6:17–24.

DePippo KL, Holas MA, Reding MJ. Validation of the 3-oz-water swallow test for aspiration following stroke. Arch Neurol 1992; 49:1259–1261.

Duchac S, Hofmayer A, Lücking C, Willmeskötter J. Die Videofluoroskopie des Schluckaktes. Idstein: Schulz-Kirchner Verlag; 2020.

Dziewas R, Pflug C, et al. (2020). Neurogene Dysphagie, S1-Leitlinie der Deutschen Gesellschaft für Neurologie (DGN). www.dgn.org/leitlinien (letzter Zugriff: 30.06.2021).

Dziewas R, Warnecke T, Oelenberg S, Teismann IK, Zimmermann J, Krämer C, Ritter M, Ringelstein EB, Schäbitz WR. Towards a basic endoscopic assessment of swallowing in acute stroke – development and evaluation of a simple dysphagia score. Cerebrovasc Dis 2008; 26:41–47.

Elke G, et al. Klinische Ernährung in der Intensivmedizin. S2k-Leitlinie (AWMF-Registernummer 073-004) der Deutschen Gesellschaft für Ernährungsmedizin. Aktuel Ernahrungsmed 2018; 43:341–408. https://www.awmf.org/uploads/tx_szleitlinien/073-004l_S2k_Klinische-Ernaehrung-Intensivmedizin_2019-11.pdf (letzter Zugriff: 30.06.2021).

Florie M, Pilz W, Kremer B, et al. EAT-10 scores and fiberoptic endoscopic evaluation of swallowing in head and neck cancer patients. Laryngoscope 2021; 131:E45-E51.

Frank U, Czepluch C, Sticher H, Mätzener F, Schlaegel W, Mäder M. Modifiziertes Trachealkanülenmanagement: Platzhaltereinsatz als Option bei erschwerten Dekanülierungen (Pilotprojekt REHAB Basel). Rehabilitation 2013; 52:20–26.

Frank U, Mäder M, Sticher H. Dysphagic patients with tracheotomies: a multidisciplinary approach to treatment and decannulation management. Dysphagia 2007; 22 (1):20–29.

Fujiu M, Logemann JA: Effect of a tongue-holding maneuver on posterior wall movement during deglutition. J Speech Lang Pathol 1996; 5:23–30.

Genz B, Birkmann U. Kö. Be.S. Kids – Kölner Befundsystem für Schluckstörungen bei Säuglingen, Kleinkindern und Kindern bis vier Jahre. Köln: ProLog; 2016.

Gerschke M, Schöttker-Königer T, Förster A, Netzebandt J, Beushausen UM. Validation of the German version of the Yale Pharyngeal Residue Severity Rating Scale. Dysphagia 2018.

Gray H. Anatomy of the Human Body. Philadelphia: Lea & Febiger, 2000.

Gross RD, Atwood CW, Grayhack JP, Shaiman S. Lung volume effects on pharyngeal swallowing physiology. J Appl Physiol 2003; 95:2211–2217.

Hey C, Pluschinski P, Stöver T, Zaretsky Y. Validierung der deutschen Kurzversion der Sekretbeurteilungsskala nach Murray. Laryngo-Rhino-Otol 2015; 94:169–172.

Hey C, Pluschinski P, Zaretsky E, Almahameed A, Hirth D, Vaerst B, Wagenblast J, Stöver T. Penetrations-Aspirations-Skala nach Rosenbek. HNO 2014; 62:276–281.

Hotzenköcherle S. Kö.Be.S. Onkologie. Kölner Befundsystem für Schluckstörungen bei Patienten mit einem Plattenepithelkarzinom des Mundes, des Rachens oder des Kehlkopfs. Köln: ProLog; 2018.

Huckabee ML, Butler SG, Barclay M, Jit S. Submental surface electromyographic measurement and pharyngeal pressures during normal and effortful swallowing. Arch Phys Med Rehabil 2005; 86:2144–2149.

Ickenstein GW, Hofmayer A, Lindner-Pfleghar B, Pluschinski P, Riecker A, Schelling A, Prosiegel M. Standardisierung des Untersuchungsablaufs bei neurogener oropharyngealer Dysphagie. Neurologie und Rehabilitation 2009; 15(5): 290–300.

Internationale Dysphagie Diät Standardisierungsinitiative (IDDSI). www.iddsi.org (letzter Zugriff: 30.06.2021).

Kahrilas PJ, Logemann JA, Krugler C, Flanagan E. Volitional augmentation of upper esophageal sphincter opening during swallowing. Am J Physiol 1991; 260:G450-G456.

Kraaijenga SAC, van der Molen L, Stuiver MM, Teerstra HJ, Hilgers FJM, van den Brekel, MWM. Effects of strengthening exercises on swallowing musculature and function in senior healthy subjects: a prospective effectiveness and feasibility study. Dysphagia 2015; 30: 392–403.

Kolb C. Ethische Fragen zum Umgang mit Nahrungsverweigerung. In A. Tannen & T. Schütz (Eds.), Mangelernährung. Problemerkennung und pflegerische Versorgung (pp. 209–222). Stuttgart: Kohlhammer, 2011.

Ludolph A, et al. (2014). Amyotrophe Lateralsklerose (Motoneuronenerkrankung). S1-Leitlinie der Deutschen Gesellschaft für Neurologie (DGN) (in Überarbeitung). Retrieved from https://www.awmf.org/leitlinien/detail/anmeldung/1/ll/030-001.html (letzter Zugriff: 30.06.2021).

Macht M, King CJ, Wimbish T, Clark BJ, Benson AB, Burnham EL, Williams A, Moss M. Postextubation dysphagia is associated with longer hospitalization in survivors of critical illness with neurologic impairment. Crit Care 2013; 17:R119.

Manor Y, Mootanah R, Freud D, Giladi N, Cohen T. Video-assisted swallowing therapy for patients with Parkinson's disease. Parkinsonism and Related Disorders 2013; 19 (2):207–211.

Martin-Harris B. Clinical implications of respiratory-swallowing interactions. Current Opinion in Otolaryngology & Head and Neck Surgery 2008; 16:194–199.

Martino R, Foley N, Bhogal S, et al. Dysphagia after stroke: incidence, diagnosis, and pulmonary complications. Stroke 2005; 36:2756–2763.

McHorney CA, Bricker DE, Kramer AE, Rosenbek J, Robbins J, Chignell KA, Logemann JA, Clarke C. The SWAL-QOL outcomes tool for oropharyngeal dysphagia in adults: I. Conceptual Foundation and Item Development. Dysphagia 2000; 15:115–121.

Michels G, Motzko M, Weinert M, Bruckner M, Pfister R, Guntinas-Lichius O. Dysphagiemanagement in der internistischen Intensivmedizin. Med Klin Intensivmed Notfmed 2015; 110:174–181.

Miles A, Moore S, McFarlane M, Lee F, Allen J, Huckabee ML. Comparison of cough reflex test against instrumental assessment of aspiration. Physiology & Behaviour 2013; 118:25–31.

Muhle P, Wirth R, Glahn J, Dziewas R. Schluckstörungen im Alter. Physiologie und Pathophysiologie. Nervenarzt 2015; 86:440–451.

Murray J, Langmore S, Ginsberg S, Dostie A. The significance of accumulated oropharygeal secretions and swallowing frequency in prediciting aspiration. Dysphagia 1996; 11:99–103.

Neubauer PD, Rademaker A, Leder SB. The yale pharyngeal residue severity rating scale: an anatomically defined and image-based tool. Dysphagia 2015; 30(5):521–528.

Nusser-Mueller-Busch R. (Ed.). Die Therapie des facio-oralen Trakts: F.O.T.T. nach Kay Coombes (4. Auflage). Berlin: Springer, 2015.

Palmer MM, Crawley K, Blanco IA. Neonatal Oral-Motor Assessment Scale: a reliability study. J Perinatol 1993; 13:28–35.

Pannunzio TG. Aspiration of oral feedings in patients with tracheostomies. AACN Clinical Issues 1996; 7 (4):560–569.

Patterson JM, Hildreth A, McColl E, Carding PN, Hamilton D, Wilson JA. The clinical application of the 100 ml water swallow test in head and neck cancer. Oral Oncology 2011; 47:180–184.

Perry L. Screening swallowing function of patients with acute stroke. Part one: identification, implementation and initial evaluation of a screening tool for use by nurses. Journal of Clinical Nursing 2001a;10:463–473.

Perry L. Screening swallowing function of patients with acute stroke. Part two: detailed evaluation of the tool used by nurses. Journal of Clinical Nursing 2001b;10:474–481.

Ponfick M, Linden R, Nowak D A. Dysphagia – a common, transient symptom in critical illness polyneurophathy: a fiberoptic endoscopic evaluation of swallowing study. Crit Care Med 2015; 43 (2):365–372.

Prosiegel M, Weber S. Dysphagie. Diagnostik und Therapie. Heidelberg Berlin, Springer Verlag, 2018.

Robbins J, Butler SG, Daniels SK, et al. Swallowing and dysphagia rehabilitation: translating principles of neural plasticity into clinically oriented evidence. Journal of Speech, Language, and Hearing Research 2008; 51:276–300.

Rosenbek JC, Donovan, NJ. Assessment der Behandlungsqualität und der Lebensqualität als Teil eines Repertoires der Ergebnismessung bei Erwachsenen mit erworbenen Dysphagien. In S. Stanschus (Ed.), Rehabilitation von Dysphagien (pp. 11–45). Idstein: Schulz-Kirchner, 2006.

Rosenbek JC, Robbins JA, Roecker EB, Coyle JL, Wood JL, Maas E. A Penetration-Aspiration Scale. Dysphagia 1996; 11:93–98.

Schindelmeiser, J. Anatomie und Physiologie für Sprachtherapeuten. München: Urban & Fischer; 2018.

Schlaegel W. Das Trachealkanülenmanagement in der neurologischen Frührehabilitation. Neuro Rehabil 2009; 15(5):301–307.

Schwegler H. Trachealkanülenmanagement. In sicheren Schritten Richtung Dekanülierung. 3.A. Idstein: Schulz-Kirchner, 2016.

Shaker R, Easterling C, Kern M et al. Rehabilitation of swallowing by exercise in tube-fed patients with pharyngeal dysphagia secondary to abnormal UES opening. Gastroenterology 2002; 122:1314–1321.

Simons JA, Fietzek UM, Waldmann A, Warnecke T, Schuster T, Ceballos-Baumann AO. Development and validation of a new screening questionnaire for dysphagia in early stages of Parkinson's disease. Parkinsonism and Related Disorders 2014; 20 (9):992–998.

Suiter DM, Leder SB. Clinical utility of the 3-ounce water swallow test. Dysphagia 2008; 23:244–250.

Sumi Y, Nakamura Y, Michiwaki Y. Development of a systematic oral care program for frail elderly persons. Spec Care Dentist 2002; 22: 151–155.

Trapl M, Enderle P, Nowotny M, Teuschl Y, Matz K, Dachenhausen A, Brainin M. Dysphagia bedside screening for acute-stroke patients: The Gugging Swallowing Screen. Stroke 2007; 38:1–7.

Troche MS, Okun MS, Rosenbek J, et al. Aspiration and swallowing in Parkinson's Disease and rehabilitation with EMST: a randomized trial. Neurology 2010; 75:1912–1919.

Wallace KL, Middleton S, Cook IJ. Development and validation of a self-reported symptom inventory to assess the severity of oral-pharyngeal dysphagia. Gastroenterology 2000; 118:678–687.

Warnecke T, Dziewas R: Neurogene Dysphagien. Diagnostik und Therapie. Stuttgart, Kohlhammer, 2018.

Warnecke, T., Oelenberg, S., Teismann, I., Hamacher, C., Lohmann, H., Ringelstein, E.B., & Dziewas, R. (2010). Endoscopic characteristics and levodopa responsiveness of swallowing function in progressive supranuclear palsy. Movement disorders, 25(9), 1239–1245.

Warnecke T, Suttrup I, Schröder JB, Osada N, Oelenberg S, Hamacher C, Suntrup S, Dziewas R. Levodopa responsiveness of dysphagia in advanced Parkinson's disease and reliability testing of the FEES-levodopa-test. Parkinsonism and Related Disorders 2016; 28:100–106.

Warnecke T, Teismann IK, Zimmermann J, Oelenberg S, Ringelstein EB, Dziewas R. Fiberoptic endoscopic evaluation of swallowing with simultaneous tensilon application in diagnosis and therapy of myasthenia gravis. J Neurol 2008; 255:224–230.

Watando A, Ebihara S, Ebihara T, et al. Daily oral care and cough reflex sensitivity in elderly nursing home patients. Chest 2004; 126: 1066–1070.

Winklmaier U, Wüst K, Wallner F. Evaluation des Aspirationsschutzes blockbarer Trachealkanülen. HNO 2005; 53:1057–1062.

Wirth R, Dziewas R, Jäger M, Warnecke T, Smoliner C, Stingel K, Leischker AH. Klinische Ernährung in der Neurologie. Leitlinie der Deutschen Gesellschaft für Ernährungsmedizin (DGEM) in Zusammenarbeit mit der GESKES, der AKE, der DGN und der DGG. Aktuelle Ernaehrungsmedizin 2013; 38:e49-e89. https://www.dgem.de/sites/default/files/PDFs/Leitlinien/S3-Leitlinien/073-020l_S3_Klinische_Ern%C3%A4hrung_Neurologie_2013-09.pdf. (letzter Zugriff: 30.06.2021).

Woisard V, Andrieux MP, Puech M. Validation of a self-assessment questionnaire for swallowing disorders (Deglutition Handicap Index). Revue de Laryngologie Otologie Rhinologie 2006; 127:315–325.

Yoneyama T, Yoshida M, Ohrui T, et al. Oral care reduces pneumonia in older patients in nursing homes. J Am Geriar Soc 2002; 50: 430–433.

Zaretsky E, Steinbach-Hundt S, Pluschinski P, Grethel I, Hey C. Validation of the German version of Eating Assessment Tool for head and neck cancer patients. Laryngo-Rhino-Otologie. 2018 Jul;97(7):480–486.

13 Stimmstörungen

Sabine Hammer und Anna Teufel-Dietrich

13.1 Die gesunde Stimme

Die gesunde Stimme (▶ Tab. 13.1) ist „*[…] frei von Nebengeräuschen, Druck, Dauer-, Fehl- und Überspannungen. Ihre Dynamik ist in jeder Höhe beliebig kräftig oder leise, der Klang weit tragend, resonanzreich, weich und anstrengungslos*" (Nawka und Wirth 2008).

Ist-Zustand der Stimme

Der Ist-Zustand einer Stimme hängt von zahlreichen einander beeinflussenden Faktoren ab (▶ Abb. 13.1). Die folgenden drei Bereiche stehen in wechselseitiger Beziehung zueinander und sind an Entstehung und Veränderung individueller Stimmmerkmale und stimmlicher Leistungsfähigkeit beteiligt:

- **anatomische Verhältnisse:** v. a. Kehlkopf und Form des Ansatzrohres/Vokaltraktes, Funktionstüchtigkeit des Gehörs und der Atemorgane. Weitere körperliche Umstände, z. B. Tonusverhältnisse und Beweglichkeit, beeinflussen die Funktion des Phonationsapparates
- **situativer Kontext:** bezogen auf Lebens- und Gesprächssituationen. Wirkt sich über die Verbindung von emotionalen, psychischen und somatischen Reaktionen auf Phonationsfunktion und Stimmklang aus. *Beispiel:* Stress kann Atemfrequenz und allgemeine Tonusverhältnisse erhöhen. Dadurch zunehmende Anspannung der Kehlkopfmuskulatur mit erhöhter Sprechstimmlage und Abnahme der Resonanz (Giddens et al. 2013)
- **personale Aspekte:** charakterliche Veranlagung, Übernahme von Vorbildern und Lebenserfahrung (Baker 2008)

13

Tab. 13.1 Normwerte für die gesunde Stimme (Schneider-Stickler und Bigenzahn 2013)

Parameter	Normbereich
mittlere Sprechstimmlage	3–7 Halbtöne oberhalb der unteren Stimmgrenze W: (f) g-c' (196–262 Hz); M: (F) G-c (98,5–131 Hz)
Dynamik Sprechstimme	um 70 dB
Dynamikumfang gesamt	> 40 dB
leiseste Intensität	< 50 dB
lauteste Intensität	> 90 dB
Sprechstimmumfang	ca. 7–12 Halbtonschritte
physiologischer Stimmumfang	mind. 2 Oktaven (24 Halbtöne)
Tonhaltedauer	> 15 Sek.
Stimmbelastung	Stimmermüden nach 6–8 h Stimmbelastung. Nach Stimmbelastungstest leichte Erhöhung der Stimmlage, leichte Resonanzabnahme
laryngoskopischer Befund	glatte, reizlose, symmetrische Stimmlippen. Bei Phonation Glottis gut einsehbar, vollständiger Glottisschluss, freie Beweglichkeit der Stimmlippen
stroboskopischer Befund	bei Phonation gleichmäßiges und symmetrisches dreidimensionales Schwingungsbild, sichtbares Randkantenphänomen

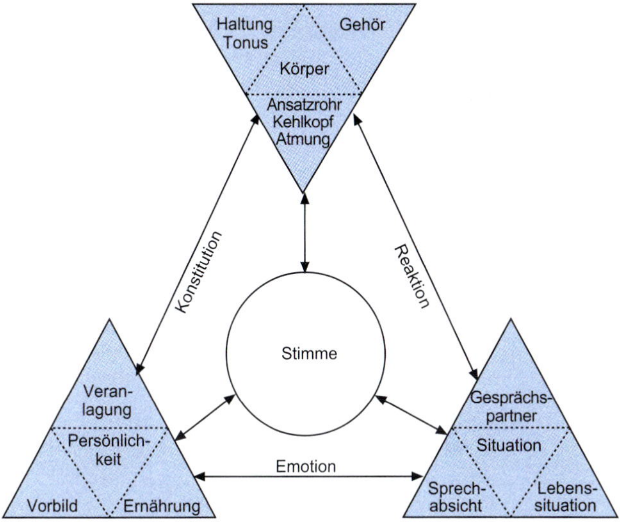

Abb. 13.1 Einflussfaktoren (Hammer and Teufel-Dietrich 2017) [L261]

13.2 Die kranke Stimme

13.2.1 Ursachen und Klassifikation

In der Praxis werden Stimmstörungen üblicherweise in funktionelle und organische Dysphonien unterteilt. (▶ Tab. 13.2 und ▶ Tab. 13.3). Es können sich jedoch sekundär organische Veränderungen der Stimmlippen infolge einer primär funktionellen Dysphonie entwickeln, z. B. Einblutungen oder Knötchen. Ebenso können sekundär funktionelle Fehlfunktionen des Phonationsapparates aufgrund einer primär-organischen Dysphonie entstehen, z. B. eine hyperfunktionelle Kompensation eines inkompletten Glottisschlusses aufgrund einer Stimmlippenzyste.

13.2.2 Schweregrad

Bestimmung anhand des Kehlkopfbefundes und Veränderungen in Klang und Leistungsfähigkeit der Stimme. Mithilfe akustischer Messungen können verschiedene Indizes wie der *Acoustic Voice Quality Index (AVQI)* oder der *Dysphonia Severity Index (DSI)* zur Schweregradbestimmung errechnet werden (▶ Kap. 13.3.2). Unabhängig davon tragen Lebensumstände und subjektiver Leidensdruck wesentlich dazu bei, ob und welche therapeutischen Maßnahmen ergriffen werden.

- Übergang von „gesund" zu „krank" bei funktionellen Stimmstörungen fließend
- Abhängigkeit von Sprechbelastung: bei Tätigkeit in einem Sprechberuf kann eine Einschränkung der Stimmleistung zu Beeinträchtigungen bei der Berufsausübung führen. Eine objektiv gleichwertige Stimmstörung kann bei Menschen mit geringer Stimmbelastung unbemerkt bleiben. Berufe, für deren Ausübung ein funktionstüchtiges Stimmorgan unverzichtbar ist: Schauspieler, Sänger, Rundfunksprecher, Lehrer, Geistliche, Dozenten und Erzieher

Tab. 13.2 Übersicht nicht-organische Stimmerkrankungen

Diagnose	Entstehung	Therapie	Komplikationen
funktionelle Dysphonie	akuter oder gewohnheitsmäßiger Fehlgebrauch der Stimme	stimmtherapeutisch, ggf. flankierend psychotherapeutisch	sekundär organische Veränderungen möglich (Knötchen, Granulome, Muskelatrophie)
funktionelle Mutationsstimmstörung	Störungen bei der Adaptation an das Kehlkopfwachstum in der Mutationsphase	stimmtherapeutisch	bei manifester Störung Vokalisatrophie
psychogene Stimmstörung	psychische Belastung, Stress, traumatische Erfahrungen, Konflikte	psychotherapeutisch, flankierend stimmtherapeutisch	bei Nichtbewältigung der Ursache droht Symptomverschiebung
spasmodische Dysphonie	höchstwahrscheinlich hirnorganisch bedingt	Injektionen mit Botulinumtoxin	stimmtherapeutisch nicht beeinflussbar
Dysodie	falsche Gesangstechnik, akute Überlastung	stimmtherapeutisch und gesangspädagogisch	Sängerknötchen, Einblutungen auf den Stimmlippen
Dysphonie bei Schwerhörigkeit	Störung der audiophonatorischen Kontrolle	stimmtherapeutisch	funktionelle Dysphonie

Tab. 13.3 Übersicht organische

Diagnose	Entstehung	Therapie	Komplikationen
hormonelle Stimmstörungen	Störungen des Hormonsystems	medikamentös, ggf. stimmtherapeutisch	z. B. nach Kehlkopfwachstum kein Einfluss auf die Stimmlage möglich
Stimmlippenlähmungen	Funktionsausfall der zuleitenden Nerven	stimmtherapeutisch, ggf. operativ	dauerhaft geminderte Belastungsfähigkeit der Stimme
Stimmlippenknötchen, Kontaktgranulom, Sängerknötchen	stimmlicher Fehlgebrauch, Reflux	internistische Abklärung, Stimmtherapie, später u. U. phonochirurgische Entfernung nötig	Rezidive möglich
Reinke-Ödem	weitgehend ungeklärt, mögliche Einflussfaktoren: Nikotin, übermäßiger Stimmgebrauch, Reflux, Alterungsprozesse	Ausschaltung der Noxen, phonochirurgische Entfernung und Stimmtherapie	sekundär funktionelle Stimmstörung
Stimmlippenpolyp	Entzündungen infolge von Reflux, Rauchen, übermäßiger Stimmgebrauch	phonochirurgische Entfernung, Stimmtherapie bei sekundär funktioneller Stimmstörung	sekundär funktionelle Stimmstörung

Tab. 13.3 Übersicht organische *(Forts.)*

Diagnose	Entstehung	Therapie	Komplikationen
Laryngitis	• **akut:** Entzündung durch meist virale Infektion • **chronisch:** Entstehung aus akuter Laryngitis, Reflux, Nikotin und/oder übermäßigem Stimmgebrauch	Ausschaltung von Ursachen, medikamentös, stimmtherapeutisch	sekundär funktionelle Stimmstörung, bei chronischer Laryngitis auch Entwicklung von Präkanzerosen
gastroösophageale und laryngopharyngeale Refluxkrankheit	Erkrankung von Magen und Speiseröhre	medikamentös, Ernährungsumstellung	sekundär funktionelle oder organische Stimmstörung
Kehlkopffehlbildungen	anlage- oder verletzungsbedingt	stimmtherapeutisch, ggf. operativ	dauerhaft minderbelastbares Stimmorgan
Stimmlippenzyste	anlage- oder entzündungsbedingte Veränderung von Schleimdrüsen	operativ, anschließend stimmtherapeutisch	sekundär funktionelle Stimmstörung
Stimmlippenpapillom	virusbedingt	operativ, anschließend stimmtherapeutisch	Rezidiv möglich, Entwicklung einer Präkanzerose
Larynxkarzinom	Zellentartung	operativ, anschließend stimmtherapeutisch	Rezidiv möglich
traumatische Stimmstörungen	Gewalteinwirkung	wenn möglich operativ, stimmtherapeutisch	dauerhaft minderbelastbares Stimmorgan

Ca. 0,98 % (Cohen et al. 2012) aller Patienten sind an einer diagnostizierten Stimmstörung erkrankt. Allerdings leiden zwischen 6,6 % (Cohen et al. 2012) und 16, 6 % (Lyberg-Åhlander et al. 2019) der Erwachsenen an Stimmproblemen. In der Gruppe der Berufstätigen sind Lehr- und Servicekräfte am häufigsten von Stimmproblemen betroffen (Lyberg-Åhlander et al. 2019). Insgesamt leiden Frauen häufiger unter Stimmproblemen und Stimmstörungen als Männer (Cohen et al. 2012; Lyberg-Åhlander et al. 2019) .

13.2.3 Folgen

Eine Stimmstörung beeinträchtigt immer die Kommunikationsfähigkeit und kann neben Missempfindungen/Schmerzen und Sprechanstrengung folgende Konsequenzen nach sich ziehen:

- Minderung sozialer Kontakte
- Minderung der Ausdrucks- und Durchsetzungsfähigkeit
- Einschränkungen in der Berufsausübung (bis hin zur Berufsunfähigkeit)
- Aufgabe/Einschränkung von Freizeitaktivitäten (z. B. Chorgesang)

13.3 Diagnostik

> **!** Eine Leitlinie „Diagnostik und Therapie von Störungen der Stimmfunktion" ist aktuell in Bearbeitung (Arbeitsgemeinschaft der Wissenschaftlichen Medizinischen Fachgesellschaften e. V. 2017).

13.3.1 Anamnestische Angaben

Für die Diagnosestellung sowie die Therapieplanung geben die folgenden Fragen wichtige und teils therapieentscheidende Hinweise:

- Wie lange besteht die Problematik, wie ist sie verlaufen?
  - plötzliche Heiserkeit spricht für akutes infektiöses Geschehen, einen Zustand nach extremer Stimmbelastung oder eine psychogene Stimmstörung
  - langfristige Heiserkeit, die u. U. bereits im Kindesalter bestand sowie eine auffällige Stimme in der nahen Verwandtschaft sprechen für funktionelle Ursache
- Gibt es typische Schwankungen der Stimmqualität im Laufe des Tages?
  - bei Besserung der Stimme im Tagesverlauf, psychogene Ursache möglich
  - Verstärkung der Beschwerden nach Stimmbelastung sowie gegen Abend typisch für funktionelle Dysphonie
- Wie hoch ist die tägliche (berufliche und private) Stimmbelastung? Hieraus wird die Dimension der Stimmstörung für den Betroffenen deutlich: Gefährdung der Berufsfähigkeit oder Minderung der Lebensqualität durch Einschränkungen in der Freizeitgestaltung?
- Gibt es Reaktionen Außenstehender auf Ihre Stimme? Sofern der Patient erst durch Hinweise anderer auf die Problematik aufmerksam gemacht wurde, muss die tatsächliche Motivation für eine mögliche Therapie geklärt werden. Empfindet der Patient die Reaktionen der Umwelt als störend, kann dies die Therapiebereitschaft erhöhen.
- Fragen nach sonstigen Erkrankungen, Therapien und Medikamenten
  - Erkrankungen im HNO-Bereich, v. a. Einschränkungen der Hörfähigkeit
  - Erkrankungen des Bewegungsapparates, des Magens oder Herzens, des Nervensystems sowie vegetative Erkrankungen
  - stimmverändernde Medikamente wie hormonhaltige Präparate, Psychopharmaka und Substanzen, die sich auf die Feuchtigkeit der Schleimhäute auswirken
- Frage nach außergewöhnlichen Belastungen jeglicher Art. Körperliche Schwachstellen machen sich häufig bei besonderer Belastung bemerkbar. Dies betrifft in erster Linie die funktionell bedingten Dysphonien. Damit wird kein Hinweis auf eine (ausschließlich) psychisch bedingte Problematik gegeben
- Wie hoch ist der subjektive Leidensdruck?
- Erfolgsaussichten einer Stimmtherapie hängen davon ab, wie sehr sich der Patient durch die Stimmstörung beeinträchtigt fühlt. Die Bereitschaft zur Veränderung und zum häuslichen Üben steigt mit dem Schweregrad der subjektiven Beschwerden

13.3.2 Logopädische Diagnostik

Diagnosestellung nach ICF

Zielstellungen der logopädischen Therapie orientieren sich an Einschränkungen der Teilhabe. Diese können in der Anamnese und mit Unterstützung standardisierter Fragebögen (VHI, V-RQOL) erfasst werden.
Einschränkungen der Aktivität und Teilhabe erfasst die ICF (Deutsches Institut für Medizinische Dokumentation und Information 2005), z. B. mit folgenden Kodierungen:

- d330 Sprechen
- d350 Konversation
- d360 Kommunikationsgeräte und -Techniken nutzen
- d845 Eine Arbeit erhalten, behalten und beenden
- d850 Bezahlte Tätigkeit
- d920 Erholung und Freizeit
- d9204 Hobbys
- d9205 Geselligkeit

(Ma et al. 2007)

Diagnostik anhand des ELS-Basisprotokolls

Das von der Europäischen Laryngologischen Gesellschaft vorgeschlagene Protokoll zur Stimmdiagnostik (ELS-Basis-Protokoll) umfasst fünf Bereiche:

- Videolaryngostroboskopie
- Perzeption
- aerodynamische Messungen
- akustische Messungen
- subjektive Selbstevaluation

(Friedrich 2006)
Im Folgenden werden die Bereiche näher erläutert. Da die Videolaryngostroboskopie in Deutschland in ärztlicher Hand liegt, wird dieser Bereich nicht näher beschrieben.

Perzeption

Perzeptive Erfassung von Atmung, Stimmklang und Stimmgebung, aber auch des Kommunikationsverhaltens sowie der Körperhaltung und der körperlichen Spannungszustände durch das geschulte Ohr und den geschulten Blick des Therapeuten.

Atmung

Bei Stimmstörungen häufig Einschränkungen der Atemfunktion. Eine organisch bedingte Atemfunktionsstörung kann Auslöser einer Stimmstörung sein.
Als physiologisch gilt die kostoabdominale Atemform. Neuere Therapiekonzepte gehen jedoch von individuellen Voraussetzungen aus und schreiben keinen allgemeingültig korrekten Atemablauf vor.
Eine Untersuchung der Atmung gibt in erster Linie Aufschluss über therapeutische Maßnahmen zur Behandlung einer Stimmstörung (▶ Tab. 13.4).

Stimmklang und Stimmgebung

Zunächst können Stimmklang und Stimmgebung beim freien Sprechen sowie beim Vorlesen eines Textes durch den Therapeuten anhand bestimmter Parameter beschrieben werden (▶ Tab. 13.5).
Der Grad der Heiserkeit kann anhand von Skalen eingeschätzt werden, z. B. der GRBAS-Skala, die vom japanischen Komitee für Stimmfunktionsuntersuchungen entwickelt wurde. Reproduzierbare Beschreibung und Einteilung einer Stimm-

13

Tab. 13.4 Untersuchung der Atmung

Untersuchung	Norm	Auffälligkeiten
Beobachtung der Atmung in Ruhe	kombiniert kostoabdominal, gleichmäßige Atemzüge, Atempause nach der Ausatmung, Nasenatmung	Hochatmung, unregelmäßige Atemzüge, fehlende Atempause nach der Ausatmung, Mundatmung
Beobachtung der Atmung beim Sprechen	kostoabdominal, kombiniert oral-nasal, deutlich sichtbare Atembewegungen, vertiefte Einatmung	Schnapp- oder Hochatmung, Anhalten der Luft nach Einatmung, hörbare Atemgeräusche, Abgabe von Restluft nach Phonation
Zählen der Atemzüge pro Minute	10–20	mehr als 20
Messung der Ausatemdauer	• Frauen: mind. 15 Sek. • Männer: mind. 20 Sek.	darunter
Verhältnis von Ein- und Ausatmung in Ruhe	1 : 1,5	grobe Abweichung
Verhältnis von Ein- und Ausatmung während der Phonation	1 : 3 bis 1 : 8	grobe Abweichung
Zählen der gesprochenen Silben pro Einatmung	mind. 10	weniger

Tab. 13.5 Geläufige Parameter zur Stimmbeschreibung

Kriterien	Parameter
Lautstärke	laut, leise, überladen
Resonanz, Volumen, Teiltonspektrum	hell, dunkel, brillant, schrill, kopfig, resonanzreich, resonanzarm, tragend, klangarm, dünn, voll, voluminös, piepsig
Tonhöhe, Stimmlage	(hoch/tief), physiologisch, überhöht, nach unten gedrückt
Geräuschanteile	klar/heiser, hauchig, knarrend, kratzend, rau, rauchig, krächzend, diplophon, aphon, belegt, blechern, schnarrend, flüsternd
Stimmstabilität	brüchig, stabil, kippend
Spannungsverhältnisse im Ansatzrohr (wirkt sich auch auf das Teiltonspektrum aus)	knödelnd, kehlig, nasal, kloßig
Stimmgebung	hart, weich, gepresst, angestrengt, gequetscht, verhaucht

störung anhand von fünf Parametern auf einer Skala von 0 (nicht vorhanden) bis 3 (hochgradig vorhanden):

- G *(grade):* Grad der Heiserkeit (klare Stimme, Heiserkeit, Aphonie)
- R *(rough):* Rauheit der Geräuschanteile im tieferen Anteil des Stimmspektrums, die durch unregelmäßige Stimmlippenschwingungen entstehen (Rauigkeit, Knarren)
- B *(breathy):* Verhauchtheit der Stimme durch Ausströmen wilder Luft, die nicht für die Phonation genutzt wurde

- A *(astenic):* Verlust an Klangfülle durch Kraftlosigkeit
- S *(strained):* gepresste Stimmfunktion

Weitere Beobachtungen

- Kommunikationsverhalten: Mimik, Gestik, Blickkontakt etc.
- Tonus: allgemeine Körperspannung (hyperton oder überspannt, hypoton oder unterspannt, euton oder ausgeglichene Nutzspannung) Händedruck, tastbare Verspannungen etc.
- Haltung: aufgerichtete physiologische Haltung oder ungünstige Haltungsmuster, z. B. ein Hohlkreuz

Aerodynamische Messungen

- Messung der Tonhaltedauer auf /a/, /m/ und /z/ (Dauer in Sek.)
- Messung der Ausatemdauer auf /s/ (Dauer in Sek.)
- Berechnung der s/z-Ratio:

Dauer /s/ in Sek.: Dauer /z/ in Sek. = s/z-Ratio

Akustische Messungen

Die folgenden akustischen Parameter können mit dem kostenfreien Computerprogramm Praat gemessen werden:

- **Jitter:** Gibt Auskunft über Irregularitäten in der Grundtonfrequenz, die perzeptiv als Heiserkeit wahrgenommen werden. Normwert für Messungen mit Praat: < 0,5 %
- **Shimmer:** Gibt Auskunft über Irregularitäten in der Schwingungsamplitude, die perzeptiv als Heiserkeit wahrgenommen werden. Normwert für Messungen mit Praat: ≤ 3,81 %
- **Harmonics to Noise Ratio (HNR):** Gibt das Verhältnis von harmonischen zu geräuschhaften Klanganteilen an und ist auch ein Heiserkeitsparameter. Normwert > 20 dB

> **!** Akustische Messungen sind störanfällig gegenüber den Messbedingungen, z. B. der Art des Mikrofons oder den Umgebungsgeräuschen. Außerdem ergeben die Jitter- und Shimmer-Werte bei hochgradig heiseren Stimmen keine aussagekräftigen Werte (Brockmann-Bauser 2013).

Weitere akustische Parameter können auch mit einem Keyboard und einem Schallpegelmessgerät erhoben werden:

- **Stimmfeldmessung:** Ermittlung des Stimmumfanges bzgl. Lautstärke und Frequenz
- **Messung der mittleren Sprechstimmlage:** in freier Rede Bestimmung der Tonlage, um welche die Sprechstimme moduliert
- **Messung Sprechstimmumfang:** bei freier Rede Bestimmung der oberen und unteren Grenze der Tonlage und Lautstärke

Subjektive Selbstevaluation

Zur Erfassung der subjektiv empfundenen Einschränkungen durch die Stimmstörung liegen für den deutschen Sprachgebrauch u. a. zwei standardisierte Fragebögen vor:

- *VHI (Voice Handicap Index):* 30 Items, Bewertung auf einer 4-stufigen Skala, erfasst das subjektiv empfundene Handicap infolge einer Stimmstörung (Nawka et al. 2003)
- *VHIV-RQOL (Voice-Related Quality of Life-Measure):* 10 Items, Bewertung auf einer 4-stufigen Skala, erfasst die stimmbezogene Lebensqualität (Schwanfelder et al. 2008)

13.4 Funktionelle Dysphonien

Funktionseinschränkung des Phonationssystems ohne organische Kehlkopfveränderungen. Störung der Stimmlippenschwingung durch ein Ungleichgewicht der am Stimmvorgang beteiligten Muskeln mit Veränderungen des Stimmklanges und Einschränkung der stimmlichen Leistungsfähigkeit.

13.4.1 Ursachen

Nur selten eine einzelne Ursache, meist multifaktorielles Geschehen mit gegenseitiger Beeinflussung von Konstitution, Verhalten und Emotionen.

- **konstitutionelle Faktoren:** anlagebedingte Einschränkung des Phonationsapparates und beteiligter Funktionen, z. B. Schwerhörigkeit, Störungen der Mutationsphase
- **habituelle Faktoren:** erworbener, gewohnheitsmäßiger Fehlgebrauch der Stimme, z. B. elterliches Vorbild, Nachahmung von Modeströmungen
- **phonogene Faktoren:** Überlastung des Stimmapparates, z. B. Berufsdysphonie, stimmbelastende Freizeitgestaltung
- **organische Faktoren:** Dysphonie bei organischer Grunderkrankung, z. B. rezidivierende Halsentzündungen, Erkrankungen des Bewegungsapparates
- **psychogene Faktoren:** Stimmstörung infolge einer psychischen Erkrankung oder herabgesetzte Stressbewältigung, z. B. Depressionen, unbewältigte Krisen- oder Konfliktsituationen

Psychosoziale Einflussfaktoren funktioneller Dysphonien

Die funktionelle Dysphonie kann als Überlastung angesehen werden, die sich an der Schwachstelle Stimme manifestiert (Hammer und Teufel-Dietrich 2017). Zahlreiche prädisponierende Faktoren können eine psychosomatische Erkrankung auslösen. Die folgenden konnten auch bei Stimmstörungen beobachtet werden:

- körperlicher/sexueller Missbrauch in Kindheit und Jugend
- neurotische, stressanfällige Persönlichkeit (mögliche Folgen Angst und Depression)
- Unterdrücken negativer Gefühle
- ungesunder Perfektionismus
- Stress
- mehr oder minder traumatische Erlebnisse/schwierige Lebenssituationen

(Deary und Miller 2011)

Sie führen jedoch nur zu einer Stimmstörung, wenn mind. einer der folgenden Faktoren ebenfalls vorliegt:

- genetische Anfälligkeit für Stimmstörungen
- Umweltfaktoren, v. a. hohe stimmliche Anforderungen bei Sprechberufen

(Deary und Miller 2011)

Als aufrechterhaltende Faktoren gelten:

- Angst und Depression

- Fatigue
- Stress

(Deary und Miller 2011)

> **!** Allerdings treten funktionelle Dysphonien auch häufig ganz ohne nennenswerte psycho-soziale Faktoren auf. Eine individuelle Betrachtung des Ursachengefüges für jeden einzelnen Klienten ist deshalb unabdingbar.

13.4.2 Erscheinungsbild (▶ Tab. 13.6)

Entsteht meist über Jahre. Unter besonderer Belastung behandlungsbedürftige Ausprägung mit entsprechendem Leidensdruck.

Tab. 13.6 Übersicht Erscheinungsbild hyperfunktionelle Dysphonie/hypofunktionelle Dysphonie

	Hyperfunktionelle Dysphonie	Hypofunktionelle Dysphonie
Ursachen	I. d. R. gewohnheits-, berufs- oder temperamentsbedingte Stimmüberlastung	häufig Erschöpfungszustände, psychische Faktoren, reduzierter Gesamtkörpertonus
Entstehung	Schwingungsunregelmäßigkeiten bei der Phonation infolge erhöhten Glottiswiderstands	Schlussinsuffizienz (Glottisspalt) bei Phonation infolge reduzierten glottischen Widerstands
subjektive Beschwerden	Zunahme der Beschwerden bei Sprechbelastung: Heiserkeit, Missempfindungen oder Schmerzen im Kehlkopfbereich, Räusperzwang, Trockenheit	rasches Stimmermüden, Sprechanstrengung, geringe Stimmkraft
Stimmklang	hart, rau, knarrend, gepresst, heiser, verhaucht, resonanzarm, harte/knarrende Stimmeinsätze	kraftlos, leise, weich, heiser, belegt, verhaucht, resonanzarm, behauchte Stimmeinsätze
Begleitsymptomatik	gesamtkörperliche Tonuserhöhung, Hochatmung, Überartikulation oder Abnahme der Artikulationsgenauigkeit, Verspannungen v. a. von Hals-, Schulter-, Nacken- und mimischer Muskulatur, erhöhter Würgereiz bei Spiegelung	Neigung zu reduziertem Körpertonus, sekundäre Überspannungen im Bereich Hals, Schulter, Nacken möglich, oft ungenaue, verwaschene Artikulation, flache Atmung
laryngoskopischer Befund	Stimmlippen reizlos, glatt, mögliche Rötung bei akuter Stimmüberlastung. Einspringen der Taschenfalten, supraglottische Enge	Schlussinsuffizienz: ovalärer Glottisspalt (Internusschwäche) oder Schlussinsuffizienz im hinteren Drittel (Transversusschwäche)
stroboskopischer Befund	Offenphase verkürzt, geringe Amplituden, unregelmäßiges Schwingungsbild, eingeschränktes Randkantenphänomen	weite Amplituden, verkürzte Schlussphase
mögliche Komplikationen	Kehlkopfentzündung oder Einblutung auf den Stimmlippen, Bildung von Knötchen oder Granulomen, Taschenfaltenstimme, sekundäre Hypofunktion	sekundäre Ausbildung einer hyperfunktionellen Dysphonie, Vokalisatrophie

In der Praxis gelingt die eindeutige Diagnose einer hyper- bzw. hypofunktionellen Dysphonie nicht oft, da die Symptomatik individuell variiert und sich Hyper- und Hypofunktionen sekundär ausbilden können. Meistens finden sich gemischte Dysphonien mit einer Kombination der in ▶ Tab. 13.6 genannten Symptome und Befunde.

Taschenfaltenstimme

Sonder- bzw. Extremform der hyperfunktionellen Dysphonie. Anspannung bei Stimmgebung so stark, dass sich die Taschenfalten berühren und Phonation auf Taschenfaltenebene stattfindet. Die Stimme ist aphon, kaum steigerungs- oder modulierfähig, die Tonhaltedauer ist stark verkürzt.
Bei organischen Befunden (z. B. Lähmung oder Resektion), die eine Annäherung der Stimmlippen nicht mehr zulassen, kann das Antrainieren einer Taschenfaltenstimme erwünscht sein.

13.4.3 Therapie

Besteht ein Zusammenhang mit psychosozialen Beschwerden oder Erkrankungen sind neben Stimmtherapie psychotherapeutische Maßnahmen sinnvoll.

Funktionelle Übungsbehandlung

- Schulung des auditiven und taktil-kinästhetischen Empfindens für die eigene Stimme (Schulung des phonatorischen Kontrollsystems)
- gesamtkörperliche tonusregulierende Maßnahmen
- Erarbeitung einer möglichst physiologischen Körperhaltung
- Erarbeitung einer physiologischen Ruhe- und Phonationsatmung
- Artikulationspräzisierung
- Resonanzaufbau
- Ausarbeitung differenzierter Parameter wie Phonationsdauer, Prosodie, Vokaleinsätze, Intonation

Begleitende personelle Maßnahmen

- Finden und Ausschalten der die Stimmstörung verursachenden und aufrechterhaltenden Faktoren
- Beobachten und Verändern des eigenen Stimmverhaltens
- Transferleistungen in die Alltagssituation
- ggf. flankierend psychotherapeutische Behandlung

13.5 Funktionelle Mutationsstimmstörungen

Stimmstörungen infolge oder während eines fehlerhaft oder unvollständig verlaufenden Stimmwechsels (▶ Abb. 13.2). Mutationsdreieck: unvollständiger Stimmlippenschluss im hinteren Drittel (Transversusschwäche).

13.5.1 Ursachen

- übermäßige Stimmbelastung während der Mutationsphase
- Unmusikalität
- Störungen im zentralen Nervensystem während der Hormonumstellung
- Störungen im phonatorischen Kontrollsystem

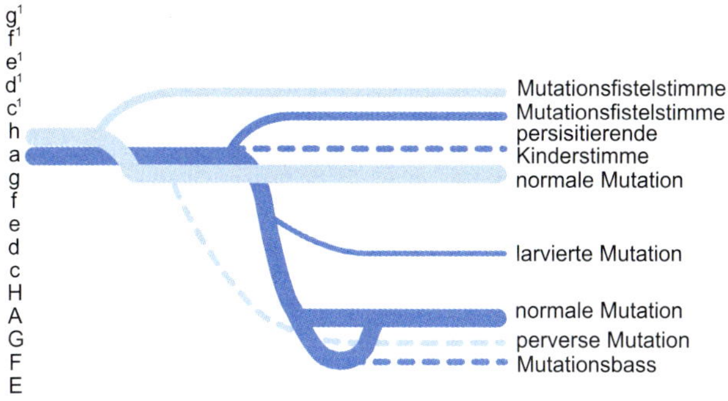

Abb. 13.2 Veränderung der Stimmlage nach dem Stimmwechsel bei unterschiedlichen Mutationsstörungen. Die Angaben zur Tonhöhe gelten als ungefähre Werte. Helle Farbe = weibliche Stimme, dunkle Farbe = männliche Stimme (in Anlehnung an Nawka und Wirth 2008) [L261]

Tab. 13.7 Formen von Mutationsstimmstörungen

Funktionelle Mutationsstimmstörungen	Endokrine (organische) Mutationsstimmstörungen
• Mutationsfistelstimme • unvollständige Mutation (mutatio incompleta) • unauffällige Mutation (larvierte Mutationsstimmstörung) • stark verlängerte Mutation (mutatio prolongata) • manche Fälle perverser Mutation bei Mädchen • Mutationsbass bei Jungen	• persistierende Kinderstimme • verzögerte Mutation (mutatio tarda) • verfrühte Mutation • Schwangerschaftsmutation • manche Fälle perverser Mutation bei Mädchen

- übermäßig starke Mutterbindung
- Schwierigkeiten bei der Identifikation mit der männlichen oder weiblichen Rolle

13.5.2 Formen und Erscheinungsbild (▶ Tab. 13.7)

Grundsätzliche Unterscheidung in hormonell bedingte organische und funktionell bedingte Mutationsstimmstörungen.

Unvollständige/unauffällige Mutation

- am häufigsten beim männlichen Stimmwechsel
- **Symptomatik:** Stimme sinkt nicht vollständig ab, sondern bleibt 2–3 (unauffällige Mutation) oder 6–8 (unvollständige Mutation) Ganztöne oberhalb der eigentlichen Sprechstimmlage. Bei Phonation dauerhaft erhöhter Kraftaufwand, sodass spätestens unter Stimmbelastung Symptome einer hyperfunktionellen Dysphonie auftreten
- **Anamnese:** Hinweis ist ein nicht oder kaum wahrgenommener Stimmwechsel. Betroffene werden am Telefon gelegentlich mit „Frau …“ angesprochen

- **Kehlkopfbefund:** unvollständiger Glottisschluss/Mutationsdreieck, gerötete und hyperplastische Stimmlippen

Mutationsfistelstimme

- **Symptomatik:** Sprechstimme liegt bei Männern und Frauen nach dem Stimmwechsel manchmal noch oberhalb der kindlichen Sprechstimmlage. Stimme klingt schrill, piepsig, dünn, kopfig, häufig kratzig, verhaucht und ist kaum belastbar. Dauerhaft Inaktivitätsatrophie des M. vocalis möglich
- **Kehlkopfbefund:** unvollständiger Stimmlippenschluss/Mutationsdreieck, gerötete und hyperplastische Stimmlippen, unregelmäßiges Schwingungsbild mit verkürzten Amplituden

Stark verlängerte Mutation

Der Stimmwechsel dauert mehrere Jahre, die Stimme ist währenddessen instabil, gering belastbar und kippt zwischen den Stimmlagen.

Mutationsbass/funktionell bedingte perverse Mutation

Stimme bleibt nach Stimmwechsel unterhalb der Indifferenzlage. Ursache ist i. d. R. das Nachahmen von Modeströmungen oder der Wunsch, besonders „reif" zu wirken.

13.5.3 Therapie

Funktionsorientierte Stimmtherapie

- Verbesserung der Stimmwahrnehmung
- Schulung des musikalischen Gehörs
- Abbau kompensatorischer Spannungsmechanismen, gesamtkörperlich
- Entspannung der Kehlkopfmuskulatur auch mithilfe manueller Techniken
- Absenken der mittleren Sprechstimmlage
- möglichst Nachvollzug des Stimmwechsels
- Erarbeitung einer anstrengungsfreien Phonation

Mögliche flankierende Maßnahmen

- Ursachenforschung und -bewältigung im Rahmen einer psychotherapeutischen Behandlung
- Unterstützung bei der Identifikation mit der veränderten Stimmlage

13.6 Psychogene Dysphonien

Auch: Phononeurose
Stimmstörung als Symptom der Somatisierung einer psychischen „Fehlhaltung" infolge einer außerordentlichen psychischen Belastung oder einer nicht zu bewältigenden Konfliktsituation.

- **psychogene Dysphonie:** Heiserkeit bei entweder mehr gepresster oder mehr verhauchter Stimmgebung
- **psychogene Aphonie:** Flüsterstimme oder reine Taschenfaltenstimme
- **Simulation:** absichtsvolles Verändern der Stimme zum Vortäuschen eines krankhaften Zustandes
- **Aggravation:** das Beibehalten bzw. Verschlimmern von Symptomen während oder nach einer Erkrankung

13.6.1 Erscheinungsbild

- plötzliches Auftreten typisch, wird vom Erkrankten häufig mit Erkältung oder auslösendem Ereignis (z. B. Insektenstich, etwas Kaltes gegessen) in Verbindung gebracht
- bei Aphonie tönender Hustenstoß, oft auch tönendes Lachen
- Ausschaltung der auditiven oder kinästhetischen Rückkopplung führt i. d. R. zum normalen Stimmklang
- Kehlkopfbefund: unauffällig, bei Phonation schließen Stimmlippen nicht oder nur teilweise, oder es kommt zum Einsatz der Taschenfalten

13.6.2 Therapie

Die gängige Therapie der psychogenen Dysphonie, wie der Aphonie, erfolgt interdisziplinär kombiniert logopädisch/psychotherapeutisch.

- Überrumpelungsmethode: Ausschalten der Rückkopplungsreize über das Gehör oder des taktil-kinästhetischen Empfindens bei Phonation durch Vertäubung und manueller Irritation des Kehlkopfes, bis der Patient auch ohne Vertäubung wieder normal phoniert. Dadurch meist Wiederherstellung der Stimme möglich
- anschließende Psychotherapie zur Aufdeckung der Ursachen ist dann unumgänglich, da sonst Symptomverschiebung droht

13.7 Spasmodische Dysphonie

Unwillkürliche, krampfartige Kehlkopfkontraktion während der Phonation.

13.7.1 Ursachen

Vermutet wird ein komplexes Zusammenspiel mehrerer genetischer und umweltbedingter Risikofaktoren, z. B. familiäre Vorbelastung durch neurologische Erkrankungen sowie Viruserkrankungen und übermäßiger Stimmgebrauch (Hintze et al. 2017). Es konnten bei Patienten Abnormalitäten in Hirnstruktur und -funktion festgestellt werden, die zu einer fokalen laryngealen Dystonie in Form einer spasmodischen Dysphonie führen können (Kiyuna et al. 2017). Unterschieden wird zwischen Adduktor und Abduktortyp sowie einem Mischtyp, bei dem alle Symptome möglich sind. Bei allen Typen kann zusätzlich ein Tremor auftreten.

13.7.2 Erscheinungsbild

Erscheinungsbild Adduktortyp

- unkontrollierte Glottisschließung
- stöhnende, ächzende, angespannte Stimmgebung
- extreme Anspannung des Phonationsapparates
- Unterbrechungen der Phonation

Erscheinungsbild Abduktortyp

- unkontrollierte Glottisöffnung
- verhauchte, z. T. aphone Stimmgebung
- stark verlängerte gehauchte Stimmsequenzen nach stimmlosen Konsonanten
- eingeschränkte Stimmintensität

- reduzierter Stimmumfang
- gestörte Sprechatmung

13.7.3 Therapie

Logopädische und psychotherapeutische Maßnahmen ohne Einfluss auf die Symptomatik. Therapieziel ist die Erleichterung im Umgang mit der Erkrankung sowie die Verbesserung der psychischen Situation des Patienten. Eine Inaktivierung des N. recurrens mit Botulinumtoxin kann die Beschwerden reduzieren.

13.8 Stimmlippenlähmungen

Bewegungsdefizit des Kehlkopfes durch eine eingeschränkte Funktion der zuleitenden Nerven. Es kommt zum Verlust der groben Beweglichkeit der Stimmlippen und/oder der passiven Stimmlippenspannung (▶ Tab. 13.8).

Tab. 13.8 Stimmlippenlähmungen

Art der Lähmung	Schädigungsort	Ursachen	Folgen
zentral	oberhalb der Hirnnervenkerne (suprabulbär)	Erkrankungen oder Verletzungen des ZNS	• Ausfall der groben Kehlkopfbeweglichkeit mit Erhalt von Husten- und Würgreflex • laryngeale Spastiken und unwillkürliche Bewegungen der Stimmlippen
peripher	Bereich der Hirnnervenkerne (nukleär bzw. bulbär) oder darunter (infranukleär)	toxisch, degenerativ oder infektiös	• Ausfall der Reflexe (Husten/Würgen) • selten isolierte nukleäre Lähmungen
infranukleär	N. vagus	• Operation an Schilddrüse, Hals, Lunge oder Herz • Traumata des Halses oder der Stimmlippen (durch Intubation) • Tumorerkrankungen, Infektionen, allergische Reaktionen, Vergiftungen	• schlaffe Lähmung: ungenügende Schwingungsfähigkeit der Stimmlippe • bei Fixierung in Median- oder Paramedianstellung, starke Einschränkung der Stimmqualität
	N. laryngeus superior		schlaffe Lähmung: ungenügende Schwingungsfähigkeit der Stimmlippe, aber Erhalt der groben Beweglichkeit, starke Einschränkung der Stimmqualität
	N. recurrens		straffe Lähmung: Erhalt der Schwingungsfähigkeit, geringe Beeinträchtigung der Phonation bei Fixierung in Median- oder Paramedianstellung

13.8.1 Erscheinungsbild

! **Position der gelähmten Stimmlippe**
- **Medianstellung:** Fixierung entlang der Mittellinie ohne/mit geringfügiger Beeinträchtigung der Phonationsfunktion, Behinderung der Atmung
- **Paramedianstellung:** leichte Abweichung von der Mittellinie, Atmung und Phonation mehr oder weniger beeinträchtigt
- **Intermediär- oder Lateralstellung:** Fixierung in Respirationsstellung, Phonation stark eingeschränkt, Respiration unauffällig

13.8.2 Verlauf

- Zerrung oder Quetschung des Nervs: Spontanremission innerhalb von 10 Tagen bis 6 Mon. möglich
- Nervenverletzung: Art und Position der Lähmung können sich verändern

13.8.3 Therapie

- **Ziele:** Wiederherstellung der Beweglichkeit der Stimmlippen, gelähmte Stimmlippe wird durch eine Kompensationsleistung der gesunden in Schwingung versetzt, Vorbeugen einer Vokalisathrophie
- **Prinzip:** gesunde Stimmlippe muss sich der gelähmten möglichst weit nähern
  - straffe Lähmung: Kraft der umliegenden Muskelgruppen erforderlich, die durch entsprechende Körper- und Phonationsübungen bereitgestellt werden kann
  - schlaffe Lähmung: zusätzlich präzise Atemstromregulierung unter Rücknahme kompensatorischer Kräfte, um Glottisschluss und Schwingungsfähigkeit zu erreichen
- ggf. Unterstützung der Stimmübungsbehandlung durch neuromuskuläre Elektrostimulation (Miller et al. 2014)
- **Planung:** Stimmtherapie möglichst früh einleiten und mind. 3-mal wöchentlich, besser täglich durchführen

13.9 Stimmstörungen bei gastroösophagealer Refluxkrankheit

Auch: Refluxlaryngitis, refluxassoziierte Laryngitis, Laryngitis posterior
Stimmstörung durch Kontakt der Larynxschleimhaut mit Magensäure infolge eines pathologischen Refluxes oder Laryngitis infolge eines Hustenreizes, der durch einen säureinduzierten Vagusreflex im Bereich des unteren Ösophagus ausgelöst wird.

13.9.1 Erscheinungsbild

- **Rückfluss von Magensäure in die Speiseröhre:** Gastroösophagealer Reflux (GÖR) bei Rückfluss von Mageninhalt in Larynx und Pharynx, Laryngopharyngealer Reflux (LPR)

- **Symptome:** Sodbrennen, saures Aufstoßen, Oberbauchbeschwerden, Reizhusten, Dysphagie, Globusgefühl, Pharyngitis, Laryngitis, Stimmstörung
- **phoniatrisch relevante Erkrankungen,** die mit LPR assoziiert werden: Larynxgranulom, Stimmlippenknötchen, Reinke-Ödem, Sulcus glottidis, subglottische Stenose, Leukoplakie/Laryngomalazie, Larynxkarzinom, Laryngospasmus (Reiter et al. 2018)

13.9.2 Diagnostik

Noch kein evidenzbasiertes Vorgehen. Zunächst klinisch anhand der Symptome und des laryngoskopischen Befundes. Weiterführende PH-Metrie über 24 h und Ösophagogastroskopie (Reiter et al. 2018).

13.9.3 Therapie

- bei therapieresistenten Stimmstörungen im Sinne eines Ausschlussverfahrens Durchführung einer medikamentösen Therapie mit säurehemmenden Substanzen
- diätische und habituelle Maßnahmen

13.10 Kindliche Dysphonie

Auch: Juvenile Dysphonie

- stark differierende Angaben zur Prävalenz von 6–25 % (Voigt-Zimmermann et al. 2015)
- mit zunehmendem Alter seltener

13.10.1 Verlauf

Oft spontanes Abklingen im Laufe der Pubertät, häufiger bleiben die Stimmprobleme jedoch bestehen.

13.10.2 Funktionelle juvenile Dysphonie

Ursachen

- periphere oder zentrale neurologische Erkrankungen
- Hörstörungen
- organische Erkrankungen des Phonationsapparates
- ungünstiges Stimmvorbild von Bezugspersonen (Eltern, Geschwister, Lehrer, Erzieher, Freunde). Oft ungünstiges Stimmverhalten in der gesamten Familie, häufig sind Elternteile ebenfalls von Stimmstörung betroffen
- gewohnheitsmäßiger Stimmmissbrauch (Schreien, zu lautes Sprechen, Imitation ungünstiger Stimmmuster wie Krächzen, Kreischen, Quietschen)
- Mangel an Musikalität und Rhythmusgefühl
- Defizite des phonatorischen Kontrollsystems (mangelnde Rückmeldung und Verarbeitung akustischer wie taktil-kinästhetischer „Eigenreize")
- genetische Faktoren, charakterliche Einflüsse, Temperament
- unphysiologischer Chorgesang

Erscheinungsbild

Der Befund entspricht im Wesentlichen dem einer funktionellen Dysphonie bei Erwachsenen, wobei meist das hyperfunktionelle Erscheinungsbild im Vordergrund steht:

- gepresste, angestrengte Stimmgebung
- Heiserkeit meist als Kratzen, Verhauchtheit bis hin zur Aphonie
- Kippen der Stimmlage möglich
- Überschreiten des Stimmumfangs nach oben und unten
- verminderte Resonanz
- Tonhaltedauer, Gleittonvermögen eingeschränkt
- harte Stimmeinsätze

13.10.3 Organische juvenile Dysphonien

Im Kindesalter sind Zysten, Polypen und Papillome selten.

Schreiknötchen

- bilaterale symmetrische Verdickung der Stimmlippen im Bereich der max. Schwingung (Mitte der Stimmlippen) infolge chronischer Hyperfunktion
- entsprechen in Symptomatik und Behandlung den Sängerknötchen im Erwachsenenalter
- immer Indikation für Elternberatung und intensive stimmtherapeutische Behandlung

13.10.4 Therapie

Nach ggf. nötiger operativer Entfernung organischer Stimmlippenveränderungen sind stimmtherapeutische Maßnahmen zur Vorbeugung von funktionellem Fehlgebrauch angezeigt.

Bei kindlichen Stimmstörungen im Vor- und Grundschulalter steht die Elternarbeit an erster Stelle, ggf. familienpsychologische Beratung. Begleitend kindgerechte Übungsmaßnahmen, die i. d. R. aber erst im fortgeschrittenen Alter Erfolge erzielen. Übungsbehandlung von jüngeren Kindern kann nur zur Heilung führen, wenn Eltern die Kinder beim konsequenten häuslichen Üben unterstützen.

Funktionelle Übungsbehandlung wird in der Therapie kindgerecht und nach Möglichkeit spielerisch gestaltet:

- Entwickeln eines Bewusstseins für die Stimme, Kennenlernen der eigenen Stimme
- experimentieren mit der Stimme
- ausprobieren physiologischer und unphysiologischer Phonationsmuster
- Schulung der Hörwahrnehmung
- Schulung der Eigenwahrnehmung allgemein

Elternarbeit

- Reflexion und Kontrolle des eigenen Stimmverhaltens
- ggf. Ergreifen stimmtherapeutischer Maßnahmen für beide oder einen Elternteil
- Beobachtung des Kommunikationsverhaltens innerhalb der Familie
- Zeitplanung im häuslichen Tagesablauf überdenken, um Zeitdruck zu vermeiden
- Information weiterer Bezugspersonen durch die Eltern: Erzieherinnen, Lehrerinnen, Betreuungspersonen, Freundeskreis
- möglichst Umgehen besonders stimmbelastender Situationen

Tab. 13.9 Übersicht Gattungen der Gesangsstimme (ungefähre Werte)			
weibliche Stimmgattungen	Sopran: g–g^2	Mezzosopran: f–f^2	Alt: d–d^2
männliche Stimmgattungen	Tenor: A–a^1	Bariton: G–g^1	Bass: D–d^1

- Hilfestellung beim Einführen stimmentlastender Gewohnheiten, z. B. tägliche Ruhephasen, Absprachen in der Familie zur Vermeidung von Kommunikation über räumliche Distanzen

13.11 Dysodie

Störung der Singstimme.

13.11.1 Gesangsstimme (▶ Tab. 13.9)

Normwerte für die unausgebildete Gesangsstimme
- absoluter Stimmumfang: mind. 1,5 Oktaven
- Registerwechsel: hörbarer Unterschied von Kopf- und Bruststimme, Registerwechsel ohne Brüche und Klangverlust möglich
- Tonhaltedauer: männliche Stimmen, mind. 25 s; weibliche Stimmen, mind. 17 s
- physiologischer Lautstärkeumfang: 50–120 dB

Gesangsausbildung
- vor Ausbildung zum Berufssänger phoniatrische Tauglichkeitsuntersuchung erforderlich
- Voraussetzungen zur Ausbildung einer leistungsfähigen Gesangstimme:
  - normale Entwicklung von Sprache, Sprechen und Stimme
  - uneingeschränkte Hörfähigkeit

13.11.2 Ursachen und Erscheinungsbild

Ursachen funktioneller Dysodien
- Konkurrenz- und Erfolgsdruck bei Berufssängern
- häufige harte Gesangsproben
- Chorgesang
- erlernte Stimmtechniken (Atemstütze, Vokalausgleich, gedecktes Singen)
- erforderlicher Gesangsstil (besonders im Bereich der Unterhaltungsmusik)
- hormonelle Schwankungen: können sich bei weiblichen Gesangsstimmen deutlich bemerkbar machen; Veränderungen des Wasserhaushaltes führen zu verstärkter oder verminderter Wassereinlagerung im Stimmlippengewebe, besonders in den Schleimhäuten. Einnahme von hormonellen Kontrazeptiva kann die Stimmfunktion verändern

Mögliche organische Folgeerkrankungen
- Sängerknötchen (Stimmlippenknötchen)
- Stimmlippenblutungen

! Bereits leichte Dysfunktionen oder Erkrankungen im HNO-Bereich können für den ausgebildeten Sänger zu erheblichen Einschränkungen in der Berufsausübung führen.

13.11.3 Therapie

- akut kann medikamentöse Behandlung erforderlich sein (Inhalationstherapie, Antiphlogistika, Antirefluxtherapie, Kortikosteroide, Antibiotika)
- Operationen im Kehlkopf- oder Rachenbereich (bei organischen Folgeerkrankungen, v. a. Stimmlippenknötchen) sollten nur in Erwägung gezogen werden, wenn konservative Maßnahmen ausgeschöpft sind
- Stimmtherapie richtet sich nach Symptomatik und erforderlichem Gesangstil:
  - klassischer Gesang *(Belcanto):* Training differenzierter Stimmmerkmale
  - Rock- oder Popgesang: Training von Ausdauer, allgemeine Stimmhygiene
  - in jedem Fall begleitender Gesangsunterricht (funktionales Stimmtraining) sinnvoll

13.12 Stimmtherapie

13.12.1 Grundlagen

- **Ziel:** Optimierung der Effizienz des Phonationsvorgangs (bestmögliches Stimmresultat mit geringstmöglichem Kraftaufwand)
- **Indikationen:** alle Krankheitsbilder, die mit funktionellen Abweichungen vom physiologischen Phonationsvorgang einhergehen

Allgemeines Vorgehen

Vorgehen orientiert sich weniger an der Diagnose, sondern an der Symptomatik sowie den Fähigkeiten und Vorlieben des Patienten. Eine Stimmtherapie ist immer individuell auf den Patienten abzustimmen.

- Befunderhebung auf Basis ausführlicher Anamnese und Diagnostik
- Aufklärung über die Stimmfunktion und deren Zusammenhänge mit körperlichen, psychischen und emotionalen Aspekten
- Beratung zu allgemeiner Stimmhygiene
- Forschung nach Ursachen und stimmverschlechterndem Verhalten
- funktionsorientierte Übungstherapie in den Bereichen Körpertonus, -haltung und Bewegung, Atmung, Artikulation, Person und Phonation
- Erarbeitung von Alternativen zum gewohnten Stimmverhalten
- Begleitung des Patienten beim Transfer in die Alltagssituation

Therapie auf zwei Ebenen

- **funktionale Ebene:** Zusammenspiel der am Phonationsvorgang beteiligten Organe mithilfe von Wahrnehmungs-, Stimm-, Atem- und Körperübungen ökonomisieren
- **personale Ebene:** Forschung nach Ursachen und die Stimmstörung aufrechterhaltender Faktoren, Ausschaltung dieser Faktoren durch Stimmhygiene und Änderungen im alltäglichen Stimmverhalten

13.12.2 Therapiebausteine (▶ Tab. 13.10)

13.12.3 Gängige Therapiekonzepte

In der Praxis hat es sich bewährt, unterschiedliche stimmtherapeutische Konzepte anzuwenden und ggf. zu kombinieren (Einteilung in Anlehnung an Böhme 2006),

Tab. 13.10 Therapiebausteine der Stimmtherapie (Hammer und Teufel-Dietrich 2017)

Ziele	Mögliche Inhalte	Beispiele einsetzbarer Therapiekonzepte
Tonus, Haltung, Bewegung		
• ganzkörperliche Eutonisierung • Erarbeitung einer flexiblen Nutzspannung • Verbesserung der Körperhaltung • Ökonomisierung von Bewegungsabläufen	• Entspannungsübungen • Körperwahrnehmungsübungen • Lockerung • Massagen • Wärmebehandlung • gymnastische Übungen • Haltungsaufbau • Einüben physiologischer Bewegungsabläufe • manuelle Techniken	• autogenes Training • Eutonie • Yoga • Progressive Muskelentspannung • Feldenkrais-Methode
Atmung		
• Erschließung aller nutzbaren Atemräume • zwerchfellgesteuerte Atmung • Verlängerung der Ausatemdauer • Einhalten der Atemmittellage in Ruhe und während der Phonation • patientengerecht ökonomisierte Phonationsatmung	• Wahrnehmung der Atmung in Ruhe und bei Phonation • Zwerchfellaktivierung durch Abspannen • Kräftigung der Einatmungsmuskulatur durch Bewegungen der Extremitäten • Einsatz von Vorstellungshilfen und Medieneinsatz • Atemraummassagen • Erweiterung von Atemräumen durch Dehnungs- und Lockerungsübungen • Koordination von Phonation und Atmung beim Sprechen • manuelle Techniken	• Atemtherapie nach Middendorf • Atemrhythmisch Angepasste Phonation nach Coblenzer/Muhar • typenpolare Atemtherapie
Artikulation		
Präzisierung und Vorverlagerung der Artikulation	• Lockerungsübungen für Zunge, Lippen, Kiefer • Bewegungs- und Koordinationsübungen für die orofaziale Muskulatur • Üben koartikulatorischer Bewegungsabläufe • Bewusstmachung von Lautfunktionen • manuelle Techniken	

13

Tab. 13.10 Therapiebausteine der Stimmtherapie (Hammer und Teufel-Dietrich 2017) *(Forts.)*

Ziele	Mögliche Inhalte	Beispiele einsetzbarer Therapiekonzepte
Phonation		
• Verbesserung der Wahrnehmung für die eigene Stimme • Einpendeln der mittleren Sprechstimmlage in der Indifferenzlage • Resonanzaufbau, Stimmsitzvorverlagerung • Erweiterung von Stimmumfang und Stimmvolumen • Erarbeitung prosodischer Elemente • Erarbeitung der Ruf- und Kraftstimme	• differenzierte Klang- und Stimmgebrauchsanalysen • Abspannübungen in Verbindung mit Stimme • Körperübungen mit Phonation • Resonanz-, Intonations- und Stimmgleitübungen • manuelle Techniken • Phonation mit halbverdecktem Vokaltrakt (in Schläuche, Röhrchen, Becher etc.) • Einsatz von Vorstellungshilfen	• funktionales Stimmtraining/funktionale Stimmarbeit/funktionale Stimmpädagogik • Akzentmethode • Atemrhythmisch Angepasste Phonation • Tonale Stimmtherapie, Personale Stimmtherapie • Stimmtherapie nach Schlaffhorst/Andersen
Person		
• Kennen und Akzeptieren der eigenen Stimme • Kennenlernen des eigenen Stimmverhaltens • Finden von Ursachen und aufrechterhaltenden Faktoren • Klären der situationsspezifischen Sprechabsicht • Erarbeitung von Alternativen zum gewohnten Stimmverhalten • Bewältigung angstauslösender Sprechsituationen • Transfer neuer Phonationsmuster in den täglichen Sprachgebrauch	• Patientenaufklärung zu Stimmfunktion und Störfaktoren im Allgemeinen • Arbeit mit Tonband- und Videoaufnahmen • Selbstbeobachtungsaufgaben für den Alltag • Textarbeit, Dialog- und Rollenspiele	• Personale Stimmtherapie • Integrative und interaktionale Stimmtherapie

um auf die Neigungen und Bedürfnisse des Patienten einzugehen (Beushausen 2013). Dabei hat sich eine Kombination direkter Verfahren, z. B. Stimmübungen, mit indirekten Verfahren, z. B. Beratung, als sinnvoll erwiesen (Ruotsalainen et al. 2007).

Schwerpunkte klassischer Verfahren

- **Atem-, Sprech- und Stimmtherapie nach Schlaffhorst und Andersen:** ganzheitlicher, pädagogisch-künstlerischer Ansatz, Arbeit mit Atmung, Bewegung und Rhythmus (Saatweber 2007)
- **Kaumethode nach Froeschels:** Erarbeitung supraglottischer Weite und Eutonisierung des Ansatzrohres durch Kaubewegungen mit und ohne Stimme (Froeschels 1952)
- **Stoßübungen nach Froeschels:** Unterstützung des Stimmlippenschlusses durch Stoßbewegungen der Arme vor dem Körper abwärts (Froeschels 1952)

- **Atemwurf und Kehlfederung nach Fernau-Horn:** mechanische Weitung des Kehlraumes, aktives Einziehen der Bauchdecke bei der Ausatmung (Fernau-Horn 1955)
- **Nasalierungsmethode nach Pahn und Pahn:** Erreichen einer Kehlkopftiefstellung mittels Inaktivierung des Gaumensegels während der Phonation, dadurch Resonanzerweiterung (Pahn und Pahn 2000)

Schwerpunkte weiterführender Verfahren

- **Atemrhythmisch Angepasste Phonation (AAP) nach Coblenzer und Muhar/Schürmann:** Koordinierung des physiologischen Zusammenspiels von Zwerchfell und Kehlkopf über Bewegung, Artikulation, Intention/Vorstellungshilfen (Coblenzer und Muhar 2006; Schürmann 2010)
- **Akzentmethode nach Smith:** Stimmübungen integriert in rhythmische und die Atmung koordinierende ganzkörperliche Bewegungen, Einbeziehung von Artikulation und Prosodie (Stier 2011; Thyme-Frøkjær und Frøkjær-Jensen 2014)

Schwerpunkte neuerer ganzheitlicher Verfahren

- **Personale Stimmtherapie nach Stengel/Strauch:** Einbeziehung funktionsorientierter Verfahren und Arbeit auf personaler Ebene mit dem Ziel der Selbsterkenntnis und des Verstehens der Krankheitssymptomatik (Stengel und Strauch 2005)
- **Interaktive und interaktionale Stimmtherapie nach Spiecker-Henke:** funktionsorientierte Vorgehensweise, Analyse des Interaktions- und Kommunikationsverhaltens des Patienten, Schulung der Wahrnehmung für emotionale Vorgänge und psychische Prozesse sowie in der Wandlung des Selbstbildes (Spiecker-Henke 2014)

Schwerpunkte neuerer funktionsbezogener Verfahren

- **Funktionales Stimmtraining nach Rohmert** (Rohmert 1989), **Rabine** (Parussel und Hecher 2001), **Heptner** (Heptner 2016), **Kruse, Degenkolb-Weyers und Visser:** Therapiegrundlage ist die Doppelventilfunktion des Kehlkopfes. Aktivierung der Einatmungsmuskulatur, die in funktioneller Einheit mit den Stimmlippen arbeitet, u. a. durch Körperbewegungen. Unterschiedliche Konzepte mit unterschiedlicher Schwerpunktsetzung
- **Tonale Stimmtherapie nach Herrmann-Röttgen/Miethe:** stimmtherapeutisches Programm mit 10 Grundübungen als Basis einer funktionsorientierten Stimmtherapie, die in ein gängiges Therapieprozedere integriert werden kann (Hermann-Röttgen und Miethe 2006)
- **manuelle Techniken** (Ribeiro et al. 2018)
- **Stimmübungen mit halbverdecktem Vokaltrakt** oder Semi-Occluded Vocal Tract Excercises (SOVTE) mit Schläuchen, Röhrchen, Bechern usw. (Balandat 2017)

Schwerpunkte atemzentrierter Maßnahmen

- **Atemtherapie nach Middendorf (Pneopädie):** Verbesserung des Körperempfindens durch Atemwahrnehmung, Dehnungs-, Bewegungs- und Artikulationsübungen (Middendorf 2007)
- **Typenpolare Atemtherapie nach Alavi-Kia und Schulze-Schindler:** unterscheidet zwischen der einatmungs- und der ausatmungsbetonten Persönlichkeit (Alavi Kia und Schulze-Schindler 2014)

Schwerpunkte körpertherapeutisch orientierter Verfahren

Regulieren gesamtkörperlicher Tonuszustände.

- **Progressive Muskelrelaxation** (Jacobson 2011), **autogenes Training** (Schulze 2019), **Mindfullness Based Stress Reduction** (MBSR), (Kabat-Zinn 2011): primär entspannende Methoden zum Abbau von physischen und psychischen Stresssymptomen und zur Reduzierung von Körperspannung
- **Feldenkrais-Methode** (Feldenkrais 2014), **Eutonie** (Kjellrup 2013), **Yoga** (Iyengar 2013): verbessern Körperbewusstsein, Körperkoordination und Beweglichkeit

Behandlung neurogener Stimmstörungen

- **Lee Silverman Voice Treatment:** gezielte Arbeit an der Phonationslautstärke zur Optimierung der Artikulationsprägnanz und Stimmqualität, erprobt an Stimmstörungen bei Morbus Parkinson (Sapir et al. 2007)

Literatur

Alavi Kia R, Schulze-Schindler R. Sonne, Mond und Stimme: Atemtypen in der Stimmentfaltung. 10th ed. Bielefeld: Aurum-Verlag; 2014.

Arbeitsgemeinschaft der Wissenschaftlichen Medizinischen Fachgesellschaften e.V. Diagnostik und Therapie von Störungen der Stimmfunktion, 2017. https://www.awmf.org/leitlinien/detail/anmeldung/1/ll/049-008.html (letzter Zugriff: 30.06.2021).

Baker J. The role of psychogenic and psychosocial factors in the development of functional voice disorders. International journal of speech-language pathology 2008; 10(4):210–30. https://doi.org/10.1080/17549500701879661 (letzter Zugriff 26.07.2021).

Balandat B. Semi-Occluded Vocal Tract Exercises (SOVTE). Forum Logopädie 2017; 31(5):20–7. doi.org 10.2443/skv-s-2017-53020170503 (letzter Zugriff: 30.06.2021).

Beushausen U. Stimmtherapeutische Methoden – zwischen Tradition und Evidenzbasierung. Forum Logopädie 2013; 27(5):34–9. doi.org 10.2443/skv-s-2013-53020130505 (letzter Zugriff: 30.06.2021).

Böhme G (Editor). Sprach-, Sprech-, Stimm- und Schluckstörungen. Band 2: Therapie. München: Elsevier Urban & Fischer; 2006.

Brockmann-Bauser M. Wie objektiv sind die stimmdiagnostischen Parameter Jitter und Shimmer? Forum Logopädie 2013; 14(4):6–11. doi.org 10.2443/skv-s-2013-53020130401 (letzter Zugriff 26.07.2021).

Coblenzer H, Muhar F. Atem und Stimme: Anleitung zum guten Sprechen. 20th ed. Wien: öbv & hpt; 2006.

Cohen SM, Kim J, Roy N, Asche C, Courey M. Prevalence and causes of dysphonia in a large treatment-seeking population. The Laryngoscope 2012; 122(2):343–8. https://doi.org/10.1002/lary.22426 (letzter Zugriff 26.07.2021).

Deary V, Miller T. Reconsidering the role of psychosocial factors in functional dysphonia. Current opinion in otolaryngology & head and neck surgery 2011; 19(3):150–154. https://doi.org/10.1097/moo.0b013e328346494d (letzter Zugriff 26.07.2021).

Deutsches Institut für Medizinische Dokumentation und Information. ICF – Internationale Klassifikation der Funktionsfähigkeit, Behinderung und Gesundheit. Köln: DIMDI; 2005.

Feldenkrais M. Bewußtheit durch Bewegung: Der aufrechte Gang. 13th ed. Frankfurt am Main, Leipzig: Suhrkamp; 2014.

Fernau-Horn H. Prinzip der Weitung und Federung in der Stimmtherapie. HNO 1955(5):365–8.

Friedrich G. Basisprotokoll für die Stimmdiagnostik – Richtlinien der European Laryngological Society (ELS). Forum Logopädie 2006; 20(4):6–12.

Froeschels E. Chewing method as therapy: A discussion with some philosophical conclusions. Chicago: American Medical Association; 1952.

Giddens CL, Barron KW, Byrd-Craven J, Clark KF, Winter AS. Vocal indices of stress: a review. Journal of voice official journal of the Voice Foundation 2013; 27(3):390.e21–9. https://doi.org/10.1016/j.jvoice.2012.12.010 (letzter Zugriff 26.07.2021).

Hammer SS, Teufel-Dietrich A. Stimmtherapie mit Erwachsenen: Was Stimmtherapeuten wissen sollten. Berlin, Germany: Springer; 2017.

Heptner M. Dimensionen der Stimme. 1st ed. Ilz: Dimensionen Verlag Michael Heptner; 2016.
Hermann-Röttgen M, Miethe E. Unsere Stimme. 2nd ed. Idstein: Schulz-Kirchner; 2006.
Hintze JM, Ludlow CL, Bansberg SF, Adler CH, Lott DG. Spasmodic dysphonia: A review. part 1: pathogenic factors. Otolaryngology Head and Neck Surgery official journal of American Academy of Otolaryngology-Head and Neck Surgery 2017; 157(4):551–7. https://doi.org/10.1177/0194599817728521 (letzter Zugriff 26.07.2021).
Iyengar BKS. Licht auf Yoga. Hamburg: Nikol; 2013.
Jacobson E. Entspannung als Therapie: Progressive Relaxation in Theorie und Praxis. 7th ed. Stuttgart: Klett-Cotta; 2011.
Kabat-Zinn J. Gesund durch Meditation: Full catastrophe living ; das vollständige Grundlagenwerk. 1st ed. München: Barth; 2011.
Kiyuna A, Kise N, Hiratsuka M, Kondo S, Uehara T, Maeda H, et al. Brain activity in patients with adductor spasmodic dysphonia detected by functional magnetic resonance imaging. Journal of voice official journal of the Voice Foundation 2017; 31(3):379.e1–379.e11. https://doi.org/10.1016/j.jvoice.2016.09.018 (letzter Zugriff 26.07.2021).
Kjellrup M. Eutonie: Bewusst mit dem Körper leben ; Verspannungen und Blockaden lösen, Fehlhaltungen verhindern, der bewährte Weg zu mehr Ausgeglichenheit. 1st ed. Petersberg: Verl. Via Nova; 2013.
Lyberg-Åhlander V, Rydell R, Fredlund P, Magnusson C, Wilén S. Prevalence of voice disorders in the general population, based on the stockholm public health cohort. Journal of voice official journal of the Voice Foundation 2019; 33(6):900–5. https://doi.org/10.1016/j.jvoice.2018.07.007 (letzter Zugriff 26.07.2021).
Ma EP-M, Yiu EM-L, Abbott KV. Application of the ICF in voice disorders. Seminars in speech and language 2007; 28(4):343–50. https://doi.org/10.1055/s-2007-986531 (letzter Zugriff 26.07.2021).
Middendorf I. Der erfahrbare Atem: Eine Atemlehre. 9th ed. Paderborn: Junfermann; 2007.
Miller S, Kuhn D, Jungheim M, Schwemmle C, Ptok M. Neuromuscular electric stimulation therapy in otorhinolaryngology. HNO 2014; 62(2):131–8; quiz 139–40. https://doi.org/10.1007/s00106-013-2810-4 (letzter Zugriff 26.07.2021).
Nawka T, Wiesmann U, Gonnermann U. Validierung des Voice Handicap Index (VHI) in der deutschen Fassung. HNO 2003; 51(11):921–30. https://doi.org10.1007/s00106-003-0909-8.
Nawka T, Wirth G. Stimmstörungen: Für Ärzte, Logopäden, Sprachheilpädagogen und Sprechwissenschaftler. 5th ed; 2008.
Pahn J, Pahn E. Die Nasalierungsmethode: Übungsverfahren der Sprech- und Singstimme zur Therapie und Prophylaxe von Störungen und Erkrankungen; mit Verfahren der neuromuskulären elektrophonatorischen Stimulation (NMEPS) von Kehlkopfparesen. 1st ed. Roggentin/Rostock: Oehmke; 2000.
Parussel R, Hecher S. Lieber Lehrer, lieber Schüler: Die funktionale Gesangspädagogik; die Rabine-Methode. Norderstedt: Books on demand; 2001.
Reiter R, Heyduck A, Seufferlein T, Hoffmann T, Pickhard A. Laryngopharyngealer Reflux. Laryngo-rhino-otologie 2018; 97(4):238–45. https://doi.org/10.1055/s-0044-100794 (letzter Zugriff 26.07.2021).
Ribeiro VV, Pedrosa V, Silverio KCA, Behlau M. Laryngeal manual therapies for behavioral dysphonia: A systematic review and meta-analysis. Journal of voice official journal of the Voice Foundation 2018; 32(5):553–63. https://doi.org/10.1016/j.jvoice.2017.06.019 (letzter Zugriff 26.07.2021).
Rohmert W (Editor). Grundzüge des funktionalen Stimmtrainings: Zeitschrift für Arbeitswissenschaft. 3rd ed. Köln: O. Schmidt; 1989.
Ruotsalainen JH, Sellman J, Lehto L, Jauhiainen M, Verbeek JH. Interventions for treating functional dysphonia in adults. Cochrane Database of Systematic Reviews 2007(3). https://doi.org/10.1002/14651858.CD006373.pub2 (letzter Zugriff 26.07.2021).
Saatweber M. Einführung in die Arbeitsweise Schlaffhorst-Andersen: Atmung, Stimme, Sprache, Haltung und Bewegung in ihren Wechselwirkungen. 6th ed. Idstein: Schulz-Kirchner; 2007.
Sapir S, Spielman JL, Ramig LO, Story BH, Fox C. Effects of intensive voice treatment (the Lee Silverman Voice Treatment LSVT) on vowel articulation in dysarthric individuals with idiopathic Parkinson disease: acoustic and perceptual findings. Journal

of speech, language, and hearing research JSLHR 2007; 50(4):899–912. https://doi.org/10.1044/1092-4388(2007/064 (letzter Zugriff 26.07.2021).
Schneider-Stickler B, Bigenzahn W. Stimmdiagnostik: Ein Leitfaden für die Praxis. 2nd ed. Wien: Springer; 2013.
Schulze A. Autogenes Training – Einführung in Formeln, Übungen und Tipps für Anfänger: Entspannung lernen dank Autogenem Training! 1st ed. Lengede: Angelina Schulze Verlag; 2019.
Schürmann U. Mit Sprechen bewegen: Stimme und Ausstrahlung verbessern mit atemrhythmisch angepasster Phonation. 2nd ed. München, Basel: E. Reinhardt; 2010.
Schwanfelder C, Eysholdt U, Rosanowski F, Graessel E. Stimmbezogene Lebensqualitat: Struktur, Gültigkeit und Bedingungsfaktoren des deutschen Fragebogens. Folia phoniatrica et logopaedica official organ of the International Association of Logopedics and Phoniatrics (IALP) 2008; 60(5):241–8. https://doi.org/10.1159/000151583 (letzter Zugriff 26.07.2021).
Spiecker-Henke M. Leitlinien der Stimmtherapie.2nd ed. Stuttgart: Thieme; 2014.
Stengel I, Strauch T. Stimme und Person: Personale Stimmentwicklung, personale Stimmtherapie. 5th ed. Stuttgart: Klett-Cotta; 2005.
Stier K-H. Behandlung von Stimmpatienten mit der Akzentmethode im Vergleich zu nicht methodenorientierter Stimmtherapie.Sprache Stimme Gehör 2011; 35(02):e68–e76. https://doi.org/10.1055/s-0031-1275730 (letzter Zugriff 26.07.2021).
Thyme-Frøkjær K, Frøkjær-Jensen B. Die Akzentmethode: Theorie und Praxis. Idstein: Schulz-Kirchner; 2014.
Voigt-Zimmermann S, Schönweiler R, Fuchs M, Beushausen U, Kollbrunner J, Ribeiro von Wersch A, et al. Dysphonien bei Kindern – Teil 1. Sprache Stimme Gehör 2015; 39(01):38–43. https://doi.org/10.1055/s-0035-1545294 (letzter Zugriff 26.07.2021).

14 Laryngektomie

Peter Dicks

14.1 Grundlagen

14.1.1 Verfahren

Auch: Kehlkopfexstirpation, Kehlkopfentfernung, Abkürzung: LE; laryngectomie, total removal of the larynx

Definition

Totale Kehlkopfentfernung; Verschluss der Rachenhinterwand, Absetzen der Trachea und Anlage eines dauerhaften Tracheostomas; Entfernung des Zungenbeins und angrenzender Teile der Zunge, des Pharynx und der Trachea.

- In Deutschland jährlich ca. 1.300–1.500 Laryngektomien (Lorenz 2014, 2017), Zahl rückläufig, da sich kehlkopferhaltende Operationen (wie Kehlkopfteilresektionen oder Laserchirurgie) immer stärker durchsetzen (insg. 4.120 Kehlkopfkrebsfälle/Jahr in Deutschland; Harreus et al 2013)
- Patienten meist 50–70 J.
- Anteil der Frauen ca. 10 %
- Überlebensraten bei rechtzeitiger Diagnose hoch:
  - Frühstadium: Dauerheilungschancen bei glottischem Primärtumor > 80 %
  - fortgeschrittenes Stadium: Dauerheilungschancen bei Hypopharynxkarzinomen ca. 20 %

Indikationen

- Tumoren von Larynx, Schilddrüse, Trachea
- Hypopharynxkarzinome
- seltener auch Ösophaguskarzinome, traumatische Schädigungen
- Tumorrezidive und funktionelle Misserfolge nach Kehlkopfteilresektionen
- Schädigungen nach Strahlentherapie

Zur Verbesserung der stimmrehabilitativen Möglichkeiten empfehlen die meisten Autoren eine Myotomie/Neurektomie des M. cricopharyngeus und evtl. der unteren bis mittleren Pharynxmuskulatur.

Prä- und postoperative Anatomie

▶ Abb. 14.1 und ▶ Abb. 14.2

14.1.2 Folgen

Zwei wesentliche funktionelle Veränderungen:

- Verlust der Stimmfunktion
- Trennung von Atem- und Speiseweg durch Anlage eines dauerhaften Tracheostomas

Die internationale Klassifikationsregelung der WHO (ICF, WHO 2005) ist ein allgemein anerkanntes Instrument zur Beschreibung von krankheitsbedingten Behinderungen (▶ Tab. 14.1). Es beschreibt die Folgen einer Laryngektomie als Kausalkette auf folgenden Ebenen:

1. Körperfunktionen und -strukturen
2. Aktivität und Teilhabe
3. Personen- und umweltbezogene Faktoren

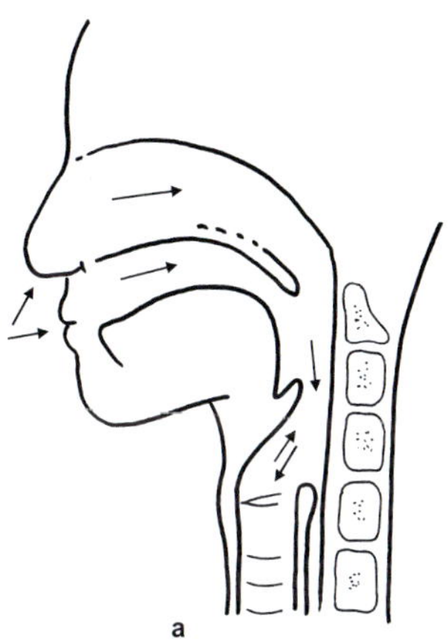

Abb. 14.1 Präoperative Anatomie [M859]

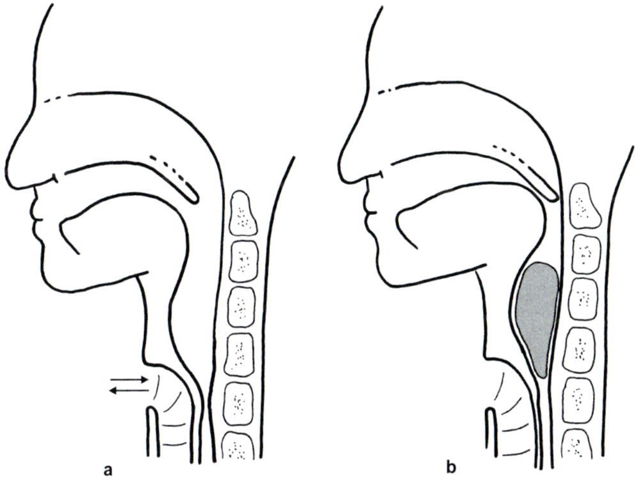

Abb. 14.2 Postoperative Anatomie [M859]

Eine erfolgreiche Rehabilitation hängt wesentlich von der Kompetenz der Betroffenen und ihrer Interaktionspartner im Umgang mit der Stimmbehinderung sowie der daraus resultierenden Kommunikationsstörung ab. Auch bei optimalen stimmrehabilitativen Ergebnissen bleibt die Qualität der Ersatzstimmen nicht vergleichbar mit der physiologischen Stimme. Therapeutisch sollten möglichst

Tab. 14.1 ICF-Ebenen der Beschreibung des biopsychosozialen Modells von Gesundheit und Krankheit nach Laryngektomie

Ebene	Merkmal	Mögliche Maßnahmen
Körperstrukturen	Tumorerkrankung	• Laryngektomie • Anlage eines Tracheostomas • ggf. Neck dissection • Neurektomie • Myotomie • Bestrahlung • Chemotherapie • Schmerztherapie • Tumornachsorge
Körperfunktionen	Verlust der Stimme	• Stimmrehabilitation durch Ösophagusersatzstimme, tracheoösophagealer Shunt, elektronische Sprechhilfe, Pseudoflüstern • non-vokale Strategien: Mimik und Gestik, evtl. Schrifteinsatz
	Verlust wesentlicher Funktionen des Nasen-Rachen-Raums	Hilfsmittel (▸ Kap. 14.1.3) zur Atemwegsversorgung physikalische Therapie, Lymphdrainage; Riechtraining (Mizera 2019)
Aktivität und Teilhabe	Kommunikationsstörung	• Kommunikationstraining • Angehörigenberatung (auch präoperativ)
umwelt- und personbezogene Teilhabe	• psychosoziale Stigmatisierung • Rückzug • Depression • Suchtprobleme	• Selbsthilfegruppe • Suchttherapie • Psychotherapie

alle Ersatzstimmen angeboten werden, um die Bandbreite der verbalen Kommunikationsmöglichkeiten zu optimieren.

Folgen weiterer therapeutischer Maßnahmen

- **Neck Dissection:** eingeschränkte Kopfbeweglichkeit durch Narbenzug oder Entfernung des M. sternocleidomastoideus; evtl. Schädigung der Nn. accessorius, vagus, glossopharyngeus und hypoglossus; Lymphstau
- **Bestrahlung:** Schleimhautreizungen, Verbrennungen/Reizungen der Haut, Müdigkeit, Übelkeit, verändertes Geschmacksempfinden, Mundtrockenheit, Pilzbefall, Gewebeverhärtungen, Schluckbeschwerden, evtl. Zahnextraktionen, Kiefergelenksschmerzen
- **Chemotherapie:** Übelkeit, Abgeschlagenheit

Alle Folgebeschwerden können massive Auswirkungen auf die Stimmrehabilitation haben!

14.1.3 Maßnahmen und Hilfsmittel

Durch die Laryngektomie und die o. g. begleitenden medizinischen Maßnahmen können individuell im Sinne der ICF viele Lebensbereiche in Bezug auf **Aktivität** und **Teilhabe** betroffen sein. Zentral sind hier der Bereich der **eingeschränkten Kommunikationsfähigkeit** und durch die Anlage des Tracheostomas der Bereich der **Selbstversorgung.** Eine erfolgreiche Rehabilitation hängt wesentlich von der

Kompetenz der Betroffenen und ihrer Interaktionspartner im Umgang mit der Stimmbehinderung sowie der veränderten Atemsituation ab. Hemmende und fördernde **Kontextfaktoren** (z. B. Unterstützung durch die Familie, Akzeptanz der Ersatzstimmen, Hilfsmittel) sowie **personbezogene Faktoren** (Krankheitsverarbeitung, emotionale Stabilität etc.) beeinflussen den rehabilitativen Prozess und bestimmen das therapeutische Vorgehen.

- stimmrehabilitatives Ziel: Erarbeitung mind. einer Ersatzstimme zur Wiederherstellung der vokalen Kommunikationsfähigkeit
- Management veränderter Atmungssituation (primäre Hinweise ▶ Tab. 14.2)

14.1.4 Beratung und Management

Der Logopäde nimmt i. d. R. eine zentrale Rolle im Rehabilitationsverlauf der laryngektomierten Patienten ein, übernimmt häufig zusammen mit dem betreuenden Arzt koordinierende Aufgaben für die interdisziplinäre Zusammenarbeit. Sie sollte mit dem Management der Hilfsmittel in den Grundzügen vertraut sein und – falls erforderlich – die Kooperation mit einem medizinischen Produktberater suchen. Eine sozialpsychologische Beratung und ggf. begleitende Psychotherapie/Psychoonkologie ist zur Verarbeitung der schwerwiegenden Veränderungen beruflicher und alltäglicher Fragestellungen bei Bereitschaft des Patienten erforderlich (Ulrich et al. 2010; Vahl et al. 2019; Engel 2018).

Kernempfehlungen/Leitlinien:

- Schon vor der Laryngektomie sind unter Einbeziehung des Ärzteteams, der Logopädie und den Patientenbetreuern der Selbsthilfegruppen die Informationen und Entscheidungen zur jeweiligen Stimmrehabilitation abzugleichen und ein spezifisches Vorgehen nach den zu erwartenden physiologischen Verhältnissen und der Präferenz des Patienten zu planen
- Einplanen präoperativer Beratung durch Phoniatrie/Logopädie vor Laryngektomie durch operierende Klinik, gilt als Goldstandard
- Anbieten aller Stimmrehabilitationsarten (Shunt-Ventilstimme, Ösophagusstimme, elektronische Sprechhilfe) als Rehabilitationsmöglichkeit und therapeutische Vermittlung von einem fachlich spezialisierten Logopäden
- komplementär Einbeziehen von Schluck-, Riech- und Atemtraining in Einzelfallentscheidung und bei entsprechender Qualifikation des Logopäden

(angelehnt und erweitert nach Leitlinien Onkologie Larynxkarzinom 2019)

Stimmrehabilitation nach Laryngektomie ist „mehr als Arbeit an Stimme allein", sondern bezieht den ganzen Menschen auf dem Weg der Stimmlosigkeit zur bestmöglichen Kommunikationsfähigkeit mit ein (Snidecor 1981).

Beratungsbereiche

Präoperativ

- prä- und postoperative Situation
- logopädische Therapie und ihre Möglichkeiten
- stimmrehabilitative Möglichkeiten
- Angehörigenberatung
- Kontakt zu Klinikbetreuer der Selbsthilfegruppe der Kehlkopflosen

Postoperativ

- Erstausstattungsset: Umgang mit Hilfs- und Pflegemitteln
- Vorbereitung auf Entlassung aus der Klinik
- Kontakt zum Sozialarbeiter bzgl. Anschlussheilbehandlung, Minderung der Erwerbsfähigkeit, Schwerbehindertenstatus, berufliche Wiedereingliederung

14

Tab. 14.2 Funktionelle postoperative Veränderung und Hilfsmittel/Kompensation

Funktionelle Veränderung	Hilfsmittel, Maßnahme
Halsatmung über Tracheostoma	• Stabilisation durch angepasste Trachealkanüle • Tracheostoma-Button bei stabilisiertem Tracheostoma, Dekanülisierung nach ärztlicher Absprache • Tracheostomaschutz, Stomapflege (z. B. Tracheokompressen, Kanülenreinungspulver/-reinigungsbürste; Borkenpinzette; Duscheschutz)
Anfeuchten, Filtern, Anwärmen der Atemluft aufgehoben	• Larynx-Schutztücher, -rollis, -schals, -lätzchen • künstliche Nase, Stomafilter • Atemluftbefeuchter
vermehrtes Trachealsekret/ Atemgeräusche, Infektanfälligkeit, Umstellungsbronchitis	• Absauggerät • Inhaliergerät • Aufsetzen von Stoma-Filtern
Heben, Pressen (aufgrund des fehlenden Glottisschlusses)	bei Tracheostomaverschluss ist künstliche Bauchpresse möglich
beeinträchtigtes Riechen und Schmecken	• Riechschlauch • parabukkale Luftschaukeltechnik
Pusten, Pfeifen, Gurgeln	nur mit Luftreservoir innerhalb des Mund-Rachen-Raums möglich
Stimmverlust	• Pseudoflüstern (▶ Kap. 14.3.1) • Schreibtafel • Ösophagusersatzstimme (▶ Kap. 14.3.2) • elektronische Sprechhilfe (▶ Kap. 14.3.4, z. B. Servox Inton-Gerät), auch über PC Servox-Digital; evtl. mit Mundrohradapter bei Bestrahlungsfolgen • Shunt-Ventile (▶ Kap. 14.3.3, z. B. Provox, Blom-Singer) mit Reinigungsgeräten und -material • für fingerfreies Sprechen: Tracheostomaventile • Sprachverstärker bei zu leiser Stimmgebung • Telefonadapter • Signalgeräte für Notsituationen
Medizintechnikfirmen (u. a. genannt)	
Andreas Fahl Medizintechnikvertrieb GmbH	www.fahl.de
Servona Medizintechnikvertrieb	www.servona.de
Firma Atosmedical	www.atosmedical.com
irma Tracoe	www.tracoe.com
Bess Medizintechnik GmbH	www.bess.eu

Ambulant

- Strategien zum Umgang mit der kommunikativen Behinderung
- Krankheitsverarbeitung: Umgang mit Rückzugstendenzen, verändertem Körperschema etc.
- sozialmedizinische Fragestellungen
- Tumornachsorge

14.1.5 Rahmenplan zur Behandlung nach Laryngektomie (▶ Tab. 14.3)

14.2 Befunderhebung

14.2.1 Anamnese

Medizinische Berichte

- Sichtung der Entlassungsberichte: TNM-Klassifikation des Tumors, Komplikationen (z. B. Fistelbildung), weitere medizinische Maßnahmen
- bei stationär behandelnden Logopäden enge Zusammenarbeit mit medizinischem Team erforderlich

Tab. 14.3 Rahmenplan zur Behandlung nach Laryngektomie

<table>
<tr><td colspan="3">• Beratung und Gespräch (▶ Kap. 14.1.4)
• Management von Pflege-Hilfsmitteln (▶ Kap. 14.1.3)</td></tr>
<tr><td colspan="3">Therapiebereiche</td></tr>
<tr><td colspan="3">• Körperhaltung und Tonus
• Atmung
• Artikulation und Mundmotorik (v. a. Pseudoflüstern ▶ Kap. 14.3.1)
• Mimik und Gestik/Intention
• Akupädie</td></tr>
<tr><td>Ösophagusersatzstimme (▶ Kap. 14.3.2)</td><td>Shunt-Ventil (tracheoösophageale Stimmgebung, ▶ Kap. 14.3.3)</td><td>elektronische Sprechhilfe (▶ Kap. 14.3.4)</td></tr>
<tr><td>• Stimulierung und methodenunabhängige Anbahnung
• methodenspezifische Stabilisierung (Inhalation, Injektion, Verschlusslautinjektion)
• Koordination von Atmung und Sprechablauf
• Erweiterung der Äußerungslänge
• Verbesserung der Prosodie</td><td>• Stimulation erster Phonation
• Tracheostoma-Verschluss
• Regulierung des Anblasedrucks
• Koordination von Atem und Stimme
• Verbesserung der Äußerungslänge und prosodischer Parameter</td><td>• Erläuterung und Demonstration der Funktionsweise des Gerätes
• individuelle technische Grundeinstellung (beachte Tonhöhe!)
• Grundhandhabung des Gerätes (Ansatzstelle, Grundtontaste)
• Koordination von Tongebung und Sprechen
• Koordination von Atmung und Sprechen
• Stabilisierung mit Grundtontaster
• Erweiterung prosodischer Merkmale (Betonungstaste)</td></tr>
<tr><td colspan="3">Transfer</td></tr>
<tr><td colspan="3">• Training alltagsrelevanter Situationen
• In-vivo-Arbeit</td></tr>
</table>

Befragung von Patient und Familie
Aufgrund der emotionalen Situation und des Diagnoseschocks von Patient und Angehörigen oft nur Erhebung von Teildaten im Gespräch:
- Hilfsmittelversorgung (Kanülen, Stomaversorgung), Hörvermögen, Zahnstatus
- Auswirkungen funktioneller Faktoren im Alltag (▶ Tab. 14.2) und z. B. Schwierigkeiten bei der Nahrungsaufnahme
- spezifische Kommunikationsprobleme, z. B. bevorzugtes Verständigungsmittel, Umgang mit dem Telefon, Akzeptanz und Umgang mit der veränderten Kommunikation; Informationsstand ermitteln

14.2.2 Stimm- und Sprechstatus

- Ersatzstimmen: Welche werden bereits in welchem Ausmaß beherrscht?
- Methode der Ösophagusluftaufnahme bei Ösophagusersatzstimmgebung (evtl. Ösophagus-Manometrie; Blom-Singer-Insufflationstest zur Abklärung der Schwingungsfähigkeit des PE-Segmentes v. a. bei sekundärer Versorgung mit Shunt-Ventil): gibt Rückschlüsse auf die Schwingungsfähigkeit des PE-Segments und der Erlernbarkeit der Ersatzstimme

Post-Laryngektomie-Telefon-Test (PLTT, Zenner und Pfrang 1986) und Marburger Sprechverständlichkeitstest
Ermitteln prozentualer Werte zur Sprechverständlichkeit.

Speiseröhren-Stimmparameter-Index (SSPI, Kürvers 1997)
Entwickelt in einer Studie mit 233 laryngektomierten Patienten intra- und interindividuelle Vergleichsmöglichkeiten. Bewertung von:
- primärem Verständigungsmittel
- Ruktusproduktionsqualität und -anstrengung
- max. Phonationsdauer
- Silbenzahl pro ösophagealer Luftfüllung
- gemitteltes Lese-Sprech-Tempo beim Lesen der 100 häufigsten Wörter des Deutschen sowie beim Lesen eines phonetisch ausgewogenen Textes
- Klangqualität und Verständlichkeit

14.3 Stimmrehabilitationsmöglichkeiten

Methodisches Vorgehen bei der Erarbeitung einer der folgenden Ersatzstimmen orientiert sich bei der Arbeit in den Bereichen Tonus, Atmung und Artikulation am Behandlungskonzept der Dysphonietherapie (▶ Kap. 13.12; ausführliche Erläuterungen in Dicks 2007; AWMF S2k Leitlinie Stimmstörungen, in Vorbereitung 2021; Bootz 2020).

14.3.1 Pseudoflüstern *(buccal whisper)*

Neben schriftlicher Verständlichkeit als erste, schnell vermittelbare Kommunikationsmöglichkeit geeignet, in vielen Situationen jedoch nicht ausreichend. Bildet die Grundlage der weiteren Stimmrehabilitationstechniken und sollte deswegen adäquat erarbeitet werden.

Technik

- Erzeugung stimmloser Frikative und Plosive mit der Mundluft (nicht mit pulmonaler Luft!) und mit Wangenmuskulatur
- Vokale können nur andeutungsweise gebildet und müssen vom Hörer i. d. R. per Labiolexie ergänzt werden

Vorgehen

- Demonstration der Funktionsweise (Therapeut als Modell, Video- und Audioaufzeichnungen)
- Artikulationstherapie: gezieltes phonetisches Erarbeiten der einzelnen Laute mit erhöhter Artikulationsspannung
- evtl. Training der orofazialen Muskulatur (▸ Kap. 4)

14.3.2 Ösophagusersatzstimme *(esophageal speech)*

Wesentlicher Vorteil: körpereigen und somit größtmögliche Unabhängigkeit von technischen Hilfsmitteln. Der Lernprozess dauert jedoch oft mehrere Monate und muss intensiv logopädisch begleitet werden (▸ Abb. 14.3).
Etwa 50 % der Laryngektomierten erlernen die Ösophagusstimme und wenden sie an. Die erfolgreiche Stimmausbildung sollte nach 1 J. unter Einbezug einer Stimmrehabilitationsmaßnahme abgeschlossen sein. Ca. 6 % der Patienten sind stimmlich nicht zu rehabilitieren (Wendler 2005). Bei Erfolglosigkeit auf jeden Fall die Möglichkeit einer sekundären Versorgung mit einem Shunt-Ventil überprüfen (▸ Kap. 14.3.3).
Den Stimmerwerb beeinflussende Faktoren: Alter, Hypopharynx- bzw. Larynx-Tumorlokalisation, Zahnlosigkeit, Allgemeinzustand, Einschränkung der Zungenbeweglichkeit sowie Hör- und Schluckfähigkeit (Kürvers 1997).

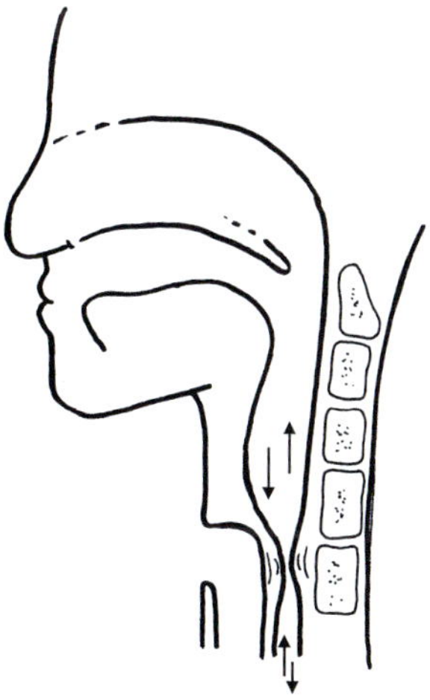

Abb. 14.3 Ösophagusersatzstimme [M859]

Technik

- Nutzung der Speiseröhre als Windkessel und zur Tonerzeugung: Luft (50–80 ml) wird hierbei kontrolliert in die Speiseröhre eingebracht und anschließend impulshaft wieder abgegeben
- oberer Ösophagussphinkter (M. cricopharyngeus; auch „Pseudoglottis") und umliegende Schleimhautanteile werden in Schwingungen versetzt
- der so erzeugte Ton, der sog. Ruktus, kann zur Artikulation genutzt werden

Verfahren der Ösophagusluftaufnahme

- **Injektionsmethode:** Erzeugung von Überdruck im Mund-Rachen-Raum mithilfe der Mundmuskulatur. Abgabe des Überdrucks in die Speiseröhre mit Injektion („Eindrücken") von Luft in die Speiseröhre. Überdruck im Mund-

raum wird auch bei der Artikulation der Plosive (/p/, /t/, /k/) aufgebaut. So ist es möglich, als Ergänzung der Injektionsmethode während der Artikulation dieser Laute einen Teil dieses Überdrucks ebenfalls zur Luftaufnahme zu nutzen (sog. Verschlusslautinjektion). So wird weniger Zungenaktivität benötigt
- **Inhalationsmethode:** durch Abwärtsbewegung des Zwerchfells bei gleichzeitiger tendenziell verstärkter Einatmung (Inhalation) Aufbau eines Unterdrucks in der Speiseröhre. Ansaugung von Luft aus dem Mund-Rachen-Raum
- **Kombinationen** der beiden Methoden sinnvoll, um Stimm- und Sprechleistung zu verbessern (Snidecor 1981)

!
Maximale Stimmleistungswerte
- Tonhaltedauer: 1,5–3 s
- Lautstärke: ca. 60 dB
- Frequenz: 50–80 Hz
- Sprechtempo: ca. 120 W/min
- Stimmumfang: max. 1 Oktave
- Luftverbrauch: 50–80 ml
- Gesamtverständlichkeit im PLTT ca. 70 %

Vorgehen

Eine effiziente Stimmrehabilitation erfordert ausführliche Information des Patienten zu den Funktionsmerkmalen der Ösophagusersatzstimme.

!
Therapiephasen
- **Anbahnungsphase:** Stimulierung und methodenunabhängige Anbahnung
- **Stabilisierungsphase:** methodenspezifische Stabilisierung (Injektion, Inhalation, Verschlusslautinjektion)
- **Koordination von Atmung und Sprechablauf:** Erweiterung der Äußerungslänge, Verbesserung der Prosodie
- **Transfer** in die Alltagskommunikation

Der Patient wird mit Bewegungs- oder Vorstellungshilfen zur Wahrnehmung und Produktion erster Ösophagustöne hingeführt. Zu Beginn zur Wahrnehmungsförderung durch „Aufstoßen“ nach kohlensäurehaltigen Getränken.
Bei Anbahnung der Ösophagusersatzstimme sollten speziell zur Ösophagusluftaufnahme Hilfen zu folgenden Problembereichen gegeben werden:
- Forcierung der Lautstärke des Ruktus von Beginn an vermeiden und stattdessen die „Lockerheit“ des Tons fördern
- Wahrnehmung von zu hohem/zu niedrigem Ösophagusdruck, Rachenweite
- Training der orofazialen Muskulatur und des velopharyngealen Verschlusses verbessert Pseudoflüstern, Ösophagusluftaufnahme und Tonproduktion
- Zungenmotorik verbessern (evtl. Lähmung oder Bewegungseinschränkung)
- Koordination und Bereitstellung der Atmung (Training Lufthaltepause!)
- Tonus- und Haltungsvoraussetzungen: tonusregulierende Maßnahmen, v. a. im Schulter- und Nackenbereich, sowie die Verbesserung der kostoabdominalen Atmung beeinflussen die Ösophagusstimme positiv

- Grundverständnis des Gesamtablaufs: Vorstellung des „Luftschluckens" wirkt sich negativ aus, da so keine Beschleunigung der Tonproduktion zu einer flüssigen Stimmgebung möglich ist
- alltagsorientiertes Wort- und Satzmaterial erleichtert den Transfer in Spontansprache
- Stimmmodell des Therapeuten, anderer kehlkopfloser Sprecher, z. B. aus einer Selbsthilfegruppe, oder Ton- und Videobeispiele erleichtern den Lernprozess

14.3.3 Tracheo-ösophageale Stimmgebung mittels Shunt-Ventil

Engl.: tracheoesophageal speech, voice prosthesis
Deutlich schnellere Stimmrehabilitation bei deutlich verbesserten Stimmleistungsdaten als Ösophagusersatzstimme. Die ebenfalls benutzte Bezeichnung „Stimmprothese" führt zu der falschen Annahme, dass eine Tonproduktion im eingesetzten Ventil erfolgt. Das Ventil hat jedoch keine prothetische Funktion, sondern dient lediglich der Umlenkung der Exspirationsluft (▶ Abb. 14.4).

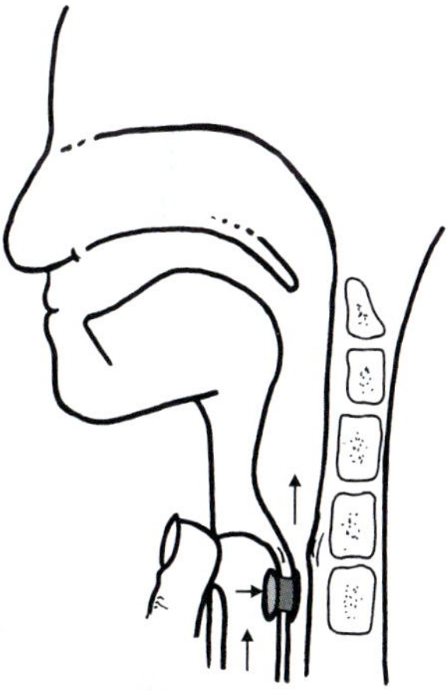

Abb. 14.4 Shunt-Ventil [M859]

Technik

Operativ angelegte Verbindung zwischen Tracheostoma und Hypopharynx primär (während der Laryngektomie) oder sekundär (spätere Versorgung).

- Einweg-Ventil aus Silikon im Shunt (z. B. der Firma Provox, nach Hilgers, Blom-Singer, Groningen, Eska-Hermann) verhindert Übertritt von Nahrung während des Schluckvorgangs in die Trachea und ermöglicht die Nutzung der Lungenluft zur Phonation
- schließt der Patient sein Tracheostoma mit dem Finger oder Tracheostoma-Ventil, strömt die Ausatemluft durch das Ventil in den Ösophagus. Die Tonerzeugung erfolgt wie bei der Ruktus-Stimmgebung

> **!** **Maximale Stimmleistungswerte**
> - Tonhaltedauer: 7,5 s
> - Lautstärke: 71 dB
> - mittlere Sprechgeschwindigkeit: 156 W/min
> - Gesamtverständlichkeit im PLTT ca. 80 %

Rekonstruktive Shunt-Operationen mit operativ angelegten Stimmfisteln (z. B. nach Staffieri, Amatsu, Asai u. a.) oder Lappenplastiken (Gross 2006) werden seltener durchgeführt, da nicht bei allen Tumorlokalisationen oder Operationsarten anwendbar. Zeigen aber gute Resultate. Die Einstellung des Operateurs sowie die Möglichkeiten der Klinik entscheiden maßgeblich über die zu wählende Stimmrehabilitationsmethode. In vielen Kliniken präoperativ logopädische Einschätzung des Patienten zur Entscheidungsfindung.

Vorteile der tracheo-ösophagealen Stimmgebung mittels Shunt-Ventil

- Möglichkeit zur Nutzung der pulmonalen Luft
- längere Sprechphrasen möglich
- generell kürzere Therapiezeiten: 60 % der Patienten lernten die Shunt-Ventil-Stimmgebung am 1. Tag (Dommerich 2003)

Seit Einführung der Shunt-Ventil-Technik (1979/1980) werden mit zunehmender klinischer Erfahrung immer mehr laryngektomierte Patienten versorgt. Grundsätzlich ist bei jedem laryngektomierten Patienten eine primäre oder sekundäre Versorgung mit Shunt-Ventil in Betracht zu ziehen. Etwa 80–90 % der Patienten können mit Shunt-Ventil gut sprechen, heute ist die Anlage eines Shunt-Ventils meist als Standardversorgung etabliert (Delank und Scheuermann 2008; Kramp und Dommerich 2009; Singer et al. 2013 bezeichnen es als Goldstandard der Stimmrehabilitation).

Management und Versorgung

Bei 30 % der Patienten Schwierigkeiten und Komplikationen, die bei sorgfältigem Ventil-Management seitens des betreuenden medizinischen und rehabilitativen Teams leicht und risikofrei zu bewältigen sind (Neumann und Schulz-Coulon 2000). Eine Versorgung des Tracheostomas mit einem Ventil zum fingerfreien Sprechen (*Free Hands*) ist anzustreben. Evtl. muss hierzu eine epithetische Versorgung des Tracheostomas geplant werden (unbedingt vorher Abklärung der Kostenübernahme!). Typische Probleme:

- Candidabesiedlung
- Pflegefehler: Verstopfen oder Verlust des Shunt-Ventils
- Granulationsgewebe
- Probleme beim digitalen Tracheostoma-Verschluss und Phonationsmechanismus
- Aspiration
- Shunt-Aufweitung

Vorgehen

- Aufklärung zur Funktionsweise und Handhabung des Ventils
- optimaler, automatisierter Tracheostomaverschluss
- Regulierung des Anblasedrucks
- Koordination von Atmung und Stimme
- Verbesserung der Äußerungslänge, Modulation und Stimmdynamik
- Transfer in die Alltagskommunikation

14.3.4 Elektronische Sprechhilfe (▶ Abb. 14.5)

Engl.: artificial laryngeal speech

Diese Erzeugung einer Ersatzstimme ist schnell erlernbar und für den Patienten i. d. R. schnell einsetzbar, allerdings empfinden viele Patienten den elektronischen Klang als störend.

Bei Gewebeverhärtungen infolge einer Bestrahlung oder Neck dissection kann ein Einsatz der elektronischen Sprechhilfe erschwert oder unmöglich sein. Hier kann über ein Mundrohr, das auf das Sprechgerät aufgesetzt wird, die Schwingung direkt in den Mund übertragen werden.

Technik

Batteriebetriebenes Gerät, das durch einen Tongenerator Schwingungen erzeugt. Durch Ansetzen des Gerätes an den Mundboden werden die Schallschwingungen auf die Luft in Mund und Rachen übertragen. Der erzeugte intraorale Schall kann artikulatorisch geformt werden.

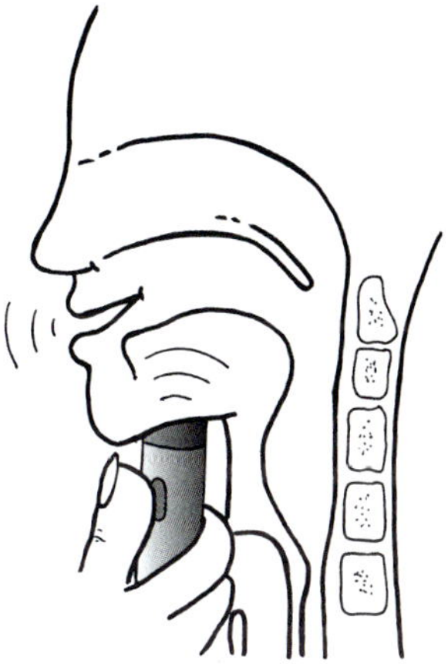

Abb. 14.5 Elektronische Sprechhilfe [M859]

Vorgehen

- Erläuterung und Demonstration der Funktionsweise
- individuelle Einstellung des Geräts (beachte: Tonhöhe!)
- Grundhandhabung des Geräts (Ansatzstelle, Grundtontaste)
- Koordination von Tongebung und Sprechen
- Koordination von Atmung und Sprechen
- Stabilisierung mit Grundtontaste
- Erweiterung prosodischer Merkmale (Betonungstaste)
- Transfer in die Alltagskommunikation

Literatur

AWMF S2k Leitlinie Diagnostik und Therapie von Störungen der Stimmfunktion. In Vorbereitung für 2021.
Bootz F. S3-Leitlinie Diagnostik, Therapie und Nachsorge des Larynxkarzinoms. Radiologe 60, 1052–1057 (2020). https://doi.org/10.1007/s00117-020-00760-9.
Delank K-W, Scheuermann K. Praktische Aspekte der prothetischen Stimmrehabilitation nach Laryngektomie. Laryngo-Rhino-Otol 2008; 87: 160–166.
Dicks P. Basiswissen Therapie. Laryngektomie – Logopädische Therapie bei Kehlkopflosigkeit. Idstein: Schulz-Kirchner, 2007.
Dommerich S, et al. Funktionelle Ergebnisse von Stimmprothesen und Ösophagusersatzstimme bei laryngektomierten Patienten. Universität Rostock: Vortrag DGPP, 2003.
Engel, P. Die Behandlung von Larynx, -Hypopharynxkarzinomen und die Laryngektomie im Wandel der Zeit. Dissertation Universität Ulm, 2018.
Gross M. Stimmrehabilitation nach Laryngektomie. In: Böhme G (Hrsg.). Sprach-, Sprech- und Stimmstörungen, Band 2, Therapie. 3. A. München: Urban & Fischer, 2006. S. 208–229.
Harreus U. et al. Leitfaden zur Erfassung von funktionellen Beeinträchtigungen bei Patienten mit Kopf-Hals-Tumoren. UK Ulm, Deutsche Krebshilfe, 2013.
Kramp B, Dommerich S. Kanülen und Stimmprothesen. Laryngo-Rhino-Otol 2009; 88(1):95–118.
Kürvers A. Sprachtherapie bei Laryngektomie. Frankfurt/Main: Europäischer Verlag der Wissenschaften Peter Lang, 1997.
Leitlinien Programm Onkologie. S3-Leitlinie Larynxkarzinom, Langversion 1.0, 2019.
Lorenz KJ. Stimmrehabilitation nach Laryngektomie.Laryngo-Rhino-Otologie, 93, 44–66, 2014.
Lorenz KJ: Rehabilitation after total laryngectomy – a tribute to the pioneers of voice restoration in the last two centuries. Frontiers in medicine 4:81, 2017.

Mizera A. Die logopädische Versorgung von laryngektomierten Patienten in Deutschland: Eine Status- und Zufriedenheitserhebung bei Mitgliedern des Bundesverbandes der Kehlkopfoperierten e. V. Ergebnisse einer unveröffentlichten Masterarbeit Studiengang Lehr- und Forschungslogopädie RWTH Aachen. www.kehlkopfoperiert-bv.de, Sprachrohr Nr. 172, Mai 2019.
Neumann A, Schulz-Coulon HJ. Management von Komplikationen nach prothetischer Stimmrehabilitation. HNO 2000; 48:508–516.
Singer S, Wollbrück D, Dietz A, Schock J, Pabst F, Vogel HJ, Meuret S. Speech rehabilitation during the first year after total laryngectomy. Head & Neck, 35(11), 1583–1590, 2013.
Snidecor JC (Hrsg.). Sprachrehabilitation bei Kehlkopflosen. Stuttgart: Hippocrates, 1981.
Wendler J, Seidner S, Eysholt U. Lehrbuch der Phoniatrie und Pädaudiologie. 4. Aufl. Stuttgart: Thieme, 2005.
Ullrich P, Wollbrück D, Danker H, Kuhnt S, Brähler E, Singer S. Anforderungen an die Therapie mit HNO-Tumor-Patient/innen. Praxiserfahrungen, kommunikative Kompetenzen und Weiterbildungsbedarf von onkologisch tätigen Logopäd/innen und Sprechwissenschaftler/innen. Forum Qualitative Sozialforschung, 2010, 11(1), Artikel 22.
Vahl JM, Schuler PJ, Greve J, Laban S, Knopf A, Hoffmann TK. Die Laryngektomie – noch zeitgemäß? HNO Springer. 67:955–976, 2019.
WHO. The International Classification of Functioning, Disability and Health – ICF. Genf: World Health Organization, 2005.
Zenner HP, Pfrang H. Ein einfacher Sprachverständlichkeitstest zur Beurteilung der Stimmrehabi itation des Laryngektomierten.Laryng Rhinol Otol 1986, 65:271–276.

15 Störungen des Redeflusses

15.1 Stottern

Christian W. Glück, Georg Thum

Stottern wird unterteilt in **originäres** und **erworbenes Stottern:**

- Das **originäre, neurogene, nicht-syndromale Stottern** wird umgangssprachlich als „Stottern" bezeichnet. Es entwickelt sich in der Kindheit ohne unmittelbar erkennbare Ursache. Neben der Kernsymptomatik (Blockierungen, Dehnungen, Wiederholungen) sind oft begleitende Symptome zu beobachten, die sich auf die Lebensqualität auswirken (negative Coping-Strategien wie Vermeideverhalten, psychosoziale Belastung bzw. dysfunktionale Gedanken und Einstellungen). In der S3-Leitlinie zu Redeflussstörungen (Neumann et al. 2016) wird der Terminus „originäres Stottern" eingeführt (▶ Tab. 15.2), der den bisher verwendeten Begriff des idiopathischen Stotterns ablösen soll.
- **Erworbenes Stottern** wird eingeteilt in *neurogenes Stottern* infolge zerebraler Schädigung sowie *psychogenes Stottern* infolge einer zugrundeliegenden psychiatrischen Grunderkrankung und tritt meist im Erwachsenenalter auf.

Originäres Stottern in Klassifikationssystemen

Die Einordnung des originären Stotterns verschiebt sich derzeit:

- **ICD-10-GM** F98.5: Stottern im Kap. F98: Andere Verhaltens- und emotionale Störungen mit Beginn in Kindheit und Jugend (BfArM 2021)
- **ICD-11** (bislang nur englischsprachige Ausgabe) 6A01.1: Developmental speech fluency disorder (https://icd.who.int/en)
- **DSM5:** Redeflussstörung mit Beginn in der Kindheit (Stottern) – vorgeschlagene ICD-10 Zuordnung: F80.81 (sonstige Entwicklungsstörungen des Sprechens; Falkai et al. 2018)
- **Heilmittelrichtlinien:** Heilmittel Sprechtherapie als Einzel- oder Gruppentherapie: RE1 „Stottern" (G-BA 2021)

Weitere Details zu rechtlichen Aspekten ▶ Kap. 15.1.11.

15

15.1.1 Genese und Ätiologie

Die Dynamik und Variabilität des originären Stotterns ist nur in einem polyfaktoriellen, integrativen und dynamischen Modell des Stotterns (Baumgartner 2002) zu erklären, das die neurogene Grundlage ebenso einbezieht wie die kognitiv-linguistischen und emotional-sozialen Anforderungen der Sprechsituation (▶ Abb. 15.1).

Genese

- Beginn der Symptomatik bei ca. 50 % vor dem 4. Lj., bei ca. 75 % vor dem 6. Lj. und bei 90 % vor dem 12. Lj.
- Inzidenz im Vorschulalter: 5 %–11 %
- Spontanremissionen bis ins Jugendalter: ca. 70–80 %
- Prävalenzrate: bei Schulkindern bis 1,3 %, bei erwachsenen Männern: 0,8 %, bei erwachsenen Frauen: 0,2 %
- Geschlechterverteilung:
  - Kindesalter: Jungen : Mädchen = 2 : 1
  - Erwachsenenalter: Männer : Frauen = 5 : 1

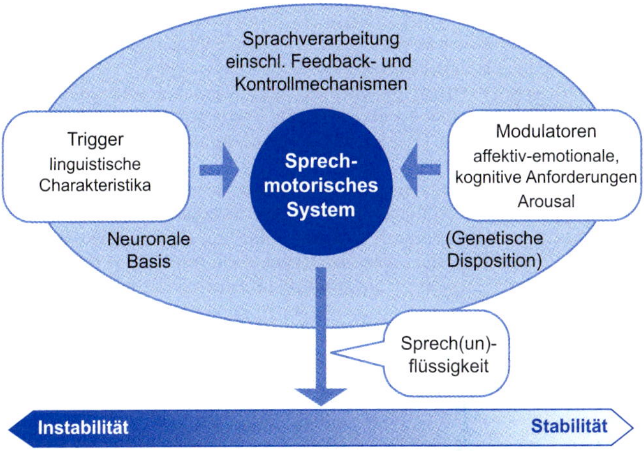

Abb. 15.1 Verursachende und bedingende Faktoren des Stotterns (in Anlehnung an das 3-Faktoren Modell von Susca und Healey 2000 und Packman 2012, 2014) [L157]

Stottern tritt frühestens ab dem 2. Lj. auf, nach dem 5. Lj. zunehmend seltener. Bei knapp der Hälfte der Betroffenen entwickelt sich Stottern innerhalb weniger Tage (Reilly et al 2009), bei fast allen anderen bis zu einem Zeitraum von ca. 3 Wochen. Es gibt keine zuverlässigen Prädiktoren über die intrapersonelle Genese sowie Prognosen zum Entwicklungsverlauf. Stottern kann einer hohen Dynamik unterliegen, mit z. T. alternierend flüssigen und unflüssigen Phasen, ebenso wie persistierendes, progredientes bzw. remittierendes Stottern.

Remission

Die Differenz der Inzidenz- zur Prävalenzrate lässt auf eine hohe Remissionsrate schließen. Diese liegt bei 70–80 % (Yairi und Ambrose 2005, 2013; Bloodstein und Bernstein Ratner 2008). Es gibt Hinweise auf Risikofaktoren, deren Ausprägung und Kumulation die Remissionswahrscheinlichkeit beeinflussen können (Neumann et al. 2016); Richtung der Angabe: höheres > niedrigeres Risiko:

- Geschlecht: männlich > weiblich
- Beginn der Unflüssigkeiten: vor mehr als 12 Mon. > vor mehr als 6 Mon. > weniger als 6 Mon.
- Vorkommen Stottern in der Familie: ja, persistierend > ja, aber remittiert > nein
- Alter des Kindes bei Stotterbeginn: über 4 Jahre > 3–4 Jahre > 2–3 Jahre
- Verlauf der Symptomatik: Zunahme in den ersten 12 Mon. > stabil in den ersten 12 Mon. > Abnahme in den ersten 7–12 Mon.

Die Risikofaktoren werden in Screening-Instrumenten abgefragt und werden bei der Entscheidung zum weiteren Vorgehen (Therapiebeginn, Elternberatung oder Abwarten) berücksichtigt (▶ Kap. 15.1.4).

Modell zur Entstehung und Dynamik des Stotterns
Das 3-Faktoren-Modell (Packman 2012) beschreibt die Entstehung und Dynamik einzelner Stotterereignisse in Abhängigkeit ressourcenbindender psychosozialer, kognitiver und linguistischer Prozesse.

1. Zugrunde liegen die neurologischen Defizite im Sprachverarbeitungsprozess.
2. Als auslösendem Moment bedarf es Trigger (linguistische Komplexität und/oder das Betonungsmuster), welche die motorische und kognitive Anforderung erhöhen.
3. Schließlich beeinflussen modulierende Faktoren den Schwellwert, der bei Überschreitung zum Stotterereignis führt. Als wichtigsten modulierenden Faktor benennen Packmann und Attanasio das *Arousal*, respektive das physiologische Erregungsniveau (Sandrieser und Schneider 2015). Es ist u. a. abhängig von der Tagesform, der Situation und den eigenen Erfahrungen. (*Beispiele* ▶ Tab. 15.1).

Kritische Betrachtung: Das 3-Faktoren-Modell hilft z. B. in Beratungssituationen Betroffenen und Angehörigen, die Dynamik des Stotterns zu veranschaulichen und

Tab. 15.1 Schematische Beispiele zum 3-Faktoren-Modell

	Beispiel für höhere Stotterwahrscheinlichkeit	Beispiel für geringere Stotterwahrscheinlichkeit
1. Disposition	zugrundeliegendes neurologisches Defizit als Voraussetzung des Stotterereignisses	
2. Trigger	linguistische Komplexität	
	Person erklärt Relativitätstheorie in freiem Vortrag	Person benennt auf Wortebene Farbe und Wert von Spielkarten
	Betonungsmuster	
	• zahlreiche (fremdsprachliche) Fachtermini • hohes Sprechtempo	• rhythmisiertes Sprechen • Taktsprechen Nebenwirkung: unnatürliche Betonung
3. Modulatoren	Arousal (affektiv)	
	• hohe Anforderung an sich selbst • Angst/Scham vor Kontrollverlust • Angst/Scham vor großem Fachpublikum	• Sprechen in vertrauter Umgebung • 1 : 1-Kontakt mit Bezugsperson • Bewältigungsstrategien bei Angst- und Schamgefühlen
	Arousal (kognitiv)	
	• Gedanken über mögliche negative Zuhörerreaktionen auf das Stottern • Gedanke, als nicht-kompetenter Sprecher wahrgenommen zu werden (geringe Resilienz)	• negative Zuhörerreaktionen werden nicht erwartet bzw. können ertragen werden (hohe Resilienz) • Selbst- und Eigenakzeptanz als (stotternder) Sprecher
	körperliche Voraussetzung	
	• Müdigkeit, angespannt, gestresst • Hochatmung	• ausgeruht, entspannt • ruhiger Atemfluss
4. Stotterereignis (qualitativ, quantitativ)	höhere Symptomatik möglich	geringere Symptomatik möglich

Therapieinhalte abzuleiten. Es fehlen belastbare Daten zu den beschriebenen Wirkfaktoren und es ist – bis auf die neurologischen Befunde (Ätiologie) – empirisch nicht abgesichert. Betroffene berichten u. a. entgegen des erwarteten Outputs des 3-Faktoren-Modells von starken und intensiven Stotterphasen trotz niedriger linguistischer und situativer Anforderung (z. B. während des Urlaubs, im häuslichen Umfeld mit vertrauten Personen). Ebenso berichten einige Betroffene, dass flüssiges Sprechen phasenweise auch unter (stark) erhöhter Anforderung (z. B. Sprechen unter Stress im schulischen oder beruflichen Kontext) gelingt.

Mythen zur Genese und Verursachung des Stotterns

- Stottern ist nicht Folge einer Intelligenzminderung
- Stottern ist nicht durch Atemauffälligkeiten verursacht. Eine auffällige Atmung kann jedoch als Ankämpfverhalten und somit als Reaktion auf den Kontrollverlust auftreten (▶ Kap. 15.1.2)
- ängstlich-schüchterne Persönlichkeit des Stotternden ist nicht verursachend, kann aber Folge des Stotterns sein und im Einzelfall zum Bedingungsgefüge beitragen
- psychopathologisches Elternhaus – es gibt keine für stotternde Kinder typische Elterncharaktere oder Stottern auslösende Erziehungsstile
- „Ansteckung" durch Modelllernen trifft nicht zu
- Betroffene interpretieren oft retrospektiv besondere (traumatische) Lebensereignisse als Ursache des Stotterns. Diese können jedoch biografisch begründet sein (z. B. kleine Unfälle wie Stürze bei 2- bis 4-jährigen Kindern bzw. Geburt eines Geschwisterkindes) ohne kausalen Zusammenhang zum gleichzeitig auftretenden Stottern
- Stottern ist keine direkte Folge eines mehrsprachigen Spracherwerbs. Je nach heterogener Bedingungssituation kann das Stottern die gesprochenen Sprachen betreffen oder in der Sprache geringerer Kompetenz stärker auftreten oder auch nur in einer Sprache auftreten

Ätiologie

Zur Entstehung und Aufrechterhaltung des originären Stotterns tragen wie beschrieben zahlreiche Faktoren bei. Es entsteht meist auf Basis einer genetischen Disposition mit einer Erblichkeit von 70 % (Bloodstein und Bernstein Ratner 2008). Neuromorphologische und neurofunktionelle Besonderheiten begründen die Annahme der zentral-neurogenen Verursachung der Störung.

Neuromorphologische und neurofunktionelle Befunde (Auswahl): Reduktion grauer und weißer Substanz in inferioren frontalen Regionen (linker Gyrus frontalis inferior bei Erwachsenen und Kindern beobachtbar). Diese weisen auf genetisch bedingte Läsionen hin und lassen ursächlichen Charakter vermuten (Chang et al. 2008; Etchel et al. 2018; Foundas et al. 2003; Neef et al. 2018, 2015). Gleichzeitig findet kompensatorische Aktivität rechtshemisphärisch statt (frontales Operculum, Busan 2020; Fox et al. 1996), mitunter verstärkt durch Entwicklungsanomalien der interhemisphärischen Verbindung der weißen Gehirnmasse im Corpus callosum (Civier et al. 2015; Chang et al. 2015). Durch therapeutische Intervention konnte die rechtshemisphärische Überaktivität reduziert werden (Neumann et al. 2005). Bei Kindern mit persistierendem Stottern konnte eine geringere kortikale Dicke in der linken Hemisphäre in den primär motorischen und prämotorischen Arealen im Vergleich zu nicht-stotternden bzw. remittierten Kindern beobachtet werden (Garnett et al. 2019). Die meisten Studien basieren auf stotternden Menschen im Erwachsenenalter.

> **!** Daher sehen aktuelle, ätiologische Konzepte Stottern als momentan auftretende Störung in der motorischen Sprechplanung und der sensorimotorischen Regulation auf der Basis neurostruktureller und neurofunktioneller Besonderheiten (Civier et al. 2010). Der Prozess der Sprachproduktion stellt hohe Anforderungen an die Integration kognitiver, linguistischer, emotiver und natürlich auditiver und motorischer Verarbeitungsprozesse, v. a. vor dem Hintergrund der durch die natürliche Sprechgeschwindigkeit notwendigen Dynamik (Neef et al. 2015). Aktuelle Grundlagenstudien thematisieren Prozesse des Timings, des Feedbacks und der neuronalen Interaktion verschiedener Hirnareale.

15.1.2 Erscheinungsbild

Stottern stellt sich als häufige Unterbrechungen des Redeflusses durch tatsächliche und voraus empfundene Wiederholungen, Dehnungen und Blockierungen der artikulatorischen Bewegungen der Stimmgebung und der Sprechatmung dar. Diese Störungen im Redefluss entziehen sich der willentlichen Kontrolle (Kontrollverlust). Diese sog. Kernsymptome sind direkt beobachtbar. Hinzu kommt mitunter eine Begleitsymptomatik, die teilweise ebenso direkt beobachtbar („offen"), aber auch teilweise „verdeckt" ist und nur indirekt erschlossen werden kann (Eisberg-Metapher). Auch bei geringer Ausprägung der Sprechunflüssigkeiten kann der subjektive Leidensdruck dennoch hoch sein. Die Symptomatik ist individuell ausgeprägt und situativ sowie über die Lebensspanne veränderlich.
Die mit dem Stottern verbundenen Schwierigkeiten, in angemessener Zeit eigene Äußerungsintentionen sprachlich zu vermitteln, können zu einer Kommunikationsstörung führen, die auch den Kommunikationspartner betrifft. Dessen tatsächliche oder vermutete Reaktionen auf das Stottern haben meist Auswirkungen auf das psychosoziale Belastungserleben.

15

Kernsymptome

Das Stotterereignis kann an jeder Silbe eines Wortes auftreten und wird häufig an der ersten Silbe eines Wortes beobachtet. Genauer: der Übergang vom Konsonanten zum Silbennukleus (respektive zum Vokal) misslingt (Wingate 1969; Zückner 2014). Dies ist meist mit einer veränderten Realisation des Vokals (z. B. als Schwa-Laut /ə/) markiert:

- Wiederholungen (Repetitionen, Iterationen) von Sprechlauten „P-p-p-p-pizza" oder Silben bzw. Teilwortwiederholungen: *„Pə – Pə – Pə – Pizza"*
- Dehnungen von Sprechlauten (Prolongationen): *„Pəəəəəəəəəəə izza"*
- stumme Pausen (Blockierungen) ohne prosodische oder rhetorische Funktion: *„---Pizza"*
- komplexe Symptome: z. B. Dehnung eines Lautes geht in Wiederholungen über: „*Pəəə* –pə-pəəəəəə-pizza"
- Erleben von Kontrollverlust: eigene Artikulation, Stimmgebung und Sprechatmung entzieht sich der willentlichen Kontrolle

Mögliche Begleitsymptomatik und psychische Reaktionen

Unterschieden werden:

- emotionale (längerfristige) und affektive (situative) Reaktionen:
  - Frustration, Wut, (Sprech-)Ängste, Hilflosigkeit und Scham und deren physiologische Korrelate (Erröten, Handschweiß, Herzrasen)
  - hoher Leidensdruck
- kognitive Reaktionen:

  - negative Gedanken und Einstellungen zur eigenen kommunikativen Selbstwirksamkeit (z. B. die Erwartung als wenig kompetenter Sprecher wahrgenommen zu werden), Misserfolgserwartung, störungszentriertes Selbstkonzept, starkes Störungsbewusstsein
  - veränderte Situationswahrnehmung und -bewertung: gegenüber Fremdeinschätzung in der Selbsteinschätzung eigene Symptomatik als ausgeprägter eingeschätzt, sprecherische und kommunikative Anforderungen werden hoch bewertet
- Vorbeugeverhalten, um Stottern zu überdecken, u. a.:
  - Startwörter, Flickwörter und -phrasen
  - Abbruch und Neuanfang der Rede
  - Vermeiden oder Ersetzen von Lauten und Wörtern
  - Vermeiden von Situationen (Rückzugsverhalten)
  - fehlender Blickkontakt zum Gesprächspartner, Mund hinter der Hand verbergen, nesteln
  - Atemvorschub, Sprechen auf Restluft, inspiratorisches Sprechen
  - Sprechen mit ungewöhnlicher Stimmgebung
- Flucht- bzw. Ankämpfverhalten, um Stottern zu durchbrechen:
  - Mitbewegungen in Gesicht oder Körper (Parakinesen)
  - Atemvorschub bzw. Herauspressen auf Restluft

(Thum 2019)

15.1.3 Stottern und Abgrenzung zu anderen Sprechunflüssigkeiten

Das originäre neurogene nicht-syndromale Stottern, das sich bereits in der Kindheit ohne unmittelbar erkennbare Ursache zeigt, ist von anderen Formen von Sprechunflüssigkeiten abzugrenzen (▶ Tab. 15.2). Da auch in der Rede nicht-stotternder Personen situativ und vorübergehend Unflüssigkeiten auftreten, sind diese nicht-

Tab. 15.2 Differenzialdiagnosen nach DSM V (Neumann et al. 2016)

Differenzialdiagnosen	Symptomatik
(originäres) Stottern: in der Kindheit ohne erkennbare, unmittelbare Ursache begonnen; angeboren, neurogen, nicht-syndromal ICD 10: F98.5	• mind. 3 % gestotterte Silben in repräsentativer Sprechprobe, (**Achtung:** bei verdecktem Stottern kaschiert!) • hohe psychische Belastung durch Stottern bzw. antizipiertes Stottern • ggf. Begleit- oder Vermeidungsverhalten und weitere, psychische Reaktionen
alterstypische Sprechunflüssigkeiten	• normale Sprechunflüssigkeiten (s. o.) • treten im Altersbereich von 2,5–5 J. auf • Dauer nicht länger als 6 Mon. • keine Begleitsymptomatik
originäres, neurogenes, syndromales Stottern	• im Zusammenhang mit genetischen Syndromen (Trisomie 21, Trisomie 18) • Überwiegen der nicht-stottertypischen Unflüssigkeiten • Ähnlichkeit mit Poltern
Poltern (ICD 10: F98.6), ▶ Kap. 15.2	• Redeflussstörung mit sehr hoher Sprechgeschwindigkeit, Wiederholungen, Abbrüchen, Auslassungen und Verschmelzungen • eingeschränkte Verständlichkeit • eher selten: Begleitsymptomatik

Tab. 15.2 Differenzialdiagnosen nach DSM V (Neumann et al. 2016) *(Forts.)*

Differenzialdiagnosen	Symptomatik
erworbenes, neurogenes Stottern	• ätiologisch durch Hirnschädigungen begründet • symptomatisch den Kernsymptomen (s. o.) des Stotterns ähnlich • häufig geringe Variabilität (z. B. gleichbleibende Symptomatik beim Spontan- und Reihensprechen) • es entsteht keine Sprechangst • in Zusammenhang z. B. mit Aphasie, Dysarthrie infolge Schlaganfall, Parkinson-Syndrom
psychogenes (traumatisches) Stottern	• selten • tritt nach einem Ereignis mit sehr starkem, emotionalem Stress auf • eher geringe Variabilität • ist kaum durch Veränderungen in Stimme und Feedback beeinflussbar • meist im Jugendlichen- bzw. Erwachsenenalter
spasmodische (spastische) Dysphonie (Stimmbandkrampf)	• Stimmstörung • kann zum „Steckenbleiben" im Redefluss führen
Ticstörungen (ICD 10: F95.-)	z. B. bei Tourette-Störung mit multiplen motorischen und vokalen Tics

stottertypischen (normalen) Sprechunflüssigkeiten und die oben beschriebenen stottertypischen (gestotterten) Sprechunflüssigkeiten zu unterscheiden.
Bei **normalen (nicht-stottertypischen) Sprechunflüssigkeiten** kommt es zu:

- unerwarteten Pausen *zwischen* Wörtern (Pausen dienen häufig dem Wortabruf)
- *kurzen Wiederholungen* von ein- und mehrsilbigen Wörtern
- *Wiederholungen ganzer Phrasen* und Äußerungen mit Umstellungen und Korrekturen
- *Pausen an Phrasengrenzen*, nicht im Wort (Pausen dienen der Äußerungsplanung)

Traditionelle Einteilungen des originären Stotterns in klonisches (Wiederholungen), tonisches (Blockierungen und Dehnungen), tonisch-klonisches und klonisch-tonisches Stottern sind in ihrer bloßen Orientierung an der Sprechflüssigkeit unzureichend und international nicht gebräuchlich.
Auch empfiehlt die Leitlinie (Neumann et al. 2016), den Begriff „idiopathisches Stottern" durch den Terminus „originäres Stottern" zu ersetzen.
Häufig missverstanden werden die Termini „Entwicklungsstottern" oder „physiologisches Stottern". Sie sollten daher vermieden werden. Für die Tatsache, dass viele Kinder im Alter von 3–6 J. zeitweise gehäuft Sprechunflüssigkeiten zeigen, sollte der Terminus der „alterstypischen Sprechunflüssigkeiten" genutzt werden. Diese alterstypischen Sprechunflüssigkeiten unterscheiden sich symptomatisch von Stottern und sollten daher auch nicht terminologisch mit Stottern in Verbindung gebracht werden.

15.1.4 Diagnostik

Im Kindesalter bis ca. 6 J. ist im diagnostischen Prozess ein Screening vorangestellt, wenn nicht bereits ein diagnostiziertes Stottern vorliegt.

Screening

Gerade im Rahmen kinderärztlicher Untersuchungen (ab U7a) und schulgesundheitlicher Reihenuntersuchungen sollten Risiken oder der Verdacht auf Stottern überprüft werden, mind. aber die von den Eltern geäußerten Anhaltspunkte.
Im Ergebnis des Screenings soll entschieden werden, ob eine Diagnostik eingeleitet oder ob der Entwicklungsverlauf des Kindes vorerst nur weiter beobachtet werden soll.
Screeningverfahren können auch von Personen ohne spezialisiertes Fachwissen im Bereich Stottern angewendet werden.
Verfahren für das Screening:

- Kombination aus Beurteilung der Spontansprache (Kernsymptomatik), Einschätzung des Störungsbewusstseins und Elternbefragung
- Redeflusskompass 3.0: Beurteilung der Sprechflüssigkeit durch Bezugspersonen und Nicht-Fachpersonen (Kohler und Braun 2020) www.stotternerkennen.hfh.ch/redeflusskompass.html
- StotterKompass als Instrument für Stottertherapeuten (Kohler und Braun 2020) www.stotternerkennen.hfh.ch/stotterkompass.html
- Screening List for Stuttering (SLS – Riley und Riley 1989, dt. in Sandrieser und Schneider 2015); abrufbar über www.ivs-online.de

Statusdiagnostik

Liefert das Screening Anhaltspunkte für den Verdacht auf bestehendes Stottern, so ist mit der Diagnostik festzustellen, ob Stottern vorliegt und eine Behandlungsindikation besteht. Angelehnt an das ICF-Modell sind das Sprechproblem selbst, die Ressourcen der Person selbst, ihres Umfeldes und v. a. ihre Einschränkungen und Ziele der Partizipation diagnostische Zielbereiche.

Vorerhebung

Beginnt mit ausführlichem Interview, das Wahrnehmung und Verständnis des Sprechproblems aus der Perspektive der Betroffenen und bei Kindern und Jugendlichen ihres Umfeldes vermitteln soll:

- **Symptomatik:** individuelles Störungsbewusstsein, Sprechproblem als unterschiedlich erlebter und bewerteter Gegenwartszustand
- **Ursachen:** biografische Angaben zu Risikofaktoren, aber auch subjektive Krankheitstheorie; Kommunikation über Erklärungen und Glaubenssätze, die zur Entstehung und Aufrechterhaltung des Stotterns beitragen
- **lebensbiografische Aspekte** der bisherigen Entwicklung des Stotterns, der Sprache und der Kommunikation einschließlich Behandlungs- und Managementerfahrungen: Fähigkeit zur Selbsthilfe und zu eigenaktiven Lösungswegen (z. B.: Wie bewältigt die Person ihr Stottern?)
- **Art** und **Umfang** weiterer, mit dem Stottern interagierender Auffälligkeiten
- **Ziele** der Behandlung

Standardisierte und nicht-standardisierte Diagnostik der Sprech- und Kommunikationsfähigkeit

Beurteilung des Sprechens

Die objektivierende Analyse des Sprechens in hoch strukturierten (z. B. Reihensprechen, Lesen) und niedrig strukturierten mono- und dialogischen Situationen ist unverzichtbar, wenn auch wegen situativer Variabilität und verdecktem Stottern die Repräsentativität etwa durch Umfeldbefragung geprüft werden muss. Festgestellt werden:

15

- Stotterfrequenz: Anzahl gestotterter Silben je 100 Silben (% SS) – ggf. Rechenbasis Anzahl Wörter (Umrechnungsfaktor auf Silben: 1,5 Silben/Wort bei Erwachsenen, 1,15 Silben/Wort bei 3- bis 5-Jährigen [Natke und Kohmäscher 2020])
- überwiegende Qualität des Stotterns bzgl. der Kernsymptomatik und des Begleitverhaltens, kann über die Dauer der längsten drei Stotterereignisse eingeschätzt werden. Datengrundlage liefern:
  - Audio-, besser Videoaufnahmen, die entweder mit allgemeiner Transkriptions- oder Kodiersoftware oder mit spezialisierten Verfahren (Schneider und Zückner 2005: AAUS) ausgewertet werden
    oder
  - live-Beobachtungen, die in Echtzeit codiert/ausgezählt werden (mechanische und digitale Zähler auch als App, Zählhilfen in Tabellenform)

Testverfahren

Die Einschätzung der Stotterschwere kann für Kinder und Erwachsenemit dem *Stuttering Severity Instrument-4* erfolgen (SSI-4, Riley 2009). Hier gehen o. g. Werte mit ein. Für das Kindesalter ebenfalls einzusetzen: *Test of Childhood Stuttering* (ToCS, Gillam et al. 2009), bei dem Ratingskalen zur Sprechflüssigkeit und zum Begleit- und Folgeverhalten zum Einsatz kommen.

Beurteilung der Belastung und Partizipation

Da die Stotterschwere nicht mit der subjektiv empfundenen Belastung und den Auswirkungen auf die Lebensqualität korreliert (vgl. verdecktes Stottern), sind Eigen- und Fremdeinschätzungen hierzu unerlässlich. Die in der Vorerhebung informell gewonnenen Eindrücke können mit dem *Assessment of the Speakers' Experience with Stuttering* objektiviert werden (OASES, Yaruss und Quesal 2008), das in den Varianten für Kinder, Jugendliche und Erwachsene eine strukturierte Erfassung auf Basis des ICF-Modells und Normdaten bereithält (Version in deutscher und anderen Sprachen über www.stutteringtherapyresources.com). Der ebenso validierte *Fragebogen zum Sprechen* (Cook 2013) steht für Kinder und Jugendliche zur Verfügung und ist durch weniger Items im Vergleich zum OASES kompakter. Bei Kindern wird dadurch bessere Compliance erreicht.

15

Für Erwachsene liegen zudem online frei verfügbare valide Instrumente vor: Die Bonner Langzeit-Evaluationsskala zur Lebenssituation Stotternder (BLESS, Richardt & Prüß 2020) zur Erfassung der psychosozialen Belastung. Zückner (2017) stellte den Desensibilisierungsfragebogen Stottern (DST) online, der die negativen Auswirkungen von Stottern und damit einhergehend den Desensibilisierungsstatus messen soll (www.desensibilisierungsfragebogen-stottern.de).
Verfahren für Kinder im Vorschulalter: zur Einschätzung ihrer kommunikativen Partizipation der Fragebogen Kiddy-Cat (Vanryckeghem und Brutten 2021) sowie das informelle Verfahren *Reaktionen auf das Stottern des Untersuchers* (RSU, Sandrieser und Schneider 2015).

Interaktionsanalyse mit Eltern

Hierfür sind keine spezialisierten, standardisierten Verfahren etabliert. Zu beachten ist:

- **bei Kindern:** v. a. unstrukturierte, spontane Handlungen und freies Spiel sowohl mit Therapeut als auch im Kontext des sprachlichen Verhaltens ihrer Eltern
- **bei Eltern:** anhand von Beobachtungsitems Spiel- und Interaktionsfähigkeit, Verwendung von kommunikativen Stressoren (z. B. zu schneller Sprecher-

Hörer-Wechsel, drängendes Frageverhalten, negatives Zuhörverhalten und bestrafendes oder nicht hilfreiches Reagieren auf das Stottern) festhalten

Prozess- und Zieldiagnostik

Auch wenn das primäre Ziel in der Erreichung flüssigen Sprechens besteht, so sind therapeutische Zielsetzungen auf dem stotterspezifischen Wissen aller an der Therapie beteiligten Personen zu reflektieren und zu bestimmen:

- **individuelle Zielvorstellungen herausarbeiten:** Sprechfreude, weniger Sprechangst, positive Bewältigung konfliktbehafteter Situationen, Erhöhung der Teilhabe, Erhöhung der Sprechkontrolle, Veränderung der Sprechweise um flüssiger zu sprechen, Veränderung des Stottermusters, um leichter zu stottern
- **Kommunikation über individuelle Bedeutung der erwünschten Behandlungsziele:** Wahl der Therapieformen bzw. Therapiegestaltung, Reflexion der dazu vorhandenen, persönlichen Ressourcen, Angabe der konkreten Ziele und Reflexion ihrer Erreichbarkeit in evaluierbaren Schritten
- **Herausbildung einer „informierten Einwilligung"** *(informed consent)* nach Informationen zu Therapiezielen, -konzept und -setting unter Berücksichtigung des Persönlichkeits- und Selbstbestimmungsrechtes der stotternden Person (Sandrieser 2017)

15.1.5 Therapiegrundlagen

Es gibt wirksame Methoden zur Verringerung oder Überwindung der Symptomatik, die auch zu einer Verbesserung der Lebensqualität von stotternden Menschen führen können. Es gibt aber nicht die eine Methode, die Stottern – unabhängig vom Alter, von der Art und Ausprägung der Störung – kausal und sicher heilt und die für alle Patienten gleich gut geeignet ist.

Transparenz in Zielen und Methoden, Qualitätssicherung und Evidenzbasierung sind wesentliche Merkmale seriöser Therapien. Der Markt an unseriösen Therapien mit falschen Heilungsversprechen ist erheblich.

Qualitätssicherung

Therapieentscheidungen sollen im Sinne evidenzbasierter Medizin unter Abwägung der bestmöglichen Evidenz (externe Evidenz), der individuellen therapeutischen Expertise (interne Evidenz) sowie aus den Werten und Wünschen von Patienten und Angehörigen abgeleitet werden (Sackett et al 1996). Die Wirksamkeit der beschriebenen Verfahren ist unterschiedlich gut belegt, jedoch sind alle in der klinischen Praxis ausreichend erprobt. Auch wenn die nationale und weltweite Forschung zunehmend Evidenzen zur Wirksamkeit von Therapiekonzepten gesichert hat, fehlt es an prognostisch validen Kriterien, nach denen *eine* Methode *einer* bestimmten Person sicher zuzuordnen wäre.

In die Therapieentscheidung sollte einfließen:

- welches Verfahren ist für Patienten und Angehörige organisatorisch gut umsetzbar (Wohnortnähe, Therapiefrequenz)
- Spezialisierung der Therapeuten
- persönliche Präferenz der Patienten

(▶ Kap. 16)

In Deutschland wird häufig klientenzentriertes, individualisiertes Vorgehen aufgrund der Mehrdimensionalität des Stotterns praktiziert. Inzwischen liegen für standardisierte, manualbasierte Therapieverfahren schwache bis hohe Evidenzen vor. Therapieeffekte sollten über einen Zeitraum von mind. 12 Mon. anhalten.

Rechtliche Aspekte, Behandler und Therapiesettings

Medizinische Versorgung

- Heilmittelrichtlinien: Leistungen der medizinischen Rehabilitation (Heilmittel Sprechtherapie gemäß §§26 ff. SGB IX entsprechend der aktuellen Heilmittelrichtlinien des G-BA, gültig ab 1.1.2021):
  - Indikationsschlüssel RE1 Stottern bei:
    - Störungen des Redeflusses in Form unfreiwilliger Wiederholungen, Dehnungen und Blockierungen
    - Störungen des Redeflusses mit ausgeprägter Begleitsymptomatik
  - bis zu 10 Einheiten je Verordnung mit:
    - 30, 45 oder 60 Minuten für Einzeltherapie oder
    - 45 oder 90 Minuten für Gruppentherapie
  - bis zu 50 Sitzungen als orientierende Behandlungsmenge
  - empfohlene Behandlungsfrequenz 1- bis 3-mal wöchentlich
- stationäre Stottertherapie (Intensivkurse, Stotter-Camps) als Eingliederungshilfe nach §35a SGB VIII bei (drohender) seelischer Behinderung
- für Hilfsmittel-Versorgung (z. B. AAF-Geräte, s. o.) kann Eingliederungshilfe nach §§53, 54 SGB XII infrage kommen

Behandler:

Als Behandler kommen Logopäden, akademische Sprachtherapeuten, Sprachheilpädagogen, Atem- Sprech- und Stimmlehrer sowie spezialisierte Psychotherapeuten oder Phoniater infrage. Suchmöglichkeiten: www.ivs-online.de (Interdisziplinäre Vereinigung für Stottertherapie), www.bvss.de (Bundesvereinigung Stottern und Selbsthilfe).

Behandler sollten grundsätzlich:

- den Einsatz evidenzgeprüfter Verfahren in Betracht ziehen
- in Ziel und Methode dokumentiert, transparent und evaluierbar sein
- keine Heilungsversprechen geben
- auch auf das Sprechen bezogen sein, da die alleinige, therapeutische Behandlung der psychoreaktiven Begleiterscheinungen als Stottertherapie unzureichend ist, ebenso wie monomethodische Ansätze der Atem- und Spannungsregulation
- nicht die Schuld an der Verursachung des Stotterns oder von Rückfällen den Betroffenen oder deren Familien zuweisen

Therapiesetting:

Therapieangebote können hinsichtlich des Settings extensiv (z. B. in ambulanten, wöchentlichen Sitzungen) oder intensiv (z. B. in stationären, ein- oder mehrwöchigen Kursen und in Einzel- oder Gruppentherapien) eingelöst werden. Die Auswahl der geeigneten Angebotsform richtet sich nach den individuellen Behandlungszielen und Bedingungen sowie therapeutischen Vorerfahrungen. Bei Jugendlichen und Erwachsenen haben intensive und Gruppenangebote Evidenznachweise. Unspezifische, nicht manualbasierte Therapieverfahren sind abzulehnen.

15.1.6 Therapieverfahren

Im Fokus spezifischer Stottertherapie stehen der Patient und seine Mitwelt sowie ein kooperativer Behandlungsstil. Symptom, Person- und Lebensweltorientierung sind sicherzustellen (vgl. ICF; Leitlinien der Interdisziplinären Vereinigung der Stottertherapeuten www.ivs-online.de).

Übergeordnete Therapieziele und -prinzipien

Ebene des sozialen, kognitiven und emotionalen Verhaltens und Erlebens:

- Abbau der psychosozialen Belastung
- Reduktion befürchteter negativer Umweltreaktionen und dysfunktionalen Vermeidungstechniken
- Erhöhung der sozialen und kommunikativen Interaktionsfähigkeit mit reduzierter Angst und Schamgefühlen sowie vermindertem Vermeideverhalten
- gelassener kognitiver und emotionaler Umgang mit dem (Rest-)Stottern im Rahmen eines positiven Selbstkonzepts, Erhöhung der Resilienz
- kognitive und emotionale Vorbereitung auf Alltagssituationen
- Stärkung der Motivation zur Mitarbeit; Stärkung der subjektiven Zustimmung und Annahme durch den Patienten

Angehörigen- und Umfeldberatung:

- Aufklärung über das Störungsbild (Ursachen, Symptomatik etc.), um Schuldgefühle abzubauen
- Therapietransparenz über Ziele, Aufbau und Methoden
- Rückfälle sind häufig, müssen vor- und nachbereitend thematisch in Rückfallprogrammen aufgearbeitet werden
- Einbezug und Information der Umwelt (z. B. Schule, Beruf)
- Analyse und ggf. Veränderung des (elterlichen) Dialogverhaltens:
  - deutliche *Turn-switching* Pausen beim Sprecherwechsel
  - aktives Zuhören mit Blickkontakt
  - Vermeiden gut gemeinter Ratschläge („nur ruhig“, „hol tief Luft“, „denk erstmal nach“)
- Bereitstellen von Informationen zum Thema Stottern sowie Informationen über die Bundesvereinigung Stottern und Selbsthilfe e. V. vermitteln (www.bvss.de)

Ebene Sprechflüssigkeit und Kommunikation:

- Erhöhung der Sprechflüssigkeit in Selbst- und Fremdeinschätzung sowie in objektivierenden Verfahren bei mehrfacher Messung, die auch Alltagssituationen einbezieht
- Zunahme der Qualität des Sprechverhaltens mithilfe lokaler oder globaler Sprechtechnik auch außerhalb des Therapiesettings
- Sprechen ohne ständige Selbstkontrolle und -beobachtung, mit natürlicher und spontaner Sprechwirkung

15

Optional therapieergänzende Elemente und Ansätze ohne Wirksamkeitsnachweis

Als begleitende Therapien werden nach entsprechender psychologisch-psychiatrischer Indikationsstellung – etwa bei massiven Angststörungen – Psychotherapien verordnet. Elemente der kognitiv-behavioralen Therapie können bei entsprechender Kompetenz der Behandler Teil der Stottertherapie sein.

Weitere Interventionsansätze haben begrenzte Wirksamkeit oder begrenzte Einsatzmöglichkeiten und müssen individuell abgewogen werden (Medikamente, apparative Sprechhilfen mit verändertem auditivem Feedback) oder sind abzulehnen, da Wirksamkeitsnachweise fehlen wie Akupunktur, Atem- oder Stimmtherapien, bewegungs- oder musiktherapeutische Ansätze, Hypnosetherapie.

Wirksame Therapiekonzeptionen

- **direkte Therapien** setzen an der generellen Sprechweise (globale Sprechrestrukturierung/Sprechmodifikation) oder/und am Stottersymptom (lokale Stottermodifikation) und den Begleitsymptomen an

- **indirekte Therapien** liegen für Kinder im Vorschulalter vor und üben keinen direkten Einfluss auf das Sprechverhalten aus: systematischer Einbezug der Angehörigen, Förderung sprachlicher Kompetenzen (z. B. Artikulation, Syntax, Lexikon), psychischer (z. B. Stärkung der psychischen Verfassung im Umgang mit kommunikativem Stress) und physiologischen Voraussetzungen (z. B. Training der Mundmotorik/Sensorik, der Atmung). Mit der positiven Veränderung von Voraussetzungen für die Sprechflüssigkeit soll das Stottern abnehmen. Allerdings liegen für die alleinige Anwendung dieser indirekten Maßnahmen keine oder nur schwache Evidenzen vor

Ansätze für Kinder im Vorschulalter

Für Kinder im Vorschulalter sind im deutschsprachigen Raum drei inhaltlich unterschiedliche Therapieverfahren verfügbar. Alle Verfahren bieten strukturierte Therapiemanuale und Fortbildungen für Sprachtherapeuten und streben als primäres Therapieziel eine Remission an.

Lidcombe-Programm

Dieses operante, direkte Verfahren ist für Kinder ab 3,0 bis zum ca. 7. Lj. konzipiert und durch zahlreiche Studien gut belegt (z. B. Lattermann et al. 2008; Guitar et al. 2015; Imeson et al. 2018). Es beruht auf drei Säulen:

- In der Therapiesituation soll die linguistische und situative Anforderung angepasst werden, um flüssiges Sprechen zu erreichen. Mit dem stets anwesenden Angehörigen soll ein spielerisches Setting erprobt und eingeübt werden, das zuhause 10 Min. pro Tag umgesetzt werden soll
- kindliche Äußerungen sollen positiv über systematisches Feedback verstärkt werden (z. B. „Prima, das war flüssig gesprochen")
- Täglich soll der Schweregrad des Stotterns in eine Tabelle eingetragen werden (auf einer Skala von 0 bis 10). In der darauffolgenden Therapiestunde wird die zurückliegende Woche besprochen, neue Zielverhalten gesetzt und erprobt

Mini-KIDS

Mini-KIDS (Sandrieser und Schneider 2015) ist der im deutschsprachigen Raum prominenteste Modifikationsansatz (direktes Verfahren), basierend auf Van Riper (1982) und dessen Adaption für Kinder (Dell 1999).
Neben dem primären Therapieziel der Remission möchte Mini-KIDS Angehörigen und Kind einen unbelasteten Umgang mit Stottern vermitteln. Modifikationstechniken sollen kontrollierbares Stottern ermöglichen, das unter Einbezug der Eltern als Modelllernen angebahnt wird. Begleitsymptome wie Vorbeuge- und Ankämpfverhalten, aber auch mögliche psychosoziale Belastungen sollen reduziert werden. Ausführliche Beschreibung ▶ „Therapiekonzept Stottermodifikation für Schulkinder und Erwachsene".

PCI-Ansatz

Der indirekte, systemisch-lösungsorientierte Ansatz der *Palin Parent-Child Interaction Therapy* (PCI, Kelman und Nicholas 2014; Hansen 2019) richtet sich an Kinder zwischen 2,6 bis zum 7. Lj. Die Evidenz wurde anhand einer multiplen Langzeit-Einzelfallstudie mit sechs Kindern aufgezeigt (Millard et al. 2008). Zentrales Element ist die kooperative Elternberatung, in der sprechflüssigkeitsunterstützende Parameter (z. B. Interaktionsstil, Alltagsroutinen) analysiert und verstärkt und zuhause angewendet werden sollen. Ziel ist es, die Sprechflüssigkeit des Kindes zu erhöhen und eine mögliche Remission zu unterstützen. Bei anhaltendem Stottern sind additiv direkte Interventionstechniken (weicher Stimmeinsatz, Reduktion der Sprechgeschwindigkeit) vorgesehen.

Therapiekonzepte für Schulkinder und Erwachsene

Stottermodifikation (lokale Stotter-Restrukturierung)

Ein Bündel an Therapieschritten und Techniken, bei dem die Beeinflussung des Sprechens lokal am vorausempfundenen oder eingetretenen Stotterereignis ansetzt und die psychosoziale Belastung des Stotterns systematisch bearbeitet (z. B. Intensiv Modifikation Stottern IMS nach Zückner 2014, Kinder dürfen Stottern KIDS nach Sandrieser und Schneider 2015). Diese Modifikationsansätze finden überwiegend in sprachtherapeutischen Praxen Anwendung.
Zusätzlich liegen intensivierte gruppentherapeutische Maßnahmen für Kinder (KIDS) sowie für Jugendliche und Erwachsene vor (VIERmalFÜNF, Richter 2014).
Ziele:
Bearbeitung der Kernsymptomatik:

- Aufbau von lokalen Sprechtechniken zur Reduktion des Kontrollverlustes

Bearbeitung der Begleitsymptomatik:

- Erhöhung der Resilienz gegenüber Stottern: Aufbau eines positiven Selbstkonzepts
- Abbau von negativen Gefühlen und psychischen Reaktionen wie Angst, Scham, Frustration gegenüber dem Reststottern
- Abbau von körperlichem Ankämpfverhalten (Parakinese, Atmung)
- Abbau von situativem und sprachlichem Vermeidungsverhalten (Laut-, Wortersetzungen, Füll- bzw. Startwörter, situatives Rückzugsverhalten)

Vorgehen:
Systematischer Therapieaufbau in allen Altersgruppen:

a) Identifikation: Schulung der Selbstwahrnehmung für individuelle Stottersymptomatik (Kern- und Begleitsymptomatik)
b) Desensibilisierung gegen a) das Gefühl des Kontrollverlustes, b) (vermeintliche) negative Umweltreaktionen, c) Sprechauffälligkeit (Stottern, Sprechtechniken), d) das Gefühl des Zeitverlustes
c) Modifikationsphase: gezieltes Arbeiten an der bewussten Steuerung der Symptomatik unter Zuhilfenahme von Modelling. Lokale Sprechtechniken, die vor, während oder nach einem Ereignis Anwendung finden sind dabei „Pull-out“ („Herausziehen“ aus der Blockade), „Stoppen“ oder „Nachbessern“
d) Stabilisierung: Aufrechterhaltung und Generalisierung des erlernten Sprechverhaltens unter steigender linguistischer und situativer Anforderung (vom Therapieraum zu In-Vivo-Übungen)

Modifikation

Bei „Ich esse gerne Pə-pə-pə-pizza“ wurde „Pə-pə-pə-pizza“ gestottert. An drei Orten kann eine Modifikation lokal am gestotterten Ereignis erfolgen. Analog zum Beispiel wird therapeutisch mit dem Nachbessern von Ereignissen begonnen, im weiteren Verlauf im und letztendlich vor dem Stotterereignis modifiziert:

a) **nach dem Ereignis:** Unmittelbar nach dem Stotterereignis wird der Sprechvorgang gestoppt und Spannungen werden gelöst. „Pizza“ wird entweder mit Pseudo-Stottern locker angestottert oder mithilfe eines leichten Übergangs vom Konsonanten /p/ zum Vokal /i/ prolongiert. „Ich esse gerne Pə-pə-pə-Pizza STOPPEN LÖSEN Pi-pi-pizza“ bzw. „Pphhhhhizza“.

b) **im Ereignis:** Mithilfe des Pull-Outs. Voraussetzung: hohe Sensibilität und Reaktion auf das Stottern. Dabei gilt es 1. das Ankämpfverhalten des Stotterns zu beenden und die Sprechbewegung einzufrieren, 2. eine erhöhte muskuläre Anspannung am Artikulationsort zu reduzieren und 3. den Übergang Konsonant /p/ zum Vokal /i/ langsam zu gestalten: „Ich esse gerne P-p (1) + (2) + (3) phhiiizzza".
c) **vor dem Ereignis:** Voraussetzung: Patient kann sein Stottern antizipieren. Unmittelbar vor dem Ereignis wird der Sprechvorgang gestoppt und Spannungen gelöst. „Pizza" wird entweder mit Pseudo-Stottern locker angestottert oder mithilfe eines leichten Übergangs vom Konsonanten /p/ zum Vokal /i/ prolongiert. „Ich esse gerne STOPPEN LÖSEN Pi-pi-pizza" bzw. „Pphhhhhizza".

Besonderheit:
- eng an den individuellen Ressourcen und Problemen orientiert
- Bearbeitung von Störungseinsicht und begleitenden Verhaltens- und Erlebensweisen
- mehrstufiger Therapieaufbau sichert den Erfolg in kleinen Schritten
- Training der selbstkontrollierten Steuerung des Stotterns
- Desensibilisierung wirkt angstreduzierend
- Vorliegen zahlreicher strukturierter Therapiemanuale und spezialisierter Fortbildungen
- geringe Studienlage, jedoch läuft zu KIDS eine prospektive multizentrische Studie zur Wirksamkeit ambulanter Stottertherapien, gefördert durch den Gemeinsamen Bundesausschuss (G-BA 2019–2021)

Fluency Shaping (Globale Sprech-Restrukturierung)

Ziel:
Höhere Sprechflüssigkeit soll durch Einsatz einer systematisch veränderten Sprechweise erzielt werden. Die Sprechtechniken sollen global und prophylaktisch, d. h. stets mit Sprechbeginn angewendet werden.
Fluency-Shaping-orientierte Programme finden sich in der ambulanten Versorgung aktuell noch selten (z. B. Camperdown, Hearne und Richter 2019). Die Kasseler Stottertherapie (KST) bietet für Kinder, Jugendliche und Erwachsene ein computergestütztes intensivtherapeutisches Verfahren an (Anders und Merkel 2019).
Vorgehen:
Systematische Ausformung eines neues Sprechmusters (*fluency shaping*). Dabei werden Sprechtechniken der „easy-" oder „smooth-speech" angebahnt (d. h. Reduktion der Sprechgeschwindigkeit, weicher Stimmeinsatz, Silbendehnung und -bindung). Dies geschieht über Instruktion oder Vorbilder mit Modellierung und über eine Hierarchie von Sprechleistungsstufen (z. B. Wort-, Satz-, Textebene; Monologe, Dialoge), unter zunehmender situativer Anforderung, z. B. von der Einzelübung am Computer über unterschiedliche Settings bis hin zu In-vivo-Übungen.

Globale Sprech-Restrukturierung
Im Kapitel wurden lokale Modifikationstechniken am Beispielsatz „Ich esse gerne Pə-pə-pə-pə-pizza" skizziert. Anders als in der lokalen Stottermodifikation wird in der Sprech-Restrukturierung das gesamte Sprechen verändert, also auch die nicht-gestotterten Anteile. Beginnend mit einem weichen

Stimmeinsatz im Anlaut (Schwellton von leise zu laut beim /i/ /iiich/) werden nachfolgende Silben und Wörter mit durchgehender Stimmlippenvibration gebunden. Um die Stimmlippenvibration v. a. bei Plosiven nicht zu unterbrechen, verändert sich bei übertriebener Anwendung der Ziellaut mitunter sehr stark, sodass /gerne/ als /njherne/ und /Pizza/ als /whizza/ realisiert wird: iiich‿esse‿njherne‿whizza.

Besonderheit:

- Wirksamkeit ist gut belegt (z. B. Euler et al. 2009; Carey et al. 2010)
- mehrstufiger Therapieaufbau durch gezieltes Strukturieren von Sprechleistungssituationen
- Messbarkeit der Veränderung ist ohne großen Aufwand möglich
- systematischer und kontingenter Aufbau der flüssigeren Sprechweise wirkt lernmotivierend (Erleben des Selbst-Könnens durch dichtes Individualfeedback)
- für das Camperdown-Programm liegen öffentlich verfügbare Therapiemanuale vor, nicht für die Kasseler Stottertherapie
- Fortbildungen für Sprachtherapeuten werden im deutschsprachigen Raum hierzu nicht angeboten

Kombinierte Ansätze

Bei hybriden Ansätzen werden Elemente der Stottermodifikation und des Fluency Shaping systematisch kombiniert. Intensivierte Verfahren liegen für Kinder, Jugendliche und junge Erwachsene vor (Stärker als Stottern, Thum 2019; Thum und Mayer 2014) sowie für Jugendliche und Erwachsene (Bonner Stottertherapie, Prüß und Richardt 2019).

Vorgehen und Ziel:

Ausgehend von den individuellen Bedürfnissen und Ressourcen des Patienten werden Therapieziele, -bausteine und Schrittfolge der Stottermodifikation und des Fluency Shaping systematisch angepasst. Betroffene sollen situationsspezifisch auswählbare Alternativen erhalten. Den Ausgang bilden die oben beschriebenen Inhalte des Modifikationsansatzes. Im ersten Schritt wird über Identifikation, Desensibilisierung und Modifikation das Stottern verändert und die psychosoziale Belastung bearbeitet. Im weiteren Verlauf werden zusätzliche globale Fluency-Shaping-basierte Sprechtechniken angeboten, die das Sprechen verflüssigen sollen.

Besonderheit:

- lösungs- und handlungsorientiertes Vorgehen
- unterschiedliche Schwerpunktsetzung
- Transparenz: Verfügbarkeit strukturierter Therapiemanuale sowie Angebot an spezialisierenden Fortbildungen für Sprachtherapeuten
- Studienlage: es liegen einzelne Wirksamkeitsnachweise vor (Rosenberger at al. 2007; Blomgren et al. 2005), seit 2018 läuft eine prospektive Studie an der LMU München (Neidlinger in Vorb.)
- im Unterschied zu reinen sprechrestrukturierenden Ansätzen (*fluency shaping*) werden in kombinierten Ansätzen zusätzlich Methoden angeboten, um stärkere Ereignisse sprechtechnisch und mental besser bearbeiten zu können (Wendlandt 2021)

Unterstützung

Schulische Unterstützung

- Schulbesuch meist an Regelschulen; entsprechend ländergesetzlicher Regelungen kann Anspruch auf sonderpädagogischen Unterstützungs- und

Förderbedarf bestehen (Beratung schulisches und familiäres Umfeld, Förderangebote, im Einzelfall Förderschule Sprache)
- Nachteilsausgleich: stotternde Schüler und Schülerinnen sowie Studierende haben Anspruch auf einen Nachteilsausgleich

Nähere Infos unter: www.stottern-und-schule.de

Rat und Hilfe

- Bundesvereinigung Stottern und Selbsthilfe e. V. (BVSS), Gereonswall 112, 50670 Köln, Tel. 0221/139–1106, 1107, Internet: www.bvss.de (Therapeutenadressen; Ratgeber, Informationsschriften, Videos, Links)
- Flow Sprechgruppe ist eine Abteilung der BVSS und richtet sich an junge Menschen die stottern: www.flow-sprechgruppe.de
- Interdisziplinäre Vereinigung für Stottertherapie e. V. (ivs), ein Zusammenschluss erfahrener Stottertherapeuten; Internet: www.ivs-online.de
- Patientenleitlinie „Stottern und Poltern" unter: www.awmf.org
- Beratungsstelle „Stottern" der Ludwig-Maximilians-Universität (LMU), München: www.edu.lmu.de/shp/beratungsstelle/index.html

15.2 Poltern

Lea Kunz, Judith Beier

15.2.1 Definition(en)

Bisher existieren zum Störungsbild Poltern wenig Literatur und empirische Daten. Aufgrund der geringen Prävalenz, der breitgefächerten Symptomatik und des unterschiedlichen Schweregrads gibt es bis dato keine Einigung hinsichtlich der Kernsymptomatik und einer Definition des Polterns (St. Louis und Schulte 2011; Van Zaalen et al. 2011; Ward 2011a).

15

Alle bestehenden Definitionen führen die **erhöhte** und **irreguläre Sprechrate** auf. Bezüglich weiterer (Kern-)Symptome finden sich unterschiedliche Angaben:

- schwankender, schneller und dysrhythmischer Redefluss unter Ausschluss von Stottersymptomen (WHO 1992)
- Unflüssigkeiten, sprachliche und phonologische Störungen sowie Aufmerksamkeitsdefizite (ASHA 1999)
- sprachliche Defizite und fehlendes Störungsbewusstsein (APA 1987)
- Sprach- und Sprechsymptome, die mit Poltern in Verbindung gebracht werden (Ward 2006)

Die **Definition des kleinsten gemeinsamen Nenners** (KGN) von St. Louis und Schulte (2011, S. 240 f.) führt die bisher wissenschaftlich belegten Symptome und ihre Details auf: „Poltern ist eine Redeflussstörung, in der Segmente der Konversation (1) in der Muttersprache (2) allgemein als zu schnell (3) und/oder zu unregelmäßig (4) wahrgenommen werden.

Diese Segmente der schnellen und/oder irregulären Sprechrate müssen zusätzlich durch eines oder mehrere der folgenden Symptome begleitet werden:

a) hochfrequentes Auftreten von „normalen" Unflüssigkeiten,
b) exzessives „Zusammenbrechen" oder Elisionen von Silben

und/oder

a) abnormale Pausen, Silbenbetonungen oder Sprechrhythmus."

In der Definition von St. Louis und Schulte (2011) ist die Konversation ein wesentlicher Bestandteil, da sich Poltern hauptsächlich in diesem Kontext zeigt.

- Poltersymptome beim lauten Lesen werden ausgeschlossen. Zwischen Poltern und einer Lese-Rechtschreib-Schwäche wird eine hohe Komorbidität vermutet, sodass in der Diagnostik schriftsprachliche Defizite das Ergebnis negativ beeinflussen könnten (Van Zaalen 2009; Mannhardt 2005; Sick 2004)
- Weiter geht aus der Definition hervor, dass die Symptome lediglich in der Muttersprache auftreten können
- Die erhöhte Sprechrate gilt als Hauptsymptom und wird den anderen Poltersymptomen vorangestellt
- Abschließend betonen St. Louis und Schulte das intermittierende Auftreten der Poltersymptome. Polternde Personen können symptomfreie Phasen erleben

Ward (2011b) kritisiert an der KGN, dass sprachliche Defizite ausgeschlossen werden. Für diese gäbe es jedoch ebenso Evidenzen wie für die irreguläre und erhöhte Sprechrate. Daher empfiehlt er derartige Symptome miteinzubeziehen oder weiter zu untersuchen, um allen polternden Personen gerecht zu werden und die KGN mit dem Polterspektrum zu kombinieren.
Ward (2007b) definiert ein Spektrum von Sprech- und Sprachauffälligkeiten, die durch ihre Unterbrechungen dem Poltern ähneln, aber:

- der Schweregrad ist zu gering
- die Bandbreite der Symptome reicht nicht aus
- es liegt beides vor

Erst durch die Kombination von beiden Komponenten ist eine Diagnosestellung nach derzeitigem Forschungsstand gewährleistet (Ward 2011b).
Eine schwach repräsentative Studie (Bretherton-Furness und Ward 2012) gibt Hinweise darauf, dass das Polterspektrum wichtig ist. Die KGN gilt weiterhin lediglich als Arbeitsdefinition, da die Studienergebnisse noch uneindeutig sind (Myers und Bakker 2014).

15.2.2 Ätiologie

Die Ursache des Polterns gilt weiterhin als ungeklärt (Alm 2012; Van Zaalen 2009; Neumann und Sick 2007; Hartinger 2006). Die Symptomkomplexität spricht für ein multifaktorielles Ursachengefüge, auch wenn dies die Diagnosestellung zusätzlich erschwert (Daly und Burnett 1996).

Genetische Disposition

Die Theorie der genetischen Disposition als Ursache des Polterns (Drayna 2011; Neumann und Sick 2007) beruht v. a. auf den Erkenntnissen der Anamnesegespräche mit Betroffenen und Angehörigen. In den Familien der Betroffenen zeigte sich ein gehäuftes Auftreten von Stottern und Poltern (Preus 1986). Dennoch merkt Drayna (2011) an, dass die Evidenz für eine genetische Disposition bisher nur gering ist. Die geringe Prävalenz des Polterns erschwert die Forschung dieser Theorie in Form von Zwillings- und Adoptionsstudien.

Zentrale Beeinträchtigung

Anhand von EEG-Studien gelang es, neuronale Auffälligkeiten nachzuweisen (Langova und Movarek 1970; Seemann 1970). Einige Autoren vertreten deshalb die Theorie, dass bei polternden Personen eine zentrale Beeinträchtigung vorliegt (Ward et al. 2015; Alm 2011).
Alm (2011) vertritt das aktuellste Erklärungsmodell, in dem die Ursache im medialen frontalen Kortex liege. Die Schlüsselregionen des Sprechablaufs liegen im links-anterioren Gyrus cinguli, in den supplementär-motorischen Arealen und

den Basalganglien. Studienergebnisse von Ward et al. (2014) konnten diese Theorie untermauern.
Dalton und Hardcastle (1977) vermuten eine sprechmotorische Funktionsstörung. Ihre Gedanken stehen im Einklang mit der neurologischen Theorie von Alm (2011).

Kognitive Defizite

Häufig werden kognitive Defizite als Ursache des Polterns genannt. Neben Schwierigkeiten in der Sprach- und Sprachverarbeitung werden Probleme in der (zentral-auditiven) Aufmerksamkeit und den kognitiven systemverbundenen Prozessen vermutet (St. Louis et al. 2007a). Bisher konnten diese Annahmen nicht wissenschaftlich belegt werden.
Viele Autoren vermuten eine sprachliche Imbalanz (Lees et al. 1996; Weiss 1968; Freund 1970), die aus einer defizitären Wechselwirkung der kommunikativen Parameter (Sprachverarbeitung, Artikulation und suprasegmentale Ebene) entsteht (Myers und Bradley 1986).
Häufig wird Poltern auch mit dem Aufmerksamkeitsdefizit-Hyperaktivitäts-Syndrom (ADHS) assoziiert, da ebenfalls eine verbale und nonverbale Enthemmtheit vorliegt. Die Komorbidität konnte bisher jedoch nicht ausreichend bestätigt werden (St. Louis und Myers 1995). Ebenso gibt es keine hinreichende Evidenz für die Theorie, dass die Ursache eine auditive Verarbeitungs- und Wahrnehmungsschwäche ist (Molt 1996).
Aufgrund der hohen Komorbidität von Poltern und Stottern vermuten einige Experten, dass auch eine gemeinsame Ursache vorliegt bzw. ein Störungsbild das andere mitbedingt (Weiss 1964; Alm 2007).

15.2.3 Erscheinungsbild

Primär genannte Symptome

15

Sick (2004) unterteilt die Symptome des Polterns in drei Kernbereiche:
1. Sprechtempo
2. Phonetik
3. Unflüssigkeiten

Hinzu kommen die diskutierten Bereiche:
- Sprache
- Pausensetzung
- Prosodie
- Selbstwahrnehmung

Im Folgenden werden die Symptome, die den entsprechenden Kernbereichen zugeordnet werden, kurz dargestellt (Sick 2004).

Sprechtempo: Sprechgeschwindigkeit/Artikulations- oder Sprechrate

Die **erhöhte Sprechrate** gilt als eins der Hauptsymptome des Polterns (Myers und Bakker 2014; St. Louis und Schulte 2011; Neumann und Sick 2007; Ward 2007a; Goronova 2007; Filatova 2007; St. Louis und Myers 2007). Durch sie werden häufig weitere Poltersymptome ausgelöst, etwa Lautveränderungen (Myers und St. Louis 1986) und unflüssige Äußerungen (Van Zaalen 2009).
Bisher konnte in keiner Studie ein signifikanter Unterschied zwischen der Sprachrate von Polternden und normalen Sprechern festgestellt werden (Kunz 2012; Bakker et al. 2010; Van Zaalen 2009). Grund dafür ist die Schwierigkeit, die Sprechrate zu objektivieren und damit messbar zu machen. Sie kann nicht nur anhand produzierter Silben/Min. gemessen werden, sondern setzt sich aus verschiedenen Faktoren zusammen: Myers et al. (1986) weist auf die Mehrdimensionalität der Sprechrate

hin, die das Verhältnis zur vorgegebenen Normalgeschwindigkeit und die Fähigkeit, Sprechbewegungen zu sequenzieren sowie Aussagen zu formulieren, miteinschließt. Die **Schwankungen in der Sprechrate** sind bei polternden Personen häufiger und unabhängig von kommunikativen Settings zu beobachten (St. Louis und Schulte 2011; Alm 2011; Goranova 2007; Neumann und Sick 2007). Myers (2007) stellte die Schwankungen v. a. nach inadäquaten Pausen fest. In einer aktuellen Studie von Myers et al. (2012) ließen sich durch die Schwankungen der Sprechrate die polternden Personen von der Kontrollgruppe abgrenzen (Kunz 2012).

Phonetik

Sick (2004) führt folgende phonetischen Auffälligkeiten auf:
- unverständliche Abschnitte (über 1 oder 3 Sek.)
- Reduktionen (Auslassen von Silben)
- Elisionen (Auslassen von Lauten)
- Substitutionen (Lautersetzungen)
- Metathesis (Lautvertauschungen)
- Lautveränderungen (Lenisierung/Plosivierung etc.)

Das Symptom **„unverständliche Abschnitte über 1 Sek."** zeigte sich in einer Studie (Kunz 2012) als das Poltersymptom mit der höchsten Signifikanz im Vergleich zum normalen Sprechen. Alle anderen Symptome konnten in der Studie von Kunz (2012) nicht sicher zwischen polternden Personen und Normalsprechern differenzieren. Zuvor publizierte Van Zaalen (2009) gegensätzliche Ergebnisse. In ihrer Studie sind unverständliche Abschnitte bei Polternden nicht signifikant häufiger; Polternde zeigten aber signifikant mehr phonetische Auffälligkeiten, die jedoch nicht weiter differenziert wurden.

Da die Gruppe der polternden Sprecher sehr heterogen ist (Bretherton-Furness und Ward 2014), sollten die o. g. Symptome als mögliche Symptome im diagnostischen Prozess weiter berücksichtig werden, bis repräsentative Studien sichere Ergebnisse hierzu liefern können.

Unflüssigkeiten: typische und atypische Unflüssigkeiten

Unflüssigkeiten (Sick 2004) lassen sich in zwei Formen unterteilen. Während typische Unflüssigkeiten auch bei Normalsprechen auftreten, treten atypische Unflüssigkeiten beim Stottern auf (Myers et al. 2012).

Typische Unflüssigkeiten:
- Wortwiederholungen
- Satzteilwiederholungen
- Wortabbrüche (mit/ohne Korrektur)
- Satzabbruch
- Embolophrasien/Interjektionen

Atypische Unflüssigkeiten:
- Silbenwiederholungen
- Lautwiederholungen
- Dehnungen
- Blockierungen

Beim Poltern treten **typische Unflüssigkeiten** bedeutend häufiger auf als atypische (Myers et al 2012; Kunz 2012; Sick 2004; Myers 1996a). Auch im Fall der Unflüssigkeiten bringen bisherige Studien gegensätzliche Ergebnisse, sodass dieses Symptom zwischen polternden Personen und Normalsprechern aktuell nicht klar differenzieren kann (Myers et al. 2012; Bakker et al. 2010; Kunz 2012).

Wichtig scheint die Differenzialdiagnostik zu einer möglichen Wortfindungsstörung. Kunz (2012) konnte zeigen, dass polternde Probanden deutlich mehr Wortwiederholungen und Wortabbrüche verwendeten. Beide Symptome treten auch bei einem auffälligen Wortabruf in Erscheinung (Myers und Bradley 1986).

Sprache

Es ist weiterhin unklar, ob die sprachlichen Symptome als Kernsymptome gelten oder den Begleitsymptomen zugeordnet werden sollen (Bretherton-Furness und Ward 2012; Van Zaalen et al. 2011a; Mannhardt 2005; Sick 2004; St.Louis und Myers 1995). Aktuell werden folgende Bereiche in der Diagnostik betrachtet:

- syntaktisch-morphologische Auffälligkeiten
- semantisch-lexikalische Auffälligkeiten
- sprachliche Strukturierung

Sprechpausen

In der Literatur wird häufig beschrieben, dass polternde Personen inadäquate Sprechpausen einsetzen (St. Louis und Schulte 2011; Van Zaalen et al. 2011 Sick 2004). Die **auffällige Pausensetzung** wird aktuell auch als ein mögliches Symptom in der *Definition des kleinsten gemeinsamen Nenners* aufgeführt. Pausensetzungen lassen sich weiter unterscheiden in:

- Atempausen
- ungefüllte Pausen
- gefüllte Pausen (und Interjektionen)

Prosodie

Sick (2004) führt die unten aufgeführten **Symptome auf prosodischer Ebene** in ihrer Diagnostik auf. In der *Definition des kleinsten gemeinsamen Nenners* finden sich diese Symptome ebenfalls wieder:

- Betonungsfehler
- Satzmelodie
- Sprechlautstärke

Die Studienlage bzgl. aller Symptome zeigt die Komplexität und Heterogenität des Störungsbildes. Myers et al. (2012) weisen darauf hin, dass Poltern nicht anhand eines isolierten Symptoms zu identifizieren ist, sondern dass alle Parameter betrachtet werden müssen: Sprechrate, Unverständlichkeit, Prosodie, Artikulation, Flüssigkeit, sprachliche Formulierungen und Pragmatik.

Selbstwahrnehmung

Polternden Personen wird häufig ein **fehlendes Störungsbewusstsein** unterstellt (Goronova 2007; Filatova 2007). Es wird jedoch auch beschrieben, dass Polternde durchaus einen **Leidensdruck** (und damit ein hohes Störungsbewusstsein) entwickeln können und aufgrund ihrer Sprechstörung ein geringes Selbstbewusstsein aufweisen, sich missverstanden und inkompetent fühlen (Schulte 2009; Helene 2007; Reichel 2007; Ward 2007b). Somit können durchaus beide Ausprägungen des Störungsbewusstseins beim Poltern auftreten.

Mögliche Begleitstörungen

- Auffälligkeiten in Atmung und Stimmgebung, z. B. unrhythmische Atmung, Stottern
- Auffälligkeiten in der Schriftsprache, z. B. Wortfindungsstörungen, Lese-Rechtschreib-Schwäche
- Artikulationsstörungen
- Auffälligkeiten in der auditiven Wahrnehmung
- Aufmerksamkeitsdefizite

- Lernbehinderung
- Pragmatik
- motorische und feinmotorische Defizite
- Autismus-Spektrum-Störung
- Persönlichkeitsmerkmale: Ungeduld, Oberflächlichkeit, Unkontrolliertheit, Hektik. Dieses Begleitsymptom wird jedoch auch sehr kritisch gesehen

15.2.4 Diagnostik

Anamnese

- Abklärung der Stammdaten, des aktuellen Umfelds (z. B. Kindergarte, Schule, Studium etc.) und weiterer Therapiemaßnahmen oder Förderung
- kindliche Entwicklung und explizit die Sprachentwicklung
- Abklärung von Symptomatik sowie Selbsthilfestrategien (Ressourcen)
- Sozialverhalten
- Reaktionen des Umfelds
- Reaktion des Patienten (Frustration/Sprechängste etc.)
- Therapiemotivation und Ziele (Partizipation und Teilhabe)

(Sick 2004; Spruit 2015)

Grundlagen zur Diagnostik

Derzeit existiert kein standardisiertes Testverfahren, um Poltern zu diagnostizieren. Es werden die Bereiche aufgeführt, die informell für die Diagnosestellung genutzt werden können. Im diagnostischen Prozess müssen einige Symptome differenziert betrachtet werden, um andere Störungsbilder auszuschließen bzw. aufzudecken. Bei Kindern beachten, dass die Symptome erst mit 7 J. auftreten. St. Louis et al. (2007) vermuten, dass die Kinder erst in diesem Alter sprachlich komplexeren Anforderungen gegenüberstehen. Van Zaalen et al. (2011) empfehlen deshalb, erst ab 8 J. zu diagnostizieren.

Beurteilung der Symptomatik

Im Folgenden werden für mögliche Symptome des Polterns (▶ Kap. 15.2.3) geeignete Untersuchungsverfahren bzw. diagnostische Aufgaben dargestellt. Anschließend erfolgen methodische Hinweise zur Umsetzung der diagnostischen Aufgabenstellungen und eine Auflistung publizierter Diagnostikverfahren.

Untersuchungsverfahren zur Diagnosestellung

- **Sprechtempo:** Spontansprachanalyse
- **Phonetik:** Spontansprachanalyse, lautes Lesen, phonetische/phonologische Überprüfung, ggf. spezifische phonetische und phonologische Überprüfung
- **Unflüssigkeiten:** Spontansprachanalyse, phonetische/phonologische Überprüfung, ggf. Stotterdiagnostik
- **Sprache:** Spontansprachanalyse, Nacherzählung, ggf. spezifische Sprachentwicklungsdiagnostik
- **Pausensetzung:** Spontansprachanalyse
- **Prosodie:** Spontansprachanalyse
- **Sprechkontrolle:** Spontansprachanalyse, lautes Lesen, phonetische/phonologische Überprüfung, Nachsprechen von Sätzen
- **Pragmatik:** Spontansprachanalyse, spezifische Analyse
- **Selbstwahrnehmung:** Selbsteinschätzung des Sprechens und der Kommunikation
- **Schweregradbestimmung:** Spontansprachanalyse, Checkliste, Berücksichtigung der Selbstwahrnehmung

Methodische Hinweise zur Umsetzung der Untersuchungsverfahren bzw. diagnostischen Aufgaben

Spontansprachanalyse: Hierfür kann das Nacherzählen einer Geschichte, eines Buches oder eines persönlichen Ereignisses genutzt werden. Dabei eine Audio- und Videoaufnahme erstellen. Van Zaalen et al. (2010) empfehlen eine Aufnahme von mind. 10 Min., um das Sprech- und Kommunikationsverhalten umfassend interpretieren zu können. Nach Sick (2004) sollten 2–3 Min. der Spontansprache transkribiert werden, um die Parameter phonetische Auffälligkeiten, Sprechgeschwindigkeit, Unflüssigkeiten, Sprachstörungen, kommunikativ-pragmatische Störungen, prosodische Parameter, Atmung und Stimme zu beurteilen. Zusätzlich empfehlen Van Zaalen et al. (2010), die Pragmatik informell anhand der Spontansprache zu beurteilen.

Lautes Lesen: Sowohl Van Zaalen et al. (2010) als auch Sick (2004) verwenden Leseaufgaben, um Poltern zu diagnostizieren. Es muss sichergestellt werden, dass keine Lese-Rechtschreib-Störung oder Lesedefizite vorliegen (St. Louis und Schulte 2010). Die Überprüfung anhand des Lesens sollte erst bei den Jugendlichen eingesetzt werden. Die Aufgaben werden nach linguistischen und artikulatorischen Parametern im Schweregrad gesteigert. Sick (2004) verwendet hierfür auf Wortebene Items mit Konsonantenverbindungen, die von Ein- bis Sechssilbern gesteigert und anschließend in einem Satz gelesen werden sollen. Es wird ebenfalls ein Lesetext zur Überprüfung der *willentlich deutlichen Artikulation* verwendet. Van Zaalen et al. (2010) empfehlen eine Textpassage unvorbereitet und anschließend vorbereitet vorlesen zu lassen, um mögliche Verbesserungen feststellen zu können. Sick (2004) verwendet einen weiteren Text, bei dem die Person eine Passage in normaler Geschwindigkeit sowie langsam und schnell lesen soll. Daran kann überprüft werden, ob eine Sprechkontrolle vorhanden ist.

Nacherzählung: Sick (2004) nutzt den Lesetext zur willentlichen Artikulation zur Nacherzählung, um die sprachliche Strukturierung und die Textkohäsion zu überprüfen.

Phonetische/phonologische Überprüfung: Bei *Kindern* eignet sich das Benennen von 1- bis 2-silbigen Wörtern zur Überprüfung der Aussprache. Das Benennen soll dabei sowohl langsam als auch schnell erfolgen. Sick (2004) schlägt vor, vier Bilder aus semantisch unterschiedlichen Feldern wiederholt benennen zu lassen. Bei *Jugendlichen und Erwachsenen* wird empfohlen, von 100 rückwärts zu zählen oder komplexe Wörter 3-mal hintereinander auszusprechen. Dies sollte sowohl langsam als auch schnell durchgeführt werden (Van Zaalen et al. 2010). Sick empfiehlt die „Orale Diadochokinese" nach Riley und Riley (1985).

Nachsprechen von Sätzen: Van Zaalen et al. (2011) empfehlen das Nachsprechen von Sätzen, um die auditive Merkspanne zu beurteilen und erhoffen durch die Satzlänge ein verstärktes Auftreten der Symptomatik. Hierbei muss differenzialdiagnostisch bedacht werden, dass das Arbeitsgedächtnis und die Aufmerksamkeit eine wichtige Rolle bei dieser Aufgabenstellung spielen.

- Kinder (8–9 J.): bis zu 10 Wörter/Satz
- Kinder (10 J.): bis zu 14 Wörter/Satz
- Jugendliche und Erwachsene: bis zu 20 Wörter/Satz

Es gibt jedoch keine Angaben über die Silbenanzahl (Van Zaalen et al. 2010).

Analyse kommunikativ-pragmatischer Fähigkeiten: Sollten die pragmatischen Auffälligkeiten so prägnant sein, dass sie therapierelevant erscheinen, kann eine spezifische Analyse genutzt werden. Anhand dieser Analyse können die Auffälligkeiten in folgenden Bereichen differenziert werden: Gesprächseröffnung, Gesprächsthema, Sprecherwechsel, Antwortverhalten, Reparaturverhalten und Verständnissicherung, Soziale Routinen und Realisierung unterschiedlicher Sprechakte (Bitten, Fragen etc.) und nicht-linguistische Parameter (Sick 2004).

Selbsteinschätzung: Zur Selbsteinschätzung kann die Anamnese oder/und ein spezifischer Fragebogen genutzt werden. Anhand dessen kann neben der Eigenwahrnehmung auch der Leidensdruck ermittelt werden.

Diagnostikverfahren

- Polterdiagnostik von Sick (2004)
- Polterdiagnostik von Spruit (2015)
- Poltercheckliste von Daly (2006) zur Schweregradbeurteilung
- Cluttering Severity Instrument (CSI) von Bakker und Myers (2011) zur Schweregradbeurteilung

Differenzialdiagnostik

Aufgrund der noch fehlenden Definition und der hohen Komorbidität mit anderen Störungsbildern müssen folgende Aspekte differenziert betrachtet werden.

- **Sprechtempo:** da noch keine Normwerte vorliegen, ist die Beurteilung des Sprechtempos weiterhin ein informelles Verfahren und sollte nicht isoliert eingesetzt werden, um eine Diagnose zu stellen (Van Zaalen et al. 2010)
- **Phonetik/Phonologie:** Überprüfung, ob vorliegende Auffälligkeiten phonemunspezifisch sind, um eine phonetische und phonologische Störung auszuschließen
- **Unflüssigkeiten:**
  - bei stottertypischen Symptomen Durchführung einer Stotterdiagnostik (▶ Kap. 15.1)
  - Wort-Satz-Wiederholungen und -abbrüche können ebenfalls Symptome einer (kindlichen) Wortfindungsstörung sein und sollten nochmals isoliert überprüft werden (Kunz und Beier 2014)
- **lexikalische und morphologische Auffälligkeiten:** zeigen sich Auffälligkeiten in diesen Bereichen, muss eine USES ausgeschlossen werden. Dies beinhaltet auch eine differenzierte Diagnostik des Wortabrufs (Kunz und Beier 2014)

15.2.5 Therapie

Mittlerweile existieren einige Therapiekonzepte, in denen die Therapieinhalte ähnlich sind, jedoch anders systematisiert werden oder ihre Gewichtung anders gelagert ist.
Daly und Burnett (1996) nutzen das Prinzip der Sprechkontrolle, durch das der Patient langsamer und kontrollierter sprechen soll. Myers (1996b) hingegen beschrieb einen synergetischen Therapieansatz, in dem die Bereiche Sprechgeschwindigkeit und Rhythmus, Artikulation, Sprache, Sprechkontrolle und Sprechflüssigkeit aufgeführt werden. Die Theorie des Synergetischen Ansatzes besagt, dass die Defizite in einem Bereich die anderen Parameter des Sprechens negativ beeinflussen. Deshalb werden durch spezifische Übungen in einem der o. g. Bereiche auch die anderen Parameter beeinflusst.
Im Folgenden werden einige Therapiekonzepte erläutert, um unterschiedliche Gewichtungen zu veranschaulichen.

Therapiekonzepte zur Behandlung des Polterns

Therapiekonzept nach Ward (2006)

Ward (2006) hat ein Behandlungsprotokoll erstellt, in dem folgende Punkte hierarchisch aufgeführt werden, das Therapiekonzept ähnelt dem direkten Stottertherapieansatz nach Van Riper (1986):

1. Identifikation
2. Kontrolle und Selbstwahrnehmung (Videoanalysen, Transkription der Spontansprache, Stressmanagement)
3. Modifikation (extrem schnelles Sprechen, Sprechrhythmus)
4. Aufrechterhaltung der Sprechflüssigkeit

Therapiebereich **Identifikation:**
- Erörterung Therapiemotivation
- Vereinbarung Therapieziele
- Erläuterung und Nahebringen des Störungsbildes

Therapiebereich **Kontrolle und Selbstwahrnehmung:**
- anhand von Video- und Tonaufnahmen Analyse des Sprechverhaltens und der Fehlerquellen
- Arbeit am persönlichen Stressmanagement zur Verbesserung der Selbstkontrolle

Therapiebereich **Modifikation:**
- Sprechübungen (Kontrastübungen, Sprechrhythmus und Artikulation), Arbeit an Verbesserung der Sprechkontrolle
- zusätzlich Arbeit an sprachlichen Defiziten, der Narration und Sequenzierung von Informationen
- auch Übungen in den Bereichen Pragmatik, Entspannung und dem *Delayed Auditory Feedback* zur Therapiefestigung

Therapiebereich **Aufrechterhaltung der Sprechflüssigkeit:**
- Gespräche über mögliche Rückfälle
- Identifikation der persönlichen Faktoren des Patienten, die Rückfall fördern könnten

Der Kognitiv-behaviorale Ansatz nach Myers (2011)

In dem Therapiekonzept liegt Therapieschwerpunkt auf Kontrolle der Sprechgeschwindigkeit. Dem Therapiekonzept liegen folgende zwei Konstrukte zugrunde.

Konstrukt 1: Die Behandlung von Poltern kann aus einem systemischen Ansatz betrachtet werden

Anhand des systemischen Ansatzes werden alle wichtigen Parameter des Sprechens und der Sprache als eine gemeinsame Einheit betrachtet. Dieser Gedanke impliziert, dass die Behandlung des Polterns vielfältig, interaktiv und komplex ist. Der Vorteil dieser Methode liegt darin, dass durch die spezifische Arbeit an einem Parameter – der Sprechgeschwindigkeit – die Symptome in den anderen Bereichen sich ebenfalls verbessern sollen.

Konstrukt 2: Die Sprechgeschwindigkeit ist in Bezug auf die persönlichen Enkodierungsfähigkeiten die allumfassende Variable, die die Synchronität und das Zusammenwirken aller Variablen des Kommunikationssystems regelt

Da in dem Konstrukt die Sprechgeschwindigkeit die Grundlage für das Kommunikationssystem bildet, ist es folglich die Variable, auf der der Therapieschwerpunkt liegt.

Therapiebausteine:
- das Fundament: Entwicklung eines Metabewusstseins und Verständnis für das Poltern
- die Dämmung: Entwicklung von Fähigkeiten in den Bereichen der Sprechkontrolle, -mäßigung und -modulation
- die Tragsäule: die Entwicklung von Kontrolle der Sprechgeschwindigkeit, um die motorischen und linguistischen Elemente der Kommunikation zu unterstützen

Interventionsstrategien für die Poltertherapie nach Lanouette (2011)

In dem Konzept von Lanouette wird kein Schwerpunkt vorgegeben. Die Therapie soll symptomspezifisch für jeden Patienten erstellt werden.
Als Grundlage dienen die folgenden Bereiche, die aus der Arbeitsdefinition abgeleitet wurden:

- Kognition (Eigen- und Fremdwahrnehmung, Gedächtnis, Impulsivität)
- Sprache (gesprochene Sprache und Schriftsprache)
- Pragmatik (Konversation und nonverbale Kommunikation)
- Sprechen (Sprechflüssigkeit, Sprechgeschwindigkeit, Prosodie, undeutliche Artikulation)
- Motorik (motorische Sprechkontrolle, Atmung, Handschrift)

Das Konzept gibt 7 Prinzipien vor, die den Patienten helfen sollen, den Therapieprozess zu verstehen.

> **!** **Prinzipien der Poltertherapie nach Lanouette (2011)**
> 1. Die Therapie soll dem Patienten helfen, flüssig zu sprechen.
> 2. Die Therapie soll dem Patienten helfen, das eigene Polterprofil zu erkennen und zu verstehen.
> 3. Die Therapie soll dem Patienten helfen, sich selbst kontrollieren zu können.
> 4. Jede therapeutische Übungsaufgabe muss mit einer nachvollziehbaren Erklärung beginnen.
> 5. Die Therapie sollte eine klare Routine besitzen und einem strengen Ablauf folgen.
> 6. Die Therapie sollte sich wiederholende Übungen einbeziehen, die in unterschiedliche Therapieaufgaben eingebettet werden.
> 7. In der Therapie sollten die Aufgaben konkret und konzeptbasiert sein.

Mehrdimensionaler, einzelfallorientierter Behandlungsansatz nach Sick (2004)

Das Therapiekonzept basiert ebenfalls auf dem synergetischen Ansatz, in dem jedoch alle Parameter des Polterns berücksichtigt und entsprechend an den Patienten angepasst werden.

- Abstimmungen zwischen Patient und Therapeut:
  - Akzeptanz der Rahmenbedingungen
  - Therapieauftrag und gegenseitige Erwartungen
  - Problem- und Bedingungsanalyse
  - Motivation
- logopädische Beratung:
  - logopädische Kurzberatung nach der Diagnostik
  - Beratung von Angehörigen und Umfeld
- Verbesserung der Selbstwahrnehmung
- Verbesserung der Aufmerksamkeit
- Modifikation des Sprechtempos
- Reduzierung phonetischer Auffälligkeiten
- Behandlung von Sprachstörungen
- Behandlung kommunikativ-pragmatischer Störungen
- Behandlung von Unflüssigkeiten
- Arbeit an Sprechpausen
- Verbesserung der Prosodie
- Arbeit an Atmung und Stimme

- Arbeit an auditiver Wahrnehmung und Verarbeitung
- Veränderung von Persönlichkeit und Einstellung

Kinästhetisch-kontrolliertes Sprechen (KKS) nach Zückner (2016)

In dem Konzept wird die taktil-kinästhetische Wahrnehmung geschult, um somit die Poltersymptome zu reduzieren. Hierbei erlernen die Betroffenen, die Artikulationsberührungen während des Sprechens wahrzunehmen. Die Artikulationsorte werden nur in einer Vorphase kurz erarbeitet. Dieses Konzept kann sowohl beim Stottern als auch beim Poltern eingesetzt werden. Bei polternden Personen können dadurch die Symptome wie Sprechrate und Sprechunflüssigkeiten reduziert werden. Es wird mit der **Identifikation** begonnen, damit die Betroffenen zunächst ihre eigenen Symptome wahrnehmen. Im Anschluss werden in einer Vorphase die Artikulationsorte kurz erarbeitet und ggf. versucht, auch über Korkensprechen die Artikulationsorgane und -orte wahrzunehmen. Das KKS selbst wird linguistisch von Silbenebene über Neologismen bis hin zu Spontansprache eingeübt. Zur Generalisierung werden auch In-vivo Übungen – wie in der Stottertherapie – genutzt. Für die Therapeuten ist das saubere Einsetzen der Technik darüber zu beobachten, dass sich die Symptome der polternden Person reduzieren. Das Therapieende ist dann erreicht, wenn die Betroffenen 5–10 Min. das KKS einsetzen können. Zückner empfiehlt Symptome wie Defizite im Bereich Pragmatik oder sprachlicher Strukturierung im Anschluss separat zu therapieren.

Oral Motor Syllable Training Program nach Riley und Riley (1985)

Dies soll die orale Koordination und Wahrnehmung sowie die Artikulationspräzision auch bei einer hohen Sprechrate fördern. In dem Programm werden Silbenfolgen als Neologismen genutzt, um die Artikulationsgenauigkeit zu verbessern. Gesteigert werden die Übungen durch das Sprechtempo und die Komplexität der Neologismen.

Therapieempfehlungen der AWMF S3-Leitlinien

In der AWMF S3-Leitlinie „Pathogenese, Diagnostik und Behandlung von Redeflussstörungen“ (2016) werden einige der o. g. Konzepte oder Therapiebereiche genannt. Zusätzlich wird im Bereich der **Sprechunflüssigkeiten** das **„Fluency Shaping“** empfohlen, das v. a. in der Stottertherapie genutzt wird.
Bei der **Reduktion der Sprechrate** wird darauf hingewiesen, dass die isolierte Reduktion die Artikulation nicht verbessert.

Die Paradigmen der Poltertherapie

Anhand der unterschiedlichen Konzepte lassen sich folgende Paradigmen ableiten. In ▶ Tab. 15.3 werden diese mit ihren Therapieinhalten und Übungsbeispielen dargestellt.

Therapiewirksamkeit

Bisher liegen keine ausreichenden Studienergebnisse vor, die die Effektivität der Poltertherapie bzw. eines spezifischen Konzepts belegen. Teilweise liegen Ergebnisse aus Einzelfallstudien vor (Sick 2004; Miyamoto 2011), deren Ergebnisse schwer übertragbar sind. Neben den fehlenden Studien sei auch die fehlende Selbstwahrnehmung der polternden Personen ein Problem, da sie deshalb keine Therapie in Anspruch nehmen (Lanouette 2011). Zwar zeigte sich in einer Studie von Freud et al. (2018) ein positiver Effekt auf die Reduktion der Sprachrate bei normalen Sprechern, wenn die Untersucherin bewusst langsamer sprach. Die Probanden reduzierten dabei unbewusst ihre eigene Sprachrate zu ca. 6 %. Der gezeigte Effekt wurde jedoch in der Poltertherapie noch nicht belegt.

Tab. 15.3 Therapieinhalte zusammengestellt von Lanouette (2011)

Bereich	Übungen
Sprechrate	
Geschwindigkeit	• Onsets • DAF *(Delayed Auditory Feedback)* • Kontrastierung der Sprechtempi • Kauphonation (aus der Stimmtherapie)
Tempo	• Phrasensetzungen: 3–4 Wortäußerungen • Pausensetzung • Gedichte
Prosodie	• bewusstes Sprechen betonter und unbetonte Silben • Sprechen mehrsilbiger Wörter
Motorik	
motorische Koordination	• Überartikulation • mehrsilbige Wörter • Zungenbrecher
Genauigkeit	• Kontrastübung: Auslassung des finalen Konsonanten • Kauphonation • klassische Artikulationstherapie
Sprache	
Wortfindung	• Schnellbenennübungen • Klassifikation und Kategorisierung • Beschreiben von Gemeinsamkeiten und Unterschieden
Sprache	
sprachliche Organisation	• Wortassoziation • Ausbau der narrativen Fähigkeiten • Textkohärenz und -kohäsion
Pragmatik	
verbale Ebene	• „Turn-Taking" • Thema beibehalten • Komplimente • Verstehen von Aussagen des Gesprächspartners
nonverbale Ebene	Körpersprache lesen und adäquat einsetzen
Kognition	
Selbstkontrolle	Analyse des Sprechens anhand von Transkription, Video- und Audioaufnahmen
Ruhe	• Begreifen des Zwecks von Sprechpausen und Ruhe • Einsetzen von Sprechpausen
Zuhören	• Rückfragen stellen • Interjektionen einsetzen

Selbsthilfegruppen

Mittlerweile gibt es im Internet Foren für betroffene Personen. Die *International Cluttering Association* (ICA) hat seit 2007 eine Webseite erstellt, auf der sich alle Personen, die sich für das Poltern interessieren, informieren können. Zwar bietet die Webseite keine Gruppenchats an, aber es ist möglich auf dieser Seite Selbsthilfegruppen zu finden. Dies ist für die Betroffenen besonders wichtig, da das Poltern auch heute noch stiefmütterlich behandelt wird (Scaler Scott und St. Louis 2011).

Literatur

Alm PA. The dual Premotor Model of Cluttering and Stuttering. A Neurological Framework. In: Bakker K., Raphael L. & Myers F. L. (Hrsg.). Proceedings of the First World Conference on Cluttering. Katarino, Bulgaria, 2007, S. 207–209.

Alm PA. Cluttering. A neurological perspective. In Ward D, Scaler Scott K (Eds.). Cluttering a Handbook of Research, Intervention and Education (pp.3–28). New York: Psychologie Press, 2011.

Anders K, Merkel A. Die Kasseler Stottertherapie. Sprachförderung und Sprachtherapie 2019;(3):153–161.

APA (American Psychiatric Association). Diagnostical and Statistical Manual of Mental Disorders. 3 ed, 1987.

ASHA (Amercian Speech-Language-Hearing Association). Special Interest Division 4. Terminology pertaining to Fluency and Fluency Disorders. Guidelines. ASHA, 1999; 41(19):29–36.

AWMF-Leitlinie S3 „Pathogenese, Diagnostik und Behandlung von Redeflussstörungen" Evidenz- und konsensbasierte interdisziplinäre S3-Leitlinie, AWMF-Registernummer 049-013. https://www.awmf.org/uploads/tx_szleitlinien/049-013l_S3_Redeflusstoerungen_2016-09-verlaengert.pdf (letzter Zugriff: 04.07.2021).

Bakker K, Myers F L, Raphael L J, St. Louis KO. A Preliminary comparison of speech rate, self evaluation, and disfluency of people who speak exceptionally fast, clutter, or speak normal. In: Ward D., Scaler Scott K. (Hrsg.). Cluttering. A Handbook of Research, Intervention and Education. New York: Psychology Press, 2010, S. 45–65.

Bakker K, Myers FL. Cluttering Severity Instrument, https://associations.missouristate.edu/ICA/Resources/Resources%20and%20Links%20pags/CSI%20software%20ALL/CSI_Software.htm (letzter Zugriff: 26.08.2021).

Baumgartner S. Sprechflüssigkeit.In: Baumgartner S, Füssenich I (eds.). Sprachtherapie mit Kindern. München: Reinhardt, 2002. p. 162–253.

BfArM (Bundesamt für Arzneimittel und Medizinprodukte). ICD10-GM: International Classification of Diseases 10. Revision – German Modification. Köln. https://dimdi.de/dynamic/de/klassifikationen/icd/ (letzter Zugriff: 04.07.2021).

Blomgren M, Roy N, Callister T, Merrill RM. Intensive stuttering modification therapy: a multidimensional assessment of treatment outcomes. Journal of Speech Language & Hearing, 2005; 48(3):509–523.

Bloodstein O, Bernstein Ratner N. A handbook of stuttering. 6th ed. New York: Thomson Delmar Learning, 2008.

Bretherton-Furness J, Ward D. Lexical access, story re-telling and sequencing skills in adults who clutter and those who do not. Journal of Fluency Disorders 2012, 37, 214–224.

Busan P. Developmental stuttering and the role of the supplementary motor cortex. Journal of Fluency Disorders, 2020; 64, 105763. https://doi.org/10.1016/j.jfludis.2020.105763 (letzter Zugriff: 04.07.2021).

Carey B. O'Brian S, Onslow M, Block S, Packman A, Jones M. A randomised controlled non-inferiority trial of a telehealth treatment for chronic stuttering: the Camperdown Program. International Journal of Language and Communication Disorders, 2010; 45(1):108–120.

Chang SE, Erickson KI, Ambrose NG, Hasegawa-Johnson MA, Ludlow CL. Brain anatomy differences in childhood stuttering. Neuroimage 2008; 39(3):1333–1344.

Chang SE. Zhu DC, Choo AL, Angstadt M. White matter neuroanatomical differences in young children who stutter. Brain : a Journal of Neurology, 2015; 138(3):694–711. https://doi.org/10.1093/brain/awu400 (letzter Zugriff: 04.07.2021).

Civier O, Kronfeld-Duenias V, Amir O, Ezrati-Vinacour R, Ben-Shachar M. Reduced fractional anisotropy in the anterior corpus callosum is associated with reduced speech fluency in persistent developmental stuttering. Brain and Language, 2015; 143:20–31.

Civier O, Tasko SM, Guenther, FH. Overreliance on auditory feedback may lead to sound/syllable repetitions: Simulations of stuttering and fluency-inducing conditions with a neural model of speech production: The Influence of Fluency Disorders on Quality of Life. Journal of Fluency Disorders. 2010; 35(3): 246–279.

Cook S. Fragebogen zur psychosozialen Belastung durch das Stottern für Kinder und Jugendliche. L.O.G.O.S. Interdisziplinär. 2013; 21(2):97–105.

Dalton P, Hardcastle W. Disorders of fluency and their effects on communication. New York: Elsevier, 1977.

Daly D. The Predictive Cluttering Inventory. 2006 http://associations.missouristate.edu/ica/Resources/Resources%20and%20Links%20pages/clinical_materials.htm (letzter Zugriff: 04.07.2021).
Daly DA, Burnett ML. Cluttering: Assessment, treatment planning and case study illustration. Journal of Fluency Disorders 1996, 21, 239–248.
Dell C: Therapie für das stotternde Schulkind. 2. A. Köln: Demosthenes, 1999.
Drayna D. Possible genetic factors in cluttering. In Ward D, Scaler Scott K. (Eds.). Cluttering a Handbook of Research, Intervention and Education (pp.29–33). New York: Psychologie Press, 2011.
Euler HA, Gudenberg A, Wolff v. Jung K, Neumann K. Computergestützte Therapie bei Redeflussstörungen. Die langfristige Wirksamkeit der Kasseler Stottertherapie (KST). In: Sprache Stimme Gehör. 2009; 33 (04): 193–202. DOI: 10.1055/s-0029-1242747 (letzter Zugriff: 04.07.2021).
Etchell AC, Civier O, Ballard KJ, Sowman PF. A systematic literature review of neuroimaging research on developmental stuttering between 1995 and 2016. Journal of Fluency Disorders, 2018; 55:6–45.
Falkai P, Wittchen H.-U, Döpfner M (Eds.) Diagnostisches und Statistisches Manual Psychischer Störungen DSM-5 (2., korrigierte Aufl.). Göttingen: Hogrefe. 2018.
Filatova YO. Differential Diagnosis of Cluttering and Stuttering. The Russian Perspective. In Bakker K, Raphael L, Myers FL (Eds.) Proceedings of the First World Conference on Cluttering 2007, Katarino, Bulgaria (pp.55–61).
Foundas AL, Corey DM, Angeles V, Bollich AM, Crabtree-Hartman E, Heilman, KM. Atypical cerebral laterality in adults with persistent developmental stuttering. Neurology, 2003; 61(10):1378–1385.
Fox PT, Ingham RJ, Ingham JC, Hirsch TB, Downs JH, Martin C, et al. A PET study of the neural systems of stuttering 1996; 382(6587):158–161.
Freud D, Ezrati-Vinacour R, Amir O. Speech rate adjustment of adults during conversation. Journal of Fluency Disorders, 2018, 57, S.1–10.
Freund H. Observations of Tachylalia. Folia Phoniatrica 1970, 22, 280–288.
Garnett EO, Chow HM, Chang SE. Neuroanatomical Correlates of Childhood Stuttering: MRI Indices of White and Gray Matter Development That Differentiate Persistence Versus Recovery. Journal of Speech, Language, and Hearing Research, 2019; 62(8):2986–2998.
G-BA (Gemeinsamer Bundesauschuss): Prospektive, multizentrische Studie zur Wirksamkeit ambulanter Stottertherapie nach dem Stottermodifikationsansatz KIDS. https://innovationsfonds.g-ba.de/projekte/versorgungsforschung/pms-kids-prospektive-multizentrische-studie-zur-wirksamkeit-ambulanter-stottertherapie-nach-dem-stottermodifikationsansatz-kids.162 (letzter Zugriff: 04.07.2021).
G-BA (Gemeinsamer Bundesausschuss): Heilmittelrichtlinie (HeilM-RL). https://www.g-ba.de/richtlinien/12/ (letzter Zugriff: 04.07.2021).
Gillam R, Logan K, Pearson N. TOCS: Test of childhood stuttering. Austin (TX): Pro-Ed. 2009.
Goranova E. Assessment and Therapy of Cluttering (Bulgarian Practice). In: Bakker K, Raphael L, Myers FL (Eds.). Proceedings of the First World Conference on Cluttering, Katarino 2007, Bulgaria (pp.55–61).
Guitar B, Kazenski D, Howard A, Cousins SF, Fader E, Haskell P. Predicting treatment time and long-term outcome of the Lidcombe Program: A replication and reanalysis. American Journal of Speech-Language Pathology 2015; 24(3):533–544.
Hansen B. Das Palin PCI-Kenzept: Leitliniengerecht Frühtherapie für unflüssig sprechende Kinder. Sprachförderung und Sprachtherapie. 2019;(3):141–152.
Hartinger M. Artikulationspräzision beim Poltern. Aktuelle Erkenntnisse aus der Sprechmotorikforschung. Forum Logopädie, 2006; 3(20):12–19.
Hearne A., Richter, R. Das Camperdown Programm. Fluency Shaping aber anders. Sprachförderung und Sprachtherapie. 2019;(3):162–165.
Helene. Cluttering. Helene's personal experience. In: Bakker K, Raphael L, Myers FL (Eds.). Proceedings of the First World Conference on Cluttering 2007, Katarino, Bulgaria (pp.50–53).
Imeson J, Lowe R, Onslow M, Munro N, Heard R, O'Brian S, Arnott S. Lidcombe Program and child language development: Long-term assessment. Clinical Linguistics & Phonetics. 2018; 32(9): 860–875.
Kelman E, Nicholas A. Der Palin PCI-Ansatz. Eine Konzeption zur Therapie frühkindlichen Stotterns. Idstein: Schulz-Kirchner, 2014.

Kohler J, Braun WG. Früherkennung, Ersterfassung und Erstberatung bei beginnendem Stottern. Idstein: Schulz Kirchner, 2020.
Kunz L. Welche spezifischen Sprach- und Sprechauffälligkeiten zeigen sich in der Spontansprache bei Personen die poltern? Unveröff. Masterarbeit, HAWK Hildesheim/Holzminden/Göttingen 2012.
Kunz L, Beier J. Poltern im Jugend- und Erwachsenenalter. In: Ringmann S, Siegmüller J (Hrsg.). Handbuch Spracherwerb und Sprachentwicklungsstörungen. Jugend und Erwachsenenalter. München: Elsevier, 2014, S. 191–207.
Langova J, Movarek M. Some problems of cluttering. Folia Phontiatrica 1970, 22, 325–336.
Lanouette, EB. Intervention strategies for cluttering disorders. In: Ward D, Scaler Scott K (Eds.). Cluttering a Handbook of Research, Intervention and Education. New York: Psychologie Press, 2011 (pp. 175–197).
Lattermann C, Euler HA, Neumann K. A randomized control trial to investigate the impact of the Lidcombe Program on early stuttering in German-speaking preschoolers. Journal of Fluency Disorders 2008; 33(1):52–65.
Lees RM, Boyle BE, Woolfson L. Is cluttering a motor disorder? Journal of Fluency Disorders 1996, 21, 281–287.
Mannhardt A. Die Behandlung des Polterns bei Jugendlichen und Erwachsenen. Ein Leitfaden für die Praxis. Forum Logopädie 2005, 3 (19), 18–25.
Millard SK, Nicholas A, Cook FM. Is Parent Child Interaction Therapy Effective in Reducing Stuttering? Journal of Speech, Language, and Hearing Research 2008; 51(3):636–650.
Miyamoto S. Assessment and intervention of Japanese children exhibiting possible cluttering. In: Ward D, Scaler Scott K (Eds.). Cluttering a Handbook of Research, Intervention and Education. New York: Psychologie Press, 2011 (pp. 198–210).
Molt LF. An Examination of Various Aspects of Auditory Processing in Clutterers. Journal of Fluency Disorders 1996, 21, 215–225.
Myers FL. Cluttering. A matter of perspectives. Journal of Fluency Disorders 1996a, 21, 175–185.
Myers FL. A Synergetic Framework.Myers Fl, St.Louis KO (eds.) CLUTTERING. A Clinical Perspective 1996b, Singular, San Diego.
Myers FL. Primacy of Self-Awareness and the Modulation of Rate in the Treatment of Cluttering. Bakker IK, Raphael L, Myers FL (eds.) Proceedings of the First World Conference on Cluttering 2007, Katarino, Bulgaria (pp.108–144).
Myers FL. Treatment of Cluttering: a cognictive-behavioral approach centered on rate control. In: Ward D, Scaler Scott K (Eds.). Cluttering a Handbook of Research, Intervention and Education. New York: Psychologie Press, 2011 (pp. 152–174).
Myers FL, Bakker K. Experts' saliency ratings of speech-language dimensions associated with cluttering. Journal of Fluency Disorders 2014, 42, 35–42.
Myers FL, Bakker K, St. Louis KO, Lawrence JR. Disfluencis in cluttered speech. Journal of Fluency Disorders 2012, 37, 9–19.
Myers FL, Bradley CL. Clinical Management of Cluttering from a Synergestic Framework. In: Myers FL, St. Louis KO (Eds.). Cluttering A Clinical Perspective. San Diego, London: Singular Publishing Group Inc., 1986 (pp. 85–105).
Myers FL, St. Louis KO. Cluttering A Clinical Perspective. San Diego, London, Singular Publishing Group, Inc., 1986a.
Myers FL, St. Louis KO. Cluttering. Issues and Controversies. In Myers FL, St.Louis KO (Eds.). Cluttering A Clinical Perspective. San Diego, London: Singular Publishing Group Inc., 1986b (pp. 11–22).
Natke U, Kohmäscher A. Stottern. Wissenschaftliche Erkenntnisse und evidenzbasierte Therapie. Berlin: Springer, 2020.
Neef NE, Anwander A, Bütfering C, et al. Structural connectivity of right frontal hyperactive areas scales with stuttering severity. Brain: a Journal of Neurology, 2018; 141(1):191–204.
Neef NE, Anwander A, Friederici AD. The neurobiological grounding of persistent stuttering: from structure to function. Curr Neurol Neurosci Rep. 2015; 15(9):63.
Neidlinger V. Überprüfung der Wirksamkeit einer Hybridtherapie für stotternde Kinder und Jugendliche. Ludwig-Maximilians-Universität München, Dissertation in Vorb.
Neumann K, Euler HA, Bosshardt HG, Cook S, Sandrieser P, Schneider P, Sommer M, Thum G. Hrsg.: Deutsche Gesellschaft für Phoniatrie und Pädaudiologie. Pathogenese, Diagnostik und Behandlung von Redeflussstörungen. Evidenz – und konsens-

basierte S3 – Leitlinie, https://www.awmf.org/leitlinien/detail/ll/049-013.html, Version 1.201, 2016 (letzter Zugriff: 04.07.2021).

Neumann K, Preibisch C, Euler HA, von Gudenberg AW, Lanfermann H, Gall V, et al. Cortical plasticity associated with stuttering therapy. Journal of Fluency Disorders 2005; 30(1):23–39.

Neumann K, Sick U. Poltern. Neuronale Plastizität. Unveröffentl. Forschungskonzept. Goethe Universität, Frankfurt am Main, 2007.

Packman, A. Theory and therapy in stuttering: A complex relationship. Journal of Fluency Disorders 2012; 37(4):225–233.

Packman, A. Exploring the Relationship Beween Treatment and Causual Theory in Stuttering, 2014. http://www.ecsf.eu/userfiles/files/Packman%20presentation%20 Antwerp%202014.pdf, (letzter Zugriff: 04.07.2021).

Preus A. (1986) Cluttering and Stuttering. Related, Different or antagonistic Disorders? In: Myers F. L., St. Louis K. O. (Hrsg.). Cluttering. A Clinical Perspective. San Diego & London: Singular Publishing Group, Inc., S. 55–70.

Prüß H, Richardt K. Die Therapie entscheidet sich außerhalb des Therapieraumes. Sprachförderung und Sprachtherapie, 2019;(3):126–133.

Reichel I K. Treating the people who clutters and stutters. In: Bakker K, Raphael L, Myers FL (Eds.). Proceedings of the First World Conference on Cluttering 2007, Katarino, Bulgaria (pp.99–107).

Reilly S, Onslow M, Packman A, et al. Predicting stuttering onset by the age of 3 years: a prospective, community cohort study. Pediatrics 2009; 23(1):270–277.

Richardt K, Prüß H. Bonner Stottertherapie. In: Breitenstein S, Burmester J, Yetim Ö, Fritzsche T (Hg.): Spektrum Patholinguistik 12, Potsdam: Universitätsverlag Potsdam, 2020, S. 61–78. https://doi.org/10.25932/publishup-46949 (letzter Zugriff: 04.07.2021).

Richter R. Hintergründe und Folgen von Hochstressreaktionen im schweren stotterbedingten Kontrollverlust. In: Stottern & Selbsthilfe Baden-Württemberg (Hg.): Tagungsband zur Fachtagung „Fokus Stottern 41", Köln: Demosthenes, 2014. S. 66–76.

Riley GD. SSI-4: Stuttering severity instrument – 4th ed. Austin (TX): Pro-Ed; 2009.

Riley G, Riley J. Oral Motor Treatment and Assessment: Improving Syllable Production. Austin Tex: Pro -Ed, 1985.

Riley G, Riley J. Physician's screening procedure for children who may stutter. J Fluency Disord 1989 Feb;14(1):57–66.

Rosenberger S, Schulte K, Metten C. Stotterintensivtherapie Susanne Rosenberger: Erste Ergebnisse einer Evaluationsstudie. Forum Logopädie, 2007; 21:20–25.

Sackett DL, Rosenberg WM, Gray JA, Haynes RB, Richardson WS. Evidence based medicine: what it is and what it isn't. BMJ. 1996; 312(7023):71–72.

Sandrieser, P. Stottern. In Mayer, A. & Ulrich, T. (eds.). Sprachtherapie mit Kindern. München: Reinhardt Verlag; 2017. p. 365–432.

Sandrieser, P, Schneider, P. Stottern im Kindesalter. 4. A. Stuttgart: Thieme 2015.

Schneider P, Zückner H. Aachener Analyse unflüssigen Sprechens (AAUS). Natke, U. 2005.

Scott KS, St.Louis KO. Self-help and support groups for people with cluttering. In: Ward D, Scaler Scott K (Eds.). Cluttering a Handbook of Research, Intervention and Education. New York: Psychologie Press, 2011 (pp. 211–229).

Seemann M. Relations between motorics of speech and general motor ability in clutterers. Folia Phoniatrica (Basel) 1970, 22, 376–380.

Sick U. Poltern. Thieme: Stuttgart, 2004.

Spruit M. Poltern. Unverständliches besser verstehen. Leitfaden zur Diagnotitk und Therapie. Neuss: Natke Verlag, 2015.

St. Louis KO, Myers FL. Clinical Management of Cluttering. Language, Speech and Hearing Services in Schools 1995, 26, 187–195.

St. Louis KO, Myers FL, Bakker K, Raphael LJ. Understandig and treating Cluttering. In: Conture E, Curlee R (Eds.). Stuttering and related disorders of fluency. New York: Thieme, 2007 (pp. 297–325).

St. Louis KO, Schulte K. Defining Cluttering. The lowest common denominator. In: Ward D, Scaler Scott K (Eds.), Cluttering a Handbook of Research, Intervention and Education (pp.233–253). New York: Psychologie Press, 2011.

Susca M, Healey C Multifactorial issues in the assessment of stuttering. In Bosshardt H, Yaruss JS Peters H (eds.), Fluency disorders: theory, research, treatment, and

self-help. Proceedings of the third world congress on fluency disorders in Nyborg, Denmark Nijmegen: Nijmegen University Press; 2000. p. 213–218.
Thum G. Stärker als Stottern: ein methodenkombinierter Ansatz. Sprachförderung und Sprachtherapie 2019;(3):166–175.
Thum G, Mayer I. Stottertherapie bei Kindern und Jugendlichen. Ein methodenkombinierter Ansatz. München: Reinhardt, 2014.
Van Riper C. The nature of stuttering. 2. A. Englewood Cliffs: Prentice-Hall 1982.
Van Zaalen-op't Hof Y. Cluttering identified. Differential diagnostics between cluttering, stuttering and speech impairment related to learning disability. Unveröffentl. Dissertation Universität Utrecht, 2009.
Van Zaalen Y, Wijnen F, Dejonckere P. The Assessment of cluttering. Rationale, tasks and interpretation. In Ward D, Scaler Scott K (Eds.) Cluttering a Handbook of Research, Intervention and Education (pp. 137–151). New York: Psychologie Press, 2011.
Ward D. Stuttering and Cluttering. Frameworks for understanding and treatment. Hove (UK): Psychology Press; 2006.
Ward D. Stuttering and normal nonfluency. Cluttering Spectrum behaviour as a functional descriptor of abnormal nonfluency. In Bakker K, Raphael L, Myers FL (Eds.). Proceedings of the First World Conference on Cluttering 2007a, Katarino, Bulgaria (pp.261–267).
Ward D. The bad, the good and the misunderstood. Cluttering and problems of image. In: Bakker K, Raphael L, Myers FL (Eds.). Proceedings of the First World Conference on Cluttering 2007b, Katarino, Bulgaria (pp.31–37).
Ward D. Scope and constraint the diagnosis of cluttering: combining two perspectives. In: Ward D, Scaler Scott K (Eds.). Cluttering a Handbook of Research, Intervention and Education. New York: Psychologie Press, 2011 (pp. 34–44).
Ward D. Motor speech controll and cluttering. In: Ward D,Scaler Scott K. (Eds.). Cluttering a Handbook of Research, Intervention and Education (pp. 34–44). New York: Psychologie Press, 2011a.
Ward D. Scope and constraint in the diagnosis of cluttering. Combining two perspectives. In Ward D, Scaler Scott K (Eds.). Cluttering a Handbook of Research, Intervention and Education (pp. 254–262). New York: Psychologie Press 2011b.
Ward D, Conally EL, Pliatsikas C, Bretherton-Furness J, Watkins EK. The neurological underpinnings of cluttering: some initial findings. Journal of Fluency Disorders, 2015; 43 (1): 1–16.
Weiss DA. Cluttering. Englewoods Clifss: Practice-Hall. 1964.
Weiss DA. Cluttering Central language Imbalance. Pediatrics Clinics of North America 1968, 15, 705–720.
Wendlandt, W. Warum Selbsthilfe und Therapie beim Stottern manchmal nicht funktioniert. Online Vortrag veröffentlicht in: Der Kieselstein 2021;(1):22–25.
Wingate ME. Stuttering as phonetic transition defect. Journal of Speech Hearing Disorders, 1969; 34(1), 107–108.
World Health Organization (WHO). International classification of functioning, disability and health: children & youth version (ICF-CY), Geneva: 2007.
Yaruss JS, Quesal RW. OASES: Overall Assessment of the Speaker's Experience of Stuttering: Manual. Bloomington (MN): Pearson; 2008.
Yairi E, Ambrose N. Early childhood stuttering for clinicians by clinicians. Austin: Pro-Ed, 2005.
Yairi E, Ambrose N. Epidemiology of stuttering: 21st century advances. Journal of Fluency Disorders, 2013; 38(2):66–87.
Vanryckeghem M, Brutten G. Test zur kommunikativen Einstellung für Vorschul- und Kindergartenkinder mit Stottersymptomatik. (Deutschsprachige Fassung in Kooperation mit Neumann, S.). Köln: Prolog, 2021.
Zückner H. Desensibilisierungsfragebogen Stottern (DST). Ein Verfahren zur Erfassung des Desensibilisierungsstatus von stotternden Erwachsenen. Forum Logopädie 2017;(31):6–11.
Zückner H. Intensiv-Modifikation Stottern. Informationen für Patienten und Übungsaufgaben. Neuss: Natke 2014.
Zückner H. Kinästhetisch-kontrolliertes Sprechen bei Poltern und Stottern. Neuss: Natke, 2016.

16 Clinical Reasoning

Ulla Beushausen

16.1 Definition

Der engl. Begriff *Clinical Reasoning* (CR) wird in der Medizin und den Therapiewissenschaften angewendet. Wörtlich übersetzt bedeutet er „klinische Argumentation, Schlussfolgerung, Beweisführung". Gemeint sind damit Denk-, Handlungs- und Entscheidungsprozesse, die klinisch tätige Personen (Ärzte, Pflegepersonal, Therapeuten u. a.) entweder allein oder in der Auseinandersetzung mit Berufskollegen und/oder dem betroffenen Patienten treffen. Gleichzeitig steht der Begriff für verschiedenste wissenschaftliche Ansätze, CR-Prozesse zu untersuchen, zu verstehen, zu klassifizieren und zu verbessern. Das Ziel von CR ist das für den individuellen Patienten/ Klienten bestmögliche Vorgehen im Rahmen der (Diagnostik) und der Therapie einer Sprachstörung sowie während eines länger dauernden Rehabilitations- und Nachsorgeprozesses.

16.2 Geschichte

Der Begriff CR entstammt der Lernpsychologie.

- **Forschungsphase der präkognitiven Ära der Verhaltensforschung (Anfang bis Mitte des 20. Jahrhunderts):** Ganz im Sinne der vorherrschenden behavioristischen Haltung beobachtete man das Verhalten von Experten – den Output der Denkprozesse –, ohne den eigentlichen Entscheidungsprozess näher zu betrachten. Es stellte sich heraus, dass viele Experten effizienter Probleme lösen als Anfänger. In dieser Zeit suchte man v. a. nach geeigneten Messinstrumenten, um das Clinical Reasoning näher zu erforschen. So wurden z. B. Simulationsmethoden entwickelt, um Therapiesituationen nachzustellen (PC-gestützte Falldatenbanken). Anhand von simulierten Patienten versuchte man, den Entscheidungsprozess zu rekonstruieren und zu erforschen
- **Forschungsphase nach der kognitiven Wende der Verhaltensforschung (zweite Hälfte des 20. Jahrhunderts):** Nun stand die Frage im Vordergrund, welche Denk- und Speicherungsprozesse der Experten den therapeutischen Entscheidungen zugrundeliegen. Derart motivierte Studien ergaben, dass Experten über eine besser organisierte und breitere Wissensbasis verfügen als Anfänger. Zudem treffen sie viele ihrer Entscheidungen mittels Mustererkennung
- **„Concept learning school" (21. Jahrhundert):** Diese, aus der kognitiven Psychologie entwickelte Forschungsrichtung hinterfragt, wie mentale Konzepte entstehen und wie diese im menschlichen Gedächtnis organisiert sind. In verschiedenen Kontexten wie der Medizin, der Pflege, Ergo- und Physiotherapie und der amerikanischen Sprachtherapie, wurden interpretative, kognitive Funktionen untersucht. Neben hypothesengesteuertem Clinical Reasoning zeigten sich auch andere Formen von Reasoning, die v. a. bei direkten Interaktionen mit Menschen von Bedeutung sind. Die Betrachtung des Prozesses der Therapeut-Patienten-Interaktion rückte damit in den Mittelpunkt. Die Rolle der persönlichen Wissensbasis, Gefühle und Aspekte der Intuition, werden vermehrt beachtet. Derzeit steht die Erforschung des sog. **impliziten Clinical Reasoning** im Vordergrund, da zunehmend anerkannt wird, dass Personen, die eine praktische Tätigkeit ausüben – wie eben Therapeuten –, neben einer theoretischen auch eine (Erfahrungs-)Wissensbasis nutzen

16.3 Strategien beim Clinical Reasoning

Im Folgenden werden zwei Hauptstrategien des Reflexionsprozesses dargestellt, die besonders im diagnostischen Prozess eine Rolle spielen und zur Beschreibung des therapeutischen Verhaltens von Berufsanfängern und Expertinnen eingesetzt werden.

- **hypothetisch-deduktives Vorgehen:** Das hypothetisch-deduktive Vorgehen in der Sprachtherapie stellt Annahmen zu einem Patienten und seinen Kommunikationsbeeinträchtigungen in den Mittelpunkt: Der Therapeut setzt persönliche Gespräche, gezielte Beobachtungen des Patienten sowie informelle und standardisierte Untersuchungen ein, um aus diesen Schlüsselinformationen (*cues*) Annahmen (*Hypothesen*) zu generieren. Hierauf folgt die Deduktion (*Hypothesentestung*), die Ableitung vom Allgemeinen zum Besonderen: Die Theorie eines Störungsbildes wird auf den spezifischen Fall angewandt. Nachdem eine individuelle Diagnose erstellt ist, folgt die daran orientierte Behandlungsplanung. Allerdings ist der Reflexionsprozess mit der Diagnosestellung und Behandlungsplanung nicht abgeschlossen, sondern wirkt als zirkulärer Prozess im Therapieverlauf weiter: Auch während der Behandlung nimmt der Therapeut ständig weitere Schlüsselinformationen auf, gleicht diese mit früheren Hypothesen ab oder bildet neue Hypothesen und evaluiert sie
- **Mustererkennung** *(Pattern Recognition):* Die Mustererkennung kann als eine komprimierte, v. a. zeitsparende Form des hypothetisch-deduktiven Vorgehens angesehen werden. Ebenfalls aufgrund von Anamnese und Diagnostik und allen damit verbundenen Möglichkeiten der Informationssammlung werden bei der Mustererkennung die Muster bekannter, typischer Symptome des Klienten vom Therapeuten erfasst. Der Unterschied besteht jedoch darin, dass der Therapeut, wenn er Mustererkennung anwendet, nicht jedes Detail der Anamnese und der Diagnostik analysieren muss, um eine passende Diagnose stellen zu können. So erfassen und interpretieren berufserfahrene Therapeuten mittels Mustererkennung ein klinisches Problem rascher als beim hypothetisch-deduktiven Vorgehen, sofern es sich um unproblematische Situationen handelt. Dies erfordert eine Bandbreite klinischer Muster und Kenntnisse über typische bzw. prototypische klinische Erscheinungsformen, die auf klinischen Erfahrungen und einer gut strukturierten Wissensbasis (Skripte) aufgebaut sind. Diese Form des Clinical Reasoning wird selten von Berufsanfängern benutzt, da ihnen die klinische Erfahrung i. d. R. noch fehlt und sie sich deshalb noch keine abrufbaren Muster und elaborierte Krankheitsskripte aufbauen konnten. Der Ablauf der Mustererkennung erfolgt in fünf Schritten
  1. **Beobachtung:** Aufnahme des Störungsbildes
  2. **Identifizierung** der signifikantesten Symptome: Gewinnung von Merkmalen, Merkmalsreduktion
  3. **Erkennen von Zusammenhängen** zwischen den beobachteten Symptomen
  4. **Klassifikation:** Vergleichen der Konstellation mit bereits verinnerlichten Kategorien dieses Typs
  5. **Evaluation** des Musters: Reflexion des Vorgehens

Mustererkennung und hypothetisch-deduktives Vorgehen sind miteinander verbundene Prozesse, die sich im diagnostischen Prozess ergänzen und abwechseln: Die Mustererkennung generiert Hypothesen und das Testen von Hypothesen wiederum führt dazu, dass erkannte Muster sich auch in der Praxis als reliabel erweisen.

16

Tab. 16.1 Übersicht über die einzelnen Reasoning-Formen

Reasoning-Form	Therapeutisch genutzt durch
prozedurales Reasoning	Anwendung von Fach- und beruflichem Erfahrungswissen (Expertise) auf den klinischen Fall, Einbezug von Studien, Leitlinien, Standards (evidenzbasierte Praxis)
interaktives Reasoning	Interaktionsbeobachtung zwischen Therapeut und Patient, Patient und Angehörigen
prognostisches Reasoning	zukunftsgerichtete Analyse eines möglichen Behandlungsergebnisses
ethisches Reasoning/pragmatisches Reasoning	• **ethisches Reasoning:** Analyse der inneren Haltungen, Einstellungen, Normen, Werte (z. B. auch Interkulturalität und Genderaspekte) • **pragmatisches Reasoning:** Beeinflussung der Entscheidung durch Kontextfaktoren wie Ressourcen (z. B. Therapieräume, -materialien), Settings (z. B. Therapiezeiten), Organisationsstrukturen
didaktisches Reasoning	Reflexion von Lehr- und Lernsituationen mit Patienten, Kollegen, Seminarteilnehmern etc.
narratives Reasoning	Berücksichtigung der (Kranken-)Geschichte des Patienten, Erfassen und Verstehen der Beeinträchtigung in ihrer Bedeutung für den Patienten

16.3.1 Formen des Clinical Reasoning

In der Physiotherapie, der Ergotherapie und der Pflege werden unterschiedliche Klassifizierungen der Formen des Clinical Reasoning vorgenommen. Für die Sprachtherapie relevant sind die u. g. Formen (▶ Tab. 16.1).
In der Realität nutzen Therapeuten – je nach Komplexität der Situation – viele dieser Denkformen parallel. Besonders zu Lehr- und Ausbildungszwecken und im Rahmen der Selbstsupervision ist eine Trennung einzelner Reasoning-Formen hilfreich (Beushausen 2020).

16.3.2 Faktorenmodell für Clinical Reasoning in der Sprachtherapie

16

Faktoren, die das therapeutische Denken beeinflussen, sind u. a.:

- **im Patienten begründete Faktoren:** persönliche Ziele und Bedürfnisse, Persönlichkeit, Alter, Geschlecht, Sozialstatus/ökonomische Situation, Motivation, Kooperationsbereitschaft, Eigenverantwortung, Wissensstand/Bildung des Patienten, Ängste, soziales Umfeld, Kommunikationsfähigkeit (-bereitschaft), Tagesform etc.
- **im Therapeuten begründete Faktoren:** Erfahrung, therapeutisches „Handwerkszeug"/fachliches Wissen (Leitlinien, Standards, Wissen aus der Forschung), Fähigkeiten und Fertigkeiten, Wissensstand/Fortbildungen, Empathie und Akzeptanz, soziale/emotionale Kompetenz/Intelligenz, Sympathie/Antipathie etc.
- **in der Umwelt liegende Faktoren (Faktoren des Therapiemanagements):** Therapieeinrichtung, Standort, Ausrüstung, Zeittakt der Behandlungen (Zeitmanagement), Ressourcen am Arbeitsplatz, fachliche Kompetenz der Kollegen, ärztliches Vorgehen/Anordnung (▶ Abb. 16.1, Beushausen 2018, 2020)

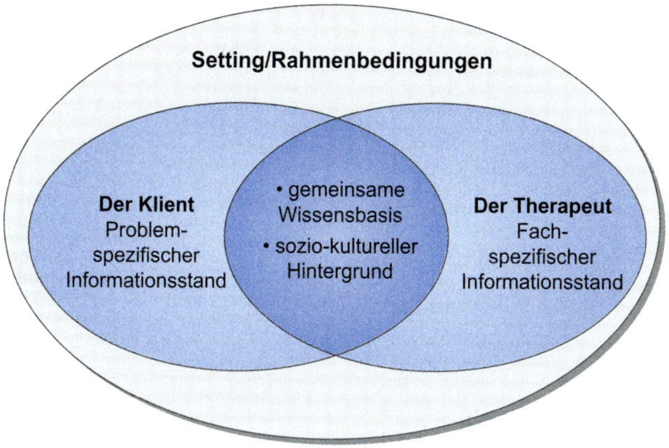

Abb. 16.1 Modell des Clinical Reasoning in der Sprachtherapie [L157]

Literatur

Beushausen U. Therapeutische Entscheidungsfindung in der Sprachtherapie. Grundlagen und 15 Fallbeispiele. München: Ernst Reinhardt, 2020.

Beushausen U, Grötzbach H. Evidenzbasierte Sprachtherapie. Idstein: Schulz-Kirchner, 2018.

17 Die ICF und ICF-CY

Holger Grötzbach und Judith Beier

Die Weltgesundheitsorganisation (WHO) verabschiedete 2001 die *„International Classification of Functioning, Disability and Health“* (ICF) als international verbindliche Klassifikation von Krankheitsfolgen. Eine deutsche Übersetzung erschien 2004 unter dem Titel „Internationale Klassifikation der Funktionsfähigkeit, Behinderung und Gesundheit“ (DIMDI 2005). Eine Weiterentwicklung der ICF mit dem Ziel, die besonderen Wachstums-, Lern-, Reifungs- und Lebensbedingungen von Kindern und Jugendlichen zu berücksichtigen, wurde 2007 als *„International Classification of Functioning, Disability and Health – Children and Youth Version“* („Internationale Klassifikation der Funktionsfähigkeit, Behinderung und Gesundheit bei Kindern und Jugendlichen“, ICF-CY) veröffentlicht (Hollenweger und Kraus de Camargo 2017).
Die ICF gehört zusammen mit der ICD (*„International Classification of Diseases“*, „Internationale Klassifikation von Krankheiten“) und der ICIDH (*„International Classification of Impairments, Disabilities and Handicaps“*, „Internationale Klassifikation der Schädigungen, Fähigkeitsstörungen und Beeinträchtigungen“) zur *„WHO-Family of International Classifications (FIC)“*.

17.1 Entwicklung der ICF

Die ICF stellt eine umfassende Überarbeitung ihrer Vorgängerin, der ICIDH (Matthesius et al. 1995) dar. Ein Grund für die Überarbeitung war ein wachsendes Unbehagen mit der damals herrschenden Sicht, dass ein einfacher linearer Zusammenhang zwischen Erkrankungen, Beeinträchtigungen und den daraus resultierenden Folgen für Alltagsaktivitäten und die Teilhabe am sozialen Leben besteht (Frommelt und Grötzbach 2005). Kritisiert wurde, dass z. B. bauliche Barrieren, finanzielle Engpässe oder eine fehlende familiäre Unterstützung (chronische) Beeinträchtigungen erst schaffen oder verstärken können. Darüber hinaus wurde zu Recht darauf hingewiesen, dass Stigmatisierungen und pejorative Einstellungen in der Gesellschaft dazu beitragen, erkrankte Personen zu behindern. Dies spiegelt sich u. a. in den noch immer gebräuchlichen Bezeichnungen „Aphasiker“, „Stotterer“ oder „Epileptiker“ wider, die einen Betroffenen auf eine Diagnose reduzieren. Der Betroffene wird damit nicht mehr länger als ein Individuum mit Wünschen, Hoffnungen und Erwartungen gesehen, sondern als bloßer Träger eines gesundheitlichen Defizits (Frommelt und Grötzbach 2007).
Um die vielfältigen und sich gegenseitig bedingenden Aspekte von Krankheitsfolgen erfassen zu können, ist der simplifizierende Gedanke eines linearen Zusammenhangs zwischen einer Erkrankung einerseits und ihren Folgen andererseits in der ICF aufgegeben worden. Stattdessen enthält die ICF ein Modell, in dem alle wichtigen Aspekte einer Erkrankung in einer wechselseitigen Beziehung stehen (Grötzbach et al. 2014). Kranke und behinderte Menschen werden in der ICF damit nicht mehr nur als Personen mit einer körperlichen, kognitiven oder seelischen Beeinträchtigung gesehen, sondern es werden auch ihre Ressourcen sowie die Bedingungen erfasst, unter denen sie leben. Die ICF ist damit ein ressourcenorientiertes, individuums- und alltagsbezogenes Klassifikationssystem, das eine Gesamtsicht auf Erkrankungen und ihre Folgen ermöglicht.

- Die ICF stellt ein Modell sowie eine Klassifikation und Codierung gesundheitsbezogener Informationen zur Verfügung, die über eine reine Diagnosestellung hinausgeht. So werden in der ICF neben Diagnosen auch beeinträchtigte Körperstrukturen und -funktionen, Defizite bei der Ausführung gewünschter Aktivitäten, Einschränkungen an der Teilhabe am Leben in der

Gesellschaft und Umweltfaktoren klassifiziert, die in Förderfaktoren und Barrieren unterteilt sind (Grötzbach und Iven 2016).
- Die ICD und die ICF stehen weder in Konkurrenz zueinander noch macht eine Klassifikation die andere überflüssig. Vielmehr ergänzen sich beide. Während mithilfe der ICD in der Akutmedizin Diagnosen (z. B. Schlaganfall) und Symptome (z. B. Hemiparese) verschlüsselt werden, wird die ICF in der Rehabilitationsmedizin zur Beschreibung von Krankheitsfolgen genutzt.
- Sowohl die ICD als auch die ICF sind Experteninstrumente. Sie eigenen sich damit nicht für Laien, da die Systematik und die korrekte Anwendung der beiden Klassifikationen gelernt werden müssen.
- Die ICF nutzt eine standardisierte Terminologie, die einen weltweiten Austausch über Gesundheit und gesundheitliche Versorgung in der Wissenschaft und medizinischen Praxis ermöglicht. Die standardisierte Terminologie vereinfacht außerdem Besprechungen und Dokumentationen interdisziplinärer Behandlungsteams.
- Es gibt inzwischen einige Einführungen in die Terminologie sowie in die Denk- und Arbeitsweise der ICF. Zu ihnen gehören der „ICF Praxisleitfaden 2" (BAR 2016), der „ICF Praxisleitfaden 3" (BAR 2010), „ICF und ICF-CY in der Sprachtherapie" (Grötzbach et al. 2014), „ICF in der Rehabilitation" (Rentsch und Bucher 2006) und die „Einführung in die ICF" (Schuntermann 2018). Die ICF-Praxisleitfäden 2 und 3 der Bundesarbeitsgemeinschaft für Rehabilitation (BAR) stehen als kostenlose Downloads zur Verfügung.

> **!** Die **traditionelle medizinische Sicht** interpretiert Behinderungen als ein Problem, das unmittelbar durch eine Krankheit hervorgerufen wird. Das Ziel der Behandlung ist es daher, die Krankheit zu heilen und dadurch die Behinderung zu beseitigen *(„restitutio ad integrum")*. In der **ICF** werden Behinderungen dagegen als ein Problem verstanden, das auch durch die Gesellschaft und die Umwelt verursacht wird (Grötzbach 2012). Es ist daher ein gemeinsames soziales Handeln notwendig, um eine bestmögliche Teilhabe an gewünschten Lebensbereichen zu erreichen (*„restitutio ad optimum"*).

17.2 Ziele der ICF

„Allgemeines Ziel der ICF-Klassifikation ist, in einheitlicher und standardisierter Form eine Sprache und einen Rahmen zur Beschreibung von Gesundheits- und mit Gesundheit zusammenhängenden Zuständen zur Verfügung zu stellen. Sie definiert Komponenten von Gesundheit und einige mit Gesundheit zusammenhängende Komponenten von Wohlbefinden (wie Erziehung/Bildung und Arbeit)" (Hollenweger 2011, S. 3).

Die ICF:
- ist keine Klassifikation medizinischer Diagnosen, mit ihr können jedoch Symptome beschrieben werden
- ist kein Assessment-Instrument, auf ihrer Grundlage können allerdings Diagnostikinstrumente entwickelt oder weiterentwickelt werden
- stellt eine Denk- und Handlungsgrundlage für alle zur Verfügung, die an der Behandlung, Therapie und Versorgung von Patienten jenseits der Akutbehandlung beteiligt sind
- ermöglicht eine systematische Beschreibung der Folgen einer Erkrankung vor dem Hintergrund der Lebenswelt eines Patienten

17.3 Aufbau der ICF

17.3.1 Das bio-psycho-soziale Modell von Gesundheit und Krankheit

- Die ICF basiert auf einem bio-psycho-sozialen Modell und grenzt sich damit von rein medizinischen oder sozial-psychologischen Betrachtungsweisen von Gesundheit, Krankheit oder Behinderung ab (Grötzbach et al. 2014).
- Mithilfe des bio-psycho-sozialen Modells können die vielfältigen Wechselbeziehungen im Kontinuum zwischen Gesundheit und Krankheit beschrieben werden.
- Eine Erkrankung kann sich nach dem Modell auf die vier Komponenten Körperfunktionen und -strukturen sowie auf die Aktivität und Partizipation eines Betroffenen auswirken. Die vier Komponenten stehen in einer Wechselbeziehung mit der Komponente der Kontextfaktoren (▶ Abb. 17.1).
- Bei der Beschreibung eines Gesundheitsproblems werden alle Komponenten betrachtet. Dabei werden Änderungen der Körperfunktionen und -strukturen sowie der Aktivität und Partizipation identifiziert. Hinzu kommen die Umweltfaktoren, die sich positiv oder negativ auf das Leben eines Erkrankten auswirken können.

Denkbar ist, dass ein gesundheitsbezogenes Problem nicht alle Komponenten betrifft. So sind Aktivität und Partizipation möglicherweise nicht eingeschränkt, obwohl eine Störung der körperlichen Funktionen oder Strukturen vorliegt (etwa bei einer durch Kontaktlinsen korrigierten Kurzsichtigkeit). Es ist ebenfalls möglich, dass eine Person Beeinträchtigungen der Aktivität und Partizipation erlebt, obwohl keine Einschränkungen der Körperfunktionen oder -strukturen (mehr) vorliegen (etwa bei ehemals psychisch kranken Menschen).
Auch wenn sich im Einzelfall nicht alle Komponenten auf eine betroffene Person auswirken, sollten in der Befunderhebung dennoch alle Komponenten in ihrer individuellen Bedeutung erfasst werden (ebd.).

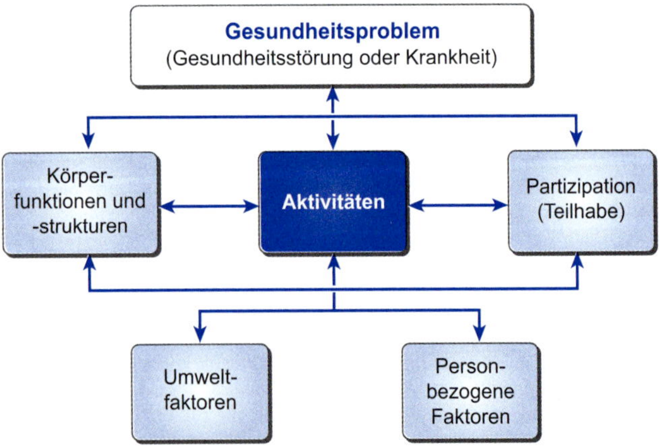

Abb. 17.1 ICF-Modell der bio-psycho-sozialen Komponenten von Gesundheit und Krankheit [L157]

Nach der bio-psycho-sozialen Betrachtung ist ein Mensch gesund, wenn:
- seine körperlichen und psychischen Funktionen denen eines gesunden Menschen entsprechen (**Ebene der Funktion und Struktur**),
- er im Alltag wie ein Mensch ohne Gesundheitsprobleme handeln kann (**Ebene der Aktivität**) und
- er sich in allen ihm wichtigen sozialen Lebensbereichen so entfalten kann, wie es einem Menschen ohne Gesundheitsproblem möglich wäre (**Ebene der Partizipation**)

(DIMDI 2005).

> **!** Aus der ICF ergibt sich eine Vorstellung von Behinderung als Oberbegriff von Einschränkungen der Funktionsfähigkeit bei *expliziter* Bezugnahme auf die Umgebungsbedingungen. Die Lebenswelt eines Betroffenen ist ebenso bedeutsam wie bestehende Einschränkungen körperlicher Funktionen (DIMDI 2005). Behinderung ist demnach das Resultat einer komplexen Wechselwirkung zwischen den Komponenten des Körpers, der Aktivität, der Partizipation und der Kontextfaktoren.

17.3.2 Komponenten der ICF

Die ICF (DIMDI 2005) ist in zwei Teile gegliedert:
1. Funktionsfähigkeit und Behinderung
2. Kontextfaktoren

Die beiden Teile sind in Komponenten unterteilt (▶ Abb. 17.2), die unabhängig voneinander klassifiziert sind. Jede Komponente verfügt über Kapitel, die bestimmte physiologische Funktionen, anatomische Strukturen, Handlungen, Aufgaben, Lebensbereiche und Umweltfaktoren zusammenfassen. Die Kapitel werden mithilfe von Kategorien und Unterkategorien weiter spezifiziert. Dadurch entsteht eine hierarchische Gliederung, die als obere Ebene die Kapitel, als mittlere Ebene die Kategorien und als untere Ebene die Unterkategorien umfasst (Grötzbach und Iven 2016). Der Detailierungsgrad von Informationen nimmt über die Gliederungsebenen hinweg kontinuierlich zu. Die Kategorien und Unterkategorien können mithilfe von Beurteilungsmerkmalen (Qualifikatoren) eingeschätzt werden. Als Resultat ergibt sich eine Gesamtsicht auf das jeweils betrachtete Gesundheitsproblem.

1. Funktionsfähigkeit und Behinderung

Dieser Teilbereich der ICF gliedert sich in die Komponenten des Körpers (Körperfunktionen und Körperstrukturen) sowie in die Komponenten Aktivität und Partizipation.

Komponenten des Körpers

- **Körperfunktionen:** Umfassen die physiologischen und psychologischen Funktionen des Menschen. Beispiele für geschädigte Körperfunktionen sind Sprachverständnis- und Wortfindungsstörungen als Folge einer Aphasie.
- **Körperstrukturen:** Umfassen die anatomischen Teile des Körpers, wie Organe, Gliedmaßen und ihre Bestandteile. Beispiele für geschädigte Körperstrukturen sind ein Larynxkarzinom oder ein Mediateilinfarkt links.
- **Schädigungen:** Die Beeinträchtigungen einer Körperfunktion oder -struktur entsprechen damit dem Defizitaspekt der beiden Komponenten.
- Schädigungen werden i. d. R. von medizinischen Professionellen diagnostiziert und zunächst mithilfe der Kategorien erfasst (Verlust oder Fehlen, Min-

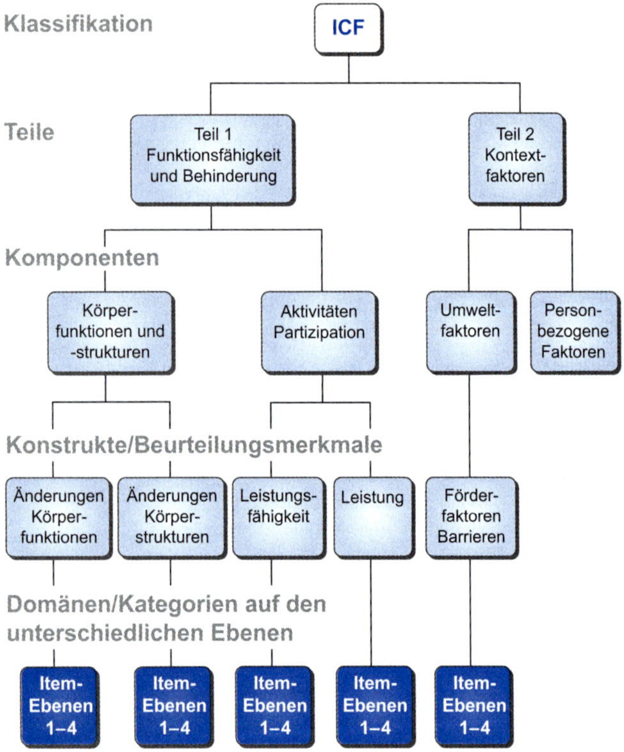

Abb. 17.2 Struktur der ICF [L157]

derung, zusätzlich oder im Übermaß vorhanden, Abweichung). Eine Schädigung kann dann hinsichtlich ihres Schweregrads mit Kennwerten (*qualifiers*) eingestuft werden.

Aktivität und Partizipation

17

- **Aktivitäten:** Sie sind definiert als die Durchführung einer Aufgabe oder einer Handlung (Aktion) durch einen Menschen. Beispiele dafür sind eine E-Mail schreiben oder die Zeitung lesen.
- **Partizipation oder Teilhabe:** Bezieht sich auf den Menschen als Subjekt in der Gesellschaft und Umwelt. Konkret geht es um diejenigen sozialen Rollen, die für eine Person wichtig sind. Dazu zählten v. a. die Rollen in der Familie, im Beruf und in der Freizeit.
- **Einschränkungen der Aktivität und Partizipation:** Sie bestehen aus der Schwierigkeit, eine Handlung adäquat durchzuführen und nicht (mehr) an (gewohnten) Lebensbereichen teilnehmen zu können.

Die Kapitel der beiden Komponenten Aktivität und Partizipation können getrennt voneinander, jedoch auch in einer einzigen Liste zusammengefasst unter der Bezeichnung „Lebensdomänen“ beschrieben werden. Als Beurteilungsmerkmale zur Erfassung von Einschränkungen der Aktivität und Partizipation stehen zum einen Leistung (*performance*) und zum anderen Leistungsfähigkeit (*capacity*) zur Verfügung.

> **!** **Leistung** beschreibt, in welchem Ausmaß eine Person in ihrer aktuellen, realen Umgebung mit allen vorhandenen fördernden oder hemmenden Einflüssen selbstständig agieren kann. **Leistungsfähigkeit** beschreibt dagegen die Fähigkeit einer Person, eine Aufgabe oder Aktion in einer standardisierten Umgebung (z. B. in einer Therapiesituation oder in einem Test) zu bewältigen. Leistung und Leistungsfähigkeit können in ihrer Ausprägung identisch sein, sie müssen es jedoch nicht. So ist es eine häufige Erfahrung von Therapeuten, dass Patienten in der Therapiesituation Fähigkeiten zeigen, die außerhalb der Therapie nicht erbracht werden (können). Um dem fehlenden Transfer vorzubeugen, ist daher von Beginn einer Therapie an auf einen Alltagsbezug zu achten (Grötzbach 2008a).

2. Kontextfaktoren

Mit den Kontextfaktoren, die aus den beiden Komponenten Umweltfaktoren und personbezogene Faktoren bestehen, lässt sich der gesamte Lebenshintergrund einer Person betrachten.

Umweltfaktoren

- Beziehen sich zum einen auf Personen und zum anderen auf die Gesellschaft.
- Bei den Personen wird das gesamte Umfeld eines Menschen betrachtet. Im Vordergrund stehen dabei der häusliche Bereich, der Arbeitsplatz, die Schule bzw. die Ausbildung, die physikalische Umwelt, die materiellen Verhältnisse sowie die Kontakte zu Familie, Freunden und Arbeitskollegen.
- Bei der Gesellschaft geht es um informelle soziale Strukturen, Dienstleistungen und Systeme in der Gesellschaft, die Einfluss auf eine Person haben. Darunter sind neben weiteren Organisationen und Diensten bzgl. der Arbeitsumwelt kommunale Aktivitäten, Behörden, das Kommunikations- und Verkehrswesen sowie Gesetze, Vorschriften, Regeln und Einstellungen in einer Gesellschaft zu verstehen.
- Da sich die Umweltfaktoren positiv, allerdings auch negativ auf das Leben einer Person auswirken können, werden sie in der ICF entweder als Förderfaktoren oder Barrieren erfasst. Ein Beispiel für einen Förderfaktor ist, wenn einem Patienten mit einer ausgeprägten Hemiparese ein Fahrstuhl zur Verfügung steht, mit dem er seine Wohnung im 3. Stock erreichen kann. Wenn der Fahrstuhl jedoch fehlt, stellen die Stufen bis zur 3. Etage eine Barriere dar.

Personbezogene Faktoren

- Die personbezogenen Faktoren beschreiben den individuellen Lebenshintergrund und die Lebensführung eines Menschen. Sie werden in der ICF nicht klassifiziert.
- Die personbezogenen Faktoren umfassen Aspekte, die nicht Teil eines Gesundheitszustands oder -problems sind. Sie bestehen u. a. aus dem Geschlecht, dem Alter, dem Familienstand, der ethnischen Zugehörigkeit, dem Lebensstil, den Gewohnheiten, der Erziehung, dem sozialen Hintergrund, den religiösen und politischen Überzeugungen, dem Bildungsstand, dem Beruf und den charakterlichen Eigenschaften einer Person.

17.3.3 ICF-Codierung

Die ICF-Codes bestehen aus einem alphanumerischen Codierungssystem (vgl. für eine umfassende Darstellung des Klassifizierungssystems z. B. Grötzbach et al. 2014). An erster Stelle steht ein Buchstabe, der die jeweilige Komponente angibt, die codiert wird:

- **b** für Körperfunktion (**b**ody *function*)
- **s** für Körperstruktur (*body* **s**tructure)
- **a** für Aktivität (**a**ctivity)
- **p** für Partizipation oder Teilhabe (**p**articipation)
- **d** für die gemeinsame Liste von Aktivität und Partizipation (*life* **d**omains)
- **e** für Umweltfaktoren (**e**nviromental *factors*)

Jedem Buchstaben folgt ein numerischer Code, der mit der Nummer eines Kapitels beginnt (z. B. b1 = mentale Funktionen). Darauf folgt eine dreistellige Zahl, die eine Kategorie zu dem Kapitel angibt (z. B. b167 = kognitiv sprachliche Funktionen). Eine im Anschluss vierstellige Zahl symbolisiert die erste Unterkategorie (z. B. b1670 = Sprachverständnis) und eine fünfstellige Zahl die zweite Unterkategorie (z. B. b16700 = auditives Sprachverständnis).

Wenn alle vier Gliederungsebenen (Kapitel + Kategorie + 1. Unterkategorie + 2. Unterkategorie) betrachtet werden, dann wird die **ICF-Vollversion** genutzt. Da sie sehr umfangreich ist, empfiehlt die ICF lediglich eine Betrachtung der beiden ersten Gliederungsebenen (Kapitel + Kategorie). In diesem Fall wird die **ICF-Kurzversion** bzw. die **ICF-Checkliste** verwendet.

Auf die Codierung folgt durch einen Punkt abgetrennt eine Ziffer, die ein Beurteilungsmerkmal wiedergibt, das das Gesundheitsniveau beschreibt, z. B. den Schweregrad einer Beeinträchtigung. Die Beurteilung erfolgt i. d. R. nach einem allgemeinen Bewertungsschema (▶ Tab. 17.1).

Die Beurteilungsmerkmale variieren je nach Komponente:

- **Körperfunktionen** enthalten ein Beurteilungsmerkmal, das das Ausmaß einer Schädigung beschreibt (▶ Beispielkasten).
- **Körperstrukturen** werden mit den drei Merkmalen Ausmaß, Art und Lokalisation einer Schädigung erfasst.
- **Aktivitäten und Partizipation** werden mit zwei Beurteilungsmerkmalen codiert, die sich auf Leistung und Leistungsfähigkeit beziehen. Im Einzelfall können sie mit zwei weiteren Ziffern um den Bedarf von Assistenz und/oder Hilfsmitteln ergänzt werden.
- **Umweltfaktoren** werden aus der Sicht der betreffenden Person als Förderfaktoren oder Barrieren beurteilt. Förderfaktoren werden mit einem „+“ anstelle

Tab. 17.1 Codierung der Beurteilungsmerkmale in der ICF

Codierung	Beurteilungsmerkmal
xxx.0	Problem nicht vorhanden
xxx.1	Problem leicht ausgeprägt
xxx.2	Problem mäßig ausgeprägt
xxx.3	Problem erheblich ausgeprägt
xxx.4	Problem voll ausgeprägt
xxx.8	nicht spezifiziert
xxx.9	nicht anwendbar

des Punkts im Code gekennzeichnet (▶ Beispielkasten). Die Beurteilung erfolgt nach einem allgemeinen Schema (▶ Tab. 17.1).
- Die Beurteilungsmerkmale der ICF sind nicht ausreichend operationalisiert. Um daher bestimmen zu können, ob ein leichtes, mäßiges, erhebliches oder vollständiges Problem vorliegt (▶ Tab. 17.1) müssen ihnen Testwerte valider Messinstrumente zugeordnet werden.

Codierung Körperfunktion

Beschreibung	Codierungsmerkmal	Code
Körperfunktion	Komponente	b
mentale Funktionen	Kapitel	b1
kognitiv-sprachliche Funktionen	Kategorie	b167
Sprachverständnis	erste Unterkategorie	b1670
auditives Sprachverständnis	zweite Unterkategorie	b16700
voll ausgeprägte Störung	Beurteilungsmerkmal	b16700.4

Codierung Umweltfaktoren

Beschreibung	Codierungsmerkmal	Code
Umweltfaktoren	Komponente	e
Unterstützung und Beziehungen	Kapitel	e3
durch engsten Familienkreis	Kategorie	e310
vollständige Unterstützung	Beurteilungsmerkmal	e310+4
durch Freunde	Kategorie	e320
fehlend = vollständiges Hindernis	Beurteilungsmerkmal	e320.4

ICF Core-Sets

Da die ICF-Vollversion bis zur vierten Gliederungsebene aus insg. 1.454 Items besteht, ist sie in der klinischen Praxis kaum einsetzbar. Ebenso wenig praktikabel sind die ICF-Kurzversion und die ICF-Checkliste, die bis zur zweiten Gliederungsebene 362 bzw. 128 Items umfassen. Darüber hinaus haben sich ca. ⅔ der Checklisten-Items zur Beschreibung einer bestimmten Erkrankung als nicht relevant erwiesen. Um die ICF klinisch praktikabel zu machen und gleichzeitig die nicht relevanten Items zu eliminieren, sind in einem aufwändigen Verfahren ICF Core-Sets erstellt worden.

Bei einem ICF Core-Set handelt es sich um eine kurze, jedoch aussagekräftige Liste von ICF-Kategorien, die für die Erfassung einer bestimmten Gesundheitsstörung relevant sind und daher bewertet werden sollen (▶ Beispielkasten). Für den ICF-Nutzer bieten Core-Sets die Vorteile eines geringen Arbeitsaufwands und einer Vorstrukturierung der Problembeschreibung bzw. -codierung.

ICF Core-Set „Schlaganfall" (Ewert et al. 2006)

Körperfunktion	Code	Beschreibung
	b110	Funktionen des Bewusstseins
	b114	Funktionen der Orientierung
	b730	Funktionen der Muskelkraft
	b144	Funktionen des Gedächtnisses
	b167	kognitiv-sprachliche Funktionen
	b140	Funktionen der Aufmerksamkeit
Körperstrukturen	s110	Struktur des Gehirns
	s730	Struktur der oberen Extremitäten
Aktivitäten und Partizipation	d330	sprechen
	d310	kommunizieren als Empfänger gesprochener Mitteilungen
	d450	gehen
	d510	sich waschen
	d530	die Toilette benutzen
	d540	sich kleiden
	d550	essen
Umweltfaktoren	e310	engster Familienkreis
	e355	Fachleute der Gesundheitsberufe
	e580	Dienste, Systeme und Handlungsgrundsätze des Gesundheitswesens

Ein Nachteil der Core-Sets ist, dass aufgrund der Vorstrukturierung möglicherweise nicht alle Aspekte erfasst werden, die für einen Betroffenen wichtig sind. Die ICF-Anwender sind deshalb aufgefordert, die gesamte ICF im Blick zu behalten und die Core-Sets nicht als „TÜV-Liste" zu nutzen, die abzuhaken ist (Grötzbach et al. 2014).

17.4 ICF für Kinder und Jugendliche: ICF-CY

Die ICF ist ein erwachsenenbezogenes Konstrukt, in dem viele Aspekte kindlicher Lebenswelten, die Entwicklungsdynamik sowie die Erziehungs- und Bildungseinflüsse bei Kindern nicht adäquat berücksichtigt werden (Grötzbach und Iven 2009). Eine internationale Expertengruppe der WHO veröffentlichte deshalb 2007 die „*International Classification of Functioning, Disability and Health, Children and Youth Version* (ICF-CY)". Sie:

- findet Anwendung bei Kindern und Jugendlichen von 0–18 Jahren
- formuliert entwicklungsspezifische Kontextfaktoren
- ist erweitert um sich entwickelnde Kompetenzen und Ressourcen bei betroffenen Kindern und Jugendlichen

- beachtet die im Kindes- und Jugendalter typischen Aspekte der Partizipation

(Grötzbach et al. 2014)

Die ICF-CY ist gleichermaßen strukturiert wie die ICF. Es gibt allerdings eine Beurteilung einzelner Faktoren, die von 0–4 J. gelten und die sich auf Verzögerungen und Nachholbedarfe im Kindes- und Jugendalter übertragen lassen.

17.5 Anwendung der ICF

Bereits kurz nach ihrer Übersetzung hat die ICF in Deutschland zu einer Reihe von Konsequenzen geführt. Die ICF:

- ist als Konzept in das Sozialgesetzbuch IX integriert worden
- dient als Grundlage für sozialmedizinische Begutachtungen durch den Medizinischen Dienst der Krankenkassen (MDK)
- liegt Anträgen auf Rehabilitationsleistungen zu Lasten der gesetzlichen Krankenkassen zugrunde
- bildet die Basis für Heil- und Hilfsmittelverordnungen

(Grötzbach et al. 2014)

In der medizinischen Rehabilitation müssen demnach niedergelassene Vertragsärzte, Mitarbeiter der Krankenversicherungen, des medizinischen Dienstes der Krankenkassen und der Rehabilitationseinrichtungen Kenntnisse über die ICF besitzen, da der Informationsaustausch überwiegend auf der Terminologie der ICF beruht (Grötzbach 2006).

17.5.1 ICF in der Qualitätssicherung

Seit 2012 müssen stationäre medizinische Rehabilitationseinrichtungen alle drei Jahre eine Zertifizierung zum Nachweis ihrer Struktur-, Prozess- und Ergebnisqualität durchlaufen. Dafür stehen einige Qualitätsmanagement-Verfahren zur Verfügung, zu denen z. B. „Kooperation für Transparenz und Qualität im Gesundheitswesen" (KTQ, www.ktq.de), „Qualitätsmanagementsystem der Deutschen Rentenversicherung Bund für Reha-Kliniken" (QMS-REHA, www.deutsche-rentenversicherung.de) und „Integriertes Qualitätsmanagement-Programm-Reha" (IQMP, www.dqs.de) gehören. Den verschiedenen Verfahren ist gemeinsam, dass sie die Umsetzung der ICF als ein Kernelement enthalten. Im IQMP wird beispielsweise gefordert:

Auszug Qualitätsindikatoren IQMP

Nr.	Basisanforderung	Notwendige Nachweise
1a1	Leitbild	
1	Der Bezug zur Rehabilitation wird deutlich durch die Teilhabeorientierung […].	Leitbild enthält Passagen mit Bezug auf ICF (Teilhabeorientierung).
2c1	Entwickeln von Politik und Strategie	
8	Das Rehabilitationskonzept orientiert sich an den verschiedenen Dimensionen der Beeinträchtigungen nach ICF und ist somit teilhabeorientiert.	Es existiert ein schriftliches, ICF-orientiertes Rehabilitationskonzept.

Die ICF ist jedoch nicht nur in die Qualitätsmanagement-Verfahren eingegangen, sondern stellt auch ein verbindliches Qualitätsmerkmal der Kostenträger dar. So erwartet die Deutsche Rentenversicherung Bund (DRV), dass Aufnahmegespräche in Rehabilitationseinrichtungen, der Reha-Zielsetzungsprozess und die medizinisch-therapeutischen Dokumentationen auf Basis der ICF durchgeführt werden (DRV 2015). Ihre Erwartung wird mithilfe eines Peer-Reviews von Entlassberichten einer Klinik und von Visitationen vor Ort regelmäßig überprüft. Sollte sich dabei ergeben, dass die ICF nicht adäquat umgesetzt wird, droht die Gefahr, dass der Versorgungsauftrag zwischen der DRV und der betroffenen Klinik gekündigt wird (Grötzbach 2018).

17.5.2 ICF in der Logopädie

Die ICF und ICF-CY sollen für die Sprachtherapie kein neues, differenziertes Codierungssystem für logopädische Störungsbilder bereitstellen, sondern sie schaffen einen grundlegend anderen Blick auf Störungen und Behinderungen. Damit wird eine Abkehr von dem Gedanken favorisiert, dass auf eine Standard-Diagnose eine Standard-Therapie zu erfolgen hat (Grötzbach et al. 2014).

Für die Praxis bedeutet dies, dass in der Befunderhebung neben standardisierten Verfahren zur Feststellung von Art und Ausmaß einer Störung auch individuelle Patientenbedürfnisse erfasst werden sollten.

Folgende **Fragestellungen** können so Einzug in das diagnostisch-therapeutische Handeln von Sprachtherapeuten halten (ebd.):

- Wie wirken sich Probleme der Sprache, des Sprechens, des Schluckens, der Stimme und/oder der Kommunikation auf den Alltag aus?
- Welche subjektiv gefühlten Einschränkungen ergeben sich für eine betroffene Person aus einer objektiv diagnostizierten Störung?
- Welche Hindernisse, aber auch welche Unterstützung erfährt eine betroffene Person?
- Welche Ziele bestehen für die Therapie aus der Sicht des Patienten und aus der Sicht der Angehörigen?
- Wie kann und will ein Betroffener an der Lösung seines Problems mitwirken?

Auch für die Planung von Therapiezielen und deren Evaluation ergeben sich nach Grötzbach und Iven (2009) aus der teilhabeorientierten und patientenbezogenen Sichtweise Veränderungen:

- Therapieziele werden vom Therapeuten *mit* dem Patienten festgelegt, nicht *für* ihn
- aus Teilhabe-Zielen leiten sich Ziele auf der Aktions- und Funktionsebene ab
- Patienten schätzen den Therapieerfolg mit ein
- der Therapieerfolg misst sich an einer verbesserten Teilhabe und nicht ausschließlich anhand verbesserter Funktionen

Für die Therapieplanung bedeutet dies, zunächst in einem top-down-Prozess folgende Fragen zu formulieren:

- In welchen Lebensbereichen sollen durch die Therapie Veränderungen erreicht werden (worin besteht das Ziel der Therapie/bestehen die Therapieziele)?
- Welche Aktivitäten sind notwendig, um an Lebensbereichen teilnehmen zu können?
- Welche Funktionsziele sind geeignet, um gewünschte Aktivitäten zu ermöglichen?
- Woran ist die Zielerreichung für einen Patienten erkennbar?

(Grötzbach 2008b)

Schwierigkeiten sehen die Autoren bereits bei der Erfragung von Teilhabezielen. Eine Frage wie „Was wollen Sie in der Therapie/Rehabilitation erreichen?" genügt keinesfalls und evoziert meist stereotype Antworten, die den Wunsch beinhalten, „alles möge wie vor der Erkrankung/dem Ereignis werden". Grötzbach (2004) empfiehlt spezielle statt globaler Fragen, die sich auf Lebensbereiche, Aktivitäten und Funktionen einer Person beziehen.

Fragen zu Patientenzielen

- Was bedeutet für Sie gesund werden/sein?
- Welche Dinge haben Sie vor Ihrer Erkrankung gern gemacht?
- Wozu ist es Ihnen wichtig, wieder richtig sprechen/schreiben/lesen zu können?
- Welche Dinge möchten Sie zu Hause gerne erledigen können?
- Welche Wünsche haben Sie für die Zeit nach der Therapie?

(Grötzbach 2004)

Im Rahmen des Therapieverlaufs werden die Ziele in einem bottom-up-Prozess umgesetzt. Kurz- und mittelfristige Ziele verfolgen Verbesserungen der Funktionen und des Handelns im Alltag. Dabei sind Funktionsziele zeitlich gesehen in einem kurzen und Aktivitätsziele in einem mittelfristigen Zeitraum zu erreichen. Sie sollten nach der SMART-Regel (van Cranenburgh 2007) evaluierbar formuliert werden (▶ Tab. 17.2). Die langfristigen, übergeordneten Ziele fokussieren die Teilhabe an – für den Patienten bedeutsamen – Lebensbereichen. Sie sind meist wesentlich weniger spezifisch formuliert und lassen sich häufig erst nach Monaten oder Jahren erreichen. Am Ende einer Therapie sollen Patienten nach ihrer subjektiven Zufriedenheit mit dem Therapieverlauf und -ergebnis befragt werden.

! Zusammenfassend leiten sich Ziele in der ICF nicht länger von Symptomen ab, sondern richten sich am Alltag eines Patienten aus (Goldenberg et al. 2002). Es geht als Ziel in einer Aphasietherapie z. B. nicht um eine Reduktion von sprachlichen Symptomen, wie phonematischen Paraphasien, sondern darum, dass eine Patientin ihren Enkeln wieder die gewohnte Gute-Nacht-Geschichte erzählen kann.

In der sprachtherapeutischen Versorgung mit Kindern stellt sich die Frage, ab welchem Alter und in welcher Form Kinder über eigene Teilhabeeinschränkungen und -wünsche reflektieren und sprechen können.

Tab. 17.2 SMART-Regeln für die Definition von Therapiezielen (nach Grötzbach 2004, S. 13)

Regel	Bedeutung
specific – genau	Welche Leistung soll sich verbessern?
measurable – messbar	In welchem Ausmaß soll sich die Leistung verbessern?
achievable – erreichbar	Ist das Ziel tatsächlich erreichbar?
relevant – bedeutsam	Ist das Ziel für den Patienten wichtig?
timed – bestimmt	In welchem Zeitraum soll das Ziel erreicht werden?

17.5.3 Logopädische Erhebungs- und Therapieverfahren auf Basis der ICF

Die Konzeption ICF-gerechter Diagnostikinstrumente und Therapieverfahren ist für die Logopädie zukünftig zwingend notwendig. Folgend finden sich einige Publikationen, die praktisch tätigen Logopäden bei der Umsetzung einer ICF-basierten Anamnese, Diagnostik und Therapie Hilfestellungen geben können:

- LKGSF komplex von Neumann (2011) stellt das erste evidenzbasierte Inventar für die logopädische Diagnostik bei Lippen-Kiefer-Gaumen-Segel-Fehlbildungen dar. Es enthält Möglichkeiten zur Einschätzung des Partizipationsgrades von Kindern und Erwachsenen, die sich an der ICF orientieren.
- Fokus auf die Kommunikation von Kindern unter sechs – Deutsche Version (FOCUS©-G) von Neumann, Selm und Stenneken (2014) ist ein erstes Diagnostikinstrument zur Erfassung von alltagsorientierten, sprachlich-kommunikativen Aktivitäten und der Teilhabe von Kindern im Vorschulalter auf Basis der ICF-CY.
- Korntheuer, Gumpert und Vogt (2014) publizierten detaillierte Angaben zur Durchführung von Anamnesegesprächen auf der Grundlage der ICF, die durch Gesprächsleitfäden für den Einsatz bei Kindern, bei Erwachsenen, bei neurogenen Sprach- und Sprechstörungen sowie bei Mehrsprachigkeit, Stimm- und Redefluss-Störungen, Schluckstörungen, Demenz und anderen Störungsbildern ergänzt werden.
- Waage (2016) entwickelte und erprobte für die Bewertung von verschiedenen Teilhabesituationen von Kindern mit kombiniert-umschriebenen Entwicklungsstörungen in der Frühförderung ein Leitfadeninterview. Es dient Praktikern als Vorlage zur Modifikation und Anwendung bei der Behandlung von Kindern ab dem Vorschulalter im Rahmen von Komplexleistungen.
- Der dbl-Arbeitskreis Aphasie bietet eine Broschüre an, die im Bereich Partizipation für fünf Bereiche Zielformulierungen für die logopädische Therapie vorschlägt (Lauer, Grötzbach und Abel 2013). In jedem der fünf Bereiche werden jeweils 30 Aktivitätsziele zur Wahl gestellt, die ein Therapeut gemeinsam mit einem Betroffenen vereinbaren kann. Die Broschüre kann über den Bundesverband für die Rehabilitation der Aphasiker in Würzburg kostenlos bezogen werden (www.aphasiker.de).
- Der dbl-Arbeitskreis Aphasie hat außerdem einen bildbasierten Fragebogen zur Erfassung von Aktivitäts- und Teilhabezielen bei Menschen mit Aphasie (FATMA 2.1) entwickelt (Bisping und von der Haar 2017; Grötzbach 2020; Schmidt 2016; Spitzer et al. 2021). Mit FATMA ist es möglich, Teilhabe- und Aktivitätsziele auch mit Personen zu vereinbaren, die aufgrund einer ausgeprägten Aphasie keine verbalen Antworten auf die Frage nach Therapiezielen geben können. Dazu sind in FATMA jeweils drei prototypische Aktivitäten für die insg. neun Teilhabekapitel der ICF bildlich dargestellt. Jedes Bild ist mit einem Satz versehen, der die jeweilige Aktivität beschreibt und in dem Schlüsselwörter fett hervorgehoben sind. Unter jedem Satz findet sich eine 4-stufige Ratingskala, die aus den Symbolen „Daumen hoch", „Daumen halbhoch", „Daumen halbrunter" und „Daumen runter" besteht. Mithilfe der Skala kann ein Patient angeben, wie wichtig ihm die jeweils vorgelegte Aktivität ist und daher als Therapieziel aufgenommen werden soll.
- Grönke und Mebus (2011) konzipierten mit dem Aphasie-Partizipations-Training (ATP) Übungen zur Behandlung des Agrammatismus, die zum einen auf der ICF basieren und die zum anderen das Ziel haben, pragmatisch-kommunikative Alltagsfähigkeiten zu verbessern.

- Mit den Therapieindikatoren Aphasie (Kolonko und Hunziker 2013) liegt ein Verfahren vor, das Hilfen bei Entscheidungen hinsichtlich des Therapiebedarfs und der Definition von Therapieschwerpunkten bei Patienten mit einer Aphasie anbietet. In die Entscheidungshilfen gehen angelehnt an die ICF Informationen über die sprachlichen Fähigkeiten und über die Auswirkungen einer Aphasie auf Aktivitäten und Teilhabe ein.

17.6 Fazit

Nach fast 20-jähriger Erfahrung mit der Anwendung der ICF lässt sich folgendes Fazit ziehen:
- Die ICF hat zu einer Erweiterung der therapeutische Perspektive geführt: Sie reicht nun über eine (logopädische) Störung hinaus, indem eine erkrankte Person mit ihrem gesamten Lebenshintergrund betrachtet wird.
- Trotz der erweiterten Perspektive dominiert in den therapeutischen Berufsgruppen unverändert eine defizitorientierte Sicht. So existieren z. B. in der Aphasiediagnostik mehrere psychometrisch abgesicherte Messinstrumente zur Erfassung sprachlicher Funktionen, jedoch keins, mit dem eine valide Beschreibung sprachlicher Aktivitäten oder sprachlicher Teilhabe möglich ist. Allerdings gibt es zunehmend Bemühungen, solche Beschreibungsinstrumente zu erstellen.
- Bislang gibt es keinen Kostenträger, der eine Codierung von ICF-Items oder eine Verwendung von ICF Core-Sets verlangt. Es wird jedoch sowohl von Kostenträgern als auch in der Qualitätssicherung eine Umsetzung des ICF-Modells in klinische Routinen erwartet. Das ICF-Modell hat daher (zurzeit) eine höhere Bedeutung als die ICF-Codierung und die ICF-Core-Sets.
- Aus dem ICF-Modell lassen sich für die therapeutische Praxis Anleitungen zur Durchführung einer personzentrierten Anamnese, zur Definition top-down organisierter Therapieziele und zur Erstellung individualisierter Dokumentationen ableiten.
- Das ICF-Modell steht in einem sinnvollen Bezug zur evidenzbasierten Praxis (EbP), da die Hoffnungen und Erwartungen der Patienten, die neben der klinischen Expertise der Therapeuten und wissenschaftlicher Evidenzen in die EbP eingehen, auf der Basis des Modells erhoben werden können (Beushausen und Grötzbach 2018).
- Die ICF-basierte Expertensicht auf Erkrankungsfolgen kann nicht allein der Maßstab einer (erfolgreichen) Rehabilitation sein. Er ist vielmehr durch die Sicht der Patienten zu ergänzen. Dafür eignet sich z. B. der Fragebogen zum Gesundheitszustand (SF-36), der Auskunft darüber gibt, wie sich die Patienten fühlen und im Alltag zurechtkommen. Der SF 36 steht im Internet zum kostenlosen Download zur Verfügung (www.familienmedizin-bremen.de).

Literatur

Beushausen U, Grötzbach H. Evidenzbasierte Sprachtherapie. 2. Auflage. Idstein: Schulz-Kirchner, 2018.

BAR. ICF-Praxisleitfaden 3 – für das Krankenhausteam. www.bar-frankfurt.de, 2010 (letzter Zugriff: 04.07.2021).

BAR. ICF-Praxisleitfaden 2 – Medizinische Rehabilitationseinrichtungen. www.bar-frankfurt.de, 2016 (letzter Zugriff: 04.07.2021).

Bisping LS, von der Haar N. Partizipative Zielfindung in der Aphasie. Unveröffentlichte Bachelor-Arbeit. Nijmegen: Hogeschool van Arnhem en Nijmegen, 2017.

DIMDI. ICF. Internationale Klassifikation der Funktionsfähigkeit, Behinderung und Gesundheit, 2005. www.dimdi.de/static/de/klassi/icf/ (letzter Zugriff: 04.07.2021).
DRV. Arbeitsbuch Reha-Ziele. Berlin: Deutsche Rentenversicherung Bund, Geschäftsbereich Sozialmedizin und Rehabilitation, 2015.
Ewert T, Geyh S, Grill E, Cieza A, Zaisserer S, Stucki G. Die Anwendung der ICF in der Neurorehabilitation anhand des ICF-Modellblattes und der ICF Core-Sets. Neurologie & Rehabiliation, 2006; 11 (4), 189–195.
Frommelt P, Grötzbach H. Einführung der ICF in die Neurorehabilitation. Neurologie & Rehabilitation, 2005; 11:171–178.
Frommelt P, Grötzbach H. Die ICF und das Modell einer kontext-sensitiven Neurorehabilitation. Praxis Klinische Verhaltensmedizin und Rehabilitation, 2007; 78, 210–216.
Goldenberg G, Pössl J, Ziegler W (Hrsg.). Neuropsychologie im Alltag. Stuttgart: Thieme, 2002.
Grönke C, Mebus M. APT Aphasie Partizipations Training. Idstein: Schulz-Kirchner, 2011.
Grötzbach H. Zielsetzung in der Aphasietherapie. Forum Logopädie, 2004; 5:12–16.
Grötzbach H. Die Bedeutung der ICF für die Aphasietherapie in der Rehabilitation. Forum Logopädie, 2006; 1:26–31.
Grötzbach H. Kontext-sensitive Aphasietherapie. L.O.G.O.S. interdisziplinär, 2008a;16 (1), 26–31.
Grötzbach H. Bottom-up oder top-down orientierte Aphasietherapie: Welche ist besser? Die Sprachheilarbeit, 2008b;53 (5), 284–291.
Grötzbach H. Wiederherstellung der Gesundheit oder Teilhabe? Ziel und Umsetzung der Logopädie in der stationären Neurorehabilitation. Forum Logopädie, 2012; 26 (5), 18–23.
Grötzbach H. Die Qualitätssicherung der Deutschen Rentenversicherung Bund und ihre Bedeutung für die stationäre Sprachtherapie. Forum Logopädie, 2018; 32 (5), 32–37.
Grötzbach H. ICF und Aphasie: Perspektive oder Sackgasse? logopädie-schweiz, 2020; 01, 17–23.
Grötzbach H, Iven C (Hrsg.). ICF in der Sprachtherapie. Umsetzung und Anwendung in der logopädischen Praxis. Idstein: Schulz Kirchner, 2009.
Grötzbach H, Iven C. Zur Bedeutung der ICF. In Grohnfeldt, M. (Hrsg.): Kompendium der akademischen Sprachtherapie und Logopädie. Band 1: Sprachtherapeutische Handlungskompetenzen. Stuttgart: Kohlhammer, 2016, 48–61.
Grötzbach H, Hollenweger Haskell J, Iven C. Einführung in die ICF (S. 11–27). In Grötzbach H, Hollenweger Haskell J, Iven C (Hrsg.). ICF und ICF-CY in der Sprachtherapie. Idstein: Schulz-Kirchner, 2014.
Hollenweger J. ICF-CY: Internationale Klassifikation der Funktionsfähigkeit, Behinderung und Gesundheit bei Kindern und Jugendlichen. Bern: Huber, 2011.
Hollenweger J, Kraus de Camargo O. Internationale Klassifikation der Funktionsfähigkeit, Behinderung und Gesundheit bei Kindern und Jugendlichen. 2. Auflage. Göttingen: Hogrefe, 2017.
Kolonko B, Hunziker E. Therapieindikatoren Aphasie TInA. Idstein: Schulz-Kirchner, 2013.
Korntheuer P, Gumpert M, Vogt S. Anamnese in der Sprachtherapie. München: Ernst Reinhardt, 2014.
Lauer N, Grötzbach H, Abel S. ICF-basierte Therapieziele erstellen: Beispiele für die Aphasie. Bundesverband für die Rehabilitation der Aphasiker (Hrsg.): Würzburg: Böhler, 2013.
Matthesius RG, Jochheim KA, Barolin GS, Heinz C. ICIDH. Berlin: Ullstein/Mosby, 1995.
Neumann S. LKGSF komplex – Sprachtherapeutische Diagnostik bei Lippen-Kiefer-Gaumen-Segel-Fehlbildung. München: Ernst Reinhardt, 2011.
Neumann S, Salm S, Stenneken P. Evaluation des „Fokus auf die Kommunikation von Kindern unter sechs (FOCUS-G)" als neues ICF-CY Diagnostikum. In Sallat S, Spreer M, Glück CW (Hrsg.). Sprache professionell fördern (S. 320–326). Idstein: Schulz-Kirchner Verlag, 2014.
Rentsch HP, Bucher PO. ICF in der Rehabilitation. Idstein: Schulz-Kirchner, 2006.
Schmidt A. Bewertung von Güte und Repräsentativität der Items des Fragebogens zur Erfassung von Aktivitäts- und Teilhabezielen bei Menschen mit Aphasie. Unveröffentlichte Bachelor-Arbeit. Idstein: Hochschule Fresenius, 2016.
Schuntermann MF. Einführung in die ICF. 4. Auflage. Landsberg am Lech: ecomed-Storck, 2018.

Spitzer L, Grötzbach H, Kaiser J, Klinck M, Lauer N. FATMA 2.1: Fragebogen zur Erfassung von Aktivitäts- und Teilhabezielen im Sinne der ICF bei Menschen mit Aphasie. Idstein: Schulz-Kirchner, 2021.
van Cranenburgh B. Neurorehabilitation. München: Elsevier, 2007.
Waage J. Erfassung der Teilhabe bei Vorschulkindern mit Frühförderung. Entwicklung und Erprobung eines Leitfadeninterviews auf Grundlage der ICF-CY. Wiesbaden: Springer Best of Therapy, 2016.

18 Ethik in Praxis und Forschung

Judith Beier

18.1 Ethik als Teildisziplin der Philosophie

Die Philosophie als Geisteswissenschaft versteht sich als Orientierungs- und Reflexionswissenschaft. Ihr Ziel besteht darin, „die Zeit, in der wir leben, zu begreifen, d. h. auf Begriffe zu bringen" (Schulz 2011, S. 29). Der Frage „Was sollen wir tun?" widmet sich die Moralphilosophie, die Ethik. Ethik (*griech.* das sittliche Verständnis) befasst sich mit der Moral, insb. hinsichtlich ihrer Begründbarkeit. Sie untersucht und beschreibt menschliches Handeln und Zusammenleben und sucht nach begründeten Antworten auf die Frage, was der Mensch tun soll. Bereits in der Antike befassten sich Menschen mit der Frage danach, was gutes Handeln ist und wie sie in einer Gemeinschaft neben- und miteinander Glückseligkeit finden können. So beschrieb Aristoteles (384–322 v. Chr.) als Naturwissenschaftler, Philosoph und Erzieher die Ethik als Teil der praktischen Philosophie.

„*Ethisches Handeln folgt dem Allgemeinheits- bzw. Universalisierungsprinzip* […]" (Schulz 2011, S. 32). Unter reflektiertem ethisch-moralischem Handeln wird verstanden, dass:

- die Interessen aller an einer Situation Beteiligten berücksichtigt werden
- den Interessen des Gegenübers das gleiche Gewicht wie den eigenen Interessen zugeschrieben wird
- individuelle Sympathien sowie Freundschafts- und Feindschaftsverhältnisse für ein ethisch-moralisches Urteil nicht von Belang sind
- jede andere vernünftige Person unter ähnlichen individuellen und situativen Gegebenheiten ebenso handeln und urteilen würde

(Schulz 2011)

18.1.1 Ziele der Ethik

Die Ethik selbst formuliert keine konkreten Handlungsanweisungen für gutes Handeln. Vielmehr fragt sie danach, was eine Handlung zu einer guten Handlung macht. Sie:

- beschreibt systematisch-methodisch das menschliche Handeln
- befasst sich dabei mit der Qualität von Handlungen
- setzt sich mit den Begriffen Moral, das Gute, Pflicht, Sollen, Erlaubnis und menschlicher Freiheit auseinander
- will weder moralisieren noch idealisieren, vielmehr sucht sie nach Aussagen, die objektiv verbindlich sind

Die **deskriptive Ethik** beschreibt dabei die real geltenden Wertvorstellungen einer Gemeinschaft oder der Gesellschaft. Die **normative Ethik** formuliert darüber hinaus Kriterien, um eine Handlung hinsichtlich ihres moralischen Anspruchs zu prüfen, und äußert sich damit auch dazu, wie es sein soll (Schulz 2011).

18.1.2 Begriffsbestimmungen: Moral, Ethik und Ethos

Häufig werden folgende Begriffe synonym verwendet, obwohl ihnen unterschiedliche Konzepte zugrunde liegen:

Die **Moral** (*lat.* Sitte) beschreibt existierende Handlungsmuster, -konventionen, -regeln oder -prinzipien bestimmter Individuen, Gruppen oder Kulturen. Für den Einzelnen gelten individuelle Bewertungen, die sich auf Zustände oder Handlungsweisen beziehen. Die Haltung eines Menschen zu Schwangerschaftsabbrüchen stellt so eine moralische Bewertung dar. Die gesellschaftliche Moral beinhaltet Werte, die mehrheitlich in einer Gesellschaft herrschen, diese stellen gesellschaftliche Positionen dar. Bedeutsame gesellschaftliche Werte werden im Rechtssystem (in Form von Gesetzen) normiert (Neitzke 2013).

> **!** Die Moral ist die Summe aller Werte eines einzelnen Menschen oder einer Gesellschaft.

Ethik hingegen befasst sich mit Moral, sie findet immer dann statt, wenn moralische Haltungen, Normen oder Bewertungen individuell oder in einer Gruppe reflektiert und diskutiert werden (Neitzke 2013).

> **!** „Ethik stellt u. a. ein System zur Begründung von moralischen Regeln dar. In diesem Sinne leistet Ethik einen Beitrag zur Verständigung und Einigung über moralische Herausforderungen" (Neitzke 2013, S. 10).

Der Duden definiert **Ethos** (*griech.* Gewohnheit, Gesittung, Charakter) als eine „vom Bewusstsein sittlicher Werte geprägte Gesinnung" oder „Gesamthaltung", als „ethisches Bewusstsein" oder auch als Ethik im Sinne der Gesamtheit sittlicher Normen und Maximen, die einer (verantwortungsbewussten) Einstellung einer Person zugrunde liegen (Duden 2014). Schon Aristoteles verstand unter Ethos die reflektierte Charakterhaltung und Denkweise eines vernunftbegabten Menschen, der sich nicht unreflektiert von traditionellen Normen und Wertvorstellungen einer Gemeinschaft oder Gesellschaft leiten lässt (Schulz 2011).

> **!** Ethos meint eine moralische Gesamthaltung, die aus den Lebensgrundsätzen einer Gesellschaft (z. B. der Berufsethos) oder eines Menschen besteht.

18.1.3 Angewandte Ethik

Unter **angewandter Ethik** werden bereichsspezifische, sog. Bereichs- oder Bindestrichethiken verstanden. Auf der Grundlage der allgemeinen, philosophischen Ethik beschäftigen sich Bereichsethiken mit den Erkenntnissen und Problemen spezifischer Fachgebiete. Die Notwendigkeit ihrer Formulierung wird durch modernen Fortschritt in bestimmten Fachbereichen und damit verbundenen neuen ethisch-moralischen Fragen erklärt (Vieth 2006). Ihre Bezeichnungen sind – entgegen vielen anderen Begriffen in der Philosophie – ungeschützt (ebd.). So strebt die Bioethik, die 1971 durch den Onkologen Rennselaer Potters eingeführt wurde, die Synthese von Naturwissenschaften und der Moralphilosophie an. Sie umfasst neben der bio-medizinischen Ethik auch die Tierethik und die ökologische Ethik und nimmt sich damit ethisch-moralischen Bewertungen von Eingriffen jedweder Art in pflanzliches, tierisches und menschliches Leben sowie der Forschung in diesen Bereichen an (Schulz 2011). In einer moderneren und engeren Betrachtung beschränkt sich die Bioethik auf die medizinische Ethik, die aus der traditionellen Arztethik hervorgeht und sich zentral damit beschäftigt, was Ärzte zum Wohl ihrer Patienten tun bzw. nicht tun sollen (ebd.).
Heute wird die **Medizinethik** in die drei Bereichsethiken gegliedert:

- Klinische Ethik (Ethik der Patientenversorgung)
- Public Health Ethic (Ethik in Gesundheitswesen und -politik)
- Forschungsethik (Innovationen in der Gesundheitsversorgung)

(Neitzke 2013)

Die Ethik der Sprachtherapie ist eng verbunden mit der Ethik des Gesundheitswesens (Schulz 2011). Ein aus der Berufsgruppe der Sprachtherapeuten formulierter Begriff für eine Bereichsethik als „Ethik der Sprachtherapie" existiert bis dato offiziell nicht.

18.2 Ethik in der Sprachtherapie

18.2.1 Gemeinsamkeiten und Unterschiede zwischen Arztethik und Ethik in der Sprachtherapie

Kathrin Schulz formuliert in der bisher einzigen spezifischen Publikation zu Ethik in der Sprachtherapie Gemeinsamkeiten und Unterschiede zwischen arztethischen Aspekten und einer Ethik, wie sie für die Sprachtherapie denkbar wäre:

- Sprachtherapeuten als medizinische Heilberufler sind in ihrem Handeln, wie der Arzt auch, bestimmt durch eine Ethik des Heilens
- Ethisch relevante Fragen nach dem Umgang mit (schwierigen) Patienten, ihren Angehörigen, dementen und/oder nicht-einwilligungsfähigen Patienten und Therapieabbrüchen betreffen beide Disziplinen. Der interpersonelle Kontakt zwischen Therapeut und Patient ist allerdings stärker ausgeprägt als bei einer gewöhnlichen Arzt-Patient-Beziehung
- Ein wesentlicher Unterschied zur Medizin besteht darin, dass Sprachtherapeuten seltener mit lebensbedrohlichen Erkrankungen konfrontiert sind. Lebenserhaltende Maßnahmen in der Medizin sind normativ und damit ethisch legitim; sie bedürfen keiner weiteren Handlungsbegründung. In der Sprachtherapie hingegen betreffen die Interessen von Patienten schwerpunktmäßig psychologische, subjektive Empfindungen und bedürfen deshalb einer externen Legitimation durch Ärzte (die dem subjektiven Interesse in Form einer Diagnose normative Kraft verleihen) und Krankenkassen (die die Kosten einer Behandlung tragen)
- Die medizinischen Heilberufe besetzen aktuell und zukünftig noch stärker die Arbeitsfelder der Rehabilitation und Prävention. Hier ergeben sich besondere ethische Konflikte, die sich von der kurativen Medizin unterscheiden

(Schulz 2011)

18.2.2 Medizinethische Prinzipien

Die *Principles of Biomedical Ethics* (Beauchamp und Childress 2012) sind drei bzw. vier abstrakte Prinzipien eines Modells für biomedizinische Entscheidungsfragen und wurden erstmals 1977 publiziert. Primär für die biomedizinische Forschung formuliert, nehmen sie ebenfalls Einfluss auf die ethisch-moralische Reflexion klinischen Handelns:

- **Respekt vor dem Selbstbestimmungsrecht von Personen** (*respect for autonomy*): Freiheitsrechte des Patienten müssen geachtet, die Mitwirkung an Entscheidungen im medizinischen Prozess muss dem Patienten ermöglicht werden. Das Autonomieprinzip findet seinen Ausdruck in der Notwendigkeit eines informierten Einverständnisses (*informed consent)* vor jeder medizinischen Handlung
- **Wohltun** (*beneficence*) **und Nichtschaden** (*nonmaleficence*): Nutzen und Schaden einer medizinischen Handlung müssen abgewogen werden. Schaden kann hier sowohl als *Schädigung* i. S. einer negativen Auswirkung auf die Gesundheit eines Menschen wie auch als *Belastung*, d. h. eine Störung des

Gesamtbefindens, definiert werden. Das Prinzip des Nichtschadens steht häufig in Wechselwirkung zum Autonomieprinzip: So kann ein Patient in eine Therapie einwilligen, die zwar belastend, langfristig aber von Nutzen sein kann
- **Gerechtigkeit** (*justice*): Leistungen in der Gesundheitsversorgung müssen gerecht verteilt sein

Ergänzt werden diese Prinzipien erster Ordnung durch Prinzipien zweiter Ordnung wie **Vertraulichkeit, Verschwiegenheit, Privatheit** und **Wahrhaftigkeit** (Schulz 2011).

„*Die Geltung dieser Prinzipien lässt sich* […] *aus dem Gedanken der Würde und Selbstzweckhaftigkeit von Personen entwickeln*" (Heinrichs 2013, S. 25). Dieses Würdeprinzip findet sich z. B. im Ethikkodex des Berufsverbands **logopädie**austria wieder, sowohl für die allgemeine Berufserfüllung als auch in der sprachtherapeutischen Forschung im Speziellen (Heinrichs 2013). Für Berufszugehörige des dbl finden sich Formulierungen zur Menschenwürde in der Präambel der Berufsordnung des Deutschen Bundesverbandes für Logopädie e. V. aus dem Jahr 1998.

Kritisch am Vier-Prinzipien-Modell betrachtet Schulz (2011) die fehlende Rangordnung der Prinzipien im Fall eines Konflikts zwischen diesen sowie die beliebige Dehnbarkeit ihrer Inhalte. Dennoch gelten die Grundgedanken, die ihnen zugrunde liegen, über den Bereich der Medizin hinaus auch für alle anderen Heil- und Therapieberufe und finden sich in sprachtherapeutischer Literatur wieder (ebd.).

18.2.3 Ethisch-moralische Reflexion in der Sprachtherapie

Gegenstand der ethisch-moralischen Reflexion von Sprachtherapeuten sind die Handlungsfelder Diagnostik, Therapie, Beratung sowie Wissenschaft und Forschung. Jede ethische Reflexion in der Sprachtherapie muss die systematischen Umstände (andere Akteure und Institutionen des Gesundheitswesens) mit einschließen (Schulz 2011).

Berufsordnung und -kodex

Berufliche Werte und Normen ergeben sich für eine einzelne Person aus der Zugehörigkeit zu seiner Berufsgruppe. Sie dienen als Leitvorstellungen und Orientierungsmaßstäbe und werden innerhalb der Berufsgruppe als bedeutsam erachtet; festgeschrieben sind diese Werte und Normen durch den Berufskodex, der auch als Ethikkodex bezeichnet wird (Lauber 2007). Im Berufskodex sind ethische Prinzipien und Regeln – bezogen auf die Werte und Ziele eines Berufes – sowie notwendige Voraussetzungen, die das berufliche Handeln fördern und reflektieren, zusammengefasst.

Die Berufsordnung des Deutschen Bundesverbandes für Logopädie wurde aus dem europäischen Ethikcode abgeleitet und soll von Berufsangehörigen eingehalten werden (dbl 2010). Das Rahmenpapier des europäischen Dachverbands „*Committee of Speech and Language Therapists in the European Community*" (CPLOL) von 2009 beinhaltet folgende Festlegungen zu ethisch-moralischem Handeln in der Sprachtherapie und nimmt dabei Bezug auf die biomedizin-ethischen Prinzipien von Beauchamp und Childress (2012):

Eigenverantwortung
- professionelles Verhalten
- Verantwortung gegenüber Patienten und Klienten
- Vertraulichkeit
- Verantwortung gegenüber Kollegen
- Verantwortung gegenüber der Gesellschaft
- ethische Richtlinien für Forschung

Der dbl (2010) beschreibt die Bewusstmachung und Durchsetzung ethischer Grundgedanken innerhalb der Berufsgruppe aufgrund finanzieller Probleme der Versorgung in Form aktueller Rationierung von Heilmitteln im Gesundheitswesen als dringend notwendig. Weitere ethische Herausforderungen ergeben sich laut Berufsordnung und -leitlinien auch durch die Arbeit von Logopäden mit Menschen anderer Kulturen und durch unterschiedliche berufliche Rollen der Berufsausübenden (Arbeitsgeber, Lehrende, Forschende etc.).
Zusammenfassend berücksichtigen und verwirklichen Sprachtherapeuten in ihrer Arbeit folgende Momente:

- **ethische Prinzipien (auch als therapeutisches Ziel):** therapeutisches Handeln folgt dem Prinzip der Leidensminderung und des Heilens. Es verwirklicht Selbstschätzung, Fürsorge und Gerechtigkeit. Sprachtherapeuten übernehmen Verantwortung für sowohl vorausgesehene und prinzipiell voraussehbare Folgen als auch für nicht sicher auszuschließende Spätfolgen ihres Handelns
- **Fähigkeiten des Handelnden:** Sprachtherapeuten besitzen kognitive und emotionale Kompetenzen hinsichtlich einer differenzierten Urteilsbildung
- **therapeutische Grundhaltung:** die Haltung eines Sprachtherapeuten ist durch Empfänglichkeit für die Bedürfnisse des Gegenübers sowie von Achtsamkeit geprägt
- **außermoralische Befähigung** (und damit selbst Objekt ethisch-moralischer Reflexion): Sprachtherapeuten verfügen über Fachkompetenz und erneuern und erweitern ihr Wissen fortlaufend

(Schulz 2011)

Ethik in der Diagnostik

Die sprachtherapeutische Diagnostik sucht systematisch nach Entscheidungsgrundlagen für Initiierung und Argumentation von Therapiemaßnahmen (Schulz 2011). Therapeutische Interventionen müssen durch eine ärztliche Diagnose legitimiert werden; Wieland (1975, zit. in Schulz 2011) spricht hier von Diagnosezwang. Dieser ergibt sich auch auf Seiten des Patienten; auf der Basis gesellschaftlicher Betrachtung von Normalität und Krankheit als Abweichung von der Norm bewerten auch Patienten ihre Symptome und kommen mit Voreinstellungen zum Arzt oder Therapeuten (Schulz 2011). *„Die Diagnose vermittelt zwischen einem medizinischen und gesellschaftlichen Verständnis von Gesundheit und Krankheit“* (Schulz 2011, S. 148).

Mögliche ethisch-moralische Konflikte in der Diagnostik

- Diagnostizieren ist etwas Alltägliches: Menschen schätzen sich fortlaufend anhand weniger beobachtbarer Merkmale gegenseitig ein und „machen sich ein Bild“ des Gegenübers. Dieses Bild ist lücken- und oft fehlerhaft, gewöhnlich wird dieser Umstand reflektiert. Eine wissenschaftliche Diagnose hingegen erhebt einen Objektivitätsanspruch; sie macht anhand weniger Testitems eine Aussage über die getestete Person. Diese „Anmaßung“ sollten Sprachtherapeuten reflektieren
- Die Rollenverteilung zwischen Diagnostiker und Diagnostiziertem bleibt meist unreflektiert. Weil in der „Deutung des anderen“ aber klar unausgewogene Machtverhältnisse erkennbar sind und Diagnosen – selbst Formulierungen eines Risikos – weitreichende Folgen für das Leben des Patienten haben können (Peter und Pomnitz 2013; Rosenkötter 2013), ist diese Beziehung unbedingt zu reflektieren
- Häufig werden testtheoretische Hintergründe ebenfalls nicht reflektiert. Therapeutische Entscheidungen, die der Diagnostik folgen, basieren auf Vorannahmen, die unreflektiert bleiben

- Normierten Untersuchungsverfahren liegt ein Vergleichsmaßstab für das Unnormale zugrunde. Häufig bleiben der gesellschaftliche Normierungsdiskurs und der damit verbundene Zwang zur Normalität in der Sprachtherapie unreflektiert
- (Schulz 2011)

Ideen zu einem reflektierten Umgang mit diagnostischen Fragen

- Die Prinzipen der Leidensminderung und des Heilens gelten auch für das Arbeitsfeld der Diagnostik: Sprachtherapeuten reflektieren den Zusammenhang zwischen Leidensminderung und Diagnosestellung
- Sprachtherapeuten übernehmen auch im Diagnostikprozess Verantwortung für ihr Handeln. Hier sollen v. a. die Folgen und damit der Einsatz von Diagnostiken bedacht werden, die nicht unmittelbar mit der Diagnose (als Ausgangspunkt für die Einleitung therapeutischer Maßnahmen) in Beziehung stehen
- Der diagnostische Prozess wird als ethisch relevante Situation wahrgenommen. Sprachtherapeuten sind sich über die verschiedenen Interessen und Normvorstellungen aller Beteiligten bewusst und reflektieren diese
- Sprachtherapeuten können Patienten in ihrer Würde annehmen. Ein Testurteil ist kein Urteil über den getesteten Menschen
- (Schulz 2011)

Ethik in der Therapie

Unter Sprachtherapie sind diejenigen Maßnahmen zu verstehen, die einer Besserung oder Heilung einer Störung oder Krankheit dienlich sind. Grohnfeldt (2007) betont, dass therapeutische Handlungen maßgeblich von dem zugrunde liegenden Menschenbild des Sprachtherapeuten abhängig sind. Sprachtherapie ist ein dialogischer Prozess und damit nicht vollständig quantifizier- oder messbar. Zunehmend aber werden quantifizierbare Wirksamkeitsnachweise für sprachtherapeutische Maßnahmen gefordert, mit technischen Mitteln soll die Nützlichkeit therapeutischer Maßnahmen ermittelt werden. Wissenschaftliche Untersuchungen ermöglichen Transparenz von Therapieprozessen und -ergebnissen und sind damit sinnvoll, ein ethischer Sinn unterliegt ihnen jedoch nicht (Schulz 2011).

Die positive Konnotation des Begriffs Therapie lebt von der laut Schulz (ebd.) oft unreflektierten Unterstellung, Therapie sei eine Wiedergutmachung und würde die Lücke schließen zwischen dem Was-Sein-Soll (weil es gesund und richtig ist) und dem aktuellen Nicht-Sein-Sollenden, das krank und schlecht ist. Aus ethischer Sicht aber besteht die Legitimation von Therapie nicht in der Gesundheit selbst, sondern in den Prinzipien der Leidensminderung und des Heilens.

Mögliche ethisch-moralische Konflikte in der Therapie

- Sprachtherapie findet in unmittelbarem Miteinander statt. Die interaktionellen Beziehungen zwischen Sprachtherapeuten, Patienten und anderen im therapeutischen Prozess involvierten Personen müssen reflektiert werden. Häufig zeigen sachlich orientierte Therapeuten wenig Reflexionsbereitschaft hinsichtlich ethisch-moralischer Prinzipien. Patienten werden zwar *korrekt* über Diagnose und Therapiemöglichkeiten aufgeklärt, bleiben aber mit der Verantwortungsübernahme von Therapiefolgen auf sich gestellt (Schulz 2011)
- Wie in der Diagnostik bleiben auch Therapiekonzepte und ihre zugrunde liegenden Annahmen unreflektiert. So kommt es bereits in der Konzeption von Therapieansätzen in der Kindersprachtherapie zu sog. *frame clashes*, die zur Folge haben, dass zwischen Therapiezielen und -methoden Brüche in Theorie und Umsetzung bestehen (Duchan 2004). Die aktuelle Entwick-

lung der Sprachtherapie bringt mit sich, dass erstmals in der Disziplin auf wissenschaftlicher Ebene neben Therapiezielen auch Methoden theoretisch begründet werden müssen (Rausch und Siegmüller 2013)
- Bewusste und unbewusste fachliche Inkompetenz stellt eine hohe Gefährdung ethisch-moralischer Grundsätze in der Sprachtherapie dar. Ohne Fachkompetenz können Sprachtherapeuten für ihr Handeln keine Verantwortung übernehmen, die Prinzipien des Heilens und der Leidensminderung sehen sich hier bedroht

Ideen zu einem reflektierten Umgang mit therapeutischen Fragen
- Die therapeutische Situation wird als eine ethisch-moralische wahrgenommen. Unterschiedliche Interessen von Patienten, Angehörigen, Ärzten und Krankenkassen werden wahrgenommen und reflektiert. Eigene Gefühle und die der Patienten werden differenziert wahrgenommen. Sprachtherapeuten können sich ihren Patienten angemessen fürsorglich zuwenden und deren Autonomie wahren
- Sprachtherapeuten sind sich darüber bewusst, dass ihr Handeln selbst und die therapeutische Methode fehlbar sind. Sie kennen ihr Wissen, ebenso aber ihr Nicht-Wissen und seine Folgen

(Schulz 2011)

Ethik in der Beratung

Beratung hat zum Ziel, den Ratsuchenden zu einer selbstverantwortlichen und sachgerechten Entscheidung zu verhelfen. Es handelt sich dabei um „*systematische, begleitende und fachlich themenbezogene Gespräche mit dem Patienten*" (Schulz 2011, S. 157). Gefahren aus ethisch-moralischer Sicht ergeben sich wie in der Diagnostik und Therapie durch die Abhängigkeit der beteiligten Personen voneinander; mit seinem Wissensvorsprung ist der Sprachtherapeut dem Ratsuchenden überlegen. Durch eine verantwortungsvolle, unvoreingenommene und reflektierte Handlung kann erreicht werden, dass sich für den Ratsuchenden durch das Aufzeigen von Informationen, Alternativen und Risiken Handlungsspielräume und Wahlmöglichkeiten erweitern (Schulz 2011).

18.2.4 Klinische Ethik-Komitees

Ein klinisches Ethik-Komitee setzt sich aus einem interdisziplinären Team zusammen, welches sicherstellen soll, dass moralische Werte den Umgang mit Patienten und Entscheidungen in deren Behandlungsverlauf in einer Klinik prägen. Aufgaben klinischer Ethik-Komitees sind Information, Orientierung und Beratung der Personen, die an der Versorgung von Patienten beteiligt bzw. davon betroffen sind. Sie beraten Angehörige einer Einrichtung, wie etwa Sprachtherapeuten, sowie Patienten und deren Angehörige gleichermaßen. Ziele ihrer Arbeit sind u. a.:
- Sensibilisierung für ethische Fragestellungen und Vermittlung von ethischem Wissen
- Umsetzung allgemeiner moralischer und konkreter Werte der jeweiligen Einrichtung in reflektierte Handlungsweisen
- Steigerung der Kompetenz im Umgang mit ethischen Problemen und Konflikten und deren Reflexion
- Suche nach Lösungswegen bei Konflikten zwischen unterschiedlichen Werten und Vorstellungen und Umsetzung tragfähiger Entscheidung auf der Basis gemeinsamer Reflexion

(Akademie für Ethik in der Medizin e. V. 2010)

> **!** Zusammenfassend besteht das **Ziel jedes Ethik-Komitees** darin, ethische Aspekte in Entscheidungsprozessen transparent zu machen und Entscheidungen selbst an Kriterien auszurichten, die moralisch vertretbar sind.

Die **Aufgaben eines Ethik-Komitees** umfassen u. a.

- **Fallberatung:** individuelle ethische Fallbesprechungen
- **Leitlinien:** Erstellung interner Leitlinien bzw. Formulierung von Empfehlungen
- **Fortbildung:** Organisation von Veranstaltungen zu medizin- und pflegeethischen Themen

(Akademie für Ethik in der Medizin e. V. 2010)

18.3 Ethik in der sprachtherapeutischen Forschung

Forschung ist eine der Grundbedingungen für Fortschritt, so auch in der Medizin und im Gesundheitswesen. Im Rahmen der Entwicklung spezifischer sprachtherapeutischer Forschung ist die Forderung nach einer Forschungsethik berechtigt. Denn „*Forschung ist nicht für sich genommen ‚gut' oder ‚schlecht', sondern sie wird gut durch ihre Umsetzung in der wissenschaftlichen Praxis*" (Neitzke 2013, S. 9).

18.3.1 Moralische Werte in der (medizinischen) Forschung

Die moralischen Werte von Forschung finden sich in den biomedizinischen Prinzipien erster und zweiter Ordnung nach Beauchamp und Childress (2012). Als höchster moralischer Wert, der in Deutschland Verfassungsrang genießt, kann die **Menschenwürde** und ihr Schutz im Rahmen von Forschung verstanden werden (Neitzke 2013).

Die Deklaration von Helsinki in 1964 stellte die erste weltweit geltende Empfehlung zur Forschungsethik dar. Sie ist seitdem mehrfach revidiert worden und gilt derzeit in der Fassung von Fortaleza 2013 (WMA 2013). Die Deklaration ist eine Erklärung des Weltärzteverbands und richtet sich damit primär an forschende Mediziner. Bereits Artikel 2 der Erklärung aber fordert, dass sich auch andere an gesundheitsbezogener Forschung beteiligte Berufsgruppen an den Normen der Deklaration orientieren. So kann sich auch sprachtherapeutische Forschung an ihr orientieren (Neitzke 2013). Sie beinhaltet u. a. Empfehlungen für folgende Bereiche von Forschung an und mit dem Menschen (für eine vollständige Darstellung vgl. WMA 2013):

- **generelle Prinzipien:** Hier finden sich in Artikel 3 bis 15 ethisch-moralische Prinzipien, die in den Kapiteln zuvor dargestellt wurden. In Artikel 9 findet sich so die Formulierung: „*It is the duty of physicians* […] *to protect the life, health, dignity, integrity, right to self-determination, privacy, and confidentiality of personal information of research subjects. The responsibility for the protection of research subjects must always rest with the physician or other health care professionals and never with the research subjects, even though they have given consent*" (WMA 2013, S. 2)
- **Risiken, Belastungen und Nutzen:** Es ist zu prüfen, ob es sich bei dem erwarteten Nutzen möglicherweise um Fremdnutzen (d. h. den Probanden selbst nutzt die Teilnahme an einer Studie nicht) handelt. In diesem Fall wiegen mögliche Schädigungen und Belastungen bei einer Teilnahme weitaus schwerer als im Fall eines direkten Nutzens für die Probanden

- **vulnerable Gruppen und Personen:** Verletzliche Gruppen und Personen sind im besonderen Maße innerhalb von Forschungsprojekten zu schützen. Forschung mit und an ihnen ist nur moralisch vertretbar, wenn die Forschungsfragen nicht durch Untersuchungen an einer nicht vulnerablen Gruppe beantwortet werden können und Forschungsteilnehmer unmittelbar Nutzen von der Forschung erwarten können
- **wissenschaftliche Anforderungen und Studienprotokolle:** Forschung an und mit Menschen muss einem wissenschaftlich korrekten Vorgehen entsprechen. In einem Studienprotokoll sollen Studiendesign und das weitere Vorgehen klar und konkret festgehalten werden. Forschung darf nur von wissenschaftlich qualifizierten Personen durchgeführt werden und muss Zwischenauswertungen beinhalten, die zum Abbruch eines Projekts führen, sobald eine Studiengruppe im Vergleich zu einer weiteren einen signifikanten Behandlungsvorteil aufweist
- **Ethikkommissionen:** Das Studienprotokoll muss eine positive Zustimmung einer Ethikkommission erhalten, bevor eine Studie umgesetzt werden darf. Darüber hinaus sollen Ethikkommissionen laufende Forschungsprojekte beaufsichtigen
- **Datenschutz und Schweigepflicht**
- **Informed Consent** (informierte Einwilligung): Die Autonomie von Probanden wird durch ihr informiertes Einverständnis gewahrt. Hierbei gibt der Proband nach angemessener Aufklärung seine freiwillige Zustimmung zur Teilnahme an einem Forschungsprojekt

„*Forschungsethik ist die aktive, verantwortungsbewusste Reflexion und Lösung der moralischen Herausforderungen in Zusammenhang mit (gesundheitsbezogenen) Forschungsprojekten*" (Neitzke 2013, S. 20). Es scheint sinnvoll, die Empfehlungen der Deklaration von Helsinki für die medizinische Forschung auf ihre Eignung hinsichtlich einer Übernahme in forschungsethische Gedanken in der Sprachtherapie zu überprüfen (Neitzke 2013).

18.3.2 Informed consent

Die informierte Einwilligung meint eine „*bewusste Zustimmung einer Person oder ihres bevollmächtigten Vertreters, als Proband an einem Forschungsprojekt teilzunehmen*" (Schnell und Heinritz 2006, S. 20 f.). Sie erfordert neben der Freiwilligkeit eine umfangreiche Aufklärung und bedarf folgender Voraussetzungen:

- ausreichende und verständliche Information über Ziele und Ablauf der Studie sowie mögliche Vor- und Nachteile einer Teilnahme
- ehrliche Darstellung von Finanzierung und möglichen Interessenkonflikten auf Seiten des Forschenden
- ausreichend Zeit und Möglichkeiten für Rückfragen zur Meinungsbildung
- Überprüfung des Verständnisses auf Seiten des potenziellen Probanden durch den Forschenden
- keine Herbeiführung der Zustimmung durch Gewalt, Zwang, Betrug oder Täuschung
- Reflexion möglicher Abhängigkeiten von Forschenden und Probanden, wenn Forschende ebenso zuvor behandelnde Therapeuten und Probanden Patienten derselben waren
- Aufklärung über das Recht auf Rücknahme einer einmal erteilten Zustimmung zu jeder Zeit und ohne negative Konsequenzen

(Neitzke 2013; Heinrichs 2013)

! Es sei darauf hingewiesen, dass die informierte Einwilligung auch vor dem Einsetzen diagnostischer und therapeutischer Prozesse aus ethisch-moralischer Sicht von jedem Patienten einzuholen ist.

Bei Minderjährigen, geistig behinderten und dementen Menschen muss eine mögliche Inkompetenz hinsichtlich der Einwilligungsfähigkeit in die Teilnahme an Forschungsprojekten angenommen oder mindestens reflektiert werden (Heinrichs 2013). Bei nicht-einwilligungsfähigen Personen geschieht die Einwilligung dann durch Sorgeberechtigte nach entsprechender Aufklärung (Neitzke 2013). Forschende sollen, so die Empfehlung der Deklaration von Helsinki, die hier geltende Rechtslage ihres Landes respektieren; in Deutschland müssen bei risikoreichen Studien beide Sorgeberechtigten zustimmen (ebd.). Unabhängig davon sind auch nicht-einwilligungsfähige Probanden (bzw. Patienten) über das Forschungsvorhaben (bzw. den Eingriff) soweit zu informieren, wie es ihrer Auffassungsfähigkeit entspricht (Hick 2015). Ablehnungen durch nicht-einwilligungsfähige Personen sind zu respektieren (Neitzke 2013).

Rohdenburg, Siegmüller und Ringmann (2013) schlagen einen dreiphasigen Ablauf für die Einholung der Einwilligung von Kindern in der sprachtherapeutischen Forschung vor:

1. Das Kind wird verbal (kindgerecht) über die Studie aufgeklärt; es wird abgesichert, dass das Kind die Informationen versteht. Ein Ritual wird geschaffen, so kann eine Handpuppe/ein Spiel eingeführt werden. Zum Ende einer solchen ersten Sitzung wird das Kind gefragt, ob es erneut wiederkommen (die Handpuppe wiedersehen/das Spiel erneut spielen) will. Alternativ kann eine Kennenlernsituation zwischen Testleiter und Kind durch eine dritte Person beobachtet und darin die (positive/negative) Haltung des Kindes gegenüber der Gesamtsituation erfasst werden
2. Da Kinder häufig erst in einer wiederholten Situation eine eindeutige Meinung zeigen, findet ein Wiedersehen zwischen Testleiter und Kind statt. Letzteres wird gefragt, ob es wieder mit der Handpuppe bzw. das Spiel vom letzten Mal spielen möchte. Dies wird als **Einverständniserteilung** durch das Kind gewertet. Alternativ findet in dieser zweiten Sitzung die Einführung einer Handpuppe/eines Spiels als Ritual statt. Es wird beobachtet, ob das Kind der Situation positiv gegenübersteht (und damit seine Zustimmung erteilt)
3. Letztlich muss durch wiederholte Beobachtung abgesichert werden, dass die Zustimmung des Kindes weiterhin gilt (**Einverständniserhaltung**). „*Wenn im Verlauf der Studie bemerkt wird, dass das Kind den Ansprüchen nicht (mehr) gewachsen ist, wird abgebrochen*“ (Rohdenburg, Siegmüller und Ringmann 2013, S. 145)

Die Autorinnen betonen, dass durch einen solchen Prozess die eigenständige Rolle des Kindes als Proband am stärksten gewahrt werden kann. „*Dieser Prozess ist konkreter und einfacher auf das Alter und den Entwicklungsstand des Kindes anzupassen als eine abstrakte Entscheidung vor Beginn der Therapiestudie*“ (Rohdenburg, Siegmüller und Ringmann 2013, S. 145).

18.3.3 Forschung mit Kindern

Kinder sind zur Gruppe vulnerabler Personen zu zählen und in besonderem Maße zu schützen:

- Forschung an vulnerablen Gruppen ist nur dann zulässig, wenn sie nicht stellvertretend an anderen Personen durchgeführt werden kann. In der

Sprachtherapie ist dies bei der Erforschung von Entwicklungsverläufen und -störungen von Kindern gegeben (Neitzke 2013)

- Bei überwiegend fremdnütziger Forschung sollte mind. ein Gruppennutzen beschrieben werden können. Die Studienteilnehmer tragen so zu einer besseren Gesundheitsversorgung von gleichermaßen Betroffenen bei, auch wenn sie selbst direkt keinen Nutzen aus der Forschungsteilnahme ziehen. Zusätzlich dürfen in einem solchen Fall nur geringe Risiken und/oder Belastungen für teilnehmende Kinder entstehen. In der Sprachtherapieforschung, in der es seltener zu körperlichen Schädigungen kommen dürfte, sind hier v. a. mögliche psychische Folgeschäden zu beachten. So kann es zu einem erhöhten Störungsbewusstsein des Kindes (oder seiner Umwelt) und zu Veränderungen der persönlichen Beziehungen (zu Angehörigen und anderen Bezugspersonen) kommen (ebd.)
- Auch wenn Eltern bzw. Erziehungsberechtigte bis zur Geschäftsfähigkeit eines Kindes über die Pflicht des Schutzes desselben verfügen (Ross 2008) und das Recht auf „Pflege und Erziehung des Kindes“ mit ihrer Unterschrift an den Testleiter delegieren, haben Kinder das Recht, über Ziele und Ablauf einer Studie in kindgerechter Weise aufgeklärt zu werden. Dabei ist zu beachten, dass Geschäftsfähigkeit am biologischen Alter des Kindes bemessen (und gesetzlich geregelt) ist; dennoch kann ein nicht geschäftsfähiges Kind einwilligungsfähig sein. Die Einwilligungsfähigkeit hängt von der kognitiven Reife eines Kindes ab und ist bis dato juristisch nicht eindeutig geregelt (Rohdenburg, Siegmüller und Ringmann 2013). Eine absolute Grenze scheint bei etwa 3 J. zu liegen (ebd.; Schickhardt 2013). Die Deklaration von Helsinki empfiehlt, ergänzend zur Einwilligung der Eltern auch immer eine Zustimmung durch das Kind einzuholen. Hier ist die Unterscheidung in *consent* (Einwilligung durch die Eltern) und *assent* (Zustimmung durch das Kind) vorzunehmen (Dockett, Einarsdottir und Perry 2009)

18.3.4 Ethikkommissionen

Ethikkommissionen werden in Deutschland überwiegend im medizinischen Bereich einberufen. In Deutschland ist ihre Zustimmung zu Forschungsvorhaben für die Arzneimittelforschung gesetzlich vorgeschrieben, für andere Gebiete der biomedizinischen Forschung gilt ihr Votum als Empfehlung und ist derzeit nicht rechtlich bindend (Neitzke 2013; Reichel 2013; Doppelfeld 2009). Ethikkommissionen finden sich in Deutschland als gesetzlich legitimierte regionale und institutionell zuständige Kommissionen an medizinischen Fakultäten von Universitätskliniken und den Ärztekammern der Bundesländer und sind zuständig für medizinische Forschung (Reichel 2013). Ihre Öffnung für Begutachtungsanträge anderer Berufsgruppen, die ebenfalls mit Menschen stattfinden, ist in Deutschland zwar durch den „Arbeitskreis medizinischer Ethik-Kommissionen“ empfohlen worden, aber bis heute unterschiedlich weit vorangeschritten.

Trotz dieser positiven (aber bei Weitem nicht zufriedenstellenden) Entwicklung spielt die Frage nach der Kompetenz eines medizinischen Gremiums für die Begutachtung sprachtherapeutischer Forschung eine große Rolle. Ethikkommissionen sollen kompetent sein. „*Es fällt auf, dass in deutschen Ethikkommissionen kaum Patientenvertreter, Bürger oder Angehörige therapeutischer Berufsgruppen vertreten sind*“ (Neitzke 2013, S. 20). Es scheint deshalb notwendig, dass die Sprachtherapie selbst Ethikkommissionen initiiert und einsetzt. Reichel (2013) merkt an, dass es in der fortschreitenden Entwicklung zur Gründung von berufsspezifischen Ethikkommissionen u. a. „*zu diskutieren [ist], welche Wertvorstellungen die Professions-*

angehörigen für den Umgang mit Forschungsteilnehmenden und die Durchführung von Forschungsprojekten als zentral [erachten] und wie interdisziplinär dann auf welche Prinzipien, Dokumente und Regularien anderer Disziplinen Bezug genommen werden kann. Was soll als passend und angemessen gelten? Der zentrale Zielpunkt forschungsethischer Fragestellungen, Beratung und Begutachtung ist und bleibt der Schutz der an der Forschung teilnehmenden Menschen. Dieser ist weniger disziplinspezifisch als transdisziplinär zu diskutieren" (Reichel 2013, S. 236).

Aktuell sind in Deutschland zwei Ethikkommissionen spezifisch für sprachtherapeutische Berufsgruppen aktiv:

- die Hochschule Fresenius gründete 2009 in Zusammenhang mit der Einrichtung eines Masterstudienganges Therapiewissenschaften eine hochschuleigene Ethikkommission (Hochschule Fresenius 2009)
- 2014 gründete der Deutsche Bundesverband der akademischen Sprachtherapeuten (dbs) eine eigenständige Ethikkommission zur ethischen Beurteilung von Forschungsprojekten und Abschlussarbeiten im Bereich der Sprach-, Sprech-, Stimm-, Schluck- und Kommunikationsstörungen (Grohnfeldt et al. 2016)

Literatur

Akademie für Ethik in der Medizin. Standards für Ethikberatung in Einrichtungen des Gesundheitswesens. Ethik in der Medizin, 2010; 22(2):149–153.

Beauchamp T L, Childress J F. Principles of Biomedical Ethics. Oxford: Oxford University Press, Seventh Edition, 2012.

Deutscher Bundesverband für Logopädie (dbl). Berufsleitlinien des Deutschen Bundesverbandes für Logopädie (dbl). Frechen, 2010.

Dockett S, Einarsdottir J, Perry B. Researching with children: ethical tensions. Journal of Early Childhood Research, 2009; 7:293–298.

Doppelfeld E. Aufgaben und Arbeitsweise Medizinischer Ethik-Kommissionen. Bundesgesundheitsblatt – Gesundheitsforschung – Gesundheitsschutz, 2009; 52(2):387–393.

Duchan J F. Frame Work in Language and Literacy. How Theory Informs Practice. New York, NY: The Guilford Press, 2004.

Duden. www.duden.de/rechtschreibung/Ethos (letzter Zugriff: 04.07.2021).

Grohnfeldt M, Domahs F, Cholin J, Heim S, Höll J, Neumann S. Die dbs-Ethikkommission. Ein Beitrag zur Forschungsethik im Bereich der Sprach-, Sprech-, Stimm-, Schluck- und Kommunikationsstörungen. Logos, 2016; 24(1):71–72.

Heinrichs B. Forschung mit Minderjährigen. In Ringmann S, Siegmüller J (Hrsg.). Ethische Aspekte in der Forschung mit Kindern. Perspektiven der Gesundheitsfachberufe. Frankfurt a. M.: Peter Lang, 2013, S. 23–38.

Hick C. (Hrsg.). Klinische Ethik. Heidelberg: Springer, 2015.

Lauber A. Grundlagen beruflicher Pflege. Stuttgart: Thieme, 2007.

Neitzke G. Grundlagen der Forschungsethik. In Ringmann S, Siegmüller J (Hrsg.). Ethische Aspekte in der Forschung mit Kindern. Perspektiven der Gesundheitsfachberufe. Frankfurt a. M.: Peter Lang, 2013, S. 9–22.

Peter C, Pomnitz P. Normierung und Normalisierung von Kindheit – Überlegungen zur Late-Talker-Problematik. In Ringmann S, Siegmüller J (Hrsg.). Ethische Aspekte in der Forschung mit Kindern. Perspektiven der Gesundheitsfachberufe. Frankfurt a. M.: Peter Lang, 2013, S. 159–179.

Rausch M, Siegmüller J. Kinderbild – Kindeswohl – Kinderrechte. In Ringmann S, Siegmüller J (Hrsg.). Ethische Aspekte in der Forschung mit Kindern. Perspektiven der Gesundheitsfachberufe. Frankfurt a. M.: Peter Lang, 2013, S. 121–137.

Reichel K. Entwicklung von Ethikkommissionen für die Gesundheitsfachberufe – relevante Regularien, aktuelle Perspektiven und offene Fragen. In Ringmann S, Siegmüller J (Hrsg.). Ethische Aspekte in der Forschung mit Kindern. Perspektiven der Gesundheitsfachberufe. Frankfurt a. M.: Peter Lang, 2013, S. 221–243.

Rohdenburg W, Siegmüller J, Ringmann S. Einverständnis von Kindern zur Sprachtherapie – Vorschläge für empirisch gestützte Standards. Sprache – Stimme – Gehör, 2013; 37:141–147.

Rosenkötter H. Zum Begriff „Risikokind". In: Ringmann S, Siegmüller J (Hrsg.). Ethische Aspekte in der Forschung mit Kindern. Perspektiven der Gesundheitsfachberufe. Frankfurt a. M.: Peter Lang, 2013, S. 181–190.
Ross L F. Children in medical research: access versus protection (Issues in Biomedical Ethics). Oxford: Oxford University Press, 2008.
Schickhardt C. Ethische Überlegungen zu Forschung an Kindern in den Heilberufen. Placebogruppen und eine Alternative. In Ringmann S, Siegmüller J (Hrsg.), Ethische Aspekte in der Forschung mit Kindern. Perspektiven der Gesundheitsfachberufe. Frankfurt a. M.: Peter Lang, 2013, S. 39–51.
Schnell M W, Heinritz C. Forschungsethik: Ein Grundlagen- und Arbeitsbuch für die Gesundheits- und Pflegewissenschaften. Bern: Huber, 2006.
Schulz K. Ethik in der Sprachtherapie. Idstein: Schulz-Kirchner, 2011.
Vieth A. Einführung in die Angewandte Ethik. Darmstadt: Wissenschaftliche Buchgesellschaft, 2006.
WMA (2013). Declaration of Helsinki – Ethical Principles for Medical Research Involving Human Subjects. https://www.wma.net/policies-post/wma-declaration-of-helsinki-ethical-principles-for-medical-research-involving-human-subjects/ (letzter Zugriff: 04.07.2021).

Anhang

Adressen

Adressen von Selbsthilfegruppen und Verbänden und interessante Links		
	Adresse/Telefon	Link
Alzheimer Angehörigen-Initiative e. V.	Reinickendorfer Str. 61, D-13347 Berlin, Tel.: +49 03/47 37 89 95	www.alzheimerforum.de
Anatomielexikon und -links		www.anatomie.net
Arbeitskreis Cornelia-de-Lange-Syndrom	Ober-Liebersbach 27, 69509 Mörlenbach, Tel.: 06209–6650	www.corneliadelange.de
Bundesarbeitsgemeinschaft für Rehabilitation	Walter-Kolb-Straße 9–11, 60594 Frankfurt/Main, Tel.: (069) 60 50 18–0	www.bar-frankfurt.de
Bundesverband Aphasie	Wenzelstraße 19 97084 Würzburg Tel.: 0931-250130-0	www.aphasiker.de
Bundesverband der Kehlkopflosen e. V.	Obererle 65, 45897 Gelsenkirchen, Tel.: 02 09/59 22 82	www.kehlkopflosenbundesverband.de
Bundesverband Legasthenie und Dyskalkulie e. V.	c/o EZB Bonn, Postfach 201338, 53143 Bonn	www.bvl-legasthenie.de
Bundesverband Williams-Beuren-Syndrom	Urselbachstraße 17, 61440 Oberursel, Tel: 06171/78740	www.w-b-s.de
Bundesvereinigung der Stotterer-Selbsthilfe e. V	Gereonswall 112, 50670 Köln, Tel.: 0221/139–1106, –1107	www.bvss.de
Deutsche Alzheimer-Gesellschaft	Friedrichstr. 23, 610969 Berlin, Tel.: (030)259 37950	www.deutsche-alzheimer.de
Deutsche interdisziplinäre Gesellschaft für Dysphagie	Deutsche interdisziplinäre Gesellschaft für Dysphagie (DGD) e. V., c/o COCS GmbH, Rosenheimerstr. 145c, 81671 München	www.dg-dysphagie.de
Deutsche Multiple Sklerose Bundesverband e. V.	Küsterstr. 8, 30519 Hannover, Tel.: 0511–9 68 34–0	www.dmsg.de
Deutsche Parkinson-Vereinigung Bundesverband e. V.	Moselstraße 31, 41464 Neuss, Tel.: 02131–41016	www.parkinson-selbsthilfe.de
Down-Syndrom-Netzwerk	Ginsterweg 17, 24536 Neumünster, Tel.: 04321–38044	www.down-syndrom-netzwerk.de
Elternhilfe für Kinder mit Rett-Syndrom	Wörsdorferstr. 3, 65510 Hünstetten Wallrabenstein, Tel.: 06126–500306	www.rett.de
Elterninitiative für Kinder mit DiGeorge-Syndrom	Stephan Schmid, Blumenweg 2, 87448 Waltenhofen	www.kids-22q11.de

Adressen von Selbsthilfegruppen und Verbänden und interessante Links *(Forts.)*		
	Adresse/Telefon	**Link**
Elternverein zum Angelman-Syndrom	Angelman e. V., Am Gänsrain 6, 97892 Kreuzwertheim, Tel.: 09342–858 841	www.angelman.de
Förderverein für Kinder mit Cri-du-Chat-Syndrom	Wilhelm-Wolters-Str. 38, 28309 Bremen, Tel.: 0421–4675461	www.5p-syndrom.de/
Forum „Poltern" im Internet		www.forum-poltern.de
autismus Deutschland e.V	Rothenbaumchaussee 15, 20148 Hamburg, 040/511 56 04	www.autismus.de
Interdisziplinäre Vereinigung für Stottertherapie e. V. (ivs), ein Zusammenschluss erfahrener Stottertherapeuten	Erftstr. 1, 50859 Köln, Tel.: 02234–6029308	www.ivs-online.de
Interessengemeinschaft Fragiles-X e. V.	Goethering 42, 24576 Bad Bramstedt, Tel./Fax: 04192–4053	www.frax.de
Kuratorium ZNS – Hannelore-Kohl-Stiftung	Rochusstr. 24, 53123 Bonn, Tel.: 0228/97845–0	www.kuratorium-zns.de
Multiple Sclerosis International Federation (Deutsche Sektion)		www.msif.org/de
Mutismus Selbsthilfe Deutschland e. V.	Am Nordpark 35, 50733 Köln, Tel.: 0221–766168	www.mutisms.de
Prader-Willi-Syndrom-Vereinigung Deutschland e. V.	Newerweg 52, 66687 Wadern, Tel.: 06874–1502	www.prader-willi.de
Schädel-Hirnpatienten in Not e. V.	Bayreuther Straße 33, 92224 Amberg, Tel.: 09621–64 800	www.schaedel-hirnpatienten.de
Stiftung Deutsche Schlaganfall-Hilfe	Carl-Miele-Str. 210, 33311 Gütersloh, Tel.: 01805–093093	www.schlaganfall-hilfe.de
The Whole Brain Atlas		www.med.harvard.edu/AANLIB/home.html

Register

B

C

R